脳の機能解剖と画像診断

|第2版|

Klinische Neuroanatomie – kranielle MRT und CT, 4/e

Heinrich Lanfermann
Peter Raab
Hans-Joachim Kretschmann
Wolfgang Weinrich

［訳］

真柳佳昭
東京警察病院顧問

渡辺英寿
自治医科大学名誉教授

医学書院

〔著者〕
Prof. Dr. med. Heinrich Lanfermann
Dr. med. Peter Raab
Prof. Dr. med. Hans-Joachim Kretschmann
Prof. Dr. med. Wolfgang Weinrich

〔原画作製者〕
Ingeborg Heike（原書第1版〜第3版の原画）
Dr. med. dent. Rudolf Mutschall（原書第1版〜第3版の原画）
Barbara Gay（原書第4版で新たに追加した原画）
Dr. med. Peter Raab（原書第4版で新たに追加した原画）

Copyright © of the original German edition 2015 by Georg Thieme Verlag KG, Stuttgart, Germany
Original title :
Klinische Neuroanatomie-kranielle MRT und CT, 4/e
by
Heinrich Lanfermann / Peter Raab / Hans-Joachim Kretschmann / Wolfgang Weinrich
© Japanese edition 2018 by Igaku-shoin Ltd., Tokyo

Printed and bound in Japan

脳の機能解剖と画像診断

発　行	2008年4月1日　第1版第1刷
	2015年12月1日　第1版第4刷
	2018年10月15日　第2版第1刷
	2022年2月1日　第2版第3刷

訳　者　真柳　佳昭，渡辺　英寿
発行者　株式会社　医学書院
　　　　代表取締役　金原　俊
　　　　〒113-8719　東京都文京区本郷1-28-23
　　　　電話　03-3817-5600（社内案内）
印刷・製本　横山印刷

本書の複製権・翻訳権・上映権・譲渡権・貸与権・公衆送信権（送信可能化権を含む）は株式会社医学書院が保有します．

ISBN978-4-260-03551-4

本書を無断で複製する行為（複写，スキャン，デジタルデータ化など）は，「私的使用のための複製」など著作権法上の限られた例外を除き禁じられています．大学，病院，診療所，企業などにおいて，業務上使用する目的（診療，研究活動を含む）で上記の行為を行うことは，その使用範囲が内部的であっても，私的使用には該当せず，違法です．また私的使用に該当する場合であっても，代行業者等の第三者に依頼して上記の行為を行うことは違法となります．

JCOPY〈出版者著作権管理機構　委託出版物〉
本書の無断複製は著作権法上での例外を除き禁じられています．複製される場合は，そのつど事前に，出版者著作権管理機構（電話 03-5244-5088，FAX 03-5244-5089，info@jcopy.or.jp）の許諾を得てください．

日本語版第2版　訳者の序

　Hans-Joachim Kretschmann, Wolfgang Weinrich 著"Neuroanatomie der kranielle Computertomographie(1984)"「日本語訳：CT診断のための脳解剖と機能系(1986)」と，"Klinische Neuroanatomie und kranielle Bilddiagnostik(1991)"「日本語訳：画像診断のための脳解剖と機能系(1995)」，"Klinische Neuroanatomie und kranielle Bilddiagnostik(2003)"「日本語訳：脳の機能解剖と画像診断(2008)」は，名著として国際的に高い評価を受け，本邦でも多くの読者に支持された。

　本書は，その第4版"Klinische Neuroanatomie-kranielle MRT und CT"の邦訳である。

　CT診断のための図譜を中心に出発した本書は大きく成長し，脳の構造・機能・血流分布・臨床症状など，内容も豊富になった。訳書のタイトルは好評だった前版を踏襲し，「脳の機能解剖と画像診断　第2版」とした。MR画像，CT画像の読影のために最高の教科書であることに変わりはない。

　今回の改訂では機能系についての図譜とコンピュータ・グラフィックによる脳血管分布図が増した。MR技術の進歩によって微小脳梗塞の急性期診断が可能となり早期血栓溶解術という新しい治療法が発達してきたことに対応している。また微小脳腫瘍や微小血管奇形に対する定位的放射線治療の際にも，本書が大きく貢献するであろう。

　解剖用語に関しては，原著のテキストではラテン語とドイツ語が使われており，図譜はラテン語で統一されている。国際解剖学会における用語統一の問題については，第1章4節を参照されたい。本訳書では，日本語の解剖用語は，解剖学用語，改訂13版(医学書院，2007)に従った。疾患名や症候名については，岩田　誠著：神経症候学を学ぶ人のために(医学書院，1994)，神経学用語集，改訂第3版(文光堂，2008)，脳神経外科学用語集，改訂第3版(日本脳神経外科学会ホームページで公開)，放射線診療用語集，改訂第4版(日本医学放射線学会ホームページで公開)などを参照した。

　今版より渡辺英寿先生に新規部分の訳をお願いした。また医学書院の方々にはすべての工程にわたって，激励と尽力を頂いた。ここに心からの感謝を表したい。

　2018年9月

　　　　　　　　　　訳者を代表して　**真柳佳昭**

日本語版初版　訳者の序

　Hans-Joachim Kretschmann, Wolfgang Weinrich 著"Neuroanatomie der kranielle Computertomographie(1984)"「日本語訳：CT診断のための脳解剖と機能系(1986)」と，"Klinische Neuroanatomie und kranielle Bilddiagnostik(1991)"「日本語訳：画像診断のための脳解剖と機能系(1995)」は，国際的に名著として高い評価を受け，本邦でも多くの読者に支持された。本書は，その第3版 "Klinische Neuroanatomie und kranielle Bilddiagnostik(2003)" の邦訳である。CT診断のための図譜を中心に出発した本書は大きく成長し，脳の構造・機能・血流分布・臨床症状など内容も豊富になったので，訳書のタイトルは原著に近い「脳の機能解剖と画像診断」とした。MR画像，CT画像の読影のために最高の教科書であることに変わりはない。

　著者の基本的な構想は，脳および頭部の解剖学的構造を，前額断・矢状断・軸位断（外眼角耳孔面）という3つの平行切片の連続図譜として提示し，その中に神経機能系の位置を明示することであった。第2版からは，これに脳幹横断シリーズが加えられたが，この4つの平行切片の図譜シリーズは第3版でも継承されている。

　第2版では，いずれのシリーズでも，1つの切片は，それぞれ「脳と神経」および「骨構造，筋肉と血管」を示す2枚の図譜に描かれ，それに小さなMR画像あるいはCT画像が付されていた。新しい第3版では，1つの切片は上記の2枚の図譜に加えて，同じ大きさの2枚のMR画像，CT画像（MRI-T1, T2強調画像，あるいはMRI-T1強調画像とCT画像）を加えた計4枚セットで構成されている。図譜と画像が同じ大きさになったので，視覚的に自然でページを繰っていて心地よく，医師が患者の画像を読影する際に大いに役立つと思われる。また，本書を通読するだけでも，MR画像，CT画像読影の訓練にも有用であろう。脳幹シリーズでは，MRI-T1, T2強調画像は小さ目であるが，脳幹の美しい拡大図譜は本書の長所の一つである。

　今回の改訂で著者が最も力を入れたのは，恐らく，脳幹と小脳の脳動脈分布域を示す図譜とコンピュータ・グラフィックによる脳血管分布図ではないだろうか。MR技術の進歩によって，微小脳梗塞の急性期診断が可能になり，早期血栓溶解術という新しい治療法が発達してきたことを考慮しての企画であったに相違ない。また，微小脳腫瘍や微小血管奇形に対する定位的放射線治療の際にも，本書が大きく貢献するであろう。

　ドイツ語のテキストは基本的に第2版を踏襲しているので，翻訳は第2版の邦訳を底本にして始めたが，「臨床へのヒント」が大きく加筆され，また，ほとんど全章にわたって細かな修正が加えられているので油断がならない。本書に対する著者の並々ならぬ愛着が感じられたが，それは訳者とて同じ心である。校正の段階で英訳本が出版されたので，これも参照したが，英訳本にはかなり大胆な加筆と修正が見られた。邦訳はドイツ語の原文に従うことを原則としたが，明らかに読みやすい部分は英訳を取り入れた。文献に関しては，英訳本では原本の文献に最新の英語論文を追加して作成されているので，これを採用した。

　解剖用語に関しては，原著のテキストではラテン語とドイツ語が使われており，図譜はラテン語で統一されている。国際解剖学会における用語統一の問題については，第1章4節を参照されたい。英訳本では，テキスト・図譜ともに主として英語が用いられている。本訳書では，図譜は英訳本を採用し，日本語の解剖学用語は，新著の解剖学用語，改訂13版（医学書院，2007）に従った。疾患名や症候名については，岩田誠著：神経症候学を学ぶ人のために（医学書院，1994），神経学用語集，改訂第2版（文光堂，1993），脳神経外科用語集，改訂第2版（南江堂，2006），放射線診療用語集，改訂第3版（金原出版，2002）などを参照した。

　本書の初版と第2版を共訳させて頂いた久留裕先生のご逝去によって，今回の翻訳は孤独な作業となった。しかし，先生を偲び，多くの教えに感謝を新たにする時間でもあった。24年前に初版本を前にして，久留先生と「誰かが書くべき本が，遂に生まれた」と話し合ったのが，昨日のことのように思われる。医学書院の方々には，すべての工程にわたって，激励と尽力を頂いた。ここに，心からの感謝を表したい。

　本書が毎日の臨床の現場で，ボロボロになるまで使われることを願う。また，医学生や研修医の諸君に，「脳の形態と機能」という玄妙なテーマに関心を持つ契機になってほしいとも思う。

2008年2月

真柳佳昭

原書第4版の序

"古典"を進化させることができるだろうか？ 本書の新版を作るという申し出を受けたとき，Kretschmann教授とWeinrich教授はこうした疑問を尋ねなければならなかった。その答えを，いまこうして皆さんにご覧いただけることとなった。本書はゆるやかな進化を遂げ，意義深い加筆が行われた。脳の成熟および側頭骨に関する新しい章，ならびに脳血管および「神経機能系」の部分が拡張された。また，CTで通常用いられる断面の角度に，軸位断の角度を合わせることも必要であった。加えて，見開きで示した解剖学的構造の番号づけも，新しい図で標準化されている。主要メーカー各社によって多様な機器が開発されており，その包括的な評価は本書の焦点外にあるため，断層画像診断の開発に関する記述は減少している。読者の知り得ないところだが，新版で最も注力したのは，解剖学的脳断面層の高解像度グラフィックスをアナログ伝送した，Kretschmann教授とWeinrich教授による非常に詳細な画像である。

今版では，デジタル化の未来への道を出版元と舗装していく必要があった。労力を要したが，最終的にはインターネット経由でのアクセスに不可欠の作業であった。これには，図版リンクの技術を変更する必要があった。

私たちを動機づけ，支援してくれたHannover医科大学（MHH）の診断放射線医学研究所の同僚に感謝する。特にFAグラフィックスの計算と作成についてP. Dellani博士に感謝したい。Cornell大学のT. Liu博士の寛大な協力のおかげで，QSMマップの解析がなし得た。

Thieme社のすべての関係者，特にChristian Urbanowicz博士，Susanne Huiss, Martina Dörsamと Anja Jahn，編集者のDoris Kliem博士 とグラフィックデザイナーのBarbara Gayに感謝の意を表す。

Hannoverにて，2015年秋

Heinrich Lanfermann
Peter Raab
Hans-Joachim Kretschmann
Wolfgang Weinrich

原書第 3 版の序

　われわれの著書"Neuroanatomie der kraniellen Computertomographie"（日本語訳：CT 診断のための脳解剖と機能系）は，1984 年に初めて世に出た．当時の新しい診断機器 CT は，医学とくに神経学と脳神経外科学に革命をもたらしていた．その時，本書は機能に関連づけた神経解剖学の基礎知識を，断層図譜のかたちで提供したのである．図譜とテキストから，医師は，画像の病的所見を記述するのに必要な神経解剖学の情報を得ることができる．

　ダイナミックに発達した MRI はあらゆる平面での多断層表示を可能にした．1991 年に出版された第 2 版"Klinische Neuroanatomie und kranielle Bilddiagnostik"（日本語訳：画像診断のための脳解剖と機能系）では，三つの標準平面を基準とした脳の連続切片図譜を呈示した．

　今回の第 3 版では，MR 画像，CT 画像はすべて大きな画像に入れ替えられ，枚数も 2 倍になった．画像の拡大によって，より多くの脳構造に番号表示ができるようになった．また，新しい知見を，テキストにも図譜にも取り入れた．その際，現在の知識水準を考慮して，多くの神経機能系が互いに織り成す綾，および，健常例と疾患例での異同などについては記述内容に慎重を期した．

　この改訂によって本書は大きく成長した．しかし，本書の見易さと扱い易さは変わっていない．本書は日常臨床のための道具でなければならない．機能に基づく神経解剖学の断層図譜を前にして，医師は容易に，患者から得た臨床症状と MR 画像，CT 画像の病的所見との関連づけが出来るようになる．神経内科医，脳神経外科医，小児神経科医，神経放射線科医，放射線科医，核医学専門医，神経生理学者，解剖学者，また，神経関連領域に関心を持つ医学生および卒後研修を目指す医師たち，多くの人々に本書が読まれんことを．

　Hannover にて，2002 年秋

Hans-Joachim Kretschmann
Wolfgang Weinrich

原書第3版の謝辞

多くの協力者，同僚，友人たちが，本書の初版から改訂まで援助して下さった。1984年版と1991年版の序文で，当時支援して下さった方々への謝辞を記したので，今回はお名前を挙げることを省かせて頂く。協力者と支援者の輪は大きくなっている。

まず，われわれを激励し協力して下さったHannover医科大学の同僚たちに感謝する。神経放射線科のBecker, H.教授，核医学のBerding, G.講師，中央動物実験室のGärtner, K.教授，神経解剖学のGrothe, C.教授，機能応用解剖学のLippert, H.教授，Pabst, R.教授，Thorns, U.博士である。

Samii, M.教授は，新設のHannover神経科学研究所で仕事をする機会を下さった。この第3版に掲載されたMR画像，CT画像はPiepgras, U.教授，Liepig, H.博士，Dalle Feste, C.博士の支援で得られた。この作業の準備と施行に忍耐と持続力を持ってあたられたGehrmann, B.さん，Houbolt, M.さん，Hohensee, A.さんに感謝する。

Hannover Nordstadt病院神経内科のSchwarz, A.教授とBrunotte, P.医長には，原稿を読んで頂き，本文の改訂に有益な示唆を頂いた。

MünchenのLudwig-Maximilians大学解剖学研究所のBüttner-Ennever, J.A.教授には，前庭神経・動眼神経系について重要なコメントを頂いた。

当時，Hannover医科大学神経解剖学教室から，三次元表示法で機能系と大脳動脈の分布に関するすばらしい論文を発表した研究協力者に感謝を表したい。Buhmann, C., Gloger, A., Gloger, S., Schmidt, A., Vogt, B., Vogt, H., Weirich, D.の方々である。これらの研究の成果は本書の本文で引用されている。技術的な面で支援して下さったのは，van Dornick, N., Heike, I., Rust, K.の方々である。Schmidt, A.とSchrader, C.医師は原稿の修正に，Loock, C.さんとHawi, R.さんはその完成に努めて頂いた。

Bremen中央クリニックMR診断研究所のTerwey, B.教授，Stade放射線・腫瘍・核医学診療所のRuempler, W.博士，および，Hannover Nordstadt KlinikのMRT診療部のMajewski, A.博士とPrawitz, R.-H.博士からは，専門性の高い臨床的な助言を頂いた。

Siemens HamburgのGraesser, J.技師は，豊富な専門的知識からMR画像作成の新しい技術的な可能性を示して，この仕事に貢献して下さった。

Hannover大学のRegionales Rechenzentrum NiedersachsenのMahramzadeh, H.技師には，印刷する画像のコンピューター処理に関して，技術的な支援を頂いた。

Hannoverの血液小児病院放射線科のEngelcke, G.博士と，Laatzen/HannoverのAgnes-Karll病院神経科のGlinzer, G.医長とMetz, R.医長には，本文の一部削除・追加などの調整をして頂いた。

われわれは，家族の忍耐と理解に対して，とくにBritta Kretschmann夫人とFrauke Weinrich夫人に深い感謝を捧げたい。

Thieme社のKrüger, G.制作部長は，1984年以来この著書を暖かく見守り，立派に育て上げて下さった。1991年，アートブック財団によって最も美しいドイツの本の一つとして表彰されたことも同氏のお陰である。Thieme社のBergman, C.博士，Pilgrim, Th.博士，Schneider, O.博士との親しい共同作業から，テキストと図譜とのすばらしい統一が生まれたのである。

連絡先

著者

Prof. Dr. med. Heinrich Lanfermann
Medizinische Hochschule Hannover(MHH)
Institut für Diagnostische und
Interventionelle Neuroradiologie
Carl-Neuberg-Str. 1
30625 Hannover
Deutschland

Dr. med. Peter Raab
Medizinische Hochschule Hannover(MHH)
Institut für Diagnostische und
Interventionelle Neuroradiologie
Carl-Neuberg-Str. 1
30625 Hannover
Deutschland

Prof. Dr. med. Hans-Joachim Kretschmann
Habichtshorststr. 28B
30655 Hannover
Deutschland

Prof. Dr. med. Wolfgang Weinrich
Zweibrückener Str. 50
30559 Hannover
Deutschland

執筆協力者

Dr. med. Eva Bültmann
Medizinische Hochschule Hannover(MHH)
Institut für Diagnostische und
Interventionelle Neuroradiologie
Carl-Neuberg-Str. 1
30625 Hannover
Deutschland

Dr. med. Anja Giesemann
Medizinische Hochschule Hannover(MHH)
Institut für Diagnostische und
Interventionelle Neuroradiologie
Carl-Neuberg-Str. 1
30625 Hannover
Deutschland

Dr. med. Dina Wittfoth-Schardt
Medizinische Hochschule Hannover(MHH)
Institut für Diagnostische und
Interventionelle Neuroradiologie
Carl-Neuberg-Str. 1
30625 Hannover
Deutschland

目次

I 序章 1

1. はじめに   3

1.1	課題と目標　3	1.2.4	脳の座標系　6	
1.2	脳構造の位置決めのための3次元座標系　5	1.3	生体と死体における神経解剖　9	
1.2.1	矢状平面　6	1.4	学術用語　9	
1.2.2	横断面　6	1.5	本書の使い方　10	
1.2.3	前額平面　6			

2. 断層画像診断と目印構造   12

2.1	CT　12	2.3.3	神経頭蓋　14	
2.2	MRI　12	2.3.4	脳槽と脳室系　15	
2.3	断層画像診断の目印構造　13	2.3.5	血管　15	
2.3.1	顔面頭蓋　14	2.3.6	硬膜の諸構造　15	
2.3.2	頭・頸部領域　14	2.4	新しい画像診断法の臨床的価値　16	

II 図譜 17

3. 前額断シリーズ   19

4. 矢状断シリーズ   91

5. 横断シリーズ   127

6. 脳幹シリーズ   199

III さまざまな平行断面における頭部，頸部構造のトポグラフィー 223

7. 神経頭蓋，頭蓋内腔と頭蓋内構造のトポグラフィー   224

7.1	神経頭蓋　224	7.2	頭蓋腔　236	
7.1.1	後頭骨　224	7.2.1	テント下腔　236	
7.1.2	蝶形骨　224	7.2.2	テント上腔　236	
7.1.3	側頭骨　225	7.2.3	頭蓋窩　236	
7.1.4	前頭骨　236	7.3	頭蓋内髄液腔　237	
7.1.5	頭頂骨　236	7.3.1	クモ膜下腔　237	

7.3.2	脳槽　237		7.6.1	XII 脳神経（舌下神経）　296	
7.3.3	脳室系　243		7.6.2	XI 脳神経（副神経）　296	
7.4	**脳動脈とその灌流域　251**		7.6.3	X 脳神経（迷走神経）　296	
7.4.1	椎骨動脈　251		7.6.4	IX 脳神経（舌咽神経）　296	
7.4.2	脳底動脈　252		7.6.5	VIII 脳神経（内耳神経）　297	
7.4.3	後大脳動脈　255		7.6.6	VII 脳神経（顔面神経）　297	
7.4.4	脳幹と小脳の動脈分布域　257		7.6.7	VI, IV, III 脳神経（外転，滑車，動眼神経）　297	
7.4.5	内頸動脈　264		7.6.8	V 脳神経（三叉神経）　297	
7.4.6	前大脳動脈　266		7.6.9	II 脳神経（視神経）　303	
7.4.7	中大脳動脈　271		7.6.10	I 脳神経（嗅神経）　303	
7.4.8	Willis 動脈輪　273		**7.7**	**脳の領域　303**	
7.4.9	脳動脈の吻合　276		7.7.1	延髄と橋　312	
7.4.10	前脳の動脈分布域　276		7.7.2	小脳　314	
7.5	**脳静脈　289**		7.7.3	中脳　316	
7.5.1	浅大脳静脈　292		7.7.4	間脳と下垂体　317	
7.5.2	深大脳静脈　293		7.7.5	終脳　321	
7.6	**脳神経　296**		**7.8**	**脳の成長　344**	

8.　顔面頭蓋と腔のトポグラフィー　　　　　　　355

8.1	**顔面頭蓋　355**		**8.4**	**口腔　362**	
8.1.1	鼻周囲の骨構造　355		8.4.1	口腔の天井　362	
8.1.2	上顎骨　356		8.4.2	口腔の底　362	
8.2	**鼻腔と副鼻腔　356**		8.4.3	舌　362	
8.2.1	トポグラフィー　356		8.4.4	口峡部　362	
8.2.2	鼻腔の血管　357		8.4.5	口腔の血管　363	
8.2.3	鼻腔の神経　357		8.4.6	口腔の求心性神経　363	
8.3	**眼窩　357**		**8.5**	**咀嚼器官　363**	
8.3.1	トポグラフィー　357		8.5.1	顎関節　363	
8.3.2	眼瞼と涙器　358		8.5.2	咀嚼筋　363	
8.3.3	テノン嚢　358		**8.6**	**外側顔面　363**	
8.3.4	外眼筋　358		8.6.1	表層顔面　363	
8.3.5	眼窩の血管　360		8.6.2	深層顔面　364	
8.3.6	眼窩の神経　360		8.6.3	顔面の血管　364	
8.3.7	眼球　361		8.6.4	顔面の神経　364	
8.3.8	視神経　361				

9.　頭頸移行部のトポグラフィー　　　　　　　365

9.1	**咽頭と咽頭側隙　365**		9.2.2	頭頸関節　366	
9.1.1	咽頭の構造　365		9.2.3	頭蓋頸椎移行部の筋円錐　367	
9.1.2	咽頭壁の筋肉　365		9.2.4	頭蓋頸椎移行部の血管　367	
9.1.3	咽頭壁の血管　365		9.2.5	頭蓋頸椎移行部の神経　368	
9.1.4	咽頭壁の神経　365		9.2.6	臨床的意義　368	
9.1.5	咽頭側隙　366		**9.3**	**頭頸部の血管　368**	
9.2	**頭蓋頸椎移行部　366**		9.3.1	頭頸部の動脈　369	
9.2.1	頭蓋頸椎移行部の骨　366		9.3.2	頭頸部の静脈　371	

IV 神経—神経機能系と神経伝達物質 ... 373

10. 神経機能系　375

10.1　体性感覚系　376	10.9　小脳系　447
10.1.1　前側索系　376	10.10　言語野　454
10.1.2　内側毛帯系　381	10.11　辺縁系　458
10.1.3　三叉神経系　388	10.12　自律神経系　466
10.1.4　臨床的意義　395	10.12.1　頭部の副交感神経　466
10.2　味覚系　396	10.12.2　頭部の交感神経　468
10.3　上行性網様体賦活系　396	10.13　ニューロンネットワーク（神経網）　468
10.4　前庭系　399	10.13.1　課題依存的賦活 vs 安静時賦活　468
10.5　聴覚系　405	10.13.2　ネットワークにおけるニューロンの処理　469
10.6　視覚系　412	10.13.3　感覚機能および運動機能　470
10.6.1　網膜の局在論　422	10.13.4　遂行機能および注意　472
10.7　嗅覚系　423	10.13.5　記憶機能，情動機能および内受容性機能　475
10.8　運動系　426	10.13.6　記憶　475
10.8.1　錐体路系　426	10.13.7　感情　477
10.8.2　大脳基底核運動系　435	10.13.8　内受容　478
10.8.3　眼球運動系　440	10.13.9　デフォルトモードネットワーク　479

11. 神経伝達物質と神経調節（ニューロモデュレーション）のトピックス　480

11.1　カテコールアミン作動性ニューロン　480	11.6　グルタミン酸作動性およびアスパラギン酸作動性ニューロン　484
11.1.1　ドパミン作動性ニューロン　481	
11.1.2　ノルアドレナリン作動性ニューロン　481	11.7　ペプチド作動性ニューロン　484
11.1.3　アドレナリン作動性ニューロン　482	11.7.1　サブスタンス P　484
11.2　セロトニン作動性ニューロン　482	11.7.2　VIP　484
11.3　ヒスタミン作動性ニューロン　482	11.7.3　β-エンドルフィン　485
11.4　コリン作動性ニューロン　483	11.7.4　エンケファリンニューロン　485
11.5　GABA 作動性ニューロン　483	

V 付録 ... 487

12. 研究資料と研究方法　488

13. 文献　491

略語　503

索引　505

I 部

序章

1　はじめに　　　　　　　　　　　　　　*3*

2　断層画像診断と目印構造　　　　　　　*12*

1 はじめに

1.1 課題と目標

　CTとMRIによって，脳の循環障害や頭蓋内出血，髄液循環障害などの占拠性病変の診断が迅速にできるようになった。それゆえ，この検査が画像診断の最初に置かれるようになった。この新しい**神経画像検査**は客観的な経過観察にも用いられる。例えば硬膜下血腫や水腫の診断と手術適応の判定などに有用である。多発性硬化症の**MRI診断と治療管理**は新しい治療法を生み，その効果を示すようになった。高感度のMRIによって，ミリ単位の小さな腫瘍（例えば下垂体微小腺腫や内耳道内聴神経腫瘍）の診断が可能になり，その結果，顕微鏡手術によって脱落症状なく腫瘍の摘出手術ができるようになった。

　診断的神経放射線学に加えて**介入的神経放射線学**の重要性が増してきた。それにより急性期脳卒中や脳動脈瘤や動静脈奇形のような血管奇形に対して，開頭手術より侵襲の少ない方法で治療できるようになった。

　しかし，医師であれば誰でも，優れた最新の画像診断機器を自由に使えるということは，患者にとっては**不利益**ともなり，危険ともなり得るのである。頭蓋内疾患のすべてが，いつも確実にMRIとCTで診断されたり，否定されたりするとは限らない。半側症状が常に大脳に起因するとは限らない。画像診断によって一目瞭然な病的所見が，いつも臨床症状を起こしている原因であるとは限らない。画像上の病理所見と臨床症状とを関連づけるには，機能局在に関する神経解剖学の知識が必要である。これこそが本書の課題なのである。放射線診断学と神経学における経験は，日々，新たにされなくてはならない。本書では，病理学的な画像については記載せず，図版も載せなかった。ここに，主要な神経放射線学の専門書を紹介しておく(22, 87, 258, 272, 441, 511, 557, 654-656)。検査を依頼する医師も検査する放射線科医師も，みなが神経放射線診断法の長所のみでなく，限界を知っているべきである。そのようにして，間違った部位への，間違った時点での，間違った検査を避けることができる。検査する医師も，依頼する医師も，疾患発生の具体的な日付（例えば，出血や梗塞または炎症などの古さ）を知り，また，教え合わなくてはならない。

　神経放射線学とその進歩に対する，**神経科学からの期待**は依然として高い。MRスペクトロスコピー（MRS）がそうであり，スパイラルCTの発展，特に機能MRI（fMRI）がそうである。それゆえ，拡大した解剖図譜に，**ほぼ同じ大きさのMRIまたはCT画像**を並置させることにした。いくつかの図譜では細部を修正したが，それは文献上で新しくより厳密な報告があった部分と，われわれの研究で新しい知識が得られた部分である。

　最新の画像診断では，人体の切片画像が作られる。通常，1〜10 mmの厚さの切片として描出される。切片は小さな直方体〔**ボクセル**：ボクセル voxel（容積素）という概念は，構成要素である volume（容積）と element（要素）という2つの言葉からできている〕でこの直方体の高さは切片の厚さであり，稜の長さはマトリックスの長さにあたる。個々のボクセルに対して，CT(▶ p.12)ではX線吸収値が，MRI(▶ p.12)では信号強度が算定される。ボクセルの計測値は，黒白または色の階調に変換されて，モニターやフィルム上で対応する画像点〔ピクセル（pixel）= picture × element，画素〕に表示される。

　CTの場合，スキャナーが回転運動をするので，通常，軸位断（横断）層すなわち体軸に直角な角度で調べられる。前額断（冠状断）は再構成された画像である。MRIでは切断面を自由に選ぶことができる。これが，核磁気共鳴画像診断法の1つの利点である。今日のスパイラルCT（**ヘリカルCT**）では，検査対象物を円盤状には走査しない。つまり，1切片から次へと切片ごとにデータを集積して，処理する走査法ではない。この装置では，高性能のX線管が患者の周囲を回転していて，その中を患者が押し進められる形になる。大きな検査対象から，データを一括して取り出しておき（volume scan），後に2次的に切片ごとに処理するのである。そのようにして，切片の位置と厚さを任意に選べることになる。スパイラルCTの，いわゆるマルチスライス法では，スキャン時間は1分以下になっている。関心構造の3次元再構成は，適切なソフトウェアと高性能ワークステーションで作ることができる。この方法のもとで，造影剤の静脈内急速注入によって，高解像度の脳血管造影ができる（多断面または3次元再構成CT血管造影）。

　デジタル断層画像の発達によって，古典的な解剖学では見慣れないCT画像が現れてきた。その画像を臨床応用するには，**脳解剖学の新しいオリエンテーション**が必要で，局所解剖学的な配列を今までとは異なった形で表示する必要が生じてきた。伝統

的な**神経解剖学**は哺乳動物の脳の進化研究から始まった。ヒトの脳が進化する過程で，巨大な新脳形成が起こり立位歩行になったために，ヒトの前脳は脳幹に対して，元来の水平な位置関係から，鈍角で屈曲した位置をとることになった。多くの教科書で，ヒト脳の神経解剖は少なくとも2つの断面シリーズで図示されている：1つは前脳の縦軸（**Forel の軸**）に直交する断面シリーズ（前額断シリーズ）で，もう1つは脳幹の軸（**Meynert 軸**）に直交する断面シリーズである[281]。この断面シリーズ作製法は，比較解剖学では特に目的に適っており，動物の神経解剖の所見をヒト脳の所見と比較することができる。哺乳類の多くは，前脳の軸と脳幹の軸が一直線上にあるが，ヒトの脳では2つの軸は110°〜120°の鈍角で折れ曲がっている。したがって，ヒトの脳では，横断について"理想的な"設定面は存在しないことになる。つまり，前脳に関しても脳幹に関しても同様に，神経解剖学における通常の図譜に一致するような像は得られないわけである。

　MRIには，両交連線に平行な横断面が用いられる(▶ p.6)。この線は前交連と後交連の中点を通る。再現性がよいことと眼球レンズの放射線感受性の強さを考慮して，CT検査には眼窩上壁に垂直な層処理が行われる（上眼窩外耳孔線）。日常検査で同定しやすいのは上眼窩後頭下線である（図1.1）。この線は上眼窩外耳孔線と離れることはなく，乳頭の含気が強く内耳道が同定し難い場合には，この線が代用される。

　Ambrose[13]は，最も適切なCT設定面として外眼角耳孔面を選んだ。これは外眼角（外眥）と外耳道を結んだものである。このような歴史的な層解析はこの新版では考慮しない。この面とその他の横断面の特徴については，1.2.2章横断面の項で説明する。

　前額面や両交連面（MRI），上眼窩後頭下面（CT）に平行に作られた生体の脳の画像は，解剖標本による伝統的な神経解剖学の図譜とは異なっている(▶ p.9)。しかし，もし3次元構造について十分な知識をもっていれば，新しい画像診断の長所を十分利用することができるはずである。この30年間，マクロ的解剖を横断面の多断面再構成法によって再現した著書が数多く出版された[60, 208, 219, 333, 442, 532, 572]。しかし，神経機能系はマクロ的解剖のみで呈示することはできない。それは，マクロ的解剖所見とミクロ的解剖所見の統合によって，さらに伝導路についての知見を合わせてはじめて組み立てられるものだからである。伝導路学（hodology）とは，中枢神経系におけるニューロンの連結についての学問である(▶ p.375)。神経機能系のシナプス連絡を示すには，写真よりも図譜のほうが有力である。

　本書の目標は以下のとおりである。

1. 脳の解剖を，デジタル断層画像診断に用いる3つの平面シリーズで図示すること（本書のアトラス部分 ▶ p.17）。この部分の図譜は，解剖切片から作られた。

　早く正確なオリエンテーションをつけるために，製図法を開発し，解剖構造をCT・MRIの灰色色調に合わせて表示した。MRIのT1強調画像の灰色色調は，部分的ながら，図譜によく合っている(▶ p.12)。MRIでは選択されるパルス・シークエンスによって，生体内構造からの信号強度に幅広いスペクトルが得られるが，これは図版に取り入れることはできなかった。アトラス部では，図譜に符合する大きさのCT・MR画像を並べてあるので，読者は両者を比較することができる。アトラス部の図版はすべて，オリジナルの標本（前額断，矢状断，脳幹シリーズ）に基づいて作られた(▶ p.488)。マクロの写真では切片の表面のみが写る。しかし，CT・MRIでは，前に述べたようにボクセルをピクセルに変換しているので，切片の内容も描出しているのである。切片の表面からはみえないが，その中にある伝導路や神経核のような重要な神経解剖構造は，破線やハッチング（けば）を用いて図の中に示しておいた。また，マクロの写真ではわからないが，ミクロの検索で認められる特定の皮質野などの構造も描いておいた。

　本書のアトラス（図3.2-3.15，図4.2-4.7，図5.2-5.30）は，定位脳手術用のアトラス[6, 16, 63, 514, 573, 574]と同じ原理によって，一定の座標系を基準にして正確な縮尺で作られているので，この"モデル脳"の解剖構造や神経解剖構造を，患者の脳の座標系に移すこともできる。その根拠は，1.2章(▶ p.5)に詳しく述べる。

2. テント上腔とテント下腔における主要な脳動脈灌流域を図示すること

　脳血管とその灌流域が前額断，矢状断，横断の各シリーズの切片上に詳細に描かれ，脳血管造影像と対照されている。これは臨床医にとって，CT血管造影（CTA）とMR血管造影（MRA）の読影や，CT・MRI所見と脳血管造影（DSA）所見との関連づけに役立つであろう。供給される血流量の変動の描写については，最近の生体MRIの動脈スピンラベリング（ASL）で可能であるため，あえて省略した。

3. 主要な神経機能系を記述し，さまざまな平行断シリーズに図示すること

神経機能系の主な伝導路は，横断シリーズの切片上に図示してある。最も重要な経路については，さらに，前額断と矢状断のシリーズにも書き加えてわかりやすくしてある。その際，直交する座標系で等しい厚さに切った切片を用いた。その厚さは，前額断・矢状断・両交連面シリーズでは 1 cm，脳幹シリーズでは 5 mm である。各切片のスケッチの右下に円で囲んだ数字があるが，これはその切片シリーズの何枚目にあたるかを示す。すなわち，両交連面シリーズ（MRI）と上眼窩後頭下面シリーズ（CT）では下から上へ，前額断シリーズでは前から後ろへ，矢状断シリーズでは，正中面から右へ何枚目かを示している。このように 3 次元座標系を基準として各切片が正確に位置決めされているので，読者は個々の構造〔例えば 6 章（▶ p.199），7 章（▶ p.224），8 章（▶ p.355），9 章（▶ p.365）の図〕や神経機能系〔例えば 10 章（▶ p.375）の図〕を，頭の中で 3 次元的に再構成することができるであろう。本書の図版からとった，神経機能系と主要脳血管のコンピュータグラフィック図版（第 3 版）が，本と CD-ROM の形で出版された[312, 313]。ここでは，神経機能系が，偽 3 次元的と 3 次元的に表現されている。パーソナルコンピュータの画面を，赤と青の眼鏡を通してみると，真の 3 次元再構成像がさまざまな投射方向でみえ，また，さまざまな機能系の組み合わせもみえてくる。

4. 神経機能系の局在および病変部位とその臨床症状との関係に関する解説

個々の神経機能系とその障害による主な神経症状について記載した。これらの立体的な位置関係がわかれば，診断はより明確になる。臨床症状と断層画像診断でとらえられた病巣が一致すれば，局在診断は確実になる。臨床症状と画像所見とが一致しなければ，症状の再検討と他の検査が必要になる。さらに，病巣と神経機能系の位置関係は，予後判定の助けになる。

5. ルーペ拡大による脳幹の描写と MEDIC-MRI の T1，T2 強調画像による補足

脳幹には神経核と伝導系がひしめいている。それゆえ，スケッチにはルーペによる拡大が必要であった。それで，脳幹の描出には，両交連面シリーズを補う意味で，Meynert 軸に直交する厚さ 5 mm の脳幹シリーズを付け加えた。骨の CT アーチファクトは，微細な構造の描出の妨げとなる。MRI によってはじめて脳幹の微細構造の描出が可能になったが，斜台や楔状骨窩による MEDIC 信号喪失が生じ得る。

解剖学的構造については，臨床上重要な変異を含めて，本文に記した。また，神経機能系については，単なる推論やまだ一般に認められていない研究成果などは取り上げなかった。本文の上付き括弧内の数字によって，読者は 13 章の文献を参照されたい。

本書のアトラス部分および本文とそれに付随した図は，いずれも脳の解剖と神経機能系を図示し，記述することに重点がおかれている。頭部と頭頸移行部の正常な局所解剖について説明・図示されているのは，この領域の病変が脳へ進展したり，逆に脳の病変がこの領域に及んだりすることがあるからである。**正常解剖断層像**では，機能面を考慮しつつ，今のところ生体内の形態が最もよく描出される CT 画像と MR 画像を優先して用いた。拡大画像や造影画像は，ある領域や構造（下垂体，血管など）の描出に適しているが，本書では掲載しなかった。病的変化の図および MR，CT 画像は意図的に掲載していない。しかし，病的変化と臨床との関連についてのポイントを本文に記した。これは，診断能力を高めるために，最適な検査を選ぶための示唆となるであろう。神経生理学的検査を含む臨床所見から，適切な画像診断が選ばれる。正確な問題設定によって，診断は単純化され治療も適切になる。

最新の断層画像診断を効果的に用いて限りない情報を得るには，1 つの専門分野を超えた知識をもつことが重要である。神経放射線科医は臨床上の問題を理解するために，複雑な機能的神経解剖に熟知していなければならない。脳神経内科，脳神経外科，放射線科，内科，小児科など各科の医師は，診断器械の多様な性能と，また診断上の弱点をもよく知らなくてはならない。異なる専門分野を結びつけて，共通の言語を与え共通の内容を伝える，それが本書の課題である。

1.2　脳構造の位置決めのための 3 次元座標系

1637 年哲学者であり数学者でもあった Descartes（ラテン名 Cartesius）は，座標系による解析幾何学を発表した。座標系とは点と数の仲介者である。空間内の点は直交する座標系（カルテジアン座標系）によって位置決めされている。数はそれぞれ x 軸，y 軸，z 軸にそって共通の交点（0 点）までの距離を示す。

1906 年 Clarke と Horsley は，このカルテジアン座標系を動物実験の脳研究で脳構造の位置決めに導

入した。Clarke のアイデアで真鍮製の装置が作られ，座標系は，頭部の正中面と外耳孔と眼窩上縁を通る面を基準とした。この基準は，実験で個々の脳構造の位置決めをして研究するために，プラットホームのような役割を果たした[63]。40 年の後に，この定位法の技術がヒトに応用された。1947 年に Spiegel と Wycis は，患者の脳に初の定位脳手術を行った。このようにして，頭蓋および脳内構造に対して座標系が用いられるようになった。

1.2.1 矢状平面

正中面は，ヒト頭部の最も重要な基準面であり，これによって"両側が対称的な"頭部はほぼ等しく二分される。Clarke と Horsley は，既にヒトの脳はネコやアカゲザルの脳より非対称性が大きいことを見出している。正中面は座標系の y-z 平面と定義される。

その他の基準面に比べると，正中面は決定しやすい。両側対称性が方向づけの助けになるからである。正中面に平行な平面が矢状面である。

1.2.2 横断面

臨床では，水平面から少し傾いた平面も横断面と呼ばれている。**ドイツ水平面**（DH，フランクフルト水平面）は，眼窩下縁と外耳孔上縁を結ぶ面である（図 1.1, 図 5.1, DH）。Reid 平面（Reid 基準線）では，基準点は眼窩下縁と外耳孔中点である。

外眼角耳孔面は，外眼角（外眥）と外耳孔中点とを結ぶ。Ambrose はこの面を"眼窩耳孔面"と記載している[13]。この同じ名称はドイツ水平面にも用いられている。混乱を避けるために，"眼窩耳孔面"の代わりに，"外眼角耳孔面"という名称を用いるほうがよい。

CT 検査

CT 検査で用いられるスカウトビューは眼窩上壁と大孔の後下端を結ぶ面に垂直な連続断層撮影を可能にしている（**上眼窩後頭下線**）。臨床面で，この層処理が主流になっており，今版でも取り入れた（図 5.16）。ガントリーの傾斜で，眼窩上壁の位置を早くとらえられること，再検査で同一傾斜を設定しやすいこと，眼球レンズを多くの検査で照射範囲外に保てることなどが利点である。これは後頭蓋窩の検査でも利点である。側脳室より上の断面では，中心溝は隣接する前中心回とともに両交連面でみるよりもかなり前方にくる。

MRI 検査

脳の MRI 検査では，動きによるアーチファクトを避けるため，患者はできるだけ快適に寝かせておく必要がある。解剖学的オリエンテーションのために，まず正中面を描出する。次は，通常，横断層が選ばれる。さらに，問題に応じて，前額断か矢状断あるいはその両者を追加する。

検査ごとに切断角度が変わると構造の位置関係が変わるので，これを避けるために，標準的検査として設定面を一定にしておくほうがよい。われわれは横断面のアトラスには両交連面に平行な頭部の断層標本を作り（図 5.2-5.15），脳幹に関しては Meynert 軸に垂直な断面を用いた（図 6.3-6.13）。脳幹シリーズの MRI 撮影はこの角度に合わせてある。Talairach[573, 574] による両交連線は前交連の上縁と後交連の下縁を結んでいる。50 個の脳の無作為抽出試験では，外眼角耳孔面と両交連線との角度は 2°以下とされている。最大偏位角度は約 + 9°と − 5°（標準偏差 s = 1.4）とされている。

1.2.3 前額平面

本書では前額平面としてドイツ水平面に対して垂直な面を選んだ（図 3.2-3.15）。標本（表 12.1）の頭部を遠隔 X 線撮影してドイツ水平面を決めて，それを頭皮上へ移した。直角定規と特殊な固定器の助けを借りて，正確な前額断切片を作ることができた（▶ 12 章, p.488）。

前額平面は"冠状平面"ともいわれる。ジグザグ走行をしている冠状縫合の中央の線は，前額面のようにドイツ水平面と決して 90°で交わらず，約 65°で交叉する。前額断層と横断層では，両側が対称であるために"対側比較"が可能になる。それゆえに占拠性病変や限局性萎縮，また，密度や信号の異常域が容易に認識できる。頭蓋骨から取り出されてまだ 2 分割されていない脳には，適当な基準面がない。したがって，従来のアトラスに載っている前額平面の図譜は，しばしば非常にかけ離れた角度設定になっている[115, 132, 238, 446, 472]。脳の諸構造の位置関係があまりに変わってしまっていて，バリエーションかと思うほどである。

1.2.4 脳の座標系

テント上腔の検査

定位脳手術の経験から，脳内の諸構造に対して頭蓋骨や脳の外に置かれた基準面は，脳内の基準系より変異が大きいことがわかった[63]。脳神経外科医の間で，テント上腔の位置決めに最もよく用いられるのは，**両交連線**である。Talairach による両交連

1.2 脳構造の位置決めのための3次元座標系

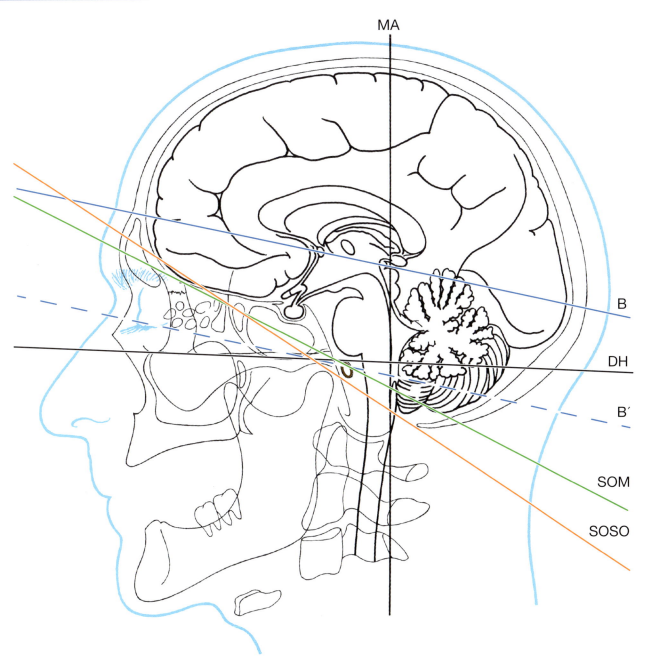

図 1.1　現行および歴史的な水平断（横断面）の切断角度
B　　＝両交連面（青）
B′　＝両交連面に平行（青破線）
DH　＝ドイツ水平面（黒）
MA　＝Meynert軸（黒）
SOM　＝上眼窩外耳孔面（緑）
SOSO＝上眼窩後頭下面（赤）
　　　　外耳孔（茶色）

線の定義は，前交連の上縁と後交連（視床上部交連）の下縁を結ぶ線である。脳室撮影が行われていた時代には，この2つの点が最も明瞭に決められたからである。MRIによって今日では，両交連は正中面で正確に決めることができる。前交連の直径は2〜5mm以上と個体差がある。Talairachによる両交連線と，両交連の中心を結ぶ両交連線を比較すると，約7°の相違がある。脳の前頭極と後頭極間の距離は平均17cmであるから，これは脳表では約1cmの差を生じることになる。この理由から，前交連・後交連の中心を結んだ線を**両交連線**と定義して，脳構造の局在に関して生じ得る誤差を小さくすることにした。さらに部分容積効果（partial volume effect）の影響を考えても，両交連の中心のほうが辺縁よりも正確に決められる。前後交連の中心を結ぶ両交連線の定義は国際的にも承認されるであろう。この両交連座標系の原点として，前後交連を結ぶ線分の中点が用いられる。

矢状断層像では直接，対側比較はできない。矢状平行断層のもっている唯一の基準面は正中面である。この面の利点は，脳の中心構造，特に脳幹の構造を同定したり評価したりできることである。脳表面の脳溝や回転もよく識別される。傍正中面では頭頂後頭溝と鳥距溝，大脳円蓋部では中心溝と外側溝が，隣接する回転とともにはっきりと同定される。脳内の座標系に必要な基準面（両交連面とMeynertの面）は正中断層像で確認される。本書の矢状断シリーズのアトラスには，ドイツ水平面のほかに両交連線も標示してある。われわれが用いる**両交連線**は，前交連と後交連の中点を結ぶ線で，正中面に対して垂直な両交連面内にある（図4.2）。両交連面を基準にすると，さまざまな定位脳手術用の脳図譜と比較対照することができる[16, 514, 573, 574]。また，神経，血管，骨，軟部組織など，脳外の諸構造を3次元的に位置決めすることもでき，これは従来のアトラスにはなかった利点である。Steinmetzら[559]によれば，大脳皮質の回や脳溝はバリエーションが大きいので，Talairach[573, 574]の定位法のような標準的な局在決定法としては使えない。それゆえ，臨床の実際にあたっては，まず神経放射線学的な目印構造を決定し，そこから臨床上重要で位置決めすべき脳回や脳溝を確定する（図7.52）[231, 643]。

テント下腔の検査

テント下腔には次のようなカルテジアン座標系が用いられる。その主な平面は，正中面，第四脳室の底面を通る面（Meynertの面）および室頂面である[6]。**室頂面**とは，正中面と第四脳室底面に垂直で，室頂部を通る面である（図6.3）。正中面にあって第四脳室底に接する直線を，"Meynert軸"と名づける。この直線を含み正中面に垂直に交わる面がMeynertの面とされる。この座標系の原点は今述べた3平面の交点である。アトラスの脳幹シリーズはこの座標系によって作られている（図6.4-6.13）。脳幹切片の拡大図は，密集した神経核や神経経路，これら構造の臨床的意義を考慮に入れて作られた（図6.4b-6.13b）。

座標系

解剖構造の局在に関するこのような解析幾何学的な考えは，CT・MRI・PETの装置を製作する過程でも取り入れられているので，CT・MRI・PETの画像は，1つの座標系の中で描出されるのである。画像の中の縮尺や左右の標示は，座標系の中での位置決めの助けになる。

直交座標軸や座標枠は，定位脳手術用のアトラスにも使われている[16, 63, 514, 573, 574]。これを用いない従来のアトラスに比べると，次のような利点がある。直交座標軸や座標枠によって整えられた基準面をもとにして，尾状核，内包，中心溝など，複雑な脳の構造を連続切片の中で追跡し，"頭の中で"再構成できること，そして病変部を解剖学的・神経機能的に位置づけできるようになることである。この理由から，本書では4つの断層シリーズは，さきに定義された座標系に従って，位置決めされ，切断され，図示された。前額断・矢状断・脳幹の3シリーズの図譜では，頭部切片を囲んで，10mm間隔の座標枠が正確につけられている。

座標系を骨構造の位置決めにも応用しようという考えは，錐体骨の中の顔面神経管や内耳などの，骨の中の複雑な管腔を"頭の中で"再構成するときに役立つ。ドイツ水平面，眼窩上下面などの頭蓋骨の基準面は，外科医にとって位置決め上重要な意味をもつ。手術操作で動静脈を傷つけないように，手術のアプローチを，まず頭蓋骨上で決めなくてはならないからである。

ドイツ水平面と耳垂直線によって頭蓋骨や脳の位置決めをするのは，正確ではない。耳垂直線とは，ドイツ水平面に直交して外耳孔の中点を通る線である。25個の頭蓋で調べた結果では，頭蓋の大きいグループ（14個）の大脳半球は求前頭型（frontopetal）で，小さいグループ（11個）は求後頭型（occipitopetal）であったという[179]:

- **求前頭型**では，側面からみると脳は前頭寄りに偏っている。中心溝は，求後頭型より立っている。大脳の後頭葉はドイツ水平面よりはるか上

にある。横からみると，後頭骨の前後径は求後頭型より短い。
- **求後頭型**では，脳は後頭寄りに偏っている。求前頭型に比べると，中心溝はそれほど立っておらず，より後方に向かっている。後頭葉の底面は，ドイツ水平面の直上にあるか，これに接している。

1.3　生体と死体における神経解剖

CT・MRIの断層画像診断法によって，脳の形態は生体と死体とで著しく異なることが明らかになった。死後には，クモ膜下腔に空気が集まる。死後のCT画像では灰白質と白質の境界は不明瞭になる。死後のMR画像では血流特有のシグナルや血流によるシグナル低下はみられない。頭蓋内で固定した死体脳のMR画像ではアーチファクトが多いため，解剖標本のアトラスに対比させて掲載するには，死体より生体で撮像された画像が適している。それゆえ，アトラスと同じ検体から作ったMR画像もあるが，ここでは別の個体の生体MR画像で比較に適したものを挙げておいた。

解剖標本で確かめられた所見を生体構造に移して検討するときには，死後の変化や組織処理によって生じる変化に注意しなくてはならない。生体で頭蓋腔のコンパートメントにある血液，**脳脊髄液**，脳組織の容量は，生時でも死後でも正確に測定することは困難である。ただ，死後には脳脊髄液が脳組織の中に浸透していって平衡状態になる。このことは，脳脊髄液の測定から明らかになっている。死後に脳脊髄液の量は減少する[534]。159例の測定の結果，死後3時間では平均100 mL，約21時間後ではわずかに49 mLであったという[534]。死後，頭蓋腔と脳容積の差は小さくなる[444]。脳脊髄液が入ることによって脳容積は死後に増加するが，それは死亡と解剖との間の時間に影響される。成人の脳脊髄液量を平均100～150 mL，脳容積を平均1,200～1,400 mLとして，死後約半分量の髄液が均等に脳内に拡散した場合，5%ほどの誤差が予測される。おそらく髄液の拡散は均等に生じないであろうから，強く障害された部分ではそれに応じて死後の容量増加が大きくなる。死後の脳槽の大きさから生体の状態を判断することも，注意を要する。

脳を頭蓋外で固定したときには，通常，脳幹と前脳のプロポーションが変わる。多くの場合，脳は脳底動脈で吊るされて固定される。ホルマリン固定混合溶液に比して若干比重の高い終脳，特に後頭葉側は容器の中で下に沈み，その結果脳幹に対する位置やプロポーションが変わってしまう。そのため，頭蓋外で固定された脳の切片像は生時のプロポーションと著しく違ってくる。CT・MR画像と解剖構造を比較するには，頭蓋外で固定された脳より**頭蓋内で固定された脳**のほうが優る。本書のアトラスの前額断・矢状断・脳幹のシリーズは頭蓋内固定の脳から描かれたものである（▶12章，p.488）。

組織切片作製のとき，パラフィンやセロイジン固定で容積の40～50%が消失する[233, 310]。その際，脳はパラフィン固定で決して均等には縮小しない。水分に富んだ灰白質は水分の少ない白質よりもずっと容積が小さくなる。およそ84%の水分を含む前頭葉皮質は約51%縮小し，水分71%の白質は42%ほど縮小する[311]。脳構造の大きさや形は，組織標本から生時の状態が還元されるにしても，制限つきなのである。

1.4　学術用語

国際解剖学用語は，国際的な相互理解のために有用である。国際解剖学会(International Federation of Association of Anatomists)は，新しく各国の解剖学会の代表者から成る解剖学用語委員会(Federative Committee on Anatomical Terminology)を結成した。その委員会で作成された原案は，すべての解剖学者の議論に付された。最終稿は，1997年に決定され，1998年に **Terminologia Anatomica** として出版された[162]。すべてのラテン語の解剖名は，同義の英語と対照されている。これによって，研究者も医師も，1つの解剖学的構造について同じ名称を広く世界中で使用することができることになった。これは，医学的な国際交流の基本的前提である。そこで，われわれも本版でTerminologia Anatomicaを採用することにした。Terminologia AnatomicaとDuden版医学専門辞典[657]に相違がある場合には，このドイツ語版にDuden版の書式を応用した。

Terminologia Anatomicaでは，頭部の名称で方向を示す言葉を置き換えている：すなわち，頭側-尾側(cranial-caudal)は上方-下方(superior-inferior)に，腹側-背側(ventral-dorsal)は前方-後方(anterior-posterior)に。頭部に対する位置関係も，上下，前後ですべて表記されている。名祖(eponym)は，ラテン読みに変化させない原形で記されている。

Terminologia Anatomicaでは，個々の動脈枝の場合に，動脈(arteria)と動脈枝(ramus)という名称を区別して用いている。しばしば動脈枝と名づけられたものの直径が動脈のそれよりも大きいことがある（例：頭頂後頭枝 R. parieto-occipitalisと前外側中心動脈 Aa. centrales anterolaterales）。枝という名

1 はじめに

称は動脈のほか，静脈，神経，骨，気管にも用いられている。そこで，われわれは，臨床的な言い方を重んじて，すべての動脈枝に対して，単に動脈(arteria)という表記を用いた[307, 601]。

1.5 本書の使い方

本書のアトラスと連続切片画像は次の順序で掲載してある：前額断切片(図3.2-3.15)は前方から後方へ(anterior-posterior)，矢状断切片(図4.2-4.7)は右頭部を用いて正中から外側へ，横断切片(図5.2-5.15, 6.4-6.13)は下方から上方へ向かって表示されている。

全身のCTが導入されて，画像は下方からみたように表示されることになった。この場合体の左側は画像の右側にくる。この表示法が頭部のMRIやCTでも一般的となった。CT画像の作成は，容積素を画素に変換することによって行われるので，1つの切片を上方からみても下方からみても同じことである。ただ左右表示には注意しなくてはならない。MRIとCT診断では切片の容積全体を評価しているのであり，切片の表面を観察しているのではない。それに対して，解剖標本の切片を描くときは，その図が切片の上面を描いたものか，下面を描いたものかは重要な問題となる。

MR画像では，横断切片は下からみた図，矢状断切片は外側から正中面へ向かい，正中面からは対側へ向かう。前額断切片では大部分は前方から後方に向かうように調整された。

それぞれの平行断シリーズにおいて，個々の切片の**立体的位置関係**を示す切片番号は次のように表示してある：

- 前額断シリーズの14個の切片については，図3.1に
- 矢状断シリーズの6個の切片については，図4.1に
- MRI横断シリーズの14個の切片については，図5.1に
- CT横断シリーズの14個の切片については，図5.16に
- 脳幹シリーズの10個の切片については，図6.3に

4枚組の小さい図には丸数字がついていて，これによってアトラスの切片シリーズのどこに対応するかがわかる。

本書のⅡ．図譜の上部には黄色の目印がついているので，みつけやすくなっている。

アトラスの中では，多くの**解剖構造**に小さい**番号**がつけてある。なるべく構造の中心に置くようにしたが，不可能な場合には引き出し線を用いた。各図の番号は左から右へ，上から下へ，順に書き込まれているが，これはわれわれの読み方の方向に従ったのである。しかし，番号が混んでいるところでは例外的に，位置的に近い構造に続き番号がつけてある。対称的な1対の構造には，片方にだけ番号をつけた。しかし，1対の構造で，左右の脳で位置の違いがあるときは同じ番号を両方につけた。ある構造が1つの切片の中で2か所以上にみられるとき〔例えば，上矢状静脈洞(図5.14b, 5.29a)〕はこの構造に同じ番号(例えば2)がつけてある。連続断シリーズの中で同じ構造が異なった番号をもっていることがある。例えば，尾状核頭は，この切片表面ではみえず(切片の内部に含まれている)(図10.28の④)，次の切片ではみえている(図10.28の⑤)，このように1つの構造が各断面で異なったみえ方をするときである。各アトラスの見開きにはそれぞれ別の番号づけがなされている。**その際，互いに向き合う両側の番号の並べ方は同様になっていてみつけやすい。**MR画像で欠番になっているところはその解剖構造が模式図にのみ描かれているが，MR画像では認められないものである。MR画像の凡例である解剖構造が異なる色の番号になっていることがあるが，それはMR画像にのみみられて，模式図には表せないものである。番号づけの原則は解剖構造と同じように左から右へ，上から下へと並び，青色の文字で示されている。技術的な詳細は(▶ 12章, p.488)に記す。制限のない使いやすさと灰白質・白質の対比がよくみえることから，このシークエンスが本書にも用いられたのである。血管の模式図(▶ 7.4章, p.251, 7.5章, p.289)では，番号づけに血流域と血流方向が考慮されている。神経機能系に関しては，それぞれの構造が連続したアトラスの中に記入されている。

トポグラフィーに関する記載は，意識的に簡潔にしたが，**図参照**を数多く入れた。通読の妨げになるかもしれないが，対応する図をみつける助けになるであろう。このようにして読者は，言語情報と図譜による視覚情報とを結びつけることができる。1つの解剖構造に9個以上の図参照が出るようなときは，適宜選択した。本文で，T1強調，T2強調MR画像のうち片方のみに言及していることがあるが，なるべく双方を比較してほしい。索引を用いれば，すべての図が参照できるようになっている。

アトラス部分の解剖図は，**5つの個体**から作られた。前額断と矢状断，そして脳幹シリーズ(個体

1～3)にT1，T2強調MR画像(**第4の個体**)を加えてできあがった。また，両交連面シリーズのT2強調MR画像も同じ第4の個体に拠っている。MR画像に加えて，**第5の個体**から新しくCT横断シリーズが加えられた(▶ 12章，p.488)。

他章への参照は，章と節を(1.2)のように示したので目次を参照されたい。各章・節の番号は10進表示で見開き右側の頁の上部に記した。

参考文献は本文に上付数字で示してある。この数字は付録の13章文献の数字と一致するように整えてある。

2　断層画像診断と目印構造

CTとMRIによって特別で広範な頭部と脊椎の断層画像が得られるようになった。

2.1　CT

最近の装置では螺旋走査の方法(ヘリカル法)が用いられている。検査対象の横断スキャンによって集積されたデータは，2次的にCTのコンピュータによって任意の厚さで3次元的に再構成できる[258, 272, 282, 344, 350]。

画像で示されるものは，検査対象の容積素のX線吸収値である。組織のX線濃度はHounsfield値(HU)で表される。その段階づけはある標準値を基準にして決められている。

マトリックス数を大きくすることと切片を薄くすることにより，この部分容積効果は減少する。部分容積効果，画像のアーチファクト，また検査時の条件(造影剤使用，動き，体位など)は，読影の際特に考慮に入れなければならない[258, 272, 396, 410, 476, 583]。アーチファクトはさまざまな工夫で弱くすることができる。例えば薄い切片を用いること。ハレーションを避けるように切片のレベルを修正したり，1つの切片をいくつかの薄い切片に分割したりするとよい[258]。

ヨード性造影剤の静脈投与によって，生理的(血管)あるいは病理的構造(腫瘍，炎症など)で濃度が上昇し，画像の質がよくなった[250, 476]。高速度CT(短い走査時間，連続ヘリカル法)が導入されて，造影剤のボーラス静注によって**CTA**(dynamic CT)が可能になった。螺旋走査法でデータを集積し，最大輝度投影法(MIP)か容積レンダリング法によっていわゆる3次元表面再構成を行えば，かなり細い脳血管も絵のように描出される[258, 272, 275, 499, 583]。

2.2　MRI

MRIの画像を作るには，核粒子数(陽子と中性子の合計)が奇数の原子核が磁場の中で歳差運動を生じたときのインパルス(スピン)が利用される。水素原子核(プロトン)は極めて大きい磁気モーメントをもっていて，また生物体内に特に多数存在する原子である。したがって，水，脂質，蛋白質の豊富な組織は，水素原子数が多いことから特によく描出される[134, 272, 350, 364, 441, 557, 583, 658]。

与えられた磁場の強さに応じてプロトン密度の**MRIシグナル**，T1緩和時間(スピン-格子-緩和時間，縦緩和)のMRIシグナル，およびT2緩和時間(スピン-スピン-緩和時間，横緩和)のMRIシグナルが決まる。また測定容積内のプロトンの動きによるシグナルも得られる。その時々の測定される容積素内のシグナルの強さによってモニター上の画素のグレイスケールが決められる。

水素原子核の励起は**パルス・シークエンス**が変わることによって変化する。パルス・シークエンスは画像のコントラストを左右し，それによって診断能に決定的な影響を与える。最初の何年かの間に**スピン・エコー(SE)法**が特によく普及した。T1強調画像すなわち主としてプロトン密度をとらえるシークエンスではS／N比が大きくなり，解剖学的構造が特に鮮明になる。髄液はシグナルに乏しく暗くみえる。T2強調画像では髄液のシグナルは強く明るくみえる。T2強調画像では多くの病理学的変化がよくみえる。T1強調とT2強調シークエンス(連続進行)は通常，MRIの基本機能に属する。無制限の応用性と灰白質・白質のよいコントラストから，このシークエンスが本書の特長として選ばれたのである。

グラディエント・エコー法(FLASH，FISP)の出現により検査時間は短縮され，運動のアーチファクトが少なくなり，時間分解能が向上した。このため髄液や血液の流れが描出され，血管だけの画像化も可能になった(**MRA**)。

臨床上の問題設定がMRI診断の測定条件を決める。すなわち，検体の容積，平行切片の部位と計測パラメータ，例えば切片の厚さと間隔，マトリックスと計測シークエンスなどの項目が挙げられる。症例によっては，画像上の特別な箇所が，明確にアーチファクトなしに描出されなくてはならない(いわゆる品質基準)。脳・頭蓋の検査は，**T1強調画像とT2強調画像**を用いて，灰白質と白質のコントラストが強く描出されなければならない。例えば脳血管障害のようにはっきりした問題設定がある場合には，T2*強調画像や磁化率強調画像(SWI)を用いたシークエンスが必要となる[287]。MRIでは，パラメータが可変性でしかも相互依存的なために，計測条件が無数にできる。そのためにアーチファクトや操作ミスによる**間違いの可能性**は，ほかの画像診断より著しく高い。それゆえ，MRIの適応，操作，読影，診断において，装置の品質保全のみでなく医師の資質もまた特別な役割を担うことになる[273, 563]。

MR画像を作るには，さまざまなパラメータ(プロトン密度，緩和時間など)を利用する[156, 516, 557, 658]。

MRIでも画像の調整や再構築には，検査者がウィンドウ中央値やウィンドウ幅を選ぶ必要があるのはCTと同じである。これは診断能を上げるためである。病変部位を強調したり，判読を誤らせるような箇所では，コントラストを下げたりすることができる。

磁性体物質(ガドリニウム-DTPA，ガドリニウムCダイアミド，マンガンなど)は造影剤として用いられ，症例によって診断能を上げる。造影剤はその分布領域のT1強調時間を短縮させ，T1強調画像上で病変部位のシグナルは周囲よりも強くなる[265, 439, 557, 656]。造影剤注入の前には，比較のために同じ条件でT1強調画像を撮っておくほうがよい[240]。造影剤の静脈内注射の利点として，一般に認められているものは以下のとおり[134]：

- 病変部の**コントラスト増強**の有無
- コントラスト増強域の広がり
- コントラスト増強域のパターン
- ダイナミック検査による病変部血流の増減

MRIの場合，脳底部，テント下腔，あるいは脊柱管内の諸構造が，CTよりよく把握できるが，それは軟部組織のコントラストが高く，骨のアーチファクトによる妨害がないからである。コントラスト分解能が抜群によいので，病巣が脳にあっても脊髄にあっても検出の感度が高く，それがMRIの急速な普及を促した[557]。MRIは中枢神経系の**髄鞘化**の証明にも適した検査法であり，小児では髄鞘化障害と髄鞘形成遅延，成人では全般性・限局性脱髄の診断にも応用できる[30, 31, 211, 272, 296, 441, 558, 590]。脳卒中急性期の鑑別診断における脳出血の診断では，構造的・機能的方法の組み合わせとして，MRIはCTやCTAと同等である。脳腫瘍の診断では優位である。**拡散法**(diffusion)を用いれば脳梗塞の診断は確実で，血管閉塞の数分後には梗塞領域がわかる[273]。

生体での**MRS**は経費がかかるので，一般にはまだ日常ルーチンに使われていないが[475, 645, 659]，期待のもてる結果が多く報告されている[126, 330, 364]。生体MRSは，磁場における分子のいわゆる化学偏位(chemical shift)をとらえることに基礎をおいていて，被検体の組織がもつ高い特殊性を調べるのである。この検査法は，異常な組織構成(腫瘍，炎症，壊死など)の同定に適しているだけでなく，さまざまな腫瘍のグレード判定で重要性を増している[230, 232, 330, 331, 419, 420]。

fMRIは，近年，神経科学の分野で関心が高い検査法である[78, 129, 214, 294, 398, 425]。この方法では，運動・視覚・感覚刺激によって血管神経連結の原理で生じる局所脳血流の変動が記録されるが，一定のパラダイムによる刺激で短時間に脳機能が変動する部位が決められる[272, 563]。この検査は膨大な時間を要するのに得られるシグナルは少なく，その結果，今まで実際に使用されるのは非常に安定した刺激パラダイム(運動，視覚，感覚)，言語理解，言語産出に限られていた。より高い電界強度や安静時fMRIにより認知機能の検出精度は高まっている(▶10.13章)[25, 58, 118, 207]。fMRIは人工内耳の適応の判定に，また，適応がある場合は側方判定に利用できる[528]。

2.3 断層画像診断の目印構造

目印構造とは，断層画像診断法で常に確実に描出できて，画像の位置決めに利用できる解剖構造をいう。

従来の神経放射線学的検査方法(血管造影，脊髄造影)では主として骨構造に対する髄液腔または血管の局所関係が取り上げられていた。造影された髄液腔の変形，脳血管の偏位や変化などから頭蓋内や脊柱管内病変がみつけられた。髄液系の造影か血管系の造影か，いつも1系統のみが描出されていた。頭蓋腔外では，含気腔，例えば鼻腔，副鼻腔，咽頭，気管なども局所の位置決めに役立つ。目印構造は立体的な位置決めに重要な指標になる。また画像の軸設定に役立つ。

CT，MRIは，いずれも検査される領域内の，多くの異なった解剖構造を同時に画像化するという長所をもっている。これは，さまざまな物理的(一部化学的)パラメータに基づいて，軟部組織の分解能が上がったためである。**解剖構造の細部**が解析され，病巣が詳細に検出されるのも同じ理由である。脳実質の構造と，脳室・脳槽・クモ膜下腔などが同時に描出されるので，画像の解釈は容易になる。しかし，断層像であるため，得られた所見の位置関係を明確にするのは容易でない。すべての断層像を精細に観察することが，正しい診断と局所解剖構造の理解のための前提条件である。多面断層を用いる多断面再構成法(multiplanar)の導入なども1つの可能性を示している。CTとMRIのような画像診断では，局所の位置決め，特に脊椎の高さの決定には，矢状方向か前額方向のデジタル画像(スカウトビュー，パイロット，トポグラムなど)が必要であり，既に実用化されている。本書では，連続切片の図譜とMR・CT画像にそれぞれ断面の部位を示すスケッチ(挿入図)をつけるようにした。同時に目盛と番号を入れて図譜と画像に順番がつけてある。これによって，個々の切片の立体的位置関係が理解で

きるであろう。

CTではそれぞれの容積素の**X線吸収値**が**グレイスケール**で画素に表現されて2次元画像にされる。吸収値のスケールづけでは，生物学的に重要な各組織の限界値が決められている。空気は−1,000 HU，水は0 HU，緻密骨は+1,000 HUである[250, 258, 476]。頭部CTにおける各組織の値を，文献（HostenとLiebig，ならびにNadjmiとMitarbら）[258, 410]から引用すると：

- 空気　　　　　　　　　　−1,000 HU
- 脂肪組織　　　　　−100 〜 −30 HU
- 髄液　　　　　　　　+5 〜 +10 HU
- 脳実質　　　　　　　+20 〜 +40 HU
- 造影された血管　　　+50 〜 +200 HU
- 石灰化　　　　　　　+30 〜 +1,000 HU
- 頭蓋骨　　　　　　+1,000 HUか，それ以上

MRIでは極めて複雑な物理的あるいは化学的事象を通して画像ができあがる。検査対象内に膨大な数の異なった励起状態のシークエンスが作られ，いくつかの画像抽出法を経て，解剖構造をグレイスケールの画像にする。臨床上の問題点とか，検査される体部や臓器によってパルス・シークエンスが決められる（T1強調，T2強調，プロトン密度）。詳しい情報については個々の文献を参照されたい[272, 363, 441, 590]。

2.3.1　顔面頭蓋

CTでは，さまざまな骨構造や**含気腔**〔鼻腔，副鼻腔（図3.16-3.20, 5.31-5.36），口腔（図4.8-4.13）〕が描出され，前額断層でも横断層でも解剖の位置決めは容易である。これらの部位では多くの構造が左右対称であるからいっそうわかりやすい。それで頭部を走査野の中で正確に軸位に沿って置くことができる。**眼窩**の横断層の際は，外眼角耳孔面から10°程度傾いた面（▶p.6）で好んで撮像されるが[254, 258]，これは下眼窩外耳孔線にほぼ近い。この面によって視神経と4本の直筋がはっきりと写る。視神経は正面を見ているときには蛇行しているが，視線をやや上方に向けると，まっすぐになる[258, 410]。眼窩の脂肪組織は他の眼窩内容とよいコントラストを作る。冠状断を追加すれば，検査は完全になる[258, 263, 272]。

MRIで骨性構造を位置決めに利用することは当然ありえない。多断面再構成法で断層面を自由に選んで像を作れる点や，軟部組織のコントラストが高いことから，MRIは顔面頭蓋の診断には有用である。歯のアーチファクトは通常は限局しており，画像構成の妨げになるのはまれである。頭蓋底領域では，CTで問題となる骨からのアーチファクトもない。MRIの解剖学的指標は**両交連線**（前交連と後交連を結ぶ線）である。眼窩内で眼球後部の脂肪はT1強調画像で高いシグナルを示す。それによって外眼筋が明らかに描出される。視神経（図3.4b, 3.5b, 4.5d）を，視交叉（図4.2b, 4.2d）まで描出する最適の方法は，paraxial（傍矢状面）[263, 364]と脂肪抑制をかけた前額断である。副鼻腔および上顎洞後部の撮像には前額断および横断層がよい。鼻甲介（図3.2b, 3.3b, 3.4b, 4.3d）と種々の顔面筋なども解剖の目印になる。鼻咽頭を横断層でみると，粘膜表面の部分が深部組織層から区別できて，これは臨床の実際で重要な意味をもつ[22, 557]。

2.3.2　頭・頸部領域

脊柱管の幅はCTで正確に判定できる。切断面の高さの決定にはいわゆる位置決め像（スカウトビュー，トポグラム）が必要である。含気腔〔咽頭（図4.8），喉頭（図3.19）〕もはっきりみえる。軸椎の歯突起（図4.8），環椎（図4.8），後頭鱗（図5.18b, 5.20b）および脊髄（図5.17b）も明瞭に認められる。

脳底部の骨部分とその裂孔は重要な位置決め構造である。細部を描出するためには特殊な断層のとり方が必要で，場合によっては前額断も用いる（図3.16-3.25, 図5.31-5.36）[254, 258]。上眼窩後頭下面の設定で，内耳孔と内耳道は通常観察でき，重要な目印構造の1つである。脳底部骨構造の細部描出のために使われる特別な設定に関しては，文献[178, 254, 258, 306, 395, 568]を参照されたい。

MRIでの目印構造は，脊椎のほか，脊髄，延髄（図4.2b, 5.3b, 6.4c），脊髄クモ膜下腔，および脳底髄液槽である。頸部の太い血管（内・外頸動脈，内頸静脈）は問題なくわかる。含気腔〔口腔，咽頭（図3.6d, 4.2b, 5.2b, 5.3b）〕はどのパルス・シークエンスでも明瞭である。頸部軟部組織では，解剖学的関連や病的構造はT1強調画像そのままか，脂質抑制状態でのT2強調画像で最もよく認められる。技術的な詳細は文献[21, 441]を参照されたい。

2.3.3　神経頭蓋

CTの場合，頭蓋底の骨部分とその裂孔は目印構造になる。それらは断面の方向とその位置についても情報を与えてくれる。おおよその位置決めには，以下が有用である：

- 後頭骨（図5.18b, 5.20b）
- 側頭骨錐体部（図5.19b, 5.20b）
- 乳突蜂巣（図5.18b, 5.21b）
- 蝶形骨洞（図3.19, 4.8）

- トルコ鞍，下垂体窩(図5.35)
- 篩骨蜂巣(図3.17，5.17b)
- 頬骨弓(図3.17)
- 眼窩の辺縁(図3.17)

舌下神経管(図5.31)，頚静脈孔(図6.5a)，外耳孔と外耳道(図5.18b，5.19b)，鼓室，破裂孔，内頚動脈管(図5.32)，棘孔，および卵円孔(図5.32)は骨性頭蓋底の小さな構造で，いつも描写されるとは限らない。しかし，うまく描出された画像では，頭蓋内構造の目印として役立つ。薄い断層を採用すること，補助的に前額断面を採用することなどは，頭蓋底部の個々の構造をねらって描出する際に必要となる。骨性構造の検査には高性能CT(**HRCT**)を必要とする[272]。

2.3.4 脳槽と脳室系

CTでは髄液腔は最も重要な**目印構造**である(▶ 7.3章)[185, 250, 545]。小さいクモ膜下腔の細隙は，部分容積効果(partial volume effect)に覆われてしまったり，濃度の高い構造に隠れてしまったりする。上眼窩後頭下面(▶ p.6)では，錐体の高さで，無対の大槽(後小脳延髄槽)(図5.18b)と橋槽，および1対の橋小脳槽(図5.20b)が認められる。そのすぐ上の切片では，脳底槽前部，脚間槽(図5.22b)，上小脳槽などが描出される。脚間槽も含めた脳底部脳槽の正中前方の部分は，鞍上槽といい，よく"ペンタゴン"とも呼ばれる。CT像では"ペンタゴン"は通常五角形にみえ，下垂体茎，視神経，および視交叉を取り囲んでいる。"ペンタゴン"は前方では直回によって，側方では海馬鈎と海馬傍回によって，後方は橋が境になっている。髄液腔の中でさらに重要な目印になるのは，迂回槽と四丘体槽〔大大脳静脈(Galen 大静脈)槽(図5.23b)〕である。半球間裂の脳槽と島の脳槽は若年者では極めて薄い。これらは高齢者や脳萎縮のある場合には特に明確に描出される。特定の問題があって脳槽の細部を描出するためには，水溶性造影剤を腰椎穿刺で注入して造影する。

脳室系の大きさは生理的にも著しく変動し，占拠性病変が存在すれば変形することから，脳室各部分を常に一定の形で撮影することは難しい。両側性に脳室が拡大しているのを水頭症という。脳室系の容積は何枚かのCT像で脳室面積を計測することで算出できる[72, 389, 502, 647]。

MRIでも髄液腔が頭蓋腔内の目印構造になる。髄液腔が骨のアーチファクトなしに描出されるため，脳底部と頭頚移行部の診断に，臨床上意義が大きい[557]。下記の脳槽はT1強調画像では低信号に，T2強調画像では逆に高信号になる：

- 大槽(後小脳延髄槽)(図3.11b，3.11d，4.2b，4.2d，5.3b，6.4c)
- 小脳橋槽(図6.8b，6.10b)
- 橋槽(図7.12a)
- 脚間槽(図3.9b，3.9d，5.7b，6.12c)
- 迂回槽(図5.7b，6.13c)
- 四丘体槽〔大大脳静脈(Galen 大静脈)槽〕(図5.7b，5.8b，7.12b)
- 大脳谷槽(図7.12a，7.12b)

大脳外側窩槽(図4.6b，5.9b，5.23b)は，前頭弁蓋と頭頂弁蓋が側頭弁蓋に相対しているところの目印として使える。

2.3.5 血管

CTでは脳底動脈(図5.20b，5.21b)と内頚動脈(図5.19b，5.21b)など太い血管が描出される。造影剤の静脈内注入を行えば，これらの血管はより明確になる。造影剤によっていつでも造影されるのは外側溝内の中大脳動脈と**動脈輪**(Willis動脈輪)の一部である。静脈系では大大脳静脈(Galen 大静脈)，下矢状静脈洞，直静脈洞(図5.25b)および上矢状静脈洞(図5.25b，5.27b)，ときには横静脈洞などが**目印構造**になる。

MRIでは，太い**血管**は通常の測定シークエンスでシグナル強度が弱くなるので，よく描出される(flow void)。このため，MR画像の判読では血管は重要な目印になる。脳血管の形成異常はMRIでCTよりはるかに正確に診断できる[22]。造影剤を必要としないMRA(図7.15，7.27)は，診断学の領域で次第にDSAから置き換わっている。磁場強度3TによるMRAは，一般により弱い磁場のMRAより優れている。しかし細い動静脈の描出や血流動態，また小さい血管奇形の判別などに，DSAは確実に必要であり[134, 441, 557]，その際時間分解MRAを行えばMRIで血流動態も描出できるであろう。

経頭蓋超音波ドップラー法では，太い脳血管の血流動態を非侵襲性に判定し，血管攣縮や動脈狭窄の診断ができる[139, 421, 618]。

2.3.6 硬膜の諸構造

大脳円蓋部を覆う**脳硬膜**は，CT上で描出されることはなく，あっても例外的である。硬膜が重複しているところではみえることが多い。大脳鎌(図5.23b，5.24b，5.25b，5.26b，5.27b，5.28b，5.29b)は，造影剤を投与すれば濃度が増加して必ず描出される。静脈相で上矢状静脈洞，下矢状静脈洞，直静脈洞および何本かの架橋静脈が増強されて，大脳鎌

の輪郭がみえるようになる。小脳テントは下縁・外縁では静脈洞交会と横静脈洞および上錐体静脈洞によって区切られ，自由縁は前方の前床突起の方向に延び，直静脈洞は後方正中に位置している。それらは造影剤投与によってはじめて明瞭となることが多い[439, 441]。**テント切痕**の中脳に対する位置関係は個体差が大きい。テントと大脳鎌の断面はY字型をとることがある（図5.25）。テントの断面がV字型またはM字型をとることもある。造影剤使用のCTにおいて，**テント切痕**は両側に広がる帯状影（diverging bands）の腹内側縁として示される[418]。造影剤を用いない横断面でテントが描出されないときは，補助線を引くことによってこの帯状影を作図することが可能である。この補助線は，迂回槽の外側端から（四丘体槽の内側部からでなく）後外側へ頭蓋冠の方向に向かう線で正中線に対して45°の角度をなす。この補助線より外側の部分はすべてテント上構造で，内側はテント下構造である[418]。前額方向の断層では，小脳テントは通常はっきりと描出される。

MRIでは硬膜は描出されず，造影剤を用いればようやく認められる程度である。これに対して硬膜が境界をなしている間隙である半球間槽（図3.2d, 3.14d, 3.15d）と，後頭葉と小脳の間の間隙である大脳横裂は明確で，重要な目印である。硬膜の石灰化は通常シグナルがないが，骨化するとシグナルは強くなったり，弱くなったりする。

2.4 新しい画像診断法の臨床的価値

CTおよびMRIは医師の考え方や診断の進め方に大きい影響を与えた。このことは特に頭蓋腔と脊椎腔の診断についていえる。脊髄造影のような古典的X線検査法は，その侵襲性から検査を行うのに少なからぬ抵抗があり，最終診断法と考えられる。最新の断層画像診断法は侵襲の少ない点，外来でも実施できる点，入院検査に比較して高価でない点など，**フォローアップ**のために導入できるようになった。脊髄造影とDSAは今後も特別な適応（▶p.13）のためには必要であろう。

これらの物理学的には異なった断層画像検査法は，診断学の領域でしっかりした地位を占めるに至った。専門科の違いや，臨床の問題点により，また検査する臓器によって，それぞれ重点は異なる。検査法の選択と実施に際しては，臨床経験や検査法の診断能スペクトラムについての専門知識が求められる。CTまたはMRIの適応，読影，記録，診断には，神経機能解剖の知識が必要である。そのような情報を，本書は図版と本文によって読者に伝えたいのである。

II部

図譜

3	前額断シリーズ	19
4	矢状断シリーズ	91
5	横断シリーズ	127
6	脳幹シリーズ	199

II

3　前額断シリーズ

　本章では，正面から背面にかけての14の前額断層像が掲載されている。図3.1に切片の位置を示す。図3.2-3.25に正面図を示す。

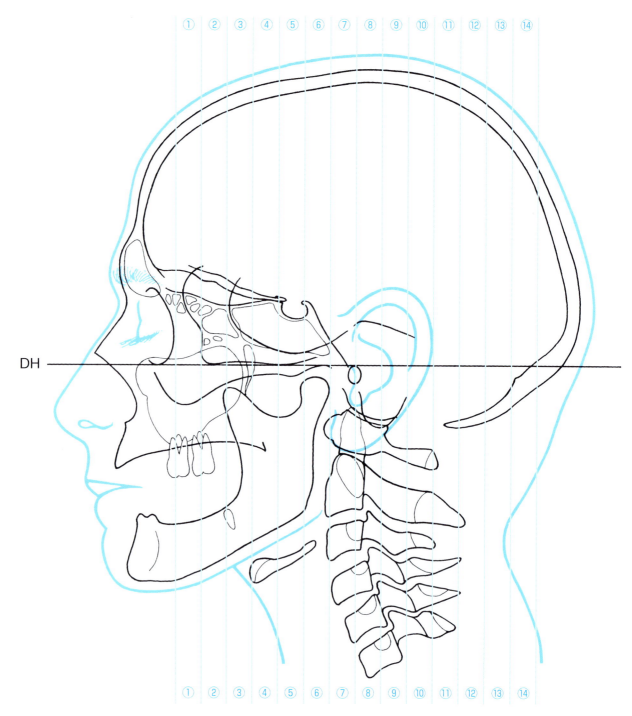

図 3.1 前額断シリーズ 丸数字は厚さ 1 cm の切片番号で，アトラスはすべて切片の前面を描いたものである（▶ 12 章，p.488）。凡例の中のローマ数字は小脳の各部位に付けた略記法の番号に対応している（表 7.1）。
DH＝ドイツ水平面

図 3.1a 側面からみた前額断シリーズ各切片の位置。各切片の前面像の位置は，当該番号をもつ切片の前方の線にあたる。

3 前額断シリーズ

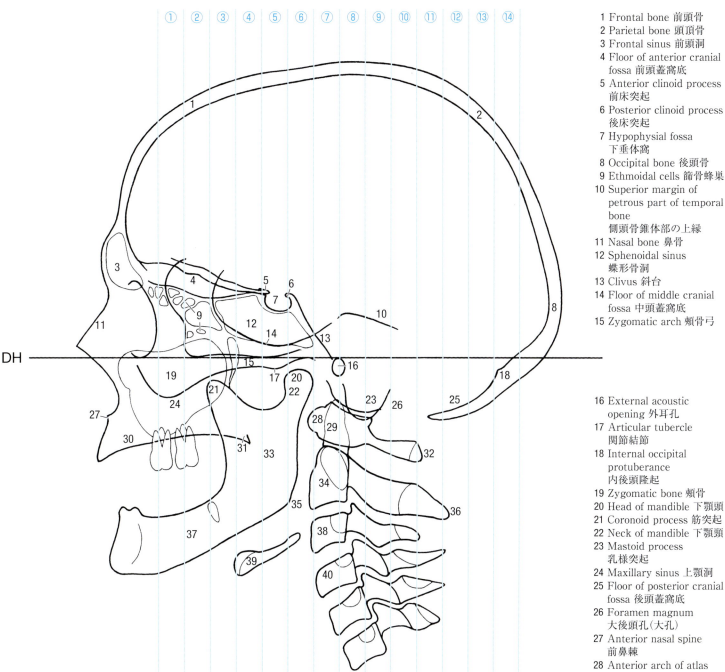

図3.1b 頭部X線側面像のスケッチ。14枚の前額断シリーズの切片を正確に再構成して，前方から後方へ順に番号づけがしてある。

1 Frontal bone 前頭骨
2 Parietal bone 頭頂骨
3 Frontal sinus 前頭洞
4 Floor of anterior cranial fossa 前頭蓋窩底
5 Anterior clinoid process 前床突起
6 Posterior clinoid process 後床突起
7 Hypophysial fossa 下垂体窩
8 Occipital bone 後頭骨
9 Ethmoidal cells 篩骨蜂巣
10 Superior margin of petrous part of temporal bone 側頭骨錐体部の上縁
11 Nasal bone 鼻骨
12 Sphenoidal sinus 蝶形骨洞
13 Clivus 斜台
14 Floor of middle cranial fossa 中頭蓋窩底
15 Zygomatic arch 頬骨弓
16 External acoustic opening 外耳孔
17 Articular tubercle 関節結節
18 Internal occipital protuberance 内後頭隆起
19 Zygomatic bone 頬骨
20 Head of mandible 下顎頭
21 Coronoid process 筋突起
22 Neck of mandible 下顎頚
23 Mastoid process 乳様突起
24 Maxillary sinus 上顎洞
25 Floor of posterior cranial fossa 後頭蓋窩底
26 Foramen magnum 大後頭孔（大孔）
27 Anterior nasal spine 前鼻棘
28 Anterior arch of atlas 環椎前弓
29 Dens of axis 軸椎歯突起
30 Hard palate 硬口蓋
31 Posterior nasal spine 後鼻棘
32 Posterior arch of atlas 環椎後弓
33 Ramus of mandible 下顎枝
34 Axis 軸椎
35 Angle of mandible 下顎角
36 Spinous process of axis 軸椎棘突起
37 Body of mandible 下顎体
38 Body of third cervical vertebra 第三頚椎椎体
39 Hyoid bone 舌骨
40 Body of fourth cervical vertebra 第四頚椎椎体

II 図譜

1 Paracentral lobule 中心傍小葉
2 Cingulate sulcus 帯状溝
3 Cingulate gyrus 帯状回
4 Precuneus 楔前部
5 Trunk (body) of corpus callosum 脳梁幹
6 Parieto-occipital sulcus 頭頂後頭溝
7 Septum pellucidum 透明中隔
8 Frontal pole 前頭極
9 Genu of corpus callosum 脳梁膝
10 Fornix 脳弓
11 Interventricular foramen (of Monro) 室間孔(モンロー孔)
12 Splenium of corpus callosum 脳梁膨大
13 Interthalamic adhesion 視床間橋
14 Anterior commissure 前交連
15 Third ventricle 第三脳室
16 Cuneus 楔部
17 Lamina terminalis 終板
18 Posterior commissure 後交連
19 Pineal gland (body) 松果体
20 Optic chiasm 視交叉
21 Superior colliculus 上丘
22 Mammillary body 乳頭体
23 Calcarine sulcus 鳥距溝
24 Olfactory bulb 嗅球
25 Olfactory tract 嗅索
26 Optic nerve 視神経
27 Pituitary gland (hypophysis) 下垂体
28 Infundibulum 漏斗
29 Oculomotor nerve 動眼神経
30 Aqueduct of midbrain 中脳水道
31 Inferior colliculus 下丘
32 Culmen (Ⅳ, Ⅴ) 山頂
33 Primary fissure of cerebellum 小脳第一裂
34 Occipital pole 後頭極
35 Declive (Ⅵ) 山腹
36 Temporal lobe 側頭葉
37 Pons 橋
38 Fourth ventricle 第四脳室
39 Nodule of vermis (Ⅹ) 虫部小節
40 Folium of vermis (ⅦA) 虫部葉
41 Uvula of vermis (Ⅸ) 虫部垂
42 Tuber of vermis (ⅦB) 虫部隆起
43 Pyramis of vermis (Ⅷ) 虫部錐体
44 Medulla oblongata 延髄
45 Tonsil of cerebellum (HⅨ) 小脳扁桃
46 Spinal cord 脊髄

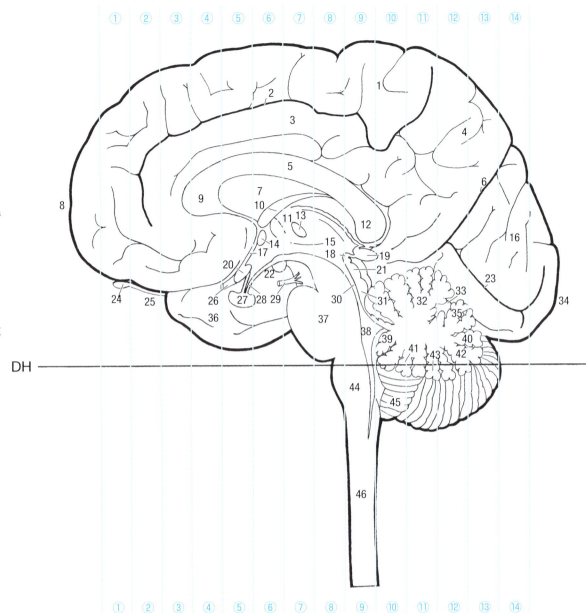

図3.1c　脳・上部脊髄正中面像。図3.1a, 3.1bと同じ頭部である。前額断シリーズの切片の位置を正確に書き入れ，図3.1aと同じ番号づけがしてある。

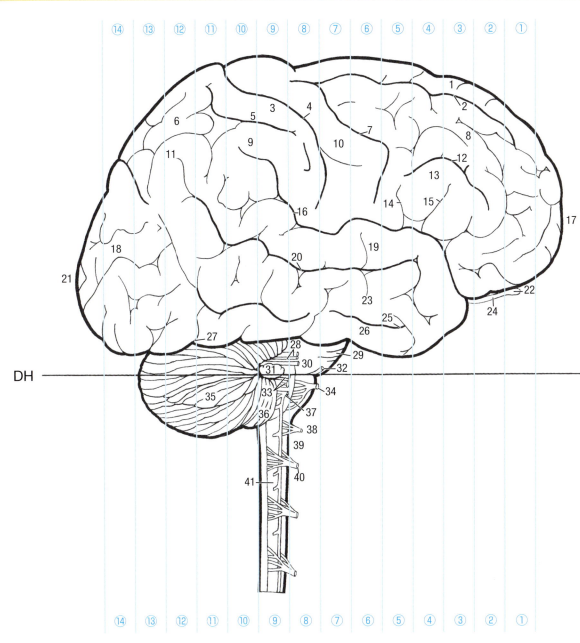

図 3.1d　脳・上部脊髄側面像。図 3.1a-3.1c と同じ頭部である。前額断シリーズの切片の位置を正確に書き入れ，図 3.1a と同じ番号づけがしてある。

1　Superior frontal gyrus 上前頭回
2　Superior frontal sulcus 上前頭溝
3　Postcentral gyrus 中心後回
4　Central sulcus 中心溝
5　Postcentral sulcus 中心後溝
6　Superior parietal lobule 上頭頂小葉
7　Precentral sulcus 中心前溝
8　Middle frontal gyrus 中前頭回
9　Supramarginal gyrus 縁上回
10　Precentral gyrus 中心前回
11　Angular gyrus 角回
12　Inferior frontal sulcus 下前頭溝
13　Inferior frontal gyrus 下前頭回
14　Ascending ramus of lateral sulcus(Sylvian fissure) 外側溝（シルビウス裂）上行枝
15　Anterior ramus of lateral sulcus(Sylvian fissure) 外側溝（シルビウス裂）前枝
16　Posterior ramus of lateral sulcus(Sylvian fissure) 外側溝（シルビウス裂）後枝
17　Frontal pole 前頭極
18　Occipital gyri 後頭葉の諸回
19　Superior temporal gyrus 上側頭回
20　Superior temporal sulcus 上側頭溝
21　Occipital pole 後頭極
22　Olfactory bulb 嗅球
23　Middle temporal gyrus 中側頭回
24　Olfactory tract 嗅索
25　Inferior temporal sulcus 下側頭溝
26　Inferior temporal gyrus 下側頭回
27　Preoccipital notch 後頭前切痕
28　Facial nerve and intermediate nerve 顔面神経と中間神経
29　Pons 橋
30　Vestibulocochlear nerve 内耳神経（前庭蝸牛神経）
31　Flocculus(H X) 片葉
32　Abducens nerve 外転神経
33　Glossopharyngeal nerve and vagus nerve 舌咽神経と迷走神経
34　Hypoglossal nerve 舌下神経
35　Cerebellum 小脳
36　Tonsil of cerebellum (H IX) 小脳扁桃
37　Accessory nerve 副神経
38　Anterior(ventral) root of first cervical spinal nerve 第一頚神経前根
39　Spinal root of accessory nerve 副神経脊髄根
40　Second cervical spinal nerve 第二頚神経
41　Spinal cord 脊髄

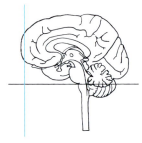

1 Longitudinal cerebral (interhemispheric) fissure 大脳縦裂（半球間裂）
2 Superior frontal gyrus 上前頭回
3 Falx cerebri 大脳鎌
4 Middle frontal gyrus 中前頭回
5 Dura mater 硬膜
6 Supraorbital nerve 眼窩上神経
7 Ethmoidal cells 篩骨蜂巣
8 Optic disc 視神経円板（乳頭）
9 Fovea centralis of retina 網膜中心窩
10 Ethmoidal bulla 篩骨胞
11 Eyeball 眼球
12 Semilunar hiatus 半月裂孔
13 Middle nasal meatus 中鼻道
14 Middle nasal concha 中鼻甲介
15 Infraorbital nerve 眼窩下神経
16 Nasal cavity 鼻腔
17 Nasal septum 鼻中隔
18 Inferior nasal meatus 下鼻道
19 Maxillary sinus 上顎洞
20 Inferior nasal concha 下鼻甲介
21 Oral cavity 口腔
22 Tongue 舌
23 Hypoglossal nerve 舌下神経
24 Inferior alveolar nerve 下歯槽神経

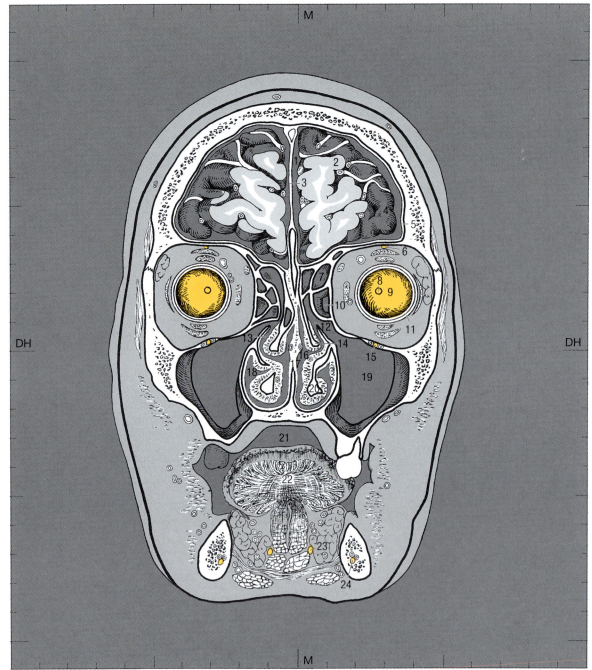

図3.2　前額断第1切片
DH＝ドイツ水平面
M＝正中面

図3.2a　前額断第1切片の前面像（鼻腔，副鼻腔，口腔，脳構造，網膜，脳神経）。左上挿入図の青線は，この切断面が前頭葉前部を通っていることを示す（図3.1c）。

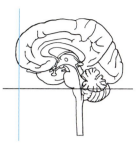

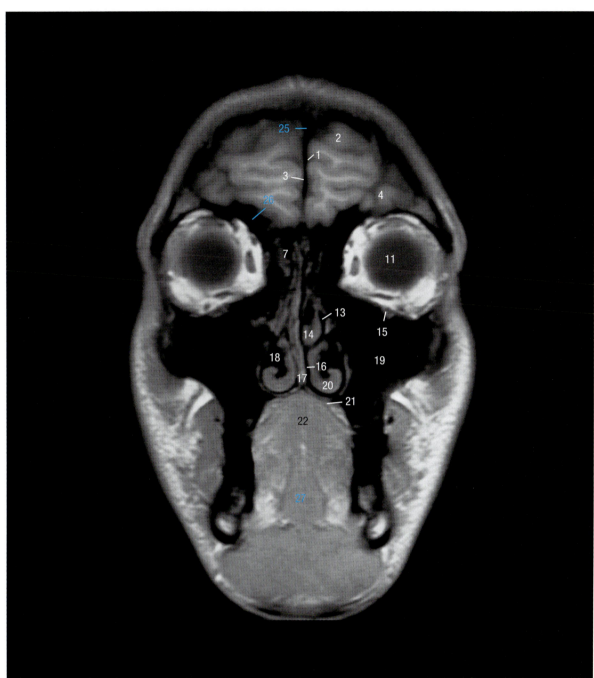

- 1 Longitudinal cerebral fissure 大脳縦裂
- 2 Superior frontal gyrus 上前頭回
- 3 Falx cerebri 大脳鎌
- 4 Middle frontal gyrus 中前頭回
- 7 Ethmoidal cells 篩骨蜂巣
- 11 Eyeball 眼球
- 13 Middle nasal meatus 中鼻道
- 14 Middle nasal concha 中鼻甲介
- 15 Infraorbital canal with infraorbital nerve 眼窩下管と眼窩下神経
- 16 Nasal cavity 鼻腔
- 17 Nasal septum 鼻中隔
- 18 Inferior nasal meatus 下鼻道
- 19 Maxillary sinus 上顎洞
- 20 Inferior nasal concha 下鼻甲介
- 21 Oral cavity 口腔
- 22 Tongue 舌
- 25 Superior sagittal sinus 上矢状静脈洞
- 26 Frontal sinus 前頭洞
- 27 Genioglossus muscle オトガイ舌筋

図 3.2b　前額断 MRI-T1 強調画像（T1 強調 FLASH シークエンス）。図 3.2a, 3.2c にほぼ対応する。磁場強度 3T でも脳構造を強調する撮像シークエンスが選ばれている。2 つの前額断 MRI シリーズ（図 3.2b-3.15b, 3.2d-3.15d）は，33 歳の男性から得られた（訳註：青字については p.10 参照）。

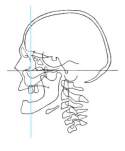
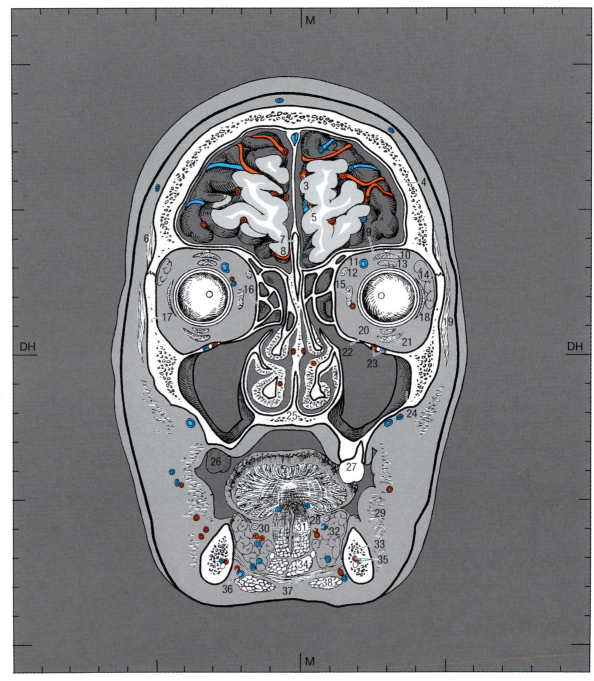

1 Superior sagittal sinus 上矢状静脈洞
2 Intermediomedial frontal artery 中間内側前頭動脈
3 Anteromedial frontal artery 前内側前頭動脈
4 Frontal bone 前頭骨
5 Polar frontal artery 前頭極動脈
6 Temporalis muscle 側頭筋
7 Crista galli 鶏冠
8 Medial frontobasal artery 内側前頭底動脈
9 Roof of orbit 眼窩上壁
10 Levator palpebrae superioris muscle 上眼瞼挙筋
11 Superior ophthalmic vein 上眼静脈
12 Superior oblique muscle 上斜筋
13 Superior rectus muscle 上直筋
14 Lacrimal gland 涙腺
15 Medial rectus muscle 内側直筋
16 Orbital plate 眼窩板
17 Zygomatic bone 頬骨
18 Tendon of lateral rectus muscle 外側直筋の腱
19 Orbicularis oculi muscle 眼輪筋
20 Inferior rectus muscle 下直筋
21 Inferior oblique muscle 下斜筋
22 Floor of orbit 眼窩底
23 Infraorbital artery and vein 眼窩下動脈および静脈
24 Maxilla 上顎骨
25 Hard palate 硬口蓋
26 Second molar tooth 第二臼歯
27 First molar tooth(cut) 第一臼歯(断面)
28 Submandibular duct 顎下腺管
29 Buccinator muscle 頬筋
30 Genioglossus muscle オトガイ舌筋
31 Sublingual artery and vein 舌下動脈および静脈
32 Sublingual gland 舌下腺
33 Body of mandible 下顎体
34 Geniohyoid muscle オトガイ舌骨筋
35 Inferior alveolar artery and vein 下歯槽動脈および静脈
36 Submental artery and vein オトガイ下動脈および静脈
37 Mylohyoid muscle 顎舌骨筋
38 Anterior belly of digastric muscle 顎二腹筋前腹

図 3.2c　前額断第 1 切片の前面像(骨構造，筋肉，血管)。左上挿入図の青線はこの切断面が鶏冠，眼窩，第一臼歯を通ることを示す(図 3.1b)。

3　前額断シリーズ

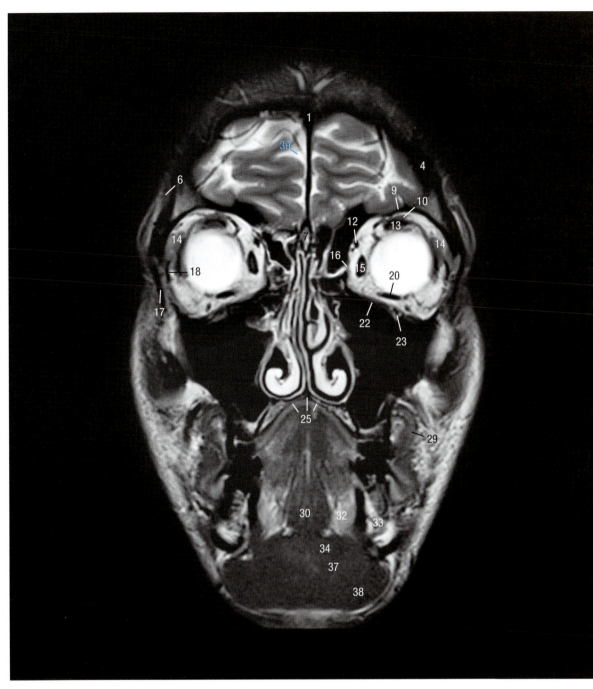
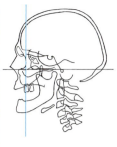

図 3.2d　前額断 MRI-T2 強調画像。図 3.2a, 3.2c にほぼ対応する。

1 Superior sagittal sinus 上矢状静脈洞
4 Frontal bone 前頭骨
6 Temporalis muscle 側頭筋
7 Crista galli 鶏冠
9 Roof of orbit 眼窩上壁
10 Levator palpebrae superioris muscle 上眼瞼挙筋
12 Superior oblique muscle 上斜筋
13 Superior rectus muscle 上直筋
14 Lacrimal gland 涙腺
15 Medial rectus muscle 内側直筋
16 Orbital plate 眼窩板
17 Zygomatic bone 頬骨
18 Tendon of lateral rectus muscle 外側直筋の腱
20 Inferior rectus muscle 下直筋
22 Floor of orbit 眼窩底
23 Infraorbital canal with infraorbital artery, vein and nerve 眼窩下管と眼窩下動静脈・神経
25 Hard palate 硬口蓋
29 Buccinator muscle 頬筋
30 Genioglossus muscle オトガイ舌筋
32 Sublingual gland 舌下腺
33 Body of mandible 下顎体
34 Geniohyoid muscle オトガイ舌骨筋
37 Mylohyoid muscle 顎舌骨筋
38 Anterior belly of digastric muscle 顎二腹筋前腹
39 Interhemispheric cistern 半球間槽

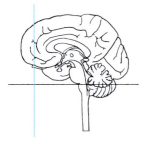

1 Superior frontal gyrus 上前頭回
2 Falx cerebri 大脳鎌
3 Middle frontal gyrus 中前頭回
4 Dura mater 硬膜
5 Orbital gyri 眼窩回
6 Inferior frontal gyrus 下前頭回
7 Straight gyrus 直回
8 Supraorbital nerve 眼窩上神経
9 Nasociliary nerve 鼻毛様体神経
10 Olfactory bulb 嗅球
11 Optic nerve 視神経
12 Ethmoidal cells 篩骨蜂巣
13 Semilunar hiatus 半月裂孔
14 Infraorbital nerve 眼窩下神経
15 Middle nasal meatus 中鼻道
16 Middle nasal concha 中鼻甲介
17 Nasal septum 鼻中隔
18 Nasal cavity 鼻腔
19 Maxillary sinus 上顎洞
20 Inferior nasal concha 下鼻甲介
21 Inferior nasal meatus 下鼻道
22 Greater palatine nerve 大口蓋神経
23 Oral cavity 口腔
24 Tongue 舌
25 Lingual nerve 舌神経
26 Hypoglossal nerve 舌下神経
27 Inferior alveolar nerve 下歯槽神経

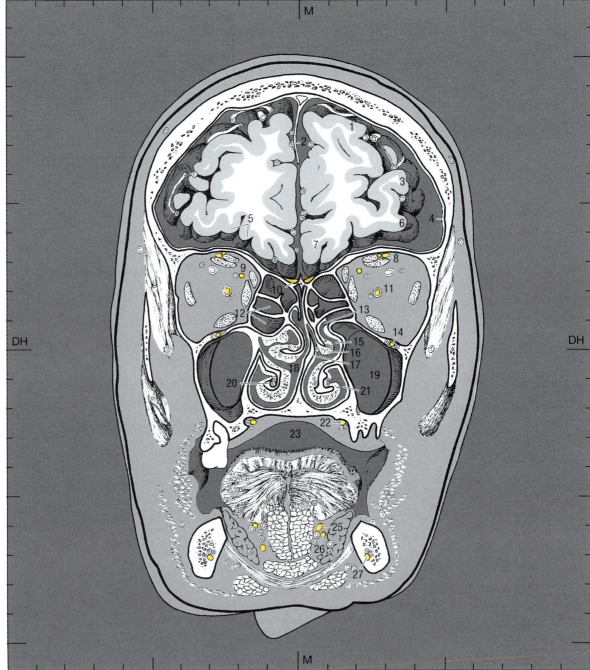

図3.3 前額断第2切片
DH＝ドイツ水平面
M＝正中面

図3.3a 前額断第2切片の前面像（鼻腔，副鼻腔，脳構造と脳神経）。前頭葉の切断面は嗅球の位置にあたっている。

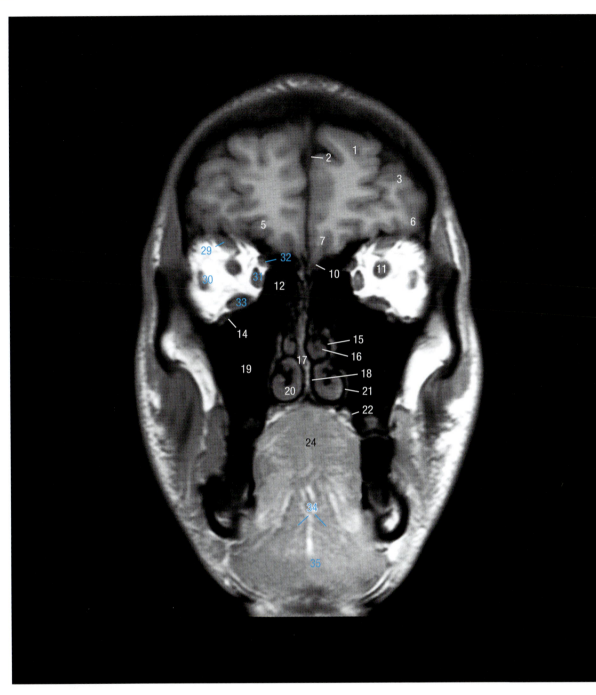
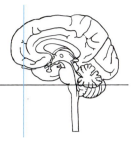

図 3.3b　前額断 MRI-T1 強調画像。図 3.3a, 3.3c にほぼ対応する。

1 Superior frontal gyrus 上前頭回
2 Falx cerebri 大脳鎌
3 Middle frontal gyrus 中前頭回
5 Orbital gyri 眼窩回
6 Inferior frontal gyrus 下前頭回
7 Straight gyrus 直回
10 Olfactory bulb 嗅球
11 Optic nerve 視神経
12 Ethmoidal cells 篩骨蜂巣
14 Infraorbital canal with infraorbital nerve 眼窩下管と眼窩下神経
15 Middle nasal meatus 中鼻道
16 Middle nasal concha 中鼻甲介
17 Nasal septum 鼻中隔
18 Nasal cavity 鼻腔
19 Maxillary sinus 上顎洞
20 Inferior nasal concha 下鼻甲介
21 Inferior nasal meatus 下鼻道
22 Greater palatine nerve 大口蓋神経
24 Tongue 舌
29 Superior rectus muscle 上直筋
30 Lateral rectus muscle 外側直筋
31 Medial rectus muscle 内側直筋
32 Superior oblique muscle 上斜筋
33 Inferior rectus muscle 下直筋
34 Genioglossus muscle オトガイ舌筋
35 Geniohyoid muscle オトガイ舌骨筋

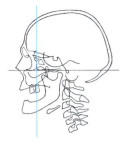

1 Superior sagittal sinus 上矢状静脈洞
2 Anteromedial frontal artery 前内側前頭動脈
3 Frontal bone 前頭骨
4 Intermediomedial frontal artery 中間内側前頭動脈
5 Polar frontal artery 前頭極動脈
6 Roof of orbit 眼窩上壁
7 Medial frontobasal artery 内側前頭底動脈
8 Levator palpebrae superioris muscle 上眼瞼挙筋
9 Superior oblique muscle 上斜筋
10 Superior rectus muscle 上直筋
11 Superior ophthalmic vein 上眼静脈
12 Ophthalmic artery 眼動脈
13 Ethmoid bone, cribriform plate 篩骨, 篩板
14 Medial rectus muscle 内側直筋
15 Lateral rectus muscle 外側直筋
16 Temporalis muscle 側頭筋
17 Orbital plate 眼窩板
18 Inferior rectus muscle 下直筋
19 Infraorbital artery and vein 眼窩下動脈および静脈
20 Floor of orbit 眼窩底
21 Zygomatic bone 頬骨
22 Buccal fat pad (of Bichat) 頬脂肪体（ビシャ脂肪体）
23 Alveolar process of maxilla 上顎骨歯槽突起
24 Hard palate 硬口蓋
25 Masseter muscle 咬筋
26 Greater palatine artery and vein 大口蓋動脈および静脈
27 Second molar tooth (cut) 第二臼歯（断面）
28 Buccinator muscle 頬筋
29 Sublingual gland 舌下腺
30 Submandibular duct 顎下腺管
31 Body of mandible 下顎体
32 Genioglossus muscle オトガイ舌筋
33 Sublingual artery 舌下動脈
34 Inferior alveolar artery and vein 下歯槽動脈および静脈
35 Submental artery and vein オトガイ下動脈および静脈
36 Platysma 広頸筋
37 Geniohyoid muscle オトガイ舌骨筋
38 Mylohyoid muscle 顎舌骨筋
39 Anterior belly of digastric muscle 顎二腹筋前腹

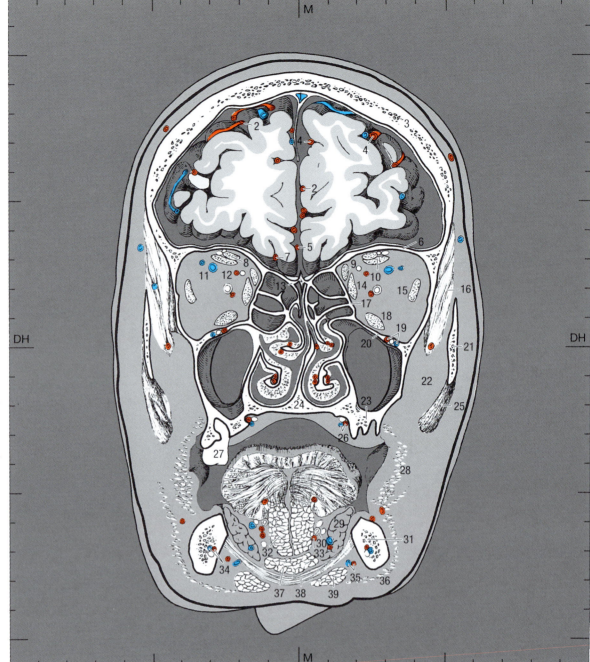

図 3.3c 前額断第2切片の前面像（骨構造，筋肉，血管）。切断面は眼球の約6mm後方で，下顎体の中央にある。

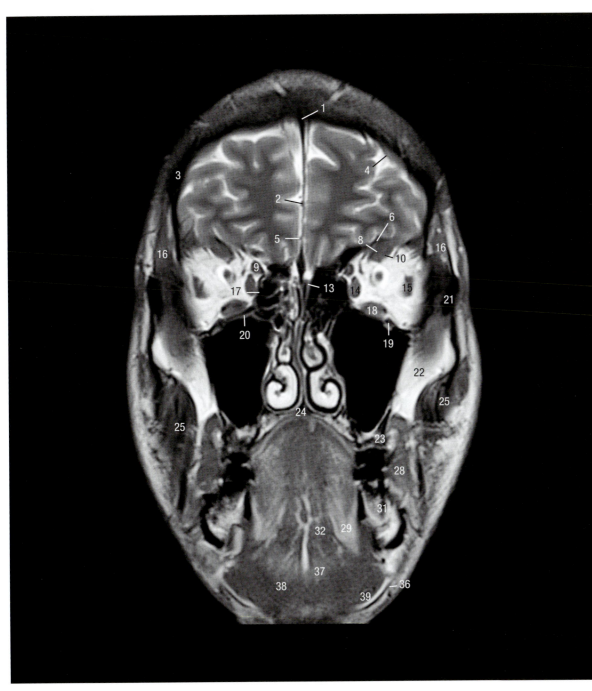
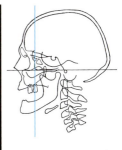

図 3.3d　前額断 MRI-T2 強調画像。図 3.3a, 3.3c にほぼ対応する。

1　Superior sagittal sinus 上矢状静脈洞
2　Anteromedial frontal artery 前内側前頭動脈
3　Frontal bone 前頭骨
4　Intermediomedial frontal artery 中間内側前頭動脈
5　Polar frontal artery 前頭極動脈
6　Roof of orbit 眼窩上壁
8　Levator palpebrae superioris muscle 上眼瞼挙筋
9　Superior oblique muscle 上斜筋
10　Superior rectus muscle 上直筋
13　Ethmoid bone, cribriform plate 篩骨，篩板
14　Medial rectus muscle 内側直筋
15　Lateral rectus muscle 外側直筋
16　Temporalis muscle 側頭筋
17　Orbital plate 眼窩板
18　Inferior rectus muscle 下直筋
19　Infraorbital canal with infraorbital artery and vein 眼窩下管と眼窩下動静脈
20　Floor of orbit 眼窩底
21　Zygomatic bone 頬骨
22　Buccal fat pad (of Bichat) 頬脂肪体（ビシャ脂肪体）
23　Alveolar process of maxilla 上顎骨歯槽突起
24　Hard palate 硬口蓋
25　Masseter muscle 咬筋
28　Buccinator muscle 頬筋
29　Sublingual gland 舌下腺
31　Body of mandible 下顎体
32　Genioglossus muscle オトガイ舌筋
36　Platysma 広頸筋
37　Geniohyoid muscle オトガイ舌骨筋
38　Mylohyoid muscle 顎舌骨筋
39　Anterior belly of digastric muscle 顎二腹筋前腹

II 図譜

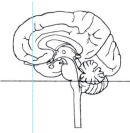

1 Falx cerebri 大脳鎌
2 Superior frontal gyrus 上前頭回
3 Middle frontal gyrus 中前頭回
4 Cingulate sulcus 帯状溝
5 Cingulate gyrus 帯状回
6 Dura mater 硬膜
7 Inferior frontal gyrus 下前頭回
8 Orbital gyri 眼窩回
9 Straight gyrus 直回
10 Trochlear nerve 滑車神経
11 Olfactory tract 嗅索
12 Frontal nerve 前頭神経
13 Nasociliary nerve 鼻毛様体神経
14 Ethmoidal cells 篩骨蜂巣
15 Abducens nerve 外転神経
16 Optic nerve 視神経
17 Inferior branch of oculomotor nerve 動眼神経下枝
18 Middle nasal concha 中鼻甲介
19 Middle nasal meatus 中鼻道
20 Infraorbital nerve 眼窩下神経
21 Nasal septum 鼻中隔
22 Maxillary sinus 上顎洞
23 Inferior nasal concha 下鼻甲介
24 Nasal cavity 鼻腔
25 Inferior nasal meatus 下鼻道
26 Palatine nerves 口蓋神経
27 Oral cavity 口腔
28 Tongue 舌
29 Lingual nerve 舌神経
30 Inferior alveolar nerve 下歯槽神経
31 Hypoglossal nerve 舌下神経

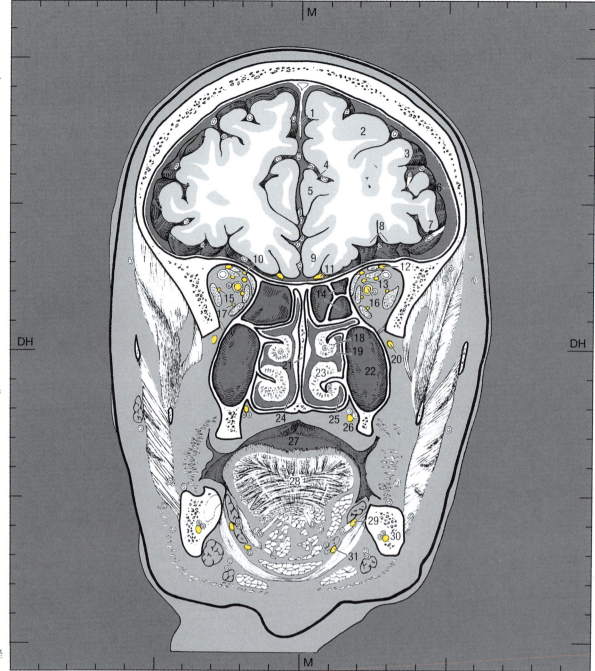

図3.4　前額断第3切片
DH＝ドイツ水平面
M＝正中面

図3.4a　前額断第3切片の前面像（鼻腔，副鼻腔，口腔，脳構造と脳神経）。切断面は前頭葉の中で，脳梁膝の約8mm前方にある（図3.1c）。顔面頭蓋では，視神経，三叉神経各枝と舌下神経がみえている。

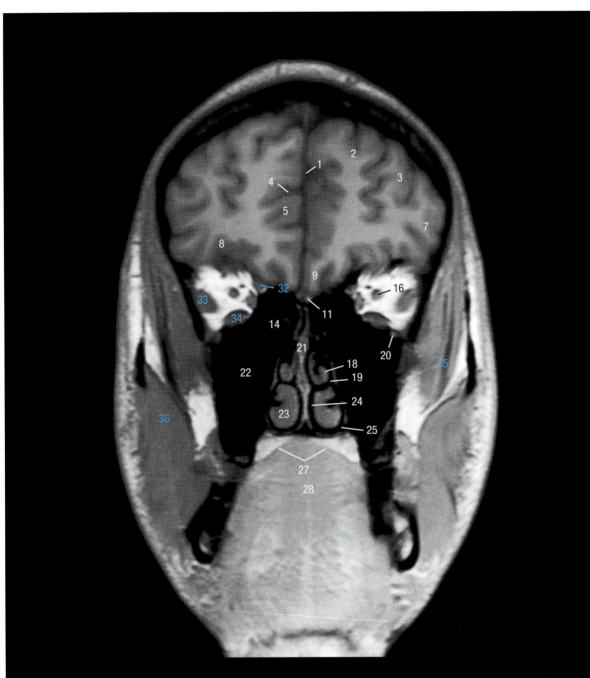
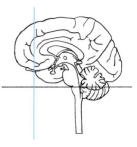

1 Falx cerebri 大脳鎌
2 Superior frontal gyrus 上前頭回
3 Middle frontal gyrus 中前頭回
4 Cingulate sulcus 帯状溝
5 Cingulate gyrus 帯状回
7 Inferior frontal gyrus 下前頭回
8 Orbital gyri 眼窩回
9 Straight gyrus 直回
11 Olfactory tract 嗅索
14 Ethmoidal cells 篩骨蜂巣
16 Optic nerve 視神経
18 Middle nasal concha 中鼻甲介
19 Middle nasal meatus 中鼻道
20 Infraorbital canal with infraorbital nerve 眼窩下管と眼窩下神経
21 Nasal septum 鼻中隔
22 Maxillary sinus 上顎洞
23 Inferior nasal concha 下鼻甲介
24 Nasal cavity 鼻腔
25 Inferior nasal meatus 下鼻道
27 Oral cavity 口腔
28 Tongue 舌
32 Superior oblique muscle 上斜筋
33 Lateral rectus muscle 外側直筋
34 Inferior rectus muscle 下直筋
35 Temporalis muscle 側頭筋
36 Masseter muscle 咬筋

図 3.4b 前額断 MRI-T1 強調画像。図 3.4a, 3.4c にほぼ対応する。

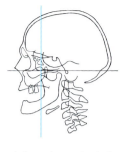
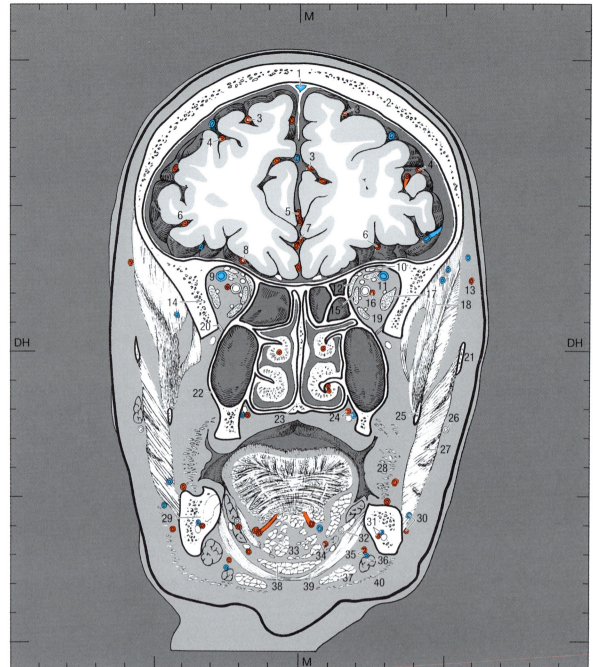

1 Superior sagittal sinus 上矢状静脈洞
2 Frontal bone 前頭骨
3 Intermediomedial frontal artery 中間内側前頭動脈
4 Prefrontal artery 前頭前動脈
5 Anteromedial frontal artery 前内側前頭動脈
6 Lateral frontobasal artery 外側前頭底動脈
7 Polar frontal artery 前頭極動脈
8 Medial frontobasal artery 内側前頭底動脈
9 Superior ophthalmic vein 上眼静脈
10 Levator palpebrae superioris muscle 上眼瞼挙筋
11 Superior rectus muscle 上直筋
12 Superior oblique muscle 上斜筋
13 Superficial temporal artery, frontal branch 浅側頭動脈, 前頭枝
14 Greater wing of sphenoidal bone 蝶形骨大翼
15 Medial rectus muscle 内側直筋
16 Ophthalmic artery 眼動脈
17 Lateral rectus muscle 外側直筋
18 Temporalis muscle 側頭筋
19 Inferior rectus muscle 下直筋
20 Orbitalis muscle 眼窩筋
21 Zygomatic arch 頬骨弓
22 Maxilla 上顎骨
23 Hard palate 硬口蓋
24 Descending palatine artery and vein 下行口蓋動脈および静脈
25 Coronoid process 筋突起
26 Parotid duct 耳下腺管
27 Masseter muscle 咬筋
28 Buccinator muscle 頬筋
29 Body of mandible 下顎体
30 Facial artery and vein 顔面動脈および静脈
31 Inferior alveolar artery and vein 下歯槽動脈および静脈
32 Submandibular duct 顎下腺管
33 Genioglossus muscle オトガイ舌筋
34 Sublingual artery 舌下動脈
35 Submental artery and vein オトガイ下動脈および静脈
36 Submandibular gland 顎下腺
37 Anterior belly of digastric muscle 顎二腹筋前腹
38 Geniohyoid muscle オトガイ舌骨筋
39 Mylohyoid muscle 顎舌骨筋
40 Platysma 広頸筋

図 3.4c　前額断第3切片の前面像(骨構造, 筋肉, 血管)。切断面は前頭蓋窩中央のすぐ後ろ, 眼窩の後方1/3, 下顎骨筋突起を通っている。

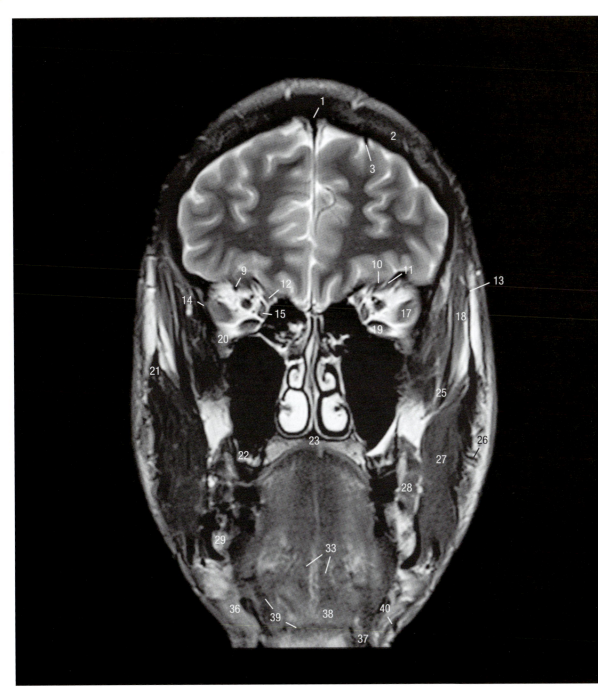
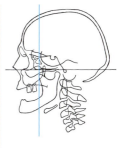

図 3.4d　前額断 MRI-T2 強調画像。図 3.4a, 3.4c にほぼ対応する。

1 Superior sagittal sinus 上矢状静脈洞
2 Frontal bone 前頭骨
3 Intermediomedial frontal artery 中間内側前頭動脈
9 Superior ophthalmic vein 上眼静脈
10 Levator palpebrae superioris muscle 上眼瞼挙筋
11 Superior rectus muscle 上直筋
12 Superior oblique muscle 上斜筋
13 Superficial temporal artery, frontal branch 浅側頭動脈，前頭枝
14 Greater wing of sphenoidal bone 蝶形骨大翼
15 Medial rectus muscle 内側直筋
17 Lateral rectus muscle 外側直筋
18 Temporalis muscle 側頭筋
19 Inferior rectus muscle 下直筋
20 Orbitalis muscle 眼窩筋
21 Zygomatic arch 頬骨弓
22 Maxilla 上顎骨
23 Hard palate 硬口蓋
25 Coronoid process 筋突起
26 Parotid duct 耳下腺管
27 Masseter muscle 咬筋
28 Buccinator muscle 頬筋
29 Body of mandible 下顎体
33 Genioglossus muscle オトガイ舌筋
36 Submandibular gland 顎下腺
37 Anterior belly of digastric muscle 顎二腹筋前腹
38 Geniohyoid muscle オトガイ舌骨筋
39 Mylohyoid muscle 顎舌骨筋
40 Platysma 広頸筋

II 図譜

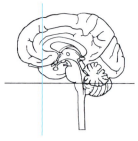

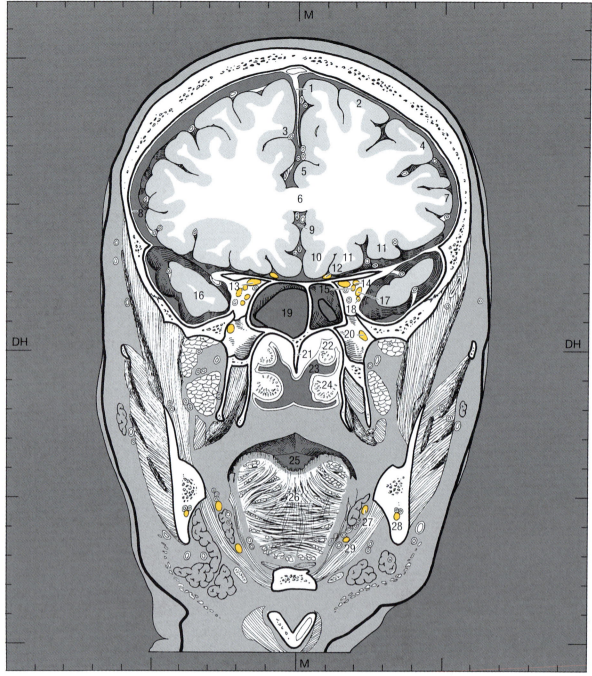

1. Falx cerebri 大脳鎌
2. Superior frontal gyrus 上前頭回
3. Cingulate sulcus 帯状溝
4. Middle frontal gyrus 中前頭回
5. Cingulate gyrus 帯状回
6. Genu of corpus callosum 脳梁膝
7. Inferior frontal gyrus 下前頭回
8. Dura mater 硬膜
9. Longitudinal cerebral (interhemispheric) fissure 大脳縦裂(半球間裂)
10. Straight gyrus 直回
11. Orbital gyri 眼窩回
12. Olfactory tract 嗅索
13. Optic nerve 視神経
14. Trochlear nerve 滑車神経
15. Oculomotor nerve 動眼神経
16. Pole of temporal lobe 側頭極
17. Ophthalmic nerve 眼神経
18. Abducens nerve 外転神経
19. Sphenoidal sinus 蝶形骨洞
20. Maxillary nerve 上顎神経
21. Nasal septum 鼻中隔
22. Middle nasal concha 中鼻甲介
23. Nasal cavity 鼻腔
24. Inferior nasal concha 下鼻甲介
25. Oral cavity 口腔
26. Tongue 舌
27. Lingual nerve 舌神経
28. Inferior alveolar nerve 下歯槽神経
29. Hypoglossal nerve 舌下神経

図 3.5 前額断第 4 切片
DH＝ドイツ水平面
M＝正中面

図 3.5a 前額断第 4 切片の前面像(鼻腔, 副鼻腔, 脳構造と脳神経)。前頭葉は脳梁膝のレベルで切断されている。視神経とⅢ, Ⅳ, Ⅴ脳神経(三叉神経)が眼窩尖の中に集まっている。口腔底の外側には舌下神経と三叉神経の枝がみえる。

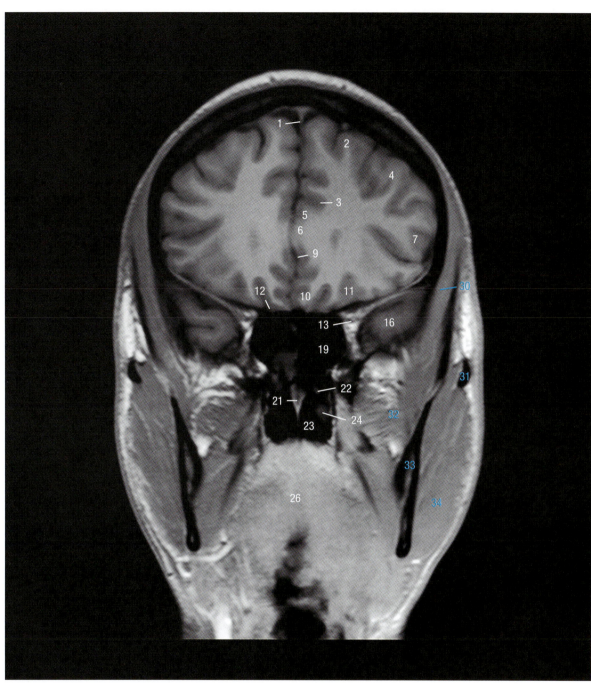

図 3.5b　前額断 MRI-T1 強調画像

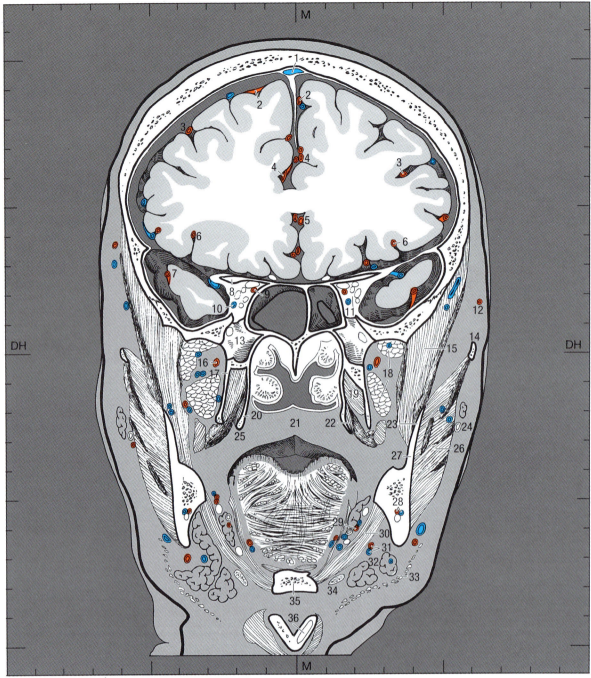

1 Superior sagittal sinus 上矢状静脈洞
2 Intermediomedial frontal artery 中間内側前頭動脈
3 Prefrontal artery 前頭前動脈
4 Pericallosal artery 脳梁周囲動脈
5 Anterior cerebral artery 前大脳動脈
6 Lateral frontobasal artery 外側前頭底動脈
7 Polar temporal artery of middle cerebral artery 側頭極動脈（中大脳動脈の枝）
8 Lesser wing of sphenoidal bone 蝶形骨小翼
9 Ophthalmic artery 眼動脈
10 Superior ophthalmic vein 上眼静脈
11 Inferior orbital fissure 下眼窩裂
12 Superficial temporal artery, frontal branch 浅側頭動脈，前頭枝
13 Pterygopalatine fossa 翼口蓋窩
14 Zygomatic arch 頬骨弓
15 Temporalis muscle 側頭筋
16 Maxillary artery 顎動脈
17 Lateral pterygoid plate 翼状突起外側板
18 Lateral pterygoid muscle 外側翼突筋
19 Medial pterygoid muscle 内側翼突筋
20 Medial pterygoid plate 翼状突起内側板
21 Soft palate 軟口蓋
22 Tensor veli palatini muscle 口蓋帆張筋
23 Coronoid process 筋突起
24 Parotid duct 耳下腺管
25 Pterygoid hamulus 翼突鈎
26 Masseter muscle 咬筋
27 Ramus of mandible 下顎枝
28 Inferior alveolar artery and vein in mandibular canal 下歯槽動脈および静脈（下顎管）
29 Sublingual artery 舌下動脈
30 Mylohyoid muscle 顎舌骨筋
31 Submental artery and vein オトガイ下動脈および静脈
32 Submandibular gland 顎下腺
33 Platysma 広頸筋
34 Digastric tendon 顎二腹筋の腱
35 Hyoid bone 舌骨
36 Thyroid cartilage 甲状軟骨

図 3.5c　前額断第 4 切片の前面像（骨構造，筋肉，血管）。中頭蓋窩の前端が蝶形骨小翼の前下方にある。視神経管と上眼窩裂がみえる。舌は舌骨のところで切断されている。

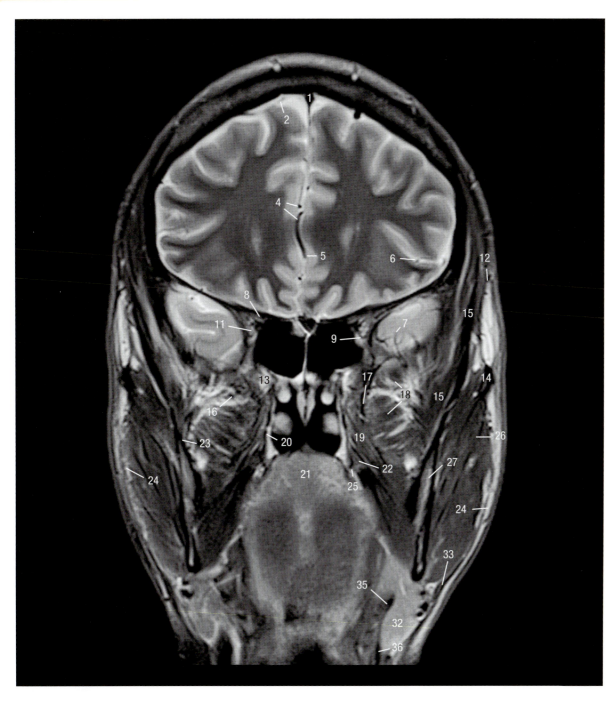
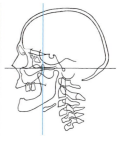

図 3.5d　前額断 MRI-T2 強調画像

1 Superior sagittal sinus 上矢状静脈洞
2 Intermediomedial frontal artery 中間内側前頭動脈
4 Pericallosal artery 脳梁周囲動脈
5 Anterior cerebral artery 前大脳動脈
6 Lateral frontobasal artery 外側前頭底動脈
7 Polar temporal artery of middle cerebral artery 側頭極動脈（中大脳動脈の枝）
8 Lesser wing of sphenoidal bone 蝶形骨小翼
9 Ophthalmic artery 眼動脈
11 Superior orbital fissure 上眼窩裂
12 Superficial temporal artery, frontal branch 浅側頭動脈，前頭枝
13 Pterygopalatine fossa 翼口蓋窩
14 Zygomatic arch 頬骨弓
15 Temporalis muscle 側頭筋
16 Maxillary artery 顎動脈
17 Lateral pterygoid plate 翼状突起外側板
18 Lateral pterygoid muscle 外側翼突筋
19 Medial pterygoid muscle 内側翼突筋
20 Medial pterygoid plate 翼状突起内側板
21 Soft palate 軟口蓋
22 Tensor veli palatini muscle 口蓋帆張筋
23 Coronoid process 筋突起
24 Parotid duct 耳下腺管
25 Pterygoid hamulus 翼突鈎
26 Masseter muscle 咬筋
27 Ramus of mandible 下顎枝
32 Submandibular gland 顎下腺
33 Platysma 広頸筋
35 Hyoid bone 舌骨
36 Thyroid cartilage 甲状軟骨

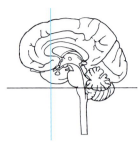

1 Superior frontal gyrus
 上前頭回
2 Falx cerebri 大脳鎌
3 Middle frontal gyrus
 中前頭回
4 Cingulate sulcus 帯状溝
5 Cingulate gyrus 帯状回
6 Inferior frontal gyrus
 下前頭回
7 Genu of corpus callosum
 脳梁膝
8 Frontal (anterior) horn
 of lateral ventricle
 側脳室前角
9 Head of caudate nucleus
 尾状核頭
10 Insula 島
11 Lateral sulcus (Sylvian
 fissure)
 外側溝（シルビウス裂）
12 Putamen 被殻
13 Superior temporal gyrus
 上側頭回
14 Straight gyrus 直回
15 Olfactory tract 嗅索
16 Optic chiasm 視交叉
17 Optic nerve 視神経
18 Oculomotor nerve
 動眼神経
19 Trochlear nerve
 滑車神経
20 Middle temporal gyrus
 中側頭回
21 Ophthalmic nerve
 眼神経
22 Abducens nerve
 外転神経
23 Sphenoidal sinus
 蝶形骨洞
24 Maxillary nerve
 上顎神経
25 Nasopharynx 咽頭鼻部
26 Uvula 口蓋垂
27 Inferior alveolar nerve
 下歯槽神経
28 Palatine tonsil 口蓋扁桃
29 Lingual nerve 舌神経
30 Isthmus of fauces
 口峡峡部
31 Hypoglossal nerve
 舌下神経

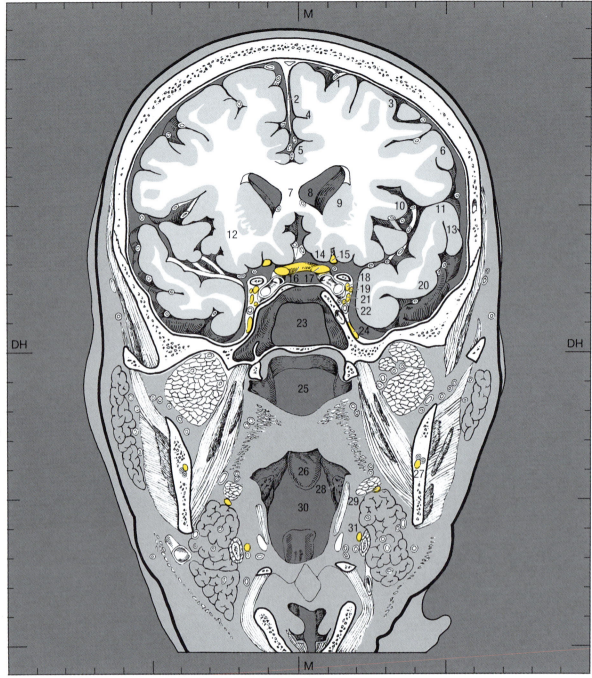

図 3.6　前額断第 5 切片
DH＝ドイツ水平面
M＝正中面

図 3.6a　前額断第 5 切片の前面像（脳構造と脳神経）。この面では側脳室前角が現れてきた。視交叉が切片内にある。口峡峡部外側に舌神経と舌下神経が認められる。

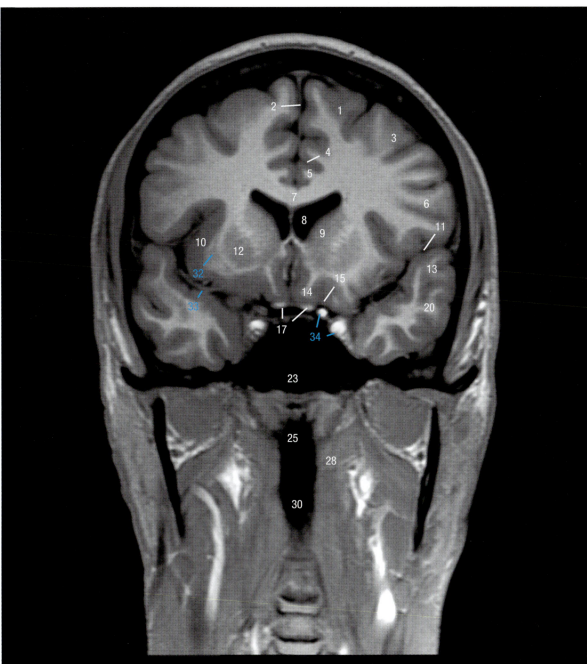
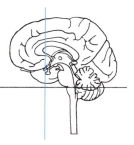

1 Superior frontal gyrus 上前頭回
2 Falx cerebri 大脳鎌
3 Middle frontal gyrus 中前頭回
4 Cingulate sulcus 帯状溝
5 Cingulate gyrus 帯状回
6 Inferior frontal gyrus 下前頭回
7 Corpus callosum 脳梁
8 Frontal (anterior) horn of lateral ventricle 側脳室前角
9 Head of caudate nucleus 尾状核頭
10 Insula 島
11 Lateral sulcus (Sylvian fissure) 外側溝（シルビウス裂）
12 Putamen 被殻
13 Superior temporal gyrus 上側頭回
14 Straight gyrus 直回
15 Olfactory tract 嗅索
17 Optic nerve 視神経
20 Middle temporal gyrus 中側頭回
23 Sphenoidal sinus 蝶形骨洞
25 Nasopharynx 咽頭鼻部
28 Palatine tonsil 口蓋扁桃
30 Isthmus of fauces 口峡峡部
32 Claustrum 前障
33 Middle cerebral artery 中大脳動脈
34 Internal carotid artery 内頸動脈

図 3.6b　前額断 MRI-T1 強調画像。図 3.6a，3.6c に対応する。

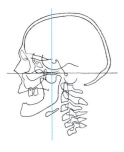
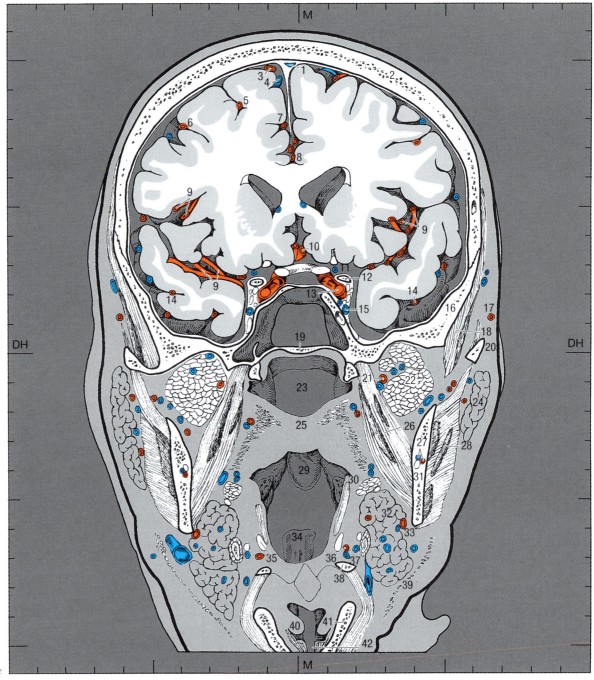

1 Superior sagittal sinus 上矢状静脈洞
2 Parietal bone 頭頂骨
3 Posteromedial frontal artery 後内側前頭動脈
4 Bridging vein 架橋静脈
5 Intermediomedial frontal artery 中間内側前頭動脈
6 Prefrontal artery 前頭前動脈
7 Paracentral artery 中心傍動脈
8 Pericallosal artery 脳梁周囲動脈
9 Insular arteries 島動脈群
10 Anterior cerebral artery 前大脳動脈
11 Basal vein (of Rosenthal) 脳底静脈（ローゼンタール静脈）
12 Anterior clinoid process 前床突起
13 Internal carotid artery 内頸動脈
14 Temporal artery of middle cerebral artery 側頭動脈（中大脳動脈の枝）
15 Cavernous sinus 海綿静脈洞
16 Temporal bone 側頭骨
17 Superficial temporal artery, frontal branch 浅側頭動脈，前頭枝
18 Temporalis muscle 側頭筋
19 Sphenoidal bone 蝶形骨
20 Zygomatic arch 頬骨弓
21 Maxillary artery 顎動脈
22 Lateral pterygoid muscle 外側翼突筋
23 Nasopharynx 咽頭鼻部
24 Parotid gland 耳下腺
25 Soft palate 軟口蓋
26 Medial pterygoid muscle 内側翼突筋
27 Inferior alveolar artery and vein 下歯槽動脈および静脈
28 Masseter muscle 咬筋
29 Uvula 口蓋垂
30 Styloglossus muscle 茎突舌筋
31 Ramus of mandible 下顎枝
32 Submandibular gland 顎下腺
33 Facial artery 顔面動脈
34 Epiglottis 喉頭蓋
35 Stylohyoid ligament 茎突舌骨靭帯
36 Lingual artery 舌動脈
37 Digastric tendon and stylohyoid muscle 顎二腹筋の腱と茎突舌骨筋
38 Greater horn of hyoid bone 舌骨大角
39 Platysma 広頸筋
40 Vestibular fold 前庭ヒダ
41 Thyroid cartilage 甲状軟骨
42 Vocal fold 声帯ヒダ

図 3.6c 前額断第5切片の前面像（骨構造，筋肉，血管）。切断面は中頭蓋窩のほぼ中央を通り，前床突起と頬骨弓の中央が切れている。咽頭鼻部，軟口蓋，口蓋垂もこの切片でみられる。

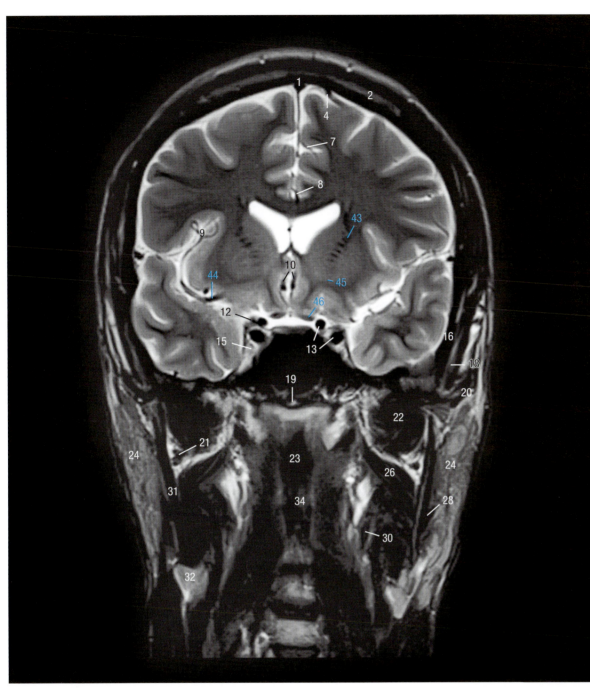
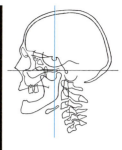

図 3.6d　前額断 MRI-T2 強調画像。図 3.6a, 3.6c に対応する。

1　Superior sagittal sinus 上矢状静脈洞
2　Parietal bone 頭頂骨
4　Bridging vein 架橋静脈
7　Paracentral artery 中心傍動脈
8　Pericallosal artery 脳梁周囲動脈
9　Insular arteries 島動脈群
10　Anterior cerebral artery 前大脳動脈
12　Anterior clinoid process 前床突起
13　Internal carotid artery 内頸動脈
15　Cavernous sinus 海綿静脈洞
16　Temporal bone 側頭骨
18　Temporalis muscle 側頭筋
19　Sphenoidal bone 蝶形骨
20　Zygomatic arch 頬骨弓
21　Maxillary artery 顎動脈
22　Lateral pterygoid muscle 外側翼突筋
23　Nasopharynx 咽頭鼻部
24　Parotid gland 耳下腺
26　Medial pterygoid muscle 内側翼突筋
28　Masseter muscle 咬筋
30　Styloglossus muscle 茎突舌筋
31　Ramus of mandible 下顎枝
32　Submandibular gland 顎下腺
34　Epiglottis 喉頭蓋
43　Internal capsule, anterior limb of internal capsule 内包, 内包前脚
44　Middle cerebral artery 中大脳動脈
45　Bottom of striatum, nucleus accumbens 線条体底, 側坐核
46　Optic nerve 視神経

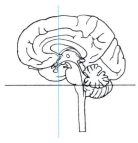
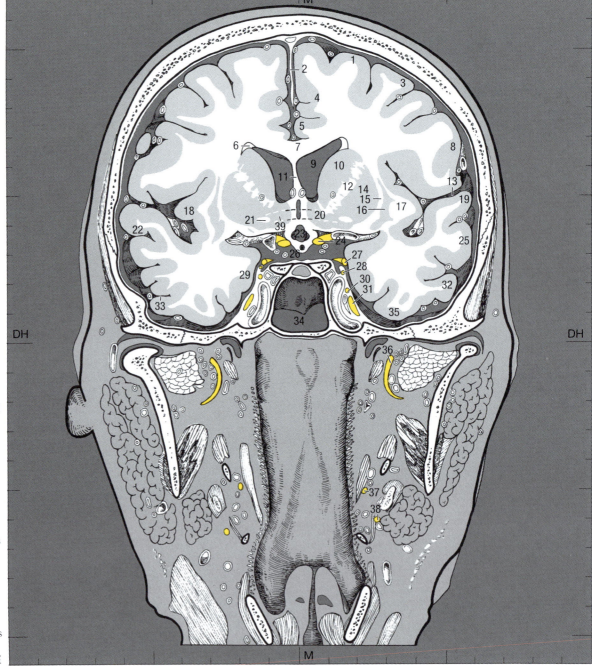

1 Superior frontal gyrus 上前頭回
2 Falx cerebri 大脳鎌
3 Middle frontal gyrus 中前頭回
4 Cingulate sulcus 帯状溝
5 Cingulate gyrus 帯状回
6 Stratum subependymale 上衣下層
7 Trunk (body) of corpus callosum 脳梁幹
8 Inferior frontal gyrus 下前頭回
9 Frontal (anterior) horn of lateral ventricle 側脳室前角
10 Head of caudate nucleus 尾状核頭
11 Septum pellucidum 透明中隔
12 Anterior limb of internal capsule 内包前脚
13 Lateral sulcus (Sylvian fissure) 外側溝（シルビウス裂）
14 Putamen 被殻
15 External capsule 外包
16 Claustrum 前障
17 Extreme capsule 最外包
18 Insula 島
19 Superior temporal gyrus 上側頭回
20 Anterior commissure (within the slice) 前交連（切片内）
21 Anterior commissure 前交連
22 Superior temporal sulcus 上側頭溝
23 Third ventricle 第三脳室
24 Optic tract 視索
25 Middle temporal gyrus 中側頭回
26 Infundibular recess 漏斗陥凹
27 Oculomotor nerve 動眼神経
28 Trochlear nerve 滑車神経
29 Parahippocampal gyrus 海馬傍回
30 Abducens nerve 外転神経
31 Trigeminal (Gasserian) ganglion 三叉神経節（ガッセル神経節）
32 Inferior temporal gyrus 下側頭回
33 Inferior temporal sulcus 下側頭溝
34 Sphenoidal sinus 蝶形骨洞
35 Lateral occipitotemporal gyrus 外側後頭側頭回
36 Mandibular nerve 下顎神経
37 Glossopharyngeal nerve 舌咽神経
38 Hypoglossal nerve 舌下神経
39 Nucleus accumbens 側坐核

図 3.7　前額断第 6 切片
DH＝ドイツ水平面
M＝正中面

図 3.7a　前額断第 6 切片の前面像（脳構造と脳神経）。切断面は正中域では前交連（切片内にあり破線で示す）の 2 mm 前方を通る。前交連の前部の線維束は外側の基底核へ行く。Ⅲ，Ⅳ，Ⅴ脳神経は下垂体の側方を走る。

3　前額断シリーズ

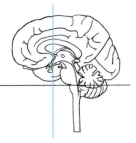

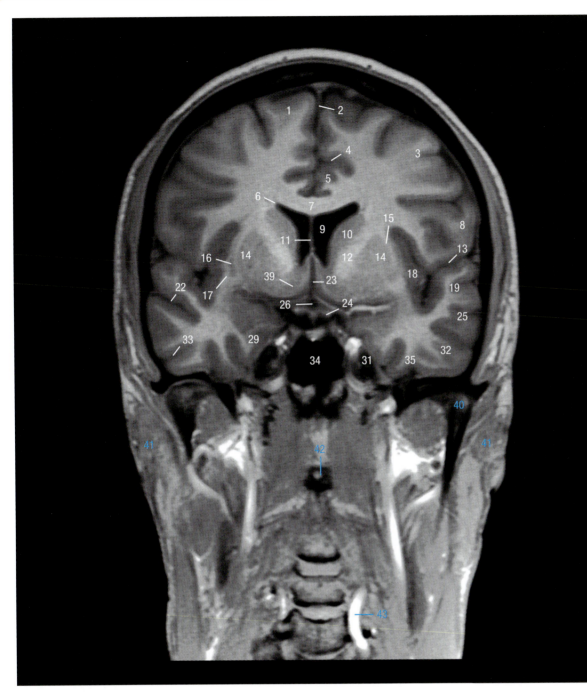

図 3.7b　前額断 MRI-T1 強調画像。図 3.7a, 3.7c の切片に対応する。

1　Superior frontal gyrus 上前頭回
2　Falx cerebri 大脳鎌
3　Middle frontal gyrus 中前頭回
4　Cingulate sulcus 帯状溝
5　Cingulate gyrus 帯状回
6　Stratum subependymale 上衣下層
7　Trunk (body) of corpus callosum 脳梁幹
8　Inferior frontal gyrus 下前頭回
9　Frontal (anterior) horn of lateral ventricle 側脳室前角
10　Head of caudate nucleus 尾状核頭
11　Septum pellucidum 透明中隔
12　Anterior limb of internal capsule 内包前脚
13　Lateral sulcus (Sylvian fissure) 外側溝 (シルビウス裂)
14　Putamen 被殻
15　External capsule 外包
16　Claustrum 前障
17　Extreme capsule 最外包
18　Insula 島
19　Superior temporal gyrus 上側頭回
22　Superior temporal sulcus 上側頭溝
23　Third ventricle 第三脳室
24　Optic tract 視索
25　Middle temporal gyrus 中側頭回
26　Infundibular recess 漏斗陥凹
29　Parahippocampal gyrus 海馬傍回
31　Trigeminal (Gasserian) ganglion 三叉神経節 (ガッセル神経節)
32　Inferior temporal gyrus 下側頭回
33　Inferior temporal sulcus 下側頭溝
34　Sphenoidal sinus 蝶形骨洞
35　Lateral occipitotemporal gyrus 外側後頭側頭回
39　Nucleus accumbens 側坐核
40　Head of mandible 下顎頭
41　Parotid gland 耳下腺
42　Anterior arch of atlas 環椎前弓
43　Vertebral artery 椎骨動脈

45

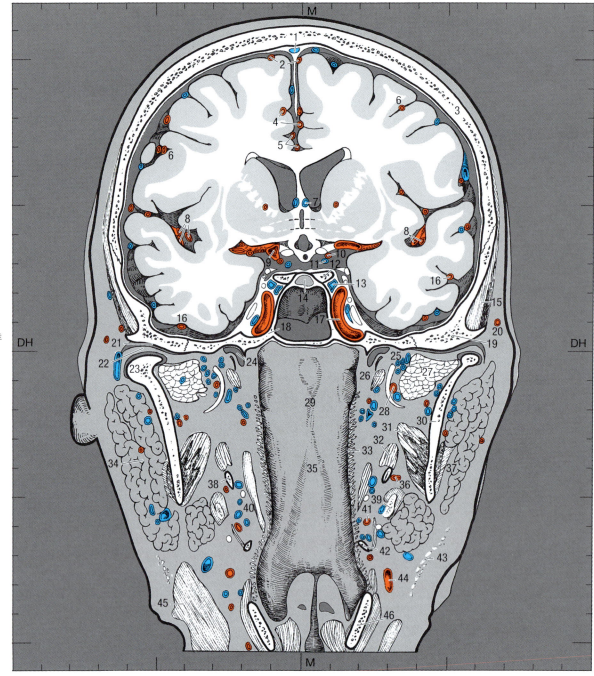

1 Superior sagittal sinus 上矢状静脈洞
2 Posteromedial frontal artery 後内側前頭動脈
3 Parietal bone 頭頂骨
4 Paracentral artery 中心傍動脈
5 Pericallosal artery 脳梁周囲動脈
6 Artery of precentral sulcus 中心前溝動脈
7 Superior thalamostriate (terminal) vein 上視床線条体静脈(分界静脈)
8 Insular arteries 島動脈群
9 Middle cerebral artery 中大脳動脈
10 Anterior choroidal artery 前脈絡叢動脈
11 Basal vein (of Rosenthal) 脳底静脈(ローゼンタール静脈)
12 Posterior clinoid process 後床突起
13 Cavernous sinus 海綿静脈洞
14 Pituitary gland (hypophysis) 下垂体
15 Temporalis muscle 側頭筋
16 Temporal artery of middle cerebral artery 側頭動脈(中大脳動脈の枝)
17 Internal carotid artery 内頸動脈
18 Sphenoidal bone 蝶形骨
19 Temporal bone 側頭骨
20 Superficial temporal artery 浅側頭動脈
21 Mandibular fossa 下顎窩
22 Articular disc of temporomandibular joint 関節円板(顎関節)
23 Head of mandible 下顎頭
24 Cartilage of pharyngotympanic tube 耳管軟骨
25 Pterygoid venous plexus 翼突筋静脈叢
26 Levator veli palatini muscle 口蓋帆挙筋
27 Lateral pterygoid muscle 外側翼突筋
28 Maxillary artery 顎動脈
29 Posterior pharyngeal wall of nasopharynx 咽頭鼻部の咽頭後壁
30 Ramus of mandible 下顎枝
31 Medial pterygoid muscle 内側翼突筋
32 Styloglossus muscle 茎突舌筋
33 Constrictor of pharynx 咽頭収縮筋
34 Parotid gland 耳下腺
35 Posterior pharyngeal wall of oropharynx 咽頭口部の咽頭後壁
36 Facial artery 顔面動脈
37 Masseter muscle 咬筋
38 Stylohyoid ligament (ossified) 茎突舌骨靱帯(骨化)
39 Posterior belly of digastric muscle 顎二腹筋後腹
40 Stylopharyngeus muscle 茎突咽頭筋
41 Lingual artery 舌動脈
42 Greater horn of hyoid bone 舌骨大角
43 Platysma 広頸筋
44 Superior thyroid artery 上甲状腺動脈
45 Sternocleidomastoid muscle 胸鎖乳突筋
46 Thyroid cartilage 甲状軟骨

図3.7c 前額断第6切片の前面像(骨構造,筋肉,血管)。切断面は後床突起のレベルで下垂体窩を通り,両側の顎関節を通っている。咽頭の後壁はこの厚さ1cmの切片の前よりに位置している。

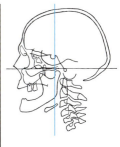
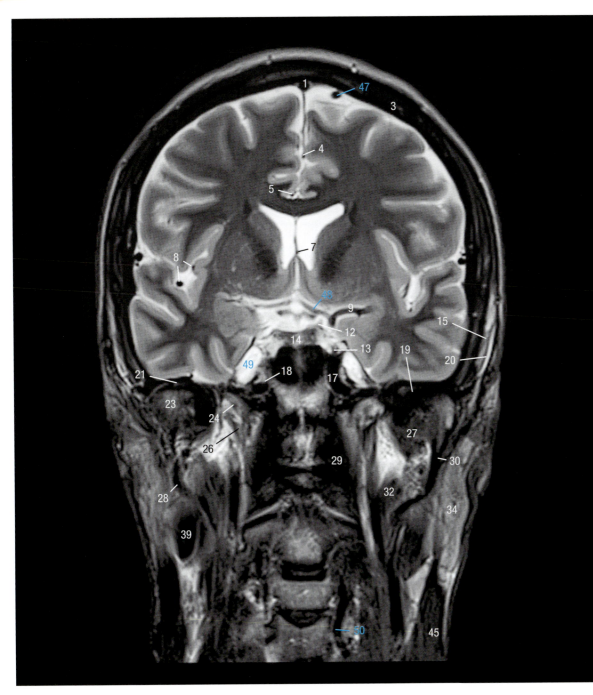

図 3.7d　前額断 MRI-T2 強調画像。図 3.7a，3.7c の切片に対応する。

1　Superior sagittal sinus 上矢状静脈洞
3　Parietal bone 頭頂骨
4　Paracentral artery 中心傍動脈
5　Pericallosal artery 脳梁周囲動脈
7　Superior thalamostriate (terminal) vein 上視床線条体静脈（分界静脈）
8　Insular arteries 島動脈群
9　Middle cerebral artery 中大脳動脈
12　Posterior clinoid process 後床突起
13　Cavernous sinus 海綿静脈洞
14　Pituitary gland (hypophysis) 下垂体
15　Temporalis muscle 側頭筋
17　Internal carotid artery 内頸動脈
18　Sphenoidal bone 蝶形骨
19　Temporal bone 側頭骨
20　Superficial temporal artery 浅側頭動脈
21　Mandibular fossa 下顎窩
23　Head of mandible 下顎頭
24　Cartilage of pharyngotympanic tube 耳管軟骨
26　Levator veli palatini muscle 口蓋帆挙筋
27　Lateral pterygoid muscle 外側翼突筋
28　Maxillary artery 顎動脈
29　Posterior pharyngeal wall of nasopharynx 咽頭鼻部の咽頭後壁
30　Ramus of mandible 下顎枝
32　Styloglossus muscle 茎突舌筋
34　Parotid gland 耳下腺
39　Posterior belly of digastric muscle 顎二腹筋後腹
45　Sternocleidomastoid muscle 胸鎖乳突筋
47　Bridging vein 架橋静脈（上大脳静脈）
48　Anterior cerebral artery 前大脳動脈
49　Meckel cavity メッケル腔
50　Vertebral artery 椎骨動脈

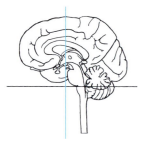

1. Superior frontal gyrus 上前頭回
2. Middle frontal gyrus 中前頭回
3. Falx cerebri 大脳鎌
4. Cingulate gyrus 帯状回
5. Precentral gyrus 中心前回
6. Trunk (body) of corpus callosum 脳梁幹
7. Septum pellucidum 透明中隔
8. Frontal (anterior) horn of lateral ventricle 側脳室前角
9. Body of caudate nucleus 尾状核体
10. Fornix 脳弓
11. Choroid plexus 脈絡叢
12. Genu of internal capsule 内包膝
13. Interventricular foramen (of Monro) 室間孔 (モンロー孔)
14. Anterior nuclei of thalamus 視床前核
15. Globus pallidus 淡蒼球
16. Putamen 被殻
17. Insula 島
18. Lateral sulcus (Sylvian fissure) 外側溝 (シルビウス裂)
19. Superior temporal gyrus 上側頭回
20. External capsule 外包
21. Extreme capsule 最外包
22. Claustrum 前障
23. Basal nucleus (of Meynert) 基底核 (マイネルト核)
24. Third ventricle 第三脳室
25. Mammillary body with fornix 乳頭体と脳弓
26. Optic tract 視索
27. Amygdaloid body 扁桃体
28. Middle temporal gyrus 中側頭回
29. Temporal (inferior) horn of lateral ventricle 側脳室下角
30. Hippocampus 海馬
31. Oculomotor nerve 動眼神経
32. Trochlear nerve 滑車神経
33. Anterior petroclinoidal fold 前錐体床突起ヒダ
34. Abducens nerve 外転神経
35. Pons 橋
36. Parahippocampal gyrus 海馬傍回
37. Trigeminal nerve 三叉神経
38. Lateral occipitotemporal gyrus 外側後頭側頭回
39. Inferior temporal gyrus 下側頭回
40. Sphenoidal sinus, posterior wall 蝶形骨洞, 後壁
41. Superior cervical ganglion 上頸神経節
42. Vagus nerve (within the slice) 迷走神経 (切片内)
43. Sympathetic trunk (within the slice) 交感神経幹 (切片内)
44. Hypoglossal nerve 舌下神経
45. Superior laryngeal nerve 上喉頭神経

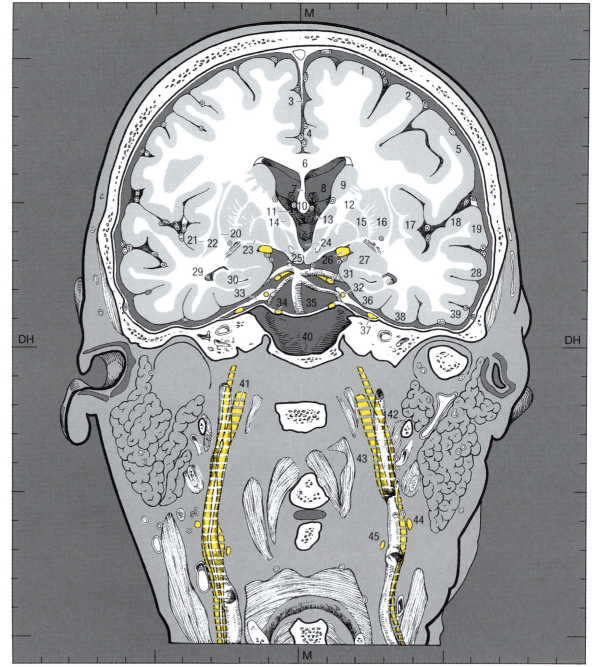

図 3.8 前額断第 7 切片
DH = ドイツ水平面
M = 正中面

図 3.8a 前額断第 7 切片の前面像 (脳構造と脳神経)。室間孔, 乳頭体, 側脳室下角の前部がこの切片内にある。

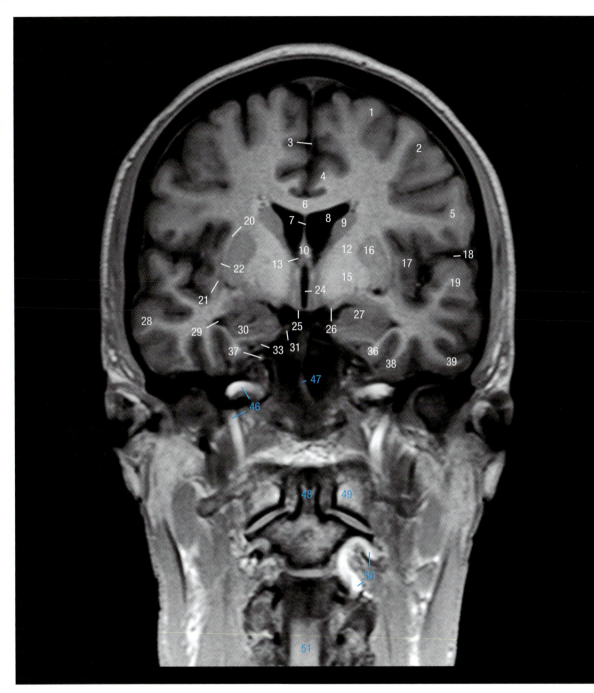
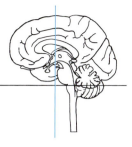

図 3.8b　前額断 MRI-T1 強調画像。図 3.8a, 3.8c の切片に対応する。

1 Superior frontal gyrus 上前頭回
2 Middle frontal gyrus 中前頭回
3 Falx cerebri 大脳鎌
4 Cingulate gyrus 帯状回
5 Precentral gyrus 中心前回
6 Trunk (body) of corpus callosum 脳梁幹
7 Septum pellucidum 透明中隔
8 Frontal (anterior) horn of lateral ventricle 側脳室前角
9 Body of caudate nucleus 尾状核体
10 Fornix 脳弓
12 Genu of internal capsule 内包膝
13 Interventricular foramen (of Monro) 室間孔（モンロー孔）
15 Globus pallidus 淡蒼球
16 Putamen 被殻
17 Insula 島
18 Lateral sulcus (Sylvian fissure) 外側溝（シルビウス裂）
19 Superior temporal gyrus 上側頭回
20 External capsule 外包
21 Extreme capsule 最外包
22 Claustrum 前障
24 Third ventricle 第三脳室
25 Mammillary body with fornix 乳頭体と脳弓
26 Optic tract 視索
27 Amygdaloid body 扁桃体
28 Middle temporal gyrus 中側頭回
29 Temporal (inferior) horn of lateral ventricle 側脳室下角
30 Hippocampus 海馬
31 Oculomotor nerve 動眼神経
33 Anterior petroclinoidal fold 前錐体床突起ヒダ
36 Parahippocampal gyrus 海馬傍回
37 Trigeminal nerve 三叉神経
38 Lateral occipitotemporal gyrus 外側後頭側頭回
39 Inferior temporal gyrus 下側頭回
46 Internal carotid artery 内頸動脈
47 Basilar artery 脳底動脈
48 Dens 歯突起
49 Atlas (C1), Lateral mass 環椎（第一頸椎），外側塊
50 Vertebral artery 椎骨動脈
51 Spinal cord 脊髄

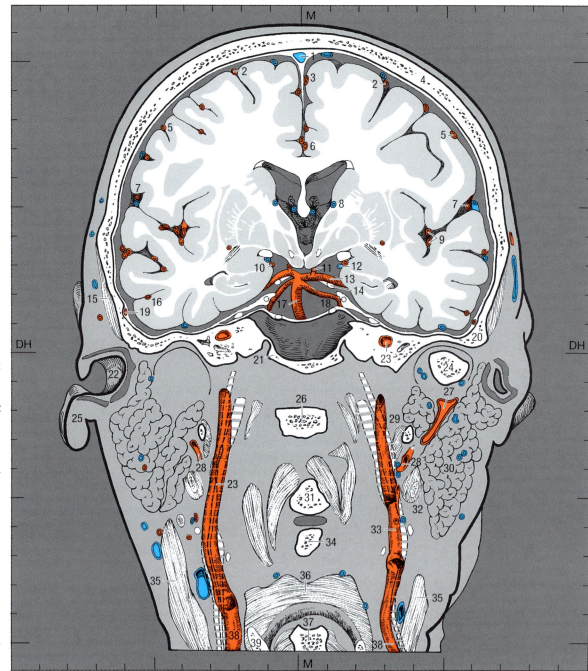

1 Superior sagittal sinus 上矢状静脈洞
2 Posteromedial frontal artery 後内側前頭動脈
3 Paracentral artery 中心傍動脈
4 Parietal bone 頭頂骨
5 Artery of precentral sulcus 中心前溝動脈
6 Pericallosal artery 脳梁周囲動脈
7 Artery of central sulcus 中心溝動脈
8 Superior thalamostriate (terminal) vein 上視床線条体静脈（分界静脈）
9 Insular arteries 島動脈群
10 Anterior choroidal artery 前脈絡叢動脈
11 Posterior communicating artery 後交通動脈
12 Basal vein (of Rosenthal) 脳底静脈（ローゼンタール静脈）
13 Posterior cerebral artery 後大脳動脈
14 Oculomotor nerve 動眼神経
15 Temporalis muscle 側頭筋
16 Temporal artery of middle cerebral artery 側頭動脈（中大脳動脈の枝）
17 Basilar artery 脳底動脈
18 Superior cerebellar artery 上小脳動脈
19 Middle meningeal artery 中硬膜動脈
20 Temporal bone 側頭骨
21 Sphenoidal bone 蝶形骨
22 External acoustic meatus 外耳道
23 Internal carotid artery 内頸動脈
24 Head of mandible (cut) 下顎頭（断面）
25 Auricle (pinna) 耳介
26 Anterior arch of atlas 環椎前弓
27 External carotid artery 外頸動脈
28 Occipital artery 後頭動脈
29 Stylohyoid ligament (ossified) 茎突舌骨靱帯（骨化）
30 Parotid gland 耳下腺
31 Axis 軸椎
32 Posterior belly of digastric muscle 顎二腹筋後腹
33 External carotid artery (cut) 外頸動脈（断面）
34 Third cervical vertebra 第三頸椎
35 Sternocleidomastoid muscle 胸鎖乳突筋
36 Constrictor of pharynx 咽頭収縮筋
37 Cricoid cartilage 輪状軟骨
38 Common carotid artery 総頸動脈
39 Thyroid cartilage 甲状軟骨

図3.8c 前額断第7切片の前面像（骨構造，筋肉，血管）。切断面は軟骨性外耳道の前壁のレベルにある。頸椎椎体の前面が切れている。内頸動脈はこの切片内を上行する。

➡図3.8e 上矢状洞の模式図でパキオニ小体も描かれている（出典：Schünke M, Schulte E, Schumacher U. プロメテウス解剖学アトラス．頭頸部／神経解剖. M. Voll, K. Wesker による図譜．第3版. Stuttgart, Thieme, 2012(536)）。

1 Superior sagittal sinus 上矢状静脈洞
46 Emissary vein 導出静脈
47 Epicranial aponeurosis 帽状腱膜
48 Extracranial veins of the scalp 頭蓋外の頭皮静脈
49 Diploic veins 板間静脈
50 Granular foveolae クモ膜顆粒小窩
51 Arachnoid trabeculae クモ膜小柱
52 Superior cerebral veins 上大脳静脈
53 Bridging vein 架橋静脈
54 Falx cerebri 大脳鎌
55 Sinus endothelium 静脈洞の内皮
56 Dura mater, meningeal layer 硬膜，髄膜性の内層
57 Lateral lacunae with arachnoid granulations (pacchionian granulations) 外側裂孔とクモ膜顆粒（パキオニ顆粒）
58 Internal table 内板
59 Diploe 板間層
60 External table 外板
61 Scalp 頭皮
62 Dura mater, periosteal layer 硬膜，骨膜性の外層

3 前額断シリーズ

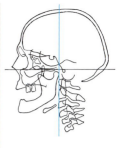

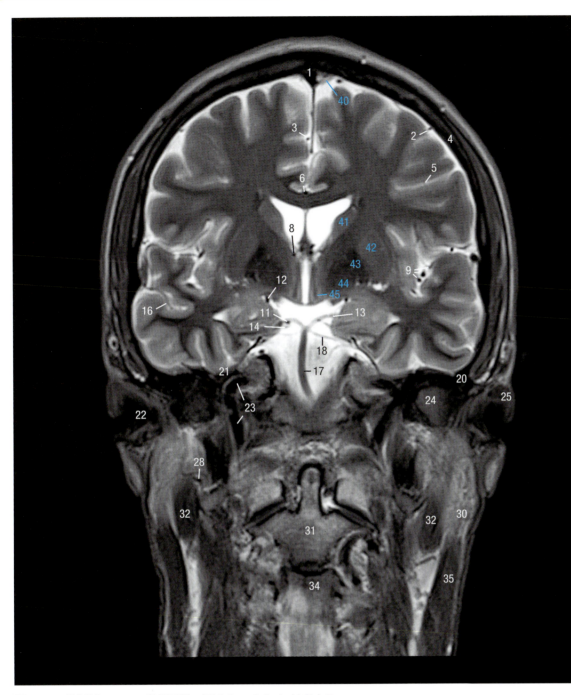

図 3.8d 前額断 MRI-T2 強調画像。図 3.8a, 3.8c に対応する。

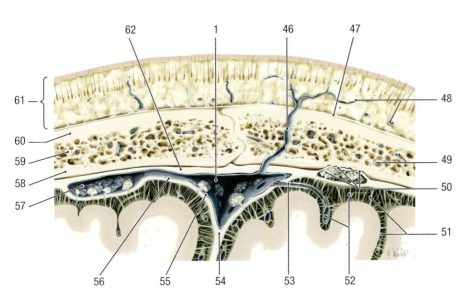

1 Superior sagittal sinus 上矢状静脈洞
2 Posteromedial frontal artery 後内側前頭動脈
3 Paracentral artery 中心傍動脈
4 Parietal bone 頭頂骨
5 Artery of precentral sulcus 中心前溝動脈
6 Pericallosal artery 脳梁周囲動脈
8 Superior thalamostriate (terminal) vein 上視床線条体静脈（分界静脈）
9 Insular arteries 島動脈群
11 Posterior communicating artery 後交通動脈
12 Basal vein (of Rosenthal) 脳底静脈（ローゼンタール静脈）
13 Posterior cerebral artery 後大脳動脈
14 Oculomotor nerve 動眼神経
16 Temporal artery of middle cerebral artery 側頭動脈（中大脳動脈の枝）
17 Basilar artery 脳底動脈
18 Superior cerebellar artery 上小脳動脈
20 Temporal bone 側頭骨
21 Sphenoidal bone 蝶形骨
22 External acoustic meatus 外耳道
23 Internal carotid artery 内頸動脈
24 Head of mandible 下顎頭
25 Auricle (pinna) 耳介
28 Occipital artery 後頭動脈
30 Parotid gland 耳下腺
31 Axis 軸椎
32 Posterior belly of digastric muscle 顎二腹筋後腹
34 Third cervical vertebra 第三頸椎
35 Sternocleidomastoid muscle 胸鎖乳突筋
40 Arachnoid granulations クモ膜顆粒
41 Caudate nucleus 尾状核
42 Putamen 被殻
43 Globus pallidus external segment 淡蒼球外節
44 Globus pallidus internal segment 淡蒼球内節
45 Column of fornix 脳弓柱

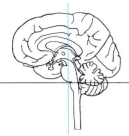

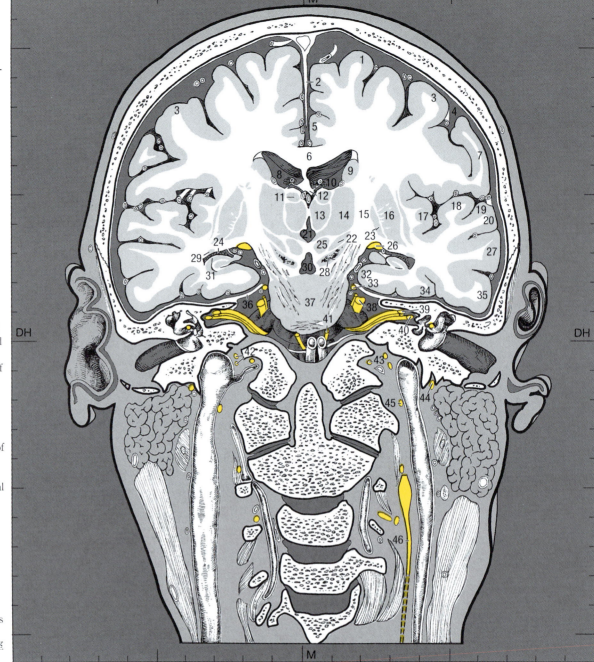

1. Superior frontal gyrus 上前頭回
2. Falx cerebri 大脳鎌
3. Precentral gyrus 中心前回
4. Central sulcus 中心溝
5. Cingulate gyrus 帯状回
6. Trunk (body) of corpus callosum 脳梁幹
7. Postcentral gyrus 中心後回
8. Central part (body) of lateral ventricle 側脳室中心部
9. Caudate nucleus 尾状核
10. Choroid plexus of lateral ventricle 側脳室脈絡叢
11. Lateral dorsal nucleus of thalamus 視床外側背側核
12. Fornix 脳弓
13. Medial nuclei of thalamus 視床内側核
14. Ventral lateral nucleus of thalamus 視床外側腹側核
15. Posterior limb of internal capsule 内包後脚
16. Putamen 被殻
17. Insula 島
18. Transverse temporal gyrus (of Heschl) 横側頭回（ヘシュル回）
19. Lateral sulcus (Sylvian fissure) 外側溝（シルビウス裂）
20. Superior temporal gyrus 上側頭回
21. Third ventricle 第三脳室
22. Subthalamic nucleus 視床下核
23. Globus pallidus 淡蒼球
24. Temporal (inferior) horn of lateral ventricle 側脳室下角
25. Red nucleus 赤核
26. Optic tract 視索
27. Middle temporal gyrus 中側頭回
28. Substantia nigra 黒質
29. Tail of caudate nucleus 尾状核尾
30. Interpeduncular cistern 脚間槽
31. Hippocampus 海馬
32. Parahippocampal gyrus 海馬傍回
33. Trochlear nerve 滑車神経
34. Lateral occipitotemporal gyrus 外側後頭側頭回
35. Inferior temporal gyrus 下側頭回
36. Cerebellar tentorium 小脳テント
37. Pons 橋
38. Trigeminal nerve 三叉神経
39. Facial nerve and intermediate nerve 顔面神経と中間神経
40. Vestibulocochlear nerve 内耳神経（前庭蝸牛神経）
41. Abducens nerve 外転神経
42. Vagus nerve and glossopharyngeal nerve 迷走神経と舌咽神経
43. Hypoglossal nerve 舌下神経
44. Facial nerve 顔面神経
45. Accessory nerve 副神経
46. Sympathetic trunk 交感神経幹

図 3.9 前額断第 8 切片
DH＝ドイツ水平面
M＝正中面

図 3.9a 前額断第 8 切片の前面像（脳構造と脳神経）。切断面は脚間窩のレベルで，終脳，間脳，中脳および橋を通っている。Ⅳ，Ⅴ，Ⅵ，Ⅶ，Ⅷ脳神経は頭蓋腔内で，Ⅸ，Ⅹ，Ⅺ，Ⅻ脳神経は頭蓋腔外で認められる。

3 前額断シリーズ

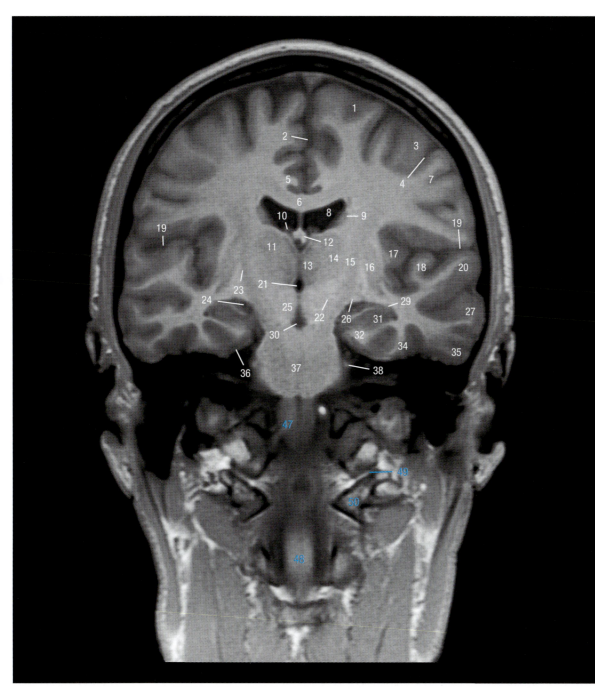
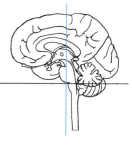

図 3.9b　前額断 MRI-T1 強調画像。図 3.9a，3.9c の切片にほぼ対応する。

38　Trigeminal nerve 三叉神経
47　Inferior olive オリーブ
48　Spinal cord 脊髄
49　Atlanto-occipital joint 環椎後頭関節
50　Atlas(C1), Lateral mass 環椎(第一頸椎)，外側塊

1　Superior frontal gyrus 上前頭回
2　Falx cerebri 大脳鎌
3　Precentral gyrus 中心前回
4　Central sulcus 中心溝
5　Cingulate gyrus 帯状回
6　Trunk(body) of corpus callosum 脳梁幹
7　Postcentral gyrus 中心後回
8　Central part(body) of lateral ventricle 側脳室中心部
9　Caudate nucleus 尾状核
10　Choroid plexus of lateral ventricle 側脳室脈絡叢
11　Lateral dorsal nucleus of thalamus 視床外側背側核
12　Fornix 脳弓
13　Medial nuclei of thalamus 視床内側核
14　Ventral lateral nucleus of thalamus 視床外側腹側核
15　Posterior limb of internal capsule 内包後脚
16　Putamen 被殻
17　Insula 島
18　Transverse temporal gyrus(of Heschl) 横側頭回(ヘシュル回)
19　Lateral sulcus(Sylvian fissure) 外側溝(シルビウス裂)
20　Superior temporal gyrus 上側頭回
21　Third ventricle 第三脳室
22　Subthalamic nucleus 視床下核
23　Globus pallidus 淡蒼球
24　Temporal(inferior) horn of lateral ventricle 側脳室下角
25　Red nucleus 赤核
26　Optic tract 視索
27　Middle temporal gyrus 中側頭回
29　Tail of caudate nucleus 尾状核尾
30　Interpeduncular cistern 脚間槽
31　Hippocampus 海馬
32　Parahippocampal gyrus 海馬傍回
34　Lateral occipitotemporal gyrus 外側後頭側頭回
35　Inferior temporal gyrus 下側頭回
36　Cerebellar tentorium 小脳テント
37　Pons 橋

II 図譜

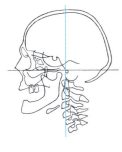

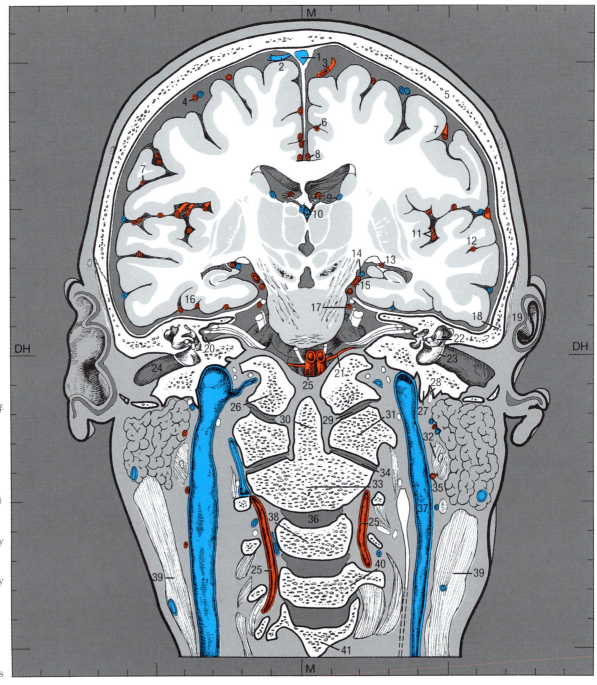

1 Superior sagittal sinus 上矢状静脈洞
2 Bridging vein 架橋静脈
3 Paracentral artery 中心傍動脈
4 Artery of precentral sulcus 中心前溝動脈
5 Parietal bone 頭頂骨
6 Precuneal artery 楔前動脈
7 Artery of central sulcus 中心溝動脈
8 Pericallosal artery 脳梁周囲動脈
9 Superior thalamostriate (terminal) vein 上視床線条体静脈(分界静脈)
10 Internal cerebral vein 内大脳静脈
11 Insular arteries 島動脈群
12 Temporal artery of middle cerebral artery 側頭動脈(中大脳動脈の枝)
13 Posterior choroidal artery 後脈絡叢動脈
14 Basal vein (of Rosenthal) 脳底静脈(ローゼンタール静脈)
15 Posterior cerebral artery 後大脳動脈
16 Temporal artery of posterior cerebral artery 側頭動脈(後大脳動脈の枝)
17 Superior cerebellar artery 上小脳動脈
18 Temporal bone 側頭骨
19 Auricle (pinna) 耳介
20 Internal acoustic meatus 内耳道
21 Posterior inferior cerebellar artery (PICA) 後下小脳動脈
22 Tympanic cavity 鼓室
23 Tympanic membrane 鼓膜
24 External acoustic meatus 外耳道
25 Vertebral artery 椎骨動脈
26 Occipital condyle 後頭顆
27 Styloid process 茎状突起
28 Stylomastoid foramen 茎乳突孔
29 Atlanto-occipital joint 環椎後頭関節
30 Dens of axis 軸椎歯突起
31 Lateral mass of atlas 環椎外側塊
32 Posterior belly of digastric muscle 顎二腹筋後腹
33 Axis 軸椎
34 Lateral atlantoaxial joint 外側環軸関節
35 Occipital artery 後頭動脈
36 Intervertebral disc 椎間円板
37 Internal jugular vein 内頸静脈
38 Body of third cervical vertebra 第三頸椎椎体
39 Sternocleidomastoid muscle 胸鎖乳突筋
40 Fourth cervical vertebra 第四頸椎
41 Fifth cervical vertebra 第五頸椎

図 3.9c 前額断第8切片の前面像(骨構造,筋肉,血管)。骨性外耳道,鼓室と内耳道がこの切片内にある。内頸静脈が軸椎の歯突起と頸椎椎体の側方を走っている。

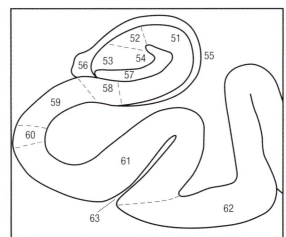

51-54 Different sectors of Ammon's horn (CA1-4) アンモン角の各領域
55 Alveus 海馬白板
56 Fimbria of hippocampus 海馬采
57 Dentate gyrus 歯状回
58 Subiculum 海馬台(海馬支脚)
59 Presubiculum 前海馬台(前海馬支脚)
60 Parasubiculum 傍海馬台(傍海馬支脚)
61 Entorhinalis area 嗅内野
62 Isocortex 等皮質
63 Collateral sulcus 側副溝

↑図 3.9e 海馬の解剖学的構造(出典:文献 480)

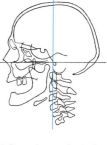
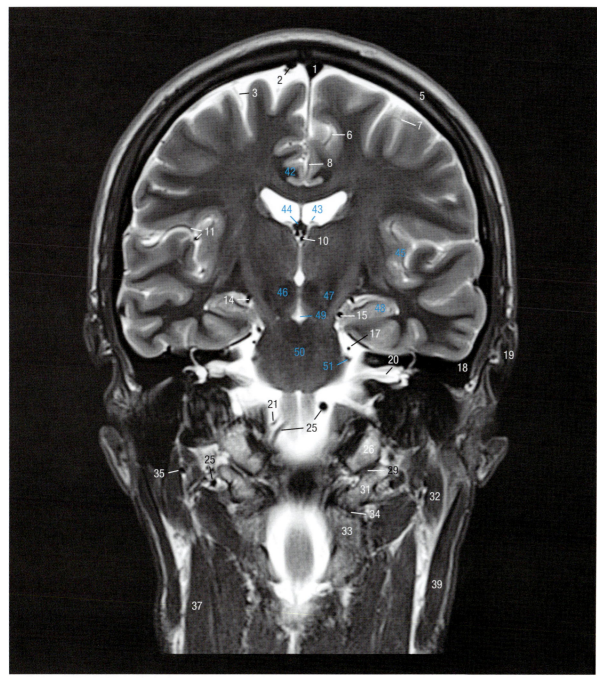

図3.9d 前額断 MRI-T2 強調画像。図3.9a, 3.9c の切片にほぼ対応する。

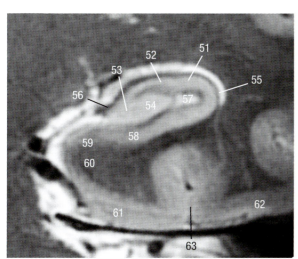

↑図3.9f 海馬構成体の 7T 高分解能 MRI-T2 強調画像
(出典：Essen 大学病院・J. Theysohn 博士のご厚意による)

51-54 Different sectors of Ammon's horn (CA1-4) アンモン角の各領域
55 Alveus 海馬白板
56 Fimbria of hippocampus 海馬采
57 Dentate gyrus 歯状回
58 Subiculum 海馬台(海馬支脚)
59 Presubiculum 前海馬台(前海馬支脚)
60 Parasubiculum 傍海馬台(傍海馬支脚)
61 Entorhinalis area 臭内野
62 Isocortex 等皮質
63 Collateral sulcus 側副溝

50 Pons 橋
51 Trigeminal nerve (V) 三叉神経 (V脳神経)

1 Superior sagittal sinus 上矢状静脈洞
2 Bridging vein 架橋静脈
3 Paracentral artery 中心傍動脈
5 Parietal bone 頭頂骨
6 Precuneal artery 楔前動脈
7 Artery of central sulcus 中心溝動脈
8 Pericallosal artery 脳梁周囲動脈
10 Internal cerebral vein 内大脳静脈
11 Insular arteries 島動脈群
14 Basal vein (of Rosenthal) 脳底静脈(ローゼンタール静脈)
15 Posterior cerebral artery 後大脳動脈
17 Superior cerebellar artery 上小脳動脈
18 Temporal bone 側頭骨
19 Auricle (pinna) 耳介
20 Internal acoustic meatus with facial nerve (lies in ventro apical) with vestibulocochlear nerve (lies in dorsal and caudal) 内耳道と顔面神経(腹側尖端)と内耳神経(背側および尾側)
21 Posterior inferior cerebellar artery (PICA) 後下小脳動脈
25 Vertebral artery 椎骨動脈
26 Occipital condyle 後頭顆
29 Atlanto-occipital joint 環椎後頭関節
31 Lateral mass of atlas 環椎外側塊
32 Posterior belly of digastric muscle 顎二腹筋後腹
33 Axis 軸椎
34 Lateral atlantoaxial joint 外側環軸関節
35 Occipital artery 後頭動脈
37 Internal jugular vein 内頸静脈
39 Sternocleidomastoid muscle 胸鎖乳突筋
42 Cingulate gyrus 帯状回
43 Choroid plexus of lateral ventricle 側脳室脈絡叢
44 Fornix 脳弓
45 Insula 島
46 Red nucleus 赤核
47 Substantia nigra 黒質
48 Hippocampus 海馬
49 Interpeduncular cistern 脚間槽

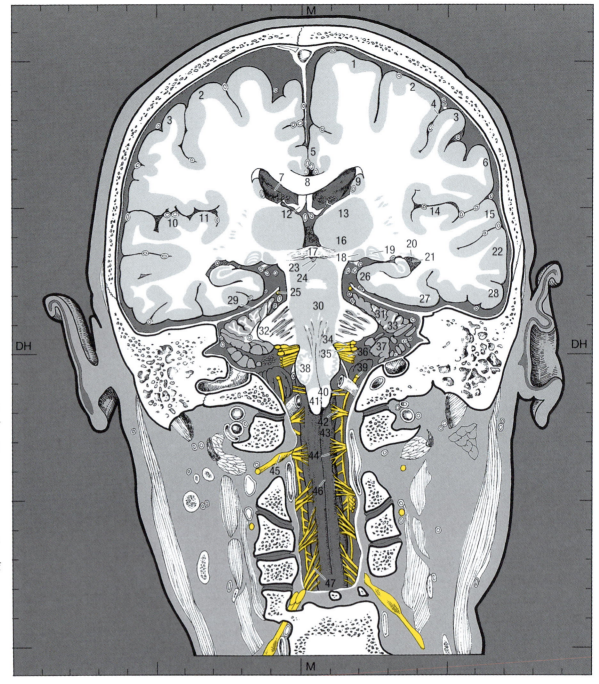

図 3.10　前額断第 9 切片
DH = ドイツ水平面
M = 正中面

図 3.10a　前額断第 9 切片の前面像（脳構造，脳神経と脊髄神経）。この切断面に後交連が出ている。側脳室体部と下角ならびに中脳水道の上端が認められる。Ⅶ，Ⅷ，Ⅸ，Ⅹ，Ⅺ，Ⅻ脳神経が脳幹から出入している。四丘体は切片内に含まれていてみえない（図 3.1c）。

1 Superior frontal gyrus 上前頭回
2 Precentral gyrus 中心前回
3 Postcentral gyrus 中心後回
4 Central sulcus 中心溝
5 Cingulate gyrus 帯状回
6 Supramarginal gyrus 縁上回
7 Central part (body) of lateral ventricle 側脳室中心部
8 Trunk (body) of corpus callosum 脳梁幹
9 Caudate nucleus 尾状核
10 Posterior transverse temporal gyrus (of Heschl) 後横側頭回（後ヘシュル回）
11 Anterior transverse temporal gyrus (of Heschl) 前横側頭回（前ヘシュル回）
12 Fornix 脳弓
13 Pulvinar of thalamus 視床枕
14 Transverse temporal gyrus (of Heschl) 横側頭回（ヘシュル回）
15 Superior temporal gyrus 上側頭回
16 Centromedian nucleus of thalamus 視床中心正中核
17 Posterior commissure 後交連
18 Medial geniculate body 内側膝状体
19 Lateral geniculate body 外側膝状体
20 Tail of caudate nucleus 尾状核尾
21 Temporal (inferior) horn of lateral ventricle 側脳室下角
22 Middle temporal gyrus 中側頭回
23 Aqueduct of midbrain 中脳水道
24 Periaqueductal grey substance 中心灰白質
25 Trochlear nerve 滑車神経
26 Parahippocampal gyrus 海馬傍回
27 Lateral occipitotemporal gyrus 外側後頭側頭回
28 Inferior temporal gyrus 下側頭回
29 Cerebellar tentorium 小脳テント
30 Pons 橋
31 Anterior lobe of cerebellum 小脳前葉
32 Middle cerebellar peduncle 中小脳脚
33 Primary fissure of cerebellum 小脳第一裂
34 Facial nerve and intermediate nerve 顔面神経と中間神経
35 Vestibulocochlear nerve 内耳神経（前庭蝸牛神経）
36 Glossopharyngeal nerve and vagus nerve 舌咽神経と迷走神経
37 Flocculus (H X) 片葉
38 Inferior olivary nucleus 下オリーブ核
39 Accessory nerve 副神経
40 Hypoglossal nerve 舌下神経
41 Decussation of pyramids 錐体交叉
42 Anterior (ventral) root of first cervical spinal nerve 第一頸神経前根
43 Spinal cord 脊髄
44 Anterior (ventral) root of second spinal nerve 第二頸神経前根
45 Second cervical spinal ganglion 第二頸神経節
46 Anterior median fissure 前正中裂
47 Anterior (ventral) root of fifth cervical spinal nerve 第五頸神経前根

3 前額断シリーズ

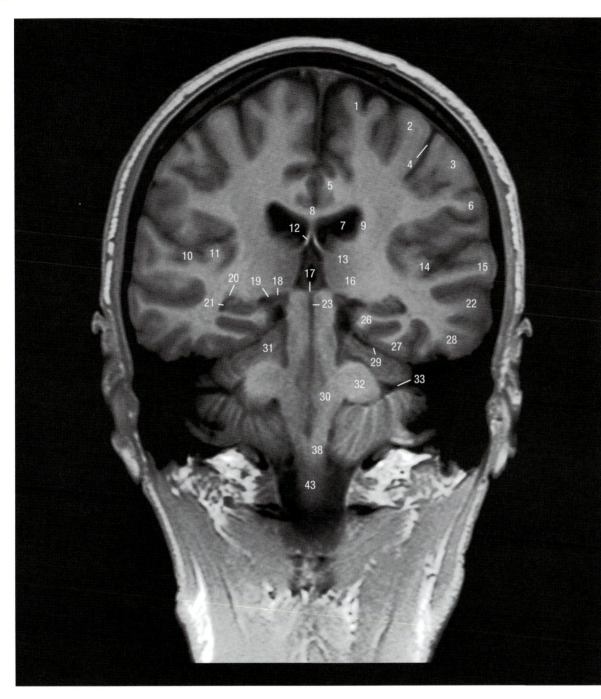
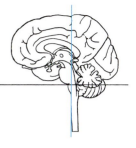

図 3.10b　前額断 MRI-T1 強調画像。図 3.10a, 3.10c にほぼ対応する。

1 Superior frontal gyrus 上前頭回
2 Precentral gyrus 中心前回
3 Postcentral gyrus 中心後回
4 Central sulcus 中心溝
5 Cingulate gyrus 帯状回
6 Supramarginal gyrus 縁上回
7 Central part (body) of lateral ventricle 側脳室中心部
8 Trunk (body) of corpus callosum 脳梁幹
9 Caudate nucleus 尾状核
10 Posterior transverse temporal gyrus (of Heschl) 後横側頭回（後ヘシュル回）
11 Anterior transverse temporal gyrus (of Heschl) 前横側頭回（前ヘシュル回）
12 Fornix 脳弓
13 Pulvinar of thalamus 視床枕
14 Transverse temporal gyrus (of Heschl) 横側頭回（ヘシュル回）
15 Superior temporal gyrus 上側頭回
16 Centromedian nucleus of thalamus 視床中心正中核
17 Posterior commissure 後交連
18 Medial geniculate body 内側膝状体
19 Lateral geniculate body 外側膝状体
20 Tail of caudate nucleus 尾状核尾
21 Temporal (inferior) horn of lateral ventricle 側脳室下角
22 Middle temporal gyrus 中側頭回
23 Aqueduct of midbrain 中脳水道
26 Parahippocampal gyrus 海馬傍回
27 Lateral occipitotemporal gyrus 外側後頭側頭回
28 Inferior temporal gyrus 下側頭回
29 Cerebellar tentorium 小脳テント
30 Pons 橋
31 Anterior lobe of cerebellum 小脳前葉
32 Middle cerebellar peduncle 中小脳脚
33 Primary fissure of cerebellum 小脳第一裂
38 Inferior olivary nucleus 下オリーブ核
43 Spinal cord 脊髄

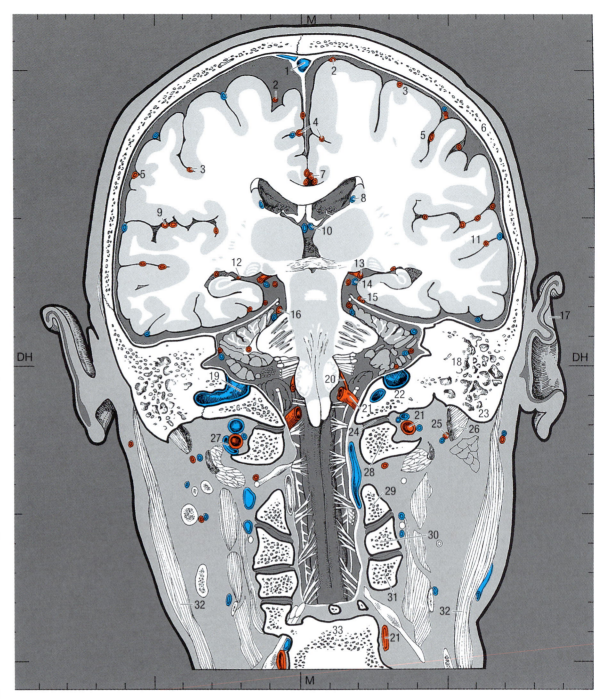

1 Superior sagittal sinus 上矢状静脈洞
2 Paracentral artery 中心傍動脈
3 Artery of central sulcus 中心溝動脈
4 Precuneal artery 楔前動脈
5 Anterior parietal artery 前頭頂動脈
6 Parietal bone 頭頂骨
7 Pericallosal artery 脳梁周囲動脈
8 Superior thalamostriate (terminal) vein 上視床線条体静脈（分界静脈）
9 Artery of angular gyrus 角回動脈
10 Internal cerebral vein 内大脳静脈
11 Temporal artery of middle cerebral artery 側頭動脈（中大脳動脈の枝）
12 Posterior choroidal artery 後脈絡叢動脈
13 Medial occipital artery 内側後頭動脈
14 Basal vein (of Rosenthal) 脳底静脈（ローゼンタール静脈）
15 Lateral occipital artery 外側後頭動脈
16 Superior cerebellar artery 上小脳動脈
17 Auricle (pinna) 耳介
18 Temporal bone 側頭骨
19 Sigmoid sinus S状静脈洞
20 Posterior inferior cerebellar artery (PICA) 後下小脳動脈
21 Vertebral artery 椎骨動脈
22 Occipital bone 後頭骨
23 Mastoid process 乳様突起
24 Atlanto-occipital joint 環椎後頭関節
25 Occipital artery 後頭動脈
26 Posterior belly of digastric muscle 顎二腹筋後腹
27 Vertebral vein 椎骨静脈
28 Lateral mass of atlas 環椎外側塊
29 Articular process and arch of axis 軸椎の関節突起と椎弓
30 Articular process and arch of third cervical vertebra 第三頸椎の関節突起と椎弓
31 Articular process and arch of fourth cervical vertebra 第四頸椎の関節突起と椎弓
32 Sternocleidomastoid muscle 胸鎖乳突筋
33 Fifth cervical vertebra 第五頸椎

図3.10c　前額断第9切片の前面像（骨構造，筋肉，血管）。切断面は乳様突起のほぼ中央を通り，後頭蓋窩と第四頸椎までの脊柱管を示している。

3 前額断シリーズ

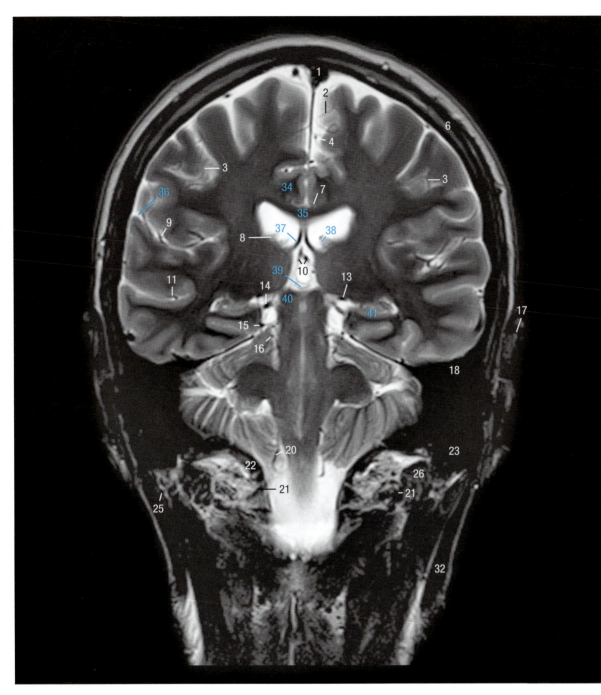
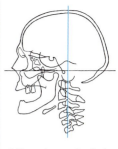

1 Superior sagittal sinus 上矢状静脈洞
2 Paracentral artery 中心傍動脈
3 Artery of central sulcus 中心溝動脈
4 Precuneal artery 楔前動脈
6 Parietal bone 頭頂骨
7 Pericallosal artery 脳梁周囲動脈
8 Superior thalamostriate vein 上視床線条体静脈
9 Artery of angular gyrus 角回動脈
10 Internal cerebral vein 内大脳静脈
11 Temporal artery of middle cerebral artery 側頭動脈（中大脳動脈の枝）
13 Medial occipital artery 内側後頭動脈
14 Basal vein (of Rosenthal) 脳底静脈（ローゼンタール静脈）
15 Lateral occipital artery 外側後頭動脈
16 Superior cerebellar artery 上小脳動脈
17 Auricle (pinna) 耳介
18 Temporal bone 側頭骨
20 Posterior inferior cerebellar artery (PICA) 後下小脳動脈
21 Vertebral artery 椎骨動脈
22 Occipital bone 後頭骨
23 Mastoid process 乳様突起
25 Occipital artery 後頭動脈
26 Posterior belly of digastric muscle 顎二腹筋後腹
32 Sternocleidomastoid muscle 胸鎖乳突筋
34 Cingulate gyrus 帯状回
35 Trunk (body) of corpus callosum 脳梁幹
36 Lateral sulcus (Sylvian fissure) 外側溝（シルビウス裂）
37 Fornix 脳弓
38 Choroid plexus 脈絡叢
39 Pineal gland (body) 松果体
40 Superior colliculus 上丘
41 Hippocampus 海馬

図 3.10d　前額断 MRI-T2 強調画像。図 3.10a, 3.10c にほぼ対応する。

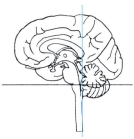

1 Precentral gyrus 中心前回
2 Falx cerebri 大脳鎌
3 Central sulcus 中心溝
4 Paracentral lobule 中心傍小葉
5 Postcentral gyrus 中心後回
6 Cingulate gyrus 帯状回
7 Supramarginal gyrus 縁上回
8 Lateral sulcus (Sylvian fissure) 外側溝（シルビウス裂）
9 Atrium (collateral trigone) of lateral ventricle 側脳室房（側副三角）
10 Splenium of corpus callosum 脳梁膨大
11 Tail of caudate nucleus 尾状核尾
12 Superior temporal gyrus 上側頭回
13 Fornix 脳弓
14 Pineal gland (body) 松果体
15 Hippocampus 海馬
16 Middle temporal gyrus 中側頭回
17 Cerebellar tentorium 小脳テント
18 Medial occipitotemporal gyrus 内側後頭側頭回
19 Lateral occipitotemporal gyrus 外側後頭側頭回
20 Inferior temporal gyrus 下側頭回
21 Anterior lobe of cerebellum 小脳前葉
22 Primary fissure of cerebellum 小脳第一裂
23 Roof of fourth ventricle 第四脳室上壁
24 Choroid plexus of fourth ventricle 第四脳室脈絡叢
25 Posterior lobe of cerebellum 小脳後葉
26 Floor of rhomboid fossa (cut) 菱形窩底（断面）
27 Cisterna magna (posterior cerebellomedullary cistern) 大槽（後小脳延髄槽）
28 Suboccipital nerve 後頭下神経
29 Greater occipital nerve 大後頭神経
30 Third occipital nerve 第三後頭神経
31 Spinal cord 脊髄

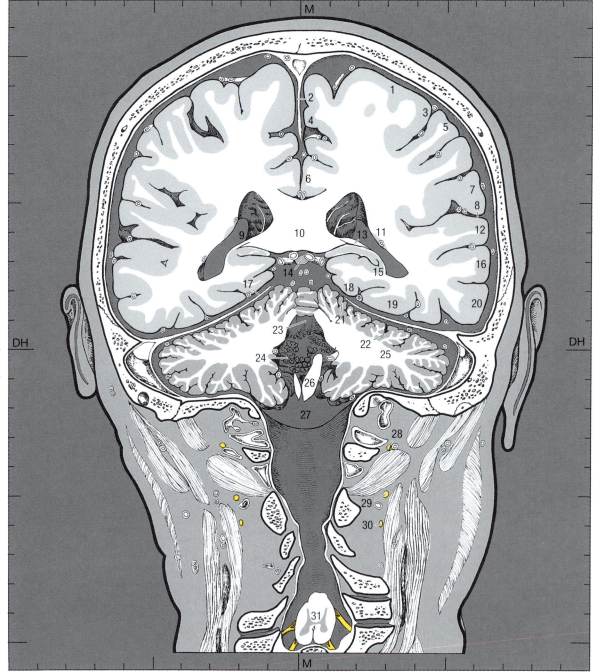

図 3.11　前額断第 10 切片
DH＝ドイツ水平面
M＝正中面

図 3.11a　前額断第 10 切片の前面像（脳構造と脊髄神経の枝）。この切片では，脳梁膨大部，側脳室房（側副三角），松果体，第四脳室底とその上壁の小脳がみえている。

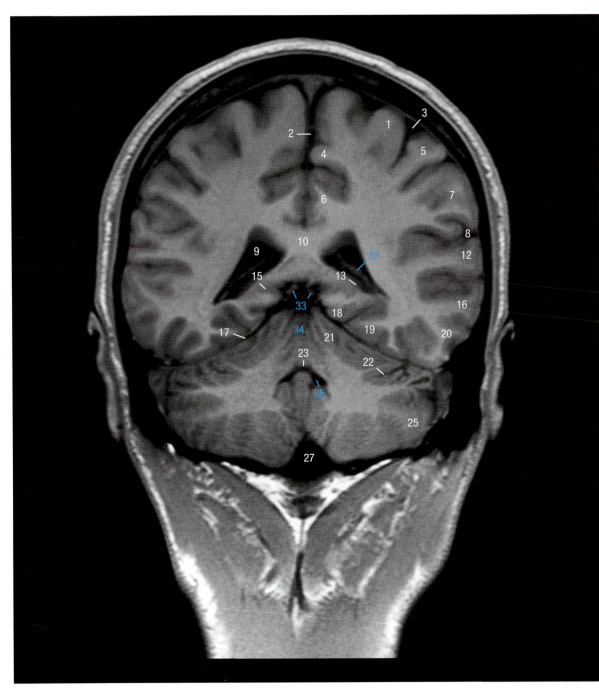
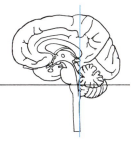

図 3.11b 前額断 MRI-T1 強調画像。図 3.11a, 3.11c にほぼ対応する。

1 Precentral gyrus 中心前回
2 Falx cerebri 大脳鎌
3 Central sulcus 中心溝
4 Paracentral lobule 中心傍小葉
5 Postcentral gyrus 中心後回
6 Cingulate gyrus 帯状回
7 Supramarginal gyrus 縁上回
8 Lateral sulcus (Sylvian fissure) 外側溝（シルビウス裂）
9 Atrium (collateral trigone) of lateral ventricle 側脳室房（側副三角）
10 Splenium of corpus callosum 脳梁膨大
12 Superior temporal gyrus 上側頭回
13 Fornix 脳弓
15 Hippocampus 海馬
16 Middle temporal gyrus 中側頭回
17 Cerebellar tentorium 小脳テント
18 Medial occipitotemporal gyrus 内側後頭側頭回
19 Lateral occipitotemporal gyrus 外側後頭側頭回
20 Inferior temporal gyrus 下側頭回
21 Anterior lobe of cerebellum 小脳前葉
22 Primary fissure of cerebellum 小脳第一裂
23 Roof of fourth ventricle 第四脳室上壁
25 Posterior lobe of cerebellum 小脳後葉
27 Cisterna magna (posterior cerebellomedullary cistern) 大槽（後小脳延髄槽）
32 Choroid plexus of lateral ventricle 側脳室脈絡叢
33 Internal cerebral vein 内大脳静脈
34 Anterior lobe of cerebellum, vermis 小脳前葉，虫部
35 Fourth ventricle 第四脳室

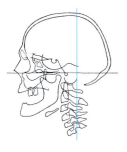

1 Superior sagittal sinus 上矢状静脈洞
2 Paracentral artery 中心傍動脈
3 Artery of central sulcus 中心溝動脈
4 Parietal bone 頭頂骨
5 Precuneal artery 楔前動脈
6 Anterior parietal artery 前頭頂動脈
7 Artery of angular gyrus 角回動脈
8 Superior thalamostriate (terminal) vein 上視床線条体静脈(分界静脈)
9 Temporal artery of middle cerebral artery 側頭動脈(中大脳動脈の枝)
10 Internal cerebral vein 内大脳静脈
11 Basal vein (of Rosenthal) 脳底静脈(ローゼンタール静脈)
12 Medial occipital artery 内側後頭動脈
13 Superior cerebellar artery 上小脳動脈
14 Lateral occipital artery 外側後頭動脈
15 Temporal bone 側頭骨
16 Sigmoid sinus S状静脈洞
17 Posterior inferior cerebellar artery (PICA) 後下小脳動脈
18 Auricle (pinna) 耳介
19 Occipital bone 後頭骨
20 Vertebral vein (cut) 椎骨静脈(断面)
21 Vertebral artery (cut) 椎骨動脈(断面)
22 Obliquus capitis superior muscle 上頭斜筋
23 Suboccipital venous plexus 後頭下静脈叢
24 Posterior arch of atlas 環椎後弓
25 Occipital artery 後頭動脈
26 Obliquus capitis inferior muscle 下頭斜筋
27 Sternocleidomastoid muscle 胸鎖乳突筋
28 Arch of axis 軸椎椎弓
29 Arch of third cervical vertebra 第三頸椎椎弓
30 Arch of fourth cervical vertebra 第四頸椎椎弓
31 Arch of fifth cervical vertebra 第五頸椎椎弓

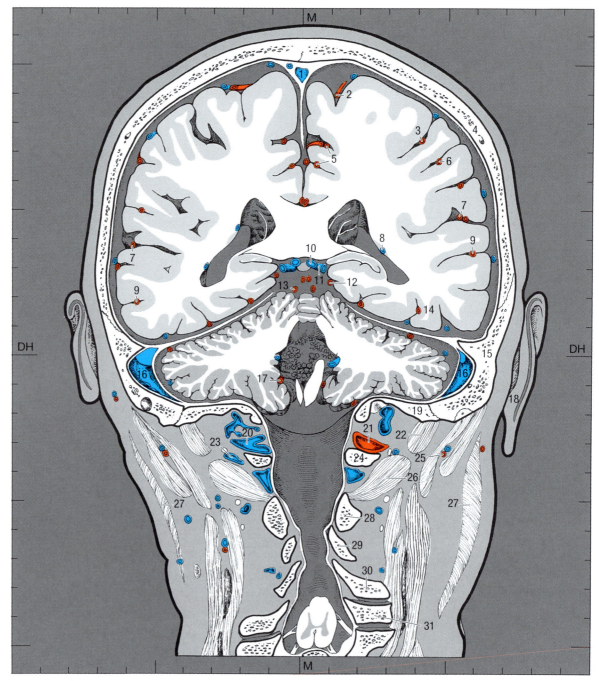

図3.11c 前額断第10切片の前面像(骨構造,筋肉,血管)。切断面は側頭骨錐体部の後端に接し,大後頭孔中央のすぐ後方を通っている(図3.1a)。上部頸椎の椎弓が切断されている。

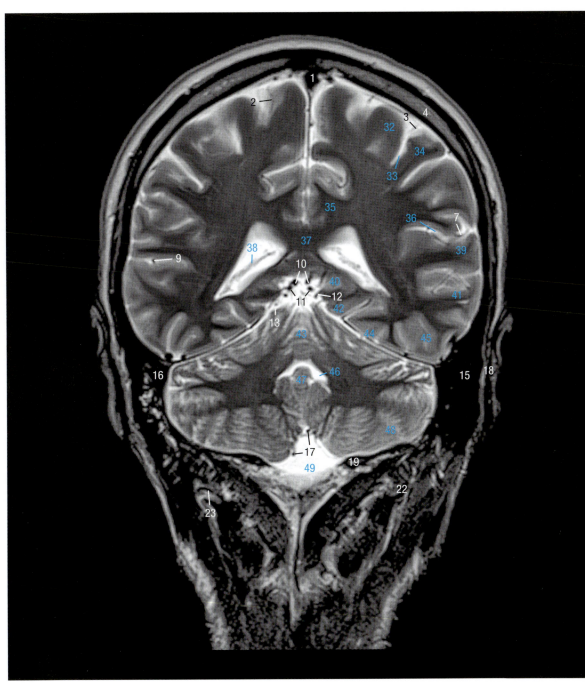
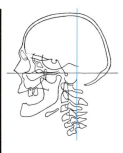

図3.11d 前額断MRI-T2強調画像。図3.11a, 3.11cにほぼ対応する。

1 Superior sagittal sinus 上矢状静脈洞
2 Paracentral artery 中心傍動脈
3 Artery of central sulcus 中心溝動脈
4 Parietal bone 頭頂骨
7 Artery of angular gyrus 角回動脈
9 Temporal artery of middle cerebral artery 側頭動脈（中大脳動脈の枝）
10 Internal cerebral vein 内大脳静脈
11 Basal vein (of Rosenthal) 脳底静脈（ローゼンタール静脈）
12 Medial occipital artery 内側後頭動脈
13 Superior cerebellar artery 上小脳動脈
15 Temporal bone 側頭骨
16 Sigmoid sinus S状静脈洞
17 Posterior inferior cerebellar artery (PICA) 後下小脳動脈
18 Auricle (pinna) 耳介
19 Occipital bone 後頭骨
22 Obliquus capitis superior muscle 上頭斜筋
23 Suboccipital venous plexus 後頭下静脈叢
32 Precentral gyrus 中心前回
33 Central sulcus 中心溝
34 Postcentral gyrus 中心後回
35 Cingulate gyrus 帯状回
36 Lateral sulcus (Sylvian fissure) 外側溝（シルビウス裂）
37 Splenium of corpus callosum 脳梁膨大
38 Choroid plexus of lateral ventricle 側脳室脈絡叢
39 Superior temporal gyrus 上側頭回
40 Hippocampus 海馬
41 Middle temporal gyrus 中側頭回
42 Medial occipitotemporal gyrus 内側後頭側頭回
43 Anterior lobe of cerebellum 小脳前葉
44 Lateral occipitotemporal gyrus 外側後頭側頭回
45 Inferior temporal gyrus 下側頭回
46 Fourth ventricle 第四脳室
47 Nodule of vermis (X) 虫部小節
48 Posterior lobe of cerebellum 小脳後葉
49 Cisterna magna (posterior cerebellomedullary cistern) 大槽（後小脳延髄槽）

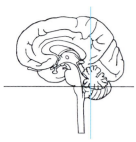

1 Precentral gyrus 中心前回
2 Postcentral gyrus 中心後回
3 Paracentral lobule 中心傍小葉
4 Falx cerebri 大脳鎌
5 Supramarginal gyrus 縁上回
6 Occipital(posterior) horn of lateral ventricle 側脳室後角
7 Superior temporal sulcus 上側頭溝
8 Superior temporal gyrus 上側頭回
9 Middle temporal gyrus 中側頭回
10 Anterior lobe of cerebellum 小脳前葉
11 Medial occipitotemporal gyrus 内側後頭側頭回
12 Cerebellar tentorium 小脳テント
13 Lateral occipitotemporal gyrus 外側後頭側頭回
14 Inferior temporal gyrus 下側頭回
15 Primary fissure of cerebellum 小脳第一裂
16 Uvula of vermis(Ⅸ) 虫部垂
17 Dentate nucleus 歯状核
18 Posterior lobe of cerebellum 小脳後葉
19 Cisterna magna(posterior cerebellomedullary cistern) 大槽(後小脳延髄槽)
20 Greater occipital nerve 大後頭神経
21 Third occipital nerve 第三後頭神経

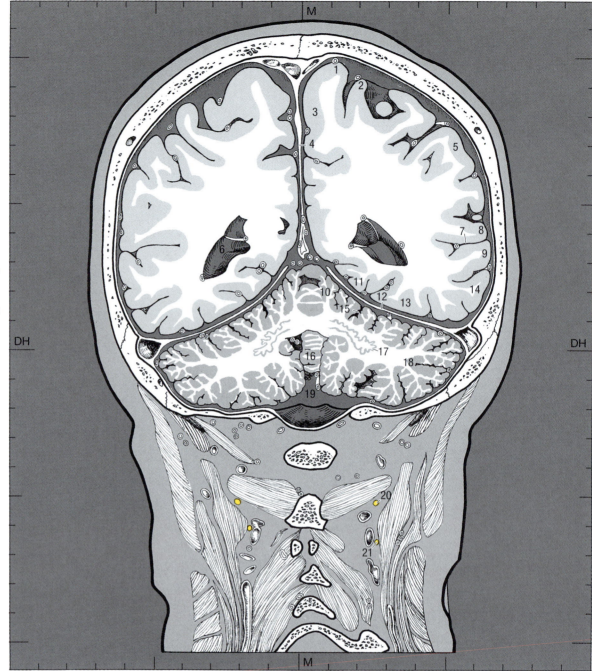

図 3.12　前額断第 11 切片
DH＝ドイツ水平面
M＝正中面

図 3.12a　前額断第 11 切片の前面像（脳構造と脊髄神経の枝）。テント上腔では側脳室後角が目印構造になる。テント下腔では，歯状核のレベルで小脳がみえている。

3 前額断シリーズ

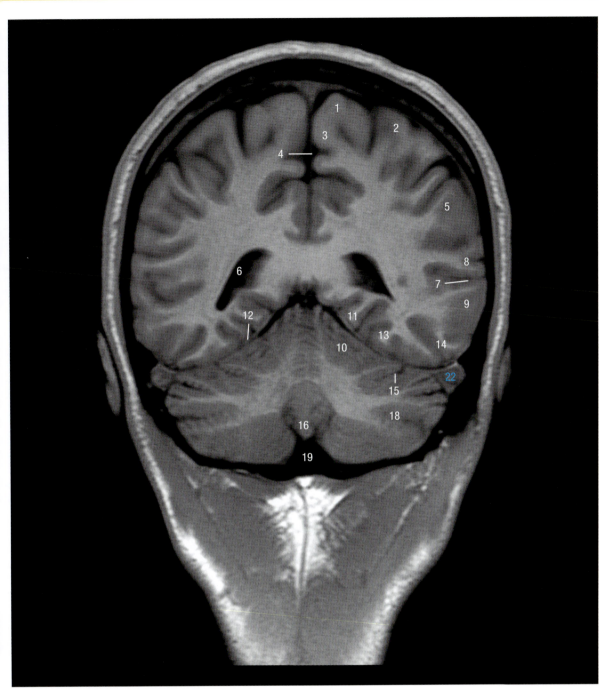
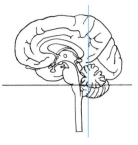

1 Precentral gyrus
  中心前回
2 Postcentral gyrus
  中心後回
3 Paracentral lobule
  中心傍小葉
4 Falx cerebri 大脳鎌
5 Supramarginal gyrus
  縁上回
6 Occipital (posterior) horn
  of lateral ventricle
  側脳室後角
7 Superior temporal sulcus
  上側頭溝
8 Superior temporal gyrus
  上側頭回
9 Middle temporal gyrus
  中側頭回
10 Anterior lobe of
   cerebellum 小脳前葉
11 Medial occipitotemporal
   gyrus 内側後頭側頭回
12 Cerebellar tentorium
   小脳テント
13 Lateral occipitotemporal
   gyrus 外側後頭側頭回
14 Inferior temporal gyrus
   下側頭回
15 Primary fissure of
   cerebellum 小脳第一裂
16 Uvula of vermis (Ⅸ)
   虫部垂
18 Posterior lobe of
   cerebellum 小脳後葉
19 Cisterna magna (posteri-
   or cerebellomedullary
   cistern)
   大槽 (後小脳延髄槽)
22 Transverse sinus
   横静脈洞

図 3.12b　前額断 MRI-T1 強調画像。図 3.12a，3.12c にほぼ対応する。

II 図譜

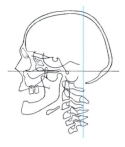

1. Superior sagittal sinus 上矢状静脈洞
2. Precuneal artery 楔前動脈
3. Anterior parietal artery 前頭頂動脈
4. Parietal bone 頭頂骨
5. Posterior parietal artery 後頭頂動脈
6. Artery of angular gyrus 角回動脈
7. Straight sinus 直静脈洞
8. Superior cerebellar artery 上小脳動脈
9. Medial occipital artery 内側後頭動脈
10. Lateral occipital artery 外側後頭動脈
11. Transverse sinus 横静脈洞
12. Posterior inferior cerebellar artery (PICA) 後下小脳動脈
13. Foramen magnum 大後頭孔（大孔）
14. Occipital bone 後頭骨
15. Rectus capitis posterior minor muscle 小後頭直筋
16. Obliquus capitis superior muscle 上頭斜筋
17. Posterior arch of atlas 環椎後弓
18. Occipital artery 後頭動脈
19. Splenius capitis muscle 頭板状筋
20. Obliquus capitis inferior muscle 下頭斜筋
21. Spinous process of axis 軸椎棘突起
22. Suboccipital venous plexus 後頭下静脈叢
23. Spinous process of third cervical vertebra 第三頸椎棘突起
24. Spinous process of fourth cervical vertebra 第四頸椎棘突起
25. Arch of fifth cervical vertebra 第五頸椎椎弓
26. Arch of sixth cervical vertebra 第六頸椎椎弓

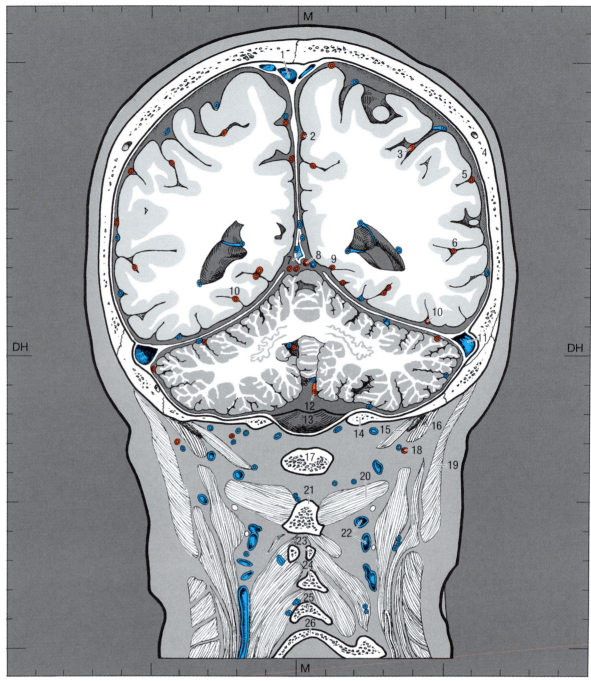

図3.12c 前額断第11切片の前面像（骨構造，項部の筋肉，血管）。この切断面には大後頭孔の後方の構造がみえている。

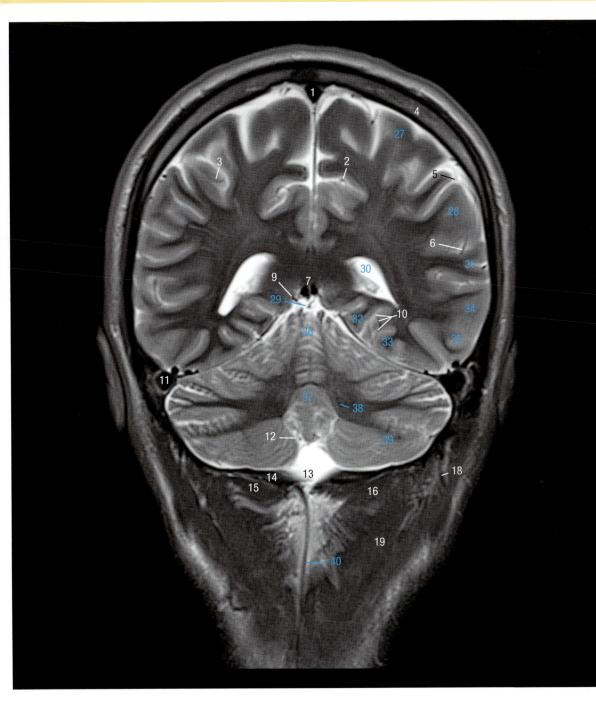

図3.12d　前額断 MRI-T2 強調画像。図 3.12a, 3.12c にほぼ対応する。

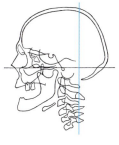

1 Superior sagittal sinus 上矢状静脈洞
2 Precuneal artery 楔前動脈
3 Anterior parietal artery 前頭頂動脈
4 Parietal bone 頭頂骨
5 Posterior parietal artery 後頭頂動脈
6 Artery of angular gyrus 角回動脈
7 Straight sinus 直静脈洞
9 Medial occipital artery 内側後頭動脈
10 Lateral occipital artery 外側後頭動脈
11 Transverse sinus 横静脈洞
12 Posterior inferior cerebellar artery (PICA) 後下小脳動脈
13 Foramen magnum 大後頭孔(大孔)
14 Occipital bone 後頭骨
15 Rectus capitis posterior minor muscle 小後頭直筋
16 Obliquus capitis superior muscle 上頭斜筋
18 Occipital artery 後頭動脈
19 Splenius capitis muscle 頭板状筋
27 Superior parietal lobule 上頭頂小葉
28 Supramarginal gyrus 縁上回
29 Superior cerebellar cistern 上小脳槽
30 Occipital (posterior) horn of lateral ventricle 側脳室後角
31 Superior temporal gyrus 上側頭回
32 Medial occipitotemporal gyrus 内側後頭側頭回
33 Lateral occipitotemporal gyrus 外側後頭側頭回
34 Middle temporal gyrus 中側頭回
35 Inferior temporal gyrus 下側頭回
36 Vermis of anterior lobe of cerebellum 小脳前葉虫部
37 Vermis of cerebellum 小脳虫部
38 Dentate nucleus 歯状核
39 Posterior lobe of cerebellum 小脳後葉
40 Ligamentum nuchae 項靱帯

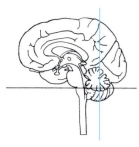

1 Superior parietal lobule 上頭頂小葉
2 Longitudinal cerebral (interhemispheric) fissure 大脳縦裂（半球間裂）
3 Falx cerebri 大脳鎌
4 Precuneus 楔前部
5 Angular gyrus 角回
6 Parieto-occipital sulcus 頭頂後頭溝
7 Dura mater 硬膜
8 Primary visual cortex 一次視覚皮質
9 Cuneus 楔部
10 Occipital (posterior) horn of lateral ventricle 側脳室後角
11 Middle temporal gyrus 中側頭回
12 Calcarine sulcus 鳥距溝
13 Anterior lobe of cerebellum 小脳前葉
14 Medial occipitotemporal gyrus 内側後頭側頭回
15 Lateral occipitotemporal gyrus 外側後頭側頭回
16 Inferior temporal gyrus 下側頭回
17 Cerebellar tentorium 小脳テント
18 Primary fissure of cerebellum 小脳第一裂
19 Posterior lobe of cerebellum 小脳後葉
20 Pyramis of vermis (Ⅷ) 虫部錐体
21 Cisterna magna (posterior cerebellomedullary cistern) 大槽（後小脳延髄槽）
22 Greater occipital nerve 大後頭神経
23 Third occipital nerve 第三後頭神経

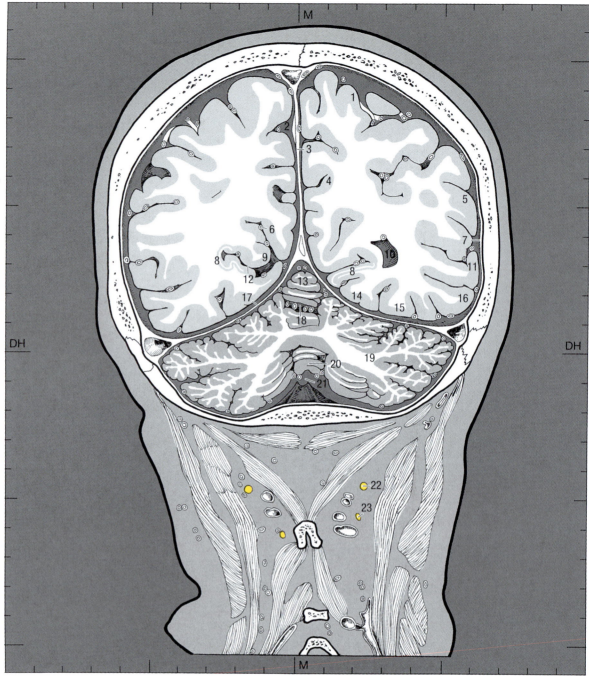

図 3.13　前額断第 12 切片
DH＝ドイツ水平面
M＝正中面

図 3.13a　前額断第 12 切片の前面像（脳構造と脊髄神経の枝）。この切片では，側脳室後角は左側しか出ていない。小脳テントがテント上腔とテント下腔を完全に区切っている。

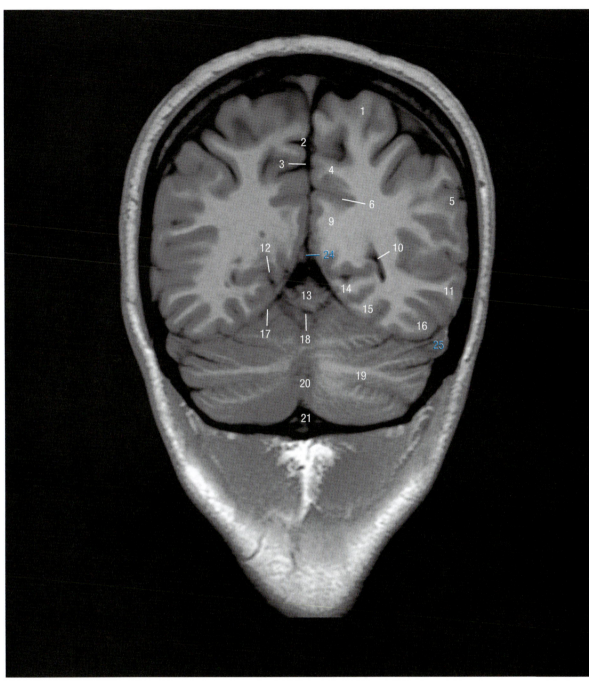
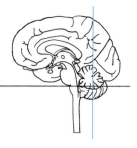

1 Superior parietal lobule 上頭頂小葉
2 Longitudinal cerebral (interhemispheric) fissure 大脳縦裂（半球間裂）
3 Falx cerebri 大脳鎌
4 Precuneus 楔前部
5 Angular gyrus 角回
6 Parieto-occipital sulcus 頭頂後頭溝
9 Cuneus 楔部
10 Occipital (posterior) horn of lateral ventricle 側脳室後角
11 Middle temporal gyrus 中側頭回
12 Calcarine sulcus 鳥距溝
13 Anterior lobe of cerebellum 小脳前葉
14 Medial occipitotemporal gyrus 内側後頭側頭回
15 Lateral occipitotemporal gyrus 外側後頭側頭回
16 Inferior temporal gyrus 下側頭回
17 Cerebellar tentorium 小脳テント
18 Primary fissure of cerebellum 小脳第一裂
19 Posterior lobe of cerebellum 小脳後葉
20 Pyramis of vermis (Ⅷ) 虫部錐体
21 Cisterna magna (posterior cerebellomedullary cistern) 大槽（後小脳延髄槽）
24 Straight sinus 直静脈洞
25 Transverse sinus 横静脈洞

図 3.13b　前額断 MRI-T1 強調画像。図 3.13a, 3.13c にほぼ対応する。

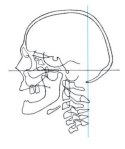

1 Superior sagittal sinus
　上矢状静脈洞
2 Anterior parietal artery
　前頭頂動脈
3 Parietal bone 頭頂骨
4 Precuneal artery
　楔前動脈
5 Posterior parietal artery
　後頭頂動脈
6 Falx cerebri 大脳鎌
7 Parieto-occipital artery
　頭頂後頭動脈
8 Artery of angular gyrus
　角回動脈
9 Straight sinus 直静脈洞
10 Temporo-occipital
　artery 側頭後頭動脈
11 Calcarine artery
　鳥距動脈
12 Superior cerebellar
　artery 上小脳動脈
13 Lateral occipital artery
　外側後頭動脈
14 Cerebellar tentorium
　小脳テント
15 Transverse sinus
　横静脈洞
16 Posterior inferior
　cerebellar artery (PICA)
　後下小脳動脈
17 Occipital bone 後頭骨
18 Occipital artery
　後頭動脈
19 Rectus capitis posterior
　minor muscle
　小後頭直筋
20 Rectus capitis posterior
　major muscle
　大後頭直筋
21 Splenius capitis muscle
　頭板状筋
22 Spinous process of axis
　軸椎棘突起
23 Suboccipital venous
　plexus 後頭下静脈叢
24 Spinous process of fourth
　cervical vertebra
　第四頸椎棘突起
25 Spinous process of fifth
　cervical vertebra
　第五頸椎棘突起

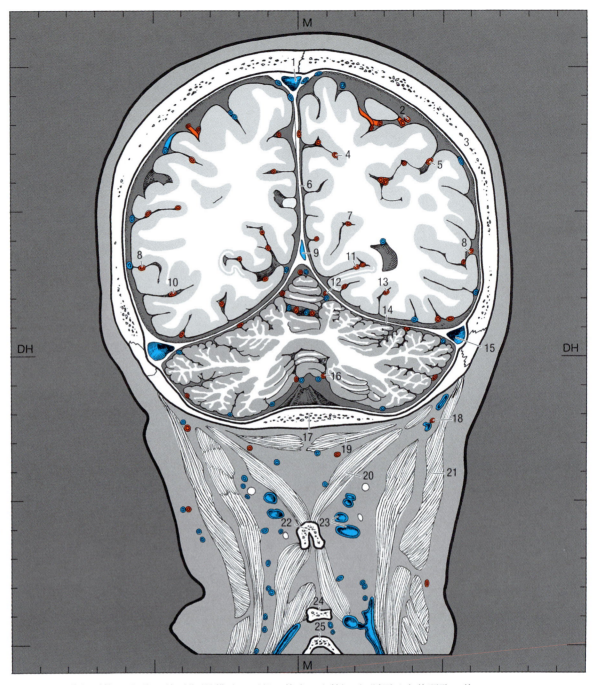

図 3.13c　前額断第 12 切片の前面像（骨構造，項部の筋肉，血管）。切断面は大後頭孔の後方にある。頸椎は棘突起が 3 個のみみえている。

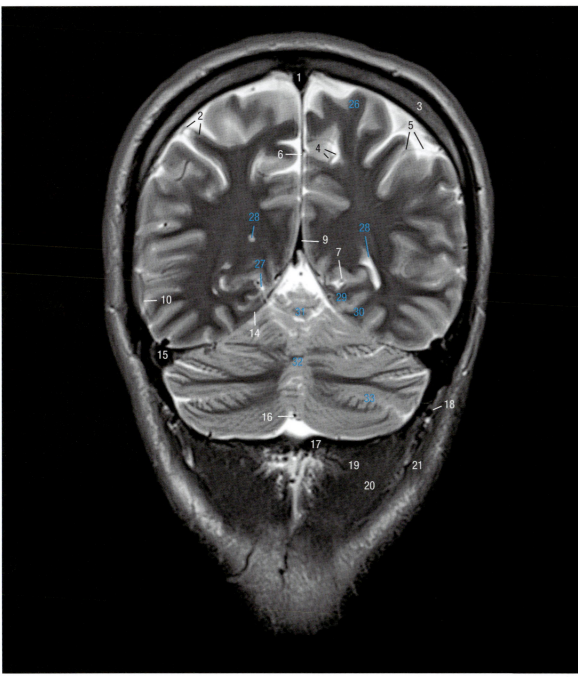
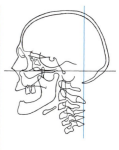

図 3.13d 前額断 MRI-T2 強調画像。図 3.13a, 3.13c にほぼ対応する。

1 Superior sagittal sinus 上矢状静脈洞
2 Anterior parietal artery 前頭頂動脈
3 Parietal bone 頭頂骨
4 Precuneal artery 楔前動脈
5 Posterior parietal artery 後頭頂動脈
6 Falx cerebri 大脳鎌
7 Parieto-occipital artery 頭頂後頭動脈
9 Straight sinus 直静脈洞
10 Temporo-occipital artery 側頭後頭動脈
14 Cerebellar tentorium 小脳テント
15 Transverse sinus 横静脈洞
16 Posterior inferior cerebellar artery (PICA) 後下小脳動脈
17 Occipital bone 後頭骨
18 Occipital artery 後頭動脈
19 Rectus capitis posterior minor muscle 小後頭直筋
20 Rectus capitis posterior major muscle 大後頭直筋
21 Splenius capitis muscle 頭板状筋
26 Superior parietal lobule 上頭頂小葉
27 Parieto-occipital sulcus 頭頂後頭溝
28 Occipital (posterior) horn of lateral ventricle 側脳室後角
29 Medial occipitotemporal gyrus 内側後頭側頭回
30 Lateral occipitotemporal gyrus 外側後頭側頭回
31 Vermis of anterior lobe of cerebellum 小脳前葉虫部
32 Vermis of cerebellum 小脳虫部
33 Posterior lobe of cerebellum 小脳後葉

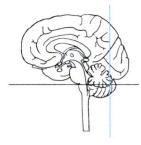

1 Superior parietal lobule 上頭頂小葉
2 Longitudinal cerebral (interhemispheric) fissure 大脳縦裂（半球間裂）
3 Precuneus 楔前部
4 Angular gyrus 角回
5 Falx cerebri 大脳鎌
6 Parieto-occipital sulcus 頭頂後頭溝
7 Cuneus 楔部
8 Occipital gyri 後頭葉の諸回
9 Calcarine sulcus 鳥距溝
10 Primary visual cortex 一次視覚皮質
11 Dura mater 硬膜
12 Medial occipitotemporal gyrus 内側後頭側頭回
13 Lateral occipitotemporal gyrus 外側後頭側頭回
14 Cerebellar tentorium 小脳テント
15 Folium of vermis（ⅦA）虫部葉
16 Posterior lobe of cerebellum 小脳後葉
17 Greater occipital nerve 大後頭神経
18 Third occipital nerve 第三後頭神経

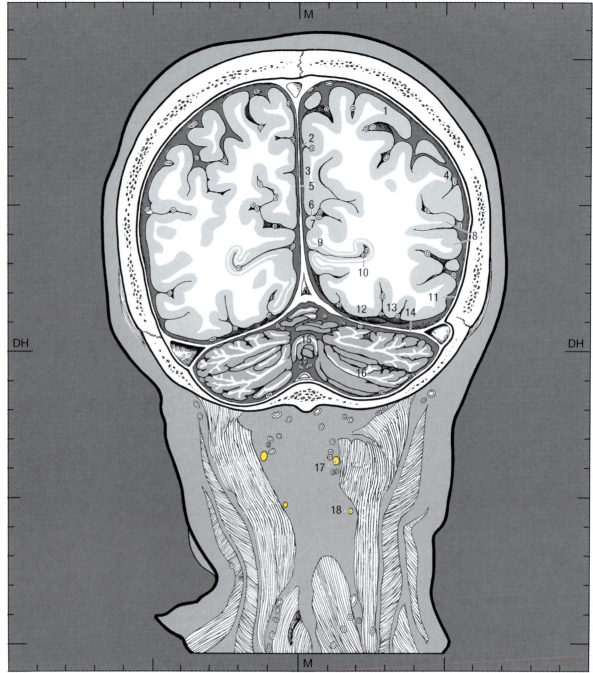

図3.14　前額断第13切片
DH＝ドイツ水平面
M＝正中面

図3.14a　前額断第13切片の前面像（脳構造と脊髄神経の枝）。終脳では，頭頂葉と後頭葉の一部が切断されている。小脳は後端が接線状に切れている。

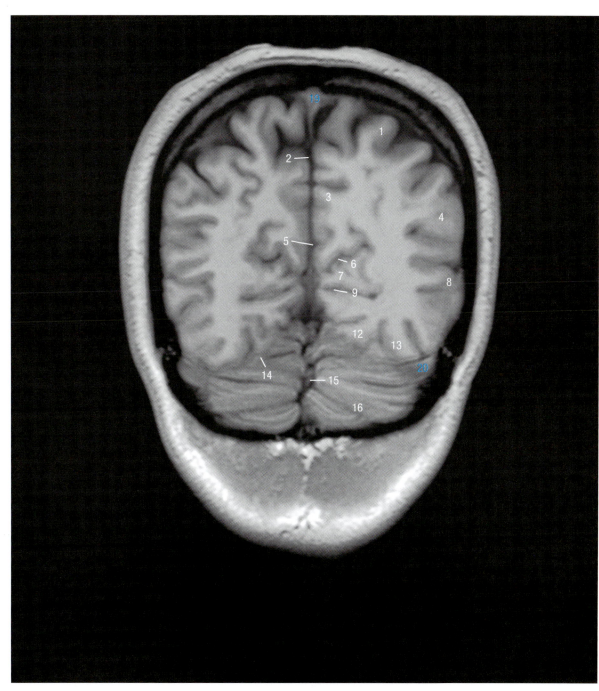
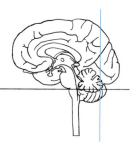

1 Superior parietal lobule 上頭頂小葉
2 Longitudinal cerebral (interhemispheric) fissure 大脳縦裂(半球間裂)
3 Precuneus 楔前部
4 Angular gyrus 角回
5 Falx cerebri 大脳鎌
6 Parieto-occipital sulcus 頭頂後頭溝
7 Cuneus 楔部
8 Occipital gyri 後頭葉の諸回
9 Calcarine sulcus 鳥距溝
12 Medial occipitotemporal gyrus 内側後頭側頭回
13 Lateral occipitotemporal gyrus 外側後頭側頭回
14 Cerebellar tentorium 小脳テント
15 Folium of vermis(ⅦA) 虫部葉
16 Posterior lobe of cerebellum 小脳後葉
19 Superior sagittal sinus 上矢状静脈洞
20 Transverse sinus 横静脈洞

図 3.14b　前額断 MRI-T1 強調画像。図 3.14a, 3.14c にほぼ相当対応する。

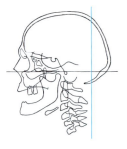
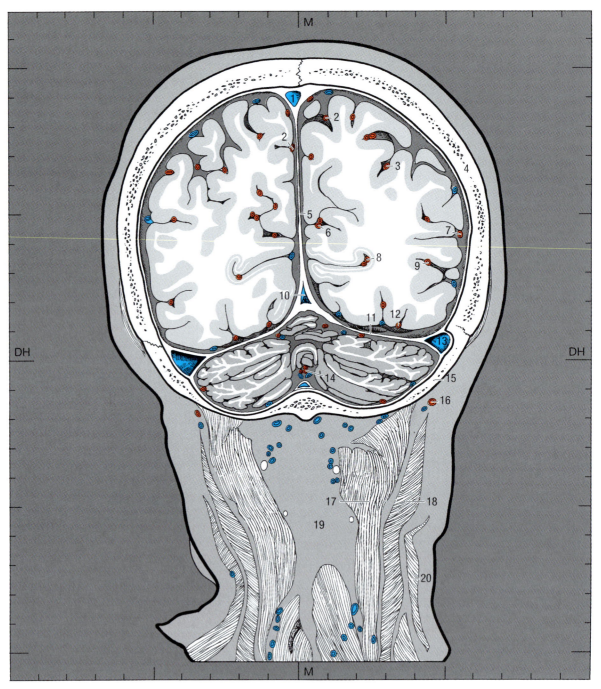

1 Superior sagittal sinus 上矢状静脈洞
2 Precuneal artery 楔前動脈
3 Posterior parietal artery 後頭頂動脈
4 Parietal bone 頭頂骨
5 Falx cerebri 大脳鎌
6 Parieto-occipital artery 頭頂後頭動脈
7 Artery of angular gyrus 角回動脈
8 Calcarine artery 鳥距動脈
9 Temporo-occipital artery 側頭後頭動脈
10 Straight sinus 直静脈洞
11 Cerebellar tentorium 小脳テント
12 Lateral occipital artery 外側後頭動脈
13 Transverse sinus 横静脈洞
14 Posterior inferior cerebellar artery (PICA) 後下小脳動脈
15 Occipital bone 後頭骨
16 Occipital artery 後頭動脈
17 Semispinalis capitis muscle 頭半棘筋
18 Splenius capitis muscle 頭板状筋
19 Ligamentum nuchae 項靱帯
20 Trapezius muscle 僧帽筋

図 3.14c　前額断第 13 切片の前面像（骨構造，項部の筋肉，血管）。頭頂骨と後頭骨が輪状の頭蓋冠を作っている。

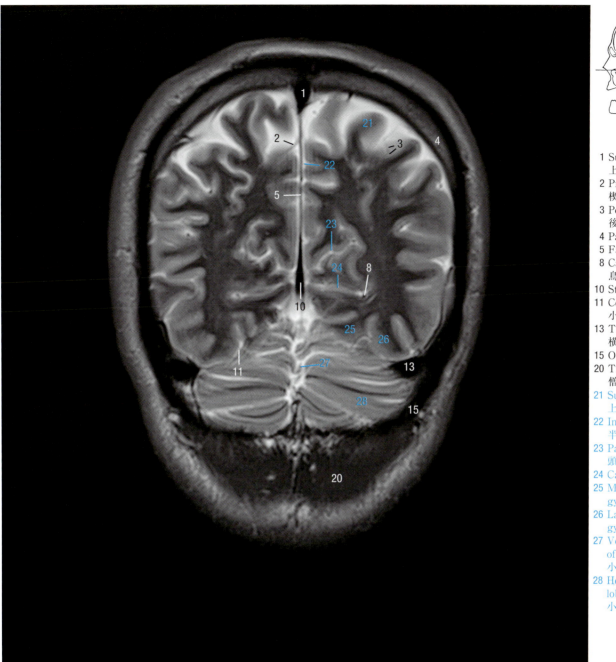
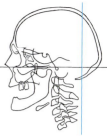

1 Superior sagittal sinus 上矢状静脈洞
2 Precuneal artery 楔前動脈
3 Posterior parietal artery 後頭頂動脈
4 Parietal bone 頭頂骨
5 Falx cerebri 大脳鎌
8 Calcarine artery 鳥距動脈
10 Straight sinus 直静脈洞
11 Cerebellar tentorium 小脳テント
13 Transverse sinus 横静脈洞
15 Occipital bone 後頭骨
20 Trapezius muscle 僧帽筋
21 Superior parietal lobule 上頭頂小葉
22 Interhemispheric cistern 半球間槽
23 Parieto-occipital sulcus 頭頂後頭溝
24 Calcarine sulcus 鳥距溝
25 Medial occipitotemporal gyrus 内側後頭側頭回
26 Lateral occipitotemporal gyrus 外側後頭側頭回
27 Vermis of anterior lobe of cerebellum 小脳前葉虫部
28 Hemisphere of posterior lobe of cerebellum 小脳後葉半球

図 3.14d　前額断 MRI-T2 強調画像。図 3.14a, 3.14c にほぼ対応する。

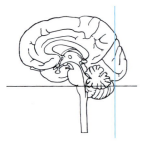
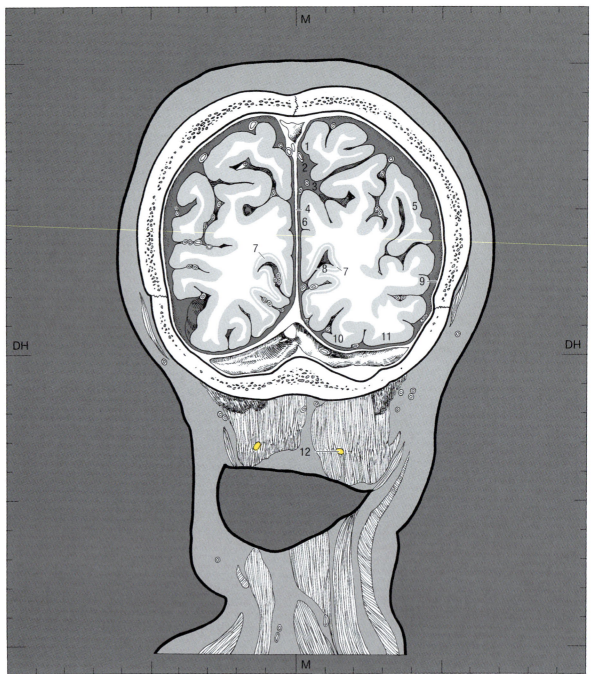

1 Precuneus 楔前部
2 Longitudinal cerebral (interhemispheric) fissure 大脳縦裂（半球間裂）
3 Parieto-occipital sulcus 頭頂後頭溝
4 Falx cerebri 大脳鎌
5 Occipital gyri 後頭葉の諸回
6 Cuneus 楔部
7 Primary visual cortex 一次視覚皮質
8 Calcarine sulcus 鳥距溝
9 Dura mater 硬膜
10 Medial occipitotemporal gyrus 内側後頭側頭回
11 Lateral occipitotemporal gyrus 外側後頭側頭回
12 Greater occipital nerve 大後頭神経

図 3.15　前額断第 14 切片
DH＝ドイツ水平面
M＝正中面

図 3.15a　前額断第 14 切片の前面像（脳構造と第二脊髄神経の枝）。両側大脳半球の後部がほとんど後頭葉のみで占められている。

3 前額断シリーズ

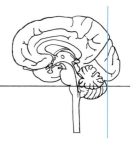

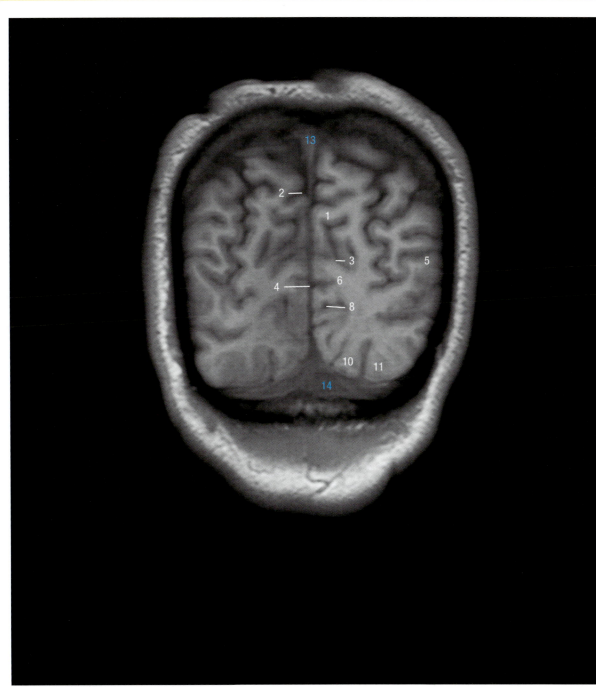

1 Precuneus 楔前部
2 Longitudinal cerebral (interhemispheric) fissure 大脳縦裂（半球間裂）
3 Parieto-occipital sulcus 頭頂後頭溝
4 Falx cerebri 大脳鎌
5 Occipital gyri 後頭葉の諸回
6 Cuneus 楔部
8 Calcarine sulcus 鳥距溝
10 Medial occipitotemporal gyrus 内側後頭側頭回
11 Lateral occipitotemporal gyrus 外側後頭側頭回
13 Superior sagittal sinus 上矢状静脈洞
14 Transverse sinus 横静脈洞

図 3.15b　前額断 MRI-T1 強調画像。図 3.15a, 3.15c にほぼ対応する。

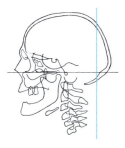

1 Superior sagittal sinus 上矢状静脈洞
2 Parieto-occipital artery 頭頂後頭動脈
3 Parietal bone 頭頂骨
4 Artery of angular gyrus 角回動脈
5 Calcarine artery 鳥距動脈
6 Temporo-occipital artery 側頭後頭動脈
7 Lateral occipital artery 外側後頭動脈
8 Confluence of sinuses 静脈洞交会
9 Transverse sinus 横静脈洞
10 Occipital bone 後頭骨
11 Occipital artery 後頭動脈
12 Semispinalis capitis muscle 頭半棘筋
13 Splenius capitis muscle 頭板状筋
14 Ligamentum nuchae 項靱帯
15 Trapezius muscle 僧帽筋

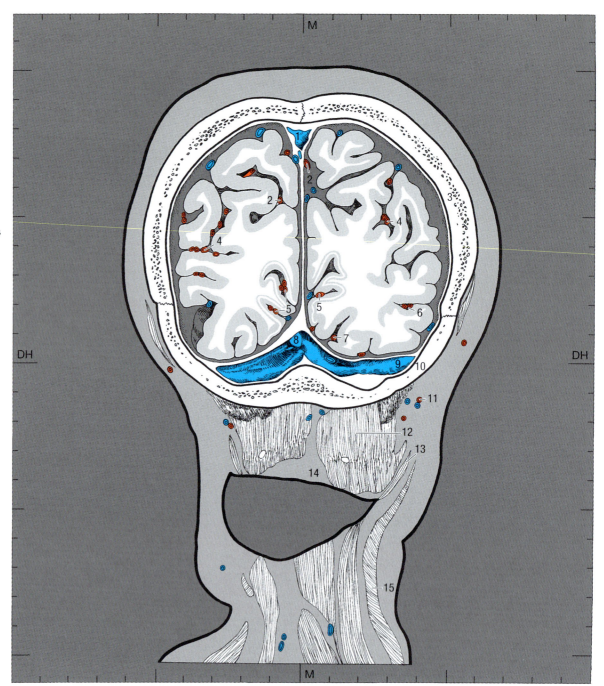

図 3.15c　前額断第 14 切片の前面像（骨構造，項部の筋肉，血管）。この切片では静脈洞交会がみえる。項部の屈曲によって切片内に欠損部が生じた。

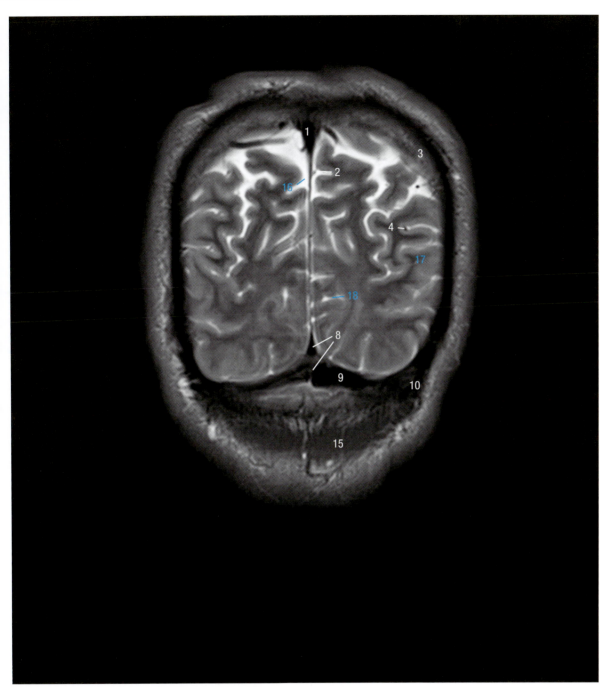
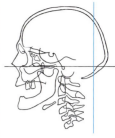

1 Superior sagittal sinus
　上矢状静脈洞
2 Parieto-occipital artery
　頭頂後頭動脈
3 Parietal bone 頭頂骨
4 Artery of angular gyrus
　角回動脈
8 Confluence of sinuses
　静脈洞交会
9 Transverse sinus
　横静脈洞
10 Occipital bone 後頭骨
15 Trapezius muscle
　僧帽筋
16 Interhemispheric cistern
　半球間槽
17 Occipital gyri
　後頭葉の諸回
18 Calcarine sulcus 鳥距溝

図 3.15d　前額断 MRI-T2 強調画像。図 3.15a, 3.15c にほぼ対応する。

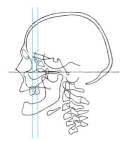

1 Frontal bone 前頭骨
2 Anterior cranial fossa 前頭蓋窩
3 Roof of orbit 眼窩上壁
4 Crista galli 鶏冠
5 Frontozygomatic suture 前頭頬骨縫合
6 Orbital plate 眼窩板
7 Ethmoidal cells 篩骨蜂巣
8 Orbit with eyeball 眼窩と眼球
9 Middle nasal concha 中鼻甲介
10 Floor of orbit 眼窩底
11 Infraorbital canal 眼窩下管
12 Zygomatic bone 頬骨
13 Nasal septum 鼻中隔
14 Inferior nasal concha 下鼻甲介
15 Maxillary sinus 上顎洞
16 Hard palate 硬口蓋
17 Maxilla 上顎骨
18 Second molar tooth 第二臼歯
19 First molar tooth（cut） 第一臼歯（断面）
20 Body of mandible 下顎体
21 Mandibular canal 下顎管

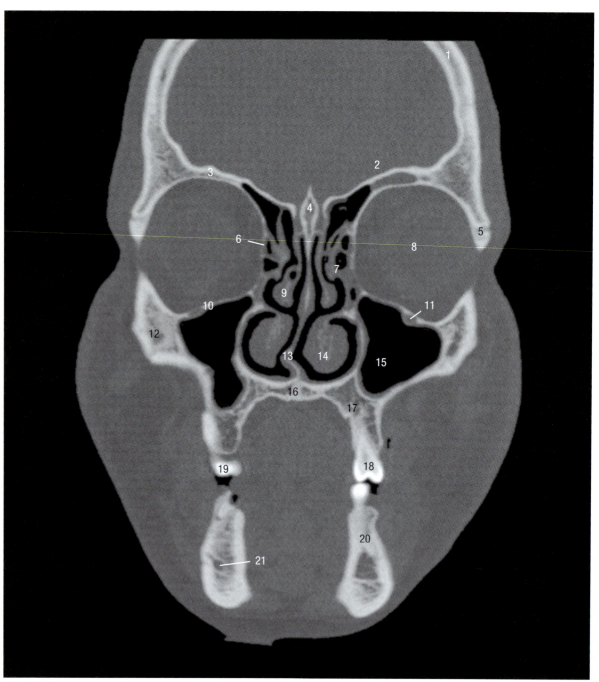

図3.16　前額断第1切片　前額断シリーズの第1切片にほぼ対応する位置のCT画像。この図とそれに続く前額断CT画像は診断のために撮影されたもので、円蓋部が完全には写されてはいない。薄い再構成が可能な横断面資料より、二次的に再構成されたものである。目印構造は前頭蓋窩、鶏冠、眼窩、篩骨蜂巣、鼻甲介、上顎骨と下顎骨である。

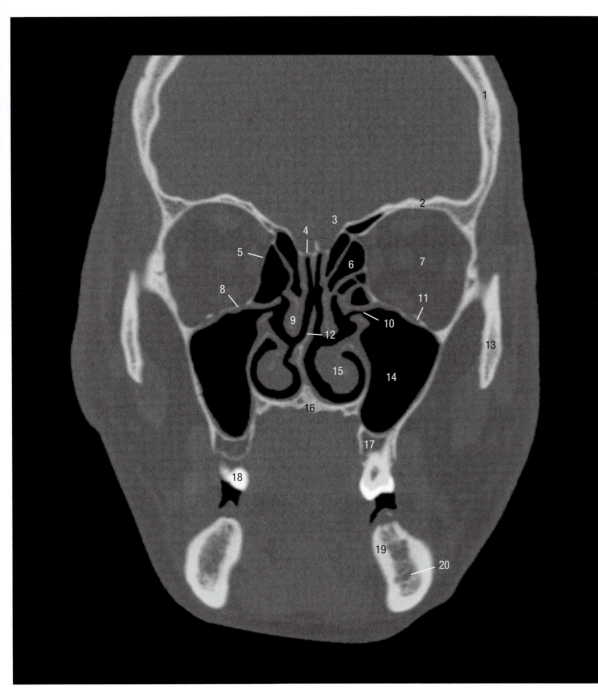
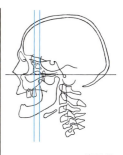

1 Frontal bone 前頭骨
2 Roof of orbit 眼窩上壁
3 Anterior cranial fossa 前頭蓋窩
4 Cribriform plate 篩板
5 Orbital plate 眼窩板
6 Ethmoidal cells 篩骨蜂巣
7 Orbit 眼窩
8 Floor of orbit 眼窩底
9 Middle nasal concha 中鼻甲介
10 Ostiomeatal complex (OMC) 中鼻道自然口ルート
11 Infraorbital canal 眼窩下管
12 Nasal septum 鼻中隔
13 Zygomatic bone 頬骨
14 Maxillary sinus 上顎洞
15 Inferior nasal concha 下鼻甲介
16 Hard palate 硬口蓋
17 Maxilla 上顎骨
18 Second molar tooth 第二臼歯
19 Body of mandible 下顎体
20 Mandibular canal 下顎管

図 3.17　前額断第 2 切片　前額断シリーズの第 2 切片にほぼ対応する位置の CT 画像。目印構造は眼窩の上下壁，鼻甲介，上顎洞と下顎骨である。

II 図譜

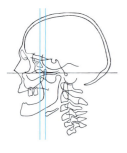

1 Frontal bone 前頭骨
2 Anterior cranial fossa 前頭蓋窩
3 Optic canal 視神経管
4 Anterior clinoid process 前床突起
5 Middle cranial fossa 中頭蓋窩
6 Superior orbital fissure 上眼窩裂
7 Sphenoidal bone 蝶形骨
8 Sphenoidal sinus 蝶形骨洞
9 Pterygopalatine fossa 翼口蓋窩
10 Zygomatic arch 頬骨弓
11 Inferior nasal concha 下鼻甲介
12 Nasal septum 鼻中隔
13 Pterygoid process 翼状突起
14 Soft palate 軟口蓋
15 Ramus of mandible 下顎枝
16 Mandibular canal 下顎管

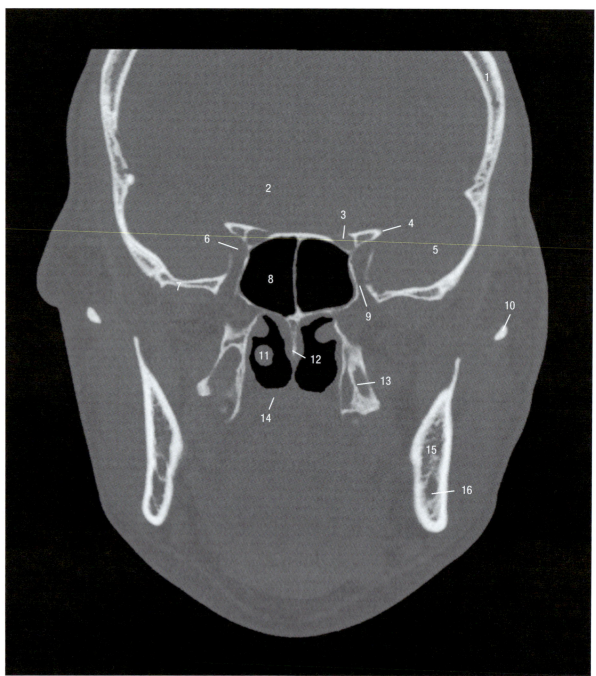

図3.18 前額断第3切片　前額断シリーズの第4切片にほぼ対応する位置のCT画像。この図は蝶形骨，翼口蓋窩と視神経管を含んでいる。

3 前額断シリーズ

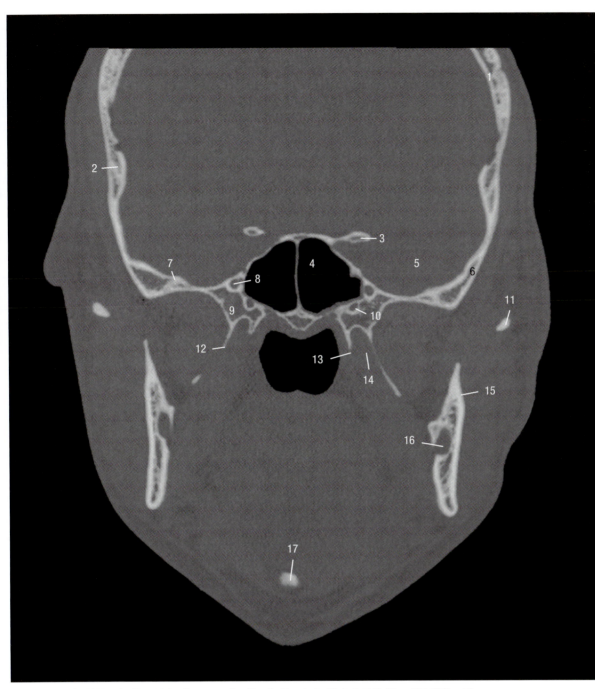
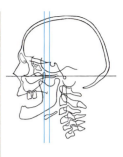

1 Parietal bone 頭頂骨
2 Squamous suture 鱗状縫合
3 Lesser wing of sphenoidal bone 蝶形骨小翼
4 Sphenoidal sinus 蝶形骨洞
5 Middle cranial fossa 中頭蓋窩
6 Temporal bone 側頭骨
7 Sphenosquamous suture 蝶鱗縫合
8 Foramen rotundum 正円孔
9 Sphenoidal bone 蝶形骨
10 Pterygoid canal 翼突管
11 Zygomatic arch 頬骨弓
12 Lateral pterygoid plate 翼状突起外側板
13 Medial pterygoid plate 翼状突起内側板
14 Pterygoid fossa 翼突窩
15 Ramus of mandible 下顎枝
16 Mandibular canal 下顎管
17 Body of hyoid bone 舌骨体

図 3.19 前額断第 4 切片　前額断シリーズの第 5 切片にほぼ対応する位置の CT 画像。正円孔と蝶形骨の翼状突起，また舌骨の中央部もみえる。

II 図譜

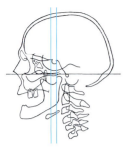

1 Parietal bone 頭頂骨
2 Posterior clinoid process
 後床突起
3 Hypophysial fossa
 下垂体窩
4 Carotid sulcus 頸動脈溝
5 Middle cranial fossa
 中頭蓋窩
6 Temporal bone 側頭骨
7 Sphenoidal sinus
 蝶形骨洞
8 Sphenoidal bone 蝶形骨
9 Foramen ovale 卵円孔
10 Carotid canal 頸動脈管
11 Ramus of mandible
 下顎枝
12 Greater horn of hyoid
 bone 舌骨大角
13 Thyroid cartilage
 （ossified）
 甲状軟骨（骨化）

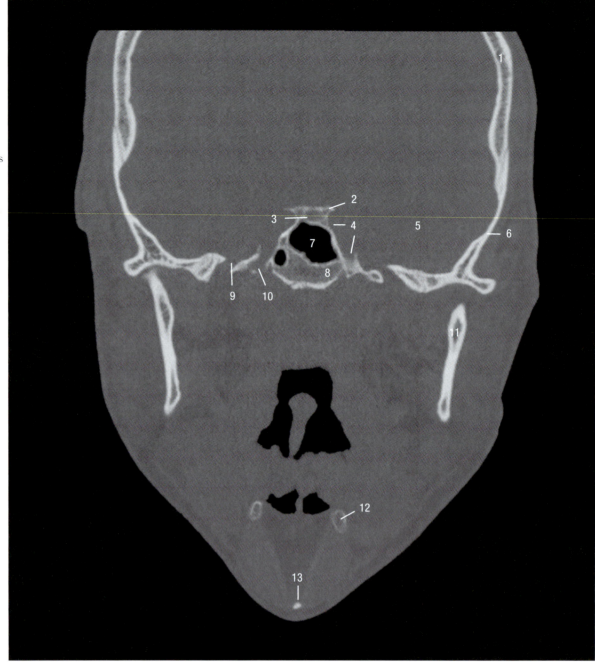

図 3.20 前額断第 5 切片　前額断シリーズの第 6 切片にほぼ対応する位置の CT 画像。中頭蓋窩が後床突起のレベルで切断されており、ほかに蝶形骨洞、下顎枝と舌骨の側方部が写っている。

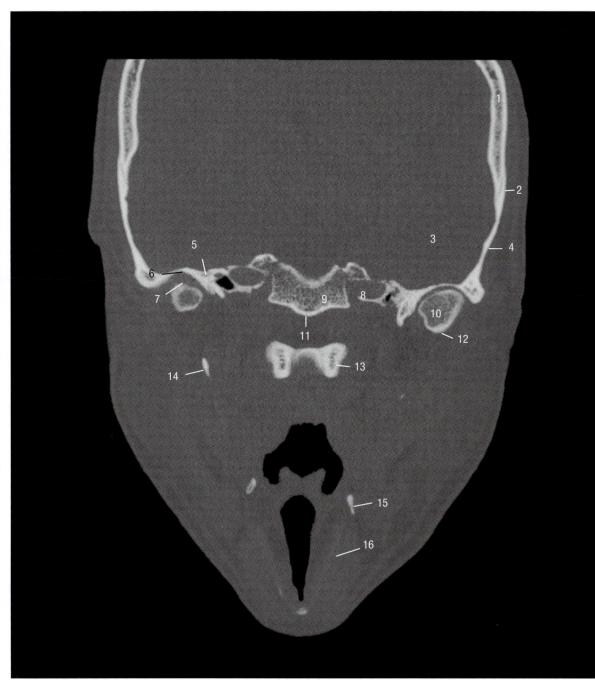

図 3.21　前額断第 6 切片　前額断シリーズの第 7 切片にほぼ対応する位置の CT 画像。中頭蓋窩は顎関節のレベルで切断されており，ほかに舌骨の側方部と第一頸椎の前弓がみえる。

1 Parietal bone 頭頂骨
2 Squamous suture 鱗状縫合
3 Middle cranial fossa 中頭蓋窩
4 Temporal bone 側頭骨
5 Sphenosquamous suture 蝶鱗縫合
6 Mandibular fossa 下顎窩
7 Temporomandibular joint 顎関節
8 Carotid canal 頸動脈管
9 Sphenoidal bone 蝶形骨
10 Head of mandible 下顎頭
11 Pharyngeal tubercle 咽頭結節
12 Neck of mandible 下顎頸
13 Anterior arch of atlas 環椎前弓
14 Stylohyoid ligament (ossified) 茎突舌骨靱帯（骨化）
15 Greater horn of hyoid bone 舌骨大角
16 Thyroid cartilage 甲状軟骨

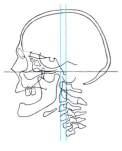

1. Parietal bone 頭頂骨
2. Squamous suture 鱗状縫合
3. Superior margin of petrous part of temporal bone 側頭骨錐体部の上縁
4. Temporal bone 側頭骨
5. Cochlea 蝸牛
6. Tympanic cavity with ossicles 鼓室と耳小骨
7. External acoustic meatus 外耳道
8. Styloid process 茎状突起
9. Occipital bone 後頭骨
10. Atlanto-occipital joint 環椎後頭関節
11. Lateral mass of atlas 環椎外側塊
12. Dens of axis 軸椎歯突起
13. Lateral atlanto-axial joint 外側環軸関節
14. Axis 軸椎
15. Hyoid bone 舌骨
16. Superior horn of thyroid cartilage 甲状軟骨上角

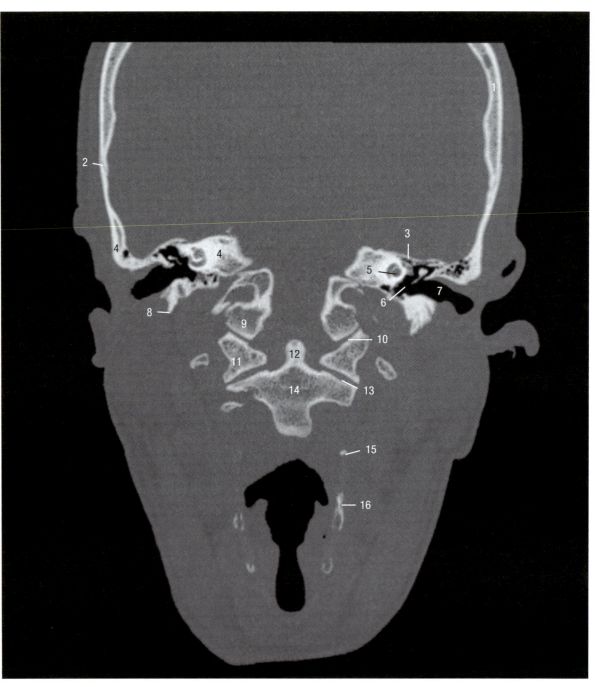

図 3.22 前額断第 7 切片　前額断シリーズの第 8 切片にほぼ対応する位置の CT 画像。この切片では側頭骨の錐体部，蝸牛，茎状突起および上部頸椎の前部が含まれている。

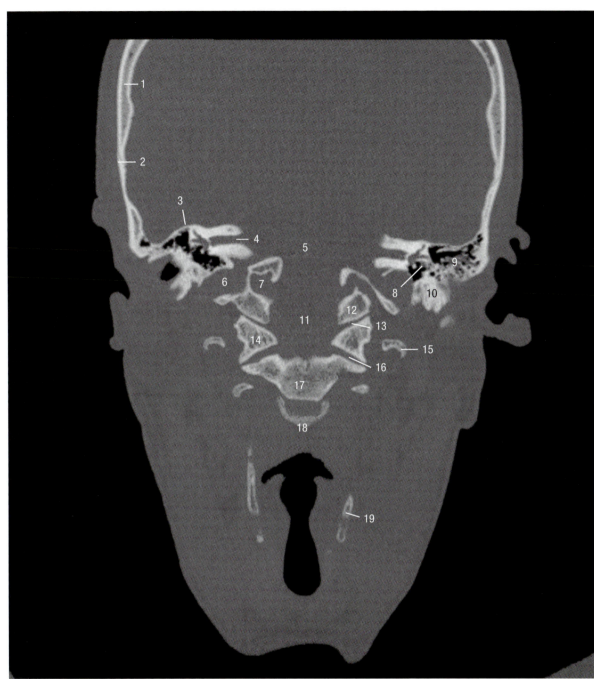
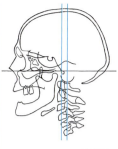

1 Parietal bone 頭頂骨
2 Squamous suture 鱗状縫合
3 Arcuate eminence 弓状隆起
4 Internal acoustic meatus 内耳道
5 Posterior cranial fossa 後頭蓋窩
6 Jugular foramen 頚静脈孔
7 Hypoglossal canal 舌下神経管
8 Facial canal 顔面神経管
9 Mastoid cells 乳突蜂巣
10 Temporal bone 側頭骨
11 Foramen magnum 大後頭孔（大孔）
12 Occipital condyle 後頭顆
13 Atlanto-occipital joint 環椎後頭関節
14 Lateral mass of atlas 環椎外側塊
15 Transverse process of atlas 環椎横突起
16 Lateral atlanto-axial joint 外側環軸関節
17 Axis 軸椎
18 Third cervical vertebra 第三頚椎
19 Thyroid cartilage（ossified）甲状軟骨（骨化）

図3.23 **前額断第8切片** 前額断シリーズの第8切片にほぼ対応する位置のCT画像。側頭骨錐体内に内耳道，顔面神経管，乳突蜂巣が認められる。第一～第三頚椎をよく識別できる。

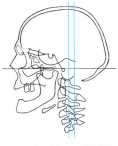

1 Parietal bone 頭頂骨
2 Squamous suture 鱗状縫合
3 Superior semicircular canal 上骨半規管
4 Vestibular labyrinth 前庭迷路
5 Posterior cranial fossa 後頭蓋窩
6 Temporal bone 側頭骨
7 Facial canal 顔面神経管
8 Jugular foramen 頸静脈孔
9 Occipital bone 後頭骨
10 Foramen magnum 大後頭孔（大孔）
11 Occipitomastoid suture 後頭乳突縫合
12 Mastoid process 乳様突起
13 Atlanto-occipital joint 環椎後頭関節
14 Lateral mass of atlas 環椎外側塊
15 Vertebral canal 脊柱管
16 Axis 軸椎
17 Third cervical vertebra 第三頸椎
18 Thyroid cartilage (calcified) 甲状軟骨（石灰化）
19 Cricoid cartilage (calcified) 輪状軟骨（石灰化）

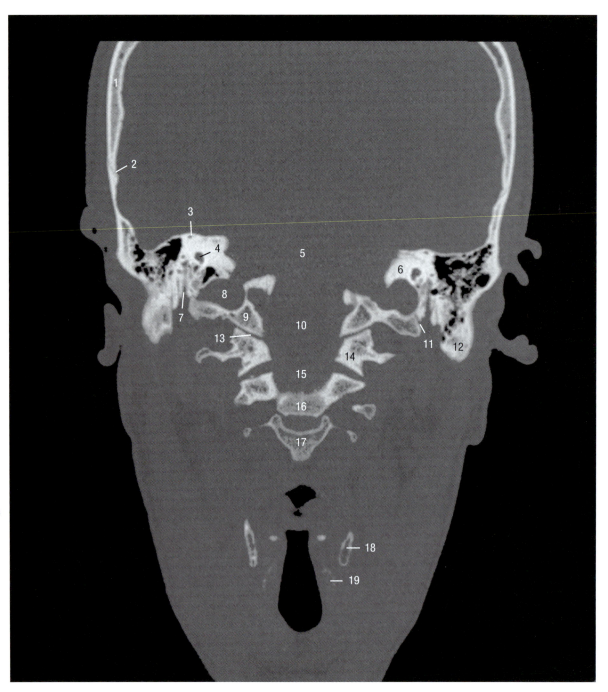

図3.24 前額断第9切片　前額断シリーズの第9切片にほぼ対応する位置のCT画像。両側の側頭骨錐体の間は後頭蓋窩であり，大後頭孔のレベルで脊柱管に移行している。

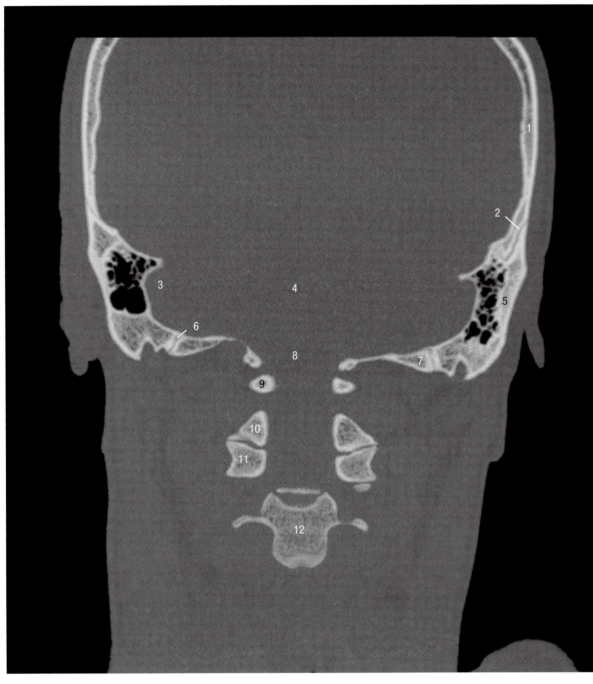
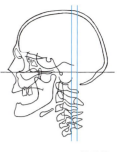

1 Parietal bone 頭頂骨
2 Squamous suture 鱗状縫合
3 Groove for sigmoid sinus S状洞溝
4 Posterior cranial fossa 後頭蓋窩
5 Temporal bone 側頭骨
6 Occipitomastoid suture 後頭乳突縫合
7 Occipital bone 後頭骨
8 Foramen magnum 大後頭孔（大孔）
9 Posterior arch of atlas 環椎後弓
10 Arch of axis 軸椎椎弓
11 Articular process and arch of third cervical vertebra 第三頸椎の関節突起と椎弓
12 Body of fourth cervical vertebra 第四頸椎椎体

図 3.25　前額断第 10 切片　前額断シリーズの第 10 切片にほぼ対応する位置の CT 画像。頭蓋冠は（ここでは不完全にしかとらえられていないが）輪状になっており，下方には大後頭孔が開いている。

4 矢状断シリーズ

　MRIの矢状断層像には顔面頭蓋と神経頭蓋とを同時に描写できるという利点がある。正中面では脳髄の順位を概観できる：
- 脳幹（延髄，橋，中脳）
- 小脳
- 前脳（間脳，終脳）

　それに頭・頸部領域では脊髄への移行部も観察される。正中面では特徴のある形をした脳梁がみえ，形成不全や萎縮などの病変が証明される。下垂体に病的変化があればこの断面，あるいは傍正中の断面で的確に判定される。また，正中面上で両交連線（図1.1）を決めるのは容易であり，この座標系に基づいて定位脳手術用アトラスの解剖構造を各症例のMR画像上に置いてみることができる。正中および側方の矢状断層では終脳の脳溝と脳回の判定は容易である。脳溝は断面に対してほとんど垂直に走っているから部分容積効果（partial volume effect）によって，斜めや接線方向に描写されたときよりは明瞭になる。

　矢状断層は問題なくMRIの長所である。CTにおける容積データから矢状断層の再構成も可能である。脳髄の正中構造の奇形はこの像で確認される。脊柱管の狭窄を生じている硬膜外の占拠性病変，椎間板変性症，外傷の後遺症なども的確に診断される（▶ p.366）。

　図4.1に，本書のアトラス（図4.2-4.13）で内側から外側へ向かう順番で描かれている6枚の矢状断切片の位置を示す。

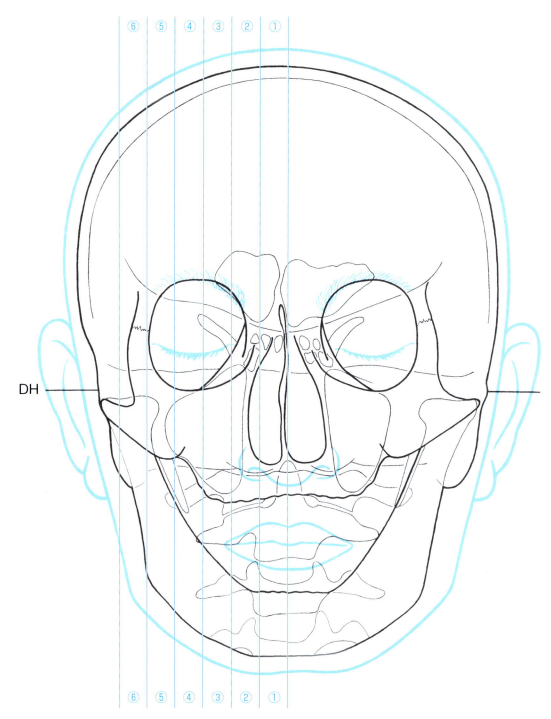

図 4.1　矢状断シリーズ　丸数字は厚さ 1 cm の切片番号で，アトラスはすべて切片の内側面を描いたものである（▶ 12 章，p.488）。
DH＝ドイツ水平面

図 4.1a　前面からみた 6 枚の矢状断シリーズの位置。各切片の内側画像の位置は，当該番号をもつ切片の内側の線にあたる。

4 矢状断シリーズ

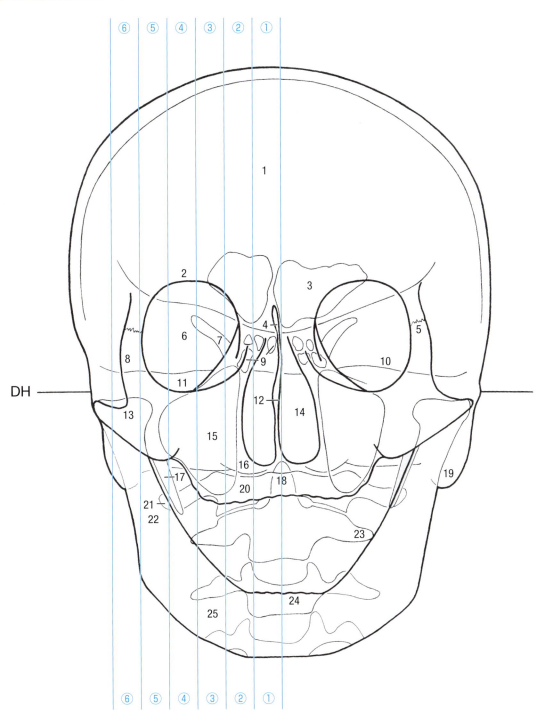

1 Frontal bone 前頭骨
2 Roof of orbit 眼窩上壁
3 Left frontal sinus 左前頭洞
4 Crista galli 鶏冠
5 Frontozygomatic suture
　前頭頬骨縫合
6 Orbit 眼窩
7 Superior orbital fissure
　上眼窩裂
8 Zygomatic bone 頬骨
9 Ethmoidal cells 篩骨蜂巣
10 Superior margin of petrous
　part of temporal bone
　側頭骨錐体部の上縁
11 Floor of orbit 眼窩底
12 Nasal septum 鼻中隔
13 Head of mandible 下顎頭
14 Anterior nasal aperture
　前鼻口（梨状口）
15 Maxillary sinus 上顎洞
16 Occipital condyle 後頭顆
17 Styloid process 茎状突起
18 Dens of axis 軸椎歯突起
19 Mastoid process 乳様突起
20 Atlas 環椎
21 Transverse process of atlas
　環椎横突起
22 Ramus of mandible 下顎枝
23 Transverse process of axis
　軸椎横突起
24 Third cervical vertebra
　第三頸椎
25 Body of mandible 下顎体

図4.1b　頭部X線前後像のスケッチ。図4.1aと同じ頭部である。6枚の矢状断シリーズの切片を正確に再構成して，内側から外側へ順に番号づけがしてある。

1 Longitudinal cerebral (interhemispheric) fissure 大脳縦裂（半球間裂）
2 Superior frontal sulcus 上前頭溝
3 Middle frontal gyrus 中前頭回
4 Superior frontal gyrus 上前頭回
5 Inferior frontal sulcus 下前頭溝
6 Inferior frontal gyrus 下前頭回
7 Lateral sulcus (Sylvian fissure) 外側溝（シルビウス裂）
8 Superior temporal gyrus 上側頭回
9 Superior temporal sulcus 上側頭溝
10 Middle temporal gyrus 中側頭回
11 Olfactory bulb 嗅球
12 Interpeduncular fossa 脚間窩
13 Oculomotor nerve 動眼神経
14 Pole of temporal lobe 側頭極
15 Pons 橋
16 Trigeminal nerve 三叉神経
17 Facial nerve and intermediate nerve 顔面神経と中間神経
18 Abducens nerve 外転神経
19 Inferior olive オリーブ
20 Vestibulocochlear nerve 内耳神経（前庭蝸牛神経）
21 Flocculus (H X) 片葉
22 Glossopharyngeal nerve 舌咽神経
23 Vagus nerve 迷走神経
24 Pyramid of medulla oblongata 延髄錐体
25 Tonsil of cerebellum (H IX) 小脳扁桃
26 Accessory nerve 副神経
27 Hypoglossal nerve 舌下神経
28 Anterior (ventral) root of first cervical spinal nerve 第一頸神経前根
29 Second cervical spinal nerve 第二頸神経
30 Spinal cord 脊髄

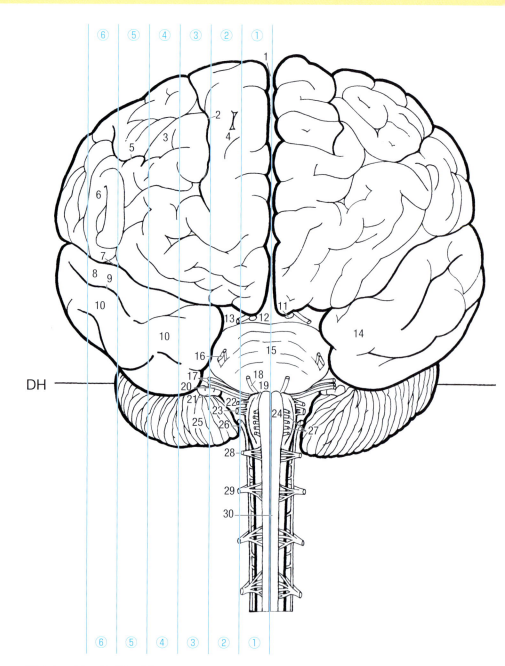

図4.1c　脳の前面像。図4.1a, 4.1bと同じ脳である。前額断面はドイツ水平面に対して垂直である。矢状断シリーズの切片の位置を正確に書き入れ，図4.1aと同じ番号づけがしてある。

4 矢状断シリーズ

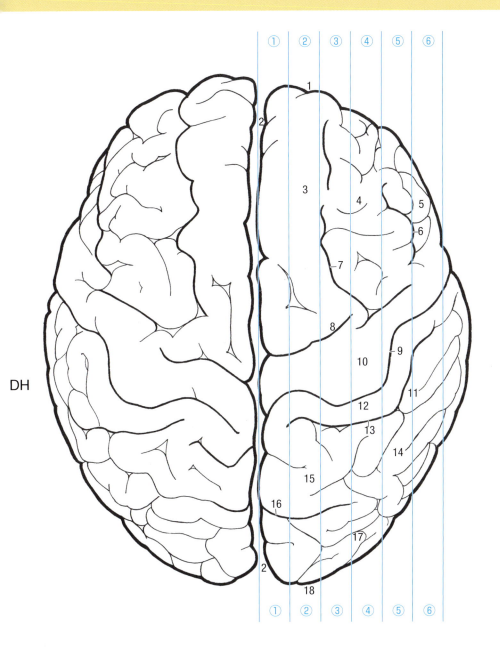

1 Frontal pole 前頭極
2 Longitudinal cerebral (interhemispheric) fissure 大脳縦裂（半球間裂）
3 Superior frontal gyrus 上前頭回
4 Middle frontal gyrus 中前頭回
5 Inferior frontal gyrus 下前頭回
6 Inferior frontal sulcus 下前頭溝
7 Superior frontal sulcus 上前頭溝
8 Precentral sulcus 中心前溝
9 Central sulcus 中心溝
10 Precentral gyrus 中心前回
11 Supramarginal gyrus 縁上回
12 Postcentral gyrus 中心後回
13 Postcentral sulcus 中心後溝
14 Angular gyrus 角回
15 Superior parietal lobule 上頭頂小葉
16 Parieto-occipital sulcus 頭頂後頭溝
17 Occipital gyri 後頭葉の諸回
18 Occipital pole 後頭極

図 4.1d　脳の上面像。図 4.1a-4.1c と同じ脳である。矢状断シリーズの切片の位置を正確に書き入れ，図 4.1a と同じ番号づけがしてある。

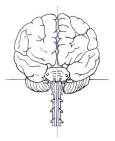
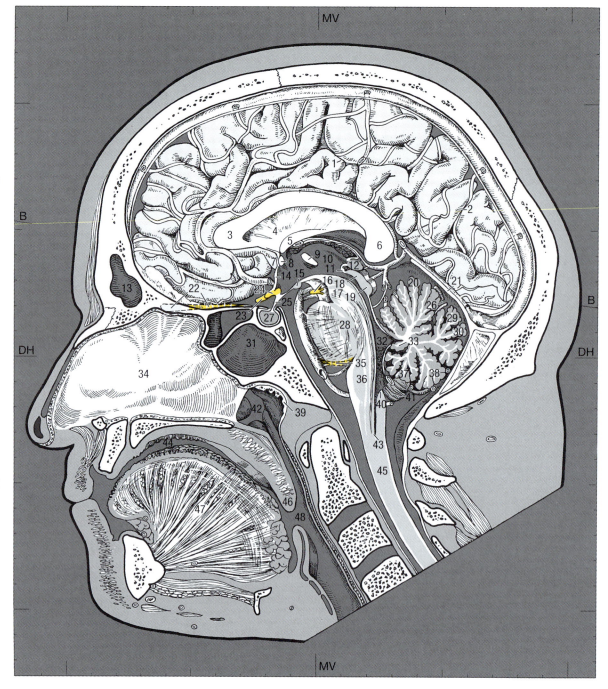

1 Cingulate sulcus 帯状溝
2 Parieto-occipital sulcus 頭頂後頭溝
3 Genu of corpus callosum 脳梁膝
4 Septum pellucidum 透明中隔
5 Fornix 脳弓
6 Splenium of corpus callosum 脳梁膨大
7 Paraterminal gyrus 終板傍回
8 Anterior commissure 前交連
9 Interthalamic adhesion 視床間橋
10 Third ventricle 第三脳室
11 Posterior commissure 後交連
12 Pineal gland(body) 松果体
13 Left frontal sinus 左前頭洞
14 Lamina terminalis 終板
15 Mammillary body 乳頭体
16 Oculomotor nerve 動眼神経
17 Tegmentum of midbrain 中脳被蓋
18 Superior colliculus 上丘
19 Inferior colliculus 下丘
20 Culmen(Ⅳ,Ⅴ) 山頂
21 Cerebellar tentorium 小脳テント
22 Olfactory bulb and tract (within the slice) 嗅球と嗅索(切片内)
23 Optic nerve 視神経
24 Optic chiasm 視交叉
25 Infundibulum 漏斗
26 Primary fissure of cerebellum 小脳第一裂
27 Pituitary gland (hypophysis) 下垂体
28 Pons 橋
29 Declive(Ⅵ) 山腹
30 Folium of vermis (ⅦA) 虫部葉
31 Sphenoidal sinus 蝶形骨洞
32 Fourth ventricle 第四脳室
33 Nodule of vermis(Ⅹ) 虫部小節
34 Nasal septum 鼻中隔
35 Abducens nerve (within the slice) 外転神経(切片内)
36 Medulla oblongata 延髄
37 Uvula of vermis(Ⅸ) 虫部垂
38 Pyramis of vermis(Ⅷ) 虫部錐体
39 Pharyngeal tonsil 咽頭扁桃
40 Obex of medulla oblongata 延髄門
41 Tonsil of cerebellum (HⅨ) 小脳扁桃
42 Nasopharynx 咽頭鼻部
43 Central canal 中心管
44 Oral cavity 口腔
45 Spinal cord 脊髄
46 Uvula 口蓋垂
47 Tongue 舌
48 Oropharynx 咽頭口部

図4.2 矢状断第1切片
B＝両交連線
DH＝ドイツ水平面
MV＝耳垂直線

図4.2a 矢状断第1切片の内側面像(鼻中隔，副鼻腔，口腔，脳と脊髄の諸構造)。大脳鎌が切除してあるので，内側面がよく観察できる。第三脳室，中脳水道および第四脳室は間脳と脳幹のよい目印構造である。Ⅰ，Ⅱ，Ⅲ，Ⅵ脳神経は一部切片内を走っているが，わかりやすく図示した。

4 矢状断シリーズ

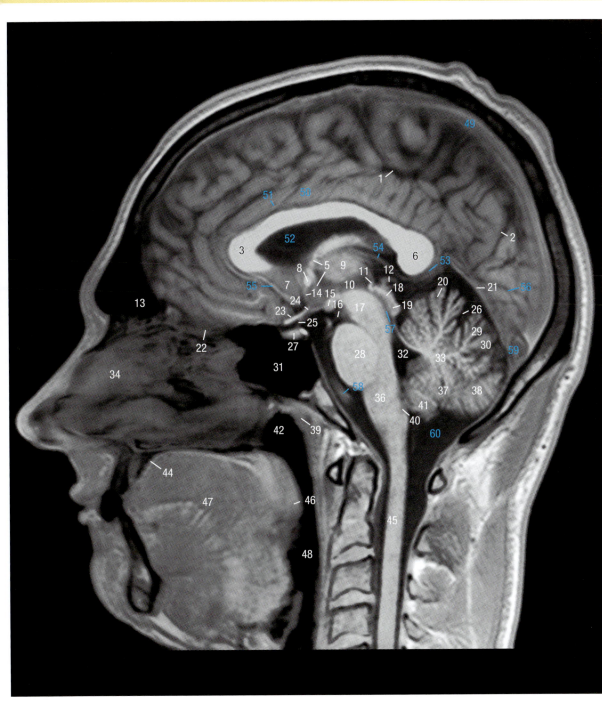
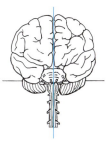

図 4.2b　矢状断 MRI-T1 強調画像（T1 強調 FLASH シークエンス）。図 4.2a にほぼ対応する。2 つの矢状断 MRI シリーズ（図 4.2b-4.7b, 4.2d-4.7d）は，33 歳の男性から得られた（撮像条件 ▶ 12 章，p.488）。

1　Cingulate sulcus 帯状溝
2　Parieto-occipital sulcus 頭頂後頭溝
3　Genu of corpus callosum 脳梁膝
5　Fornix 脳弓
6　Splenium of corpus callosum 脳梁膨大
7　Paraterminal gyrus 終板傍回
8　Anterior commissure 前交連
9　Interthalamic adhesion 視床間橋
10　Third ventricle 第三脳室
11　Posterior commissure 後交連
12　Pineal gland（body）松果体
13　Frontal sinus 前頭洞
14　Lamina terminalis 終板
15　Mammillary body 乳頭体
16　Oculomotor nerve 動眼神経
17　Tegmentum of midbrain 中脳被蓋
18　Superior colliculus 上丘
19　Inferior colliculus 下丘
20　Culmen（Ⅳ，Ⅴ）山頂
21　Cerebellar tentorium 小脳テント
22　Olfactory bulb 嗅球
23　Optic nerve 視神経
24　Optic chiasm 視交叉
25　Infundibulum 漏斗
26　Primary fissure of cerebellum 小脳第一裂
27　Pituitary gland（hypophysis）下垂体
28　Pons 橋
29　Declive（Ⅵ）山腹
30　Folium of vermis（ⅦA）虫部葉
31　Sphenoidal sinus 蝶形骨洞
32　Fourth ventricle 第四脳室
33　Nodule of vermis（Ⅹ）虫部小節
34　Nasal septum 鼻中隔
36　Medulla oblongata 延髄
37　Uvula of vermis（Ⅸ）虫部垂
38　Pyramis of vermis（Ⅷ）虫部錐体
39　Pharyngeal tonsil 咽頭扁桃
40　Obex of medulla oblongata 延髄門
41　Tonsil of cerebellum（HⅨ）小脳扁桃
42　Nasopharynx 咽頭鼻部
44　Oral cavity 口腔
45　Spinal cord 脊髄
46　Uvula 口蓋垂
47　Tongue 舌
48　Oropharynx 咽頭口部
49　Superior sagittal sinus 上矢状静脈洞
50　Cingulate gyrus 帯状回
51　Pericallosal artery 脳梁周囲動脈
52　Lateral ventricle 側脳室
53　Great cerebral vein（of Galen）大大脳静脈（ガレン大静脈）
54　Internal cerebral vein 内大脳静脈
55　Anterior cerebral artery 前大脳動脈
56　Calcarine sulcus 鳥距溝
57　Aqueduct of midbrain（Sylvian aqueduct）中脳水道（シルビウス水道）
58　Basilar artery 脳底動脈
59　Confluence of sinuses 静脈洞交会
60　Cisterna magna（posterior cerebellomedullary cistern）大槽（後小脳延髄槽）

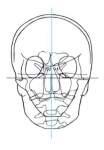
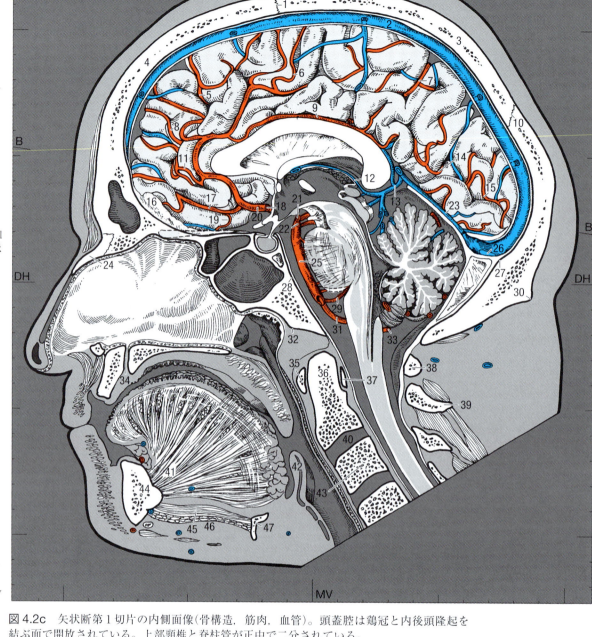

1 Coronal suture 冠状縫合
2 Superior sagittal sinus 上矢状静脈洞
3 Parietal bone 頭頂骨
4 Frontal bone 前頭骨
5 Posteromedial frontal artery 後内側前頭動脈
6 Paracentral artery 中心傍動脈
7 Precuneal artery 楔前動脈
8 Intermediomedial frontal artery 中間内側前頭動脈
9 Pericallosal artery 脳梁周囲動脈
10 Lambdoid suture ラムダ縫合
11 Anteromedial frontal artery 前内側前頭動脈
12 Internal cerebral vein 内大脳静脈
13 Great cerebral vein (of Galen) 大大脳静脈（ガレン大静脈）
14 Parieto-occipital artery 頭頂後頭動脈
15 Calcarine artery 鳥距動脈
16 Crista galli 鶏冠
17 Polar frontal artery 前頭極動脈
18 Origin of anterior communicating artery 前交通動脈分岐部
19 Medial frontobasal artery 内側前頭底動脈
20 Anterior cerebral artery 前大脳動脈
21 Posterior cerebral artery 後大脳動脈
22 Superior cerebellar artery 上小脳動脈
23 Straight sinus 直静脈洞
24 Nasal bone 鼻骨
25 Basilar artery 脳底動脈
26 Confluence of sinuses 静脈洞交会
27 Internal occipital protuberance 内後頭隆起
28 Clivus 斜台
29 Anterior inferior cerebellar artery (AICA) 前下小脳動脈
30 External occipital protuberance (inion) 外後頭隆起（イニオン）
31 Vertebral artery 椎骨動脈
32 Pharyngeal tubercle 咽頭結節
33 Posterior inferior cerebellar artery (PICA) 後下小脳動脈
34 Incisive canal of maxilla 切歯管（上顎骨）
35 Anterior arch of atlas 環椎前弓
36 Dens of axis 軸椎歯突起
37 Transverse ligament of atlas 環椎横靱帯
38 Posterior arch of atlas 環椎後弓
39 Spinous process of axis 軸椎棘突起
40 Intervertebral disc 椎間円板
41 Genioglossus muscle オトガイ舌筋
42 Epiglottis 喉頭蓋
43 Third cervical vertebra 第三頸椎
44 Body of mandible 下顎体
45 Geniohyoid muscle オトガイ舌骨筋
46 Mylohyoid muscle 顎舌骨筋
47 Hyoid bone 舌骨

図4.2c 矢状断第1切片の内側面像（骨構造，筋肉，血管）。頭蓋腔は鶏冠と内後頭隆起を結ぶ面で開放されている。上部頸椎と脊柱管が正中で二分されている。

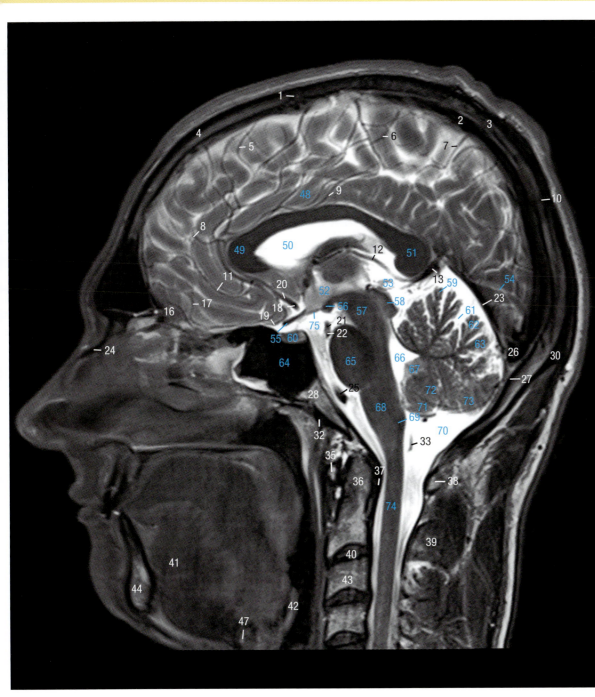
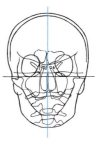

図4.2d　矢状断MRI-T2強調画像。図4.2cにほぼ対応する。

1 Coronal suture 冠状縫合
2 Superior sagittal sinus 上矢状静脈洞
3 Parietal bone 頭頂骨
4 Frontal bone 前頭骨
5 Posteromedial frontal artery 後内側前頭動脈
6 Paracentral artery 中心傍動脈
7 Precuneal artery 楔前動脈
8 Intermediomedial frontal artery 中間内側前頭動脈
9 Pericallosal artery 梁周囲動脈
10 Lambdoid suture ラムダ縫合
11 Anteromedial frontal artery 前内側前頭動脈
12 Internal cerebral vein 内大脳静脈
13 Great cerebral vein (of Galen) 大大脳静脈（ガレン大静脈）
16 Crista galli 鶏冠
17 Polar frontal artery 前頭極動脈
18 Origin of anterior communicating artery 前交通動脈分岐部
19 Medial frontobasal artery 内側前頭底動脈
20 Anterior cerebral artery 前大脳動脈
21 Origin of posterior cerebral artery 後大脳動脈起始部
22 Superior cerebellar artery 上小脳動脈
23 Straight sinus 直静脈洞
24 Nasal bone 鼻骨
25 Basilar artery 脳底動脈
26 Confluence of sinuses 静脈洞交会
27 Internal occipital protuberance 内後頭隆起
28 Clivus 斜台
30 External occipital protuberance (inion) 外後頭隆起（イニオン）
32 Pharyngeal tubercle 咽頭結節
33 Posterior inferior cerebellar artery (PICA) 後下小脳動脈
35 Anterior arch of atlas 環椎前弓
36 Dens of axis 軸椎歯突起
37 Transverse ligament of atlas 環椎横靱帯
38 Posterior arch of atlas 環椎後弓
39 Spinous process of axis 軸椎棘突起

67 Nodule of vermis (X) 虫部小節
68 Medulla oblongata 延髄
69 Obex of medulla oblongata 延髄門
70 Cisterna magna (posterior cerebellomedullary cistern) 大槽（後小脳延髄槽）
71 Tonsil of cerebellum (H IX) 小脳扁桃
72 Uvula of vermis (IX) 虫部垂
73 Pyramis of vermis (VIII) 虫部錐体
74 Spinal cord 脊髄
75 Tuber cinereum 灰白隆起

55 Optic chiasm 視交叉
56 Mammillary body 乳頭体
57 Tegmentum of midbrain 中脳被蓋
58 Tectal plate 蓋板
59 Culmen (IV, V) 山頂
60 Pituitary gland (hypophysis) 下垂体
61 Primary fissure of cerebellum 小脳第一裂
62 Declive (VI) 山腹
63 Folium of vermis (VII A) 虫部葉
64 Sphenoidal sinus 蝶形骨洞
65 Pons 橋
66 Fourth ventricle 第四脳室

40 Intervertebral disc 椎間円板
41 Genioglossus muscle オトガイ舌筋
42 Epiglottis 喉頭蓋
43 Third cervical vertebra 第三頚椎
44 Body of mandible 下顎体
47 Hyoid bone 舌骨
48 Cingulate gyrus 帯状回
49 Genu of corpus callosum 脳梁膝
50 Lateral ventricle 側脳室
51 Splenium of corpus callosum 脳梁膨大
52 Third ventricle 第三脳室
53 Pineal gland (body) 松果体
54 Calcarine sulcus 鳥距溝

1 Precentral gyrus
 中心前回
2 Postcentral gyrus
 中心後回
3 Superior frontal gyrus
 上前頭回
4 Precuneus 楔前部
5 Cingulate gyrus 帯状回
6 Parieto-occipital sulcus
 頭頂後頭溝
7 Caudate nucleus 尾状核
8 Medial nuclei of
 thalamus 視床内側核
9 Choroid plexus of lateral
 ventricle 側脳室脈絡叢
10 Pulvinar of thalamus
 視床枕
11 Primary visual cortex
 一次視覚皮質
12 Occipital gyri
 後頭葉の諸回
13 Frontal sinus 前頭洞
14 Anterior commissure
 前交連
15 Subthalamic nucleus
 視床下核
16 Calcarine sulcus 鳥距溝
17 Olfactory tract 嗅索
18 Optic nerve 視神経
19 Optic tract 視索
20 Substantia nigra 黒質
21 Cerebellar tentorium
 小脳テント
22 Ethmoidal cells 篩骨蜂巣
23 Oculomotor nerve
 動眼神経
24 Pons 橋
25 Sphenoidal sinus
 蝶形骨洞
26 Trigeminal nerve
 三叉神経
27 Dentate nucleus 歯状核
28 Semilunar hiatus
 半月裂孔
29 Facial nerve and inter-
 mediate nerve (within
 the slice) 顔面神経と中
 間神経（切片内）
30 Vestibulocochlear nerve
 (within the slice)
 内耳神経（前庭蝸牛神経）
 （切片内）
31 Abducens nerve
 外転神経
32 Middle nasal concha
 中鼻甲介
33 Tonsil of cerebellum
 (HⅨ) 小脳扁桃
34 Glossopharyngeal nerve
 and vagus nerve
 舌咽神経と迷走神経
35 Inferior nasal concha
 下鼻甲介

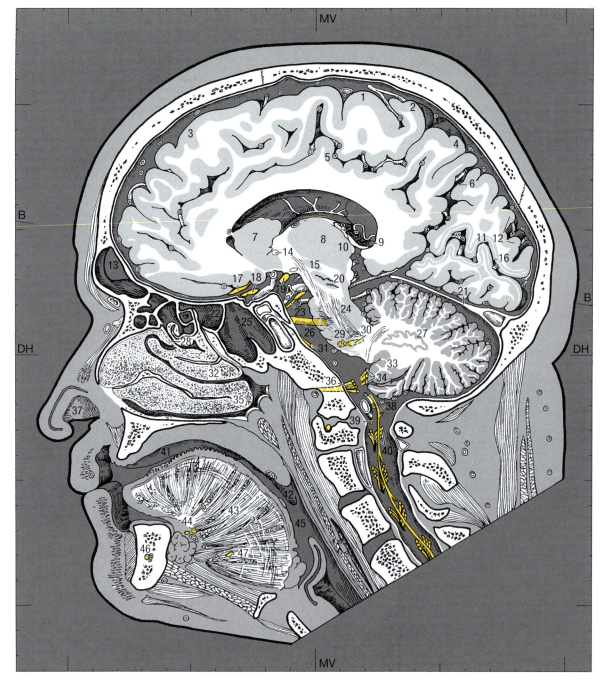

図4.3　矢状断第2切片
B＝両交連線
DH＝ドイツ水平面
MV＝耳垂直線

図4.3a　矢状断第2切片の内側画像。右脳室の前角と体部がみられる。脳幹に関しては，中脳と橋の外側部のみが観察できる。頸椎管内には第Ⅺ脳神経（副神経）脊髄枝と第一頸神経が確認できる。鼻腔内では鼻甲介の矢状断が大きく観察できる。その他，副鼻腔，口腔，脳組織，脳神経，脊髄神経などを確認できる。

36 Hypoglossal nerve and
 hypoglossal canal
 舌下神経と舌下神経管
37 Nasal vestibule 鼻前庭
38 Spinal root of accessory
 nerve 副神経脊髄根
39 Anterior (ventral) root of
 first cervical spinal
 nerve 第一頸神経前根
40 Posterior (dorsal) and
 anterior (ventral) roots of
 second cervical spinal
 nerve 第二頸神経後根お
 よび前根
41 Oral cavity 口腔
42 Palatine tonsil 口蓋扁桃
43 Tongue 舌
44 Lingual nerve 舌神経
45 Oropharynx 咽頭口部
46 Inferior alveolar nerve
 下歯槽神経
47 Hypoglossal nerve
 舌下神経

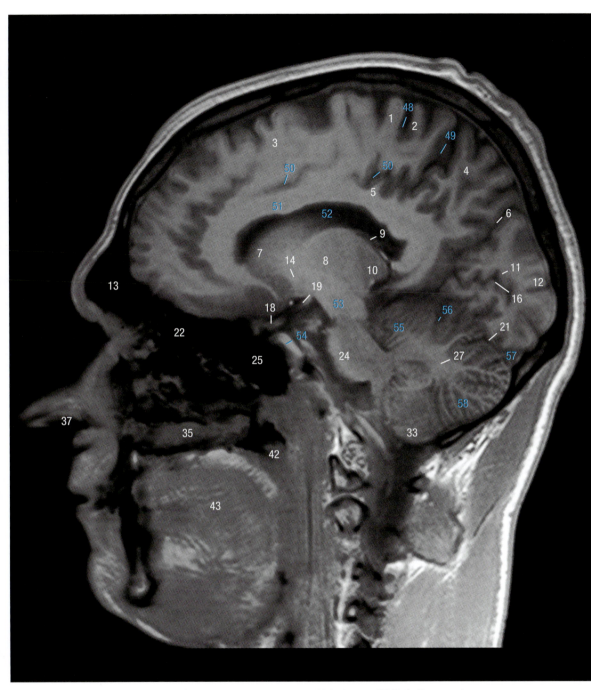
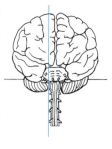

図 4.3b　矢状断 MRI-T1 強調画像。図 4.3a, 4.3c にほぼ対応する。（撮像条件 ▶ 12 章, p.488）。

1 Precentral gyrus 中心前回
2 Postcentral gyrus 中心後回
3 Superior frontal gyrus 上前頭回
4 Precuneus 楔前部
5 Cingulate gyrus 帯状回
6 Parieto-occipital sulcus 頭頂後頭溝
7 Caudate nucleus 尾状核
8 Medial nuclei of thalamus 視床内側核
9 Choroid plexus of lateral ventricle 側脳室脈絡叢
10 Pulvinar of thalamus 視床枕
11 Primary visual cortex 一次視覚皮質
12 Occipital gyri 後頭葉の諸回
13 Frontal sinus 前頭洞
14 Anterior commissure 前交連
16 Calcarine sulcus 鳥距溝
18 Optic nerve 視神経
19 Optic tract 視索
21 Cerebellar tentorium 小脳テント
22 Ethmoidal cells 篩骨蜂巣
24 Pons 橋
25 Sphenoidal sinus 蝶形骨洞
27 Dentate nucleus 歯状核
33 Tonsil of cerebellum (HⅨ) 小脳扁桃
35 Inferior nasal concha 下鼻甲介
37 Nasal vestibule 鼻前庭
42 Palatine tonsil 口蓋扁桃
43 Tongue 舌
48 Central sulcus 中心溝
49 Marginal branch of cingulate sulcus 帯状溝辺縁枝
50 Cingulate sulcus 帯状溝
51 Trunk(body) of corpus callosum 脳梁幹
52 Lateral ventricle 側脳室
53 Midbrain 中脳
54 Internal carotid artery 内頸動脈
55 Anterior lobe of cerebellum 小脳前葉
56 Primary fissure of cerebellum 小脳第一裂
57 Transverse sinus 横静脈洞
58 Posterior lobe of cerebellum 小脳後葉

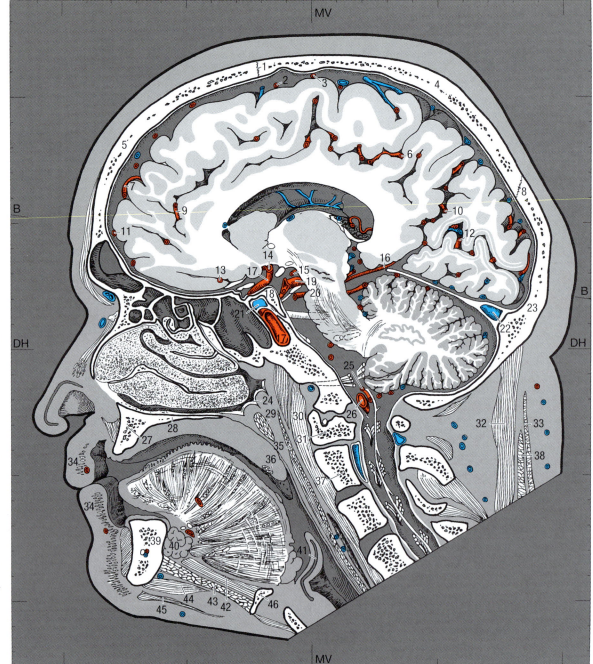

図 4.3c　矢状断第 2 切片の内側面像（骨構造，筋肉，血管）。正中面より 1 cm 外側の切断面は下垂体窩の側方にあたり，海綿静脈洞と大後頭孔を通る。眼窩はこの切断面より側方にあるのでみえない。

1　Coronal suture 冠状縫合
2　Posteromedial frontal artery 後内側前頭動脈
3　Paracentral artery 中心傍動脈
4　Parietal bone 頭頂骨
5　Frontal bone 前頭骨
6　Precuneal artery 楔前動脈
7　Anteromedial frontal artery 前内側前頭動脈
8　Lambdoid suture ラムダ縫合
9　Intermediomedial frontal artery 中間内側前頭動脈
10　Parieto-occipital artery 頭頂後頭動脈
11　Polar frontal artery 前頭極動脈
12　Calcarine artery 鳥距動脈
13　Medial frontobasal artery 内側前頭底動脈
14　Anterior cerebral artery 前大脳動脈
15　Anterior choroidal artery 前脈絡叢動脈
16　Medial occipital artery 内側後頭動脈
17　Internal carotid artery 内頸動脈
18　Posterior clinoid process 後床突起
19　Posterior cerebral artery 後大脳動脈
20　Superior cerebellar artery 上小脳動脈
21　Cavernous sinus 海綿静脈洞
22　Transverse sinus 横静脈洞
23　Occipital bone 後頭骨
24　Pharyngeal opening of pharyngotympanic tube 耳管咽頭口
25　Posterior inferior cerebellar artery (PICA) 後下小脳動脈
26　Vertebral artery 椎骨動脈
27　Maxilla 上顎骨
28　Hard palate 硬口蓋
29　Levator veli palatini muscle 口蓋帆挙筋
30　Longus capitis muscle 頭長筋
31　Atlas 環椎
32　Semispinalis capitis muscle 頭半棘筋
33　Trapezius muscle 僧帽筋
34　Orbicularis oris muscle 口輪筋
35　Constrictor of pharynx 咽頭収縮筋
36　Palatoglossus muscle 口蓋舌筋
37　Axis 軸椎
38　Splenius capitis muscle 頭板状筋
39　Body of mandible 下顎体
40　Sublingual gland 舌下腺
41　Epiglottis 喉頭蓋
42　Geniohyoid muscle オトガイ舌骨筋
43　Mylohyoid muscle 顎舌骨筋
44　Anterior belly of digastric muscle 顎二腹筋前腹
45　Platysma 広頸筋
46　Hyoid bone 舌骨

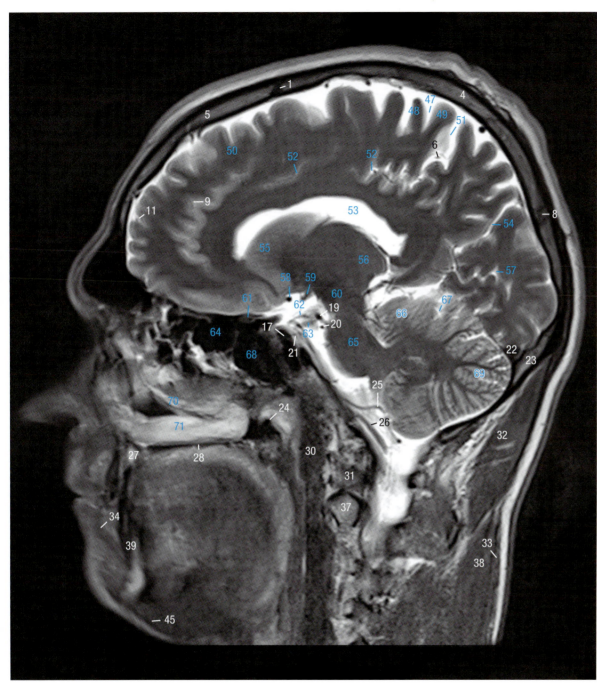
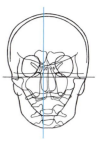

図 4.3d　矢状断 MRI-T2 強調画像。図 4.3a, 4.3c にほぼ対応する（撮像条件 ▶ 12 章, p.488）。

1　Coronal suture 冠状縫合
4　Parietal bone 頭頂骨
5　Frontal bone 前頭骨
6　Precuneal artery 楔前動脈
8　Lambdoid suture ラムダ縫合
9　Intermediomedial frontal artery 中間内側前頭動脈
11　Polar frontal artery 前頭極動脈
17　Internal carotid artery 内頸動脈
19　Posterior cerebral artery 後大脳動脈
20　Superior cerebellar artery 上小脳動脈
21　Cavernous sinus 海綿静脈洞
22　Transverse sinus 横静脈洞
23　Occipital bone 後頭骨
24　Pharyngeal opening of pharyngotympanic tube 耳管咽頭口
25　Posterior inferior cerebellar artery（PICA）後下小脳動脈
26　Vertebral artery 椎骨動脈
27　Maxilla 上顎骨
28　Hard palate 硬口蓋
30　Longus capitis muscle 頭長筋
31　Atlas 環椎
32　Semispinalis capitis muscle 頭半棘筋
33　Trapezius muscle 僧帽筋
34　Orbicularis oris muscle 口輪筋
37　Axis 軸椎
38　Splenius capitis muscle 頭板状筋
39　Body of mandible 下顎体
45　Platysma 広頸筋
47　Central sulcus 中心溝
48　Precentral gyrus 中心前回
49　Postcentral gyrus 中心後回
50　Superior frontal gyrus 上前頭回
51　Marginal branch of cingulate sulcus 帯状溝辺縁枝
52　Cingulate sulcus 帯状溝
53　Lateral ventricle 側脳室
54　Parieto-occipital sulcus 頭頂後頭溝
55　Head of caudate nucleus 尾状核頭
56　Thalamus 視床
57　Calcarine sulcus 鳥距溝
58　Middle cerebral artery 中大脳動脈
59　Optic tract 視索
60　Midbrain 中脳
61　Optic nerve 視神経
62　Posterior communicating artery 後交通動脈
63　Oculomotor nerve 動眼神経
64　Ethmoidal cells 篩骨蜂巣
65　Pons 橋
66　Anterior lobe of cerebellum 小脳前葉
67　Primary fissure of cerebellum 小脳第一裂
68　Sphenoidal sinus 蝶形骨洞
69　Posterior lobe of cerebellum 小脳後葉
70　Middle nasal concha 中鼻甲介
71　Inferior nasal concha 下鼻甲介

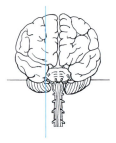
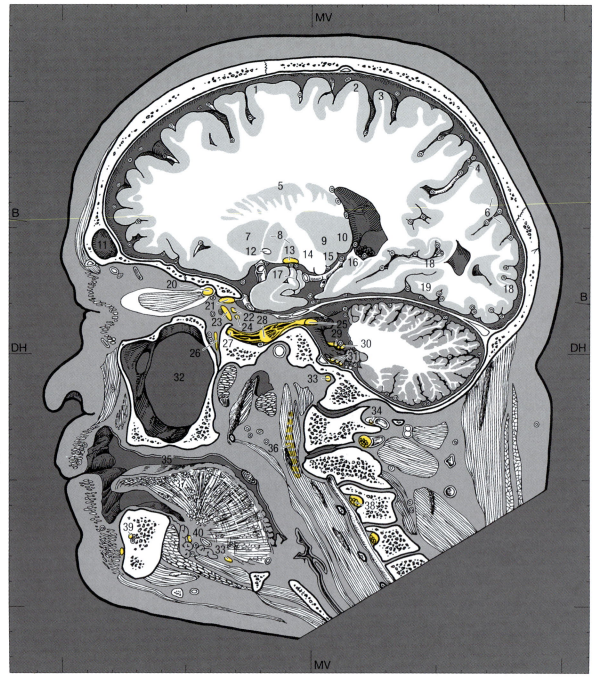

1 Superior frontal gyrus 上前頭回
2 Precentral gyrus 中心前回
3 Postcentral gyrus 中心後回
4 Parieto-occipital sulcus 頭頂後頭溝
5 Body of caudate nucleus 尾状核体
6 Occipital gyri 後頭葉の諸回
7 Putamen 被殻
8 Globus pallidus 淡蒼球
9 Ventral posterolateral nucleus of thalamus 視床後外側腹側核
10 Pulvinar of thalamus 視床枕
11 Frontal sinus 前頭洞
12 Anterior commissure 前交連
13 Optic tract 視索
14 Posterior limb of internal capsule 内包後脚
15 Medial geniculate body 内側膝状体
16 Fornix 脳弓
17 Uncus of parahippocampal gyrus 海馬傍回鈎
18 Primary visual cortex 一次視覚皮質
19 Medial occipitotemporal gyrus 内側後頭側頭回
20 Optic nerve 視神経
21 Oculomotor nerve 動眼神経
22 Trochlear nerve 滑車神経
23 Ophthalmic nerve 眼神経
24 Abducens nerve 外転神経
25 Trigeminal nerve 三叉神経
26 Palatine nerves 口蓋神経
27 Maxillary nerve 上顎神経
28 Trigeminal (Gasserian) ganglion 三叉神経節（ガッセル神経節）
29 Facial nerve and intermediate nerve 顔面神経と中間神経
30 Vestibulocochlear nerve 内耳神経（前庭蝸牛神経）
31 Glossopharyngeal nerve, vagus nerve, accessory nerve 舌咽神経，迷走神経，副神経
32 Maxillary sinus 上顎洞
33 Hypoglossal nerve 舌下神経
34 Anterior (ventral) root of first cervical spinal nerve 第一頚神経前根
35 Oral cavity 口腔
36 Superior cervical ganglion (in the lateral part of the slice) 上頚神経節（切片の外側部分）
37 Tongue 舌
38 Posterior (dorsal) and anterior (ventral) roots of third cervical spinal nerve and ganglion 第三頚神経の後根と前根および神経節
39 Inferior alveolar nerve 下歯槽神経
40 Lingual nerve 舌神経

図 4.4　矢状断第 3 切片
B ＝両交連線
DH ＝ドイツ水平面
MV ＝耳垂直線

図 4.4a　矢状断第 3 切片の内側面像（副鼻腔，口腔，脳の諸構造，脳神経と第一脊髄神経）。切断面は脳幹の外側で内側膝状体のレベルにあたる。側頭葉内側部が接線状に切れている。

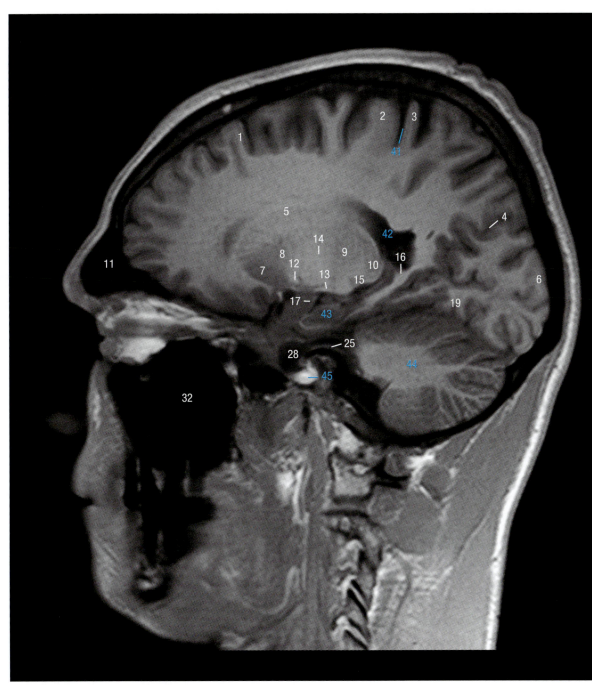
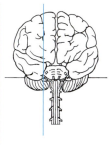

図 4.4b　矢状断 MRI-T1 強調画像。図 4.4a, 4.4c にほぼ対応する。

1 Superior frontal gyrus 上前頭回
2 Precentral gyrus 中心前回
3 Postcentral gyrus 中心後回
4 Parieto-occipital sulcus 頭頂後頭溝
5 Body of caudate nucleus 尾状核体
6 Occipital gyri 後頭葉の諸回
7 Putamen 被殻
8 Globus pallidus 淡蒼球
9 Ventral posterolateral nucleus of thalamus 視床後外側腹側核
10 Pulvinar of thalamus 視床枕
11 Frontal sinus 前頭洞
12 Anterior commissure 前交連
13 Optic tract 視索
14 Posterior limb of internal capsule 内包後脚
15 Medial geniculate body 内側膝状体
16 Fornix 脳弓
17 Uncus of parahippocampal gyrus 海馬傍回鈎
19 Medial occipitotemporal gyrus 内側後頭側頭回
25 Trigeminal nerve 三叉神経
28 Trigeminal (Gasserian) ganglion/Meckel cavity 三叉神経節（ガッセル神経節）/メッケル腔
32 Maxillary sinus 上顎洞
41 Central sulcus 中心溝
42 Lateral ventricle 側脳室
43 Hippocampus 海馬
44 Cerebellum 小脳
45 Internal carotid artery 内頸動脈

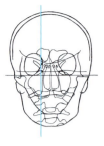
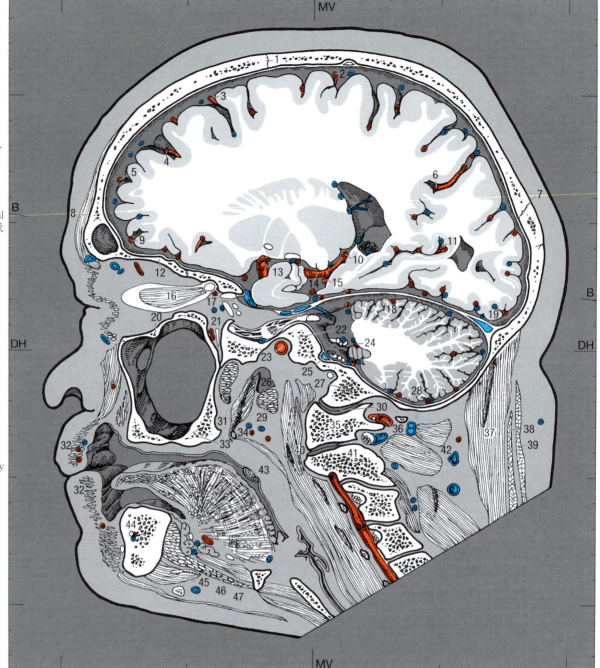

1 Coronal suture 冠状縫合
2 Paracentral artery 中心傍動脈
3 Posteromedial frontal artery 後内側前頭動脈
4 Intermediomedial frontal artery 中間内側前頭動脈
5 Anteromedial frontal artery 前内側前頭動脈
6 Parieto-occipital artery 頭頂後頭動脈
7 Lambdoid suture ラムダ縫合
8 Occipitofrontalis muscle 後頭前頭筋
9 Polar frontal artery 前頭極動脈
10 Medial occipital artery 内側後頭動脈
11 Calcarine artery 鳥距動脈
12 Roof of orbit 眼窩上壁
13 Middle cerebral artery 中大脳動脈
14 Posterior cerebral artery 後大脳動脈
15 Lateral occipital artery 外側後頭動脈
16 Medial rectus muscle 内側直筋
17 Superior orbital fissure 上眼窩裂
18 Superior cerebellar artery 上小脳動脈
19 Transverse sinus 横静脈洞
20 Floor of orbit 眼窩底
21 Pterygopalatine fossa 翼口蓋窩
22 Temporal bone 側頭骨
23 Internal carotid artery 内頸動脈
24 Anterior inferior cerebellar artery（AICA）前下小脳動脈
25 Inferior petrosal sinus 下錐体静脈洞
26 Pharyngotympanic tube 耳管
27 Occipital condyle 後頭顆
28 Posterior inferior cerebellar artery（PICA）後下小脳動脈
29 Levator veli palatini muscle 口蓋帆挙筋
30 Atlanto-occipital joint 環椎後頭関節
31 Tensor veli palatini muscle 口蓋帆張筋
32 Orbicularis oris muscle 口輪筋
33 Maxilla 上顎骨
34 Pterygoid hamulus 翼突鉤
35 Lateral mass of atlas 環椎外側塊
36 Vertebral artery 椎骨動脈
37 Semispinalis capitis muscle 頭半棘筋
38 Splenius capitis muscle 頭板状筋
39 Trapezius muscle 僧帽筋
40 Lateral atlanto-axial joint 外側環軸関節
41 Axis 軸椎
42 Obliquus capitis inferior muscle 下頭斜筋
43 Palatoglossus muscle 口蓋舌筋
44 Body of mandible 下顎体
45 Anterior belly of digastric muscle 顎二腹筋前腹
46 Mylohyoid muscle 顎舌骨筋
47 Geniohyoid muscle オトガイ舌骨筋

図4.4c 矢状断第3切片の内側面像（骨構造，筋肉，血管）。切断面は眼窩尖，上眼窩裂の内側部，中頭蓋窩と咽頭傍腔を通っている。

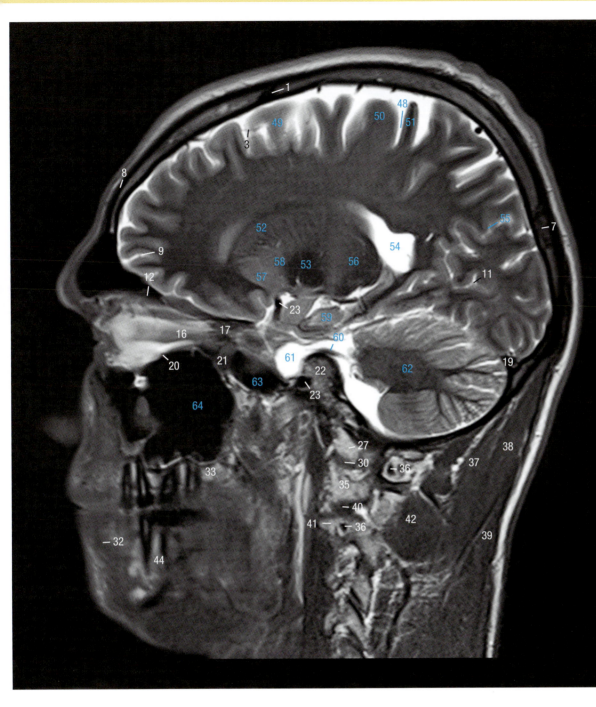
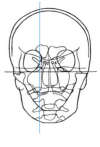

図 4.4d　矢状断 MRI-T2 強調画像。図 4.4a，4.4c にほぼ対応する。

1　Coronal suture 冠状縫合
3　Posteromedial frontal artery 後内側前頭動脈
7　Lambdoid suture ラムダ縫合
8　Occipitofrontalis muscle 後頭前頭筋
9　Polar frontal artery 前頭極動脈
11　Calcarine artery 鳥距動脈
12　Roof of orbit 眼窩上壁
16　Medial rectus muscle 内側直筋
17　Superior orbital fissure 上眼窩裂
19　Transverse sinus 横静脈洞
20　Floor of orbit 眼窩底
21　Pterygopalatine fossa 翼口蓋窩
22　Temporal bone 側頭骨
23　Internal carotid artery 内頸動脈
27　Occipital condyle 後頭顆
30　Atlanto-occipital joint 環椎後頭関節
32　Orbicularis oris muscle 口輪筋
33　Maxilla 上顎骨
35　Lateral mass of atlas 環椎外側塊
36　Vertebral artery 椎骨動脈
37　Semispinalis capitis muscle 頭半棘筋
38　Splenius capitis muscle 頭板状筋
39　Trapezius muscle 僧帽筋
40　Lateral atlanto-axial joint 外側環軸関節
41　Axis 軸椎
42　Obliquus capitis inferior muscle 下頭斜筋
44　Body of mandible 下顎体
48　Central sulcus 中心溝
49　Superior frontal gyrus 上前頭回
50　Precentral gyrus 中心前回
51　Postcentral gyrus 中心後回
52　Caudate nucleus 尾状核
53　Internal capsule 内包
54　Lateral ventricle 側脳室
55　Parieto-occipital sulcus 頭頂後頭溝
56　Thalamus 視床
57　Putamen 被殻
58　Globus pallidus 淡蒼球
59　Hippocampus 海馬
60　Trigeminal nerve 三叉神経
61　Trigeminal (Gasserian) ganglion 三叉神経節（ガッセル神経節）
62　Cerebellum 小脳
63　Sphenoidal sinus 蝶形骨洞
64　Maxillary sinus 上顎洞

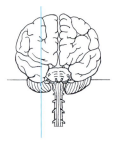

1 Middle frontal gyrus 中前頭回
2 Precentral gyrus 中心前回
3 Postcentral gyrus 中心後回
4 Angular gyrus 角回
5 Extreme capsule 最外包
6 Cortex of insula 島皮質
7 Occipital gyri 後頭葉の諸回
8 External capsule 外包
9 Claustrum 前障
10 Putamen 被殻
11 Tail of caudate nucleus 尾状核尾
12 Frontal nerve 前頭神経
13 Anterior commissure 前交連
14 Choroid plexus of temporal(inferior) horn 下角の脈絡叢
15 Upper eyelid 上眼瞼
16 Lens 水晶体
17 Eyeball 眼球
18 Optic nerve 視神経
19 Abducens nerve 外転神経
20 Middle temporal gyrus 中側頭回
21 Amygdaloid body 扁桃体
22 Hippocampus 海馬
23 Medial occipitotemporal gyrus 内側後頭側頭回
24 Lower eyelid 下眼瞼
25 Infraorbital nerve 眼窩下神経
26 Inferior temporal gyrus 下側頭回
27 Facial nerve and intermediate nerve 顔面神経と中間神経
28 Vestibulocochlear nerve 内耳神経（前庭蝸牛神経）
29 Mandibular nerve and otic ganglion 下顎神経と耳神経節
30 Vagus nerve 迷走神経
31 Glossopharyngeal nerve 舌咽神経
32 Accessory nerve 副神経
33 Hypoglossal nerve 舌下神経
34 Superior cervical ganglion 上頸神経節
35 Oral cavity 口腔
36 Sympathetic trunk (within the slice) 交感神経幹（切片内）
37 Inferior alveolar nerve 下歯槽神経
38 Lingual nerve 舌神経

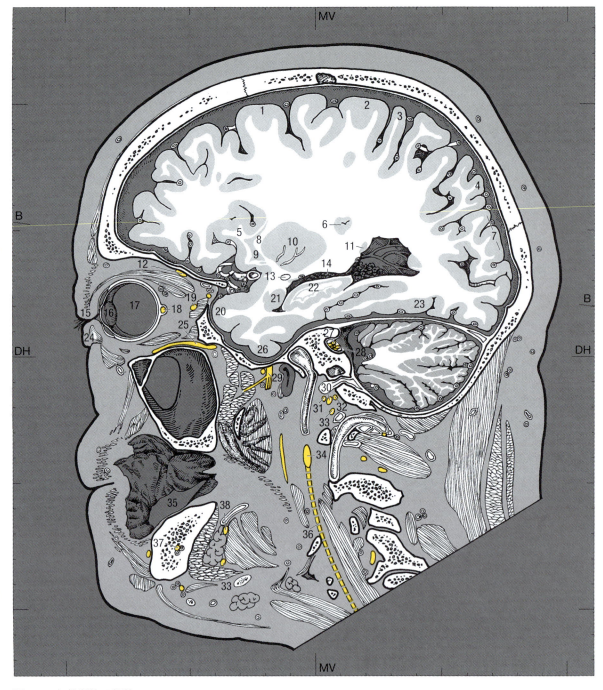

図 4.5　矢状断第 4 切片
B＝両交連線
DH＝ドイツ水平面
MV＝耳垂直線

図 4.5a　矢状断第 4 切片の内側面像（脳の諸構造と脳神経）。テント上腔では終脳の側脳室前角と体部より外側にある部分，および下角に接する海馬や扁桃体がみえている。テント下腔では，小脳半球が切断されている。

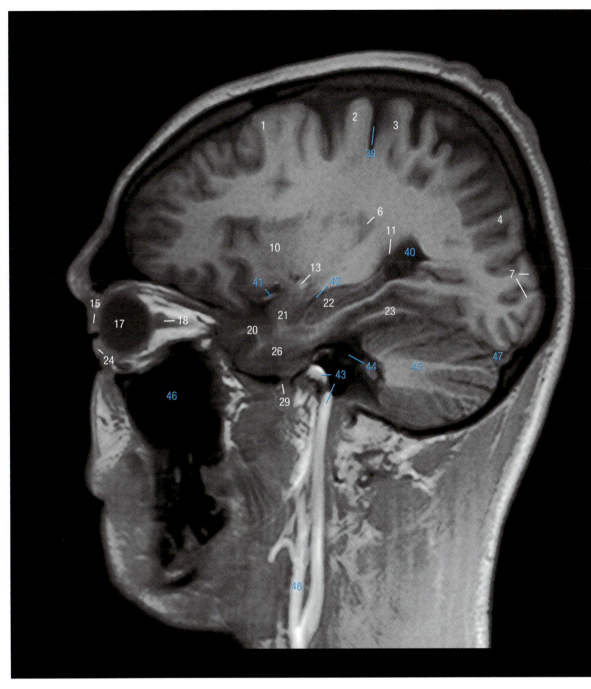
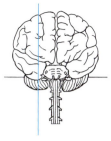

図 4.5b　矢状断 MRI-T1 強調画像。図 4.5a, 4.5c にほぼ対応する。

1. Middle frontal gyrus 中前頭回
2. Precentral gyrus 中心前回
3. Postcentral gyrus 中心後回
4. Angular gyrus 角回
6. Cortex of insula 島皮質
7. Occipital gyri 後頭葉の諸回
10. Putamen 被殻
11. Tail of caudate nucleus 尾状核尾
13. Anterior commissure 前交連
15. Upper eyelid 上眼瞼
17. Eyeball 眼球
18. Optic nerve 視神経
20. Middle temporal gyrus 中側頭回
21. Amygdaloid body 扁桃体
22. Hippocampus 海馬
23. Medial occipitotemporal gyrus 内側後頭側頭回
24. Lower eyelid 下眼瞼
26. Inferior temporal gyrus 下側頭回
29. Mandibular nerve and otic ganglion 下顎神経と耳神経節
39. Central sulcus 中心溝
40. Lateral ventricle 側脳室
41. Middle cerebral artery 中大脳動脈
42. Temporal (inferior) horn of lateral ventricle 側脳室下角
43. Internal carotid artery 内頸動脈
44. Internal acoustic meatus with facial nerve and vestibulocochlear nerve 内耳道，顔面神経，内耳神経（前庭蝸牛神経）
45. Cerebellum 小脳
46. Maxillary sinus 上顎洞
47. Transverse sinus 横静脈洞
48. External carotid artery 外頸動脈

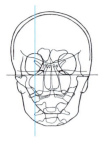
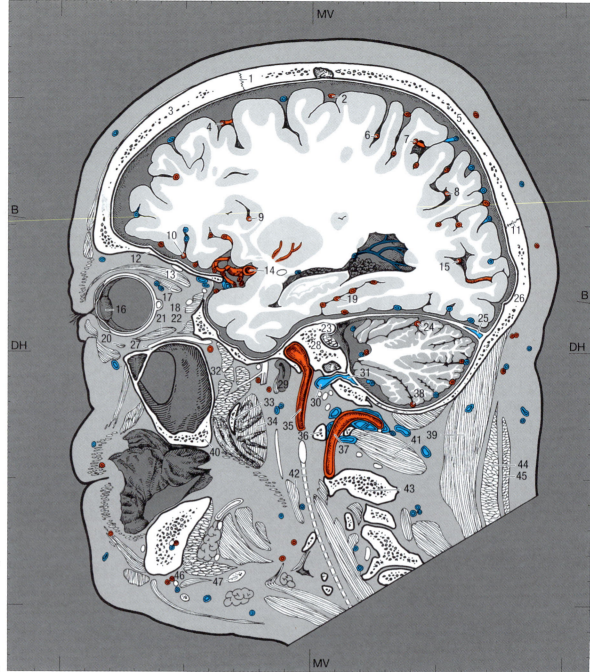

1 Coronal suture 冠状縫合
2 Artery of precentral sulcus 中心前溝動脈
3 Frontal bone 前頭骨
4 Prefrontal artery 前頭前動脈
5 Parietal bone 頭頂骨
6 Artery of central sulcus 中心溝動脈
7 Parietal artery 頭頂動脈
8 Artery of angular gyrus 角回動脈
9 Insular artery 島動脈
10 Lateral frontobasal artery 外側前頭底動脈
11 Lambdoid suture ラムダ縫合
12 Roof of orbit 眼窩上壁
13 Levator palpebrae superioris muscle 上眼瞼挙筋
14 Middle cerebral artery 中大脳動脈
15 Temporo-occipital artery 側頭後頭動脈
16 Lens 水晶体
17 Superior rectus muscle 上直筋
18 Lateral rectus muscle 外側直筋
19 Temporal artery of posterior cerebral artery 側頭動脈(後大脳動脈の枝)
20 Inferior oblique muscle 下斜筋
21 Inferior rectus muscle 下直筋
22 Orbitalis muscle 眼窩筋
23 Internal acoustic meatus 内耳道
24 Superior cerebellar artery 上小脳動脈
25 Transverse sinus 横静脈洞
26 Occipital bone 後頭骨
27 Floor of orbit 眼窩底
28 Temporal bone 側頭骨
29 Cartilage of pharyngo-tympanic tube 耳管軟骨
30 Internal jugular vein near jugular foramen 内頸静脈(頸静脈孔近傍)
31 Sigmoid sinus S状静脈洞
32 Lateral pterygoid muscle 外側翼突筋
33 Lateral pterygoid plate 翼状突起外側板
34 Medial pterygoid muscle 内側翼突筋
35 Internal carotid artery 内頸動脈
36 Transverse process of atlas 環椎横突起
37 Vertebral artery 椎骨動脈
38 Posterior inferior cerebellar artery (PICA) 後下小脳動脈
39 Semispinalis capitis muscle 頭半棘筋
40 Maxilla 上顎骨
41 Obliquus capitis inferior muscle 下頭斜筋
42 Styloglossus muscle 茎突舌筋
43 Axis 軸椎
44 Splenius capitis muscle 頭板状筋
45 Trapezius muscle 僧帽筋
46 Mylohyoid muscle 顎舌骨筋
47 Digastric tendon 顎二腹筋の腱

図 4.5c　矢状断第 4 切片の内側面像(骨構造,筋肉,血管)。切断面は眼球中央のやや内側を通っているので,水晶体と上・下直筋がみえている。内耳道,頸静脈洞,咽頭傍腔もこの切片で認められる。

4 矢状断シリーズ

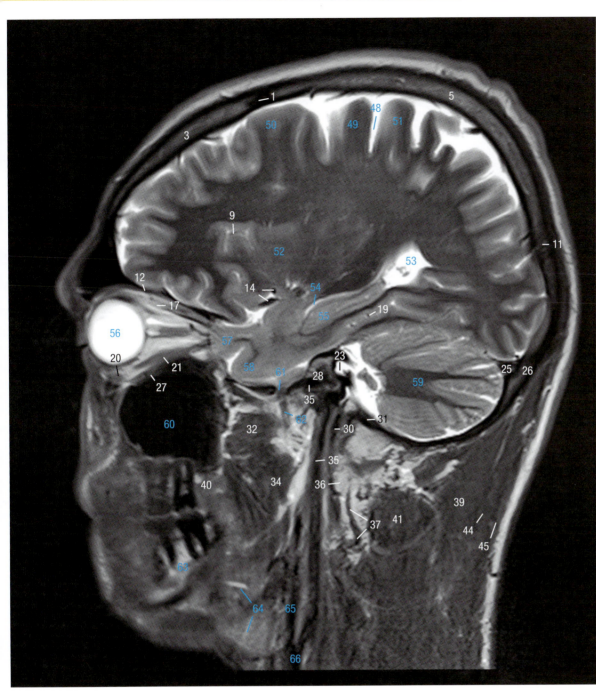
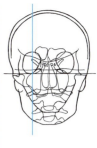

図 4.5d　矢状断 MRI-T2 強調画像。図 4.5a，4.5c にほぼ対応する。

1　Coronal suture 冠状縫合
3　Frontal bone 前頭骨
5　Parietal bone 頭頂骨
9　Insular artery 島動脈
11　Lambdoid suture ラムダ縫合
12　Roof of orbit 眼窩上壁
14　Middle cerebral artery 中大脳動脈
17　Superior rectus muscle 上直筋
19　Temporal artery of posterior cerebral artery 側頭動脈（後大脳動脈の枝）
20　Inferior oblique muscle 下斜筋
21　Inferior rectus muscle 下直筋
23　Internal acoustic meatus, stoma 内耳道，小孔
25　Transverse sinus 横静脈洞
26　Occipital bone 後頭骨
27　Floor of orbit 眼窩底
28　Temporal bone 側頭骨
30　Jugular vein near jugular foramen 頸静脈（頸静脈孔近傍）
31　Sigmoid sinus S 状静脈洞
32　Lateral pterygoid muscle 外側翼突筋
34　Medial pterygoid muscle 内側翼突筋
35　Internal carotid artery 内頸動脈
36　Transverse process of atlas 環椎横突起
37　Vertebral artery 椎骨動脈
39　Semispinalis capitis muscle 頭半棘筋
40　Maxilla 上顎骨
41　Obliquus capitis inferior muscle 下頭斜筋
44　Splenius capitis muscle 頭板状筋
45　Trapezius muscle 僧帽筋
48　Central sulcus 中心溝
49　Precentral gyrus 中心前回
50　Middle frontal gyrus 中前頭回
51　Postcentral gyrus 中心後回
52　Putamen 被殻
53　Lateral ventricle 側脳室
54　Temporal (inferior) horn of lateral ventricle 側脳室下角
55　Hippocampus 海馬
56　Eyeball 眼球
57　Middle temporal gyrus 中側頭回
58　Inferior temporal gyrus 下側頭回
59　Cerebellum 小脳
60　Maxillary sinus 上顎洞
61　Foramen ovale 卵円孔
62　Mandibular nerve 下顎神経
63　Mandible 下顎骨
64　Submandibular gland 顎下腺
65　External carotid artery 外頸動脈
66　Common carotid artery 総頸動脈

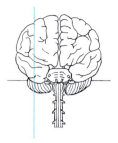

1 Dura mater 硬膜
2 Precentral sulcus 中心前溝
3 Precentral gyrus 中心前回
4 Central sulcus 中心溝
5 Postcentral gyrus 中心後回
6 Supramarginal gyrus 縁上回
7 Inferior frontal gyrus 下前頭回
8 Lateral sulcus(Sylvian fissure) 外側溝（シルビウス裂）
9 Angular gyrus 角回
10 Cortex of insula 島皮質
11 Anterior transverse temporal gyrus(of Heschl) 前横側頭回(前ヘシュル回)
12 Posterior transverse temporal gyrus (of Heschl) 後横側頭回(後ヘシュル回)
13 Superior temporal gyrus 上側頭回
14 Eyeball 眼球
15 Retina 網膜
16 Middle temporal gyrus 中側頭回
17 Occipital gyri 後頭葉の諸回
18 Lateral occipitotemporal gyrus 外側後頭側頭回
19 Inferior temporal gyrus 下側頭回
20 Cerebellar tentorium 小脳テント
21 Maxillary sinus 上顎洞
22 Facial nerve and facial canal(within the slice) 顔面神経と顔面神経管（切片内）
23 Posterior lobe of cerebellum 小脳後葉
24 Inferior alveolar nerve 下歯槽神経
25 Accessory nerve 副神経
26 Lingual nerve 舌神経
27 Vagus nerve 迷走神経
28 Oral vestibule 口腔前庭
29 Hypoglossal nerve 舌下神経

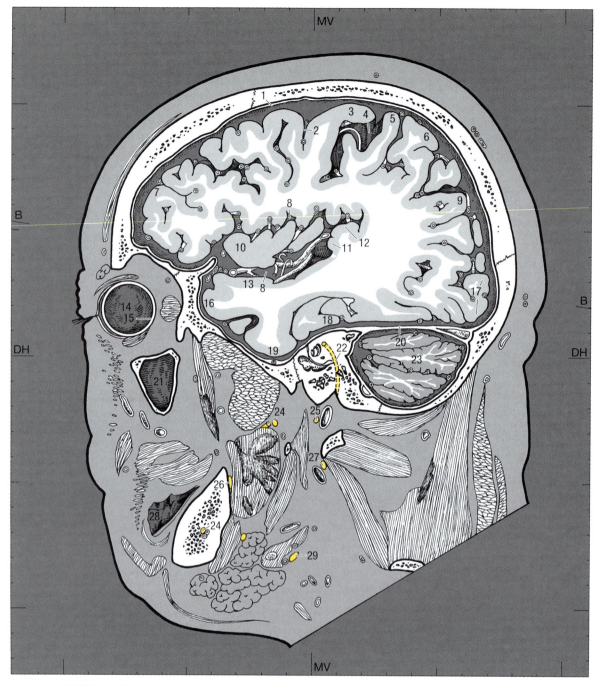

図 4.6　矢状断第 5 切片
B＝両交連線
DH＝ドイツ水平面
MV＝耳垂直線

図 4.6a　矢状断第 5 切片の内側面像(脳の諸構造と脳神経)。島皮質の表面が削がれるように切断されて，外側溝内で島動脈に囲まれている。Ⅴ，Ⅶ，Ⅹ，Ⅺ，Ⅻ脳神経の枝がみえる。

4 矢状断シリーズ

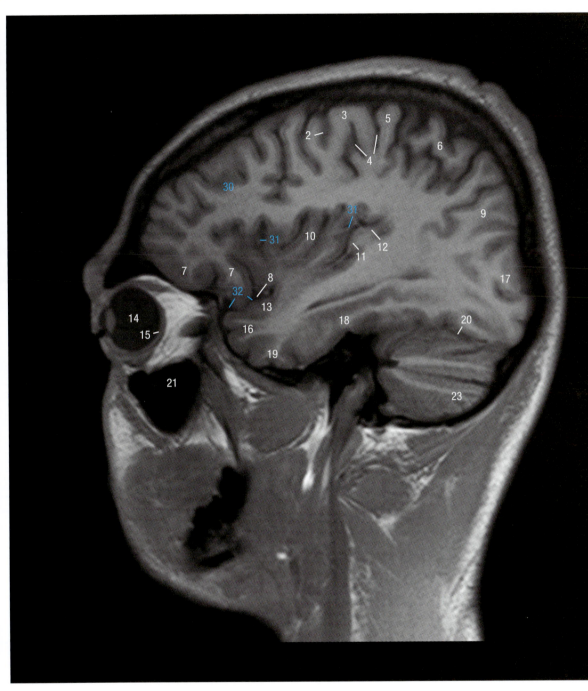
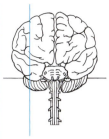

2 Precentral sulcus
中心前溝
3 Precentral gyrus
中心前回
4 Central sulcus 中心溝
5 Postcentral gyrus
中心後回
6 Supramarginal gyrus
縁上回
7 Inferior frontal gyrus
下前頭回
8 Lateral sulcus (Sylvian fissure)
外側溝(シルビウス裂)
9 Angular gyrus 角回
10 Cortex of insula 島皮質
11 Anterior transverse temporal gyrus (of Heschl)
前横側頭回(前ヘシュル回)
12 Posterior transverse temporal gyrus (of Heschl)
後横側頭回(後ヘシュル回)
13 Superior temporal gyrus
上側頭回
14 Eyeball 眼球
15 Retina 網膜
16 Middle temporal gyrus
中側頭回
17 Occipital gyri
後頭葉の諸回
18 Lateral occipitotemporal gyrus 外側後頭側頭回
19 Inferior temporal gyrus
下側頭回
20 Cerebellar tentorium
小脳テント
21 Maxillary sinus 上顎洞
23 Posterior lobe of cerebellum 小脳後葉
30 Middle frontal gyrus
中前頭回
31 Insular arteries 島動脈群
32 Cistern of lateral cerebral fossa (cistern of Sylvian fissure) 大脳外側窩槽(シルビウス裂槽)

図 4.6b　矢状断 MRI-T1 強調画像。図 4.6a，4.6c にほぼ対応する。

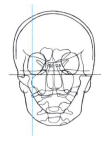
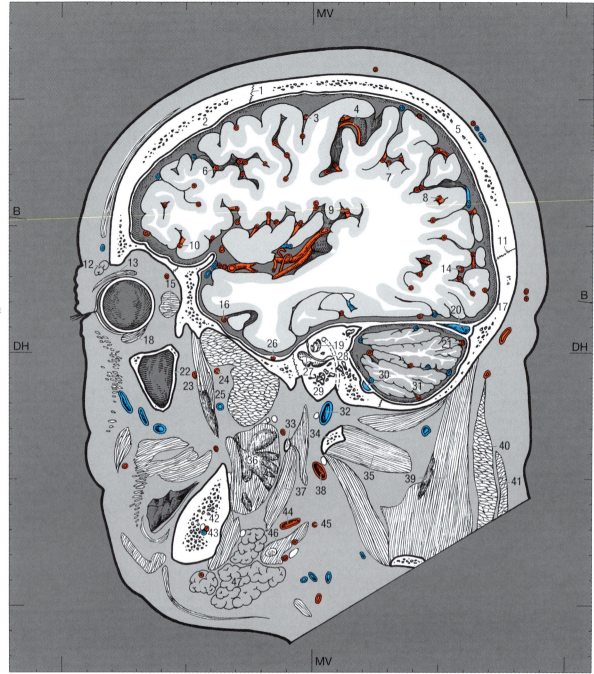

1 Coronal suture 冠状縫合
2 Frontal bone 前頭骨
3 Artery of precentral sulcus 中心前溝動脈
4 Artery of central sulcus 中心溝動脈
5 Parietal bone 頭頂骨
6 Prefrontal artery 前頭前動脈
7 Parietal artery 頭頂動脈
8 Artery of angular gyrus 角回動脈
9 Insular arteries 島動脈群
10 Lateral frontobasal artery 外側前頭底動脈
11 Lambdoid suture ラムダ縫合
12 Lacrimal gland 涙腺
13 Levator palpebrae superioris muscle 上眼瞼挙筋
14 Temporo-occipital artery 側頭後頭動脈
15 Lateral rectus muscle 外側直筋
16 Temporal artery of middle cerebral artery 側頭動脈（中大脳動脈の枝）
17 Occipital bone 後頭骨
18 Inferior oblique muscle 下斜筋
19 Cochlea 蝸牛
20 Transverse sinus 横静脈洞
21 Superior cerebellar artery 上小脳動脈
22 Maxilla 上顎骨
23 Temporalis muscle 側頭筋
24 Maxillary artery 顎動脈
25 Lateral pterygoid muscle 外側翼突筋
26 Middle meningeal artery 中硬膜動脈
27 Tympanic cavity 鼓室
28 Facial canal (within the slice) 顔面神経管（切片内）
29 Temporal bone 側頭骨
30 Sigmoid sinus S状静脈洞
31 Posterior inferior cerebellar artery (PICA) 後下小脳動脈
32 Internal jugular vein 内頸静脈
33 Styloid process 茎状突起
34 Transverse process of atlas 環椎横突起
35 Obliquus capitis inferior muscle 下頭斜筋
36 Medial pterygoid muscle 内側翼突筋
37 Stylohyoid muscle 茎突舌骨筋
38 Internal carotid artery 内頸動脈
39 Semispinalis capitis muscle 頭半棘筋
40 Splenius capitis muscle 頭板状筋
41 Trapezius muscle 僧帽筋
42 Mandible 下顎骨
43 Inferior alveolar artery and vein 下歯槽動脈および静脈
44 Facial artery 顔面動脈
45 Lingual artery 舌動脈
46 Posterior belly of digastric muscle 顎二腹筋後腹
47 Submandibular gland 顎下腺

図 4.6c　矢状断第5切片の内側面像（骨構造，筋肉，血管）。眼球の外側部が切断されている。頭蓋底では蝸牛のレベルにあたる。

4 矢状断シリーズ

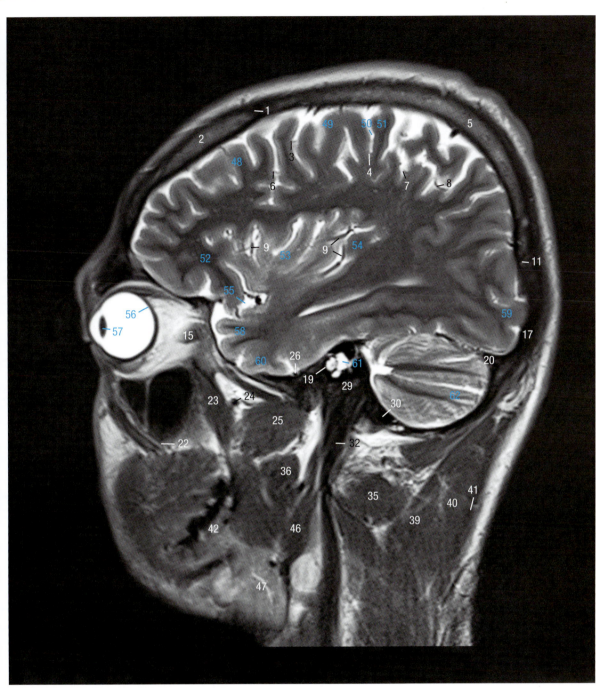
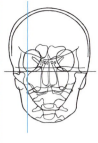

図 4.6d　矢状断 MRI-T2 強調画像。図 4.6a，4.6c にほぼ対応する。

1 Coronal suture 冠状縫合
2 Frontal bone 前頭骨
3 Artery of precentral sulcus 中心前溝動脈
4 Artery of central sulcus 中心溝動脈
5 Parietal bone 頭頂骨
6 Prefrontal artery 前頭前動脈
7 Parietal artery 頭頂動脈
8 Artery of angular gyrus 角回動脈
9 Insular arteries 島動脈群
11 Lambdoid suture ラムダ縫合
15 Lateral rectus muscle 外側直筋
17 Occipital bone 後頭骨
19 Cochlea 蝸牛
20 Transverse sinus 横静脈洞
22 Maxilla 上顎骨
23 Temporalis muscle 側頭筋
24 Maxillary artery 顎動脈
25 Lateral pterygoid muscle 外側翼突筋
26 Middle meningeal artery 中硬膜動脈
29 Temporal bone 側頭骨
30 Sigmoid sinus S 状静脈洞
32 Internal jugular vein 内頸静脈
35 Obliquus capitis inferior muscle 下頭斜筋
36 Medial pterygoid muscle 内側翼突筋
39 Semispinalis capitis muscle 頭半棘筋
40 Splenius capitis muscle 頭板状筋
41 Trapezius muscle 僧帽筋
42 Mandible 下顎骨
46 Posterior belly of digastric muscle 顎二腹筋後腹
47 Submandibular gland 顎下腺
48 Middle frontal gyrus 中前頭回
49 Precentral gyrus 中心前回
50 Central sulcus 中心溝
51 Postcentral gyrus 中心後回
52 Inferior frontal gyrus 下前頭回
53 Insula 島
54 Transverse temporal gyrus (of Heschl) 横側頭回（ヘシュル回）
55 Cistern of lateral cerebral fossa (cistern of Sylvian fissure) 大脳外側窩槽（シルビウス裂槽）
56 Eyeball 眼球
57 Lens 水晶体
58 Inferior temporal gyrus 下側頭回
59 Occipital gyri 後頭葉の諸回
60 Inferior temporal gyrus 下側頭回
61 Internal acoustic meatus 内耳道
62 Posterior lobe of cerebellum 小脳後葉

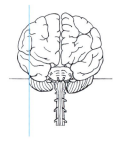

1 Dura mater 硬膜
2 Precentral gyrus
 中心前回
3 Central sulcus 中心溝
4 Postcentral gyrus
 中心後回
5 Precentral sulcus
 中心前溝
6 Supramarginal gyrus
 縁上回
7 Inferior frontal gyrus
 下前頭回
8 Angular gyrus 角回
9 Lateral sulcus(Sylvian fissure)
 外側溝(シルビウス裂)
10 Superior temporal gyrus
 上側頭回
11 Anterior transverse temporal gyrus(of Heschl)
 前横側頭回(前ヘシュル回)
12 Posterior transverse temporal gyrus
 (of Heschl)
 後横側頭回(後ヘシュル回)
13 Temporal plane
 側頭平面
14 Superior temporal sulcus
 上側頭溝
15 Middle temporal gyrus
 中側頭回
16 Inferior temporal gyrus
 下側頭回
17 Posterior lobe of cerebellum(tangentially cut)
 小脳後葉(接線断面)
18 Facial nerve 顔面神経
19 Inferior alveolar nerve
 下歯槽神経
20 Accessory nerve 副神経
21 Vagus nerve 迷走神経

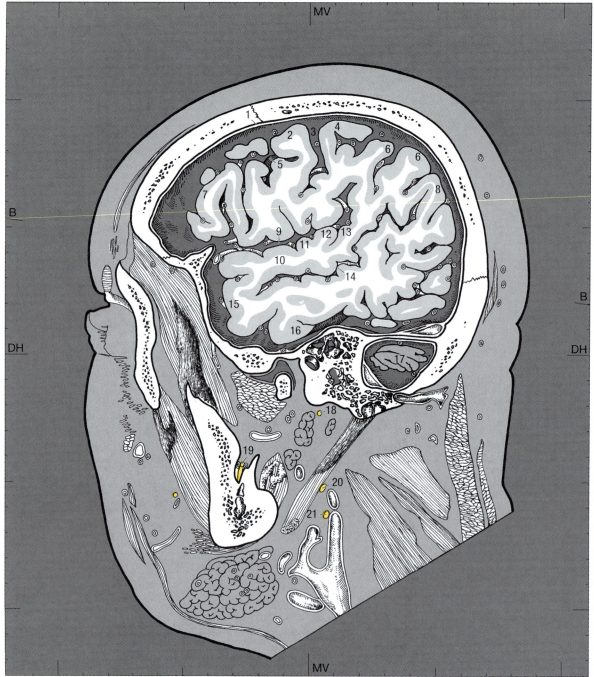

図 4.7 矢状断第 6 切片
B＝両交連線
DH＝ドイツ水平面
MV＝耳垂直線

図 4.7a 矢状断第 6 切片の内側面像(脳の諸構造と脳神経)。大脳皮質の表面が切断されて,外側溝を囲む弁蓋がよくみえる。

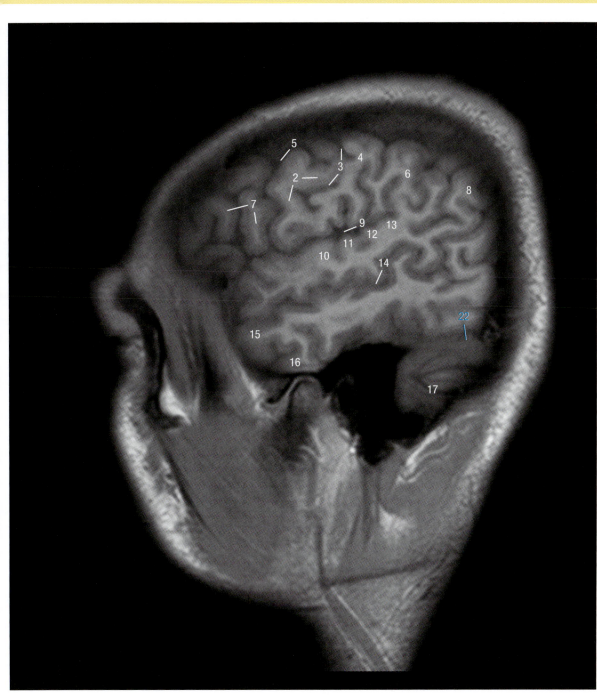
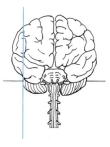

2 Precentral gyrus
 中心前回
3 Central sulcus 中心溝
4 Postcentral gyrus
 中心後回
5 Precentral sulcus
 中心前溝
6 Supramarginal gyrus
 縁上回
7 Inferior frontal gyrus
 下前頭回
8 Angular gyrus 角回
9 Lateral sulcus (Sylvian
 fissure)
 外側溝（シルビウス裂）
10 Superior temporal gyrus
 上側頭回
11 Anterior transverse tem-
 poral gyrus (of Heschl)
 前横側頭回（前ヘシュル回）
12 Posterior transverse
 temporal gyrus
 (of Heschl)
 後横側頭回（後ヘシュル回）
13 Temporal plane
 側頭平面
14 Superior temporal sulcus
 上側頭溝
15 Middle temporal gyrus
 中側頭回
16 Inferior temporal gyrus
 下側頭回
17 Posterior lobe of
 cerebellum 小脳後葉
22 Transverse sinus
 横静脈洞

図4.7b　矢状断 MRI-T1 強調画像。図4.7a, 4.7c にほぼ対応する。

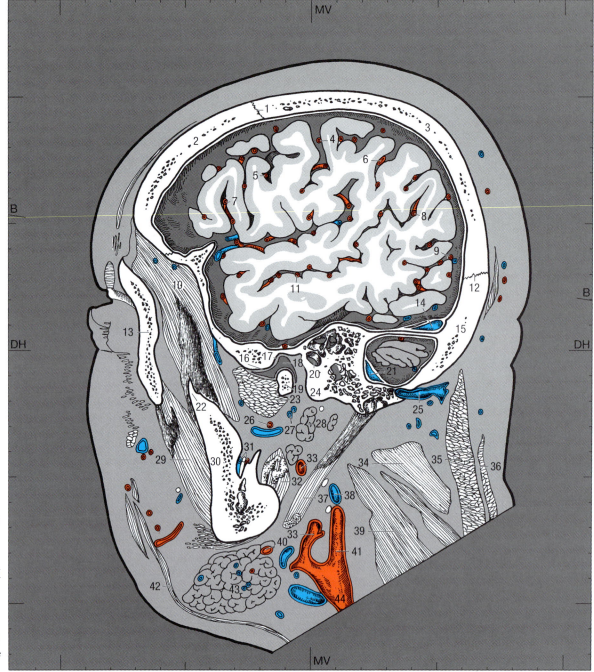

1 Coronal suture 冠状縫合
2 Frontal bone 前頭骨
3 Parietal bone 頭頂骨
4 Artery of central sulcus 中心溝動脈
5 Artery of precentral sulcus 中心前溝動脈
6 Parietal artery 頭頂動脈
7 Prefrontal artery 前頭前動脈
8 Artery of angular gyrus 角回動脈
9 Temporo-occipital artery 側頭後頭動脈
10 Temporalis muscle 側頭筋
11 Temporal artery of middle cerebral artery 側頭動脈(中大脳動脈の枝)
12 Lambdoid suture ラムダ縫合
13 Zygomatic bone 頬骨
14 Transverse sinus 横静脈洞
15 Occipital bone 後頭骨
16 Articular tubercle 関節結節
17 Mandibular fossa 下顎窩
18 Articular disc of temporomandibular joint 関節円板(顎関節)
19 Head of mandible 下顎頭
20 External acoustic meatus 外耳道
21 Sigmoid sinus S状静脈洞
22 Coronoid process 筋突起
23 Lateral pterygoid muscle 外側翼突筋
24 Mastoid process 乳様突起
25 Emissary vein 導出静脈
26 Maxillary artery 顎動脈
27 Pterygoid venous plexus 翼突筋静脈叢
28 Parotid gland 耳下腺
29 Masseter muscle 咬筋
30 Ramus of mandible 下顎枝
31 Inferior alveolar artery and vein in mandibular foramen 下歯槽動脈および静脈(下顎孔)
32 Medial pterygoid muscle 内側翼突筋
33 External carotid artery 外頸動脈
34 Longissimus capitis muscle 頭最長筋
35 Splenius capitis muscle 頭板状筋
36 Trapezius muscle 僧帽筋
37 Posterior belly of digastric muscle 顎二腹筋後腹
38 Internal jugular vein 内頸静脈
39 Levator scapulae muscle 肩甲挙筋
40 Facial artery 顔面動脈
41 Internal carotid artery 内頸動脈
42 Platysma 広頸筋
43 Submandibular gland 顎下腺
44 Common carotid artery 総頸動脈

図4.7c 矢状断第6切片の内側面像(骨構造,筋肉,血管)。この切片は眼球の外方を通り,骨性外耳道と総頸動脈分岐部を含む。

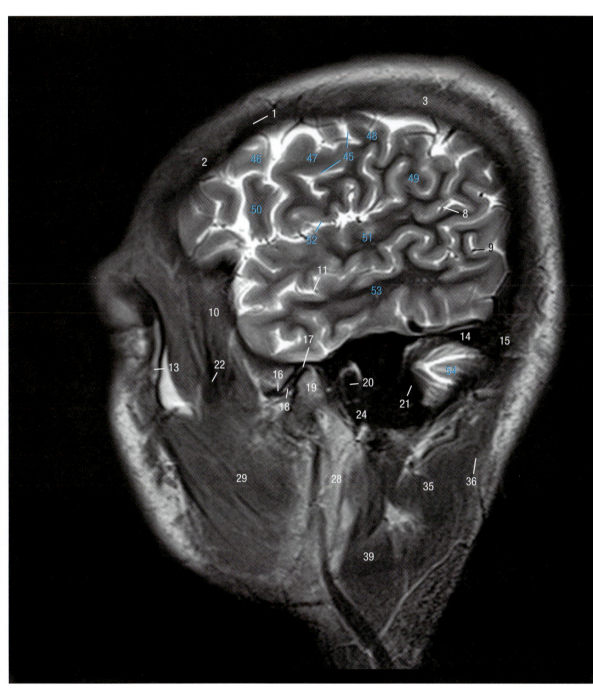
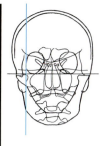

図 4.7d　矢状断 MRI-T2 強調画像。図 4.7a, 4.7c にほぼ対応する。

1 Coronal suture 冠状縫合
2 Frontal bone 前頭骨
3 Parietal bone 頭頂骨
8 Artery of angular gyrus 角回動脈
9 Temporo-occipital artery 側頭後頭動脈
10 Temporalis muscle 側頭筋
11 Temporal artery of middle cerebral artery 側頭動脈（中大脳動脈の枝）
13 Zygomatic bone 頬骨
14 Transverse sinus 横静脈洞
15 Occipital bone 後頭骨
16 Articular tubercle 関節結節
17 Mandibular fossa 下顎窩
18 Articular disc of temporomandibular joint 関節円板（顎関節）
19 Head of mandible 下顎頭
20 External acoustic meatus 外耳道
21 Sigmoid sinus S状静脈洞
22 Coronoid process 筋突起
24 Mastoid process 乳様突起
28 Parotid gland 耳下腺
29 Masseter muscle 咬筋
35 Splenius capitis muscle 頭板状筋
36 Trapezius muscle 僧帽筋
39 Levator scapulae muscle 肩甲挙筋
45 Central sulcus 中心溝
46 Middle frontal gyrus 中前頭回
47 Precentral gyrus 中心前回
48 Postcentral gyrus 中心後回
49 Supramarginal gyrus 縁上回
50 Inferior frontal gyrus 下前頭回
51 Superior temporal gyrus 上側頭回
52 Lateral sulcus (Sylvian fissure) 外側溝（シルビウス裂）
53 Middle temporal gyrus 中側頭回
54 Posterior lobe of cerebellum 小脳後葉

1 Frontal bone 前頭骨
2 Parietal bone 頭頂骨
3 Frontal sinus 前頭洞
4 Lambdoid suture ラムダ縫合
5 Crista galli 鶏冠
6 Anterior cranial fossa 前頭蓋窩
7 Cribriform plate 篩板
8 Occipital bone 後頭骨
9 Tuberculum sellae 鞍結節
10 Dorsum sellae 鞍背
11 Nasal bone 鼻骨
12 Hypophysial fossa 下垂体窩
13 Nasal septum 鼻中隔
14 Sphenoidal sinus 蝶形骨洞
15 Sphenoidal bone 蝶形骨
16 Clivus 斜台
17 Internal occipital protuberance 内後頭隆起
18 Posterior cranial fossa 後頭蓋窩
19 External occipital protuberance (inion) 外後頭隆起（イニオン）
20 Pharyngeal tubercle 咽頭結節
21 Anterior nasal spine 前鼻棘
22 Posterior nasal spine 後鼻棘
23 Nasopharynx 咽頭鼻部
24 Foramen magnum 大後頭孔（大孔）
25 Hard palate 硬口蓋
26 Vertebral canal 脊柱管
27 Median atlantoaxial joint 正中環軸関節
28 Anterior arch of atlas 環椎前弓
29 Alveolar process of maxilla 上顎骨歯槽突起
30 Posterior arch of atlas 環椎後弓
31 Dens of axis 軸椎歯突起
32 Incisive canal of maxilla 切歯管（上顎骨）
33 Spinous process of axis 軸椎棘突起
34 Spinous process of third cervical vertebra 第三頸椎棘突起
35 Third cervical vertebra 第三頸椎
36 Body of mandible 下顎体
37 Hyoid bone 舌骨
38 Fourth cervical vertebra 第四頸椎
39 Thyroid cartilage 甲状軟骨
40 Trachea 気管

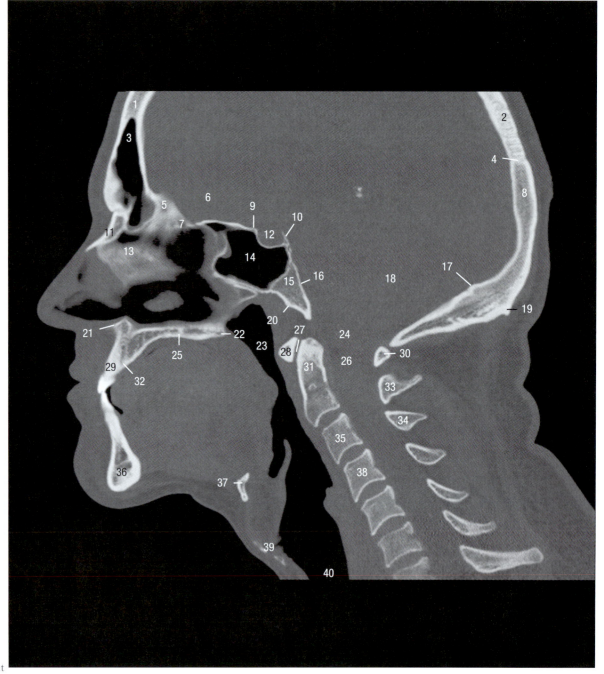

図4.8　矢状断第1切片　矢状断シリーズの第1切片にほぼ対応する位置のCT画像。この図と続く矢状断CT画像は診断のために撮影されたもので，円蓋部が完全には写されていない。薄い再構成可能な横断面資料より，二次的に再構成されたものである。目印構造は下垂体窩，前頭洞と蝶形骨洞，環椎と軸椎である。

4 矢状断シリーズ

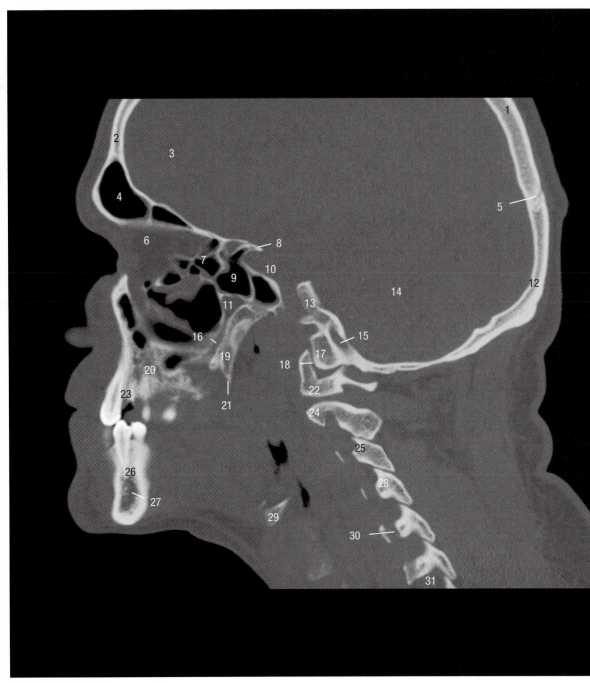
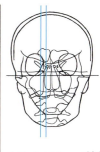

1 Parietal bone 頭頂骨
2 Frontal bone 前頭骨
3 Anterior cranial fossa 前頭蓋窩
4 Frontal sinus 前頭洞
5 Lambdoid suture ラムダ縫合
6 Orbit 眼窩
7 Ethmoidal cells 篩骨蜂巣
8 Anterior clinoid process 前床突起
9 Sphenoidal sinus 蝶形骨洞
10 Carotid canal 頸動脈管
11 Pterygopalatine fossa 翼口蓋窩
12 Occipital bone 後頭骨
13 Sphenoidal bone 蝶形骨
14 Posterior cranial fossa 後頭蓋窩
15 Hypoglossal canal 舌下神経管
16 Greater palatine canal 大口蓋管
17 Occipital condyle 後頭顆
18 Atlanto-occipital joint 環椎後頭関節
19 Medial pterygoid plate 翼状突起内側板
20 Maxilla 上顎骨
21 Pterygoid hamulus 翼突鈎
22 Lateral mass of atlas 環椎外側塊
23 Alveolar process of maxilla 上顎骨歯槽突起
24 Axis 軸椎
25 Third cervical vertebra, articular process 第三頸椎, 関節突起
26 Body of mandible 下顎体
27 Mandibular canal 下顎管
28 Fourth cervical vertebra, articular process 第四頸椎, 関節突起
29 Hyoid bone 舌骨
30 Transverse foramen 横突孔
31 Intervertebral foramen 椎間孔

図 4.9　矢状断第 2 切片　矢状断シリーズの第 2 切片にほぼ対応する位置の CT 画像。前頭蓋底と後頭蓋底が写っている。目印構造は篩骨蜂巣，硬口蓋，下顎骨ならびに上部頸椎。

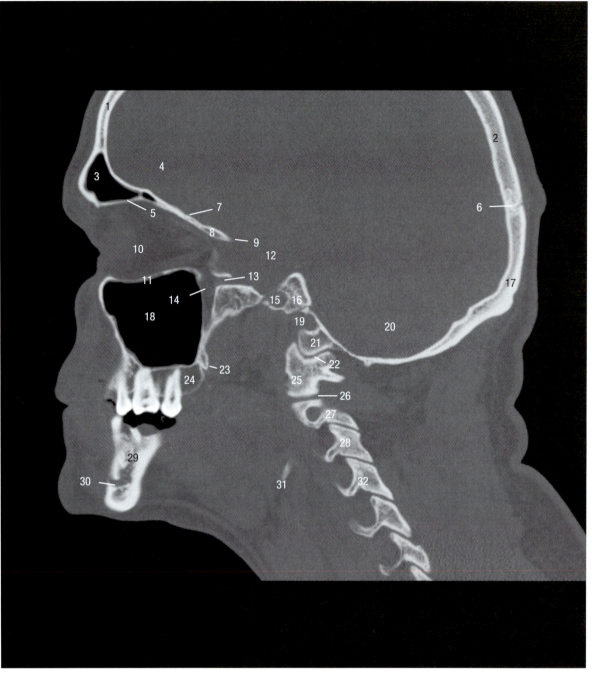

1 Frontal bone 前頭骨
2 Parietal bone 頭頂骨
3 Frontal sinus 前頭洞
4 Anterior cranial fossa 前頭蓋窩
5 Roof of orbit 眼窩上壁
6 Lambdoid suture ラムダ縫合
7 Sphenofrontal suture 蝶前頭縫合
8 Sphenoidal bone 蝶形骨
9 Anterior clinoid process 前床突起
10 Orbit 眼窩
11 Floor of orbit 眼窩底
12 Middle cranial fossa 中頭蓋窩
13 Foramen rotundum 正円孔
14 Pterygopalatine fossa 翼口蓋窩
15 Carotid canal 頸動脈管
16 Temporal bone 側頭骨
17 Occipital bone 後頭骨
18 Maxillary sinus 上顎洞
19 Hypoglossal canal 舌下神経管
20 Posterior cranial fossa 後頭蓋窩
21 Occipital condyle 後頭顆
22 Atlanto-occipital joint 環椎後頭関節
23 Pterygoid hamulus 翼突鈎
24 Maxilla 上顎骨
25 Lateral mass of atlas 環椎外側塊
26 Lateral atlanto-axial joint 外側環軸関節
27 Axis 軸椎
28 Third cervical vertebra 第三頸椎
29 Body of mandible 下顎体
30 Mandibular canal 下顎管
31 Hyoid bone 舌骨
32 Fourth cervical vertebra 第四頸椎

図 4.10　矢状断第 3 切片　矢状断シリーズの第 3 切片にほぼ対応する位置の CT 画像。顔面骨格と頭頸移行部の目印構造は，眼窩上壁，上顎洞，下顎骨，頸椎などである。

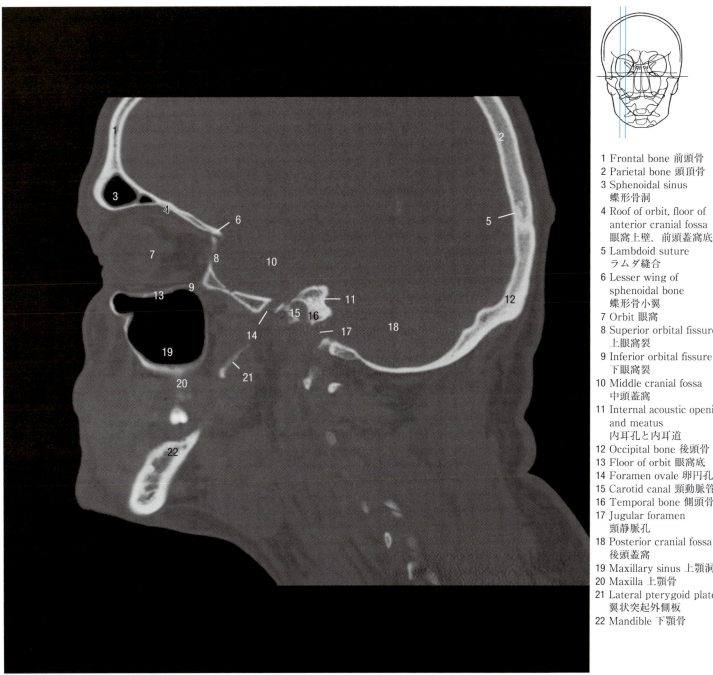

1 Frontal bone 前頭骨
2 Parietal bone 頭頂骨
3 Sphenoidal sinus 蝶形骨洞
4 Roof of orbit, floor of anterior cranial fossa 眼窩上壁，前頭蓋窩底
5 Lambdoid suture ラムダ縫合
6 Lesser wing of sphenoidal bone 蝶形骨小翼
7 Orbit 眼窩
8 Superior orbital fissure 上眼窩裂
9 Inferior orbital fissure 下眼窩裂
10 Middle cranial fossa 中頭蓋窩
11 Internal acoustic opening and meatus 内耳孔と内耳道
12 Occipital bone 後頭骨
13 Floor of orbit 眼窩底
14 Foramen ovale 卵円孔
15 Carotid canal 頸動脈管
16 Temporal bone 側頭骨
17 Jugular foramen 頸静脈孔
18 Posterior cranial fossa 後頭蓋窩
19 Maxillary sinus 上顎洞
20 Maxilla 上顎骨
21 Lateral pterygoid plate 翼状突起外側板
22 Mandible 下顎骨

図 4.11　矢状断第 4 切片　矢状断シリーズの第 4 切片にほぼ対応する位置の CT 画像。前・中・後頭蓋窩の 3 段テラスがいっそうはっきりみえる。

II 図譜

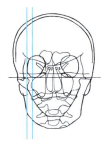

1 Frontal bone 前頭骨
2 Parietal bone 頭頂骨
3 Lambdoid suture ラムダ縫合
4 Occipital bone 後頭骨
5 Arcuate eminence 弓状隆起
6 Middle cranial fossa 中頭蓋窩
7 Tympanic cavity 鼓室
8 Posterior cranial fossa 後頭蓋窩
9 Zygomatic bone 頬骨
10 Facial canal 顔面神経管
11 Temporal bone 側頭骨
12 Stylomastoid foramen 茎乳突孔
13 Styloid process 茎状突起
14 Mandibular canal 下顎管
15 Ramus of mandible 下顎枝

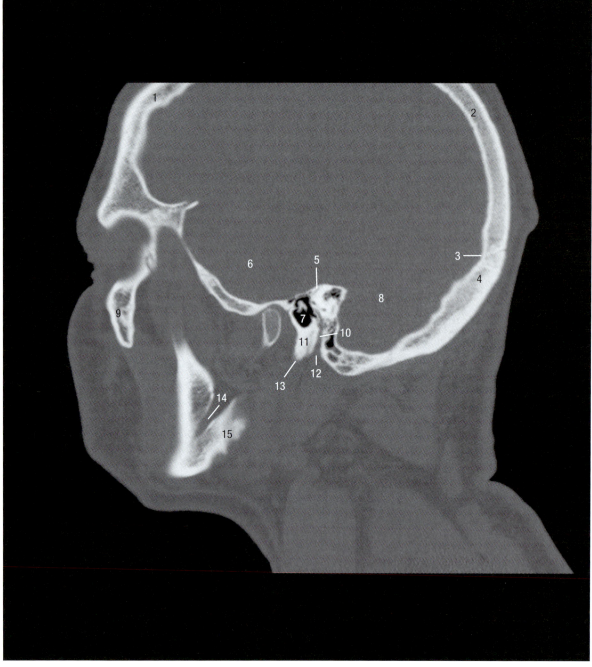

図4.12 矢状断第5切片　矢状断シリーズの第5切片にほぼ対応する位置のCT画像。頭蓋底は前骨半規管，顔面神経管，鼓室と茎状突起のあるレベルで切れている。

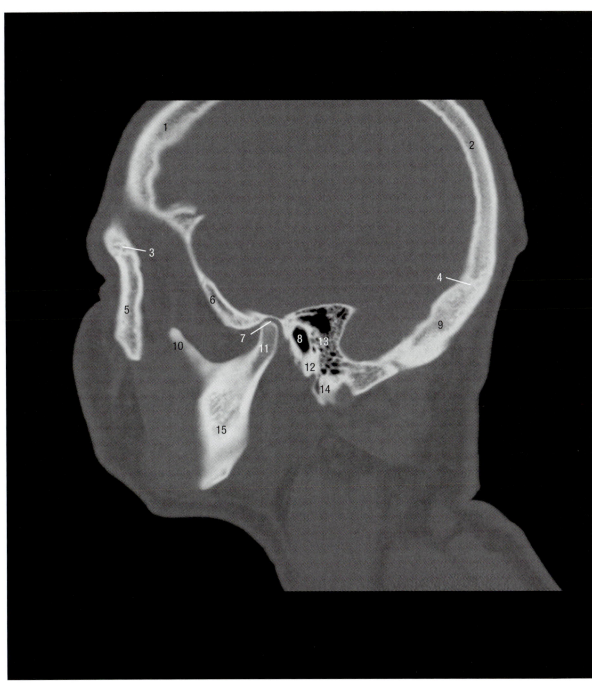
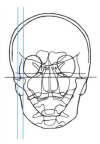

1 Frontal bone 前頭骨
2 Parietal bone 頭頂骨
3 Frontozygomatic suture 前頭頬骨縫合
4 Lambdoid suture ラムダ縫合
5 Zygomatic bone 頬骨
6 Greater wing of sphenoidal bone 蝶形骨大翼
7 Mandibular fossa 下顎窩
8 External acoustic meatus 外耳道
9 Occipital bone 後頭骨
10 Coronoid process 筋突起
11 Condylar process 関節突起
12 Temporal bone 側頭骨
13 Mastoid cells 乳突蜂巣
14 Mastoid process 乳様突起
15 Ramus of mandible 下顎枝

図4.13 矢状断第6切片 矢状断シリーズの第6切片にほぼ対応する位置のCT画像。切片は顎関節のあるレベルで，乳様突起を含む。

5 横断シリーズ

　本章では，14枚の横断層像が下方から上方へと示される。図5.1では，両交連面と平行する角度で並ぶ14の切片の位置が下方から上方へと提示される。それぞれの切片のMR画像の位置を，図5.2–5.15に示す。CT横断層像は図5.17–5.30に示されるが，これは，上眼窩後頭下面の角度に従っている（図5.16）。注意：以下の両交連面MR画像と上眼窩後頭下面CT画像（図5.2-5.15，そして図5.17–5.30）は2個体より成っている。

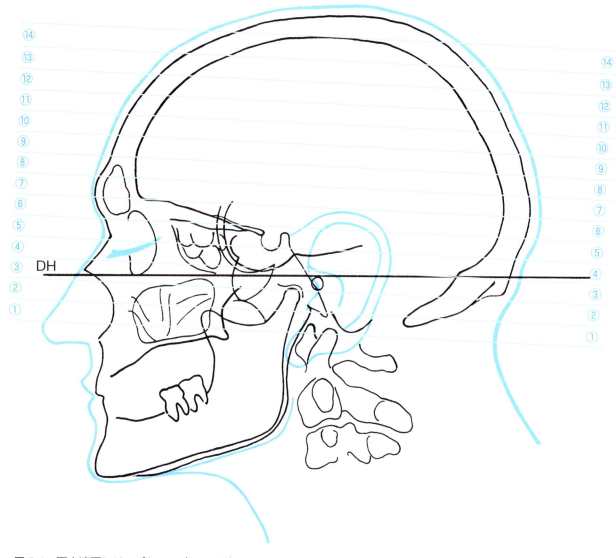

図 5.1 両交連面シリーズ（▶ 12 章，p.488）
DH = ドイツ水平面

図 5.1a 側面からみた両交連面シリーズの各切片の位置。

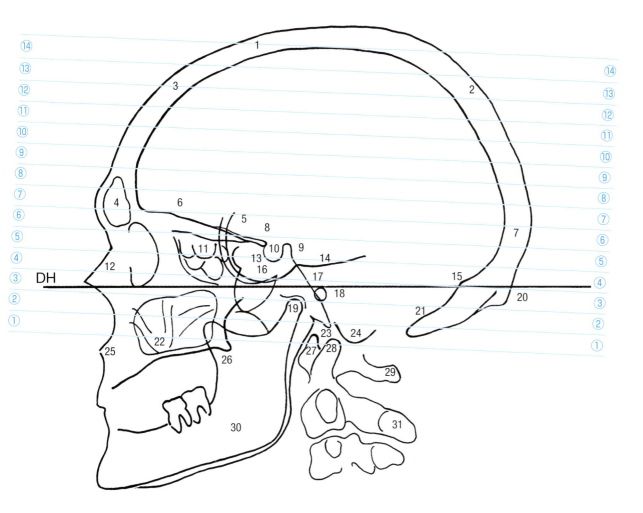

図5.1b 頭部X線側面像のスケッチ。図5.1aと同じ頭部である。14枚の両交連面シリーズの切片に下方から上方へ順に番号をつけて位置を示している。

1 Bregma ブレグマ
2 Parietal bone 頭頂骨
3 Frontal bone 前頭骨
4 Frontal sinus 前頭洞
5 Greater wing of sphenoidal bone 蝶形骨大翼
6 Floor of anterior cranial fossa 前頭蓋窩底
7 Occipital bone 後頭骨
8 Anterior clinoid process 前床突起
9 Dorsum sellae, posterior clinoid process 鞍背, 後床突起
10 Sella turcica (hypophysial fossa) トルコ鞍(下垂体窩)
11 Ethmoidal cells 篩骨蜂巣
12 Nasal bone 鼻骨
13 Sphenoidal sinus 蝶形骨洞
14 Superior margin of petrous part of temporal bone 側頭骨錐体部の上縁
15 Internal occipital protuberance 内後頭隆起
16 Floor of middle cranial fossa 中頭蓋窩底
17 Clivus 斜台
18 External acoustic meatus 外耳道
19 Head of mandible 下顎頭
20 External occipital protuberance (inion) 外後頭隆起(イニオン)
21 Floor of posterior cranial fossa 後頭蓋窩底
22 Maxillary sinus 上顎洞
23 Basion バジオン
24 Mastoid process 乳様突起
25 Anterior nasal spine 前鼻棘
26 Posterior nasal spine 後鼻棘
27 Anterior arch of atlas 環椎前弓
28 Dens of axis 軸椎歯突起
29 Posterior arch of atlas 環椎後弓
30 Mandible 下顎骨
31 Spinous process of axis 軸椎棘突起

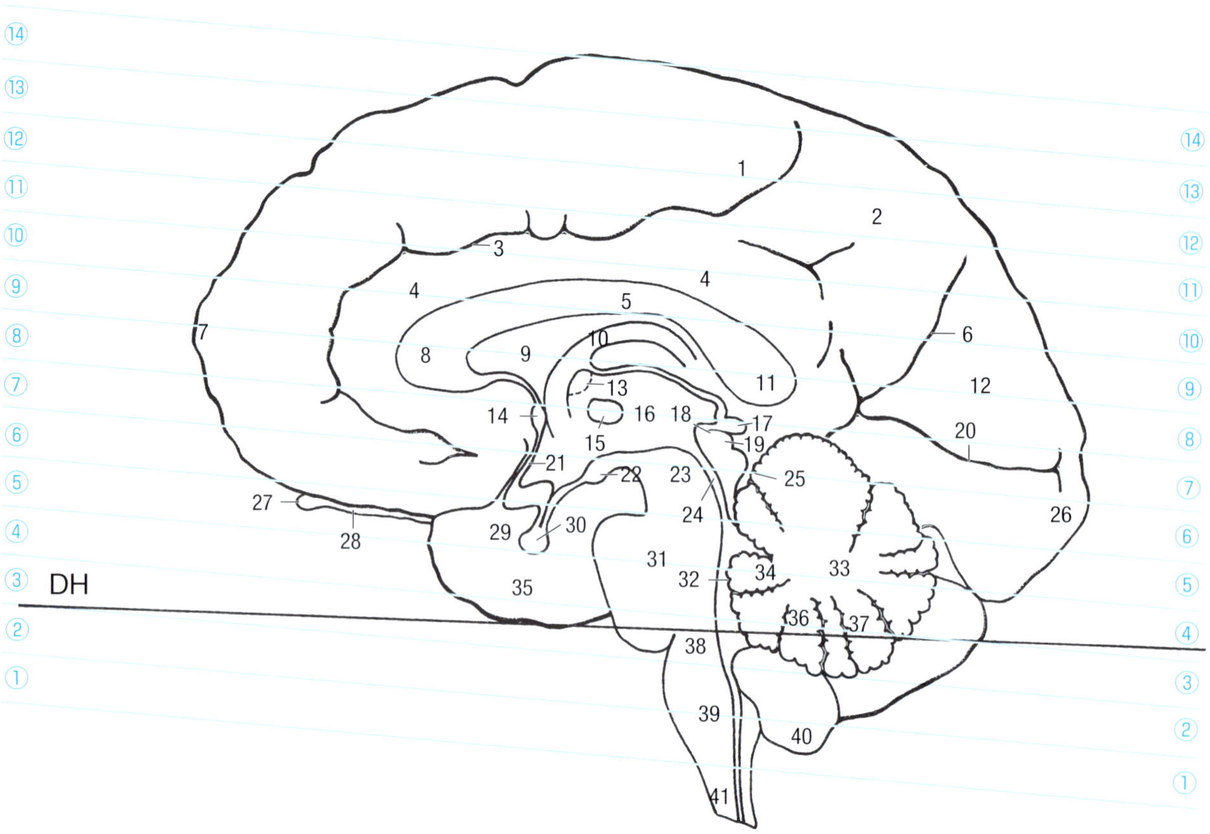

図 5.1c 脳の内側面像。図 5.1a と同じ脳である。両交連面シリーズの切片に図 5.1a と同じ番号づけがしてある。

1 Paracentral lobule 中心傍小葉
2 Precuneus 楔前部
3 Cingulate sulcus 帯状溝
4 Cingulate gyrus 帯状回
5 Trunk (body) of corpus callosum 脳梁幹
6 Parieto-occipital sulcus 頭頂後頭溝
7 Frontal pole 前頭極
8 Genu of corpus callosum 脳梁膝
9 Septum pellucidum 透明中隔
10 Fornix 脳弓
11 Splenium of corpus callosum 脳梁膨大
12 Cuneus 楔部
13 Interventricular foramen (of Monro) 室間孔(モンロー孔)
14 Anterior commissure 前交連
15 Interthalamic adhesion 視床間橋
16 Third ventricle 第三脳室
17 Pineal gland (body) 松果体
18 Posterior commissure 後交連
19 Superior colliculus 上丘
20 Calcarine sulcus 鳥距溝
21 Lamina terminalis 終板
22 Mammillary body 乳頭体
23 Midbrain 中脳
24 Aqueduct of midbrain 中脳水道
25 Inferior colliculus 下丘
26 Occipital pole 後頭極
27 Olfactory bulb 嗅球
28 Olfactory tract 嗅索
29 Optic chiasm 視交叉
30 Infundibulum and pituitary gland (hypophysis) 漏斗と下垂体
31 Pons 橋
32 Fourth ventricle 第四脳室
33 Cerebellum 小脳
34 Nodule of vermis (Ⅹ) 虫部小節
35 Temporal lobe 側頭葉
36 Uvula of vermis (Ⅸ) 虫部垂
37 Pyramis of vermis (Ⅷ) 虫部錐体
38 Foramen cecum 盲孔
39 Medulla oblongata 延髄
40 Tonsil of cerebellum (HⅨ) 小脳扁桃
41 Spinal cord 脊髄

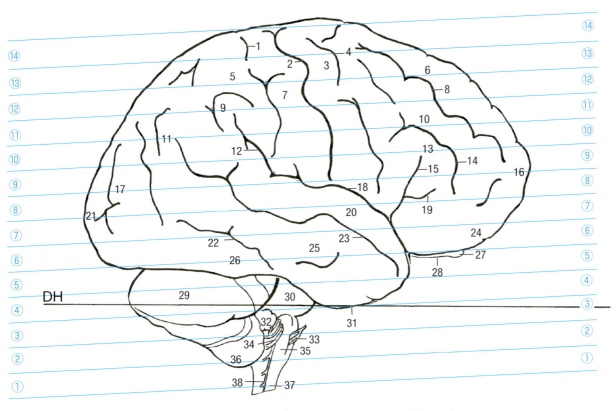

図 5.1d　脳の外側面像。図 5.1a と同じ脳である。両交連面シリーズの切片に図 5.1a と同じ番号づけがしてある。

1　Postcentral sulcus 中心後溝
2　Central sulcus 中心溝
3　Precentral gyrus 中心前回
4　Precentral sulcus 中心前溝
5　Superior parietal lobule 上頭頂小葉
6　Superior frontal gyrus 上前頭回
7　Postcentral gyrus 中心後回
8　Superior frontal sulcus 上前頭溝
9　Supramarginal gyrus 縁上回
10　Middle frontal gyrus 中前頭回
11　Angular gyrus 角回
12　Posterior ramus of lateral sulcus (Sylvian fissure) 外側溝(シルビウス裂)後枝
13　Inferior frontal gyrus 下前頭回
14　Inferior frontal sulcus 下前頭溝
15　Ascending ramus of lateral sulcus (Sylvian fissure) 外側溝(シルビウス裂)上行枝
16　Frontal pole 前頭極
17　Occipital gyri 後頭葉の諸回
18　Lateral sulcus (Sylvian fissure) 外側溝(シルビウス裂)
19　Anterior ramus of lateral sulcus (Sylvian fissure) 外側溝(シルビウス裂)前枝
20　Superior temporal gyrus 上側頭回
21　Occipital pole 後頭極
22　Inferior temporal sulcus 下側頭溝
23　Superior temporal sulcus 上側頭溝
24　Orbital gyri 眼窩回
25　Middle temporal gyrus 中側頭回
26　Inferior temporal gyrus 下側頭回
27　Olfactory bulb 嗅球
28　Olfactory tract 嗅索
29　Cerebellum 小脳
30　Pons 橋
31　Base of temporal lobe 側頭葉底面
32　Flocculus (H X) 片葉
33　Hypoglossal nerve 舌下神経
34　Glossopharyngeal nerve, vagus nerve, accessory nerve 舌咽神経, 迷走神経, 副神経
35　Medulla oblongata 延髄
36　Tonsil of cerebellum (H IX) 小脳扁桃
37　Spinal cord 脊髄
38　Spinal root of accessory nerve 副神経脊髄根

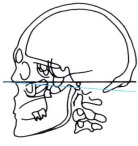

1 Alveolar process of maxilla 上顎骨歯槽突起
2 Tongue 舌
3 Buccinator muscle 頬筋
4 Masseter muscle 咬筋
5 Lateral pterygoid muscle 外側翼突筋
6 Lateral pterygoid plate 翼状突起外側板
7 Medial pterygoid muscle 内側翼突筋
8 Mandible 下顎骨
9 Oropharynx 咽頭口部
10 Mandibular canal 下顎管
11 Retromandibular vein 下顎後静脈
12 Pterygoid venous plexus 翼突筋静脈叢
13 Maxillary artery 顎動脈
14 Parotid gland 耳下腺
15 Internal jugular vein 内頸静脈
16 Anterior arch of atlas 環椎前弓
17 Internal carotid artery 内頸動脈
18 Dens of axis 軸椎歯突起
19 Lateral mass of atlas 環椎外側塊
20 Auricle (pinna) 耳介
21 Anterior median fissure 前正中裂
22 Vertebral artery, V3 segment 椎骨動脈 V3 部
23 Vertebral vein 椎骨静脈
24 Spinal cord 脊髄
25 Posterior root of first cervical spinal nerve 第一頸神経後根
26 Posterior funiculus 脊髄後索
27 Posterior arch of atlas 環椎後弓
28 Spinal dura mater 脊髄硬膜
29 Obliquus capitis superior muscle 上頭斜筋
30 Occipital artery 後頭動脈
31 Rectus capitis posterior major muscle 大後頭直筋
32 Rectus capitis posterior minor muscle 小後頭直筋
33 Ligamentum nuchae 項靱帯
34 Splenius capitis muscle 頭板状筋
35 Semispinalis capitis muscle 頭半棘筋
36 Trapezius muscle 僧帽筋

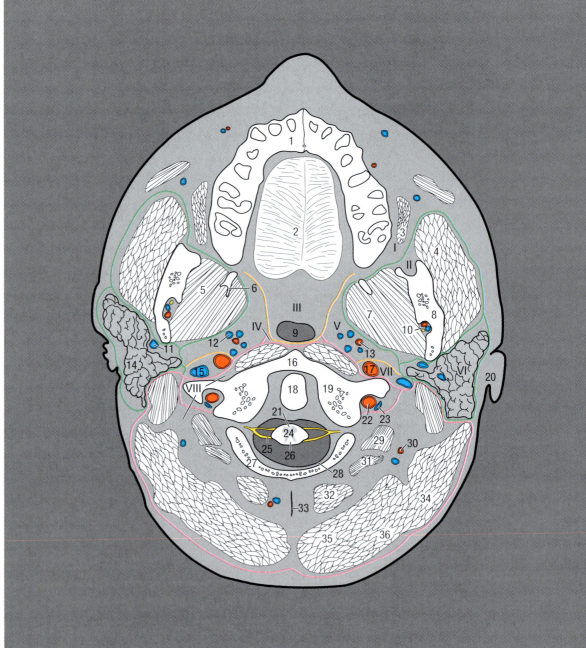

図 5.2 両交連面第 1 切片

図 5.2a 両交連面 MR 画像シリーズ第 1 切片の下画像（脊椎構造物と脊髄硬膜，頸部筋膜とそれによる空間，脳構造，血管，髄膜）。左上挿入図で青線で示した後頭顆と環椎を通る頭頸移行部のレベルでの断面である（図 5.1b）。頭頸移行部の軟部組織は 3 色の線で示したように 3 層に分かれる（緑：浅層，オレンジ：中間層，ピンク：深層）。説明文ではこれらの筋膜層で分割されたそれぞれの部分の名称は文献 157 に従い英語表記とした（例 BS＝buccal space：頬隙）[157]。

I   BS – Buccal space 頬隙
II   MS – Masticator space 咀嚼筋隙
III PMS – Pharyngeal mucosal space 咽頭粘膜間隙
IV   RPS – Retropharyngeal space 咽頭後隙
V   PPS – Parapharyngeal space 咽頭側隙
VI   PS – Parotid space 耳下腺隙
VII CS – Carotid space 頸動脈隙
VIII PVS – Paravertebral space 脊椎傍隙

5 横断シリーズ

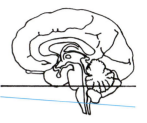

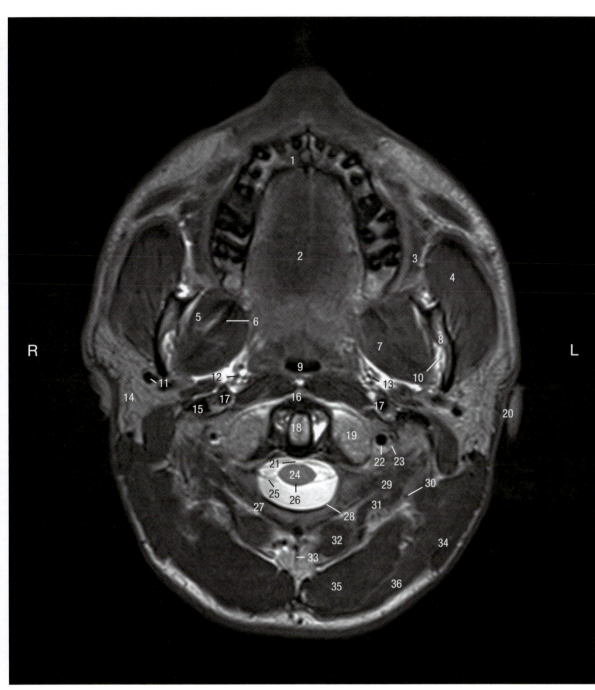

図 5.2b　図 5.2a と同じ切片の MRI-T2 強調画像(TSE シークエンス)。このシークエンスは脳の構造が強調される。この両交連面 MR 画像シリーズは 33 歳の男性のものである。右上の図の青線で示すように脊髄を横断する断面である(図 5.1c)。

1　Alveolar process of maxilla　上顎骨歯槽突起
2　Tongue　舌
3　Buccinator muscle　頬筋
4　Masseter muscle　咬筋
5　Lateral pterygoid muscle　外側翼突筋
6　Lateral pterygoid plate　翼状突起外側板
7　Medial pterygoid muscle　内側翼突筋
8　Mandible　下顎骨
9　Oropharynx　咽頭口部
10　Mandibular canal　下顎管
11　Retromandibular vein　下顎後静脈
12　Pterygoid venous plexus　翼突筋静脈叢
13　Maxillary artery　顎動脈
14　Parotid gland　耳下腺
15　Internal jugular vein　内頸静脈
16　Anterior arch of atlas　環椎前弓
17　Internal carotid artery　内頸動脈
18　Dens of axis　軸椎歯突起
19　Lateral mass of atlas　環椎外側塊
20　Auricle（pinna）耳介
21　Anterior median fissure　前正中裂
22　Vertebral artery, V3 segment　椎骨動脈 V3 部
23　Vertebral vein　椎骨静脈
24　Spinal cord　脊髄
25　Posterior root of first cervical spinal nerve　第一頸神経後根
26　Posterior funiculus　脊髄後索
27　Posterior arch of atlas　環椎後弓
28　Spinal dura mater　脊髄硬膜
29　Obliquus capitis superior muscle　上頭斜筋
30　Occipital artery　後頭動脈
31　Rectus capitis posterior major muscle　大後頭直筋
32　Rectus capitis posterior minor muscle　小後頭直筋
33　Ligamentum nuchae　項靭帯
34　Splenius capitis muscle　頭板状筋
35　Semispinalis capitis muscle　頭半棘筋
36　Trapezius muscle　僧帽筋

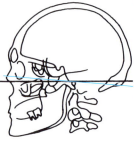

1 Nasal septum 鼻中隔
2 Infraorbital canal with infraorbital nerve 眼窩下管と眼窩下神経
3 Inferior nasal concha 下鼻甲介
4 Lacrimal duct 涙管
5 Maxillary sinus 上顎洞
6 Zygomatic bone 頬骨
7 Masseter muscle 咬筋
8 Temporalis muscle 側頭筋
9 Lateral pterygoid muscle 外側翼突筋
10 Medial pterygoid muscle 内側翼突筋
11 Nasopharynx 咽頭鼻部
12 Medial part of pterygoid process 翼状突起内側部
13 Lateral part of pterygoid process 翼状突起外側部
14 Mandible 下顎骨
15 Mandibular nerve 下顎神経
16 Pterygoid venous plexus 翼突筋静脈叢
17 Internal carotid artery 内頸動脈
18 Internal jugular vein 内頸静脈
19 Hypoglossal canal 舌下神経管
20 Vertebral artery 椎骨動脈
21 Hypoglossal nerve 舌下神経
22 Auricle (pinna) 耳介
23 Mastoid process 乳様突起
24 Anterior median fissure 前正中裂
25 Pyramid of medulla oblongata 延髄錐体
26 Inferior olivary nucleus 下オリーブ核
27 Posterior inferior cerebellar artery (PICA) 後下小脳動脈
28 Medulla oblongata 延髄
29 Gracile tubercle 薄束結節
30 Cuneate tubercle 楔状束結節
31 Tonsil of cerebellum (HIX) 小脳扁桃
32 Cisterna magna (posterior cerebellomedullary cistern) 大槽（後小脳延髄槽）
33 Occipital bone 後頭骨

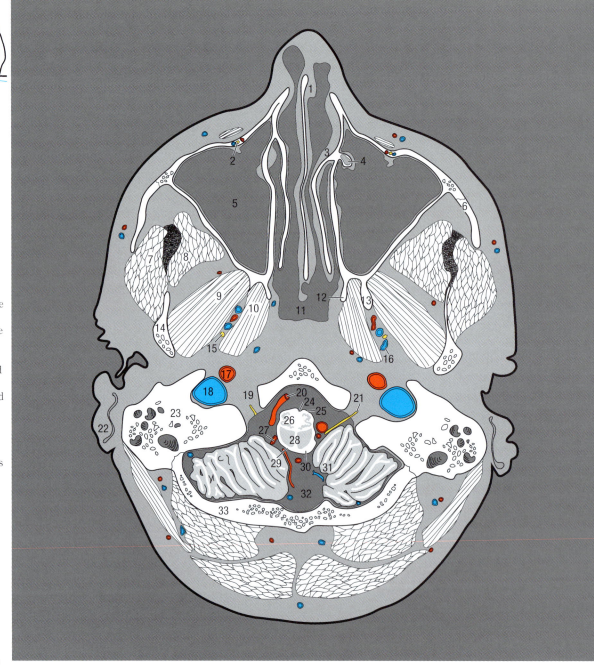

図 5.3　両交連面第 2 切片

図 5.3a　両交連面シリーズ第 2 切片の下画像（脳構造，血管，頭皮）。大後頭孔上部の後頭蓋は分厚い。延髄と小脳扁桃の断面が確認できる。

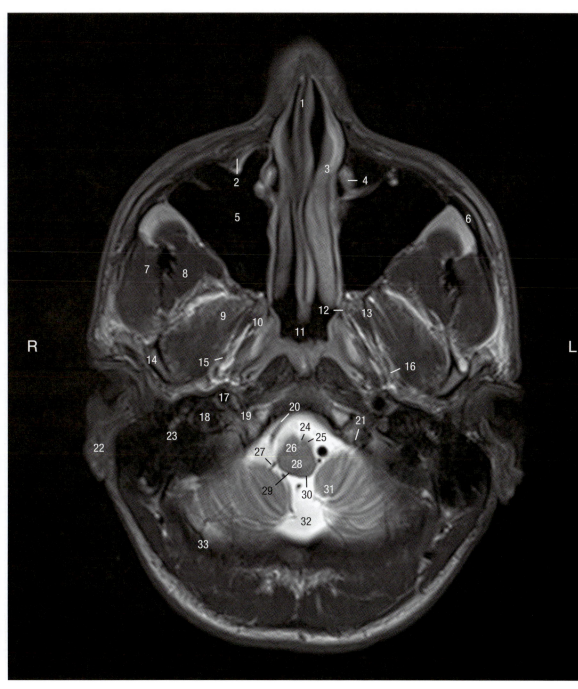
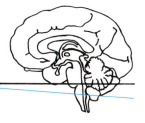

図 5.3b　図 5.3a と同じ切片の MRI-T2 強調画像。

1 Nasal septum 鼻中隔
2 Infraorbital canal with infraorbital nerve 眼窩下管と眼窩下神経
3 Inferior nasal concha 下鼻甲介
4 Lacrimal duct 涙管
5 Maxillary sinus 上顎洞
6 Zygomatic bone 頬骨
7 Masseter muscle 咬筋
8 Temporalis muscle 側頭筋
9 Lateral pterygoid muscle 外側翼突筋
10 Medial pterygoid muscle 内側翼突筋
11 Nasopharynx 咽頭鼻部
12 Medial part of pterygoid process 翼状突起内側部
13 Lateral part of pterygoid process 翼状突起外側部
14 Mandible 下顎骨
15 Mandibular nerve 下顎神経
16 Pterygoid venous plexus 翼突筋静脈叢
17 Internal carotid artery 内頸動脈
18 Internal jugular vein 内頸静脈
19 Hypoglossal canal 舌下神経管
20 Vertebral artery 椎骨動脈
21 Hypoglossal nerve 舌下神経
22 Auricle (pinna) 耳介
23 Mastoid process 乳様突起
24 Anterior median fissure 前正中裂
25 Pyramid of medulla oblongata 延髄錐体
26 Inferior olivary nucleus 下オリーブ核
27 Posterior inferior cerebellar artery (PICA) 後下小脳動脈
28 Medulla oblongata 延髄
29 Gracile tubercle 薄束結節
30 Cuneate tubercle 楔状束結節
31 Tonsil of cerebellum (H IX) 小脳扁桃
32 Cisterna magna (posterior cerebellomedullary cistern) 大槽（後小脳延髄槽）
33 Occipital bone 後頭骨

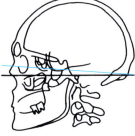

1 Nasal septum 鼻中隔
2 Eyeball 眼球
3 Zygomatic bone 頰骨
4 Maxillary sinus 上顎洞
5 Ethmoidal cells 篩骨蜂巣
6 Temporalis muscle 側頭筋
7 Pterygopalatine fossa 翼口蓋窩
8 Sphenoidal sinus 蝶形骨洞
9 Mandibular nerve 下顎神経
10 Foramen spinosum 棘孔
11 Clivus 斜台
12 Head of mandible 下顎頭
13 Internal carotid artery 内頸動脈
14 Bulb of jugular vein 頸静脈球
15 Glossopharyngeal nerve/Vagus nerve 舌咽神経/迷走神経
16 Inferior olive オリーブ
17 Vertebral artery 椎骨動脈
18 External acoustic meatus 外耳道
19 Medulla oblongata 延髄
20 Mastoid process 乳様突起
21 Fourth ventricle 第四脳室
22 Sigmoid sinus S状静脈洞
23 Auricle (pinna) 耳介
24 Vermis of cerebellum 小脳虫部
25 Emissary vein 導出静脈
26 Occipital artery 後頭動脈
27 Hemisphere of posterior lobe of cerebellum 小脳後葉半球

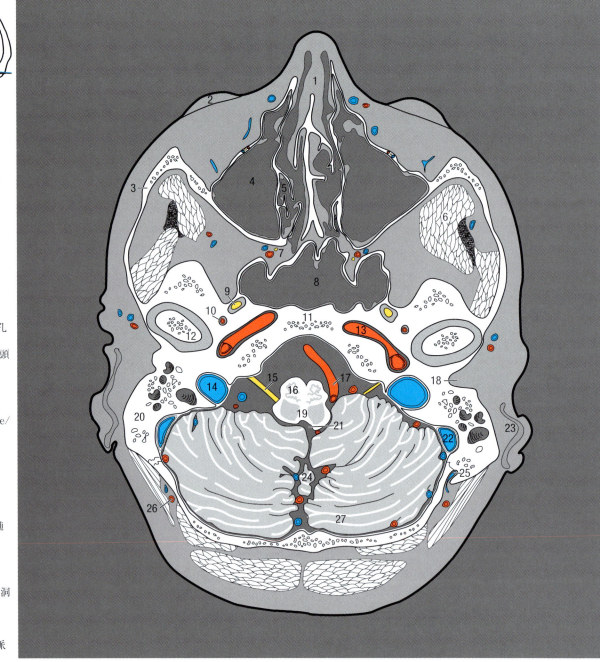

図5.4　両交連面第3切片

図5.4a　両交連面シリーズ第3切片（脳構造，血管，頭皮）。断面は眼球下面の中央部，顎関節，さらには延髄と橋境界を斜めに横切っている。

5 横断シリーズ

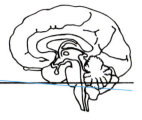
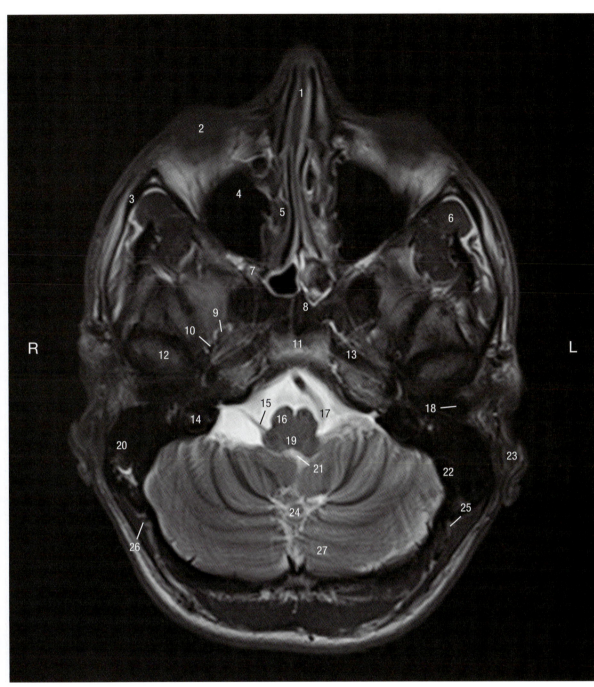

1 Nasal septum 鼻中隔
2 Eyeball 眼球
3 Zygomatic bone 頬骨
4 Maxillary sinus 上顎洞
5 Ethmoidal cells 篩骨蜂巣
6 Temporalis muscle 側頭筋
7 Pterygopalatine fossa 翼口蓋窩
8 Sphenoidal sinus 蝶形骨洞
9 Mandibular nerve 下顎神経
10 Foramen spinosum 棘孔
11 Clivus 斜台
12 Head of mandible 下顎頭
13 Internal carotid artery 内頸動脈
14 Bulb of jugular vein 頸静脈球
15 Glossopharyngeal nerve/Vagus nerve 舌咽神経/迷走神経
16 Inferior olive オリーブ
17 Vertebral artery 椎骨動脈
18 External acoustic meatus 外耳道
19 Medulla oblongata 延髄
20 Mastoid process 乳様突起
21 Fourth ventricle 第四脳室
22 Sigmoid sinus S状静脈洞
23 Auricle (pinna) 耳介
24 Vermis of cerebellum 小脳虫部
25 Emissary vein 導出静脈
26 Occipital artery 後頭動脈
27 Hemisphere of posterior lobe of cerebellum 小脳後葉半球

図 5.4b 　図 5.4a と同じ切片の MRI-T2 強調画像。

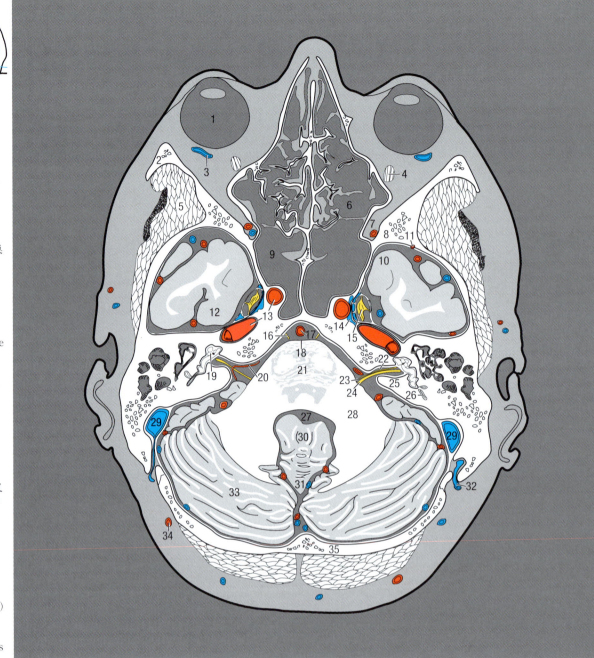

1 Eyeball with lens 眼球と水晶体
2 Zygomatic bone 頬骨
3 Ophthalmic vein 眼静脈
4 Inferior rectus muscle 下直筋
5 Temporalis muscle 側頭筋
6 Ethmoidal cells 篩骨蜂巣
7 Pterygopalatine fossa 翼口蓋窩
8 Sphenoidal bone 蝶形骨
9 Sphenoidal sinus 蝶形骨洞
10 Temporal lobe 側頭葉
11 Frontal branch of middle meningeal artery 中硬膜動脈の前頭枝
12 Inferior temporal gyrus 下側頭回
13 Internal carotid artery 内頸動脈
14 Cavernous sinus 海綿静脈洞
15 Trigeminal nerve, trigeminal (Gasserian) ganglion 三叉神経，三叉神経節 (ガッセル神経節)
16 Abducens nerve near opening of dura mater 外転神経の硬膜貫通部
17 Basilar artery 脳底動脈
18 Basilar sulcus 脳底溝
19 Cochlea 蝸牛
20 Anterior inferior cerebellar artery (AICA) 前下小脳動脈
21 Pons 橋
22 Internal acoustic meatus 内耳道
23 Facial nerve with intermediate nerve 顔面神経と中間神経
24 Vestibulocochlear nerve 内耳神経 (前庭蝸牛神経)
25 Petrous part of temporal bone 側頭骨錐体部
26 Posterior semicircular canal 後骨半規管
27 Fourth ventricle 第四脳室
28 Middle cerebellar peduncle 中小脳脚
29 Sigmoid sinus S 状静脈洞
30 Uvula of vermis (Ⅸ) 虫部垂
31 Vermis of cerebellum 小脳虫部
32 Emissary vein 導出静脈
33 Hemisphere of posterior lobe of cerebellum 小脳後葉半球
34 Occipital artery 後頭動脈
35 Occipital bone 後頭骨

図 5.5　両交連面第 4 切片

図 5.5a　両交連面シリーズ第 4 切片 (脳構造，血管，頭皮)。中頭蓋窩には側頭葉が，後頭蓋窩には橋と小脳の断面がみられる。

5 横断シリーズ

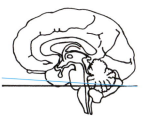

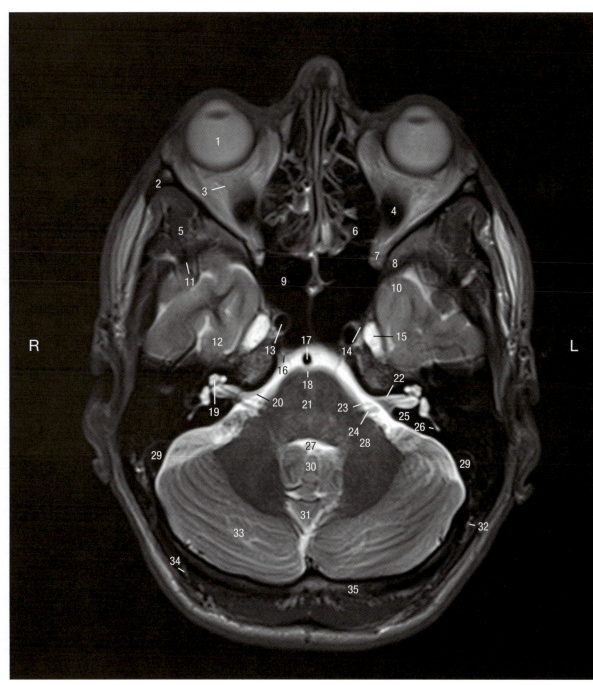

図 5.5b　図 5.5a と同じ切片の MRI-T2 強調画像。

1 Eyeball with lens 眼球と水晶体
2 Zygomatic bone 頬骨
3 Ophthalmic vein 眼静脈
4 Inferior rectus muscle 下直筋
5 Temporalis muscle 側頭筋
6 Ethmoidal cells 篩骨蜂巣
7 Pterygopalatine fossa 翼口蓋窩
8 Sphenoidal bone 蝶形骨
9 Sphenoidal sinus 蝶形骨洞
10 Temporal lobe 側頭葉
11 Frontal branch of middle meningeal artery 中硬膜動脈前頭枝
12 Inferior temporal gyrus 下側頭回
13 Internal carotid artery 内頸動脈
14 Cavernous sinus 海綿静脈洞
15 Trigeminal nerve, trigeminal (Gasserian) ganglion 三叉神経，三叉神経節（ガッセル神経節）
16 Abducens nerve near opening of dura mater 外転神経の硬膜貫通部
17 Basilar artery 脳底動脈
18 Basilar sulcus 脳底溝
19 Cochlea 蝸牛
20 Anterior inferior cerebellar artery (AICA) 前下小脳動脈
21 Pons 橋
22 Internal acoustic meatus 内耳道
23 Facial nerve with intermediate nerve 顔面神経と中間神経
24 Vestibulocochlear nerve 内耳神経（前庭蝸牛神経）
25 Temporal bone, petrous part 側頭骨錐体部
26 Posterior semicircular canal 後骨半規管
27 Fourth ventricle 第四脳室
28 Middle cerebellar peduncle 中小脳脚
29 Sigmoid sinus S状静脈洞
30 Uvula of vermis (Ⅸ) 虫部垂
31 Vermis of cerebellum 小脳虫部
32 Emissary vein 導出静脈
33 Hemisphere of posterior lobe of cerebellum 小脳後葉半球
34 Occipital artery 後頭動脈
35 Occipital bone 後頭骨

Ⅱ 図譜

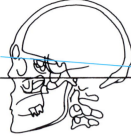

1 Frontal sinus 前頭洞
2 Ethmoidal cells 篩骨蜂巣
3 Eyeball 眼球
4 Crista galli 鶏冠
5 Superior ophthalmic vein 上眼静脈
6 Ophthalmic artery 眼動脈
7 Medial rectus muscle 内側直筋
8 Medial frontobasal artery 内側前頭底動脈
9 Superior rectus muscle 上直筋
10 Temporalis muscle 側頭筋
11 Straight gyrus 直回
12 Olfactory bulb（lower margin）嗅球（下縁）
13 Sphenoidal bone 蝶形骨
14 Frontal branch of middle meningeal artery 中硬膜動脈の前頭枝
15 Temporal artery 側頭動脈
16 Middle cerebral artery 中大脳動脈
17 Inferior temporal gyrus 下側頭回
18 Anterior clinoid process 前床突起
19 Internal carotid artery 内頸動脈
20 Optic chiasm 視交叉
21 Infundibulum 漏斗
22 Amygdaloid body 扁桃体
23 Hippocampus 海馬
24 Posterior communicating artery 後交通動脈
25 Basilar artery 脳底動脈
26 Middle temporal gyrus 中側頭回
27 Posterior cerebral artery 後大脳動脈
28 Pons 橋
29 Basal vein（of Rosenthal）脳底静脈（ローゼンタール静脈）
30 Parahippocampal gyrus 海馬傍回
31 Cerebellar tentorium 小脳テント
32 Locus caeruleus 青斑
33 Superior cerebellar artery 上小脳動脈
34 Fourth ventricle 第四脳室
35 Superior cerebellar peduncle 上小脳脚
36 Anterior lobe of cerebellum 小脳前葉
37 Sigmoid sinus S 状静脈洞
38 Auricle（pinna）耳介
39 Vermis of cerebellum 小脳虫部
40 Lambdoid suture ラムダ縫合
41 Confluence of sinuses 静脈洞交会
42 Occipital bone 後頭骨
43 External occipital protuberanc（inion）外後頭隆起（イニオン）

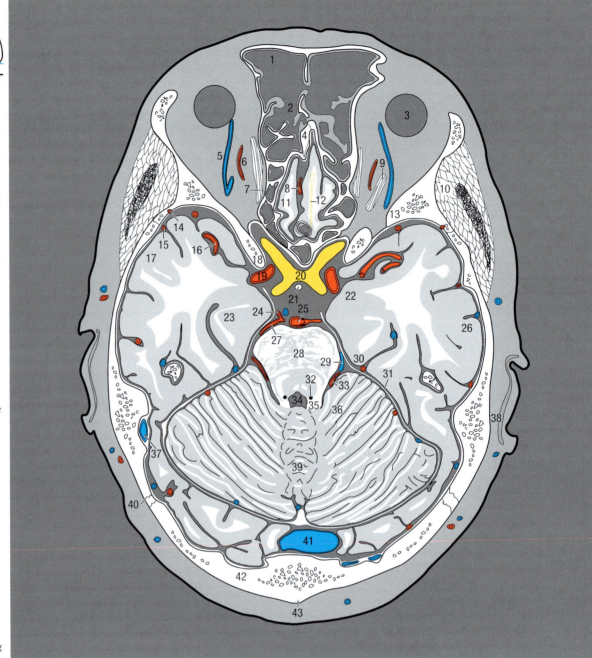

図 5.6　両交連面第 5 切片

図 5.6a　両交連面シリーズ第 5 切片（脳構造，血管，頭皮）。断面はトルコ鞍上部を通っている。左の前頭蓋窩には嗅球と嗅索が途切れ途切れに確認できる。これらは嗅溝中を通っている。前頭葉，側頭葉，漏斗，中脳，小脳が認められる。

5 横断シリーズ

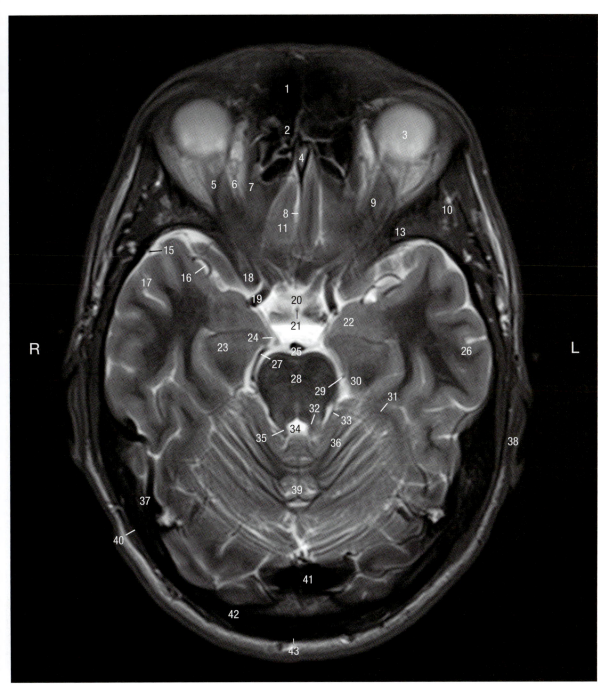
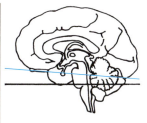

図 5.6b　図 5.6a と同じ切片の MRI-T2 強調画像。

1　Frontal sinus　前頭洞
2　Ethmoidal cells　篩骨蜂巣
3　Eyeball　眼球
4　Crista galli　鶏冠
5　Superior ophthalmic vein 上眼静脈
6　Ophthalmic artery 眼動脈
7　Medial rectus muscle 内側直筋
8　Medial frontobasal artery 内側前頭底動脈
9　Superior rectus muscle 上直筋
10　Temporalis muscle 側頭筋
11　Straight gyrus　直回
13　Sphenoidal bone　蝶形骨
15　Temporal artery 側頭動脈
16　Middle cerebral artery 中大脳動脈
17　Inferior temporal gyrus 下側頭回
18　Anterior clinoid process 前床突起
19　Internal carotid artery 内頸動脈
20　Optic chiasm　視交叉
21　Infundibulum　漏斗
22　Amygdaloid body 扁桃体
23　Hippocampus　海馬
24　Posterior communicating artery 後交通動脈
25　Basilar artery　脳底動脈
26　Middle temporal gyrus 中側頭回
27　Posterior cerebral artery 後大脳動脈
28　Pons　橋
29　Basal vein（of Rosenthal） 脳底静脈（ローゼンタール静脈）
30　Parahippocampal gyrus 海馬傍回
31　Cerebellar tentorium 小脳テント
32　Locus caeruleus　青斑
33　Superior cerebellar artery 上小脳動脈
34　Fourth ventricle 第四脳室
35　Superior cerebellar peduncle　上小脳脚
36　Anterior lobe of cerebellum　小脳前葉
37　Sigmoid sinus　S 状静脈洞
38　Auricle（pinna）耳介
39　Vermis of cerebellum 小脳虫部
40　Lambdoid suture ラムダ縫合
41　Confluence of sinuses 静脈洞交会
42　Occipital bone　後頭骨
43　External occipital protuberance（inion） 外後頭隆起（イニオン）

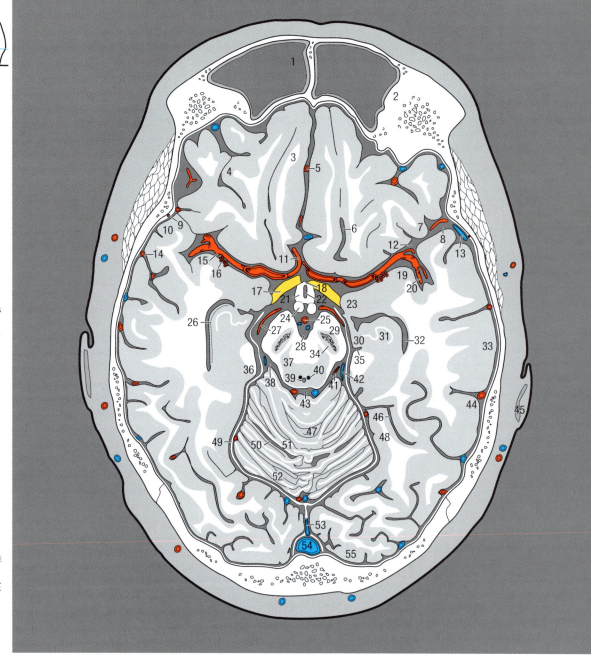

1 Frontal sinus 前頭洞
2 Frontal bone 前頭骨
3 Straight gyrus 直回
4 Orbital gyri 眼窩回
5 Polar frontal artery 前頭極動脈
6 Olfactory sulcus 嗅溝
7 Inferior frontal gyrus 下前頭回
8 Lateral sulcus 外側溝
9 Branch of middle meningeal artery 中硬膜動脈枝
10 Superior temporal gyrus 上側頭回
11 Anterior cerebral artery 前大脳動脈
12 Cistern of lateral cerebral fossa 大脳外側窩槽
13 Superficial middle cerebral vein 浅中大脳静脈
14 Temporal artery 側頭動脈
15 Middle cerebral artery 中大脳動脈
16 Anterolateral central arteries 前外側中心動脈群
17 Optic tract 視索
18 Lamina terminalis 終板
19 Semilunar gyrus 半月回
20 Insular arteries 島動脈群
21 Hypothalamus 視床下部
22 Third ventricle 第三脳室
23 Amygdaloid body 扁桃体
24 Mammillary body 乳頭体
25 Basilar artery 脳底動脈
26 Alveus 海馬白板
27 Posterior cerebral artery 後大脳動脈
28 Interpeduncular cistern 脚間槽
29 Cerebral crus 大脳脚
30 Parahippocampal gyrus with uncus 海馬傍回, 鈎
31 Hippocampus 海馬
32 Temporal(inferior) horn of lateral ventricle 側脳室下角
33 Middle temporal gyrus 中側頭回
34 Substantia nigra 黒質
35 Hippocampal sulcus 海馬溝
36 Parahippocampal gyrus 海馬傍回
37 Tegmentum of midbrain 中脳被蓋
38 Ambient cistern 迂回槽
39 Transition of aqueduct into fourth ventricle 中脳水道から第四脳室への移行部
40 Locus caeruleus 青斑
41 Medial occipital artery 内側後頭動脈
42 Basal vein(of Rosenthal) 脳底静脈(ローゼンタール静脈)
43 Quadrigeminal cistern (cistern of great cerebral vein) 四丘体槽(大大脳静脈槽)
44 Inferior temporal gyrus 下側頭回
45 Auricle(pinna) 耳介
46 Collateral sulcus 側副溝
47 Vermis of anterior lobe of cerebellum 小脳前葉虫部
48 Lateral occipitotemporal gyrus 外側後頭側頭回
49 Cerebellar tentorium 小脳テント
50 Primary fissure of cerebellum 小脳第一裂
51 Hemisphere of anterior lobe of cerebellum 小脳前葉半球
52 Hemisphere of posterior lobe of cerebellum 小脳後葉半球
53 Straight sinus 直静脈洞
54 Confluence of sinuses 静脈洞交会
55 Occipital gyri 後頭葉の諸回

図5.7 両交連面第6切片

図5.7a 両交連面シリーズ第6切片(脳構造, 血管, 頭皮)。この断面では前頭葉, 側頭葉, 視床下部, 中脳, 小脳, 後頭葉が認められる。

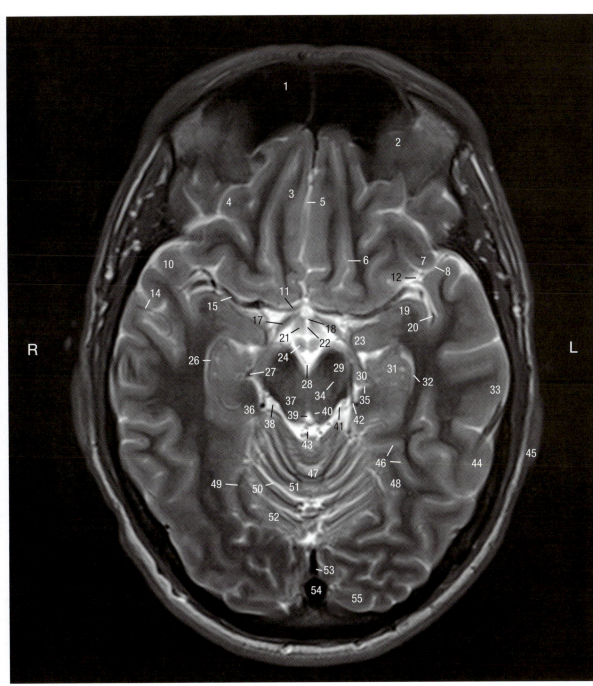
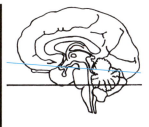

1 Frontal sinus 前頭洞
2 Frontal bone 前頭骨
3 Straight gyrus 直回
4 Orbital gyri 眼窩回
5 Polar frontal artery 前頭極動脈
6 Olfactory sulcus 嗅溝
7 Inferior frontal gyrus 下前頭回
8 Lateral sulcus 外側溝
10 Superior temporal gyrus 上側頭回
11 Anterior cerebral artery 前大脳動脈
12 Cistern of lateral cerebral fossa 大脳外側窩槽
14 Temporal artery 側頭動脈
15 Middle cerebral artery 中大脳動脈
17 Optic tract 視索
18 Lamina terminalis 終板
19 Semilunar gyrus 半月回
20 Insular arteries 島動脈群
21 Hypothalamus 視床下部
22 Third ventricle 第三脳室
23 Amygdaloid body 扁桃体
24 Mammillary body 乳頭体
26 Alveus 海馬白板
27 Posterior cerebral artery 後大脳動脈
28 Interpeduncular cistern 脚間槽
29 Cerebral crus 大脳脚
30 Parahippocampal gyrus with uncus 海馬傍回，鈎
31 Hippocampus 海馬
32 Temporal (inferior) horn of lateral ventricle 側脳室下角
33 Middle temporal gyrus 中側頭回
34 Substantia nigra 黒質
35 Hippocampal sulcus 海馬溝
36 Parahippocampal gyrus 海馬傍回
37 Tegmentum of midbrain 中脳被蓋
38 Ambient cistern 迂回槽
39 Transition of aqueduct into fourth ventricle 中脳水道から第四脳室への移行部
40 Locus caeruleus 青斑
41 Medial occipital artery 内側後頭動脈
42 Basal vein (of Rosenthal) 脳底静脈（ローゼンタール静脈）
43 Quadrigeminal cistern (cistern of great cerebral vein) 四丘体槽（大大脳静脈槽）
44 Inferior temporal gyrus 下側頭回
45 Auricle (pinna) 耳介
46 Collateral sulcus 側副溝
47 Vermis of anterior lobe of cerebellum 小脳前葉虫部
48 Lateral occipitotemporal gyrus 外側後頭側頭回
49 Cerebellar tentorium 小脳テント
50 Primary fissure of cerebellum 小脳第一裂
51 Hemisphere of anterior lobe of cerebellum 小脳前葉半球
52 Hemisphere of posterior lobe of cerebellum 小脳後葉半球
53 Straight sinus 直静脈洞
54 Confluence of sinuses 静脈洞交会
55 Occipital gyri 後頭葉の諸回

図 5.7b　図 5.7a と同じ切片の MRI-T2 強調画像。

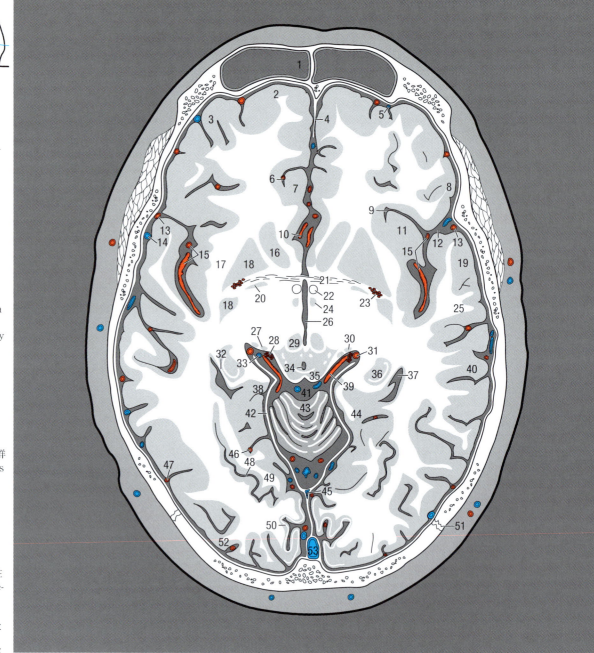

1 Frontal sinus 前頭洞
2 Frontal pole of superior frontal gyrus 上前頭回の前頭極
3 Middle frontal gyrus 中前頭回
4 Falx cerebri 大脳鎌
5 Bridging vein 架橋静脈
6 Anteromedial frontal artery 前内側前頭動脈
7 Cingulate gyrus 帯状回
8 Inferior frontal gyrus 下前頭回
9 Circular sulcus of insula 島輪状溝
10 Anterior cerebral artery 前大脳動脈
11 Insula 島
12 Lateral sulcus 外側溝
13 Temporal artery 側頭動脈
14 Superficial middle cerebral vein 浅中大脳静脈
15 Insular arteries 島動脈群
16 Head of caudate nucleus 尾状核頭
17 External capsule 外包
18 Putamen 被殻
19 Temporal lobe 側頭葉
20 Globus pallidus 淡蒼球
21 Anterior commissure 前交連
22 Column of fornix 脳弓柱
23 Anterolateral/anteromedial thalamostriate arteries 前外側視床線条体動脈と前内側視床線条体動脈
24 Hypothalamus 視床下部
25 Superior temporal gyrus 上側頭回
26 Third ventricle 第三脳室
27 Medial geniculate body 内側膝状体
28 Medial/lateral posterior choroidal arteries 内側後脈絡叢動脈と外側後脈絡叢動脈
29 Red nucleus 赤核
30 Lateral geniculate body 外側膝状体
31 Medial occipital artery 内側後頭動脈
32 Alveus 海馬白板
33 Basal vein (of Rosenthal) 脳底静脈（ローゼンタール静脈）
34 Aqueduct of midbrain 中脳水道
35 Superior colliculus 上丘
36 Hippocampus 海馬
37 Temporal (inferior) horn of lateral ventricle 側脳室下角
38 Parahippocampal gyrus 海馬傍回
39 Posterior cerebral artery 後大脳動脈
40 Middle temporal gyrus 中側頭回
41 Quadrigeminal cistern (cistern of great cerebral vein) 四丘体槽（大大脳静脈槽）
42 Cerebellar tentorium 小脳テント
43 Vermis of anterior lobe of cerebellum 小脳前葉虫部
44 Lateral occipitotemporal gyrus 外側後頭側頭回
45 Straight sinus 直静脈洞
46 Lateral occipital artery 外側後頭動脈
47 Branch of lateral occipital artery 外側後頭動脈枝
48 Collateral sulcus 側副溝
49 Medial occipitotemporal gyrus 内側後頭側頭回
50 Area striata 視覚皮質（有線野）
51 Lambdoid suture ラムダ縫合
52 Occipital gyri 後頭葉の諸回
53 Superior sagittal sinus 上矢状静脈洞

図 5.8　両交連面第 7 切片

図 5.8a　両交連面シリーズ第 7 切片（脳構造，血管，頭皮）。線条体（被殻と尾状核），視床下部，視床の腹側部が認められる。テント下の構造がわずかにのぞいている。

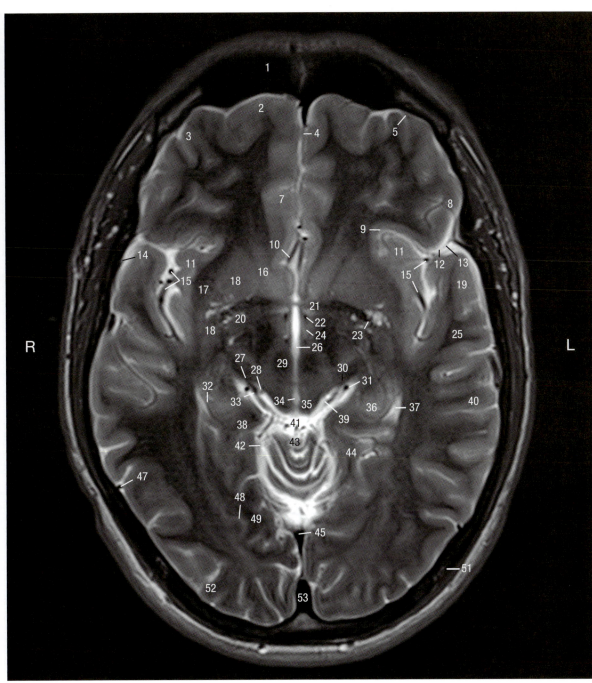
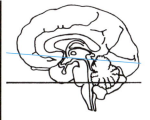

図5.8b 図5.8aと同じ切片のMRI-T2強調画像。

1 Frontal sinus 前頭洞
2 Frontal pole of superior frontal gyrus 上前頭回の前頭極
3 Middle frontal gyrus 中前頭回
4 Falx cerebri 大脳鎌
5 Bridging vein 架橋静脈
7 Cingulate gyrus 帯状回
8 Inferior frontal gyrus 下前頭回
9 Circular sulcus of insula 島輪状溝
10 Anterior cerebral artery 前大脳動脈
11 Insula 島
12 Lateral sulcus 外側溝
13 Temporal artery 側頭動脈
14 Superficial middle cerebral vein 浅中大脳静脈
15 Insular arteries 島動脈群
16 Head of caudate nucleus 尾状核頭
17 External capsule 外包
18 Putamen 被殻
19 Temporal lobe 側頭葉
20 Globus pallidus (cut) 淡蒼球(断面)
21 Anterior commissure 前交連
22 Column of fornix 脳弓柱
23 Anterolateral/anteromedial thalamostriate arteries with Virchow-Robin's space 前外側視床線条体動脈・前内側視床線条体動脈とウィルヒョウ-ロビン腔
24 Hypothalamus 視床下部
25 Superior temporal gyrus 上側頭回
26 Third ventricle 第三脳室
27 Medial geniculate body 内側膝状体
28 Medial/lateral posterior choroidal arteries 内側後脈絡叢動脈と外側後脈絡叢動脈
29 Red nucleus 赤核
30 Lateral geniculate body 外側膝状体
31 Medial occipital artery 内側後頭動脈
32 Alveus 海馬白板
33 Basal vein (of Rosenthal) 脳底静脈(ローゼンタール静脈)
34 Aqueduct of midbrain 中脳水道
35 Superior colliculus 上丘
36 Hippocampus 海馬
37 Temporal (inferior) horn of lateral ventricle 側脳室下角
38 Parahippocampal gyrus 海馬傍回
39 Posterior cerebral artery 後大脳動脈
40 Middle temporal gyrus 中側頭回
41 Quadrigeminal cistern (cistern of great cerebral vein) 四丘体槽(大大脳静脈槽)
42 Cerebellar tentorium 小脳テント
43 Vermis of anterior lobe of cerebellum 小脳前葉虫部
44 Lateral occipitotemporal gyrus 外側後頭側頭回
45 Straight sinus 直静脈洞
47 Branch of lateral occipital artery 外側後頭動脈枝
48 Collateral sulcus 側副溝
49 Medial occipitotemporal gyrus 内側後頭側頭回
51 Lambdoid suture ラムダ縫合
52 Occipital gyri 後頭葉の諸回
53 Superior sagittal sinus 上矢状静脈洞

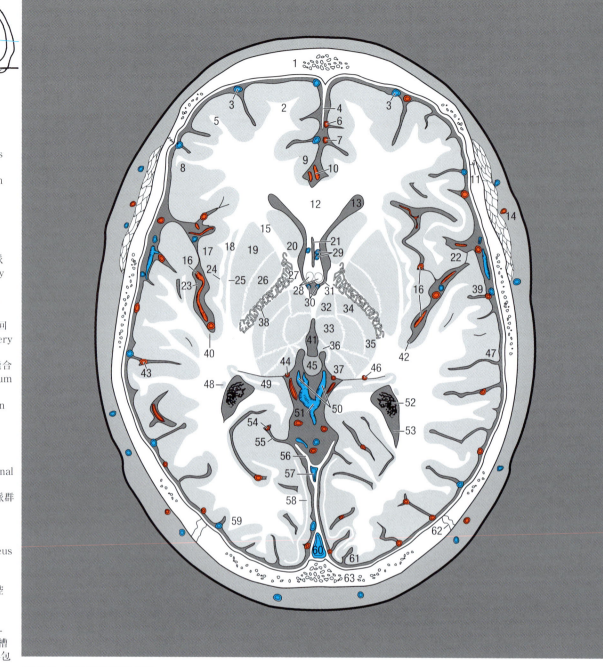

1 Frontal bone 前頭骨
2 Superior frontal gyrus 上前頭回
3 Superior cerebral vein 上大脳静脈
4 Falx cerebri 大脳鎌
5 Middle frontal gyrus 中前頭回
6 Anteromedial frontal artery 前内側前頭動脈
7 Callosomarginal artery 脳梁縁動脈
8 Inferior frontal gyrus 下前頭回
9 Cingulate gyrus 帯状回
10 Anterior cerebral artery 前大脳動脈
11 Coronal suture 冠状縫合
12 Genu of corpus callosum 脳梁膝
13 Frontal (anterior) horn of lateral ventricle 側脳室前角
14 Superficial temporal artery 浅側頭動脈
15 Anterior limb of internal capsule 内包前脚
16 Insular arteries 島動脈群
17 Insula 島
18 Claustrum 前障
19 Putamen 被殻
20 Head of caudate nucleus 尾状核頭
21 Cavity of septum pellucidum 透明中隔腔
22 Precentral gyrus 中心前回
23 Cistern of lateral cerebral fossa 大脳外側窩槽
24 Extreme capsule 最外包
25 External capsule 外包
26 Globus pallidus 淡蒼球
27 Genu of internal capsule 内包膝
28 Column of fornix 脳弓柱
29 Anterior vein of septum pellucidum 前透明中隔静脈
30 Internal cerebral vein 内大脳静脈
31 Interventricular foramen (of Monro) 室間孔（モンロー孔）
32 Anterior nuclei of thalamus 視床前核
33 Medial nuclei of thalamus 視床内側核
34 Ventral lateral nucleus of thalamus 視床外側腹側核
35 Lateral posterior nucleus of thalamus 視床後外側核
36 Habenular nuclei 手綱核
37 Pulvinar nucleus of thalamus 視床枕核
38 Posterior limb of internal capsule 内包後脚
39 Superior temporal gyrus 上側頭回
40 Transverse temporal gyrus (Heschl) 横側頭回（ヘシュル回）
41 Third ventricle 第三脳室
42 Circular sulcus of insula 島輪状溝
43 Temporo-occipital artery 側頭後頭動脈
44 Medial posterior choroidal artery 内側後脈絡叢動脈
45 Pineal gland (body) 松果体
46 Lateral posterior choroidal artery 外側後脈絡叢動脈
47 Middle temporal gyrus 中側頭回
48 Tail of caudate nucleus 尾状核尾
49 Hippocampus 海馬
50 Internal cerebral veins 内大脳静脈群
51 Great cerebral vein (of Galen) 大大脳静脈（ガレン大静脈）
52 Choroid plexus of lateral ventricle 側脳室脈絡叢
53 Atrium (collateral trigone) of lateral ventricle 側脳室房（側副三角）
54 Medial occipital artery 内側後頭動脈
55 Parieto-occipital sulcus 頭頂後頭溝
56 Cerebellar tentorium 小脳テント
57 Straight sinus 直静脈洞
58 Area striata 視覚皮質（有線野）
59 Occipital gyri 後頭葉の諸回
60 Superior sagittal sinus 上矢状静脈洞
61 Occipital pole 後頭極
62 Lambdoid suture ラムダ縫合
63 Occipital bone 後頭骨

図5.9　両交連面第8切片

図5.9a　両交連面シリーズ第8切片（脳構造，血管，頭皮）。この断面で島皮質は最も大きく広がっている。線条体（被殻と尾状核），内包，視床も確認できる。

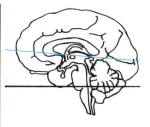
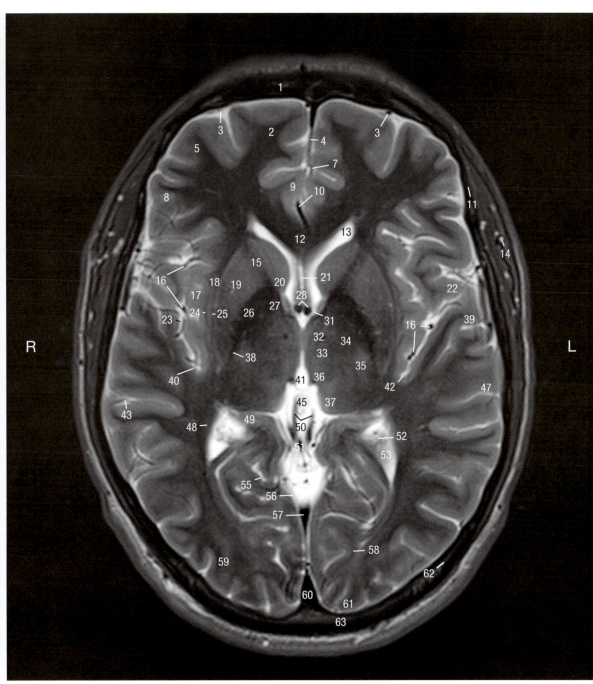

図5.9b 図5.9aと同じ切片のMRI-T2強調画像。

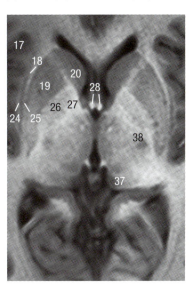

↑図5.9c 図5.9aと同じ切片のMRI-T1強調画像で，基底核の各部位の境界が明瞭に観察できる。

1	Frontal bone 前頭骨
2	Superior frontal gyrus 上前頭回
3	Superior cerebral vein 上大脳静脈
4	Falx cerebri 大脳鎌
5	Middle frontal gyrus 中前頭回
7	Callosomarginal artery 脳梁縁動脈
8	Inferior frontal gyrus 下前頭回
9	Cingulate gyrus 帯状回
10	Anterior cerebral artery 前大脳動脈
11	Coronal suture 冠状縫合
12	Genu of corpus corpus callosum 脳梁膝
13	Frontal (anterior) horn of lateral ventricle 側脳室前角
14	Superficial temporal artery 浅側頭動脈
15	Anterior limb of internal capsule 内包前脚
16	Insular arteries 島動脈群
17	Insula 島
18	Claustrum 前障
19	Putamen 被殻
20	Head of caudate nucleus 尾状核頭
21	Cavity of septum pellucidum 透明中隔腔
22	Precentral gyrus 中心前回
23	Cistern of lateral cerebral fossa 大脳外側窩槽
24	Extreme capsule 最外包
25	External capsule 外包
26	Globus pallidus 淡蒼球
27	Genu of internal capsule 内包膝
28	Column of fornix 脳弓柱
31	Interventricular foramen (of Monro) 室間孔（モンロー孔）
32	Anterior nuclei of thalamus 視床前核
33	Medial nuclei of thalamus 視床内側核
34	Ventral lateral nucleus of thalamus 視床外側腹側核
35	Lateral posterior nucleus of thalamus 視床後外側核
36	Habenular nuclei 手綱核
37	Pulvinar nucleus of thalamus 視床枕核
38	Posterior limb of internal capsule 内包後脚
39	Superior temporal gyrus 上側頭回
40	Transverse temporal gyrus (Heschl) 横側頭回（ヘシュル回）
41	Third ventricle 第三脳室
42	Circular sulcus of insula 島輪状溝
43	Temporo-occipital artery 側頭後頭動脈
45	Pineal gland (body) 松果体
47	Middle temporal gyrus 中側頭回
48	Tail of caudate nucleus 尾状核尾
49	Hippocampus 海馬
50	Internal cerebral veins 内大脳静脈群
51	Great cerebral vein (of Galen) 大大脳静脈（ガレン大静脈）
52	Choroid plexus of lateral ventricle 側脳室脈絡叢
53	Atrium (collateral trigone) of lateral ventricle 側脳室房（側副三角）
55	Parieto-occipital sulcus 頭頂後頭溝
56	Cerebellar tentorium 小脳テント
57	Straight sinus 直静脈洞
58	Area striata 視覚皮質（有線野）
59	Occipital gyri 後頭葉の諸回
60	Superior sagittal sinus 上矢状静脈洞
61	Occipital pole 後頭極
62	Lambdoid suture ラムダ縫合
63	Occipital bone 後頭骨

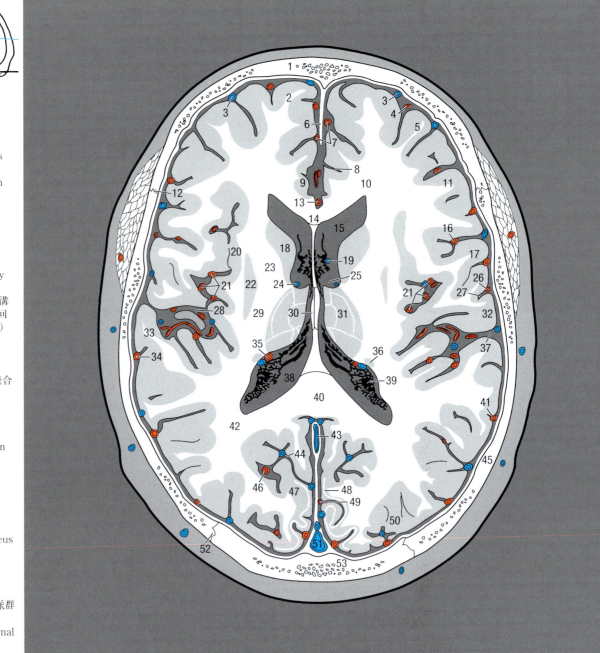

1 Frontal bone 前頭骨
2 Superior frontal gyrus 上前頭回
3 Superior cerebral vein 上大脳静脈
4 Prefrontal artery 前頭前動脈
5 Middle frontal gyrus 中前頭回
6 Falx cerebri 大脳鎌
7 Callosomarginal artery 脳梁縁動脈
8 Cingulate sulcus 帯状溝
9 Cingulate gyrus 帯状回
10 Minor forceps (frontal) 小鉗子（前頭部）
11 Inferior frontal gyrus 下前頭回
12 Coronal suture 冠状縫合
13 Pericallosal artery 脳梁周囲動脈
14 Genu of corpus callosum 脳梁膝
15 Frontal (anterior) horn of lateral ventricle 側脳室前角
16 Artery of precentral sulcus 中心前溝動脈
17 Precentral gyrus 中心前回
18 Head of caudate nucleus 尾状核頭
19 Superior choroid vein 上脈絡叢静脈
20 Insula 島
21 Insular arteries 島動脈群
22 Putamen 被殻
23 Anterior limb of internal capsule 内包前脚
24 Superior thalamostriate vein 上視床線条体静脈
25 Central part (body) of lateral ventricle 側脳室中心部
26 Artery of central sulcus 中心溝動脈
27 Central sulcus 中心溝
28 Cistern of lateral cerebral fossa 大脳外側窩槽
29 Posterior limb of internal capsule 内包後脚
30 Fornix 脳弓
31 Thalamus 視床
32 Postcentral gyrus 中心後回
33 Superior temporal gyrus 上側頭回
34 Artery of angular gyrus 角回動脈
35 Lateral posterior choroidal artery 外側後脈絡叢動脈
36 Tail of caudate nucleus 尾状核尾
37 Posterior ramus of lateral sulcus 外側溝後枝
38 Occipital (posterior) horn of lateral ventricle 側脳室後角
39 Choroid plexus 脈絡叢
40 Splenium of corpus callosum 脳梁膨大
41 Parietal artery 頭頂動脈
42 Major forceps (occipital) 大鉗子（後頭部）
43 Straight sinus 直静脈洞
44 Parieto-occipital sulcus 頭頂後頭溝
45 Parietal bone 頭頂骨
46 Parieto-occipital artery 頭頂後頭動脈
47 Cuneus 楔部
48 Area striata 視覚皮質（有線野）
49 Calcarine artery 鳥距動脈
50 Occipital gyri 後頭葉の諸回
51 Superior sagittal sinus 上矢状静脈洞
52 Lambdoid suture ラムダ縫合
53 Occipital bone 後頭骨

図 5.10　両交連面第 9 切片

図 5.10a　両交連面シリーズ第 9 切片（脳構造，血管，頭皮）。前方と後方に大脳鎌がみられる。島皮質の上方部の断面がみられる。脳梁膨大部が左右の側副三角に挟まれて観察される。

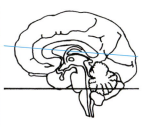
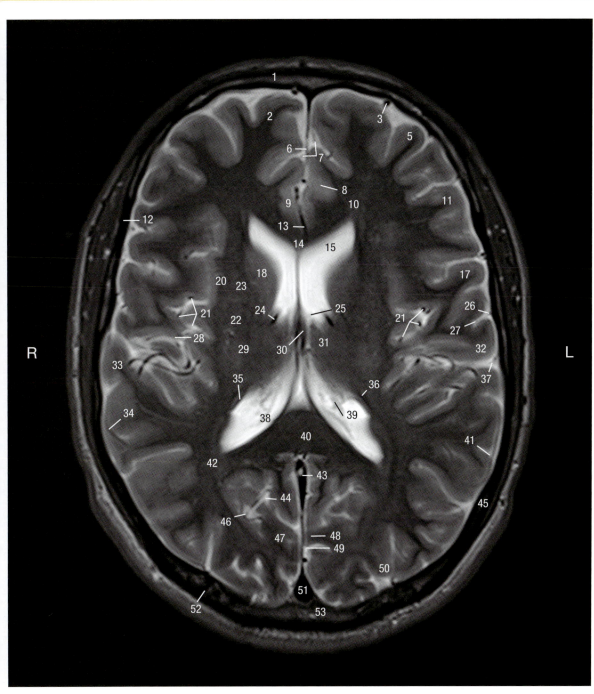

図5.10b 図5.10aと同じ切片のMRI-T2強調画像。

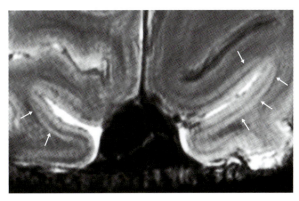

図5.10c 図5.10aと同じ切片の7T-MRIのT2強調画像。矢印で示すように線条皮質〔ジェンナリ線条(stria of Gennari)とも呼ばれる〕が高信号の線として明瞭に観察できる(出典：Essen大学病院・Forsting教授のご厚意による)。

1 Frontal bone 前頭骨
2 Superior frontal gyrus 上前頭回
3 Superior cerebral vein 上大脳静脈
5 Middle frontal gyrus 中前頭回
6 Falx cerebri 大脳鎌
7 Callosomarginal artery 脳梁縁動脈
8 Cingulate sulcus 帯状溝
9 Cingulate gyrus 帯状回
10 Minor forceps(frontal) 小鉗子(前頭部)
11 Inferior frontal gyrus 下前頭回
12 Coronal suture 冠状縫合
13 Pericallosal artery 脳梁周囲動脈
14 Genu of corpus callosum 脳梁膝
15 Frontal(anterior) horn of lateral ventricle 側脳室前角
17 Precentral gyrus 中心前回
18 Head of caudate nucleus 尾状核頭
20 Insula 島
21 Insular arteries 島動脈群
22 Putamen 被殻
23 Anterior limb of internal capsule 内包前脚
24 Superior thalamostriate vein 上視床線条体静脈
25 Central part(body) of lateral ventricle 側脳室中心部
26 Artery of central sulcus 中心溝動脈
27 Central sulcus 中心溝
28 Cistern of lateral cerebral fossa 大脳外側窩槽
29 Posterior limb of internal capsule 内包後脚
30 Fornix 脳弓
31 Thalamus 視床
32 Postcentral gyrus 中心後回
33 Superior temporal gyrus 上側頭回
34 Artery of angular gyrus 角回動脈
35 Lateral posterior choroidal artery 外側後脈絡叢動脈
36 Tail of caudate nucleus 尾状核尾
37 Posterior ramus of lateral sulcus 外側溝後枝
38 Occipital(posterior) horn of lateral ventricle 側脳室後角
39 Choroid plexus 脈絡叢
40 Splenium of corpus callosum 脳梁膨大
41 Parietal artery 頭頂動脈
42 Major forceps(occipital) 大鉗子(後頭部)
43 Straight sinus 直静脈洞
44 Parieto-occipital sulcus 頭頂後頭溝
45 Parietal bone 頭頂骨
46 Parieto-occipital artery 頭頂後頭動脈
47 Cuneus 楔部
48 Area striata 視覚皮質(有線野)
49 Calcarine artery 鳥距動脈
50 Occipital gyri 後頭葉の諸回
51 Superior sagittal sinus 上矢状静脈洞
52 Lambdoid suture ラムダ縫合
53 Occipital bone 後頭骨

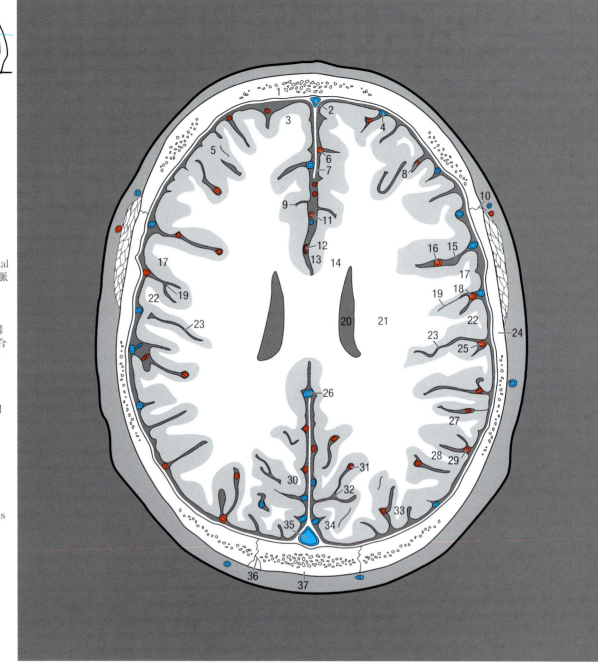

1 Frontal bone 前頭骨
2 Superior sagittal sinus 上矢状静脈洞
3 Superior frontal gyrus 上前頭回
4 Superior cerebral vein 上大脳静脈
5 Middle frontal gyrus 中前頭回
6 Intermediomedial frontal artery 中間内側前頭動脈
7 Falx cerebri 大脳鎌
8 Prefrontal artery 前頭前動脈
9 Cingulate sulcus 帯状溝
10 Coronal suture 冠状縫合
11 Callosomarginal artery 脳梁縁動脈
12 Pericallosal artery 脳梁周囲動脈
13 Cingulate gyrus 帯状回
14 Cingulum 帯状束
15 Precentral sulcus 中心前溝
16 Artery of precentral sulcus 中心前溝動脈
17 Precentral gyrus 中心前回
18 Artery of central sulcus 中心溝動脈
19 Central sulcus 中心溝
20 Central part (body) of lateral ventricle 側脳室中心部
21 Centrum semiovale 半卵円中心
22 Postcentral gyrus 中心後回
23 Postcentral sulcus 中心後溝
24 Parietal bone 頭頂骨
25 Parietal artery 頭頂動脈
26 Inferior sagittal sinus 下矢状静脈洞
27 Supramarginal gyrus 縁上回
28 Angular gyrus 角回
29 Artery of angular gyrus 角回動脈
30 Praecuneus 楔前部
31 Parieto-occipital artery 頭頂後頭動脈
32 Parieto-occipital sulcus 頭頂後頭溝
33 Occipital gyri 後頭葉の諸回
34 Cuneus 楔部
35 Superior sagittal sinus 上矢状静脈洞
36 Lambdoid suture ラムダ縫合
37 Occipital bone 後頭骨

図 5.11　両交連面第 10 切片

図 5.11a　両交連面シリーズ第 10 切片（脳構造，血管，頭皮）。大脳鎌が前後に分かれて観察できる。その間には一部脳梁に隠れて帯状回が観察される。

5 横断シリーズ

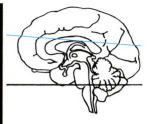

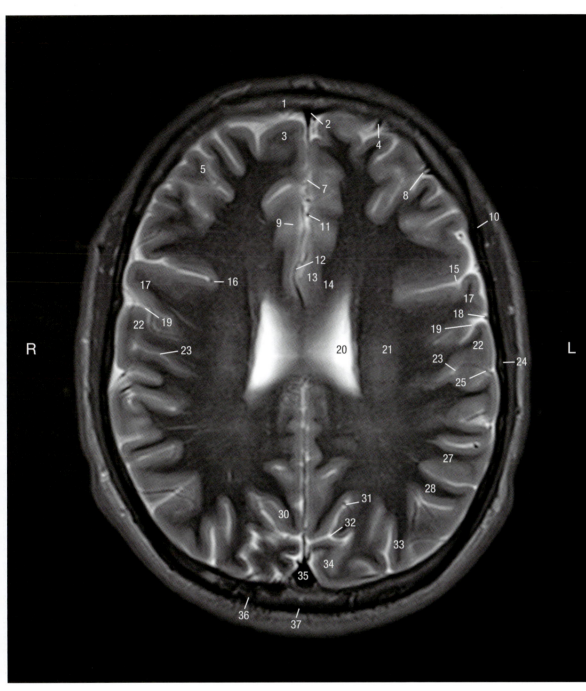

1 Frontal bone 前頭骨
2 Superior sagittal sinus 上矢状静脈洞
3 Superior frontal gyrus 上前頭回
4 Superior cerebral vein 上大脳静脈
5 Middle frontal gyrus 中前頭回
7 Falx cerebri 大脳鎌
8 Prefrontal artery 前頭前動脈
9 Cingulate sulcus 帯状溝
10 Coronal suture 冠状縫合
11 Callosomarginal artery 脳梁縁動脈
12 Pericallosal artery 脳梁周囲動脈
13 Cingulate gyrus 帯状回
14 Cingulum 帯状束
15 Precentral sulcus 中心前溝
16 Artery of precentral sulcus 中心前溝動脈
17 Precentral gyrus 中心前回
18 Artery of central sulcus 中心溝動脈
19 Central sulcus 中心溝
20 Central part (body) of lateral ventricle 側脳室中心部
21 Centrum semiovale 半卵円中心
22 Postcentral gyrus 中心後回
23 Postcentral sulcus 中心後溝
24 Parietal bone 頭頂骨
25 Parietal artery 頭頂動脈
27 Supramarginal gyrus 縁上回
28 Angular gyrus 角回
30 Praecuneus 楔前部
31 Parieto-occipital artery 頭頂後頭動脈
32 Parieto-occipital sulcus 頭頂後頭溝
33 Occipital gyri 後頭葉の諸回
34 Cuneus 楔部
35 Superior sagittal sinus 上矢状静脈洞
36 Lambdoid suture ラムダ縫合
37 Occipital bone 後頭骨

図5.11b 図5.11aと同じ切片のMRI-T2強調画像。

II 図譜

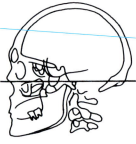

1 Frontal bone 前頭骨
2 Superior sagittal sinus 上矢状静脈洞
3 Superior frontal gyrus 上前頭回
4 Superior cerebral vein 上大脳静脈
5 Middle frontal gyrus 中前頭回
6 Intermediomedial frontal artery 中間内側前頭動脈
7 Falx cerebri 大脳鎌
8 Prefrontal artery 前頭前動脈
9 Coronal suture 冠状縫合
10 Callosomarginal artery 脳梁縁動脈
11 Cingulate sulcus 帯状溝
12 Cingulate gyrus 帯状回
13 Precentral sulcus 中心前溝
14 Artery of precentral sulcus 中心前溝動脈
15 Precentral gyrus 中心前回
16 Centrum semiovale 半卵円中心
17 Artery of central sulcus 中心溝動脈
18 Central sulcus 中心溝
19 Postcentral gyrus 中心後回
20 Paracentral artery 中心傍動脈
21 Parietal bone 頭頂骨
22 Parietal artery 頭頂動脈
23 Precuneal artery 楔前部動脈
24 Supramarginal gyrus 縁上回
25 Artery of angular gyrus 角回動脈
26 Angular gyrus 角回
27 Praecuneus 楔前部
28 Falx cerebri 大脳鎌
29 Parieto-occipital sulcus 頭頂後頭溝
30 Cuneus 楔部
31 Lambdoid suture ラムダ縫合
32 Occipital bone 後頭骨

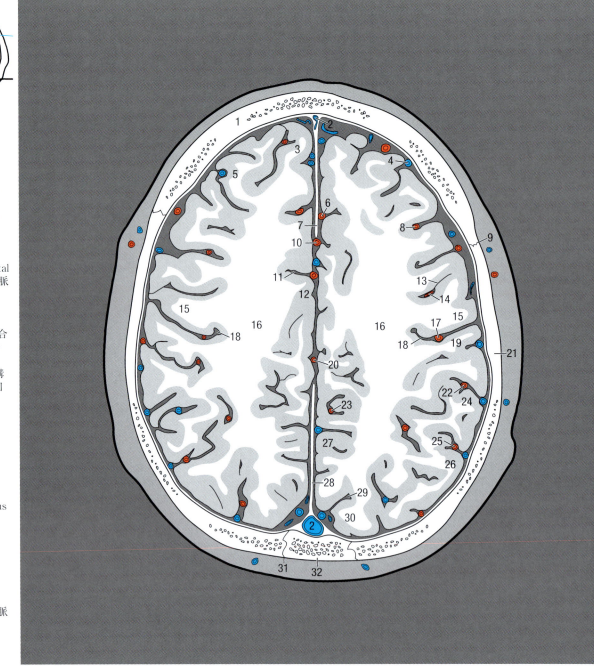

図 5.12　両交連面第 11 切片

図 5.12a　両交連面シリーズ第 11 切片（脳構造，血管，頭皮）。帯状溝にほぼ平行な断面である。大脳鎌が左右の大脳半球の境界となっているが，中央部分はみえていない。

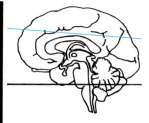
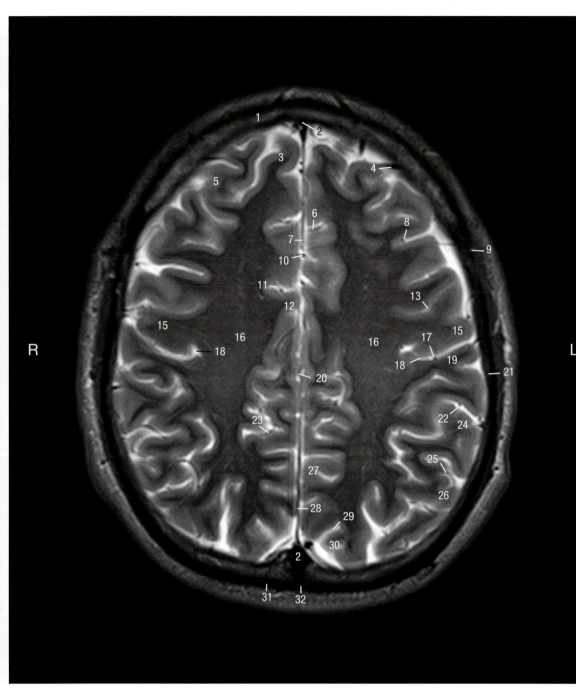

図5.12b　図5.12aと同じ切片のMRI-T2強調画像。

1　Frontal bone 前頭骨
2　Superior sagittal sinus 上矢状静脈洞
3　Superior frontal gyrus 上前頭回
4　Superior cerebral vein 上大脳静脈
5　Middle frontal gyrus 中前頭回
6　Intermediomedial frontal artery 中間内側前頭動脈
7　Falx cerebri 大脳鎌
8　Prefrontal artery 前頭前動脈
9　Coronal suture 冠状縫合
10　Callosomarginal artery 脳梁縁動脈
11　Cingulate sulcus 帯状溝
12　Cingulate gyrus 帯状回
13　Precentral sulcus 中心前溝
15　Precentral gyrus 中心前回
16　Centrum semiovale 半卵円中心
17　Artery of central sulcus 中心溝動脈
18　Central sulcus 中心溝
19　Postcentral gyrus 中心後回
20　Paracentral artery 中心傍動脈
21　Parietal bone 頭頂骨
22　Parietal artery 頭頂動脈
23　Precuneal artery 楔前部動脈
24　Supramarginal gyrus 縁上回
25　Artery of angular gyrus 角回動脈
26　Angular gyrus 角回
27　Praecuneus 楔前部
28　Falx cerebri 大脳鎌
29　Parieto-occipital sulcus 頭頂後頭溝
30　Cuneus 楔部
31　Lambdoid suture ラムダ縫合
32　Occipital bone 後頭骨

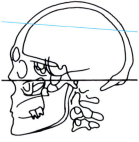

1　Frontal bone 前頭骨
2　Superior sagittal sinus 上矢状静脈洞
3　Superior frontal gyrus 上前頭回
4　Superior cerebral vein 上大脳静脈
5　Posteromedial frontal artery 後内側前頭動脈
6　Coronal suture 冠状縫合
7　Middle frontal gyrus 中前頭回
8　Superior frontal sulcus 上前頭溝
9　Parietal bone 頭頂骨
10　Precentral sulcus 中心前溝
11　Precentral gyrus 中心前回
12　Centrum semiovale 半卵円中心
13　Central sulcus 中心溝
14　Postcentral gyrus 中心後回
15　Postcentral sulcus 中心後溝
16　Paracentral lobule 中心傍小葉
17　Paracentral artery 中心傍動脈
18　Marginal branch of cingulate sulcus 帯状溝辺縁枝
19　Falx cerebri 大脳鎌
20　Superior parietal lobule 上頭頂小葉
21　Precuneal artery 楔前部動脈
22　Praecuneus 楔前部
23　Sagittal suture 矢状縫合

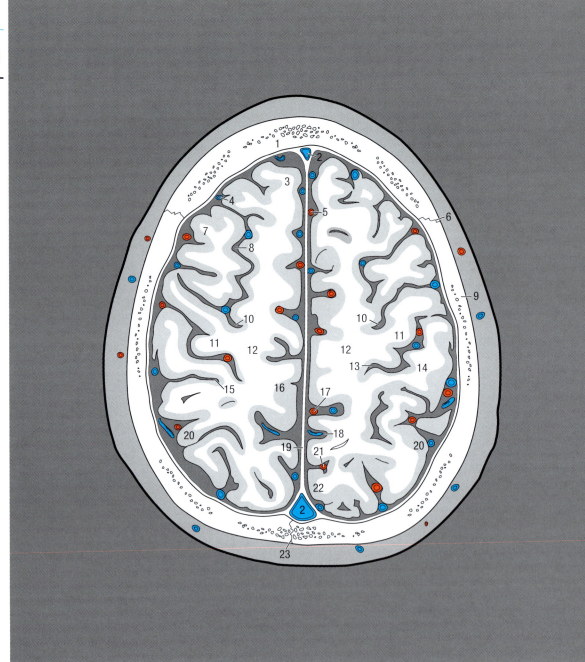

図5.13　両交連面第12切片

図5.13a　両交連面シリーズ第12切片（脳構造，血管，頭皮）。大脳鎌が左右の大脳半球の全長にわたって分割している。大脳鎌のこの部分は帯状回の上部にある。

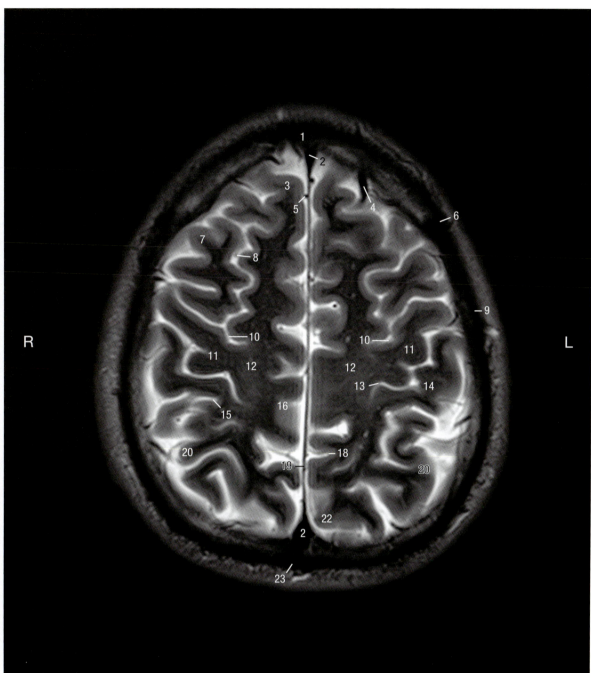

図5.13b 図5.13a と同じ切片の MRI-T2 強調画像。

1 Frontal bone 前頭骨
2 Superior sagittal sinus 上矢状静脈洞
3 Superior frontal gyrus 上前頭回
4 Superior cerebral vein 上大脳静脈
5 Posteromedial frontal artery 後内側前頭動脈
6 Coronal suture 冠状縫合
7 Middle frontal gyrus 中前頭回
8 Superior frontal sulcus 上前頭溝
9 Parietal bone 頭頂骨
10 Precentral sulcus 中心前溝
11 Precentral gyrus 中心前回
12 Centrum semiovale 半卵円中心
13 Central sulcus 中心溝
14 Postcentral gyrus 中心後回
15 Postcentral sulcus 中心後溝
16 Paracentral lobule 中心傍小葉
18 Marginal branch of cingulate sulcus 帯状溝辺縁枝
19 Falx cerebri 大脳鎌
20 Superior parietal lobule 上頭頂小葉
22 Praecuneus 楔前部
23 Sagittal suture 矢状縫合

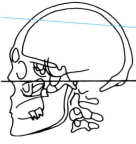

1 Frontal bone 前頭骨
2 Superior sagittal sinus
　上矢状静脈洞
3 Superior frontal gyrus
　上前頭回
4 Superior cerebral vein
　上大脳静脈
5 Posteromedial frontal
　artery 後内側前頭動脈
6 Coronal suture 冠状縫合
7 Superior frontal sulcus
　上前頭溝
8 Precentral sulcus
　中心前溝
9 Precentral gyrus
　中心前回
10 "Knob" on the precentral
　gyrus
　中心前回の「ノブ」（手指
　運動野）
11 Paracentral lobule
　中心傍小葉
12 Central sulcus 中心溝
13 Parietal bone 頭頂骨
14 Paracentral artery
　中心傍動脈
15 Postcentral gyrus
　中心後回
16 Postcentral sulcus
　中心後溝
17 Superior parietal lobule
　上頭頂小葉
18 Precuneal artery
　楔前部動脈
19 Praecuneus 楔前部
20 Sagittal suture 矢状縫合

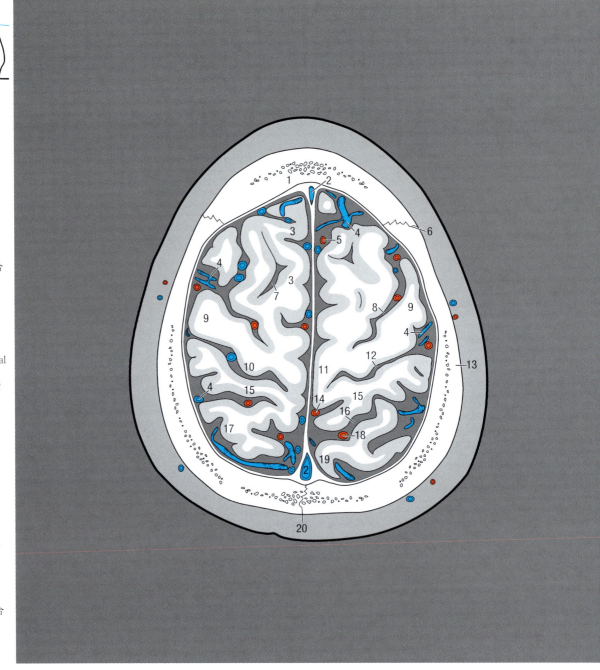

図 5.14　両交連面第 13 切片

図 5.14a　両交連面シリーズ第 13 切片（脳構造，血管，頭皮）。中心溝が前頭葉と頭頂葉との境界となっている。

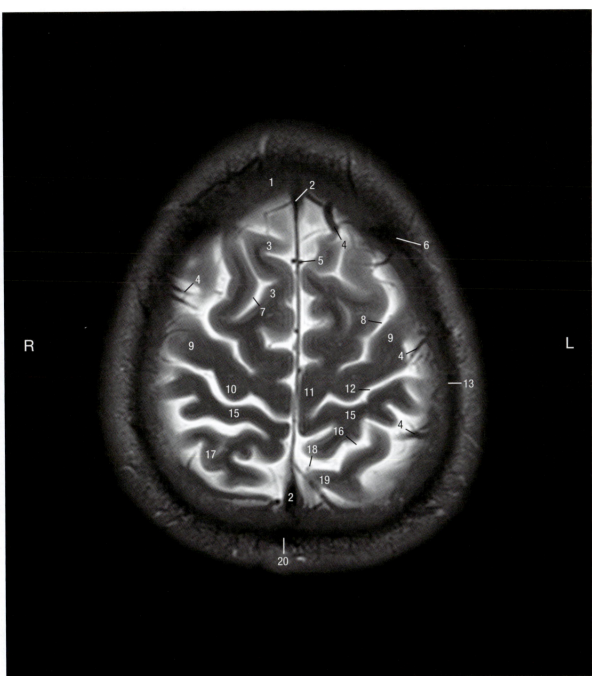

1	Frontal bone 前頭骨
2	Superior sagittal sinus 上矢状静脈洞
3	Superior frontal gyrus 上前頭回
4	Superior cerebral vein 上大脳静脈
5	Posteromedial frontal artery 後内側前頭動脈
6	Coronal suture 冠状縫合
7	Superior frontal sulcus 上前頭溝
8	Precentral sulcus 中心前溝
9	Precentral gyrus 中心前回
10	"Knob" on the precentral gyrus 中心前回の「ノブ」（手指運動野）
11	Paracentral lobule 中心傍小葉
12	Central sulcus 中心溝
13	Parietal bone 頭頂骨
15	Postcentral gyrus 中心後回
16	Postcentral sulcus 中心後溝
17	Superior parietal lobule 上頭頂小葉
18	Precuneal artery 楔前部動脈
19	Praecuneus 楔前部
20	Sagittal suture 矢状縫合

図 5.14b　図 5.14a と同じ切片の MRI-T2 強調画像。

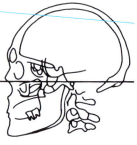

1 Parietal bone 頭頂骨
2 Superior sagittal sinus 上矢状静脈洞
3 Superior cerebral vein 上大脳静脈
4 Central sulcus 中心溝
5 Sagittal suture 矢状縫合

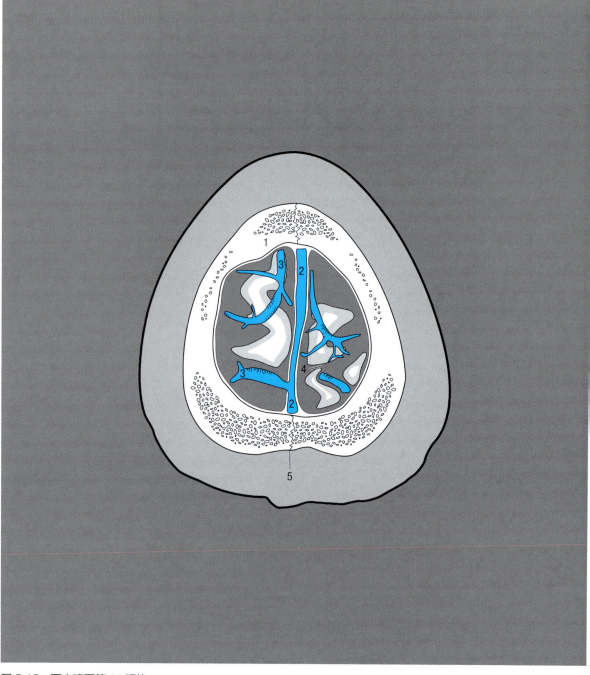

図 5.15　両交連面第 14 切片

図 5.15a　両交連面シリーズ第 14 切片。中心溝はブレグマ（十字縫合）から約 5 cm 後方にある。

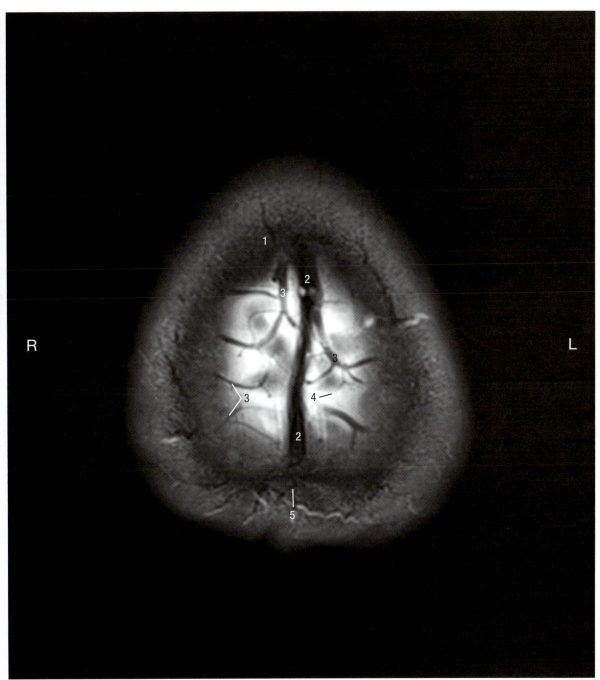
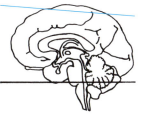

1 Parietal bone 頭頂骨
2 Superior sagittal sinus 上矢状静脈洞
3 Superior cerebral vein 上大脳静脈
4 Central sulcus 中心溝
5 Sagittal suture 矢状縫合

図 5.15b　図 5.15a と同じ切片の MRI-T2 強調画像。

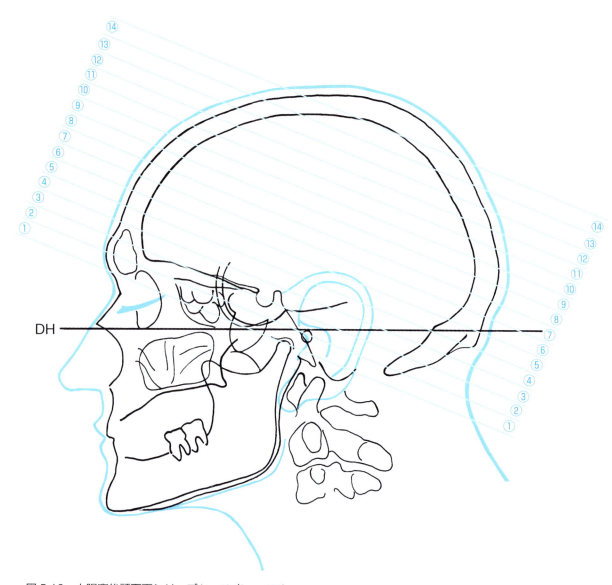

図 5.16　上眼窩後頭下面シリーズ（▶ 12 章，p.488）
DH = ドイツ水平面

図 5.16a　頭部 X 線像のスケッチ。図 5.1 と同じ頭部である。14 枚の上眼窩後頭下面シリーズの切片に下方から上方へ順に番号をつけて位置を示している。

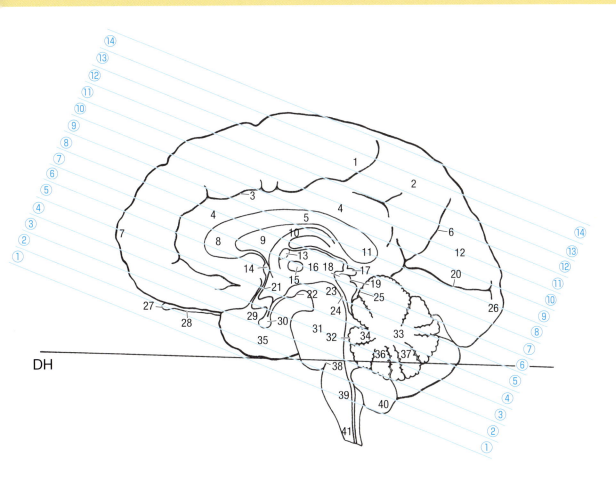

図5.16b 脳の内側面図。図5.16aと同じ脳である。14枚の上眼窩後頭下面シリーズの切片に図5.1と同じ番号づけがしてある。

1 Paracentral lobule 中心傍小葉
2 Precuneus 楔前部
3 Cingulate sulcus 帯状溝
4 Cingulate gyrus 帯状回
5 Trunk (body) of corpus callosum 脳梁幹
6 Parieto-occipital sulcus 頭頂後頭溝
7 Frontal pole 前頭極
8 Genu of corpus callosum 脳梁膝
9 Septum pellucidum 透明中隔
10 Fornix 脳弓
11 Splenium of corpus callosum 脳梁膨大
12 Cuneus 楔部
13 Interventricular foramen (of Monro) 室間孔(モンロー孔)
14 Anterior commissure 前交連
15 Interthalamic adhesion 視床間橋
16 Third ventricle 第三脳室
17 Pineal gland (body) 松果体
18 Posterior commissure 後交連
19 Superior colliculus 上丘
20 Calcarine sulcus 鳥距溝
21 Lamina terminalis 終板
22 Mammillary body 乳頭体
23 Midbrain 中脳
24 Aqueduct of midbrain 中脳水道
25 Inferior colliculus 下丘
26 Occipital pole 後頭極
27 Olfactory bulb 嗅球
28 Olfactory tract 嗅索
29 Optic chiasm 視交叉
30 Infundibulum and pituitary gland (hypophysis) 漏斗と下垂体
31 Pons 橋
32 Fourth ventricle 第四脳室
33 Cerebellum 小脳
34 Nodule of vermis (X) 虫部小節
35 Temporal lobe 側頭葉
36 Uvula of vermis (IX) 虫部垂
37 Pyramis of vermis (VIII) 虫部錐体
38 Foramen cecum 盲孔
39 Medulla oblongata 延髄
40 Tonsil of cerebellum (H IX) 小脳扁桃
41 Spinal cord 脊髄

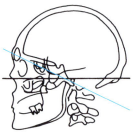

1 Frontal bone 前頭骨
2 Olfactory fossa 嗅窩
3 Eyeball 眼球
4 Optic nerve 視神経
5 Zygomatic bone 頬骨
6 Orbit 眼窩
7 Ethmoidal cells 篩骨蜂巣
8 Superior orbital fissure 上眼窩裂
9 Middle cranial fossa 中頭蓋窩
10 Zygomatic arch 頬骨弓
11 Foramen spinosum with middle meningeal artery 中硬膜動脈棘孔と中硬膜動脈
12 Foramen ovale with mandibular nerve 卵円孔と下顎神経
13 Mandible 下顎骨
14 Clivus 斜台
15 Internal carotid artery 内頸動脈
16 External acoustic meatus 外耳道
17 Auricle (pinna) 耳介
18 Mastoid process 乳様突起
19 Internal jugular vein 内頸静脈
20 Jugular foramen 頸静脈孔
21 Vertebral artery 椎骨動脈
22 Medulla oblongata 延髄
23 Foramen magnum 大後頭孔(大孔)
24 Basilar part of occipital bone 後頭骨の底部

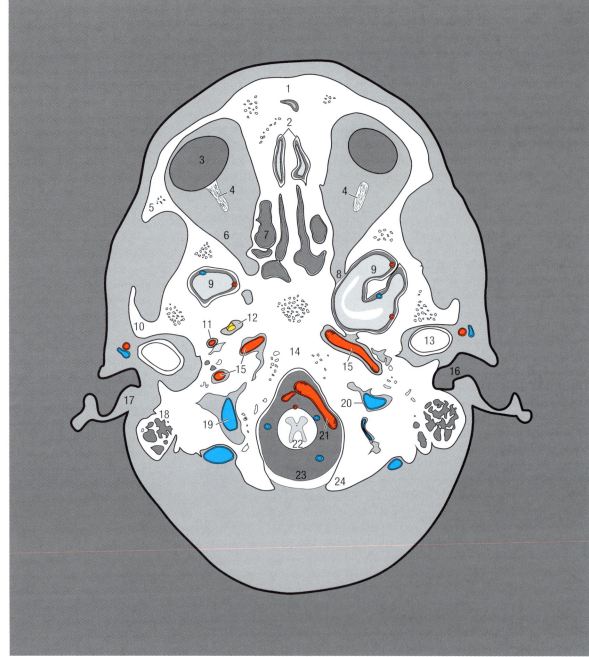

図 5.17　上眼窩後頭下面第 1 切片

図 5.17a　上眼窩後頭下面シリーズ第 1 切片(脳構造，骨構造，血管)。大後頭孔を斜めに切断して(▶ p.6)，舌下神経管の上部のみが観察できる。中頭蓋窩の底部の断面がみえる。

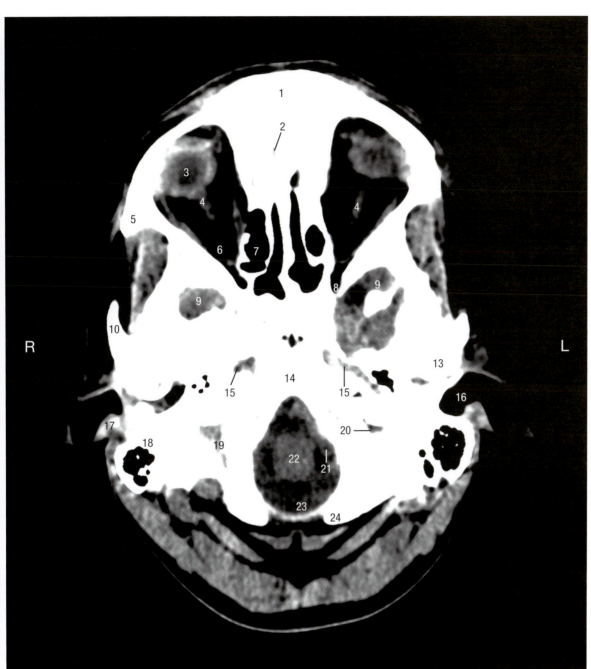
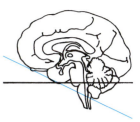

1 Frontal bone 前頭骨
2 Olfactory fossa 嗅窩
3 Eyeball 眼球
4 Optic nerve 視神経
5 Zygomatic bone 頬骨
6 Orbit 眼窩
7 Ethmoidal cells 篩骨蜂巣
8 Superior orbital fissure 上眼窩裂
9 Middle cranial fossa 中頭蓋窩
10 Zygomatic arch 頬骨弓
13 Mandible 下顎骨
14 Clivus 斜台
15 Internal carotid artery 内頸動脈
16 External acoustic meatus 外耳道
17 Auricle (pinna) 耳介
18 Mastoid process 乳様突起
19 Internal jugular vein 内頸静脈
20 Jugular foramen 頸静脈孔
21 Vertebral artery 椎骨動脈
22 Medulla oblongata 延髄
23 Foramen magnum 大後頭孔（大孔）
24 Basilar part of occipital bone 後頭骨の底部

図5.17b　39歳女性の上眼窩後頭下面に平行なCT画像（撮像条件 ▶ 12章, p.488）（脳構造，骨構造，血管）。図5.17aに対応している（bの各CT画像をもとにaが描画されている）。

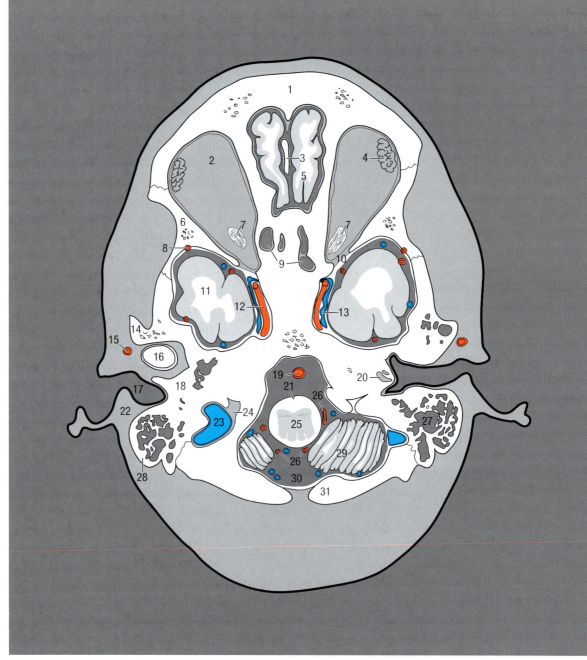

1 Frontal bone 前頭骨
2 Orbit 眼窩
3 Crista galli 鶏冠
4 Lacrimal gland 涙腺
5 Straight gyrus 直回
6 Sphenoidal bone 蝶形骨
7 Optic nerve 視神経
8 Middle meningeal artery 中硬膜動脈
9 Ethmoidal cells 篩骨蜂巣
10 Superior Orbital fissure 上眼窩裂
11 Temporal lobe 側頭葉
12 Internal carotid artery 内頸動脈
13 Cavernous sinus 海綿静脈洞
14 Zygomatic arch 頬骨弓
15 Temporal artery 側頭動脈
16 Mandible 下顎骨
17 External acoustic meatus 外耳道
18 Temporal bone 側頭骨
19 Basilar artery 脳底動脈
20 Cochlea 蝸牛
21 Anterior median fissure 前正中裂
22 Auricle (pinna) 耳介
23 Sigmoid sinus S状静脈洞
24 Jugular foramen 頸静脈孔
25 Medulla oblongata 延髄
26 Posterior inferior cerebellar artery (PICA) 後下小脳動脈
27 Mastoid cells 乳突蜂巣
28 Mastoid process 乳様突起
29 Hemisphere of cerebellum (cut) 小脳半球（断面）
30 Cisterna magna (posterior cerebellomedullary cistern 大槽（後小脳延髄槽）
31 Occipital bone 後頭骨

図 5.18 上眼窩後頭下面第 2 切片

図 5.18a 上眼窩後頭下面シリーズ第 2 切片（脳構造，骨構造，血管）。断面は眼窩円錐頂部と外耳道内側面を横断している。中頭蓋窩と小脳の断面がみられる。

5 横断シリーズ

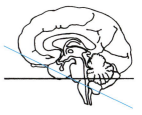

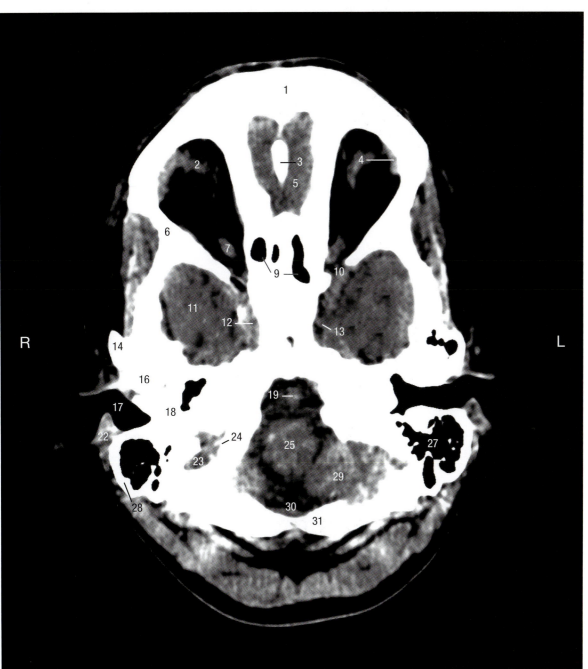

1 Frontal bone 前頭骨
2 Orbit 眼窩
3 Crista galli 鶏冠
4 Lacrimal gland 涙腺
5 Straight gyrus 直回
6 Sphenoidal bone 蝶形骨
7 Optic nerve 視神経
9 Ethmoidal cells 篩骨蜂巣
10 Superior Orbital fissure
　上眼窩裂
11 Temporal lobe 側頭葉
12 Internal carotid artery
　内頸動脈
13 Cavernous sinus
　海綿静脈洞
14 Zygomatic arch 頬骨弓
16 Mandible 下顎骨
17 External acoustic
　meatus 外耳道
18 Temporal bone 側頭骨
19 Basilar artery 脳底動脈
22 Auricle(pinna) 耳介
23 Sigmoid sinus S 状静脈洞
24 Jugular foramen
　頸静脈孔
25 Medulla oblongata 延髄
27 Mastoid cells 乳突蜂巣
28 Mastoid process
　乳様突起
29 Hemisphere of
　cerebellum(cut)
　小脳半球（断面）
30 Cisterna magna(posterior cerebellomedullary cistern
　大槽（後小脳延髄槽）
31 Occipital bone 後頭骨

図 5.18b　上眼窩後頭下面に平行な CT 画像。図 5.18a に対応している。

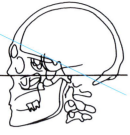

1 Frontal bone 前頭骨
2 Base of frontal lobe 前頭葉底面
3 Orbit 眼窩
4 Sphenoidal bone 蝶形骨
5 Middle meningeal artery 中硬膜動脈
6 Optic nerve in the optic canal 視神経管内の視神経
7 Anterior clinoid process 前床突起
8 Sella with pituitary gland トルコ鞍と下垂体
9 Internal carotid artery 内頚動脈
10 Temporal lobe 側頭葉
11 Flat part of temporal bone 側頭骨水平部
12 Clivus 斜台
13 Basilar artery 脳底動脈
14 External acoustic meatus 外耳道
15 Cochlea 蝸牛
16 Internal acoustic meatus 内耳道
17 Ossicles 耳小骨
18 Tympanic cavity 鼓室
19 Petrous part of temporal bone 側頭骨錐体部
20 Medulla oblongata, with pons (cut) 延髄, 橋 (断面)
21 Posterior inferior cerebellar artery (PICA) 後下小脳動脈
22 Auricle (pinna) 耳介
23 Mastoid cells 乳突蜂巣
24 Fourth ventricle 第四脳室
25 Sigmoid sinus S状静脈洞
26 Hemisphere of posterior lobe of cerebellum 小脳後葉半球
27 Cisterna magna (posterior cerebellomedullary cistern 大槽 (後小脳延髄槽)
28 Occipital bone 後頭骨

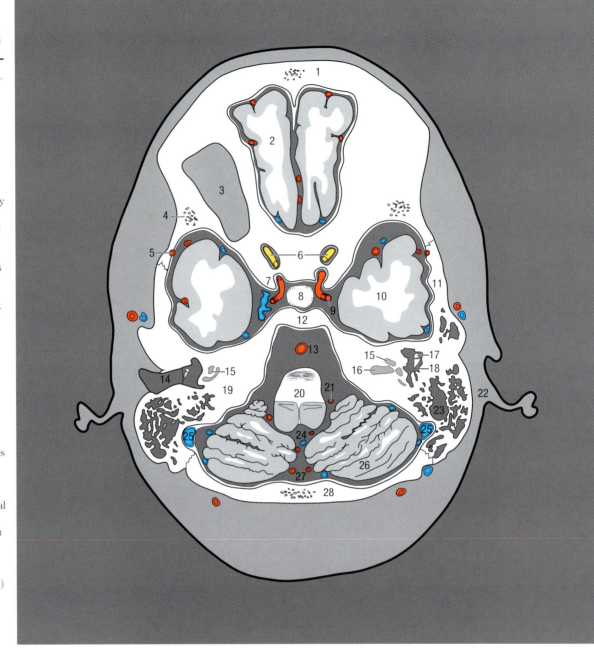

図 5.19　上眼窩後頭下面第 3 切片

図 5.19a　上眼窩後頭下面シリーズ第 3 切片 (脳構造, 骨構造, 血管)。断面はトルコ鞍と鞍背を通っている。後頭蓋窩と内耳道の断面がみられる。

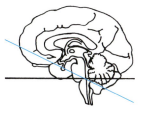
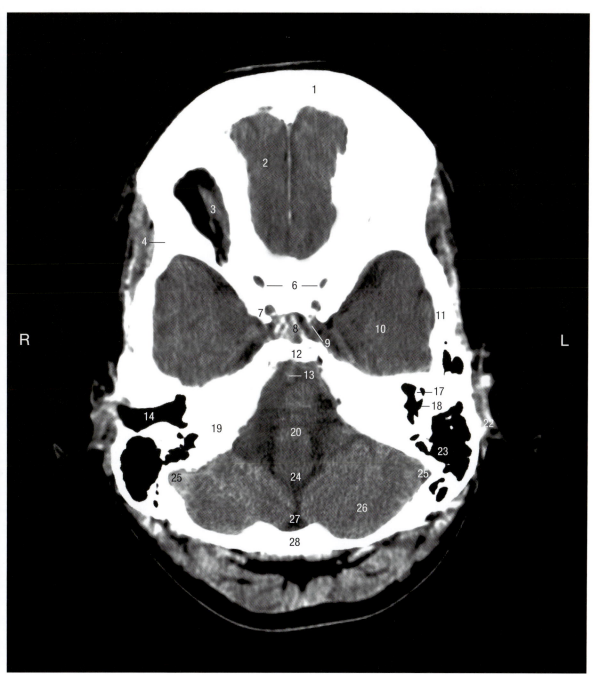

図 5.19b　上眼窩後頭下面に平行な CT 画像。図 5.19a に対応している。

1　Frontal bone 前頭骨
2　Base of frontal lobe 前頭葉底面
3　Orbit 眼窩
4　Sphenoidal bone 蝶形骨
6　Optic nerve in the optic canal 視神経管内の視神経
7　Anterior clinoid process 前床突起
8　Sella with pituitary gland トルコ鞍と下垂体
9　Internal carotid artery 内頸動脈
10　Temporal lobe 側頭葉
11　Flat part of temporal bone 側頭骨水平部
12　Clivus 斜台
13　Basilar artery 脳底動脈
14　External acoustic meatus 外耳道
17　Ossicles 耳小骨
18　Tympanic cavity 鼓室
19　Petrous part of temporal bone 側頭骨錐体部
20　Medulla oblongata, with pons (cut) 延髄，橋（断面）
22　Auricle (pinna) 耳介
23　Mastoid cells 乳突蜂巣
24　Fourth ventricle 第四脳室
25　Sigmoid sinus S 状静脈洞
26　Hemisphere of posterior lobe of cerebellum 小脳後葉半球
27　Cisterna magna (posterior cerebellomedullary cistern 大槽（後小脳延髄槽）
28　Occipital bone 後頭骨

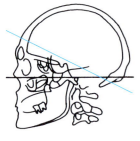

1 Frontal bone 前頭骨
2 Sphenoidal bone 蝶形骨
3 Middle meningeal artery 中硬膜動脈
4 Optic canal 視神経管
5 Optic nerve 視神経
6 Anterior clinoid process 前床突起
7 Optic chiasm 視交叉
8 Internal carotid artery 内頸動脈
9 Trigeminal (Gasserian) ganglion 三叉神経節（ガッセル神経節）
10 Infundibulum 漏斗
11 Cavernous sinus 海綿静脈洞
12 Amygdaloid body 扁桃体
13 Temporal lobe 側頭葉
14 Flat part of temporal bone 側頭骨水平部
15 Temporal artery 側頭動脈
16 Dorsum sellae (cut) 鞍背（断面）
17 Basilar artery 脳底動脈
18 Porus acusticus internus 内耳孔
19 Facial nerve with vestibulocochlear nerve 顔面神経と内耳神経（前庭蝸牛神経）
20 Medulla oblongata, with pons (cut, anterior) 延髄，橋（断面，前部）
21 Pontine cistern 橋槽
22 Vestibulum with semicircular canal 前庭と骨半規管
23 Incus キヌタ骨
24 Petrous part of temporal bone 側頭骨錐体部
25 Fourth ventricle 第四脳室
26 Sigmoid sinus S状静脈洞
27 Hemisphere of posterior lobe of cerebellum 小脳後葉半球
28 Lambdoid suture ラムダ縫合
29 Occipital bone 後頭骨

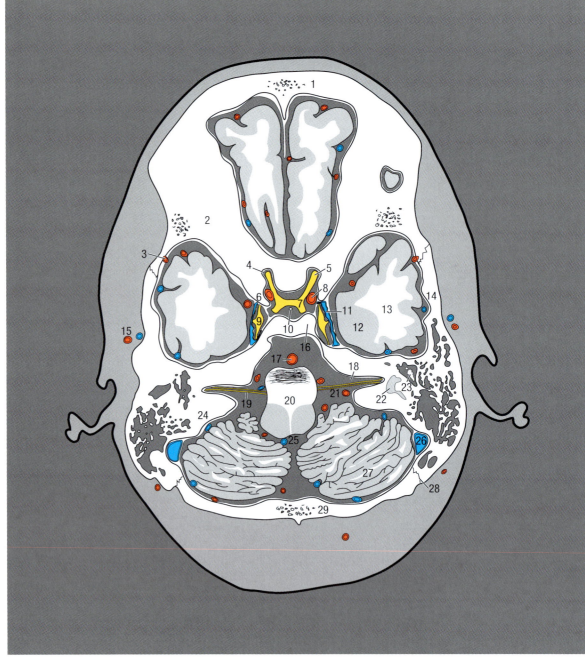

図 5.20　上眼窩後頭下面第 4 切片

図 5.20a　上眼窩後頭下面シリーズ第 4 切片（脳構造，骨構造，血管）。視交叉と内耳道が確認できる。前頭葉，側頭葉，側脳室下角および小脳の断面が確認できる。

5 横断シリーズ

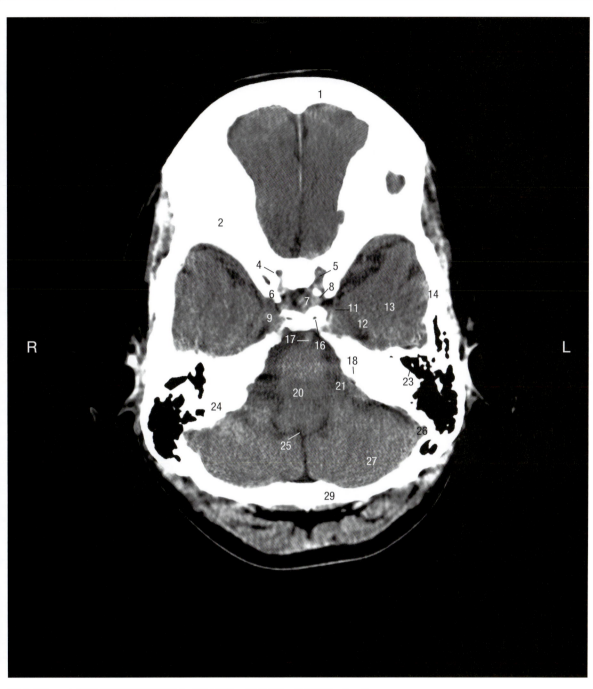
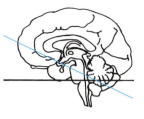

1 Frontal bone 前頭骨
2 Sphenoidal bone 蝶形骨
4 Optic canal 視神経管
5 Optic nerve 視神経
6 Anterior clinoid process 前床突起
7 Optic chiasm 視交叉
8 Internal carotid artery 内頸動脈
9 Trigeminal (Gasserian) ganglion 三叉神経節（ガッセル神経節）
11 Cavernous sinus 海綿静脈洞
12 Amygdaloid body 扁桃体
13 Temporal lobe 側頭葉
14 Flat part of temporal bone 側頭骨水平部
16 Dorsum sellae (cut) 鞍背（断面）
17 Basilar artery 脳底動脈
18 Porus acusticus internus 内耳孔
20 Medulla oblongata, with pons (cut, anterior) 延髄，橋（断面，前部）
21 Pontine cistern 橋槽
23 Incus キヌタ骨
24 Petrous part of temporal bone 側頭骨錐体部
25 Fourth ventricle 第四脳室
26 Sigmoid sinus S状静脈洞
27 Hemisphere of posterior lobe of cerebellum 小脳後葉半球
29 Occipital bone 後頭骨

図 5.20b　上眼窩後頭下面に平行な CT 画像。図 5.20a に対応している。

II 図譜

1 Frontal bone 前頭骨
2 Anterior cranial fossa 前頭蓋窩
3 Superior frontal gyrus 上前頭回
4 Middle frontal gyrus 中前頭回
5 Straight gyrus 直回
6 Sphenoidal bone 蝶形骨
7 Cistern of lateral cerebral fossa 大脳外側窩槽
8 Internal carotid artery 内頸動脈
9 Optic chiasm 視交叉
10 Middle cerebral artery 中大脳動脈
11 Cistern of the vallecula of cerebri 大脳谷槽
12 Infundibulum 漏斗
13 Amygdaloid body 扁桃体
14 Posterior communicating artery 後交通動脈
15 Temporal lobe 側頭葉
16 Posterior cerebral artery 後大脳動脈
17 Basilar artery 脳底動脈
18 Temporal (inferior) horn of lateral ventricle 側脳室下角
19 Pons 橋
20 Cerebellar tentorium 小脳テント
21 Temporal bone 側頭骨
22 Auricle (pinna) 耳介
23 Mastoid cells 乳突蜂巣
24 Fourth ventricle 第四脳室
25 Sigmoid sinus S状静脈洞
26 Vermis of cerebellum 小脳虫部
27 Hemisphere of cerebellum 小脳半球
28 Lambdoid suture ラムダ縫合
29 Occipital bone 後頭骨

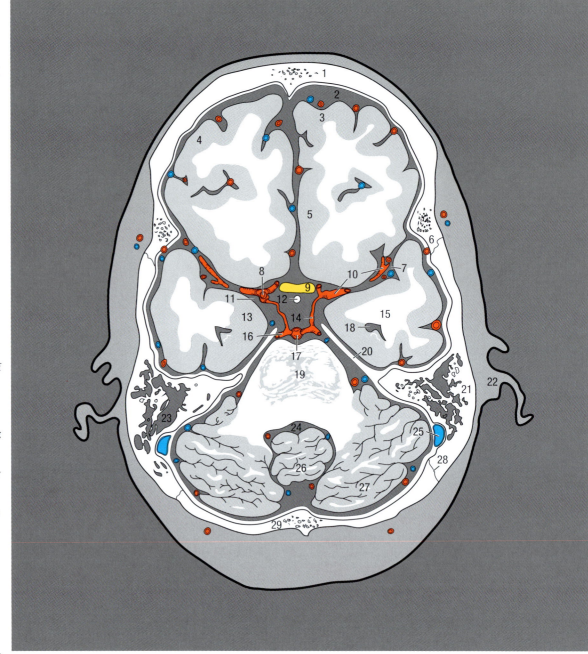

図 5.21　上眼窩後頭下面第 5 切片

図 5.21a　上眼窩後頭下面シリーズ第 5 切片（脳構造，骨構造，血管）。Willis 動脈輪がみられる。この断面では前，中，後頭蓋窩をみることができる。後頭蓋窩の前方方向は小脳テントが境界となっている。

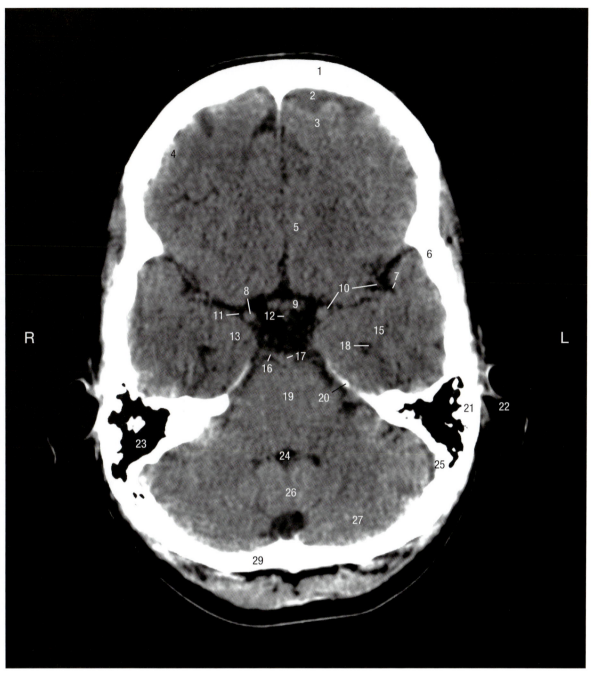
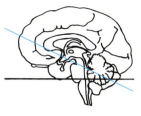

1 Frontal bone 前頭骨
2 Anterior cranial fossa 前頭蓋窩
3 Superior frontal gyrus 上前頭回
4 Middle frontal gyrus 中前頭回
5 Straight gyrus 直回
6 Sphenoidal bone 蝶形骨
7 Cistern of lateral cerebral fossa 大脳外側窩槽
8 Internal carotid artery 内頸動脈
9 Optic chiasm 視交叉
10 Middle cerebral artery 中大脳動脈
11 Cistern of the vallecula of cerebri 大脳谷槽
12 Infundibulum 漏斗
13 Amygdaloid body 扁桃体
15 Temporal lobe 側頭葉
16 Posterior cerebral artery 後大脳動脈
17 Basilar artery 脳底動脈
18 Temporal (inferior) horn of lateral ventricle 側脳室下角
19 Pons 橋
20 Cerebellar tentorium 小脳テント
21 Temporal bone 側頭骨
22 Auricle (pinna) 耳介
23 Mastoid cells 乳突蜂巣
24 Fourth ventricle 第四脳室
25 Sigmoid sinus S状静脈洞
26 Vermis of cerebellum 小脳虫部
27 Hemisphere of cerebellum 小脳半球
29 Occipital bone 後頭骨

図 5.21b　上眼窩後頭下面に平行な CT 画像。図 5.21a に対応している。

II 図譜

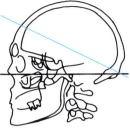

1 Frontal bone 前頭骨
2 Superior frontal gyrus 上前頭回
3 Middle frontal gyrus 中前頭回
4 Frontal (anterior) horn of lateral ventricle 側脳室前角
5 Anterior cerebral artery 前大脳動脈
6 Genu of corpus callosum 脳梁膝
7 Head of caudate nucleus 尾状核頭
8 Cistern of lateral cerebral fossa 大脳外側窩槽
9 Claustrum 前障
10 External capsule 外包
11 Putamen 被殻
12 Insula 島
13 Insular arteries 島動脈群
14 Third ventricle 第三脳室
15 Superior temporal gyrus 上側頭回
16 Middle temporal gyrus 中側頭回
17 Temporal (inferior) horn of lateral ventricle 側脳室下角
18 Hippocampus 海馬
19 Cerebral crus 大脳脚
20 Interpeduncular cistern 脚間槽
21 Tegmentum of midbrain 中脳被蓋
22 Temporal bone 側頭骨
23 Cerebellar tentorium 小脳テント
24 Fourth ventricle 第四脳室
25 Vermis of cerebellum 小脳虫部
26 Lambdoid suture ラムダ縫合
27 Occipital bone 後頭骨

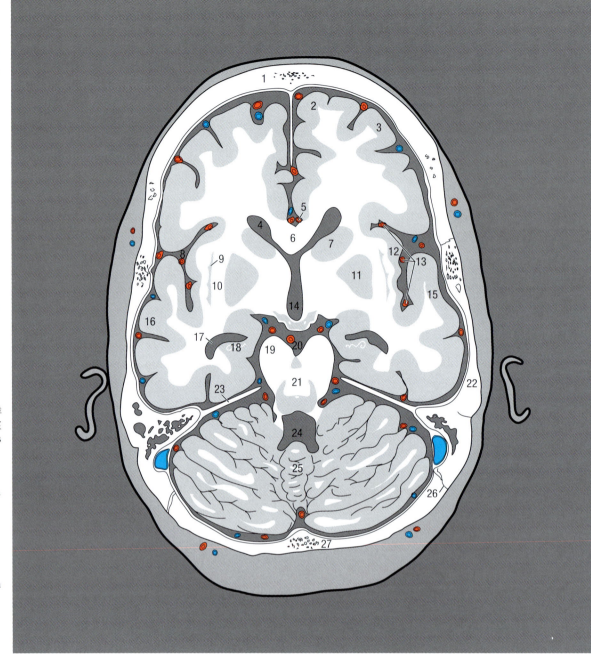

図 5.22　上眼窩後頭下面第 6 切片

図 5.22a　上眼窩後頭下面シリーズ第 6 切片（脳構造，骨構造，血管）。この断面では側脳室前角がみられる。第三脳室と中脳水道への移行部が観察できる。その他側脳室下角がみられる。小脳テントの前面の断面がみられる。

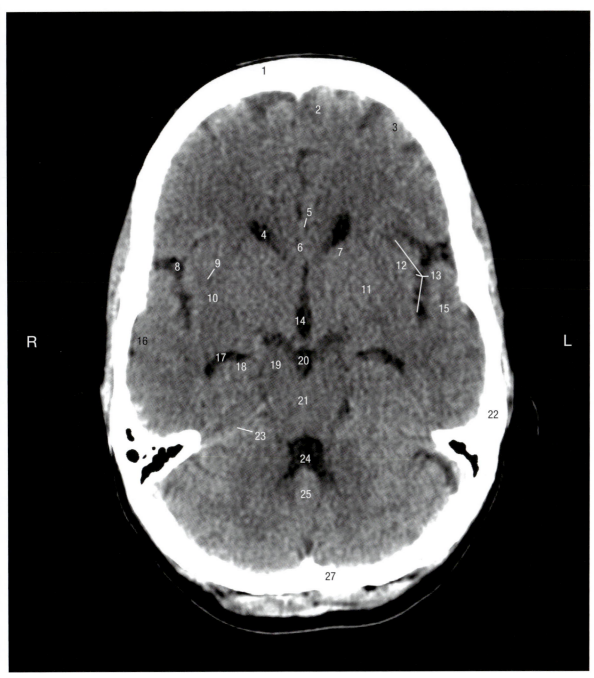
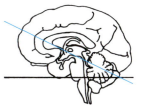

1 Frontal bone 前頭骨
2 Superior frontal gyrus 上前頭回
3 Middle frontal gyrus 中前頭回
4 Frontal (anterior) horn of lateral ventricle 側脳室前角
5 Anterior cerebral artery 前大脳動脈
6 Genu of corpus callosum 脳梁膝
7 Head of caudate nucleus 尾状核頭
8 Cistern of lateral cerebral fossa 大脳外側窩槽
9 Claustrum 前障
10 External capsule 外包
11 Putamen 被殻
12 Insula 島
13 Insular arteries 島動脈群
14 Third ventricle 第三脳室
15 Superior temporal gyrus 上側頭回
16 Middle temporal gyrus 中側頭回
17 Temporal (inferior) horn of lateral ventricle 側脳室下角
18 Hippocampus 海馬
19 Cerebral crus 大脳脚
20 Interpeduncular cistern 脚間槽
21 Tegmentum of midbrain 中脳被蓋
22 Temporal bone 側頭骨
23 Cerebellar tentorium 小脳テント
24 Fourth ventricle 第四脳室
25 Vermis of cerebellum 小脳虫部
27 Occipital bone 後頭骨

図 5.22b 　上眼窩後頭下面に平行な CT 画像。図 5.22a に対応している。

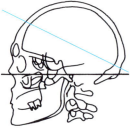

1 Frontal bone 前頭骨
2 Superior sagittal sinus 上矢状静脈洞
3 Superior frontal gyrus 上前頭回
4 Falx cerebri 大脳鎌
5 Middle frontal gyrus 中前頭回
6 Cingulate gyrus 帯状回
7 Anterior cerebral artery 前大脳動脈
8 Genu of corpus callosum 脳梁膝
9 Frontal (anterior) horn of lateral ventricle 側脳室前角
10 Head of caudate nucleus 尾状核頭
11 Lateral sulcus 外側溝
12 Anterior limb of internal capsule 内包前脚
13 Insula 島
14 Superior temporal gyrus 上側頭回
15 Insular arteries 島動脈群
16 Fornix 脳弓
17 Globus pallidus 淡蒼球
18 Putamen 被殻
19 Claustrum 前障
20 Third ventricle 第三脳室
21 Temporal bone 側頭骨
22 Cistern of lateral cerebral fossa 大脳外側窩槽
23 Middle temporal gyrus 中側頭回
24 Temporal (inferior) horn of lateral ventricle 側脳室下角
25 Hippocampus 海馬
26 Ambient cistern 迂回槽
27 Aqueduct of midbrain 中脳水道
28 Inferior colliculus 下丘
29 Quadrigeminal cistern (cistern of great cerebral vein) 四丘体槽（大大脳静脈槽）
30 Vermis of cerebellum 小脳虫部
31 Posterior lobe of cerebellum 小脳後葉
32 Occipital bone 後頭骨

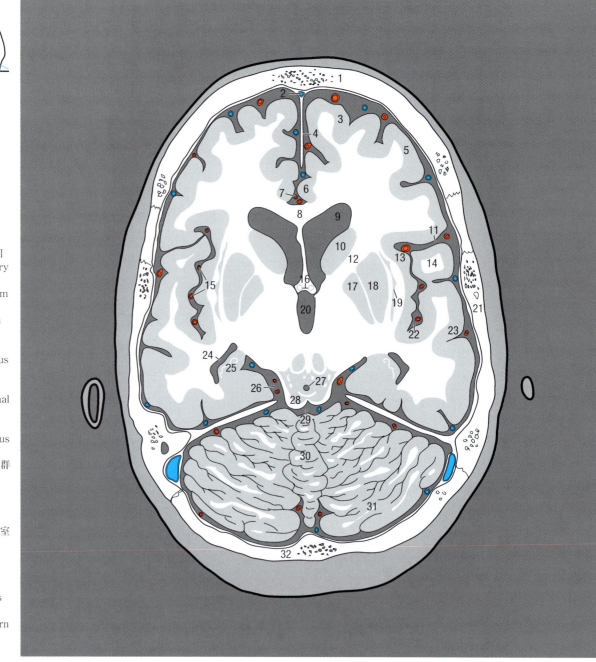

図 5.23　上眼窩後頭下面第 7 切片

図 5.23a　上眼窩後頭下面シリーズ第 7 切片（脳構造，骨構造，血管）。この断面は側脳室前角と第三脳室を横切っている。四丘体板がみられる。

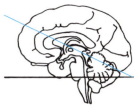
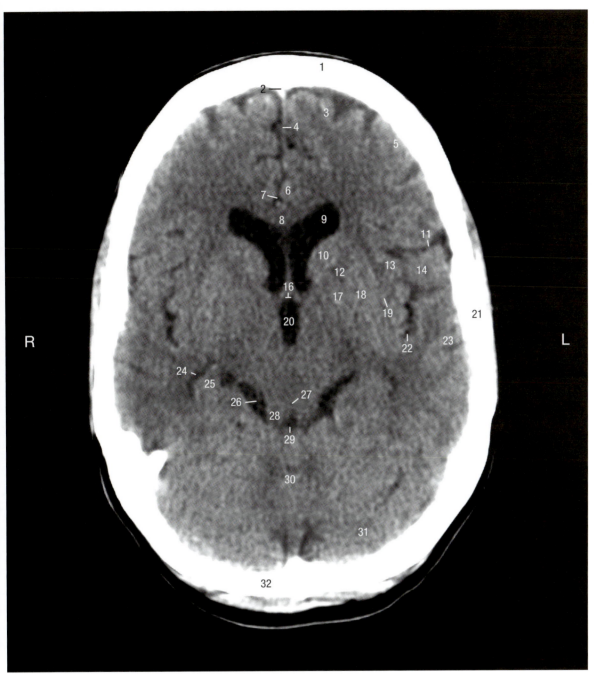

図 5.23b　上眼窩後頭下面に平行な CT 画像。図 5.23a に対応している。

1　Frontal bone 前頭骨
2　Superior sagittal sinus 上矢状静脈洞
3　Superior frontal gyrus 上前頭回
4　Falx cerebri 大脳鎌
5　Middle frontal gyrus 中前頭回
6　Cingulate gyrus 帯状回
7　Anterior cerebral artery 前大脳動脈
8　Genu of corpus callosum 脳梁膝
9　Frontal (anterior) horn of lateral ventricle 側脳室前角
10　Head of caudate nucleus 尾状核頭
11　Lateral sulcus 外側溝
12　Anterior limb of internal capsule 内包前脚
13　Insula 島
14　Superior temporal gyrus 上側頭回
16　Fornix 脳弓
17　Globus pallidus 淡蒼球
18　Putamen 被殻
19　Claustrum 前障
20　Third ventricle 第三脳室
21　Temporal bone 側頭骨
22　Cistern of lateral cerebral fossa 大脳外側窩槽
23　Middle temporal gyrus 中側頭回
24　Temporal (inferior) horn of lateral ventricle 側脳室下角
25　Hippocampus 海馬
26　Ambient cistern 迂回槽
27　Aqueduct of midbrain 中脳水道
28　Inferior colliculus 下丘
29　Quadrigeminal cistern (cistern of great cerebral vein) 四丘体槽（大大脳静脈槽）
30　Vermis of cerebellum 小脳虫部
31　Posterior lobe of cerebellum 小脳後葉
32　Occipital bone 後頭骨

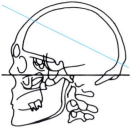

1 Frontal bone 前頭骨
2 Superior sagittal sinus 上矢状静脈洞
3 Superior frontal gyrus 上前頭回
4 Falx cerebri 大脳鎌
5 Middle frontal gyrus 中前頭回
6 Genu of corpus callosum 脳梁膝
7 Frontal (anterior) horn of lateral ventricle 側脳室前角
8 Head of caudate nucleus 尾状核頭
9 Septum pellucidum 透明中隔
10 Anterior limb of internal capsule 内包前脚
11 Fornix 脳弓
12 Interventricular foramen (of Monro) 室間孔（モンロー孔）
13 Putamen 被殻
14 Insula 島
15 Cistern of lateral cerebral fossa 大脳外側窩槽
16 Insular arteries 島動脈群
17 Globus pallidus 淡蒼球
18 Middle temporal gyrus 中側頭回
19 Third ventricle 第三脳室
20 Thalamus 視床
21 Posterior limb of internal capsule 内包後脚
22 Aqueduct of midbrain 中脳水道
23 Superior colliculus 上丘
24 Hippocampus 海馬
25 Choroid plexus of lateral ventricle 側脳室脈絡叢
26 Cerebellar tentorium 小脳テント
27 Anterior lobe of cerebellum 小脳前葉
28 Occipital bone 後頭骨

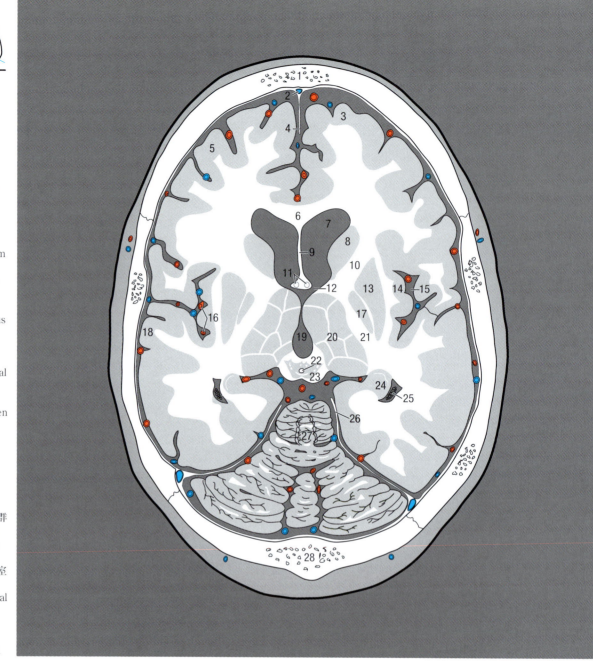

図 5.24　上眼窩後頭下面第 8 切片

図 5.24a　上眼窩後頭下面シリーズ第 8 切片（脳構造，骨構造，血管）。側脳室と後角，側副三角の下部が観察できる。

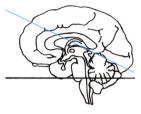
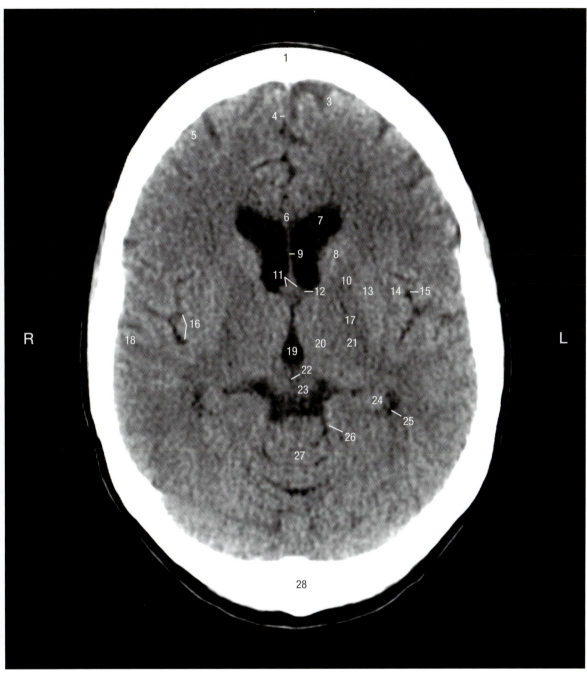

1 Frontal bone 前頭骨
3 Superior frontal gyrus 上前頭回
4 Falx cerebri 大脳鎌
5 Middle frontal gyrus 中前頭回
6 Genu of corpus callosum 脳梁膝
7 Frontal (anterior) horn of lateral ventricle 側脳室前角
8 Head of caudate nucleus 尾状核頭
9 Septum pellucidum 透明中隔
10 Anterior limb of internal capsule 内包前脚
11 Fornix 脳弓
12 Interventricular foramen (of Monro) 室間孔 (モンロー孔)
13 Putamen 被殻
14 Insula 島
15 Cistern of lateral cerebral fossa 大脳外側窩槽
16 Insular arteries 島動脈群
17 Globus pallidus 淡蒼球
18 Middle temporal gyrus 中側頭回
19 Third ventricle 第三脳室
20 Thalamus 視床
21 Posterior limb of internal capsule 内包後脚
22 Aqueduct of midbrain 中脳水道
23 Superior colliculus 上丘
24 Hippocampus 海馬
25 Choroid plexus of lateral ventricle 側脳室脈絡叢
26 Cerebellar tentorium 小脳テント
27 Anterior lobe of cerebellum 小脳前葉
28 Occipital bone 後頭骨

図 5.24b　上眼窩後頭下面に平行な CT 画像。図 5.24a に対応している。

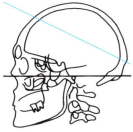

1 Frontal bone 前頭骨
2 Superior sagittal sinus 上矢状静脈洞
3 Superior frontal gyrus 上前頭回
4 Falx cerebri 大脳鎌
5 Middle frontal gyrus 中前頭回
6 Cingulate gyrus 帯状回
7 Corpus callosum 脳梁
8 Frontal(anterior) horn of lateral ventricle 側脳室前角
9 Septum pellucidum 透明中隔
10 Head of caudate nucleus 尾状核頭
11 Fornix 脳弓
12 Interventricular foramen (of Monro) with choroid plexus 室間孔(モンロー孔)と脈絡叢
13 Anterior limb of internal capsule 内包前脚
14 Putamen 被殻
15 Insula 島
16 Internal cerebral veins 内大脳静脈群
17 Thalamus 視床
18 Cistern of lateral cerebral fossa 大脳外側窩槽
19 Pineal gland(body) 松果体
20 Collateral trigone and choroid plexus 側副三角と脈絡叢
21 Vermis of cerebellum 小脳虫部
22 Cerebellar tentorium 小脳テント
23 Straight sinus 直静脈洞
24 Occipital gyri 後頭葉の諸回
25 Superior sagittal sinus 上矢状静脈洞
26 Occipital bone 後頭骨

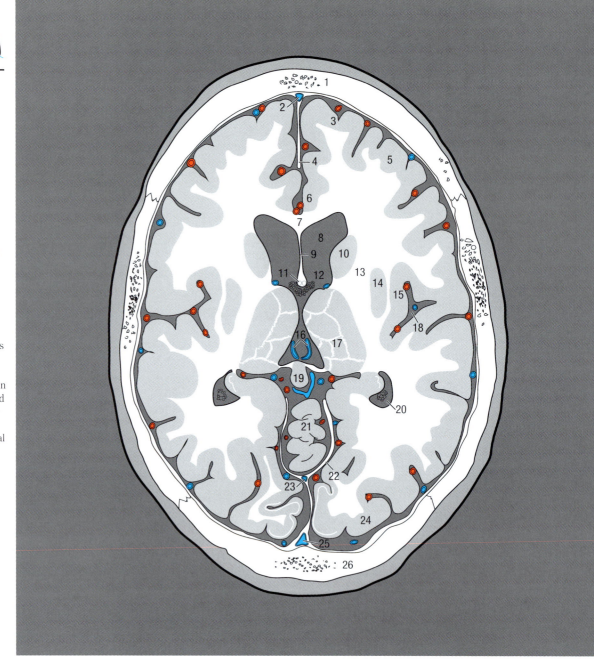

図 5.25　上眼窩後頭下面第 9 切片

図 5.25a　上眼窩後頭下面シリーズ第 9 切片（脳構造，骨構造，血管）。視床と側脳室側副三角が観察できる。

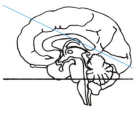
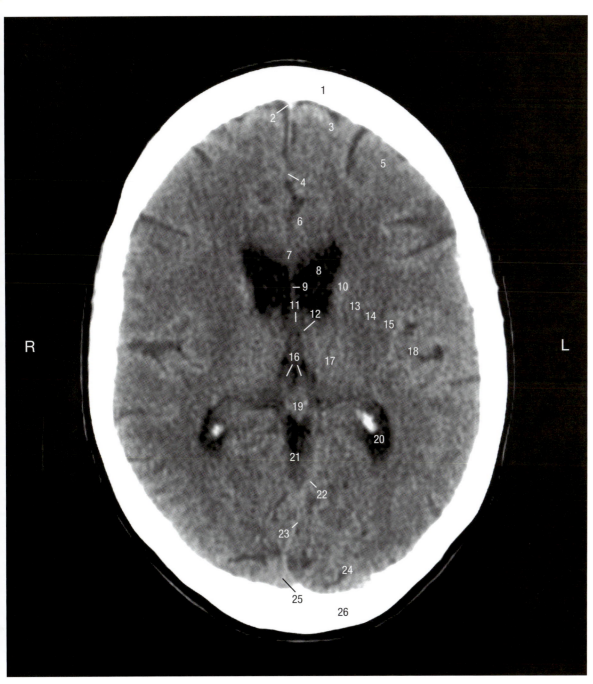

図 5.25b　上眼窩後頭下面に平行な CT 画像。図 5.25a に対応している。

1　Frontal bone 前頭骨
2　Superior sagittal sinus
　　上矢状静脈洞
3　Superior frontal gyrus
　　上前頭回
4　Falx cerebri 大脳鎌
5　Middle frontal gyrus
　　中前頭回
6　Cingulate gyrus 帯状回
7　Corpus callosum 脳梁
8　Frontal (anterior) horn
　　of lateral ventricle
　　側脳室前角
9　Septum pellucidum
　　透明中隔
10　Head of caudate nucleus
　　尾状核頭
11　Fornix 脳弓
12　Interventricular foramen
　　(of Monro) with choroid
　　plexus 室間孔（モンロー
　　孔）と脈絡叢
13　Anterior limb of internal
　　capsule 内包前脚
14　Putamen 被殻
15　Insula 島
16　Internal cerebral veins
　　内大脳静脈群
17　Thalamus 視床
18　Cistern of lateral
　　cerebral fossa
　　大脳外側窩槽
19　Pineal gland (body)
　　松果体
20　Collateral trigone and
　　choroid plexus
　　側副三角と脈絡叢
21　Vermis of cerebellum
　　小脳虫部
22　Cerebellar tentorium
　　小脳テント
23　Straight sinus 直静脈洞
24　Occipital gyri
　　後頭葉の諸回
25　Superior sagittal sinus
　　上矢状静脈洞
26　Occipital bone 後頭骨

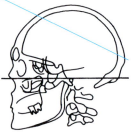
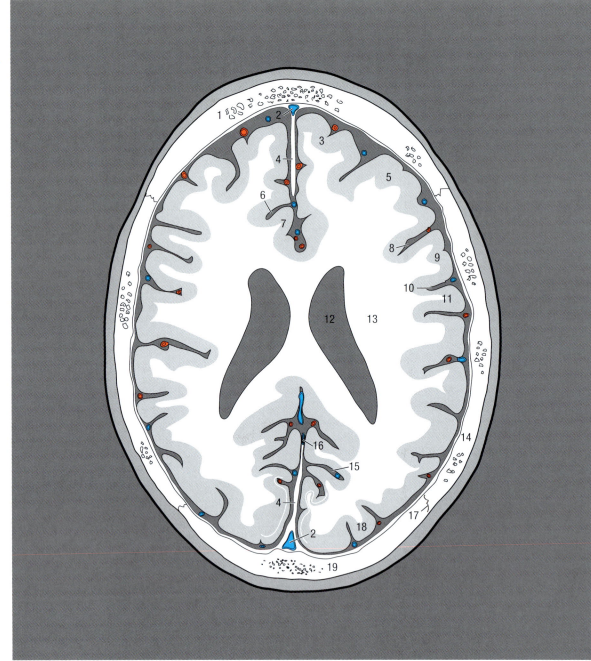

1 Frontal bone 前頭骨
2 Superior sagittal sinus 上矢状静脈洞
3 Superior frontal gyrus 上前頭回
4 Falx cerebri 大脳鎌
5 Middle frontal gyrus 中前頭回
6 Cingulate sulcus 帯状溝
7 Cingulate gyrus 帯状回
8 Precentral sulcus 中心前溝
9 Precentral gyrus 中心前回
10 Central sulcus 中心溝
11 Postcentral gyrus 中心後回
12 Central part (body) of lateral ventricle 側脳室中心部
13 Centrum semiovale 半卵円中心
14 Parietal bone 頭頂骨
15 Parieto-occipital sulcus 頭頂後頭溝
16 Inferior sagittal sinus 下矢状静脈洞
17 Lambdoid suture ラムダ縫合
18 Occipital gyri 後頭葉の諸回
19 Occipital bone 後頭骨

図 5.26　上眼窩後頭下面第 10 切片

図 5.26a　上眼窩後頭下面シリーズ第 10 切片（脳構造，骨構造，血管）。側脳室はまだ観察でき，脳梁がその天井を形成している。

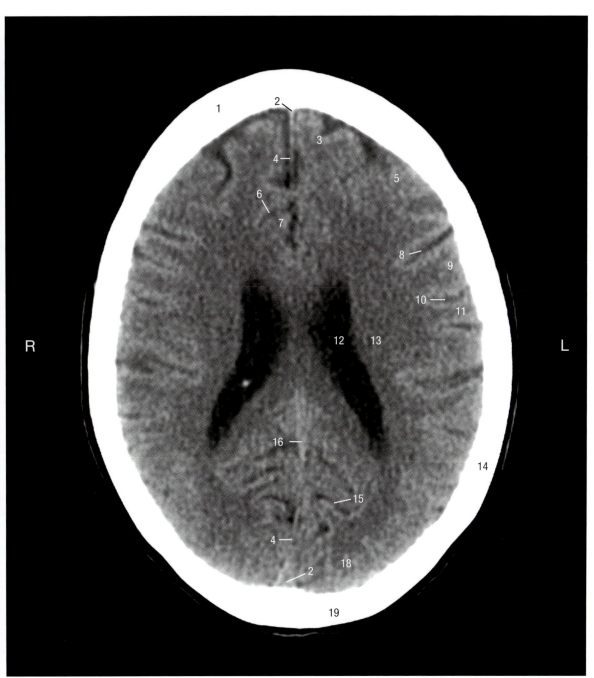
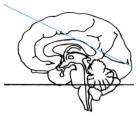

1 Frontal bone 前頭骨
2 Superior sagittal sinus 上矢状静脈洞
3 Superior frontal gyrus 上前頭回
4 Falx cerebri 大脳鎌
5 Middle frontal gyrus 中前頭回
6 Cingulate sulcus 帯状溝
7 Cingulate gyrus 帯状回
8 Precentral sulcus 中心前溝
9 Precentral gyrus 中心前回
10 Central sulcus 中心溝
11 Postcentral gyrus 中心後回
12 Central part (body) of lateral ventricle 側脳室中心部
13 Centrum semiovale 半卵円中心
14 Parietal bone 頭頂骨
15 Parieto-occipital sulcus 頭頂後頭溝
16 Inferior sagittal sinus 下矢状静脈洞
18 Occipital gyri 後頭葉の諸回
19 Occipital bone 後頭骨

図 5.26b　上眼窩後頭下面に平行な CT 画像。図 5.26a に対応している。

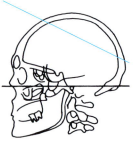

1 Frontal bone 前頭骨
2 Superior sagittal sinus 上矢状静脈洞
3 Superior frontal gyrus 上前頭回
4 Falx cerebri 大脳鎌
5 Middle frontal gyrus 中前頭回
6 Precentral sulcus 中心前溝
7 Precentral gyrus 中心前回
8 Central sulcus 中心溝
9 Postcentral gyrus 中心後回
10 Postcentral sulcus 中心後溝
11 Centrum semiovale 半卵円中心
12 Inferior sagittal sinus 下矢状静脈洞
13 Parietal bone 頭頂骨
14 Parieto-occipital sulcus 頭頂後頭溝
15 Occipital bone 後頭骨

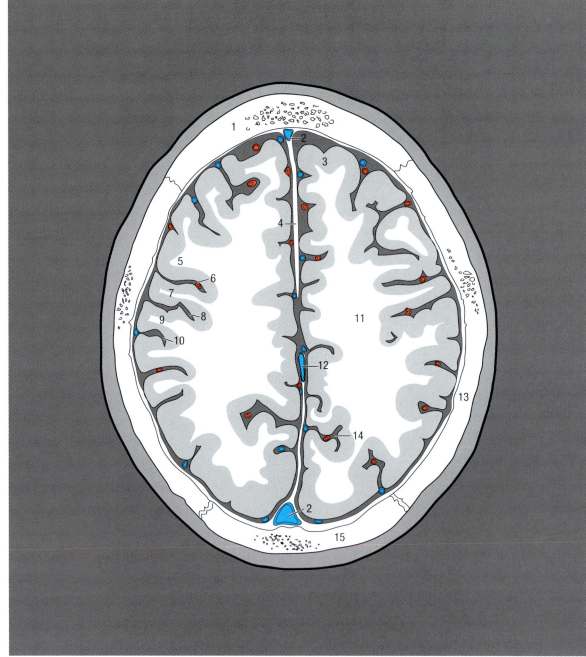

図 5.27　上眼窩後頭下面第 11 切片

図 5.27a　上眼窩後頭下面シリーズ第 11 切片（骨構造，血管）。断面は脳梁の上方を横断している。

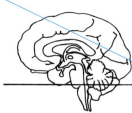
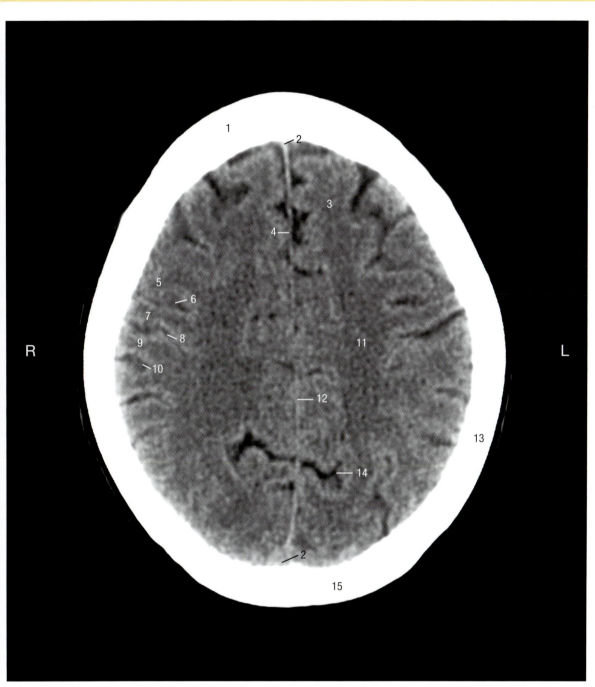

1 Frontal bone 前頭骨
2 Superior sagittal sinus 上矢状静脈洞
3 Superior frontal gyrus 上前頭回
4 Falx cerebri 大脳鎌
5 Middle frontal gyrus 中前頭回
6 Precentral sulcus 中心前溝
7 Precentral gyrus 中心前回
8 Central sulcus 中心溝
9 Postcentral gyrus 中心後回
10 Postcentral sulcus 中心後溝
11 Centrum semiovale 半卵円中心
12 Inferior sagittal sinus 下矢状静脈洞
13 Parietal bone 頭頂骨
14 Parieto-occipital sulcus 頭頂後頭溝
15 Occipital bone 後頭骨

図 5.27b　上眼窩後頭下面に平行な CT 画像。図 5.27a に対応している。

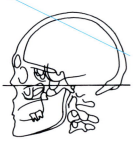

1 Frontal bone 前頭骨
2 Superior sagittal sinus 上矢状静脈洞
3 Coronal suture 冠状縫合
4 Falx cerebri 大脳鎌
5 Superior frontal sulcus 上前頭溝
6 Superior frontal gyrus 上前頭回
7 Middle frontal gyrus 中前頭回
8 Precentral sulcus 中心前溝
9 Precentral gyrus 中心前回
10 Centrum semiovale 半卵円中心
11 Central sulcus 中心溝
12 Postcentral gyrus 中心後回
13 Superior parietal lobule 上頭頂小葉
14 Parietal bone 頭頂骨
15 Lambdoid suture ラムダ縫合

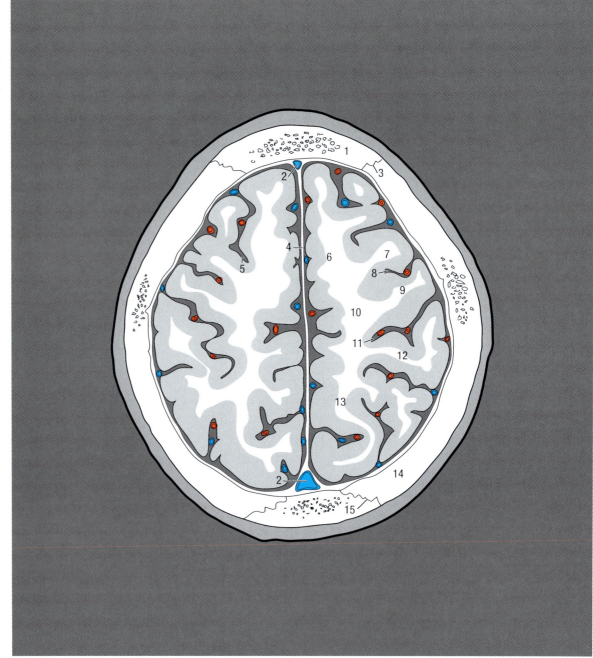

図 5.28　上眼窩後頭下面第 12 切片

図 5.28a　上眼窩後頭下面シリーズ第 12 切片（脳構造，骨構造，血管）。断面は帯状回の上方を横断している。

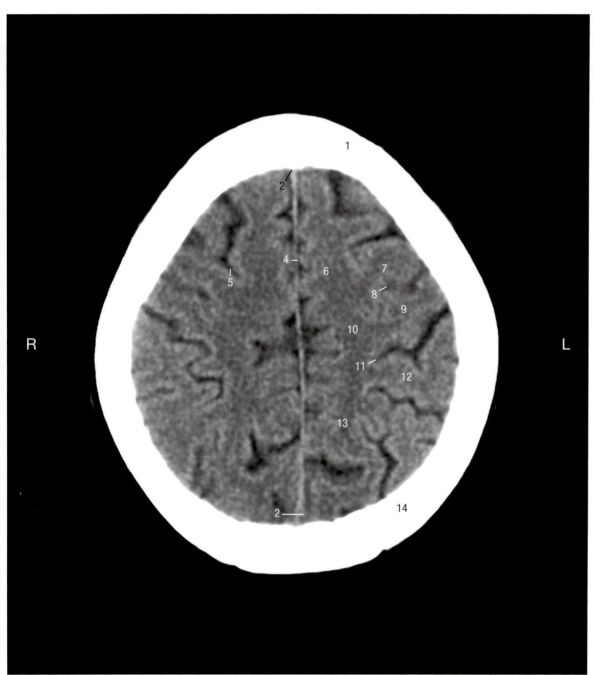
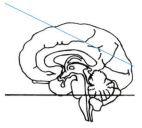

1 Frontal bone 前頭骨
2 Superior sagittal sinus
 上矢状静脈洞
4 Falx cerebri 大脳鎌
5 Superior frontal gyrus
 上前頭回
6 Superior frontal sulcus
 上前頭溝
7 Middle frontal gyrus
 中前頭回
8 Precentral sulcus
 中心前溝
9 Precentral gyrus
 中心前回
10 Centrum semiovale
 半卵円中心
11 Central sulcus 中心溝
12 Postcentral gyrus
 中心後回
13 Superior parietal lobule
 上頭頂小葉
14 Parietal bone 頭頂骨

図 5.28b　上眼窩後頭下面に平行な CT 画像。図 5.28a に対応している。

II 図譜

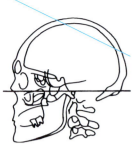

1 Sagittal suture 矢状縫合
2 Superior sagittal sinus 上矢状静脈洞
3 Superior frontal gyrus 上前頭回
4 Falx cerebri 大脳鎌
5 Superior cerebral vein 上大脳静脈
6 Precentral sulcus 中心前溝
7 "Knob" on the precentral gyrus 中心前回の「ノブ」(手指運動野)
8 Precentral gyrus 中心前回
9 Central sulcus 中心溝
10 Postcentral gyrus 中心後回
11 Paracentral lobule 中心傍小葉
12 Postcentral sulcus 中心後溝
13 Marginal branch of cingulate sulcus 帯状溝辺縁枝
14 Paracentral artery 中心傍動脈
15 Superior parietal lobule 上頭頂小葉
16 Parietal bone 頭頂骨

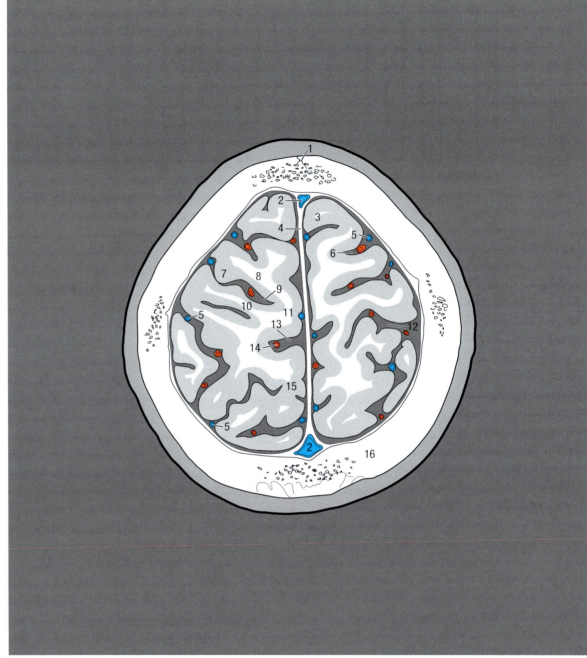

図 5.29　上眼窩後頭下面第 13 切片

図 5.29a　上眼窩後頭下面シリーズ第 13 切片(脳構造,骨構造,血管)。断面は頭頂部下面をかすめている。

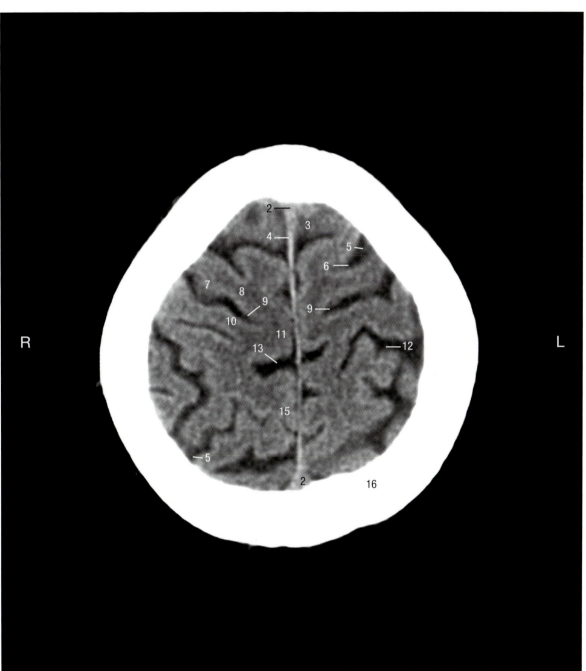
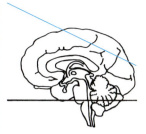

- 2 Superior sagittal sinus
　上矢状静脈洞
- 3 Superior frontal gyrus
　上前頭回
- 4 Falx cerebri 大脳鎌
- 5 Superior cerebral vein
　上大脳静脈
- 6 Precentral sulcus
　中心前溝
- 7 "Knob" on the precentral gyrus 中心前回の「ノブ」(手指運動野)
- 8 Precentral gyrus
　中心前回
- 9 Central sulcus 中心溝
- 10 Postcentral gyrus
　中心後回
- 11 Paracentral lobule
　中心傍小葉
- 12 Postcentral sulcus
　中心後溝
- 13 Marginal branch of cingulate sulcus
　帯状溝辺縁枝
- 15 Superior parietal lobule
　上頭頂小葉
- 16 Parietal bone 頭頂骨

図 5.29b　上眼窩後頭下面に平行な CT 画像。図 5.29a に対応している。

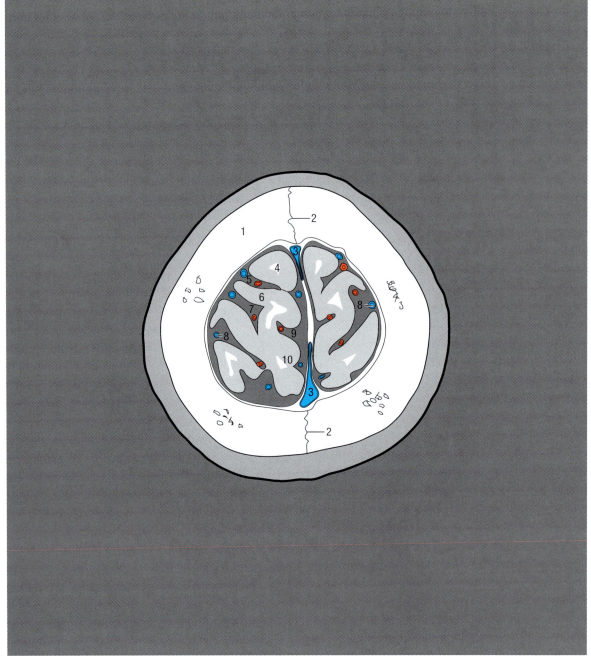

図 5.30　上眼窩後頭下面第 14 切片

図 5.30a　上眼窩後頭下面シリーズ第 14 切片（脳構造，骨構造，血管）。断面は頭頂部の直下である。

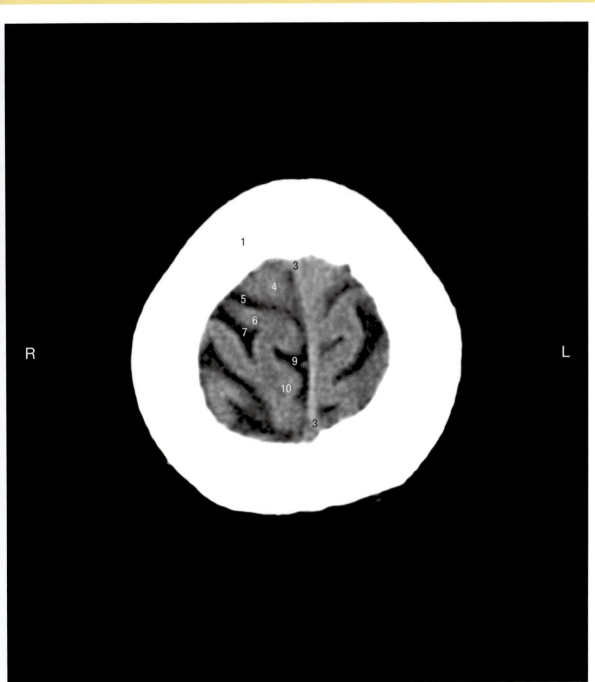
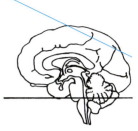

1 Parietal bone 頭頂骨
3 Superior sagittal sinus 上矢状静脈洞
4 Precentral gyrus 中心前回
5 Central sulcus 中心溝
6 Postcentral gyrus 中心後回
7 Postcentral sulcus 中心後溝
9 Marginal branch of cingulate sulcus 帯状溝辺縁枝
10 Parietal lobule 頭頂小葉

図 5.30b　上眼窩後頭下面に平行な CT 画像。図 5.30a に対応している。

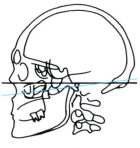

1 Nasal bone 鼻骨
2 Nasal septum 鼻中隔
3 Zygomatic bone 頬骨
4 Maxillary sinus 上顎洞
5 Coronoid process 筋突起
6 Lateral plate of pterygoid process 翼状突起外側板
7 Pterygoid fossa 翼突窩
8 Mandible 下顎骨
9 Styloid process 茎状突起
10 Clivus 斜台
11 Hypoglossal canal 舌下神経管
12 Jugular foramen 頸静脈孔
13 Auricle (pinna) 耳介
14 Groove for sigmoid sinus S状洞溝
15 Mastoid cells 乳突蜂巣
16 Emissary vein 導出静脈

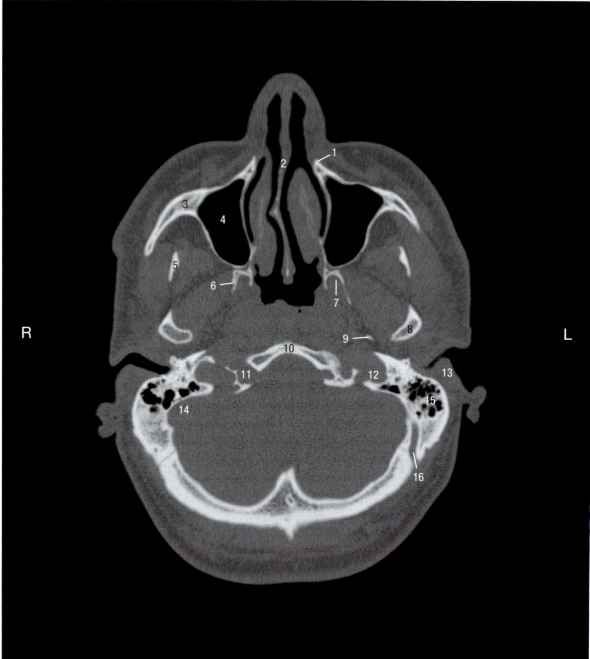

図5.31 頭蓋底を通る横断面　Meynert軸と直交する頭蓋底CT画像。後続のシリーズはすべて臨床検査で得られた薄切CT画像である。明るくみえる骨組織は，鼻骨，鼻中隔，乳様突起と後頭骨である。

5 横断シリーズ

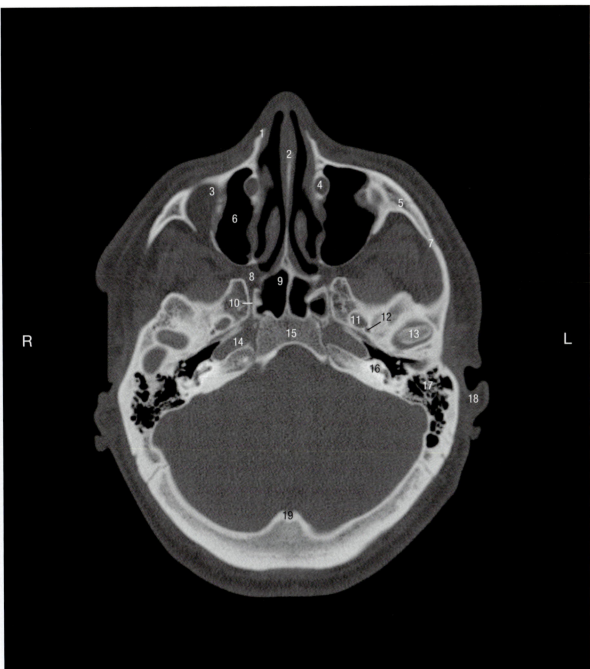
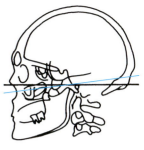

1 Nasal bone 鼻骨
2 Nasal septum 鼻中隔
3 Orbit 眼窩
4 Nasolacrimal duct 鼻涙管
5 Zygomatic bone 頬骨
6 Maxillary sinus 上顎洞
7 Zygomatic arch 頬骨弓
8 Pterygopalatine fossa 翼口蓋窩
9 Sphenoidal sinus 蝶形骨洞
10 Nerve of pterygoid canal (Vidian nerve) 翼口蓋神経（ビディアン神経）管
11 Foramen ovale 卵円孔
12 Foramen spinosum 棘孔
13 Mandible 下顎骨
14 Carotid canal 頚動脈管
15 Clivus 斜台
16 Cochlea 蝸牛
17 Mastoid cells 乳突蜂巣
18 Auricle (pinna) 耳介
19 Internal occipital protuberance 内後頭隆起

図 5.32 頭蓋底を通る横断面　Meynert 軸と直交する頭蓋底 CT 画像。明るくみえる骨組織は，鼻骨，鼻中隔，錐体骨である。V脳神経第三枝と中硬膜動脈の入口部が観察できる。

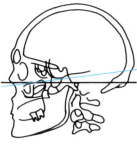

1 Nasolacrimal duct 鼻涙管
2 Orbit 眼窩
3 Zygomatic bone 頬骨
4 Inferior orbital fissure 下眼窩裂
5 Pterygopalatine fossa 翼口蓋窩
6 Sphenoidal sinus 蝶形骨洞
7 Sphenoidal bone, base of middle cranial fossa 蝶形骨, 中頭蓋窩底面
8 Carotid canal 頚動脈管
9 Temporal bone 側頭骨
10 Clivus 斜台
11 Internal acoustic meatus 内耳道
12 Tympanic membrane 鼓膜
13 Facial canal (geniculate ganglion) 顔面神経管 (膝神経節)
14 Occipital bone 後頭骨

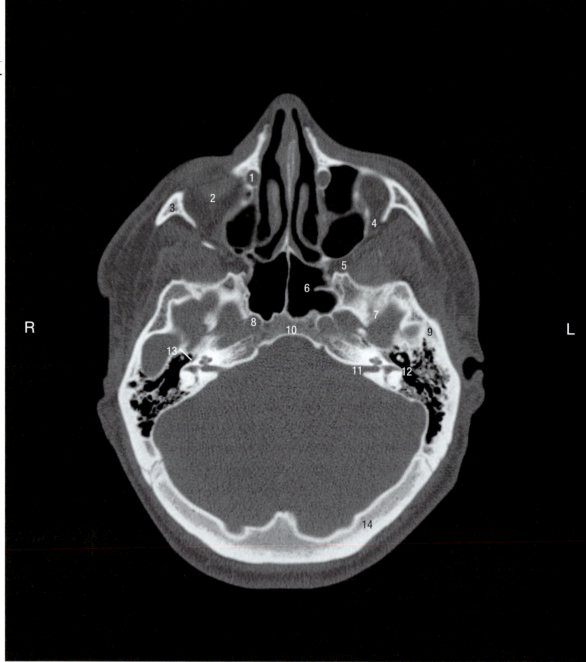

図 5.33　頭蓋底を通る横断面　Meynert 軸と直交する頭蓋底 CT 画像。眼窩の内壁と外壁が観察できる。蝶形骨が中頭蓋窩の底部を形成している。後頭骨が後頭蓋窩を囲んでいる。内頚動脈とⅤ脳神経第三枝とⅦ脳神経の入口部が観察できる。

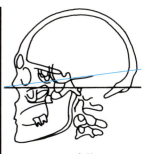
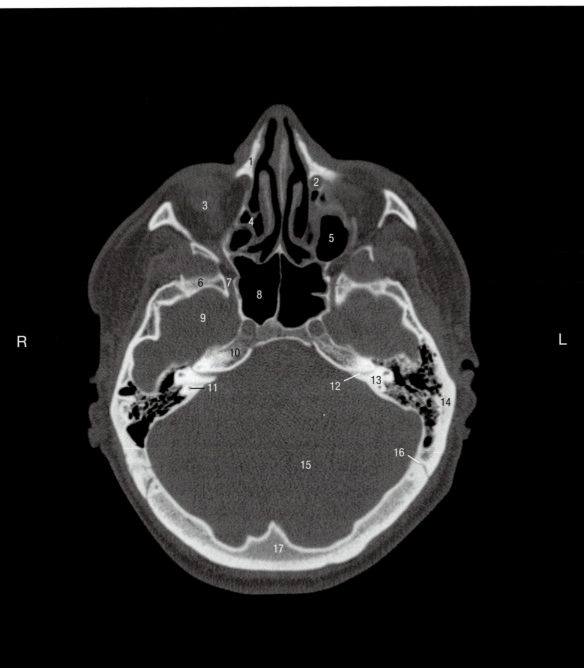

1	Nasal bone 鼻骨
2	Nasolacrimal duct 鼻涙管
3	Orbit 眼窩
4	Ethmoidal cells 篩骨蜂巣
5	Maxillary sinus 上顎洞
6	Sphenoidal bone 蝶形骨
7	Foramen rotundum 正円孔
8	Sphenoidal sinus 蝶形骨洞
9	Middle cranial fossa 中頭蓋窩
10	Apex of petrous part 錐体尖
11	Semicircular canal 骨半規管
12	Internal acoustic meatus 内耳道
13	Petrous part of temporal bone 側頭骨錐体部
14	Temporal bone 側頭骨
15	Posterior cranial fossa 後頭蓋窩
16	Lambdoid suture ラムダ縫合
17	Occipital bone 後頭骨

図 5.34　頭蓋底を通る横断面　Meynert 軸と直交する頭蓋底 CT 画像。眼窩の腹側部，蝶形骨洞，中頭蓋窩，Ⅴ脳神経第二枝の入口部，錐体骨，後頭蓋窩が観察できる。

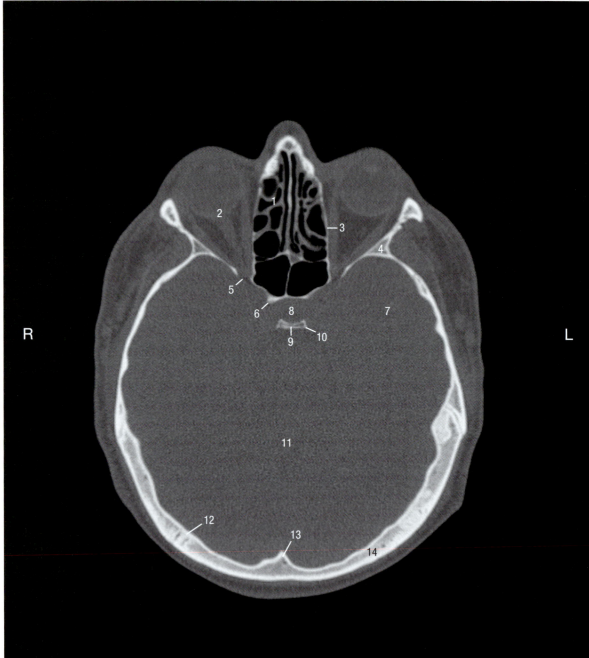

図 5.35 頭蓋底を通る横断面　Meynert 軸と直交する頭蓋底 CT 画像。眼窩の中央部で，篩骨洞，鞍背，上眼窩裂が観察できる。

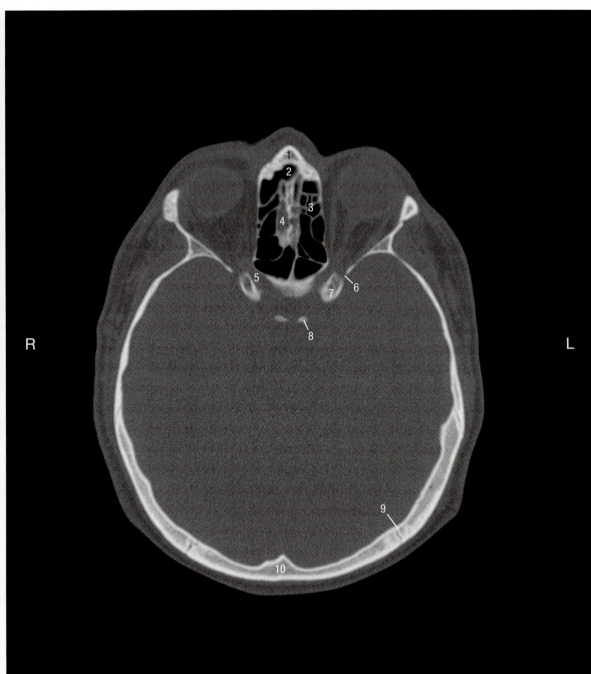

1 Frontal bone 前頭骨
2 Frontal sinus 前頭洞
3 Ethmoidal cells 篩骨蜂巣
4 Ethmoid fossa 篩状窩
5 Optic canal 視神経管
6 Superior orbital fissure 上眼窩裂
7 Anterior clinoid process 前床突起
8 Posterior clinoid process 後床突起
9 Lambdoid suture ラムダ縫合
10 Occipital bone 後頭骨

図 5.36　頭蓋底を通る横断面　Meynert 軸と直交する頭蓋底 CT 画像。頭蓋円蓋部が卵円形に観察できる。前頭蓋窩に嗅裂がみられる。

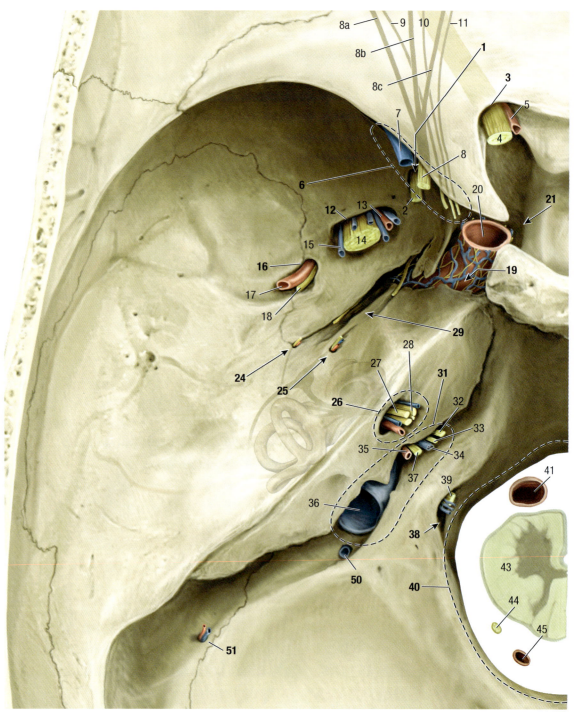

1 Foramen rotundum 正円孔*
2 Maxillary nerve (V2) 上顎神経 V2 部
3 Optic canal 視神経管
4 Optic nerve 視神経
5 Opthalmic artery 眼動脈
6 Superior orbital fissure 上眼窩裂
7 Superior ophthalmic vein 上眼静脈
8 Opthalmic nerve (Ⅱ) 眼神経
8a Lacrimal nerve 涙腺神経
8b Frontal nerve 前頭神経
8c Nasociliary nerve 鼻毛様体神経
9 Abducens nerve (VI) 外転神経
10 Oculomotor nerve (Ⅲ) 動眼神経
11 Trochlear nerve (Ⅳ) 滑車神経
12 Foramen ovale 卵円孔
13 Pterygomeningeal artery 翼突硬膜動脈
14 Mandibular nerve (V3) 下顎神経 V3 部
15 Venous plexus of foramen ovale 卵円孔静脈叢
16 Foramen spinosum 棘孔
17 Middle meningeal artery 中硬膜動脈
18 Meningeal branch of mandibular nerve 下顎神経の硬膜枝
19 Carotid canal 頸動脈管
20 Carotid artery 頸動脈
21 Foramen lacerum (covered with internal carotid artery), with deep petrosal nerve and greater petrosal nerve 破裂孔（内頸動脈が覆い隠している）と深錐体神経，大錐体神経
24 Hiatus for lesser petrosal nerve with lesser petrosal nerve and superior tympanic artery 小錐体神経管裂孔と小錐体神経，上鼓室動脈
25 Hiatus for greater petrosal nerve with greater petrosal nerve, stylomastoid artery and stylomastoid vein 大錐体神経管裂孔と大錐体神経，茎乳突孔動脈，茎乳突孔静脈
26 Internal acoustic opening and meatus 内耳孔と内耳道
27 Facial nerve (with intermediate nerve) 顔面神経（と中間神経）
28 Vestibulocochlear nerve 内耳神経（前庭蝸牛神経）
29 Sphenopetrosal fissure with lesser petrosal nerve 蝶錐体裂と小錐体神経
31 Jugular foramen 頸静脈孔
32 Glossopharyngeal nerve 舌咽神経
33 Vagus nerve 迷走神経
34 Inferior petrosal sinus 下錐体静脈洞
35 Posterior meningeal artery 後硬膜動脈
36 Internal jugular vein 内頸静脈
37 Accessory nerve 副神経
38 Hypoglossal canal 舌下神経管
39 Hypoglossal nerve with venous plexus of hypoglossal canal 舌下神経と舌下神経管静脈叢
40 Foramen magnum 大後頭孔
41 Vertebral artery 椎骨動脈
43 Spinal cord 脊髄
44 Spinal part of accessory nerve 副神経脊髄部
45 Posterior spinal artery 後脊髄動脈
50 Condylar canal 顆管
51 Mastoid foramen with mastoid emissary vein and mastoid branch of occipital artery 乳突孔と乳突導出静脈，後頭動脈乳突枝

図 5.37　頭蓋底の立体図　特に神経や血管の貫通部が中央部分の頭蓋底によく観察できる。貫通部の名称は凡例に太字で示され，それに続いてその部を貫通する構造が記載されている。貫通部は図 5.37a または図 5.37b，いずれか 1 つの図のみで確認できる場合がある。翼口蓋窩の貫通部は * で記した (Schünke M, Schulte E, Schumacher U. プロメテウス解剖学アトラス 頭頸部／神経解剖. M. Voll, K. Wesker による図譜. 第 3 版. Stuttgart, Thieme, 2012(536))。

図 5.37a　上方からみた頭蓋底の立体図

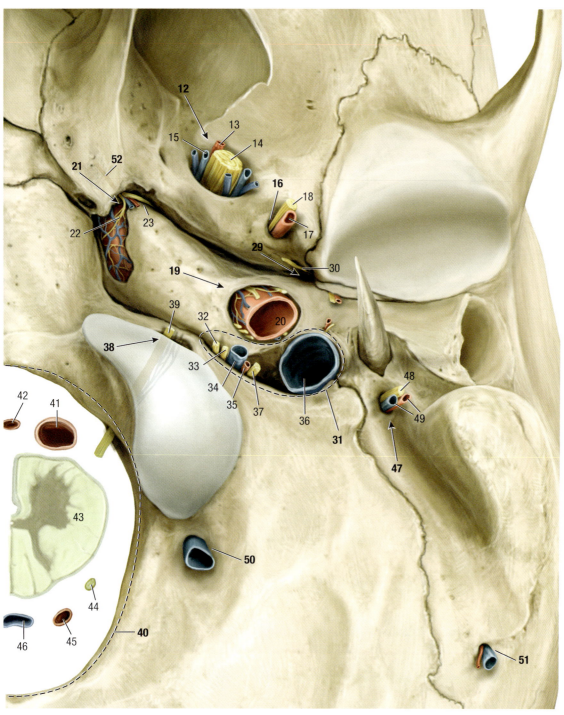

図 5.37b　下方からみた頭蓋底の立体図（外頭蓋底）

12 Foramen ovale 卵円孔
13 Pterygomeningeal artery 翼突硬膜動脈
14 Mandibular nerve (V3) 下顎神経 V3 部
15 Venous plexus of foramen ovale 卵円孔静脈叢
16 Foramen spinosum 棘孔
17 Middle meningeal artery 中硬膜動脈
18 Meningeal branch of mandibular nerve 下顎神経硬膜枝
19 Carotid canal 頸動脈管
20 Carotid artery 頸動脈
21 Foramen lacerum 破裂孔
22 Deep petrosal nerve 深錐体神経
23 Greater petrosal nerve 大錐体神経
29 Sphenopetrosal fissure 蝶錐体裂
30 Lesser petrosal nerve 小錐体神経
31 Jugular foramen 頸静脈孔
32 Glossopharyngeal nerve 舌咽神経
33 Vagus nerve 迷走神経
34 Inferior petrosal sinus 下錐体静脈洞
35 Posterior meningeal artery 後硬膜動脈
36 Internal jugular vein 内頸静脈
37 Accessory nerve 副神経
38 Hypoglossal canal 舌下神経管
39 Hypoglossal nerve with venous plexus of hypoglossal canal 舌下神経と舌下神経管静脈叢
40 Foramen magnum 大後頭孔
41 Vertebral artery 椎骨動脈
42 Anterior spinal artery 前脊髄動脈
43 Spinal cord 脊髄
44 Spinal part of accessory nerve 副神経脊髄部
45 Posterior spinal artery 後脊髄動脈
46 Spinal vein 脊髄静脈
47 Stylomastoid foramen 茎乳突孔
48 Facial nerve 顔面神経
49 Stylomastoid artery/ vein 茎乳突孔動脈/静脈
50 Condylar canal with condyloid emissary vein (inconstant) 顆管と顆導出静脈（不定）
51 Mastoid foramen with mastoid emissary vein and mastoid branch of occipital artery 乳突孔と乳突導出静脈，後頭動脈乳突枝
52 Pterygoid canal* with greater and deep petrosal nerve, pterygoid canal artery and vein 翼突管と大錐体神経，深錐体神経，翼突管動脈・翼突管静脈

6 脳幹シリーズ

本書のこの部分では，脳幹の立体図，脳幹の中心領域，および10層の脳幹層を下から上の順に説明する．図6.1に脳幹と小脳の線維束，図6.2に脳神経核，図6.3に脳幹を通る断面の位置を示す．図6.4-6.13は，個々の脳幹断面を示している．

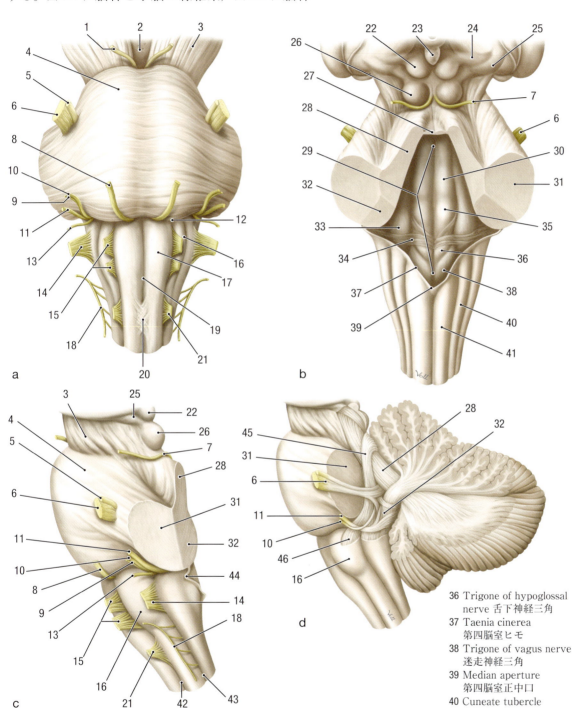

1 Oculomotor nerve（Ⅲ）動眼神経
2 Interpeduncular fossa 脚間窩
3 Cerebral crus 大脳脚
4 Pons 橋
5 Motor root of trigeminal nerve 三叉神経運動根
6 Trigeminal nerve（V）三叉神経
7 Trochlear nerve（Ⅳ）滑車神経
8 Abducens nerve（Ⅵ）外転神経
9 Intermediate nerve 中間神経
10 Facial nerve（Ⅶ）顔面神経
11 Vestibulocochlear nerve（Ⅷ）内耳神経（前庭蝸牛神経）
12 Medullopontine sulcus 延髄橋溝
13 Glossopharyngeal nerve（Ⅸ）舌咽神経
14 Vagus nerve（X）迷走神経
15 Hypoglossal nerve（Ⅻ）舌下神経
16 Inferior olive オリーブ
17 Pyramid of medulla oblongata 延髄錐体
18 Accessory nerve（Ⅺ）副神経
19 Anterior median fissure 前正中裂
20 Decussation of pyramids 錐体交叉
21 Root of first spinal carvical nerve 第一頸神経根
22 Superior colliculus 上丘
23 Pineal gland（body）松果体
24 Brachium of superior colliculus 上丘腕
25 Brachium of inferior colliculus 下丘腕
26 Inferior colliculus 下丘
27 Superior medullary velum 上髄帆
28 Superior cerebellar peduncle 上小脳脚
29 Rhomboid fossa 菱形窩
30 Medial eminence 内側隆起
31 Middle cerebellar peduncle 中小脳脚
32 Inferior cerebellar peduncle 下小脳脚
33 Vestibular area 前庭神経野
34 Stria medullaris 髄条
35 Facial colliculus 顔面神経丘
36 Trigone of hypoglossal nerve 舌下神経三角
37 Taenia cinerea 第四脳室ヒモ
38 Trigone of vagus nerve 迷走神経三角
39 Median aperture 第四脳室正中口
40 Cuneate tubercle 楔状束結節
41 Gracile tubercle 薄束結節
42 Lateral aperture 第四脳室外側口
43 Anterolateral sulcus 前外側溝
44 Posterolateral sulcus 後外側溝
45 Anterior spinocerebellar tract 前脊髄小脳路
46 Central tegmental tract 中心被蓋路

図6.1 脳幹の外観図と小脳の線維束の模式図（出典：Schünke M, Schulte E, Schumacher U. プロメテウス解剖学アトラス 頭頸部／神経解剖. M. Voll, K. Wesker による図譜. 第2版. Stuttgart, Thieme, 2009[(535)], Schünke M, Schulte E, Schumacher U. プロメテウス解剖学アトラス 頭頸部／神経解剖. M. Voll, K. Wesker による図譜. 第3版. Stuttgart, Thieme, 2012[(536)]）

図6.1a 腹側からの外観
図6.1b 背側からの外観
図6.1c 左側からの外観
図6.1d 小脳も含めた左側からの外観

1 Accessory nucleus of oculomotor nerve 動眼神経副核
2 Nucleus of oculomotor nerve 動眼神経核
3 Nucleus of trochlear nerve 滑車神経核
4 Motor nucleus of trigeminal nerve 三叉神経運動核
5 Nucleus of abducens nerve 外転神経核
6 Nucleus of facial nerve 顔面神経核
7 Superior salivatory nucleus 上唾液核
8 Inferior salivatory nucleus 下唾液核
9 Nucleus ambiguus 疑核
10 Posterior(dorsal) nucleus of vagus nerve 迷走神経背側核
11 Spinal nucleus of accessory nerve 副神経脊髄核
12 Mesencephalic nucleus of trigeminal nerve 三叉神経中脳路核
13 Principal sensory nucleus of trigeminal nerve 三叉神経主感覚核
14 Cochlear nuclei 蝸牛神経核
15 Vestibular nuclei 前庭神経核
16 Nucleus of hypoglossal nerve 舌下神経核
17 Solitary nuclei 孤束核
18 Spinal nucleus of trigeminal nerve 三叉神経脊髄路核

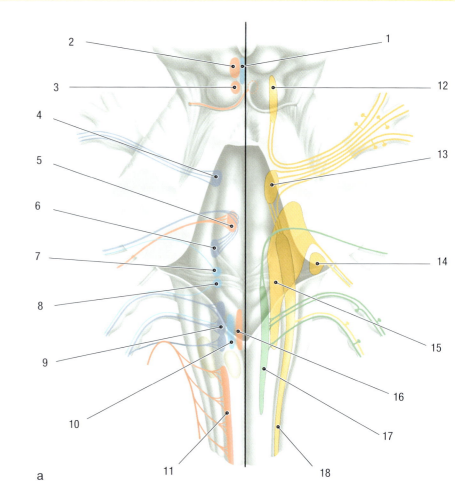

1 Accessory nucleus of oculomotor nerve 動眼神経副核
2 Nucleus of oculomotor nerve 動眼神経核
3 Nucleus of trochlear nerve 滑車神経核
4 Motor nucleus of trigeminal nerve 三叉神経運動核
5 Nucleus of abducens nerve 外転神経核
6 Nucleus of facial nerve 顔面神経核
7 Superior salivatory nucleus 上唾液核
8 Inferior salivatory nucleus 下唾液核
9 Nucleus ambiguus 疑核
10 Posterior(dorsal) nucleus of vagus nerve 迷走神経背側核
11 Spinal nucleus of accessory nerve 副神経脊髄核
12 Mesencephalic nucleus of trigeminal nerve 三叉神経中脳路核
13 Principal sensory nucleus of trigeminal nerve 三叉神経主感覚核
16 Nucleus of hypoglossal nerve 舌下神経核
17 Solitary nuclei 孤束核
18 Spinal nucleus of trigeminal nerve 三叉神経脊髄路核
19 Internal genu of facial nerve 顔面神経内膝

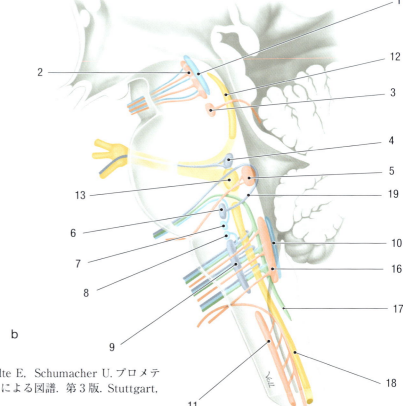

図 6.2　脳幹での脳神経核の配置（出典：Schünke M, Schulte E, Schumacher U. プロメテウス解剖学アトラス 頭頸部／神経解剖. M. Voll, K. Wesker による図譜. 第 3 版. Stuttgart, Thieme, 2012[536]）

図 6.2a　小脳を除去して第四脳室底を背側からみた図。正中左側には遠心性（運動）の神経核（赤：体性運動核，淡青：副交感神経核，暗青：鰓弓神経核）を，右側には求心性（感覚）の神経核（以下の神経が終止核である：深緑：一般内臓感覚線維，浅緑：特殊内臓感覚線維，黄色：体性感覚線維）を示す。
図 6.2b　側面図。遠心性，求心性ともに示している。

6 脳幹シリーズ

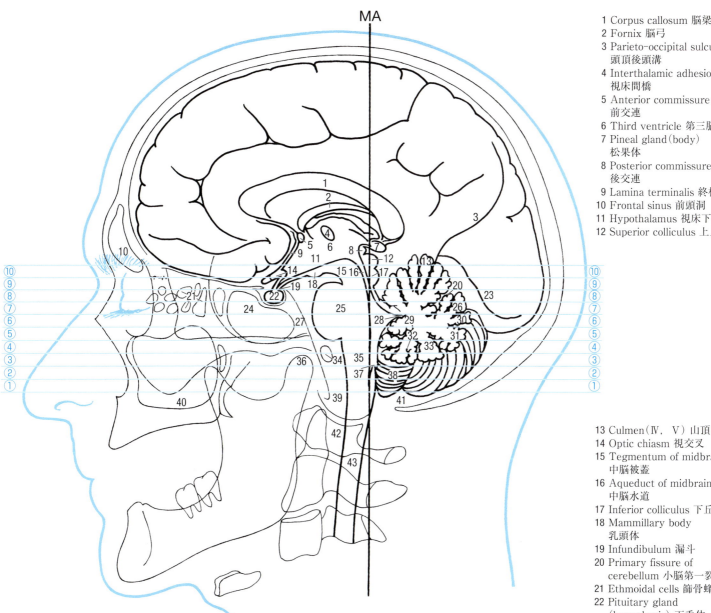

図 6.3　脳幹シリーズ　X 線像と MR 画像からのスケッチ（▶ 12 章，p.488）。脳幹シリーズの切片は厚さ 5 mm で，Meynert 軸に垂直に作られた。Meynert 軸は第四脳室底に接線状で，正中面の中を走っている。切片には下方から上方へ向かう順に番号づけがしてある（▶ 1.2 章，p.6）。描かれている切断面は常に，当該番号がついた切片の上側の線に相当する。
MA＝Meynert 軸

1 Corpus callosum 脳梁
2 Fornix 脳弓
3 Parieto-occipital sulcus 頭頂後頭溝
4 Interthalamic adhesion 視床間橋
5 Anterior commissure 前交連
6 Third ventricle 第三脳室
7 Pineal gland (body) 松果体
8 Posterior commissure 後交連
9 Lamina terminalis 終板
10 Frontal sinus 前頭洞
11 Hypothalamus 視床下部
12 Superior colliculus 上丘
13 Culmen (Ⅳ，Ⅴ) 山頂
14 Optic chiasm 視交叉
15 Tegmentum of midbrain 中脳被蓋
16 Aqueduct of midbrain 中脳水道
17 Inferior colliculus 下丘
18 Mammillary body 乳頭体
19 Infundibulum 漏斗
20 Primary fissure of cerebellum 小脳第一裂
21 Ethmoidal cells 篩骨蜂巣
22 Pituitary gland (hypophysis) 下垂体
23 Calcarine sulcus 鳥距溝
24 Sphenoidal sinus 蝶形骨洞
25 Pons 橋
26 Declive (Ⅵ) 山腹
27 Clivus 斜台
28 Fastigium of fourth ventricle 第四脳室頂
29 Nodule of vermis (Ⅹ) 虫部小節
30 Folium of vermis (ⅦA) 虫部葉
31 Tuber of vermis (ⅦB) 虫部隆起
32 Uvula of vermis (Ⅸ) 虫部垂
33 Pyramis of vermis (Ⅷ) 虫部錐体
34 External acoustic meatus 外耳道
35 Medulla oblongata 延髄
36 Head of mandible 下顎頭
37 Obex of medulla oblongata 延髄閂
38 Tonsil of cerebellum (HⅨ) 小脳扁桃
39 Foramen magnum 大後頭孔（大孔）
40 Maxillary sinus 上顎洞
41 Cisterna magna (posterior cerebellomedullary cistern) 大槽（後小脳延髄槽）
42 Atlas 環椎
43 Spinal cord 脊髄

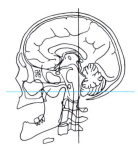

1 Maxilla 上顎骨
2 Inferior nasal concha 下鼻甲介
3 Maxillary sinus 上顎洞
4 Zygomatic bone 頰骨
5 Nasal cavity 鼻腔
6 Nasal septum 鼻中隔
7 Coronoid process 筋突起
8 Temporalis muscle 側頭筋
9 Masseter muscle 咬筋
10 Nasopharynx 咽頭鼻部
11 Lateral pterygoid muscle 外側翼突筋
12 Pharyngotympanic tube 耳管
13 Head of mandible 下顎頭
14 Internal carotid artery 内頸動脈
15 Facial nerve 顔面神経
16 Hypoglossal canal 舌下神経管
17 Jugular foramen 頸静脈孔
18 Mastoid cells 乳突蜂巣
19 Medulla oblongata 延髄
20 Mastoid process 乳様突起
21 Sigmoid sinus, left-right asymmetry (var.) S状静脈洞、左右不均整（変異）
22 Tonsil of cerebellum (HⅨ) 小脳扁桃
23 Auricle (pinna) 耳介
24 Cisterna magna (posterior cerebellomedullary cistern) 大槽（後小脳延髄槽）
25 Posterior lobe of cerebellum 小脳後葉
26 Occipital bone 後頭骨

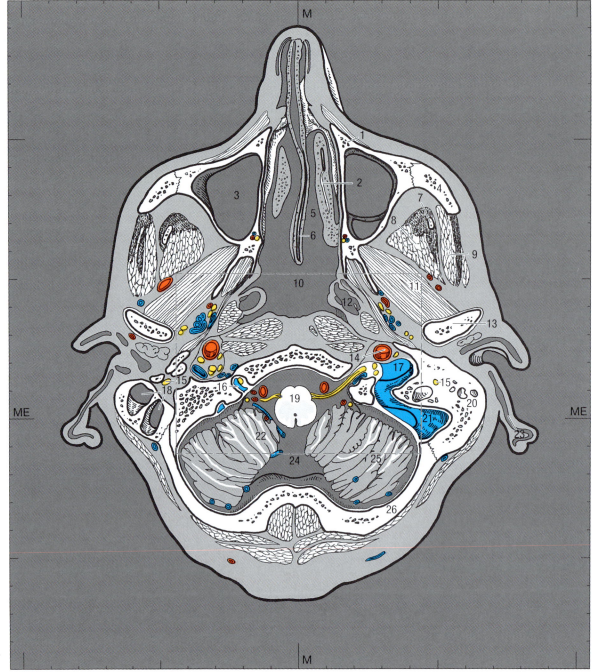

図 6.4　脳幹シリーズ第 1 切片
M = 正中面
ME = Meynert 平面

図 6.4a　脳幹シリーズ第 1 切片の上面像。切断面は Meynert 軸と正中面に対して垂直になっている（図 6.3）。左上挿入図の青線は、切断面が下顎骨の筋・関節突起と後頭蓋窩下部を通ることを示す。切断面は大後頭孔のほぼ 1 cm 上方で、上顎洞、咽頭鼻部、延髄下部と小脳扁桃がみえている（図 6.3）。

➡図 6.4c　Meynert 軸に直交する MR 画像。図 6.4a、図 6.4b にほぼ対応する。これらの MRI シリーズ（図 6.4c-6.13c）は 33 歳と 34 歳の男性から得られた。1 対の MRI-T1 強調画像と T2 強調画像（図 6.4c-6.13c）には共通の凡例が用いられる。ある構造が 1 対の MR 画像の片方にしかみられない場合は、凡例の最後の (L) が左図、(R) が右図を指す。MRI-T1 強調画像（左）は、グラディエントエコー (GE)-FLASH シークエンスである。選ばれたこのシークエンスは脳構造を強調するものである。MRI-T2 強調画像（右）は、MEDIC-MRI-T2 強調シークエンスに基づくものである。用いられた T2 強調シークエンスでは、線維・路は灰白質に対して低強度となる（技術的詳細▶ 12 章、p.488）。

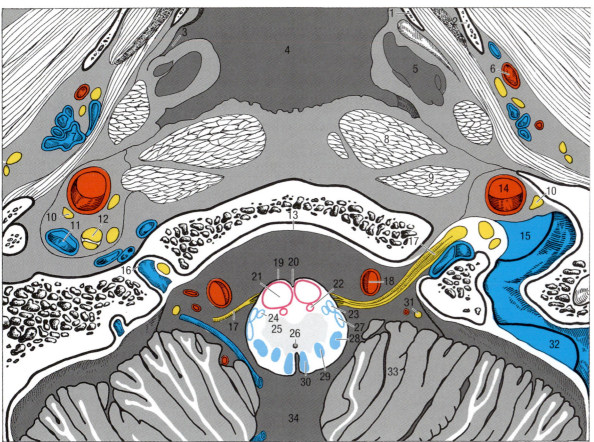

1 Medial plate of pterygoid process 翼状突起内側板
2 Lateral plate of pterygoid process 翼状突起外側板
3 Pharyngeal opening of pharyngotympanic tube 耳管咽頭口
4 Nasopharynx 咽頭鼻部
5 Cartilage of pharyngotympanic tube 耳管軟骨
6 Maxillary artery 顎動脈
7 Pterygoid venous plexus 翼突筋静脈叢
8 Longus capitis muscle 頭長筋
9 Rectus capitis anterior muscle 前頭直筋
10 Glossopharyngeal nerve 舌咽神経
11 Internal jugular vein, left-right asymmetry (var.) 内頸静脈，左右不均整（変異）
12 Vagus nerve 迷走神経
13 Dura mater 硬膜
14 Internal carotid artery 内頸動脈
15 Bulb of internal jugular vein 内頸静脈球
16 Hypoglossal canal 舌下神経管
17 Hypoglossal nerve 舌下神経
18 Vertebral artery 椎骨動脈
19 Pyramid of medulla oblongata 延髄錐体
20 Anterior median fissure 前正中裂
21 Corticospinal tract 皮質脊髄路
22 Medial longitudinal fasciculus 内側縦束
23 Anterior spinocerebellar tract 前脊髄小脳路

図6.4b　図6.4aの細部拡大図。咽頭鼻部内に左側耳管開口部がみえている。延髄下部，舌下神経根と舌下神経管もみえる。

3 Tonsil of cerebellum (HⅨ) 小脳扁桃
4 Cisterna magna (posterior cerebellomedullary cistern) 大槽（後小脳延髄槽）
30 Gracile nucleus (of Goll) 薄束核（ゴル核）
31 Spinal root of accessory nerve 副神経脊髄根
32 Sigmoid sinus, left-right asymmetry (var.) S状静脈洞，左右不均整（変異）
28 Caudal part of spinal nucleus of trigeminal nerve 三叉神経脊髄路核（尾側部）
29 Cuneate nucleus (of Burdach) 楔状束核（ブルダッハ核）
24 Spinothalamic tract 脊髄視床路
25 Reticular formation 網様体
26 Central canal 中心管
27 Posterior spinocerebellar tract 後脊髄小脳路

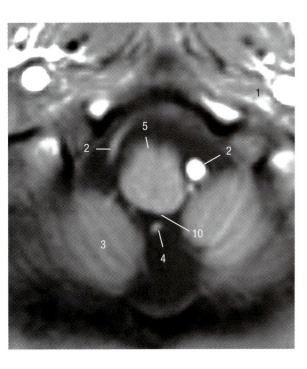
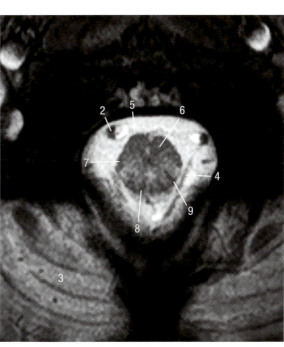

1 Internal carotid artery (L) 内頸動脈（左）
2 Vertebral artery 椎骨動脈
3 Cerebellum 小脳
4 Posterior inferior cerebellar artery (PICA) 後下小脳動脈
5 Pyramid of medulla oblongata 延髄錐体
6 Corticospinal tract (R) 皮質脊髄路（右）
7 afferent ventrolateral funiculus (R) 求心性前側索（右）
8 Gracile fasciculus (R) 薄束（右）
9 Cuneate fasciculus (R) 楔状束（右）
10 Gracile tubercle (L) 薄束結節（左）

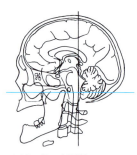
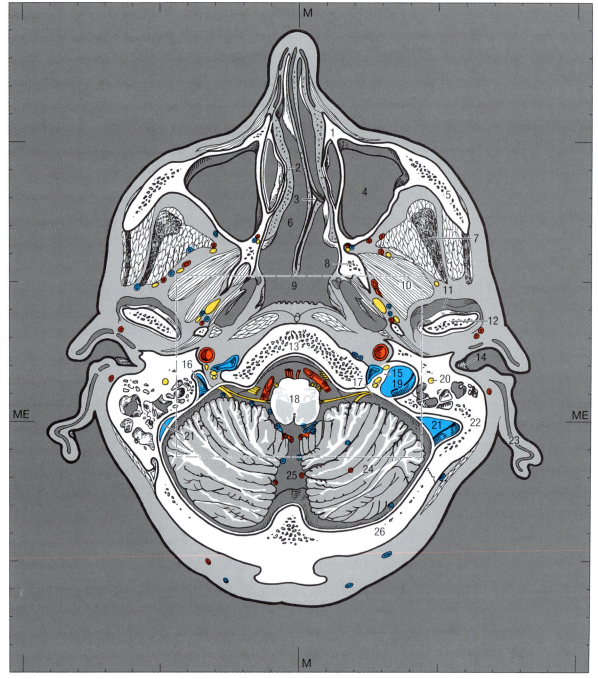

1 Maxilla 上顎骨
2 Inferior nasal concha 下鼻甲介
3 Nasal septum 鼻中隔
4 Maxillary sinus 上顎洞
5 Zygomatic bone 頬骨
6 Nasal cavity 鼻腔
7 Temporalis muscle 側頭筋
8 Pterygoid process 翼状突起
9 Nasopharynx 咽頭鼻部
10 Lateral pterygoid muscle 外側翼突筋
11 Articular disc of temporomandibular joint 関節円板(顎関節)
12 Head of mandible 下顎頭
13 Clivus 斜台
14 External acoustic meatus 外耳道
15 Jugular foramen 頸静脈孔
16 Internal jugular vein (var.) 内頸静脈(変異)
17 Accessory nerve near opening of dura mater 副神経,硬膜貫通部
18 Medulla oblongata 延髄
19 Bulb of internal jugular vein 内頸静脈球
20 Facial nerve 顔面神経
21 Sigmoid sinus S状静脈洞
22 Temporal bone 側頭骨
23 Auricle(pinna) 耳介
24 Posterior lobe of cerebellum 小脳後葉
25 Cisterna magna (posterior cerebellomedullary cistern) 大槽(後小脳延髄槽)
26 Occipital bone 後頭骨

図 6.5　脳幹シリーズ第 2 切片
M＝正中面
ME＝Meynert 平面

図 6.5a　脳幹シリーズ第 2 切片の上面像(図 6.3)。切断面は下鼻甲介,顎関節,下顎頭と頸静脈孔を通っている。後頭蓋窩では,副神経が硬膜を貫通するレベルで延髄が切断されている。

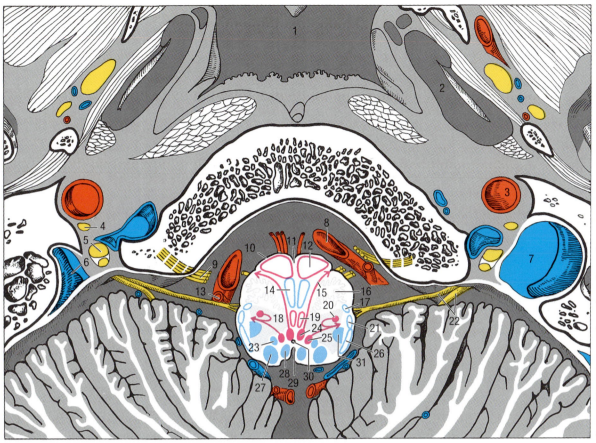

1 Nasopharynx 咽頭鼻部
2 Cartilage of pharyngo-tympanic tube 耳管軟骨
3 Internal carotid artery 内頸動脈
4 Glossopharyngeal nerve 舌咽神経
5 Vagus nerve 迷走神経
6 Internal jugular vein (var.) 内頸静脈(変異)
7 Superior bulb of internal jugular vein [内]頸静脈上球
8 Vertebral artery 椎骨動脈
9 Hypoglossal nerve 舌下神経
10 Pyramid of medulla oblongata 延髄錐体
11 Anterior median fissure 前正中裂
12 Corticospinal tract 皮質脊髄路
13 Posterior inferior cerebellar artery (PICA) 後下小脳動脈
14 Medial lemniscus 内側毛帯
15 Hypoglossal nerve (within the slice) 舌下神経(切片内)
16 Inferior olivary nucleus 下オリーブ核
17 Spinothalamic tract 脊髄視床路
18 Reticular formation 網様体
19 Medial longitudinal fasciculus 内側縦束
20 Nucleus ambiguus 疑核
21 Anterior spinocerebellar tract 前脊髄小脳路
22 Cranial and spinal roots of accessory nerve 副神経の延髄根と脊髄根

図 6.5b　図 6.5a の細部拡大図。切断面は耳管の軟骨部、下オリーブ核の下部および後下小脳動脈が椎骨動脈から分岐する高さである。左右の頸静脈は対称的でない。右側では頸静脈孔が大きく内頸静脈球も拡大している(変異)。

1 Caudal part of spinal nucleus of trigeminal nerve 三叉神経脊髄路核(尾側部)
28 Gracile nucleus (of Goll) 薄束核(ゴル核)
29 Obex of medulla oblongata 延髄門
30 Central canal 中心管
26 Posterior spinocerebellar tract 後脊髄小脳路
27 Cuneate nucleus (of Burdach) 楔状束核(ブルダッハ核)
23 Solitary nucleus 孤束核
24 Hypoglossal nucleus 舌下神経核
25 Posterior (dorsal) nucleus of vagus nerve 迷走神経背側核

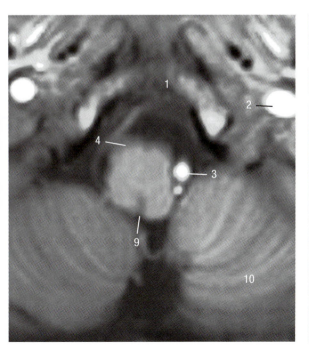
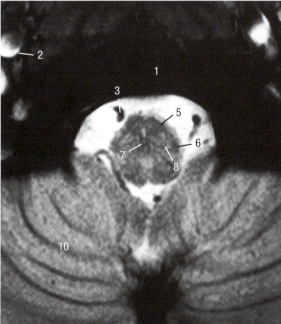

1 Clivus 斜台
2 Internal carotid artery 内頸動脈
3 Vertebral artery 椎骨動脈
4 Pyramid of medulla oblongata (L) 延髄錐体(左)
5 Corticospinal tract (R) 皮質脊髄路(右)
6 Spinocerebellar and spinothalamic tract (R) 脊髄小脳路と脊髄視床路(右)
7 Medial lemniscus (R) 内側毛帯(右)
8 Inferior olivary nucleus (R) 下オリーブ核(右)
9 Obex of medulla oblongata (L) 延髄門(左)
10 Posterior lobe of cerebellum 小脳後葉

図 6.5c　Meynert 軸に直交する MR 画像。図 6.5a, 6.5b にほぼ対応する。左は MRI-T1 強調画像、右は MEDIC-MRI-T2 強調画像(▶ 12 章, p.488)。

1 Maxilla 上顎骨
2 Nasolacrimal duct 鼻涙管
3 Maxillary sinus 上顎洞
4 Zygomatic bone 頬骨
5 Nasal cavity 鼻腔
6 Nasal septum 鼻中隔
7 Temporalis muscle 側頭筋
8 Lateral pterygoid muscle 外側翼突筋
9 Mandibular nerve 下顎神経
10 Temporomandibular joint 顎関節
11 Articular disc of temporomandibular joint 関節円板（顎関節）
12 External acoustic meatus 外耳道
13 Inferior petrosal sinus 下錐体静脈洞
14 Hypoglossal nerve 舌下神経
15 Facial nerve 顔面神経
16 Medulla oblongata 延髄
17 Inferior olive オリーブ
18 Temporal bone 側頭骨
19 Floor of rhomboid fossa 菱形窩底
20 Fourth ventricle 第四脳室
21 Sigmoid sinus S状静脈洞
22 Auricle (pinna) 耳介
23 Uvula of vermis (Ⅸ) 虫部垂
24 Posterior lobe of cerebellum 小脳後葉
25 Pyramis of vermis (Ⅷ) 虫部錐体
26 Occipital bone 後頭骨

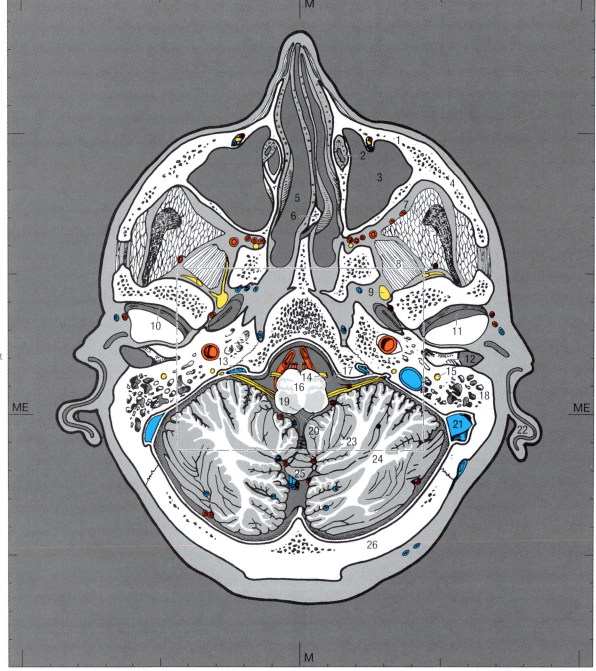

図6.6　脳幹シリーズ第3切片
M＝正中面
ME＝Meynert 平面

図6.6a　脳幹シリーズ第3切片の上面像。切断面は外耳道および下鼻甲介が鼻腔側壁に付着するレベルである。後頭蓋窩では，延髄が菱形窩の下端で切断されている。

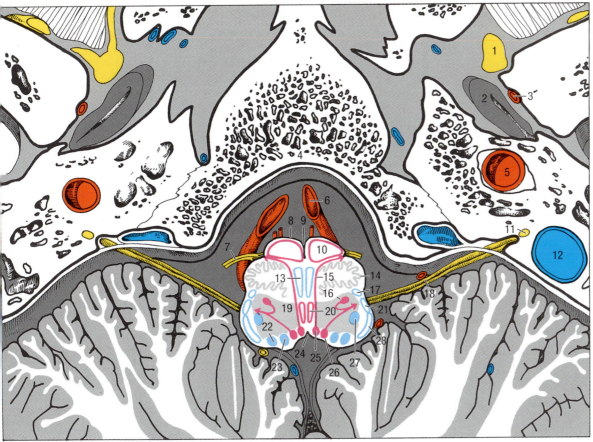

図6.6b 図6.6aの細部拡大図。下顎神経が卵円孔の直下にある。迷走神経根が延髄から出ている。

1 Mandibular nerve 下顎神経
2 Pharyngotympanic tube 耳管
3 Middle meningeal artery 中硬膜動脈
4 Clivus 斜台
5 Internal carotid artery 内頸動脈
6 Vertebral artery 椎骨動脈
7 Hypoglossal nerve 舌下神経
8 Pyramid of medulla oblongata 延髄錐体
9 Anterior median fissure 前正中裂
10 Corticospinal tract 皮質脊髄路
11 Glossopharyngeal nerve 舌咽神経
12 Superior bulb of internal jugular vein ［内］頸静脈上球
13 Medial lemniscus 内側毛帯
14 Inferior olivary nucleus 下オリーブ核
15 Hypoglossal nerve (within the slice) 舌下神経（切片内）
16 Nucleus ambiguus 疑核
17 Spinothalamic tract 脊髄視床路
18 Vagus nerve 迷走神経
19 Reticular formation 網様体
20 Medial longitudinal fasciculus 内側縦束
21 Anterior spinocerebellar tract 前脊髄小脳路
22 Cuneate nucleus (of Burdach) 楔状束核（ブルダッハ核）
23 Solitary nucleus 孤束核
24 Median sulcus 正中溝
25 Hypoglossal nucleus 舌下神経核
26 Posterior (dorsal) nucleus of vagus nerve 迷走神経背側核
27 Interpolar part of spinal nucleus of trigeminal nerve 三叉神経脊髄路核（中位部）
28 Inferior cerebellar peduncle 下小脳脚

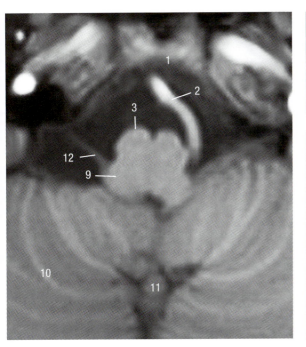
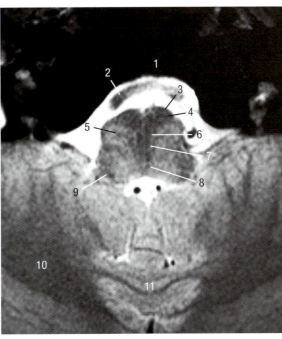

図6.6c Meynert軸に直交するMR画像。図6.6a, 6.6bにほぼ対応する。左はMRI-T1強調画像、右はMEDIC-MRI-T2強調画像（▶12章, p.488）。

1 Clivus 斜台
2 Vertebral artery 椎骨動脈
3 Pyramid of medulla oblongata 延髄錐体
4 Corticospinal tract (R) 皮質脊髄路（右）
5 Inferior olivary nucleus (R) 下オリーブ核（右）
6 Olivocerebellar tract (R) オリーブ核小脳路（右）
7 Medial lemniscus (R) 内側毛帯（右）
8 Medial longitudinal fasciculus (R) 内側縦束（右）
9 Inferior cerebellar peduncle 下小脳脚
10 Hemisphere of cerebellum 小脳半球
11 Pyramis of vermis (VIII) 虫部錐体
12 Glossopharyngeal nerve/vagus nerve (L) 舌咽神経/迷走神経（左）

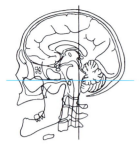

1 Nasal cavity 鼻腔
2 Nasolacrimal duct 鼻涙管
3 Nasal septum 鼻中隔
4 Maxillary sinus 上顎洞
5 Zygomatic bone 頬骨
6 Middle nasal concha 中鼻甲介
7 Zygomatic arch 頬骨弓
8 Temporalis muscle 側頭筋
9 Floor of middle cranial fossa 中頭蓋窩底
10 Middle meningeal artery 中硬膜動脈
11 Clivus 斜台
12 Temporal bone 側頭骨
13 Medulla oblongata 延髄
14 Flocculus (HX) 片葉
15 Lateral aperture (of Luschka) of fourth ventricle 第四脳室外側口 (ルシュカ孔)
16 Sigmoid sinus S状静脈洞
17 Auricle (pinna) 耳介
18 Uvula of vermis (IX) 虫部垂
19 Pyramis of vermis (VIII) 虫部錐体
20 Posterior lobe of cerebellum 小脳後葉
21 Occipital bone 後頭骨

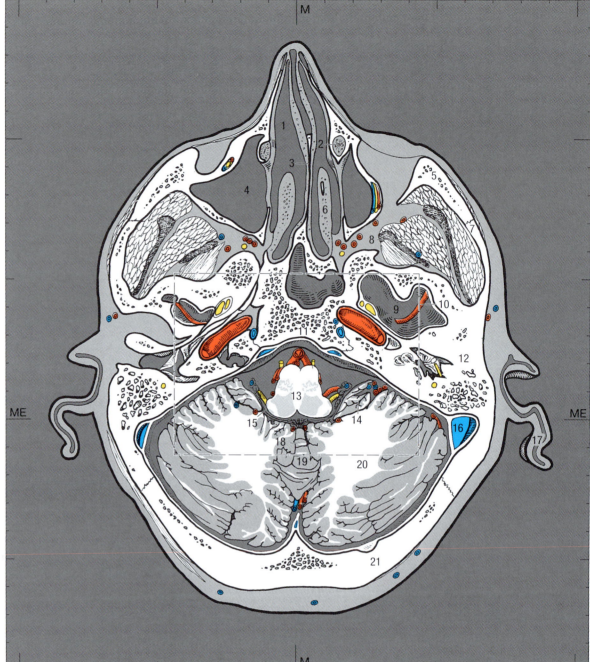

図 6.7　脳幹シリーズ第 4 切片
M = 正中面
ME = Meynert 平面

図 6.7a　脳幹シリーズ第 4 切片の上面像。鼻腔内で中鼻甲介が切断されている。切片の表面は中頭蓋窩底と側頭骨内の鼓室を通り，後頭蓋窩では第四脳室外側口のレベルで延髄上部を通っている。

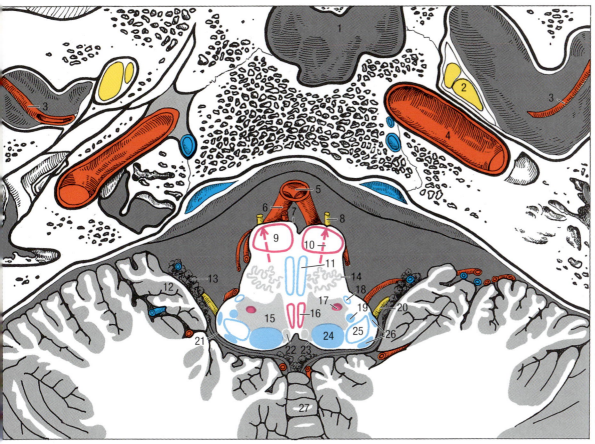

1	Sphenoidal sinus 蝶形骨洞
2	Mandibular nerve 下顎神経
3	Middle meningeal artery 中硬膜動脈
4	Internal carotid artery 内頸動脈
5	Basilar artery 脳底動脈
6	Vertebral artery 椎骨動脈
7	Pyramid of medulla oblongata 延髄錐体
8	Abducens nerve 外転神経
9	Corticospinal tract 皮質脊髄路
10	Abducens nerve (within the slice) 外転神経（切片内）
11	Medial lemniscus 内側毛帯
12	Flocculus (H X) 片葉
13	Choroid plexus 脈絡叢
14	Inferior olivary nucleus 下オリーブ核
15	Reticular formation 網様体
16	Medial longitudinal fasciculus 内側縦束
17	Nucleus ambiguus 疑核
18	Spinothalamic tract 脊髄視床路
19	Oral part of spinal nucleus of trigeminal nerve 三叉神経脊髄路核（吻側部）
20	Vestibulocochlear nerve 内耳神経（前庭蝸牛神経）
21	Lateral aperture (of Luschka) of fourth ventricle 第四脳室外側口（ルシュカ孔）
22	Prepositus nucleus 前位核
23	Floor of rhomboid fossa and fourth ventricle 第四脳室，菱形窩底
24	Vestibular nuclei 前庭神経核
25	Inferior cerebellar peduncle 下小脳脚
26	Posterior (dorsal) and anterior (ventral) cochlear nucleus 蝸牛神経後核と前核
27	Uvula of vermis (IX) 虫部垂

図 6.7b 図 6.7a の細部拡大図。左右の椎骨動脈が合流して脳底動脈になるところを示している。延髄と橋の境界から外転神経根が出ている。延髄内では下オリーブ核の上半部が位置している。

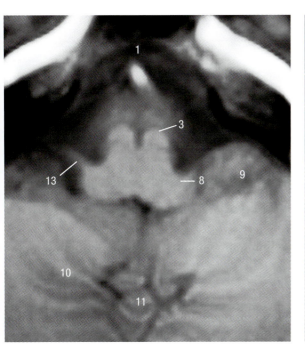
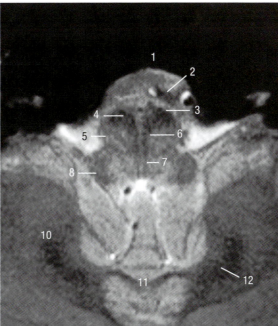

図 6.7c Meynert 軸に直交する MR 画像。図 6.7a, 6.7b にほぼ対応する。左は MRI-T1 強調画像，右は MEDIC-MRI-T2 強調画像（▶ 12 章, p.488）。

1	Clivus 斜台
2	Vertebral artery (var.) (R) 椎骨動脈（変異）（右）
3	Pyramid of medulla oblongata 延髄錐体
4	Corticospinal tract (R) 皮質脊髄路（右）
5	Inferior olivary nucleus (R) 下オリーブ核（右）
6	Medial lemniscus (R) 内側毛帯（右）
7	Medial longitudinal fasciculus (R) 内側縦束（右）
8	Inferior cerebellar peduncle 下小脳脚
9	Flocculus (L) 片葉（左）
10	Hemisphere of cerebellum 小脳半球
11	Pyramis of vermis (VIII) 虫部錐体
12	Dentate nucleus (R) 歯状核（右）
13	Vestibulocochlear nerve (cut) (L) 内耳神経（前庭蝸牛神経）（断面）（左）

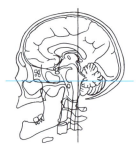

1 Nasal cavity 鼻腔
2 Semilunar hiatus 半月裂孔
3 Middle nasal concha 中鼻甲介
4 Inferior oblique muscle 下斜筋
5 Zygomatic bone 頬骨
6 Nasal septum 鼻中隔
7 Inferior rectus muscle 下直筋
8 Sphenoidal bone 蝶形骨
9 Temporalis muscle 側頭筋
10 Maxillary nerve 上顎神経
11 Sphenoidal sinus 蝶形骨洞
12 Middle meningeal artery 中硬膜動脈
13 Base of temporal lobe 側頭葉底面
14 Malleus(hammer) ツチ骨
15 Internal acoustic meatus 内耳道
16 Pons 橋
17 Posterior semicircular canal 後骨半規管
18 Temporal bone 側頭骨
19 Auricle(pinna) 耳介
20 Sigmoid sinus S状静脈洞
21 Dentate nucleus 歯状核
22 Uvula of vermis(Ⅸ) 虫部垂
23 Pyramis of vermis(Ⅷ) 虫部錐体
24 Posterior lobe of cerebellum 小脳後葉
25 Cerebellar tentorium 小脳テント
26 Transverse sinus 横静脈洞
27 Base of occipital lobe 後頭葉底面
28 Internal occipital protuberance 内後頭隆起
29 Occipital bone 後頭骨

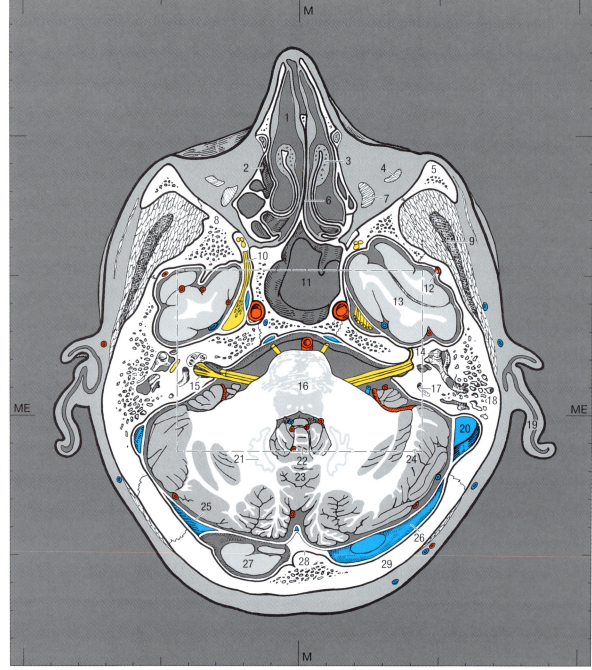

図 6.8 脳幹シリーズ第 5 切片
M = 正中面
ME = Meynert 平面

図 6.8a 脳幹シリーズ第 5 切片の上面像。切片の表面は眼窩底の直上を通る。中頭蓋窩では側頭葉の底部がみえる。鼓室内にツチ骨とキヌタ骨が認められる。後頭蓋窩では内耳道，橋，内後頭隆起のレベルにあたる。左側のみ後頭極が切れている。

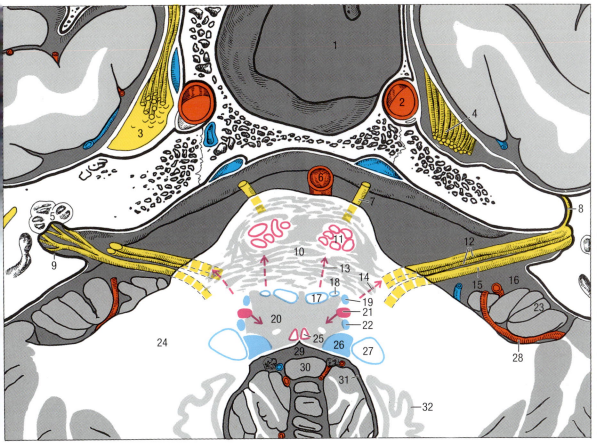

1	Sphenoidal sinus 蝶形骨洞	
2	Internal carotid artery 内頸動脈	
3	Trigeminal (Gasserian) ganglion 三叉神経節（ガッセル神経節）	
4	Trigeminal nerve 三叉神経	
5	Cochlea 蝸牛	
6	Basilar artery 脳底動脈	
7	Abducens nerve 外転神経	
8	Greater petrosal nerve 大錐体神経	
9	Internal acoustic meatus 内耳道	
10	Pontine nuclei 橋核	
11	Corticospinal tract 皮質脊髄路	
12	Facial nerve and intermediate nerve 顔面神経と中間神経	
13	Abducens nerve (within the slice) 外転神経（切片内）	
14	Facial nerve (within the slice) 顔面神経（切片内）	
15	Vestibulocochlear nerve 内耳神経（前庭蝸牛神経）	
16	Cerebellopontine cistern 小脳橋槽	
17	Medial lemniscus 内側毛帯	
18	Spinothalamic tract 脊髄視床路	
19	Superior olivary nucleus 上オリーブ核	
20	Reticular formation 網様体	
21	Facial nucleus 顔面神経核	
22	Oral part of spinal nucleus of trigeminal nerve 三叉神経脊髄路核（吻側部）	

図 6.8b　図 6.8a の細部拡大図。蝶形骨洞と隣接する三叉神経節（図譜では左），三叉神経（同右）が認められる。橋の下部が切断されて中小脳脚がみえる。VII，VIII脳神経が内耳道に入る。

30	Nodule of vermis (X) 虫部小節
31	Posterior recess of fourth ventricle 第四脳室後陥凹
32	Dentate nucleus 歯状核
27	Inferior cerebellar peduncle 下小脳脚
28	Anterior inferior cerebellar artery (AICA) 前下小脳動脈
29	Fourth ventricle 第四脳室
23	Flocculus (H X) 片葉
24	Middle cerebellar peduncle 中小脳脚
25	Medial longitudinal fasciculus 内側縦束
26	Vestibular nuclei 前庭神経核

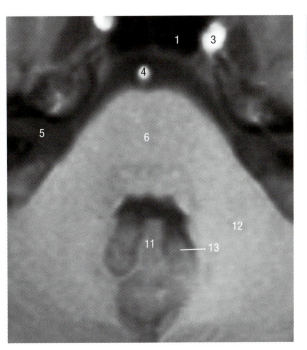
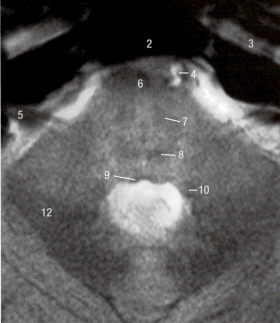

1	Sphenoidal sinus (L) 蝶形骨洞（左）
2	Clivus (R) 斜台（右）
3	Internal carotid artery 内頸動脈
4	Basilar artery 脳底動脈
5	Internal acoustic meatus 内耳道
6	Inferior portion of pons 橋下部
7	Corticospinal tract (R) 皮質脊髄路（右）
8	Medial lemniscus (R) 内側毛帯（右）
9	Medial longitudinal fasciculus (R) 内側縦束（右）
10	Inferior cerebellar peduncle (R) 下小脳脚（右）
11	Nodule of vermis (X)(L) 虫部小節（左）
12	Middle cerebellar peduncle 中小脳脚
13	Posterior recess of fourth ventricle (L) 第四脳室後陥凹（左）

図 6.8c　Meynert 軸に直交する MR 画像。図 6.8a，6.8b にほぼ対応する。左は MRI-T1 強調画像，右は MEDIC-MRI-T2 強調画像（▶ 12 章，p.488）。

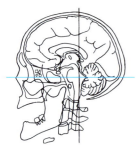
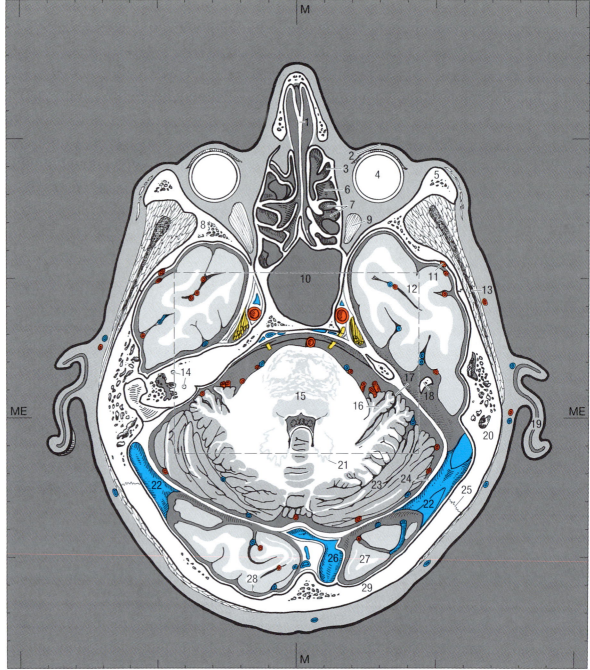

1 Nasal septum 鼻中隔
2 Lower eyelid 下眼瞼
3 Semilunar hiatus 半月裂孔
4 Eyeball 眼球
5 Zygomatic bone 頬骨
6 Ethmoidal bulla 篩骨胞
7 Ethmoidal cells 篩骨蜂巣
8 Sphenoidal bone 蝶形骨
9 Inferior rectus muscle 下直筋
10 Sphenoidal sinus 蝶形骨洞
11 Middle meningeal artery 中硬膜動脈
12 Temporal lobe 側頭葉
13 Temporalis muscle 側頭筋
14 Anterior semicircular canal 前骨半規管
15 Pons 橋
16 Anterior lobe of cerebellum 小脳前葉
17 Primary fissure of cerebellum 小脳第一裂
18 Arcuate eminence 弓状隆起
19 Auricle (pinna) 耳介
20 Temporal bone 側頭骨
21 Dentate nucleus 歯状核
22 Transverse sinus 横静脈洞
23 Posterior lobe of cerebellum 小脳後葉
24 Cerebellar tentorium 小脳テント
25 Lambdoid suture ラムダ縫合
26 Confluence of sinuses (var.) 静脈洞交会（変異）
27 Base of occipital lobe 後頭葉底面
28 Occipital pole 後頭極
29 Occipital bone 後頭骨

図 6.9　脳幹シリーズ第 6 切片
M = 正中面
ME = Meynert 平面

図 6.9a　脳幹シリーズ第 6 切片の上面像。切片の表面は篩骨蜂巣，蝶形骨洞および側頭骨錐体の上部を通る。テント下腔では橋と小脳が，テント上腔では両側後頭葉の底部がみえる。テント上・下腔は小脳テントによって隔てられている。

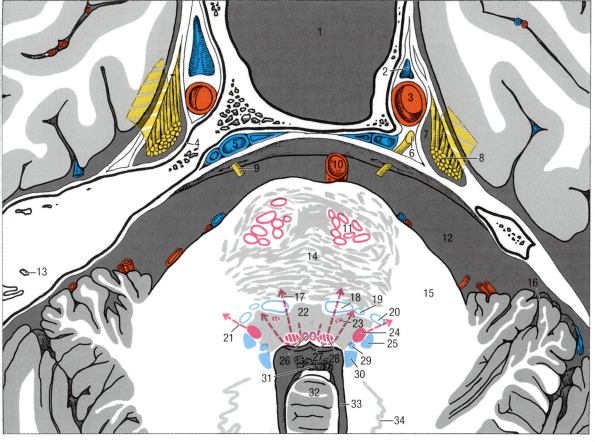

図 6.9b 図 6.9a の細部拡大図。Ⅴ脳神経の三角部とⅥ脳神経が硬膜孔に入るところが認められる。橋は中央部が切断されている。

1 Sphenoidal sinus 蝶形骨洞
2 Cavernous sinus 海綿静脈洞
3 Internal carotid artery 内頸動脈
4 Trigeminal impression 三叉神経圧痕
5 Inferior petrosal sinus 下錐体静脈洞
6 Abducens nerve 外転神経
7 Opening of trigeminal cistern 三叉神経槽開口部
8 Triangular part of trigeminal nerve 三叉神経, 三角部
9 Abducens nerve near opening of dura mater 外転神経, 硬膜貫通部
10 Basilar artery 脳底動脈
11 Corticospinal tract 皮質脊髄路
12 Cerebellopontine cistern 小脳橋槽
13 Anterior semicircular canal 前骨半規管
14 Pontine nuclei 橋核
15 Middle cerebellar peduncle 中小脳脚
16 Primary fissure of cerebellum 小脳第一裂
17 Abducens nerve (within the slice) 外転神経 (切片内)
18 Medial lemniscus 内側毛帯
19 Spinothalamic tract 脊髄視床路
20 Lateral lemniscus 外側毛帯
21 Motor root of trigeminal nerve (within the slice) 三叉神経運動根 (切片内)
22 Reticular formation 網様体
23 Facial nucleus (in the inferior part of the slice) 顔面神経核 (切片の下部内)
24 Motor nucleus of trigeminal nerve 三叉神経運動核
25 Principal sensory nucleus of trigeminal nerve 三叉神経主感覚核
26 Medial longitudinal fasciculus 内側縦束
27 Genu of facial nerve 顔面神経膝
28 Abducens nucleus (within the slice) 外転神経核 (切片内)
29 Mesencephalic nucleus of trigeminal nerve 三叉神経中脳路核
30 Superior vestibular nucleus 前庭神経上核
31 Choroid plexus of fourth ventricle 第四脳室脈絡叢
32 Nodule of vermis (X) 虫部小節
33 Posterior recess of fourth ventricle 第四脳室後陥凹
34 Dentate nucleus 歯状核

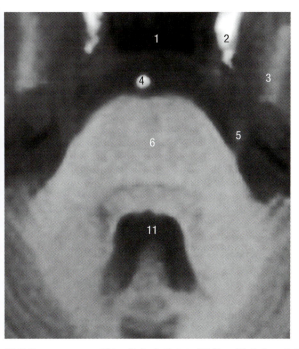
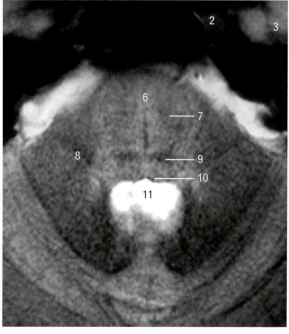

図 6.9c Meynert 軸に直交する MR 画像。図 6.9a, 6.9b にほぼ対応する。左は MRI-T1 強調画像、右は MEDIC-MRI-T2 強調画像 (▶12 章, p.488)。

1 Sphenoidal sinus (L) 蝶形骨洞 (左)
2 Internal carotid artery 内頸動脈
3 Temporal lobe 側頭葉
4 Basilar artery (L) 脳底動脈 (左)
5 Trigeminal nerve (L) 三叉神経 (左)
6 Pons 橋
7 Corticospinal tract (R) 皮質脊髄路 (右)
8 Middle cerebellar peduncle (R) 中小脳脚 (右)
9 Medial lemniscus (R) 内側毛帯 (右)
10 Medial longitudinal fasciculus (R) 内側縦束 (右)
11 Fourth ventricle 第四脳室

II 図譜

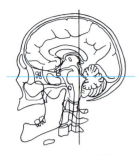

1 Upper eyelid 上眼瞼
2 Lens 水晶体
3 Orbital plate 眼窩板
4 Eyeball 眼球
5 Nasal septum 鼻中隔
6 Ethmoidal cells 篩骨蜂巣
7 Sphenoidal bone 蝶形骨
8 Medial rectus muscle 内側直筋
9 Optic nerve 視神経
10 Lateral rectus muscle 外側直筋
11 Superior orbital fissure 上眼窩裂
12 Sphenoidal sinus 蝶形骨洞
13 Pituitary gland (hypophysis) 下垂体
14 Temporalis muscle 側頭筋
15 Trigeminal nerve 三叉神経
16 Pons 橋
17 Anterior lobe of cerebellum 小脳前葉
18 Primary fissure of cerebellum 小脳第一裂
19 Temporal bone 側頭骨
20 Auricle (pinna) 耳介
21 Posterior lobe of cerebellum 小脳後葉
22 Cerebellar tentorium 小脳テント
23 Parietal bone 頭頂骨
24 Straight sinus 直静脈洞
25 Lambdoid suture ラムダ縫合
26 Superior sagittal sinus 上矢状静脈洞
27 Occipital bone 後頭骨

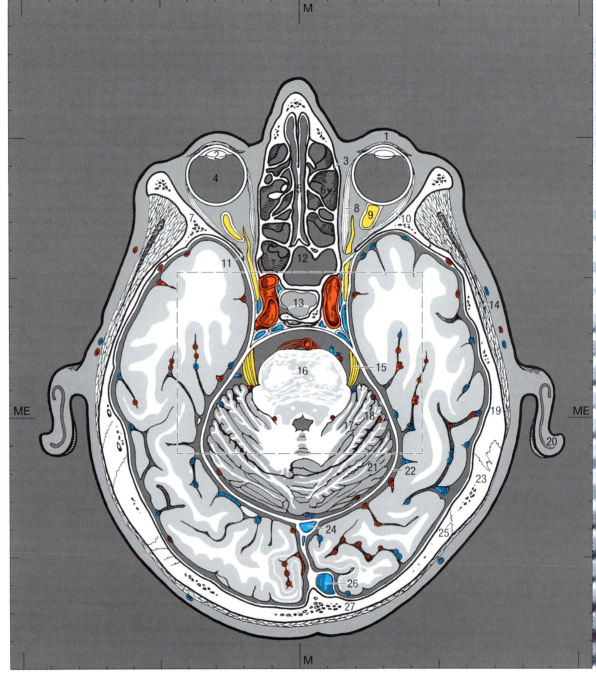

図 6.10　脳幹シリーズ第 7 切片
M = 正中面
ME = Meynert 平面

図 6.10a　脳幹シリーズ第 7 切片の上面像。切断面は上眼窩裂，下垂体の入ったトルコ鞍，側頭葉と後頭葉の底部を通っている。橋では三叉神経の出るレベルにあたる。

1 Meckel cavity メッケル腔
2 Internal carotid artery 内頸動脈
3 Basilar artery 脳底動脈
4 Trigeminal nerve 三叉神経
5 Pons 橋
6 Fourth ventricle 第四脳室

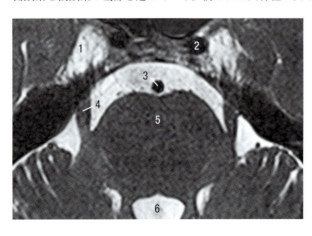

←図 6.10d　三叉神経，およびそれが Meckel 腔に入る部分の高解像度 MRI-T2 強調画像。

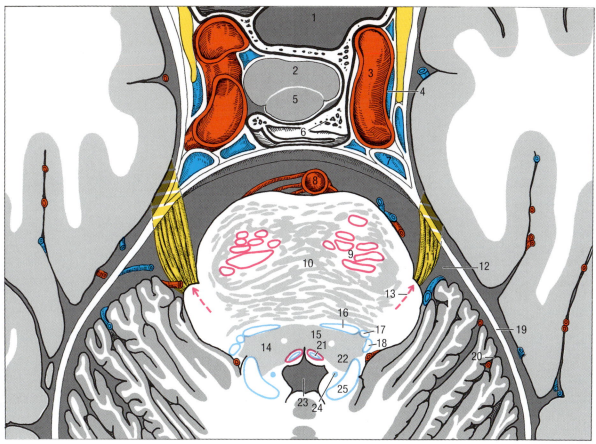

1 Sphenoidal sinus 蝶形骨洞
2 Adenohypophysis 腺下垂体（下垂体前葉）
3 Internal carotid artery 内頸動脈
4 Cavernous sinus 海綿静脈洞
5 Neurohypophysis 神経下垂体（下垂体後葉）
6 Dorsum sellae 鞍背
7 Superior petrosal sinus 上錐体静脈洞
8 Basilar artery 脳底動脈
9 Corticospinal tract 皮質脊髄路
10 Pontine nuclei 橋核
11 Trigeminal nerve 三叉神経
12 Cerebellopontine cistern 小脳橋槽
13 Trigeminal nerve (within the slice) 三叉神経（切片内）
14 Reticular formation 網様体
15 Paramedian pontine reticular formation (PPRF) 傍正中橋網様体
16 Medial lemniscus 内側毛帯
17 Spinothalamic tract 脊髄視床路
18 Lateral lemniscus 外側毛帯
19 Cerebellar tentorium 小脳テント
20 Primary fissure of cerebellum 小脳第一裂
21 Medial longitudinal fasciculus 内側縦束
22 Locus caeruleus 青斑
23 Fourth ventricle 第四脳室
24 Mesencephalic nucleus of trigeminal nerve 三叉神経中脳路核
25 Superior cerebellar peduncle 上小脳脚

図6.10b 図6.10aの細部拡大図。下垂体の腺葉と神経葉，その両側の内頸動脈を示している。上小脳脚が第四脳室の側方に位置している。

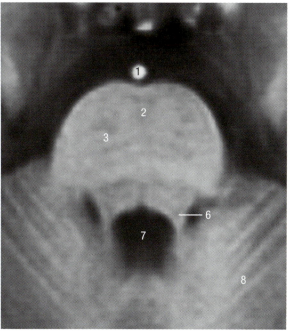 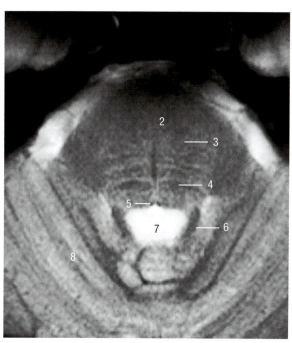

1 Basilar artery (L) 脳底動脈（左）
2 Pons 橋
3 Corticospinal tract 皮質脊髄路
4 Medial lemniscus (R) 内側毛帯（右）
5 Medial longitudinal fasciculus (R) 内側縦束（右）
6 Superior cerebellar peduncle 上小脳脚
7 Fourth ventricle 第四脳室
8 Anterior lobe of cerebellum 小脳前葉

図6.10c Meynert軸に直交するMR画像。図6.10a，6.10bにほぼ対応する。左はMRI-T1強調画像，右はMEDIC-MRI-T2強調画像（▶12章，p.488）。

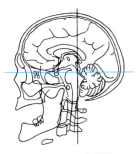

1 Upper eyelid 上眼瞼
2 Lens 水晶体
3 Eyeball 眼球
4 Lacrimal gland 涙腺
5 Superior oblique muscle
  上斜筋
6 Olfactory bulb 嗅球
7 Medial rectus muscle
  内側直筋
8 Ophthalmic artery
  眼動脈
9 Lateral rectus muscle
  外側直筋
10 Superior rectus muscle
  上直筋
11 Levator palpebrae
   superioris muscle
   上眼瞼挙筋
12 Olfactory tract 嗅索
13 Optic canal (within the
   slice) 視神経管(切片内)
14 Optic nerve 視神経
15 Middle meningeal artery
   中硬膜動脈
16 Temporalis muscle
   側頭筋
17 Temporal bone 側頭骨
18 Pons 橋
19 Anterior lobe of
   cerebellum 小脳前葉
20 Primary fissure of
   cerebellum 小脳第一裂
21 Posterior lobe of
   cerebellum 小脳後葉
22 Cerebellar tentorium
   小脳テント
23 Straight sinus 直静脈洞
24 Parietal bone 頭頂骨
25 Falx cerebri 大脳鎌
26 Lambdoid suture
   ラムダ縫合
27 Superior sagittal sinus
   上矢状静脈洞
28 Occipital bone 後頭骨

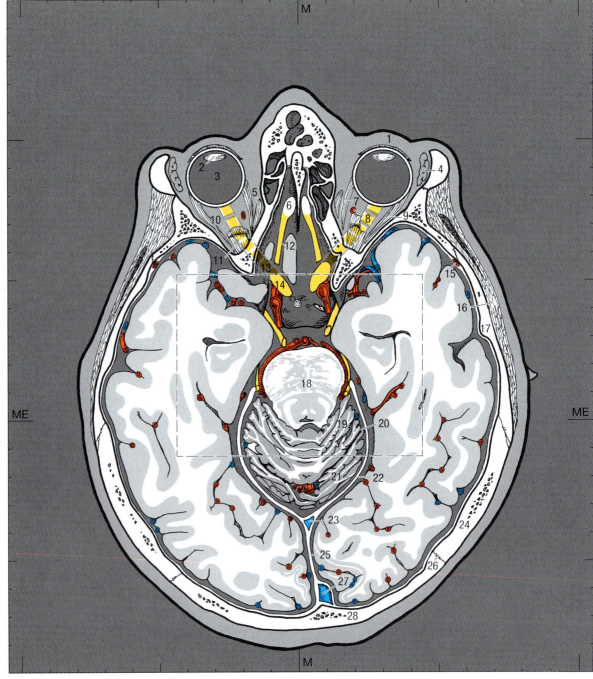

図6.11 脳幹シリーズ第8切片
M＝正中面
ME＝Meynert 平面

図6.11a 脳幹シリーズ第8切片の上面像。前頭蓋窩では嗅球と嗅索がみえている。視神経が視神経管に入る。この切片では側頭葉と後頭葉の入っているテント上腔が，橋と小脳を含むテント下腔よりはるかに大きくなっている。

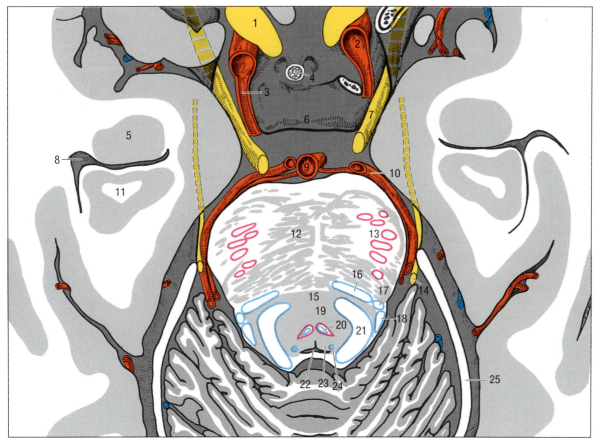

1	Optic nerve 視神経
2	Internal carotid artery 内頸動脈
3	Posterior communicating artery 後交通動脈
4	Infundibulum 漏斗
5	Amygdaloid body 扁桃体
6	Dorsum sellae 鞍背
7	Oculomotor nerve 動眼神経
8	Temporal (inferior) horn of lateral ventricle 側脳室下角
9	Basilar artery 脳底動脈
10	Superior cerebellar artery 上小脳動脈
11	Hippocampus 海馬
12	Pontine nuclei 橋核
13	Corticospinal tract 皮質脊髄路
14	Trochlear nerve 滑車神経
15	Reticular formation 網様体
16	Medial lemniscus 内側毛帯
17	Spinothalamic tract 脊髄視床路
18	Lateral lemniscus 外側毛帯
19	Paramedian pontine reticular formation (PPRF) 傍正中橋網様体
20	Medial longitudinal fasciculus 内側縦束
21	Superior cerebellar peduncle 上小脳脚
22	Fourth ventricle 第四脳室
23	Locus caeruleus 青斑
24	Mesencephalic nucleus of trigeminal nerve 三叉神経中脳路核
25	Cerebellar tentorium 小脳テント

図 6.11b　図 6.11a の細部拡大図。この切片ではⅢ，Ⅳ脳神経がほぼ水平に走っている。トルコ鞍隔膜を漏斗が貫いている。第四脳室が橋の上部で，中脳水道に向かって狭くなっている。

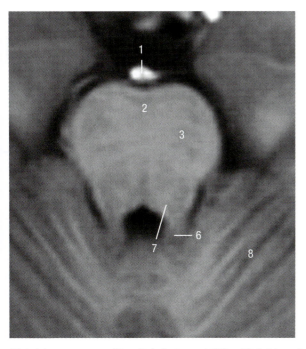
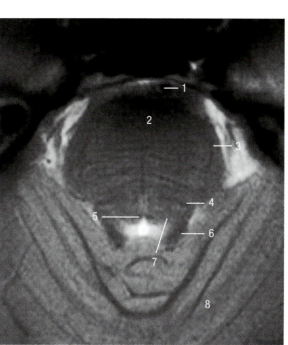

1	Basilar artery 脳底動脈
2	Pons 橋
3	Corticospinal tract 皮質脊髄路
4	Medial lemniscus (R) 内側毛帯（右）
5	Medial longitudinal fasciculus (R) 内側縦束（右）
6	Superior cerebellar peduncle 上小脳脚
7	Locus caeruleus 青斑
8	Anterior lobe of cerebellum 小脳前葉

図 6.11c　Meynert 軸に直交する MR 画像。図 6.11a, 6.11b よりやや下方にある。左は MRI-T1 強調画像，右は MEDIC-MRI-T2 強調画像（▶ 12 章，p.488）。

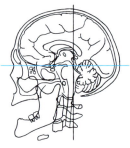

1 Frontal bone 前頭骨
2 Frontal sinus 前頭洞
3 Trochlea 滑車
4 Crista galli 鶏冠
5 Superior oblique muscle 上斜筋
6 Superior rectus muscle 上直筋
7 Levator palpebrae superioris muscle 上眼瞼挙筋
8 Sphenoidal bone 蝶形骨
9 Straight gyrus 直回
10 Temporalis muscle 側頭筋
11 Temporal bone 側頭骨
12 Mammillary body 乳頭体
13 Interpeduncular cistern 脚間槽
14 Cerebral crus 大脳脚
15 Tegmentum of midbrain 中脳被蓋
16 Ambient cistern 迂回槽
17 Aqueduct of midbrain 中脳水道
18 Anterior lobe of cerebellum 小脳前葉
19 Cerebellar tentorium 小脳テント
20 Straight sinus 直静脈洞
21 Parietal bone 頭頂骨
22 Longitudinal cerebral (interhemispheric) fissure 大脳縦裂（半球間裂）
23 Primary visual cortex 一次視覚皮質
24 Falx cerebri 大脳鎌
25 Calcarine sulcus 鳥距溝
26 Lambdoid suture ラムダ縫合
27 Superior sagittal sinus 上矢状静脈洞
28 Occipital bone 後頭骨

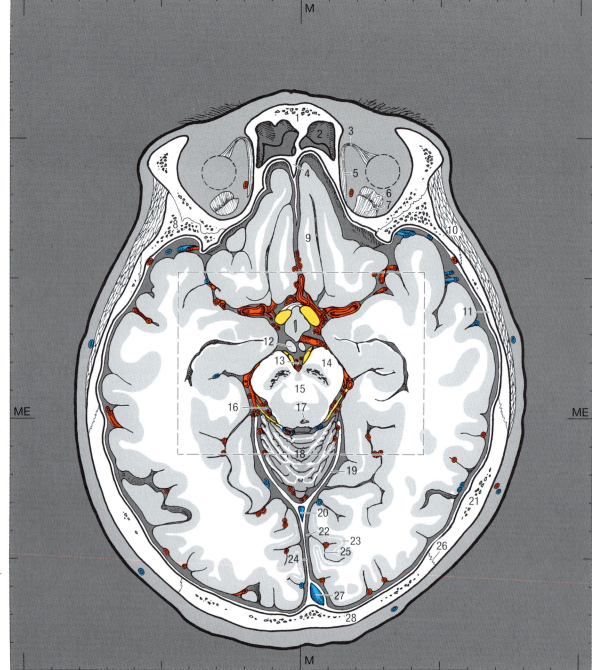

図 6.12　脳幹シリーズ第 9 切片
M = 正中面
ME = Meynert 平面

図 6.12a　脳幹シリーズ第 9 切片の上面像。切断面は前方では眼窩上壁の直下にあり，後内側へ行くと前頭蓋窩の上で直回を通る。この切片は乳頭体と下丘レベルの中脳を含んでいる。

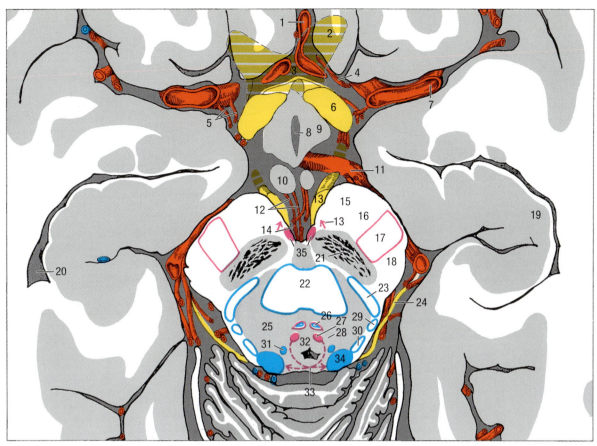

1	Anterior cerebral artery 前大脳動脈
2	Optic nerve (within the slice) 視神経(切片内)
3	Optic chiasm (within the slice) 視交叉(切片内)
4	Anteromedial central artery 前内側中心動脈
5	Anterolateral central arteries 前外側中心動脈群
6	Optic tract 視索
7	Middle cerebral artery 中大脳動脈
8	Infundibular recess 漏斗陥凹
9	Hypothalamus 視床下部
10	Mammillary body 乳頭体
11	Posterior cerebral artery 後大脳動脈
12	Posteromedial central arteries 後内側中心動脈
13	Oculomotor nerve and its roots (arrow) 動眼神経と神経根(矢印)
14	Interpeduncular fossa 脚間窩
15	Frontopontine tract 前頭橋路
16	Corticonuclear tract 皮質核路
17	Corticospinal tract 皮質脊髄路
18	Occipitopontine and temporopontine tracts 後頭橋路と側頭橋路
19	Hippocampus 海馬
20	Temporal (inferior) horn of lateral ventricle 側脳室下角
21	Substantia nigra 黒質
22	Decussation of superior cerebellar peduncles 上小脳脚交叉
23	Medial lemniscus 内側毛帯
24	Trochlear nerve 滑車神経
25	Reticular formation 網様体
26	Medial longitudinal fasciculus 内側縦束
27	Trochlear nucleus 滑車神経核
28	Locus caeruleus 青斑
29	Spinothalamic tract 脊髄視床路
30	Lateral lemniscus 外側毛帯
31	Mesencephalic nucleus of trigeminal nerve 三叉神経中脳路核
32	Aqueduct of midbrain 中脳水道
33	Decussation of trochlear nerve (within the slice) 滑車神経交叉(切片内)
34	Inferior colliculus 下丘
35	Ventral tegmental area (VTA) 腹側被蓋野

図 6.12b　図 6.12a の細部拡大図。視索がみえている。視交叉は第 9 切片内にある（黄色の横縞模様）。その後方に視床下部と乳頭体がある。この切片内で滑車神経が中脳から出て下丘の後方を走る。

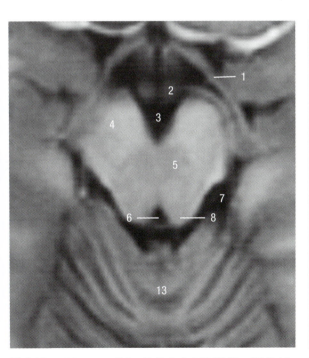
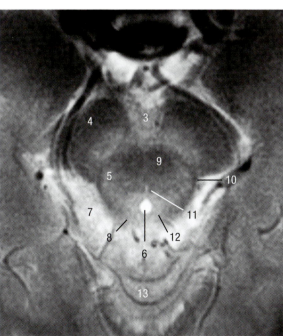

1	Optic tract (L) 視索(左)
2	Mammillary body (L) 乳頭体(左)
3	Interpeduncular cistern 脚間槽
4	Cerebral crus 大脳脚
5	Tegmentum of midbrain 中脳被蓋
6	Aqueduct of midbrain 中脳水道
7	Ambient cistern 迂回槽
8	Inferior colliculus 下丘
9	Decussation of superior cerebellar peduncle (R) 上小脳脚交叉(右)
10	Medial lemniscus (R) 内側毛帯(右)
11	Medial longitudinal fasciculus (R) 内側縦束(右)
12	Periaqueductal grey substance (R) 中心灰白質(右)
13	Vermis of anterior lobe of cerebellum 小脳前葉虫部

図 6.12c　Meynert 軸に直交する MR 画像。図 6.12a, 6.12b にほぼ対応する。左は MRI-T1 強調画像，右は MEDIC-MRI-T2 強調画像（▶ 12 章, p.488）。

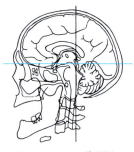

1　Frontal sinus 前頭洞
2　Crista galli 鶏冠
3　Frontal bone 前頭骨
4　Longitudinal cerebral(interhemispheric) fissure
　　大脳縦裂（半球間裂）
5　Temporalis muscle
　　側頭筋
6　Insular arteries 島動脈群
7　Hypothalamus 視床下部
8　Temporal bone 側頭骨
9　Tegmentum of midbrain
　　中脳被蓋
10　Aqueduct of midbrain
　　中脳水道
11　Anterior lobe of
　　cerebellum 小脳前葉
12　Occipital(posterior) horn
　　of lateral ventricle
　　側脳室後角
13　Cerebellar tentorium
　　小脳テント
14　Straight sinus 直静脈洞
15　Primary visual cortex
　　一次視覚皮質
16　Parietal bone 頭頂骨
17　Falx cerebri 大脳鎌
18　Calcarine sulcus 鳥距溝
19　Lambdoid suture
　　ラムダ縫合
20　Superior sagittal sinus
　　上矢状静脈洞
21　Occipital bone 後頭骨

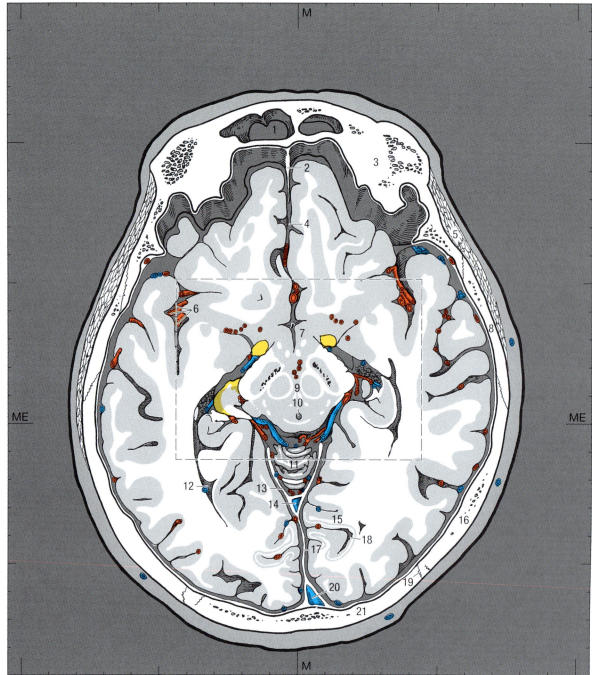

図6.13　脳幹シリーズ第10切片
M＝正中面
ME＝Meynert 平面

図6.13a　脳幹シリーズ第10切片の上面像。この切片には前頭葉，側頭葉，視床下部，上丘レベルの中脳および海馬がみえている。

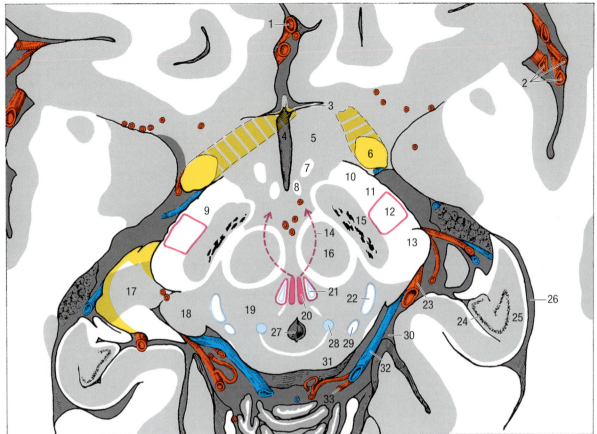

図6.13b 図6.13aの細部拡大図。視索とその周辺構造，特に視床下部，上丘レベルの中脳および海馬がみえている。視交叉は第9切片内にある（黄色の横縞模様）。その後方に視床下部と乳頭体がある。この切片内で滑車神経が中脳から出て下丘の後方を走る。

1 Anterior cerebral artery 前大脳動脈
2 Insular arteries 島動脈群
3 Lamina terminalis 終板
4 Third ventricle 第三脳室
5 Hypothalamus 視床下部
6 Optic tract 視索
7 Fornix 脳弓
8 Mammillothalamic fasciculus (of Vicq d'Azyr) 乳頭体視床束（ヴィック・ダジール束）
9 Cerebral crus 大脳脚
10 Frontopontine tract 前頭橋路
11 Corticonuclear tract 皮質核路
12 Corticospinal tract 皮質脊髄路
13 Occipitopontine and temporopontine tracts 後頭橋路と側頭橋路
14 Oculomotor nerve (within the slice) 動眼神経（切片内）
15 Substantia nigra 黒質
16 Red nucleus 赤核
17 Lateral geniculate body 外側膝状体
18 Medial geniculate body 内側膝状体
19 Reticular formation 網様体
20 Oculomotor nucleus 動眼神経核
21 Medial longitudinal fasciculus 内側縦束
22 Medial lemniscus 内側毛帯
23 Posterior cerebral artery 後大脳動脈
24 Dentate gyrus 歯状回
25 Hippocampus 海馬

3 Posterior lateral choroidal artery 外側後脈絡叢動脈
30 Ambient cistern 迂回槽
31 Superior colliculus 上丘
32 Basal vein (of Rosenthal) 脳底静脈（ローゼンタール静脈）
28 Mesencephalic nucleus of trigeminal nerve 三叉神経中脳路核
29 Spinothalamic tract 脊髄視床路
26 Temporal (inferior) horn of lateral ventricle 側脳室下角
27 Aqueduct of midbrain 中脳水道

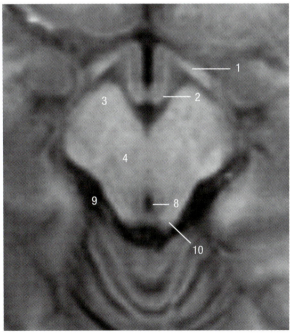
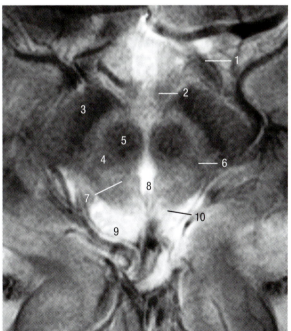

図6.13c Meynert軸に直交するMR画像。図6.13a, 6.13bよりやや下方にある。左はMRI-T1強調画像，右はMEDIC-MRI-T2強調画像（▶12章, p.488）。

1 Optic tract 視索
2 Mammillary body 乳頭体
3 Cerebral crus 大脳脚
4 Tegmentum of midbrain 中脳被蓋
5 Red nucleus (R) 赤核（右）
6 Medial lemniscus (R) 内側毛帯（右）
7 Medial longitudinal fasciculus (R) 内側縦束（右）
8 Aqueduct of midbrain 中脳水道
9 Ambient cistern 迂回槽
10 Superior colliculus 上丘

III部

さまざまな平行断面における頭部，頸部構造のトポグラフィー

7　神経頭蓋，頭蓋内腔と頭蓋内構造のトポグラフィー　224

8　顔面頭蓋と腔のトポグラフィー　355

9　頭頸移行部のトポグラフィー　365

7 神経頭蓋，頭蓋内腔と頭蓋内構造のトポグラフィー

7.1 神経頭蓋

脳を収める神経頭蓋は5種類の骨からできている：

- 後頭骨
- 蝶形骨
- 1対の側頭骨
- 前頭骨
- 1対の頭頂骨

神経頭蓋と鼻骨とは近い関係にあるので，頭蓋腔の構成には上記のほか，蝶形骨と前頭骨の間に篩骨の篩板も加わっている。

7.1.1 後頭骨

後頭骨は後頭蓋窩の大半を作っている。この骨は次の4つの部分に分けられる：

- 底部
- 左右の外側部
- 後頭鱗

4部分のすべてが大後頭孔（大孔）を囲んでいる（図3.24，3.25，4.8，5.17）。

底部は大後頭孔の前縁を形作り，16～18歳では蝶形骨と結合して斜台ができる。斜台は最近の画像診断では1つの目印構造である（図4.2c）。斜台の後方には橋と延髄がある（図4.2a，4.2b）。

左右の**外側部**は側頭骨に結合している。その下面には環椎との関節突起，後頭顆が隆起している。後頭顆の上にⅫ脳神経の通る管，舌下神経管がある（図4.3a，4.9，5.3a，5.31）。

後頭鱗は三角形に近い。正中断面でみると屈曲していて，後頭鱗上部と下部を区別できる。その境では外後頭隆起（イニオン）が外側に向かって突き出ている（図4.2c，4.2d，4.8，5.1b，5.6a）。後頭鱗内面には，外後頭隆起に対応したところに内後頭隆起がある（図4.2c，4.8）。ここには静脈洞交会があって，上矢状静脈洞と直静脈洞が横静脈洞に開口している。横静脈洞の硬膜は同時に小脳テントの付着縁であり，テント上腔とテント下腔の境界としてトポグラフィーの点からも，脳神経外科にとっても重要な構造である。

7.1.2 蝶形骨

蝶形骨（スズメバチ骨ともいわれる）は後頭骨に接してその前方にある。蝶形骨は頭蓋底の中間の部分になっている。スズメバチに例えると，この骨の各部分をイメージしやすい：

- **蝶形骨体**は中央の部分でスズメバチの体にあたり，ここから上側方に2対の羽が出ている。
- **小翼**（スズメバチの1対目の羽）と，その下の
- **大翼**（2対目の羽）
- 2対の翼の間には裂け目，**上眼窩裂**（図3.5d，3.18，4.1b，4.4c，4.4d，5.17，5.35）。
- **翼状突起**（スズメバチの胴から下方に出ている1対の足）。内側板と外側板がある（図3.5c，3.19，5.3）。

蝶形骨体はさいころ状の形で，その中に蝶形骨洞があるが，これは副鼻腔として後述する（▶8.2章，p.356）。蝶形骨体の脳の側は蝶篩骨縫合で篩板と結合している。その後方に接してトルコ鞍がある。これは深いくぼみ（下垂体窩）で，下垂体を収めている。下垂体窩は前方は鞍結節，後方は鞍背が境になる（図4.8，5.35）。鞍背から両側に後床突起が突き出ている（図5.35）。

小翼は体部の左右にそれぞれ2本の根をもって張り出していて，視神経管を囲む（図3.18，5.36）。小翼は前頭蓋窩と中頭蓋窩の境界になっている。小翼の後内側の角が前床突起として内側に突き出ている（図3.1b，3.6c，5.1b，5.19，5.36）。

> **臨床へのヒント**
>
> Onodi蜂巣は篩骨背側にある含気性の副鼻腔で，蝶形骨洞の上外側で前床突起の内部に位置している。視神経と内頸動脈に近接しているので，位置関係を知らずに副鼻腔手術を行うと視神経と内頸動脈を傷つけるおそれがあり危険である。Onodi蜂巣に接して前床突起が含気化している場合もあり，これは"**蝶形骨視神経陥凹（recessus sphenoopticus）**"と呼ばれている。この近傍の副鼻腔手術に際しては横断や前額断のCTで十分な事前検査が必要である[285, 369, 437, 653]。

大翼は蝶形骨体の後部から両側に張り出している。その根のところには2本の脳神経（V_2とV_3）の通路，前方の正円孔と，後方の卵円孔がある。卵円孔の後外方に中硬膜動脈の通路，棘孔がある。大翼は前方では翼口蓋窩のところで上顎骨とつながり，眼窩に対してその壁の一部となる。大翼の側頭部は外側に延びて，一部ではあるが中頭蓋窩側壁を作る。

翼状突起も2つの根部をもち，その間に翼突管

(図3.19)が通り，後鼻孔側壁の中を下方に向かう。翼突管は翼口蓋窩に開く。翼状突起は内側板と外側板とに分かれる。翼状突起の内・外側板の間の溝が翼突窩である(図3.19)。内側板の先端は鉤型の翼突鉤(図3.5c, 3.5d, 4.4c)となり，ここに口蓋帆張筋の腱が懸かる。外側板の先端は丸くなっている。

7.1.3　側頭骨

（執筆：Anja Giesemann）

左右の**側頭骨**は頭蓋底および頭蓋側壁の一部を形成している。側頭骨は次の4つの部分から成る：

- **岩様部**(錐体部)：内耳を含み頭蓋底に横たわり，中頭蓋窩と後頭蓋窩を分けている。
- **鼓室部**：外耳道の下壁，前壁および側壁を作る。
- **鱗部**：後頭骨，頭頂骨，蝶形骨の間に挟まれて，頭蓋骨の側壁となり，その下面は下顎骨の関節頭とともに関節を作る。
- **茎状突起**

錐体骨

図7.1-7.7までは錐体骨および聴覚器の構造が示されている。**中耳**は伝音装置であり，鼓室が中心で耳小骨と鼓膜で構成され，鼓膜は全周が側頭骨に付着している。**内耳**は平衡器官と感音器官で錐体骨の中にある。CTの錐体骨撮影は頭蓋底の外側部分を標的にしたもので，中耳と内耳を含む側頭骨の一部とそれを取り囲む蝶形骨後頭骨の一部，さらに付近の頭蓋底の神経孔などが含まれる。

側頭骨の頭蓋底内側に突出する角錐形の部分は**岩様部**と呼ばれる。この部分の中心部は体全体で最も硬い構造物である。錐体骨の外側部は側頭鱗の一部とともに乳様突起を構成する。内部は鼓室に続く含気化した乳突蜂巣で充満している。錐体骨の前端は内前方へ向かい，底面は後外側に傾斜している。錐体骨の上縁は上からみると正中面に対して55°の角度を作っている。また，錐体骨の上縁は後頭蓋窩と中頭蓋窩の境界を形成する。蝸牛の前内側にある錐体骨先端は**錐体尖**と呼ばれている(図7.1b)。側頭骨の外側部分は鱗部とともに鼓室の天井，つまり鼓室蓋を形成している。鱗部と岩様部の境界は薄い膜様の骨組織(Körner中隔)で構成され(図7.1d)，鼓室の中で後外側から腹内側の薄い構造として明瞭に認められる。稀に(ルーチンのCTで1%程度)岩様部と鱗部の間に胎児期の遺残である側頭錐体鱗部静脈洞が存在することがある[305]。錐体骨の下面は鼓室の底部と筋耳管管の骨構造で構成され，頭蓋底の一部を形成する。**錐体後頭軟骨結合**(図7.1a, 7.2a, 7.2c)は内側に向かって走行し，16歳ごろまで閉鎖しない[376]。この軟骨結合の前方，内頸動脈管の内側には，いわゆる**破裂孔**があり(図7.1a)，大錐体神経と深錐体神経が通過する。錐体骨下面の中心部からは内頸動脈管が始まり，蝸牛の下部を前内側方向に走る。内頸動脈管と蝸牛の距離は平均1.2 mmしか離れていない[637]。内頸動脈管の背側には**頸静脈孔**があり(図3.24, 5.31, 7.1a)，この中の後部をS状静脈洞が通り，中央部をIX，X，XI脳神経と後硬膜動脈が，前部を下錐体静脈が通る。頸静脈孔の下半分にはS状静脈洞があり，これは頸静脈へと続いている。頸動脈と頸静脈は，前額断CTでは輪郭のほとんどが軟部組織であるため区別が困難であるが，横断では上のほうの断面では薄い骨性の境界があるため，明確に区別が可能である。頸動脈管の前外側には鼓室の中の**耳管**開口部があり(図7.1a)，またその直上には鼓膜張筋がある(図7.1b)。耳管と鼓膜張筋はともに筋耳管管を通る(図7.5)。

側頭骨の**鱗部**は側頭筋の付着する頭蓋骨側壁の円蓋状の部分で構成される。前外側方向に頬骨突起が突出し，その内面には咬筋が付着する。鱗部は前内側で蝶形骨と境界を接し，両者が合わさって中頭蓋窩を形成している。この境界線を"蝶鱗縫合"と呼ぶ(図7.1a)。中頭蓋窩を含む横断では**卵円孔**がみられ(図7.1a, 5.37)，三叉神経の分枝である下顎神経と卵円孔静脈叢が通過している。これより背外側には棘孔があり(図5.37, 7.1a)，この孔は常に完全に骨構造で囲まれているものではないが，中を中硬膜動脈と下顎神経の硬膜枝が通過する。鱗部の前下方部分は顎関節の天井を形成し，下顎骨の受け皿となっている(図4.13, 7.1a)。その背側は顎関節後壁で側頭骨鼓室部(図4.12, 7.1a)がある。顎関節の内背側と下顎窩を境界しているのは**錐体鼓室裂**(図7.1b)であり，鼓索神経と前鼓室動脈が通過している。鱗部は鼓室部とともに外耳道の天井や鼓室蓋を形成する。また，後方では岩様部とともに乳様突起を形成するが，これは小児期にはじめて完成する。

側頭骨鼓室部はリング状の構造を形成し，これには**外耳道**の底部，前部，側壁が含まれ，その下部は生後7か月ごろに完成する。外耳道は聴覚器と平衡感覚器とともに一塊となり，骨構造が完成するのは生後である。外耳道の骨構造はおよそ16 mmの長さで，まっすぐ横方向に延びて軟骨組織に移行し，内側方向へは**鼓膜**により鼓室と隔てられている。鼓膜の尾側の起始部は前額断では鼓室輪を指標に確認できる(図7.2b)。上方では鼓膜は鼓膜被蓋(図7.2a, 7.2b)と呼ばれる軟部組織に付着しており，外耳道から内部を隔てている。

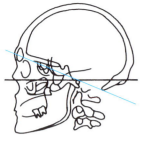

1 Temporomandibular joint 顎関節
2 Sphenosquamous suture 蝶鱗縫合
3 Foramen ovale 卵円孔
4 Foramen spinosum 棘孔
5 Tympanic part of temporal bone 側頭骨鼓室部
6 Jugular foramen 頸静脈孔
7 Mastoid process 乳様突起
8 Carotid canal 頸動脈管
9 Foramen lacerum 破裂孔
10 Petro-occipital synchondrosis 錐体後頭軟骨結合
11 Inferior part of tympanic cavity 下鼓室
12 External acoustic meatus 外耳道
13 Opening of pharyngotympanic tube 耳管，開口部
14 Cochlea, basal turns 蝸牛，基底回転
15 Mastoid segment of facial nerve 顔面神経乳突部
16 Petrotympanic fissure (Glaserian fissure) 錐体鼓室裂（グラーザー裂）
17 Tensor tympani muscle 鼓膜張筋
18 Middle part of tympanic cavity 中鼓室
19 Handle of malleus ツチ骨柄
20 Promontory 岬角
21 Cochlea, apical turns 蝸牛，頂回転
22 Apex of petrous part 錐体尖
23 Cochlear aqueduct 蝸牛水管
24 Malleus ツチ骨
25 Incus (anvil) キヌタ骨
26 Tendon of tensor tympani muscle 鼓膜張筋腱
27 Round window, fossa of round window 蝸牛窓，蝸牛窓窩
28 Petrous part of temporal bone 側頭骨錐体部
29 Stapes アブミ骨
30 Modiolus 蝸牛軸
31 Aperture of cochlear 蝸牛孔
32 Tympanic sinus 鼓室洞
33 Pyramidal eminence with stapedial muscle 錐体隆起とアブミ骨筋

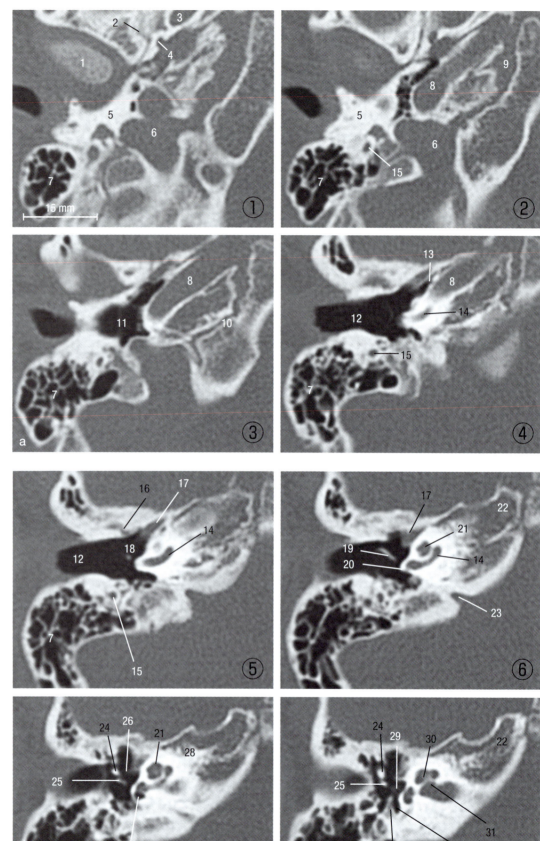

図7.1 錐体骨の水平断面　右錐体骨断面の高解像度CT画像を尾側から上方へ並べた（下面像，切片の厚さ0.625mm）。丸数字は切片番号を示す。

図7.1a　第1-第4切片
図7.1b　第5-第8切片

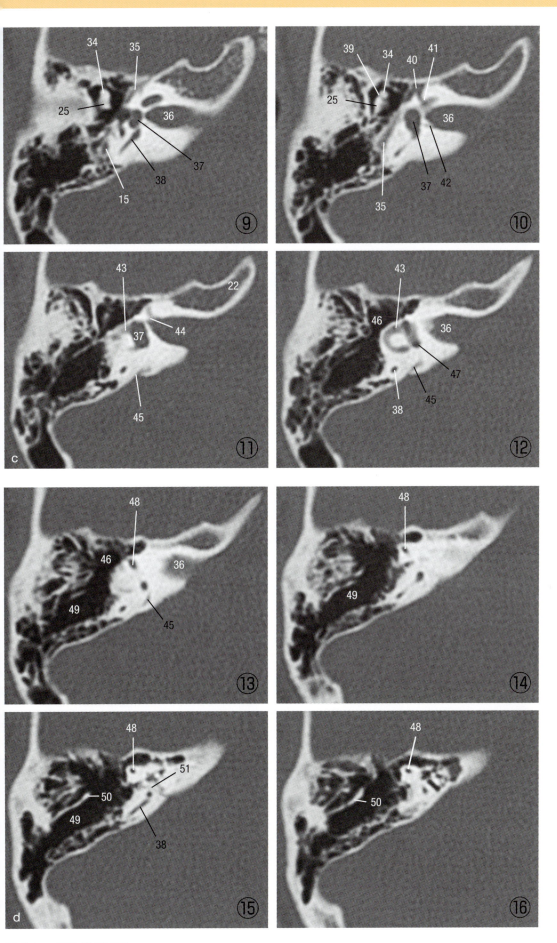

15 Mastoid segment of facial nerve 顔面神経乳突部
22 Apex of petrous part 錐体尖
25 Incus (anvil) キヌタ骨
34 Head of malleus ツチ骨頭
35 Tympanic segment of facial nerve 顔面神経鼓室部
36 Internal acoustic meatus 内耳道
37 Vestibule 前庭
38 Posterior semicircular canal 後骨半規管
39 Incudomalleolar joint キヌタ-ツチ関節
40 Geniculate ganglion 膝神経節
41 Labyrinthine segment of facial nerve 顔面神経迷路部
42 Singular canal 単管
43 Lateral semicircular canal 外側骨半規管
44 Vertical crest (Bill's bar) 垂直稜
45 Vestibular aqueduct 前庭水管
46 Superior part of tympanic cavity 上鼓室
47 Common body limb 骨総脚(前・後骨半規管の総脚)
48 Anterior semicircular canal 前骨半規管
49 Antrum of mastoid 乳突洞
50 Petrosquamosal lamina (Körner's septum) 錐体鱗板(ケルナー中隔)
51 Subarcuate canal 弓下管

図 7.1c 第 9-第 12 切片
図 7.1d 第 13-第 16 切片

7　頭蓋骨領域

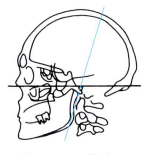

1　Temporomandibular joint 顎関節
2　Geniculate ganglion 膝神経節
3　Tensor tympani muscle 鼓膜張筋
4　Carotid canal 頸動脈管
5　Occipital bone 後頭骨
6　Head of malleus ツチ骨頭
7　Labyrinthine segment of facial nerve 顔面神経迷路部
8　Tympanic segment of the facial nerve 顔面神経鼓室部
9　Incudomalleolar joint キヌタ-ツチ関節
10　Cochlea, basal turns 蝸牛，基底回転
11　Cochlea, apical turns 蝸牛，頂回転
12　Petro-occipital synchondrosis 錐体後頭軟骨結合
13　Tendon of tensor tympani muscle 鼓膜張筋腱
14　Scutum 鼓膜被蓋
15　Superior part of tympanic cavity 上鼓室
16　External acoustic meatus 外耳道
17　Incus (anvil) キヌタ骨
18　Anterior semicircular canal 前骨半規管
19　Aperture of cochlear 蝸牛孔
20　Internal acoustic meatus 内耳道
21　Inferior part of tympanic cavity 下鼓室
22　Tympanic ring 鼓室輪
23　Lateral semicircular canal 外側骨半規管
24　Vestibule 前庭
25　Promontory 岬角
26　Stapes アブミ骨
27　Middle part of tympanic cavity 中鼓室
28　Tympanic part of temporal bone 側頭骨鼓室部
29　Oval window with base of stapes 前庭窓とアブミ骨底
30　Vestibulocochlear duct 前庭蝸牛管

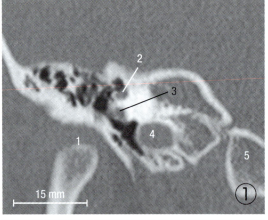
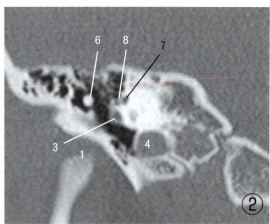
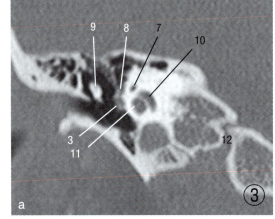
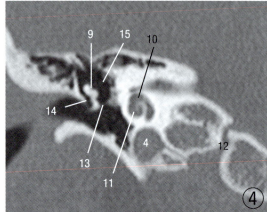

a

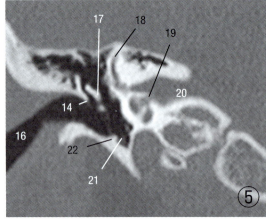
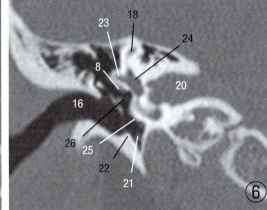
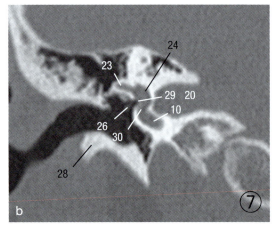
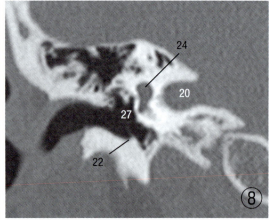

b

図 7.2　錐体骨の前額断面　右錐体骨断面の高解像度 CT 画像を前方から後方へ並べた（切片の厚さ 0.625 mm）。丸数字は切片番号を示す。

図 7.2a　第 1-第 4 切片
図 7.2b　第 5-第 8 切片

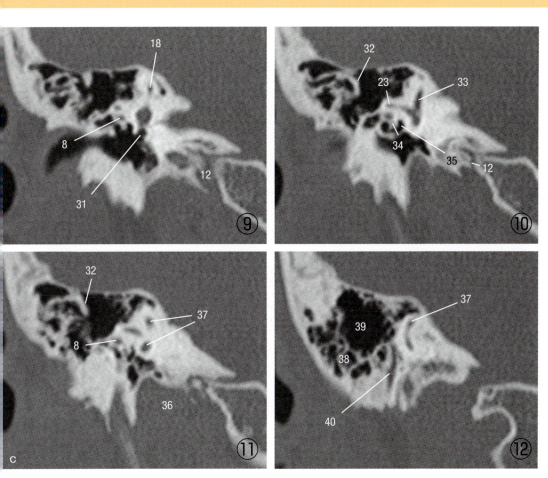

図 7.2c　第 9-第 12 切片

8 Tympanic segment of the facial nerve 顔面神経鼓室部
12 Petro-occipital synchondrosis 錐体後頭軟骨結合
18 Anterior semicircular canal 前骨半規管
23 Lateral semicircular canal 外側骨半規管
31 Round window, fossa of round window 蝸牛窓, 蝸牛窓窩
32 Petrosquamosal septum 錐体鱗状部の隔壁
33 Common body limb 骨総脚（前・後骨半規管の総脚）
34 Pyramidal eminence with stapedial muscle 錐体隆起とアブミ骨筋
35 Tympanic sinus 鼓室洞
36 Jugular foramen 頸静脈孔
37 Posterior semicircular canal 後骨半規管
38 Mastoid process 乳様突起
39 Antrum of mastoid 乳突洞
40 Mastoid segment of facial nerve 顔面神経乳突部

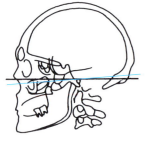

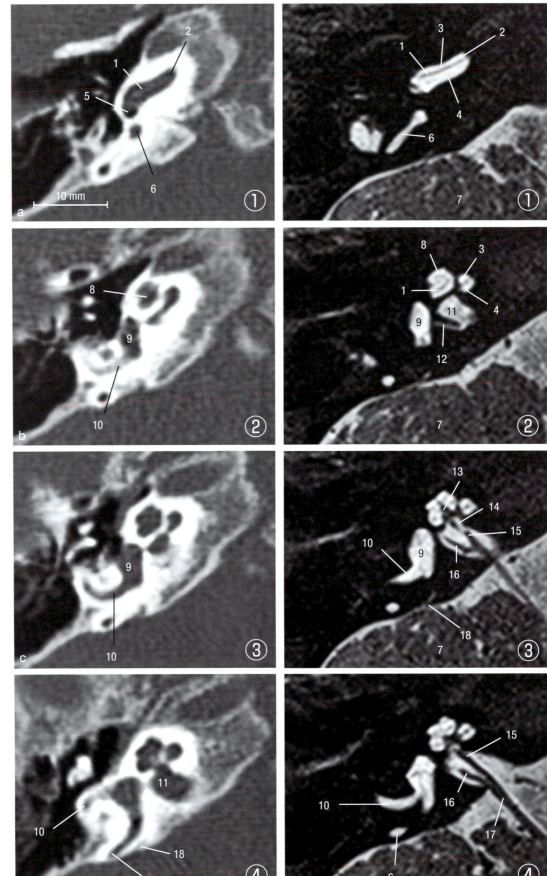

1 Osseous spiral lamina 骨ラセン板
2 Cochlea, basal turns 蝸牛，基底回転
3 Scala vestibuli 前庭階
4 Scala tympani 鼓室階
5 Round window, fossa of round window 蝸牛窓，蝸牛窓窩
6 Posterior semicircular canal 後骨半規管
7 Cerebellum 小脳
8 Cochlea, apical turns 蝸牛，頂回転
9 Vestibule 前庭
10 Lateral semicircular canal 外側骨半規管
11 Internal acoustic meatus 内耳道
12 Singular canal 単管
13 Modiolus 蝸牛軸
14 Aperture of cochlear 蝸牛孔
15 Cochlear nerve 蝸牛神経
16 Vestibular nerve 前庭神経
17 Vestibulocochlear nerve 内耳神経（前庭蝸牛神経）
18 Vestibular aqueduct 前庭水管

図 7.3　錐体骨の前額断面　右錐体骨断面の CT と MR 画像を比較して尾側から上方へ並べた。丸数字は切片番号を示す。画像は 1 歳児の臨床診断画像である（切片の厚さは CT では 0.625 mm，MRI では 0.4 mm）。

図 7.3a　第 1 切片。左が CT，右が MR 画像である。
図 7.3b　第 2 切片。左が CT，右が MR 画像である。
図 7.3c　第 3 切片。左が CT，右が MR 画像である。
図 7.3d　第 4 切片。左が CT，右が MR 画像である。

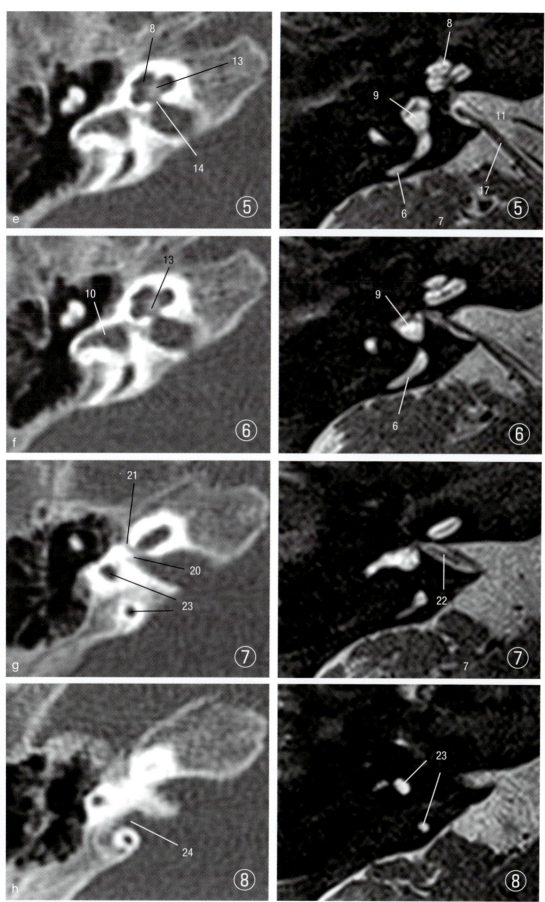

7.1 神経頭蓋

6 Posterior semicircular canal 後骨半規管
7 Cerebellum 小脳
8 Cochlea, apical turns 蝸牛, 頂回転
9 Vestibule 前庭
10 Lateral semicircular canal 外側骨半規管
11 Internal acoustic meatus 内耳道
13 Modiolus 蝸牛軸
14 Aperture of cochlear 蝸牛孔
17 Vestibulocochlear nerve 内耳神経（前庭蝸牛神経）
20 Vertical crest（Bill's bar）垂直稜
21 Labyrinthine segment of facial nerve 顔面神経迷路部
22 Facial nerve 顔面神経
23 Anterior semicircular canal 前骨半規管
24 Subarcuate canal（petromastoid canal）弓下管（錐体乳突管）

図 7.3e　第 5 切片。左が CT，右が MR 画像である。
図 7.3f　第 6 切片。左が CT，右が MR 画像である。
図 7.3g　第 7 切片。左が CT，右が MR 画像である。
図 7.3h　第 8 切片。左が CT，右が MR 画像である。

1 Facial nerve 顔面神経
2 Superior part of vestibular nerve 上前庭神経
3 Cochlear nerve 蝸牛神経
4 Inferior part of vestibular nerve 下前庭神経
5 Posterior ampullar nerve out of inferior vestibular nerve 下前庭神経から出た後膨大部神経
6 Cochlea, basal turns 蝸牛，基底回転
7 Transverse crest 横稜

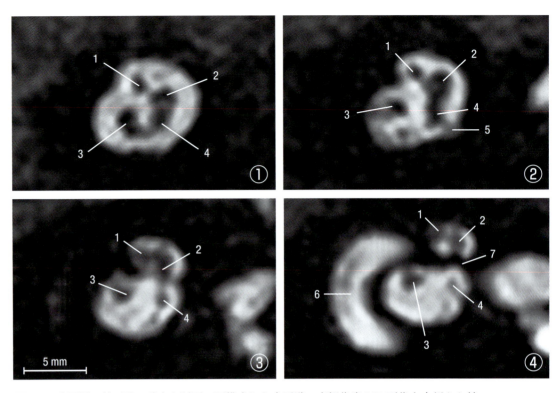

図7.4　内耳道　外耳道に垂直な断面で再構成した内耳道の高解像度MR画像を内側から外側方向に並べた（3次元シークエンスによるT2強調画像。可変フリップ角，等方性ボクセルサイズ0.4mm）。丸数字は切片番号を示す。

中耳

中耳は全方向を骨構造で囲まれている腔であり，外部から空気中を伝搬してきた音波を内耳を満たす液体へと伝達する骨構造のリンクである。**鼓室**は上鼓室（図7.1d, 7.2a），中鼓室（図7.2b），下鼓室（図7.2b）の3つの部分に分類され，さらに乳突洞（図7.1d）は乳突蜂巣につながるいわゆる前室である。中鼓室は鼓膜に面した空間で，上鼓室はその上部，下鼓室はその下方に続く空間である。鼓室は外側方向は鼓膜に面しており，その他は側頭骨鼓室部の骨構造で囲まれている。鼓室内には**耳小骨**があり外側から順に**ツチ骨**，**キヌタ骨**，**アブミ骨**の3つが連携している（図7.5）。ツチ骨の握りの部分（柄部）は鼓膜に付着し，上前方に延びている。柄部は鼓膜のゆるく張っている部分（弛緩部）に付着している。この部の鼓膜は鼓室被蓋に固着し，鼓膜のその他の強く張った部分は緊張部と呼ばれる。鼓膜弛緩部とツチ骨頸の間にはPrussak腔と呼ばれる空間がある。ツチ-キヌタ関節は横断CTでソフトクリームのコーンの形のようにみられる。前方部分がツチ骨頭で後部がキヌタ骨体にあたる。キヌタ骨の長い突起はその下に横たわるアブミ骨につながり（図7.1b），そこで"キヌタ-アブミ関節"を形成している。アブミ骨の前脚後脚はともにCTでは明瞭には識別できないが，アブミ骨底は卵円孔と一体として確認できる（図7.1b）。鼓膜張筋（図7.1b, 7.2a）は耳管の前内側にあり，匙状突起と呼ばれる骨突起を越えて背側に走る。その腱（図7.1b, 7.2a, 7.5）は薄い構造物となって卵円孔の前を通り，後方のツチ骨頭の方向に走る。アブミ骨筋は錐体隆起の中の小孔を通り抜けている（図7.1b, 7.5）。その腱はアブミ骨頭の方向へ腹側に走るが，CTでは常に観察されるわけではない。**錐体隆起**の内側には常に深い陥凹があり，鼓膜溝と呼ばれている（図7.1b）。

臨床へのヒント

耳の真珠腫では鼓膜の弛緩部と緊張部由来で発生部位に違いがある。弛緩部の真珠腫は病初期には鼓膜弛緩部とツチ骨頸の間のPrussak腔にあるが，緊張部のものでは初期には鼓室洞，顔面神経窩の領域にみられる。

図7.6は鼓膜および乳様突起への動脈分布の様子を示す。

7.1 神経頭蓋

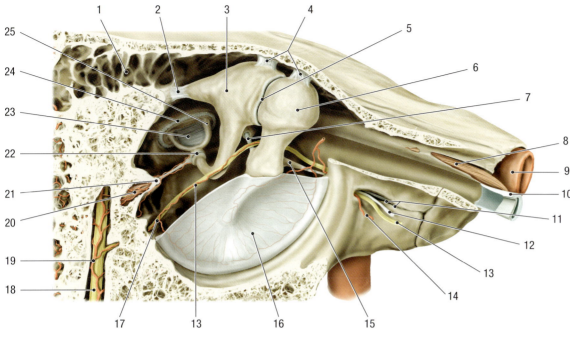

図7.5 耳小骨連鎖　耳小骨と関節，筋膜，筋および近傍神経の立体図。外側面図（出典：Schünke M，Schulte E，Schumacher U. プロメテウス解剖学アトラス 頭頸部／神経解剖．M. Voll，K. Wesker による図譜．第2版．Stuttgart，Thieme，2009(535)）。

1 Antrum of mastoid 乳突洞
2 Posterior ligament of incus 後キヌタ骨靱帯
3 Incus キヌタ骨
4 Superior ligament of incus and superior ligament of malleus 上キヌタ骨靱帯と上ツチ骨靱帯
5 Incudomalleolar joint キヌタ-ツチ関節
6 Malleus ツチ骨
7 Tendon of tensor tympani muscle 鼓膜張筋腱
8 Tensor tympani muscle 鼓膜張筋
9 Internal carotid artery 内頸動脈
10 Pharyngotympanic tube 耳管
11 Petrotympanic fissure 錐体鼓室裂
12 Anterior ligament of malleus 前ツチ骨靱帯
13 Chorda tympani 鼓索神経
14 Anterior tympanic artery 前鼓室動脈
15 Anterior process of malleus ツチ骨の前突起
16 Tympanic membrane 鼓膜
17 Posterior tympanic artery 後鼓室動脈
18 Facial nerve 顔面神経
19 Stylomastoid artery 茎乳突孔動脈
20 Stapedius muscle アブミ骨筋
21 Pyramidal process 錐体突起
22 Incudostapedial joint キヌタ-アブミ関節
23 Stapedial membrane アブミ骨膜
24 Annular of stapes ligament アブミ骨輪状靱帯
25 Stapes アブミ骨

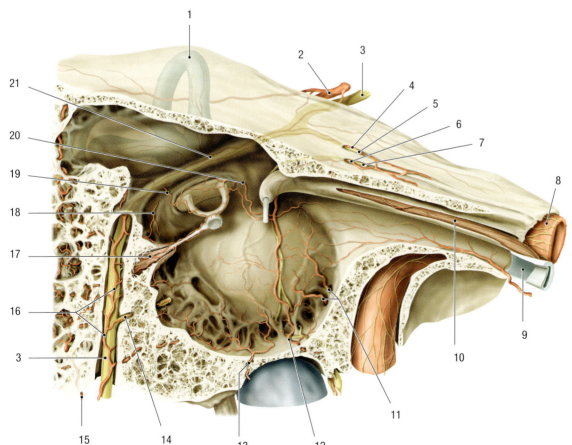

図7.6 鼓室と乳様突起　還流する血管を外側から描写。ツチ骨，キヌタ骨，鼓索神経の一部は描かれていない（出典：Schünke M，Schulte E，Schumacher U. プロメテウス解剖学アトラス 頭頸部／神経解剖．M. Voll，K. Wesker による図譜．第2版．Stuttgart，Thieme，2009(535)）。

1 Lateral semicircular canal 外側骨半規管
2 Labyrinthine artery 迷路動脈
3 Facial nerve 顔面神経
4 Petrosal branch 岩様部枝
5 Greater petrosal nerve 大錐体神経
6 Superior tympanic artery 上鼓室動脈
7 Lesser petrosal nerve 小錐体神経
8 Internal carotid artery 内頸動脈
9 Pharyngotympanic tube 耳管
10 Tensor tympani muscle 鼓膜張筋
11 Caroticotympanic arteries 頸鼓動脈群
12 Inferior tympanic artery 下鼓室動脈
13 Deep auricular artery 深耳介動脈
14 Posterior tympanic artery 後鼓室動脈
15 Mastoid artery 乳突動脈
16 Stylomastoid artery 茎乳突孔動脈
17 Stapedial branch アブミ骨枝
18 Stylomastoid artery, posterior tympanic branch 茎乳突孔動脈，後鼓室枝
19 Posterior crural artery 後脚動脈
20 Anterior crural artery 前脚動脈
21 Descending branch of superficial petrosal artery 浅錐体動脈の下行枝

顔面神経は蝶形骨と鼓室を貫く貫通構造としても重要である。顔面神経は脳幹を出て橋延髄移行部の高さで小脳橋角部を通って内耳孔に入る。その外側端で蝸牛の上部を通過し前方に達する。顔面神経が骨組織内を通過する部分を骨迷路と呼ぶ(図7.1c)。その後，膝神経節に入って(図7.1c)，大錐体神経を分枝する。この部で神経は急に後方に向かって進路を変更するが，これを"**第一顔面神経膝**"と呼ぶ。その後に鼓室部(図7.1c，7.2)となり，卵円窓の上半分，半規管の下半分の位置で鼓室の内側壁を通る。鼓室洞の高さで広く角度を変え("**第二顔面神経膝**")，下方の乳様突起に向かって曲がる(図7.1a, 7.1b, 7.1c)。その後**茎乳突孔**を通って頭蓋底から出る(図5.37b)。乳様突起内で顔面神経は鼓索神経を分枝し，これは再び上前方に走り，前方の錐体鼓室裂(図7.1b，7.5)を通って頭蓋底を出る。

内耳

内耳は平衡機能と感音機能をもつ。感音器官は蝸牛で，平衡器官は卵形嚢，球形嚢，半規管で構成される。半規管は空間での体の回転を，卵形嚢は水平方向の，球形嚢は垂直方向の直線加速度を感知する。卵形嚢と球形嚢は前庭器官の中心部に位置し，ここから半規管と前庭蝸牛管が出る(図7.2b)。骨迷路は内耳のすべてを骨組織から境界し，その中に内リンパ液で満たされた膜迷路がある。骨迷路と膜迷路の間隙には外リンパ液がある。発生学的には半規管と卵形嚢は古い部分で，蝸牛と球形嚢は新しい部分に属する。

臨床へのヒント

内耳に関連する系統発生学的な奇形は重篤なものといえる。一例を挙げると，CHARGE症候群である。これは遺伝子欠損で後鼻孔閉鎖，心奇形，眼欠損，性器奇形に加えて耳奇形を合併するものである。

一般的に骨迷路はCTでよく観察できる。CTは厚い骨構造の観察に理想的ではあるが，例えば蝸牛軸などの微細な構造も観察できる。MRIでは液体の貯留した構造物は観察しやすい。したがって外リンパや内リンパはよく観察できる。また，前庭蝸牛神経や顔面神経も，内耳道内に明るくみえる髄液の中で低信号の索状物としてMRIで明瞭に観察できる(図7.4)。

錐体骨CTでは，下から上方へと**蝸牛**のラセンが基部から頂点方向へと観察される(図7.1a；図7.7aも参照)。その下方には内頸動脈管の中に内頸動脈がみられる(図7.1a)。蝸牛管の基部のラセンの中にはMRI/CTで**骨ラセン板**が線状にみられる(図7.3a, 7.3b)。この板により蝸牛管は2階の前庭階(図7.3a, 7.3b)と1階の鼓室階(図7.3a, 7.3b)に分けられる。この間にある中2階にはCorti器があるがMRI/CTの解像度では明確に観察することは困難である。鼓室のない側壁に蝸牛管が突出している部分を"**岬角**"と呼ぶ(図7.1b)。蝸牛管から前庭に移行する手前の蝸牛基底部の背外側端には円形の窓(蝸牛窓)(図7.1b, 7.7a)があり，CTでは空気の溜まった黒い小領域として観察される。この蝸牛窓は横断ではアブミ骨と同じか隣り合う切片に認められ(図7.1b, 7.7a)，前額断でもさらによく観察できる(図7.2b)。蝸牛の中心部には繊細な王冠の形をした構造(**蝸牛軸**)があり(図7.1b, 7.7a)，MRIではその枝を出した構造が明瞭にみられる(図7.3c)。蝸牛軸と内耳道との境界部は**蝸牛野**と呼ばれ，聴神経はここを通過している(図7.3c, 7.3d)。

内耳道底で神経が蝸牛に向かって骨を通り抜ける部分を"**蝸牛孔**"と呼ぶ(図7.1b, 7.2b)。顔面神経と前庭蝸牛神経は脳幹から出て小脳橋角部を通過して内耳道に入る(図7.1c, 7.3e)。そこでは顔面神経はいくぶん背側を通り，その下を走る前庭蝸牛神経(図7.3e)は上前庭神経，下前庭神経，蝸牛神経の3つの枝に分かれる。顔面神経は内耳道底の上半分で垂直稜の前方の広い部分を骨内の孔を通って(図7.1c)，膝神経節(図7.1c)に向かって進む。また，内耳道底の下後部から細い骨内の孔(単管；図7.1c, 7.3b)が前庭に向かい，この中を下前庭神経から分枝した後膨大部神経(図7.4)が通る。その他の上前庭神経，下前庭神経は下前庭野つまり前庭の上部を通過する。

前庭(図7.1c)は横断CTでは卵形の構造としてみられ，さまざまな腔に向かう通路のはたらきをしている。外側への通路は図7.1cと7.7aをみればすぐ確認できる。前方および後方への通路はともに前庭の背内側部にある骨総脚(図7.1c, 7.7a)から出発している。その上の水平断面では，前方への通路の入り口の前に両方の半規管を貫通するように血管孔があり，これを弓下管と呼ぶ。幼若な小児ではこれは比較的広いが(図7.3h)，年齢が上がるとともに次第に細くなる(図7.1d)。前庭の内側面からは前庭水管が発し側頭骨錐体部の背内側に開口する。その通常の太さは開口部では後部の通路の直径を超えないか約2mmであり，CTでみえるかみえないか程度である(図7.1c, 7.1d, 7.7a)。

7.1 神経頭蓋

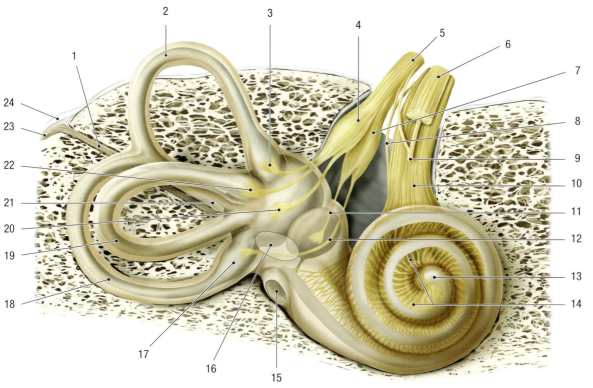

図7.7a 蝸牛 構造と神経支配（出典：Schünke M，Schulte E，Schumacher U. プロメテウス解剖学アトラス 頭頸部／神経解剖．M. Voll, K. Wesker による図譜．第2版．Stuttgart, Thieme, 2009[535]）。

1 Vestibular aqueduct 前庭水管
2 Anterior semicircular duct 前半規管
3 Anterior ampullary nerve 前膨大部神経
4 Superior part of vestibular ganglion 前庭神経節の上部
5 Vestibular nerve 前庭神経
6 Facial nerve 顔面神経
7 Inferior part of vestibular ganglion 前庭神経節の下部
8 Cochlear communicating branch 蝸牛交通枝
9 Intermediate nerve 中間神経
10 Cochlear nerve 蝸牛神経
11 Saccular nerve 球形嚢神経
12 Posterior ampullary nerve 後膨大部神経
13 Modiolus 蝸牛軸
14 Spiral ganglion ラセン神経節
15 Round window 蝸牛窓
16 Oval window 前庭窓
17 Posterior ampulla 後膨大部
18 Posterior semicircular duct 後半規管
19 Lateral semicircular duct 外側半規管
20 Auricular nerve 耳介神経
21 Common crus 総脚
22 Lateral ampullary nerve 外側膨大部神経
23 Endolymphatic sac 内リンパ嚢
24 Dura mater 硬膜

臨床へのヒント

プロモントリテスト（岬角電気刺激検査）では針で鼓膜を通して岬角を穿刺する。穿刺針を通して蝸牛の神経，なかでも特に蝸牛の基底回転にある神経を電気刺激する。これによって中枢の聴覚系が正常な場合は聾の患者においても聴覚刺激を与えることができる。

中耳領域で岬角近傍の軟部組織密度の病変で，MRIで造影される場合は，鼓膜付近の糸球体性の腫瘍であることがわかり，診断は**鼓膜の神経節腫**が第一選択となる。

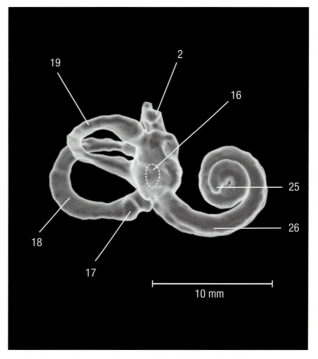

2 Anterior semicircular duct 前半規管
16 Oval window 前庭窓
17 Posterior ampulla 後膨大部
18 Posterior semicircular duct 後半規管
19 Lateral semicircular duct 外側半規管
25 Apertura of cochlear（helicotrema） 蝸牛孔
26 Cochlea, basal turns 蝸牛，基底回転

図7.7b 高解像度3次元T2強調画像のデータからの立体再構成。

7.1.4　前頭骨

前頭骨は頭蓋腔の前壁であるが，同時に眼窩上壁の大部分を作り，鼻腔の上部の境界にもなっている。前頭骨は次のように区分する：
- 前頭鱗
- 両側の眼窩部
- 鼻部

前頭鱗は冠状縫合で頭頂骨と，蝶前頭縫合で蝶形骨大翼と結合している。

眼窩部は頭蓋腔の方向に丸くふくらんだ眼窩上壁を作っている。眼窩部の内側縁は篩骨の篩板に接している。正中にある鼻部は両側の眼窩部と結合している。

7.1.5　頭頂骨

左右の**頭頂骨**は前頭骨と後頭骨の間にあって，頭蓋冠と頭蓋側壁のかなりの部分を構成している（図3.1b, 3.8c, 3.22, 4.2c, 4.8, 5.1b）。この骨は4つの辺縁をもっている：
- **上縁**は正中線上にあって，対側の頭頂骨と矢状縫合を作る（図5.30a）。
- **前縁**は冠状縫合で前頭骨に結合する（図4.2c, 4.5c, 4.7c, 5.9a, 5.28a）。
- **後縁**はラムダ（λ）縫合で後頭骨とつながる（図4.2c, 4.3c, 4.8, 5.9, 5.26a）。
- **下縁**は側頭骨との間に鱗状縫合，蝶形骨大翼との間に蝶頭頂縫合を作る。

7.2　頭蓋腔

頭蓋腔（図3.2-3.15, 4.2-4.7, 5.2-5.15, 5.17-5.30）は男性では平均1,550 mL，女性では平均1,425 mLの内腔で，硬い被膜で覆われている。内部には脳髄が神経や血管とともに髄液中に浮かぶように収められている。硬膜の隔壁によって内腔はいくつかの部分に区切られている。

7.2.1　テント下腔

小脳テント（図3.11a, 3.13a, 4.2a, 5.6a, 5.7a, 5.22b）はなだらかなテント状の形で，テント下腔の後頭蓋窩をテント上腔から隔てている。小脳テントには**テント切痕**という開口部があり，そこを脳幹の中脳が通る。ここには髄液のクッションともいうべき迂回槽がある（▶ p.237）。テント下腔のもう1つの大きな開口部は**大後頭孔**である（図3.1b, 3.12c, 3.25, 4.8, 5.17a）。形は楕円形からほぼ円形まであって，多くは径の違う2つの半円がくっついているようにみえる。大後頭孔の面積は平均 $8\,cm^2$（$5\sim10\,cm^2$）である。脳浮腫が強い場合，脳幹や小脳が下方に変位する。そのとき小脳下面のところで圧迫円錐が生じることがある。

7.2.2　テント上腔

テント上腔は**大脳鎌**によって部分的に2つに分けられる（図3.2a, 3.8a, 3.15a, 5.8a, 5.9a, 5.13a）。ここにも髄液のクッションがあって大脳半球間の構造が守られている（半球間槽と脳梁周囲槽）。頭蓋内占拠性病変で脳のシフトが起こるとき，硬膜隔壁でできた頭蓋腔内の各コンパートメントがその方向と程度を定めることになる。容積増大がテント上腔に起これば，テント切痕のところで**脳幹が絞扼**されて中脳症候群が出現することがある。さらに大脳半球の一側占拠性病変は大脳鎌を対側にたわませる。これらの変化についての正確な理解は，診断にも手術にも必須である。手術のアプローチを選択する際に大脳鎌や小脳テントの動静脈に注意をはらう必要がある（▶ 7.4章, p.251；7.5章, p.289）。

前額断シリーズで頭蓋腔のトポグラフィーは，上部の頭蓋冠，側方の頭蓋側壁および頭蓋底によって一見して明らかである（図3.2-3.15）。矢状断シリーズではテント下腔とテント上腔の諸構造が極めて明確に区別される（図4.2-4.7）。

上眼窩後頭下面シリーズでみられる骨の断面像は頭頸移行部や頭蓋底では複雑であり，反対に頭蓋冠では単純である。**頭蓋冠**の断面は頭の形にもよるが多少とも卵形をしている（図5.22-5.30）。

頭頸移行部では，**上部頸椎**あるいは椎間腔が出現することによって断面像がさまざまに変わる（図5.2）。前弓と後弓のみで椎体がなく，椎骨動脈の通る横突孔がかなり側方にあれば，環椎である。頭頸移行部のCT再構成画像ではそれがよくわかる。軸椎は何よりも歯突起が特徴的である。

図5.17aでは上眼窩後頭下面シリーズの断面が大後頭孔に斜めに入っている。この断面の前方は後頭骨の底部であり，断面の後方は大後頭孔のすぐ下にあたる。

7.2.3　頭蓋窩

後・中・前頭蓋窩のトポグラフィーは頭蓋骨そのもので説明するのが最適である。頭蓋骨標本に直接"手で触れる"ことによって，その立体構造が最もよく理解できる。頭蓋底内部を解剖のアトラスで眺めただけでは，頭蓋底の凹みはみな1つの水平面上にあるような印象を受けるであろう。実際には3つの**頭蓋窩**は高さの異なった3段テラスのようなもの

で，相互におよそ 2.5 cm ずつ，段差がついている[333]。中頭蓋窩の床面はほぼドイツ水平面の高さにある(図 5.16a)[179]。後頭蓋窩の床面は**ドイツ水平面**より約 2.5 cm 低く，前頭蓋窩は約 2.5 cm 高い。座標系に合わせた矢状断シリーズのうち中頭蓋窩が最も深くなっている断面で各頭蓋窩の位置関係がよく出ている(図 4.11)。

これらの位置関係をこのように単純化して理解しておくと，上眼窩後頭下面に平行に切断された断層像を読むときにも，極めて有益である。上眼窩後頭下面シリーズの第 1 切片の CT 画像(図 5.17a)をみると後頭蓋窩では頸静脈孔，中頭蓋窩では棘孔，卵円孔と上眼窩裂が出ている。前頭蓋窩の一部である**篩板**はこの切片内にある。嗅球はこの篩板に乗っている。次の切片(図 5.18b)では，後頭蓋窩と中頭蓋窩は 2 個の鉗子状の骨で囲まれているようにみえる。後頭蓋窩には内耳道が開いている(図 5.20a, 5.33)。

上眼窩裂(図 4.4c, 6.10a)は中頭蓋窩と眼窩とを結ぶ。図 5.18 の中央に鞍背はみえていない。

第 5 切片では，切片の高さが小脳テントにあたっている(図 5.21)。この高さからテント下腔は上方，テントの頂点に向かって小さくなっていく。横断シリーズ第 4 切片の CT 画像で視神経管(図 5.20)がみえており，それは眼窩と中頭蓋窩とを結んでいる(図 5.36)。前頭蓋窩に関しては眼窩上壁が認められる(図 3.17, 4.11)。

第 7 切片(図 5.22b)では，頭蓋骨は卵形の環のようにみえる。第 8 切片では，テント下腔の割合はテント上腔に比較して小さいが，その境界は小脳テントである(図 5.24)。

7.3 頭蓋内髄液腔

髄液腔について，前額断，矢状断，および両交連シリーズそれぞれの断面図を示す。図 7.8 には前額断シリーズの切片の位置，図 7.9 には個々の切片の断面図を示す。図 7.10 は矢状断の切片にみられる髄液腔である(矢状断シリーズの切片の位置は図 4.1 を参照)。図 7.11 には両交連シリーズの切片の位置を，図 7.12 にはこれらの切片上にみられる髄液腔の構造を示す。

7.3.1 クモ膜下腔

脳実質と脳脊髄液との比重はほとんど同じなので，脳は髄液のクッションの中に浮かんで守られている。脳脊髄液は脳室系とクモ膜下腔にある。クモ膜下腔は，脳の側は軟膜，外側はクモ膜が境界となっている。クモ膜は硬膜に密着し，他方軟膜とクモ膜の間のクモ膜下腔にはおよそ 25～50 mL の髄液が入っている[333]。ここに示した解剖標本ではアルコール・ホルマリン固定のため外髄液腔は人工的に大きくなっている。

7.3.2 脳槽

クモ膜下腔が拡大して，髄液のクッションになっているところを脳槽と名づける(図 7.8a, 7.9, 7.10, 7.11a, 7.12)。後頭下穿刺の場合には針は**大槽(後小脳延髄槽)**内に刺入される。この脳槽は小脳の下面，第四脳室の上壁と延髄の間の空間を満たしている。この後小脳延髄槽はおよそ 3 cm 幅であり，矢状面では 2 cm の深さがある。中央面は非常に個体差の大きい小脳鎌によって凹んだ形をとる。

後部および**前部の脳底槽**は広い髄液腔で，大後頭孔から前頭蓋窩の前縁にある鶏冠まで，脳底と頭蓋底の間に広がっている。2 つの脳底槽の境界は鞍背にある[333]。後頭蓋窩では斜台と橋の間に**橋槽**があり，小脳橋角部では左右の**小脳橋槽**として広がっている。外側から小脳橋槽内に小脳の片葉(H X)が突き出ている。この脳槽にはまた第四脳室の外側口(Luschka 孔)が開いている。小脳を下面から観察すると，この場所は"Bochdalek の花篭"として容易にみつけられる。それは第四脳室から出てきた脈絡叢である。**上小脳槽**は，小脳テントと小脳上面の間にある。後部脳底槽の前端は，**脚間槽**である(この名は脚間窩からとられた)。その中には，Ⅲ脳神経，脳底動脈の最終分岐ならびに上小脳動脈および後大脳動脈の近位部がある(図 4.2d)。

迂回槽(図 5.7)は後頭蓋窩と中頭蓋窩の移行部にあり，脚間槽に通じている。テント切痕で硬い小脳

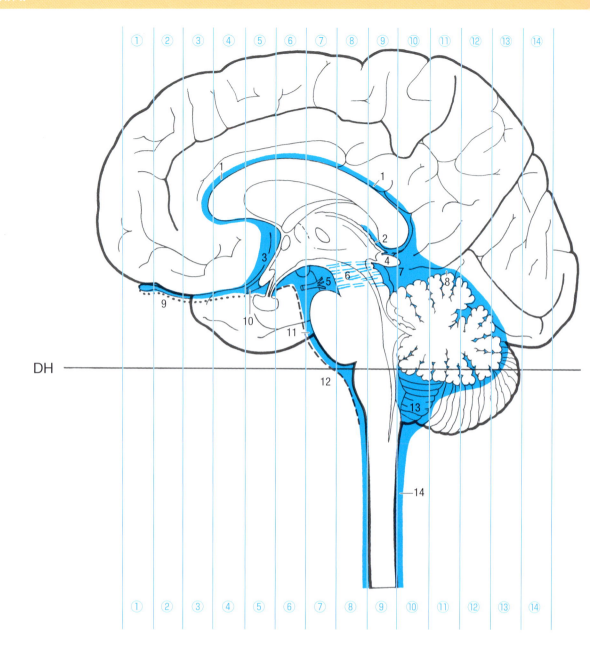

1 Pericallosal cistern 脳梁周囲槽
2 Cistern of transverse cerebral fissure 大脳横裂槽
3 Cistern of lamina terminalis 終板槽
4 Pineal gland (body) 松果体
5 Interpeduncular cistern 脚間槽
6 Ambient cistern 迂回槽
7 Quadrigeminal cistern (cistern of great cerebral vein) 四丘体槽（大大脳静脈槽）
8 Superior cerebellar cistern 上小脳槽
9 Anterior basal cistern (dotted line) 脳底槽前部（黒色の点線）
10 Chiasmatic cistern 交叉槽
11 Pontine cistern 橋槽
12 Posterior basal cistern (dashed line) 脳底槽後部（黒色の破線）
13 Cisterna magna (posterior cerebellomedullary cistern) 大槽（後小脳延髄槽）
14 Spinal subarachnoid space 脊髄クモ膜下腔

図7.8　頭蓋内の髄液腔　丸数字は厚さ1cmの切片に前方からつけた切片番号である。DH＝ドイツ水平面

図7.8a　頭蓋腔と脊柱管内における外髄液腔の正中面像。前額断シリーズ。迂回槽は大脳脚の外側を回っているので，青い二重線で示す。

テント縁から，大脳脚の側面を守る液体のクッションである。迂回槽は後方では蓋板槽（図5.7，5.23）に，前方では大脳谷槽（外側裂槽）へ通じている。さらに正中部の**脳梁周囲槽**や1対の半球間槽とも交通している（図3.2d，3.14d）。迂回槽内には何本かの血管があって，後方に向かって血液を送っている：後大脳動脈，上小脳動脈，脳底静脈（Rosenthal静脈）。同じく迂回槽内を走る滑車神経は遠心性のシグナルを前方に送っている。

蓋板槽（四丘体槽）（図5.7，5.23）は，蓋板（四丘体板）の後方にある髄液腔である。四丘体槽と大大脳静脈槽は，解剖学名国際委員会において同義語と認められた。双方とも四丘体板と大大脳静脈の間の狭い空間を指しているからである。

三叉神経槽は後頭蓋窩の小脳橋槽とつながっている（図5.20，6.8b，6.9b）。三叉神経槽の平たい盲嚢の

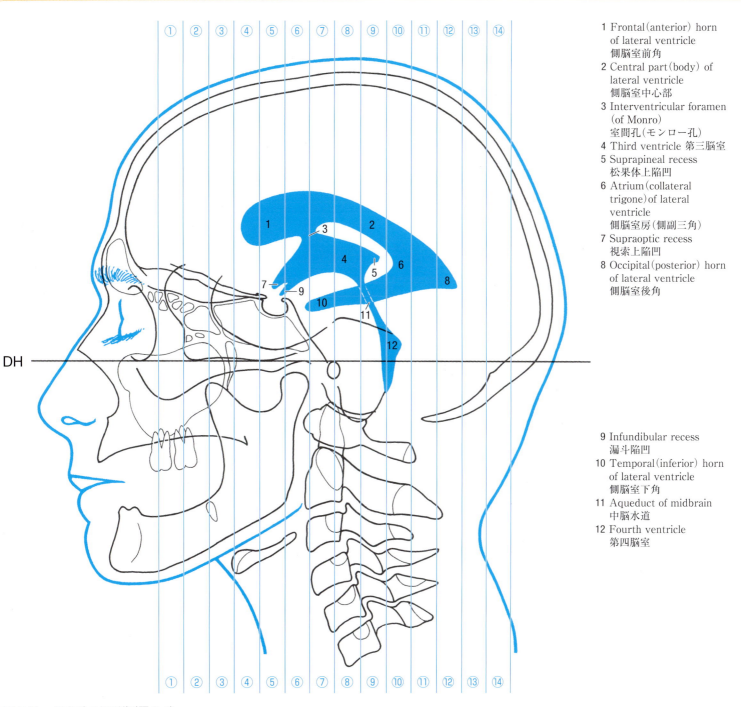

図 7.8b　脳室系の側面像（図 3.1）

部分（図 6.9b, 7.9a, 7.9b）は中頭蓋窩で錐体骨の先端と蝶形骨の上にあり，その中にⅤ脳神経根と三叉神経節（Gasser 神経節）を収めている．

脳底槽の前部は鞍背から前頭蓋窩前縁の範囲にあり，ここでは乳頭体，漏斗，視交叉，視索，嗅球，嗅索が隣接の前頭葉とともに境界を作っている．その一部が視交叉を囲む**交叉槽**である．前部脳底槽は後方では脚間槽（図 3.9a, 3.9b, 3.9d, 5.7, 5.22）に移行する．前部脳底槽の正中部は脚間槽も含めて，"ペンタゴン（五角形）"になっている（図 7.12a）．Willis 動脈輪やその動脈枝の基部はペンタゴン内にある．

前部脳底槽は，前側方では**大脳谷槽**を通って大脳外側窩槽（Sylvius 裂槽）と交通している．大脳谷槽（図 5.21, 7.9a）とは，蝶形骨小翼の後縁と前有孔質との間の広がりをいい，その中を中大脳動脈の本幹が走る．

1 Interhemispheric cistern 半球間槽
2 Anterior basal cistern 脳底槽前部
3 Pericallosal cistern 脳梁周囲槽
4 Frontal (anterior) horn of lateral ventricle 側脳室前角
5 Cistern of lateral cerebral fossa (cistern of Sylvian fissure) 大脳外側窩槽（シルビウス裂槽）
6 Cistern of lamina terminalis 終板槽
7 Chiasmatic cistern 交叉槽
8 Third ventricle 第三脳室
9 Infundibular recess 漏斗陥凹
10 Cistern of vallecula cerebri 大脳谷槽
11 Trigeminal cistern 三叉神経槽

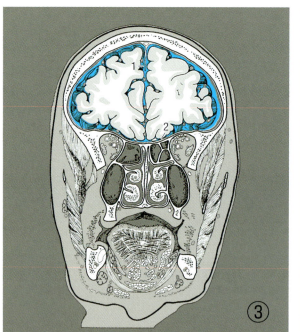
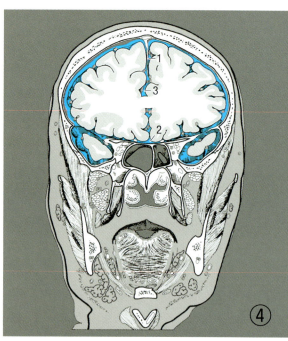
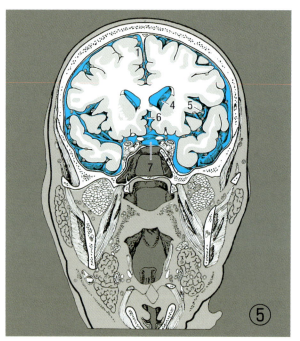
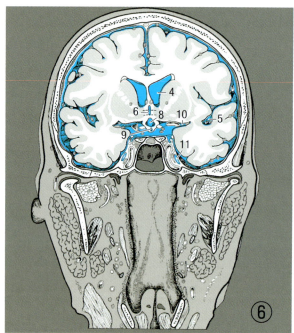

図 7.9　頭蓋内の髄液腔　頭蓋腔と脊柱管内における外髄液腔の前額断シリーズ。丸数字は切片番号を示す（図 3.1, 7.8）。

図 7.9a　第 3–第 6 切片

大脳外側窩槽（Sylvius 裂槽）（図 4.6b, 5.7, 5.21, 7.9a, 7.9b, 7.10b, 7.12b）は島と，前頭葉，頭頂葉，側頭葉の弁蓋部との間にできた空間である[56]。このために"島槽"ともいわれる。中大脳動脈の枝，島動脈群がこの脳槽内にある。

大脳横裂槽（図 7.9b, 7.10a, 7.11a）は，一方は脳梁，他方は視床，第三脳室上壁との間隙の髄液帯をいう。すなわち終脳と間脳の間の脳槽である（それゆえ，以前は"終脳間裂"と呼ばれた）。大脳横裂槽は，前方に室間孔（Monro 孔）（図 7.8a）に向かって延び，矢状方向ではおよそ 2.5 cm の長さ，前額方向では 4 cm の幅をもっている。2 本の内大脳静脈（図 5.9a）と内・外側後脈絡叢動脈の遠位部（図 5.8）がこの脳槽内にある。

大脳横裂槽は蓋板槽，脳梁周囲槽，半球間槽に移行する。脳梁周囲槽（図 7.8a, 7.10a）は脳梁と大脳鎌

7.3 頭蓋内髄液腔

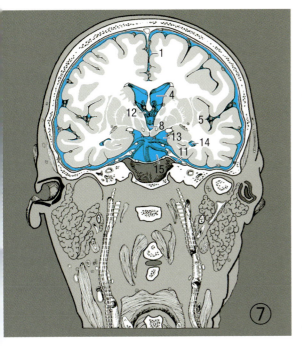
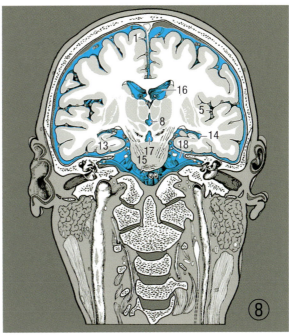
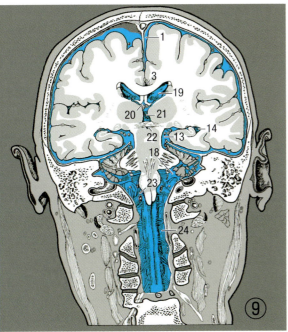
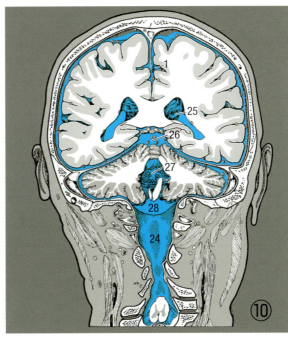

1 Interhemispheric cistern 半球間槽
3 Pericallosal cistern 脳梁周囲槽
4 Frontal (anterior) horn of lateral ventricle 側脳室前角
5 Cistern of lateral cerebral fossa (cistern of Sylvian fissure) 大脳外側窩槽（シルビウス裂槽）
8 Third ventricle 第三脳室
11 Trigeminal cistern 三叉神経槽
12 Interventricular foramen (of Monro) 室間孔（モンロー孔）
13 Ambient cistern 迂回槽
14 Temporal (inferior) horn of lateral ventricle 側脳室下角
15 Pontine cistern 橋槽
16 Lateral ventricle 側脳室
17 Interpeduncular cistern 脚間槽
18 Cerebellopontine cistern 小脳橋槽
19 Central part (body) of lateral ventricle 側脳室中心部
20 Cistern of transverse cerebral fissure 大脳横裂槽
21 Suprapineal recess 松果体上陥凹
22 Aqueduct of midbrain 中脳水道
23 Posterior basal cistern 脳底槽後部
24 Spinal subarachnoid space 脊髄クモ膜下腔
25 Atrium (collateral trigone) of lateral ventricle 側脳室房（側副三角）
26 Quadrigeminal cistern (cistern of great cerebral vein) 四丘体槽（大大脳静脈槽）
27 Roof of fourth ventricle 第四脳室上壁
28 Cisterna magna (posterior cerebellomedullary cistern) 大槽（後小脳延髄槽）

図 7.9b 第7-第10切片

下縁との間の無対の脳槽であり，**半球間槽**（図 3.2d，7.9）は大脳鎌と終脳半球内側面との間の1対の髄液腔である．終板槽（図 7.9a，7.11a，7.12b）は交叉槽（図 7.8a，7.9a，7.10a）と脳梁を取り巻く脳梁周囲槽とを結んでいる．

7 頭蓋骨領域

1 Interhemispheric cistern
  半球間槽
28 Cisterna magna
  (posterior cerebellomed-
  ullary cistern)
  大槽（後小脳延髄槽）
29 Occipital (posterior) horn
  of lateral ventricle
  側脳室後角
30 Superior cerebellar
  cistern 上小脳槽

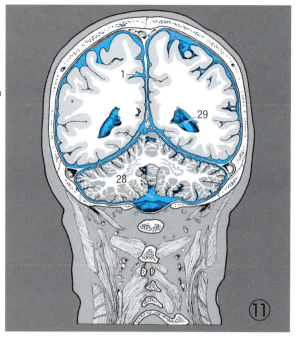
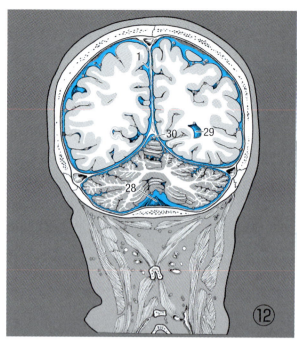
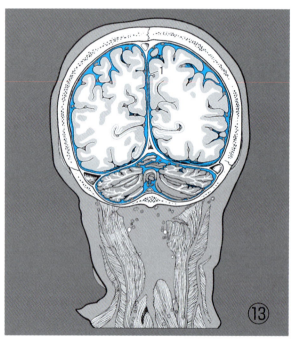
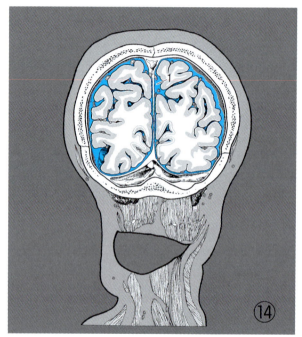

図 7.9c　第 11-第 14 切片

7.3.3 脳室系

脳室系(図7.8b, 7.9, 7.10, 7.11b, 7.12)は脳の内部にある髄液腔で, 4つの脳室と連絡路から成っている. それらの容積や形は健常者でも非常にまちまちである. 脳室の平均容積は, 成人脳で頭蓋外に取り出して固定されたものでは平均20 mL(7〜57 mL)[299, 343], また正常人脳のCT計測では平均31 mL(15〜46 mL)である[72].

第四脳室

第四脳室は小さなテントの形をしている. その床面は菱形(菱形窩)である. 上壁は2つの髄質の帆(上髄帆と下髄帆), 小脳脚と小脳から成っている. 下髄帆に接して第四脳室の脈絡叢がある. それは, 第四脳室の後方を仕切る形の結合織板に付着している.

第四脳室(図3.1c, 3.11b, 3.11d, 4.2a, 4.2b, 6.6a, 6.8b, 7.8b)は3つの開口部によって外髄液腔と交通している:

- 閂(図4.2a, 6.3, 6.5b, 6.5c)では中央に第四脳室正中口(Magendie孔)が, そして
- 延髄の外側にはⅦ脳神経に接した1対の第四脳室外側口(Luschka孔)(図6.7a, 6.7b)がある.

中脳水道

中脳水道(図3.1c, 3.10a, 4.2b, 5.8, 5.24, 7.10a, 7.12b)は中脳内にある. これは軽く弯曲して第四脳室と第三脳室を結んでいる. 長さは約15 mmである.

第三脳室

第三脳室は正中面にある裂け目のような腔であって, その側壁は後方から前庭部に向かって視床上部, 視床, 視床下部から成っている. 75%の症例においては両壁の視床の間に視床間橋がみられる. 第三脳室の前方は終板が境界となっている(図3.1c, 4.2a, 4.2b, 5.7). ここには, およそ視床下溝の高さに前交連による凹みがある. 視床下部の領域では2つの小さなW状の突出がある:視交叉に向かって視索上陥凹(図7.8b)が, 下垂体柄に向かって漏斗陥凹(図3.7a, 7.10a, 7.11b)が延びている. **室間孔(Monro孔)** の上方では第三脳室脈絡叢が第三脳室上壁を覆っている. 脈絡叢を支えている結合織板, 第三脳室脈絡組織は両側の視床髄条の間に張っていて, 松果体の上方では松果体上陥凹(図7.8b)という盲嚢を作っている. その2〜3 mm下に小さな凹み, 松果体陥凹がある. 松果体陥凹の上部には手綱交連の隆起が, また下部には後交連(上視床交連)がある. その下方で第三脳室は中脳水道に移行する[337].

側脳室

両側の側脳室は終脳内にあり, 2本の羊の角の形をした腔である. それらは室間孔(Monro孔)によってたがいに連絡し, また第三脳室とも連なっている. 終脳の4つの脳葉に対応させて側脳室を4部に分ける:

- **前角**(前頭角)は前頭葉内にある(図3.7a, 3.7b, 5.23, 5.24, 7.10a).
- **中心部**(体部)は頭頂葉内にある(図3.9a, 3.9b, 3.10a, 5.26b, 7.10a).
- **後角**(後頭角)は後頭葉内にある(図3.12, 7.10a).
- **下角**(側頭角)は側頭葉内にある(図3.9a, 3.9b, 4.5b, 4.5d, 5.7b).

前角は側脳室の前端部で, 後方は室間孔(図3.1c, 3.8a, 5.1c, 5.9a, 5.24, 7.10a, 7.11b)までである. 前角の内側は透明中隔, 外側は尾状核頭が境界になっている. 脳梁線維が上壁を形成している.

中心部は幅が狭いが, それは視床が隆起しているからである. 床面の内側は付着板により, 外側は尾状核体により, そして上壁は脳梁によって作られている. 室間孔を通って血管叢, すなわち側脳室脈絡叢が内側から腔内に突き出ている. 中心部は脳梁膨大までで, そこで後角と下角の2つに分かれる.

臨床的な用語では中心部, 後角, 下角の合流部を"三角部"という. 解剖学的に側副三角(図5.9a, 5.9b, 5.25)というのは, 下角の入口にあたる三角形の領野のことで, これは大脳の外側では側副溝の深い切れ込みに対応している. **後角**の天井は脳梁の放線大鉗子によって覆われている. 後角の内側壁には**鳥距**という隆起がある. これは深く入り込んでいる鳥距溝によって作られる. **下角**は, 側副三角から外側底部に向かって緩やかなカーブを描く. 尾状核尾は下角の上壁を走る. 下角先端には扁桃体がある(図3.8a, 3.8b, 4.5a, 4.5b, 5.6, 5.7, 5.21). 下角内側では海馬采に脈絡叢が付着している. その内側底面には海馬が続いており(図3.8a, 3.8b, 3.9e, 4.5a, 4.5b, 5.7), 海馬は白板(図3.9e, 3.9f, 5.7, 5.8)に覆われて下角内に隆起している.

1 Interhemispheric cistern 半球間槽
2 Pericallosal cistern 脳梁周囲槽
3 Interventricular foramen (of Monro) 室間孔（モンロー孔）
4 Choroid plexus of third ventricle 第三脳室脈絡叢
5 Cistern of transverse cerebral fissure 大脳横裂槽
6 Suprapineal recess 松果体上陥凹
7 Pineal gland (body) 松果体
8 Quadrigeminal cistern (cistern of great cerebral vein) 四丘体槽（大大脳静脈槽）
9 Cistern of lamina terminalis 終板槽
10 Supraoptic recess 視索上陥凹
11 Infundibular recess 漏斗陥凹
12 Third ventricle 第三脳室
13 Chiasmatic cistern 交叉槽
14 Interpeduncular cistern 脚間槽
15 Aqueduct of midbrain 中脳水道
16 Superior cerebellar cistern 上小脳槽
17 Pontine cistern 橋槽
18 Fourth ventricle 第四脳室
19 Choroid plexus of fourth ventricle 第四脳室脈絡叢
20 Posterior basal cistern 脳底槽後部
21 Central canal 中心管
22 Cisterna magna (posterior cerebellomedullary cistern) 大槽（後小脳延髄槽）
23 Spinal subarachnoid space 脊髄クモ膜下腔
24 Central part (body) of lateral ventricle 側脳室中心部
25 Frontal (anterior) horn of lateral ventricle 側脳室前角
26 Anterior basal cistern 脳底槽前部
27 Ambient cistern 迂回槽
28 Lateral ventricle 側脳室
29 Choroid plexus of lateral ventricle 側脳室脈絡叢
30 Cistern of vallecula cerebri 大脳谷槽
31 Occipital (posterior) horn of lateral ventricle 側脳室後角
32 Trigeminal cistern 三叉神経槽
33 Cerebellopontine cistern 小脳橋槽
34 Atrium (collateral trigone) of lateral ventricle 側脳室房（側副三角）
35 Temporal (inferior) horn of lateral ventricle 側脳室下角

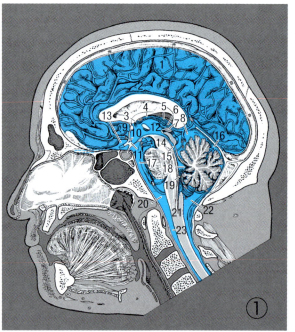
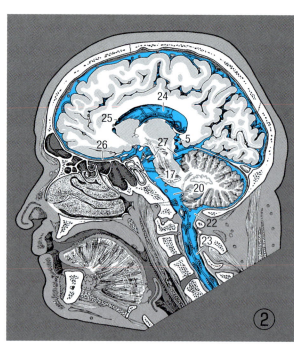
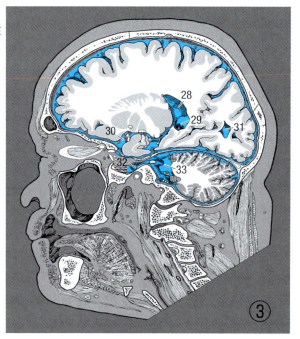
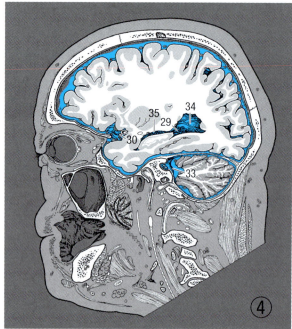

図 7.10　頭蓋内の髄液腔　頭蓋腔と脊柱管内における外髄液腔の矢状断シリーズ。丸数字は切片番号を示す（図 4.1）。

図 7.10a　第 1–第 4 切片

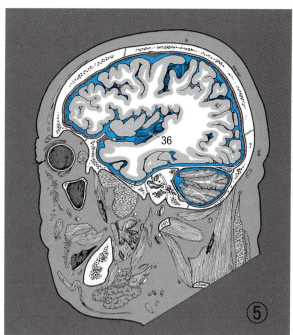

36 Cistern of lateral cerebral fossa (cistern of Sylvian fissure) 大脳外側窩槽（シルビウス裂槽）

図 7.10b　第 5 切片

臨床へのヒント

　脳室系と脳槽の大きさや形は，個人差や年齢による違いが大きいが，頭蓋内病変の診断に臨床的価値がある．側脳室の非対称，脳室壁の変形，脳内外の髄液腔の広さの相違，テント上脳室系と第四脳室の大きさの不均衡などは，検査担当者の注意をひいて病態のヒントとなり，また確定診断のために適切な検査法へ進む手がかりともなる：すなわち閉塞性水頭症，髄液の分泌過多と吸収不全による水頭症，内水頭症と外水頭症，脳欠損による水頭症など，文献を参照のこと[245, 272, 323, 519]．

7 頭蓋骨領域

1 Pericallosal cistern
  脳梁周囲槽
2 Cistern of transverse cerebral fissure
  大脳横裂槽
3 Pineal gland (body)
  松果体
4 Cistern of lamina terminalis 終板槽
5 Quadrigeminal cistern (cistern of great cerebral vein)
  四丘体槽（大大脳静脈槽）
6 Superior cerebellar cistern 上小脳槽
7 Interpeduncular cistern 脚間槽
8 Ambient cistern 迂回槽
9 Anterior basal cistern (dotted line)
  脳底槽前部（黒色の点線）
10 Chiasmatic cistern
  交叉槽
11 Pontine cistern 橋槽
12 Posterior basal cistern (black dashed line)
  脳底槽後部（黒色の破線）
13 Cisterna magna (posterior cerebellomedullary cistern)
  大槽（後小脳延髄槽）

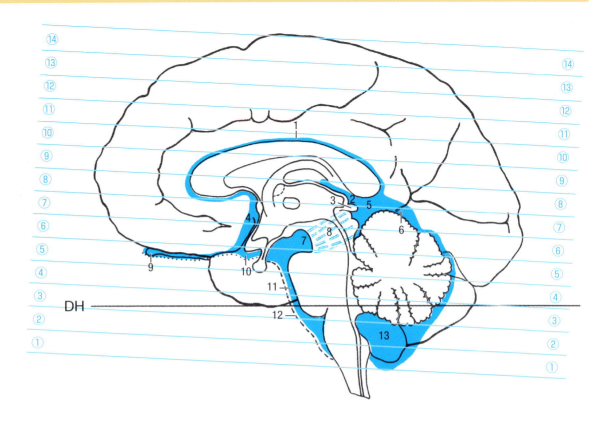

図 7.11　頭蓋内の髄液腔　切片には下方から上方へ向かう順序で番号をつけてある。
DH＝ドイツ水平面

図 7.11a　外髄液腔の正中面像。両交連面シリーズ。迂回槽は大脳脚の外側を回っているので，青い二重線で示す。

7.3 頭蓋内髄液腔

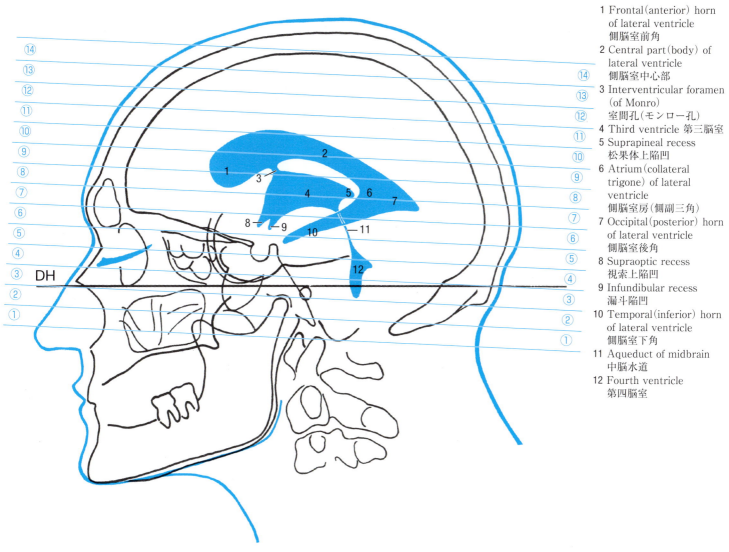

図 7.11b　脳室系の側面像（図 5.1）

1 Frontal (anterior) horn of lateral ventricle
側脳室前角
2 Central part (body) of lateral ventricle
側脳室中心部
3 Interventricular foramen (of Monro)
室間孔（モンロー孔）
4 Third ventricle 第三脳室
5 Suprapineal recess
松果体上陥凹
6 Atrium (collateral trigone) of lateral ventricle
側脳室房（側副三角）
7 Occipital (posterior) horn of lateral ventricle
側脳室後角
8 Supraoptic recess
視索上陥凹
9 Infundibular recess
漏斗陥凹
10 Temporal (inferior) horn of lateral ventricle
側脳室下角
11 Aqueduct of midbrain
中脳水道
12 Fourth ventricle
第四脳室

247

7 頭蓋骨領域

1 Posterior basal cistern
  脳底槽後部
2 Cisterna magna
  (posterior cerebellomedullary cistern)
  大槽 (後小脳延髄槽)
3 Anterior basal cistern
  脳底槽前部
4 Pontine cistern 橋槽
5 Trigeminal cistern
  三叉神経槽
6 Cerebellopontine cistern
  小脳橋槽
7 Fourth ventricle
  第四脳室
8 Cistern of vallecula
  cerebri 大脳谷槽
9 Suprasellar cistern
  鞍上槽

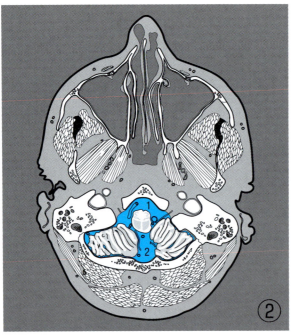
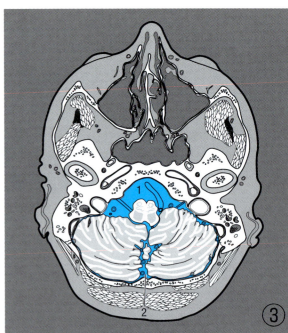
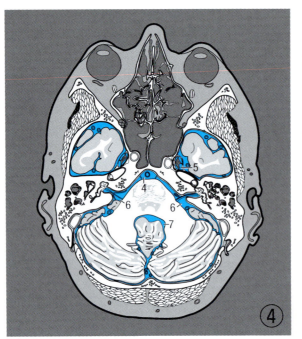
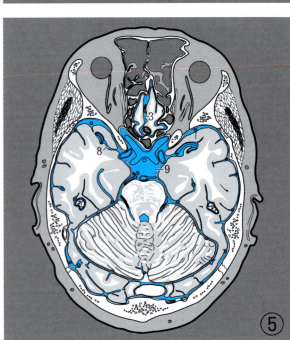

図 7.12 頭蓋内の髄液腔　頭蓋内の髄液腔の両交連面シリーズ。丸数字は切片番号を示す（図 5.1, 7.11）。

図 7.12a　第 2–第 5 切片

7.3 頭蓋内髄液腔

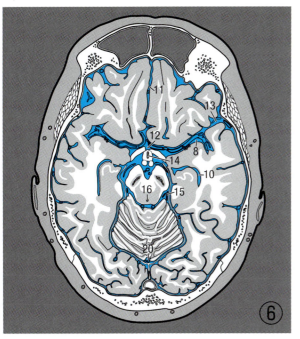
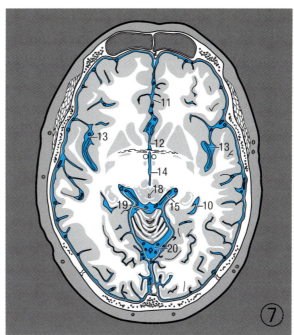

8 Cistern of vallecula cerebri 大脳谷槽
10 Lateral ventricle 側脳室
11 Interhemispheric cistern 半球間槽
12 Cistern of lamina terminalis 終板槽
13 Cistern of lateral cerebral fossa (cistern of Sylvian fissure) 大脳外側窩槽（シルビウス裂槽）
14 Third ventricle 第三脳室
15 Ambient cistern 迂回槽
16 Transition of aqueduct into fourth ventricle 中脳水道から第四脳室への移行部
17 Pericallosal cistern 脳梁周囲槽
18 Aqueduct of midbrain 中脳水道
19 Quadrigeminal cistern (cistern of great cerebral vein) 四丘体槽（大大脳静脈槽）
20 Superior cerebellar cistern 上小脳槽

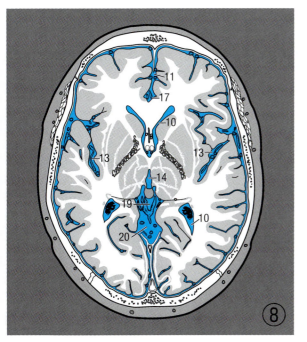
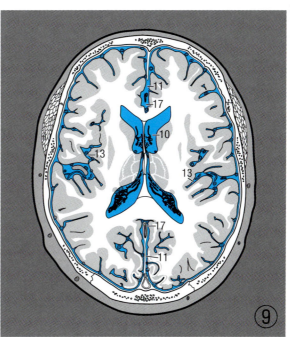

図 7.12b 第 6-第 9 切片

7 頭蓋骨領域

10 Lateral ventricle 側脳室
11 Interhemispheric cistern 半球間槽
17 Pericallosal cistern 脳梁周囲槽

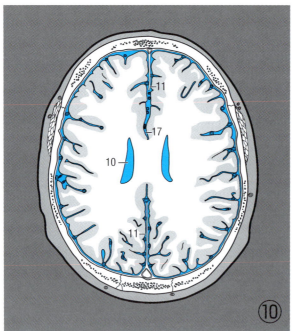
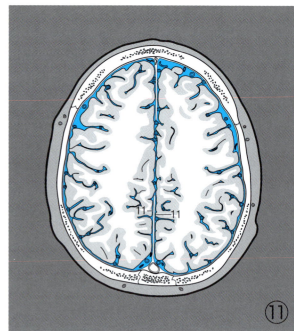

図 7.12c　第 10，第 11 切片

7.4 脳動脈とその灌流域

通常のCTやMRI検査では脳血管（図7.13-7.32）の描出は十分ではなく，確定診断のためにはCTAかMRA（図7.15, 7.27）を追加する必要がある．血管病変，腫瘍の鑑別診断，あるいは手術計画を立てるときなどもそうである．いくつかの特別な場合には**脳血管造影**を必要とする．CTやMRIでは血管病変の結果，脳に生じた浮腫，梗塞，出血，水頭症などの病態を確認できる．したがって，脳血管造影ではおおむね正面像と側面像で得られた脳血管の位置関係を，CT，MRIによる画像診断の所見と合わせて3次元的に理解するということが課題となる．この理由から，本書では，脳血管造影で最も頻度の高い脳血管分布パターンを模式図で示し，それと脳標本の切片像での血管とを比較することにする．

比較的太い脳動脈（中大脳動脈や脳底動脈）が**閉塞**すると，その血管腔はCTでは高濃度に，MRIでは液流無信号化（flow void）の消失として描出される．それによって，限定された範囲の脳梗塞が30分後にわずかな低吸収域としてその支配域の低濃度病変か皮質髄質境界の不鮮明化が現れる．CTでは頭蓋内出血は直後に証明されるが，MRIでも数時間後に特別なT2*強調画像シークエンスを用いれば証明できる．脳虚血ではMRIのほうがCTより感度が高い．脳梗塞をより早期に描出できるし，脳幹，小脳の梗塞もより鮮明である．浮腫や梗塞は，CTでみられる低濃度域の範囲や程度，あるいはMRIでみられる異常シグナルで示されるが，それらは単に閉塞した血管の太さによって決まるのでなく，**側副血行**の状態によっても変わってくる．動脈瘤は直径2～3 mmの大きさになるとCTAかMRAで診断できる．小さな血管腫の検出には，これらの方法では信頼性に乏しい．依然としてDSAが検出方法となる．

ここ数十年にわたり，**脳動脈の変異**に関する徹底的な研究が多く行われてきた[152, 190, 307, 332, 333, 601]．しかしながら，国際的に採用された名称を用いる臨床家はごく一部であった．そのため，文献には多くの同義語が使われている．本書では必要に応じて，同義語も国際解剖学名の後に括弧内に示した．

脳動脈の解剖名の多くは100年以上にわたり使用されている．解剖構造の命名は，単一の目立つ特徴で決めてしまうことが多い[47]．例えば，小脳動脈は小脳上で分岐するが，同時に延髄，橋，あるいは中脳の一部分に対しても重要な周回枝を送っている．それゆえ，小脳動脈の近位部での閉塞は延髄・橋・中脳の脱落症状を生じることもある．集合論的にいえば，動脈の名称はその灌流域という集合の一部からつけられることが多い．

7.4.1 椎骨動脈

椎骨動脈（図7.13, 7.20）は環椎の横突孔を出て，まず後方に向かい，次いで屈曲して第一頸椎の椎骨動脈溝に入る（図4.4c）．これによって頭の動きに必要な"あそび"が作られている．脳血管造影の側面像ではこの部分は**V3部**という（図7.13b）．

椎骨動脈は椎骨動脈溝から出て，環椎後頭膜，硬膜，クモ膜を斜めに貫通する．この部位には膨大部糸球体を備えた環椎後頭溝がある．おそらく血管反射のためのレセプターが配置されているのであろう．椎骨動脈は，まず弓状に走って延髄の前方に出る（図3.9c, 3.10c, 4.2c, 5.3）．その頭蓋内の部分は**V4部**と呼ばれる（図7.13b）．左右の椎骨動脈が**合流**して脳底動脈となる箇所は，橋の下縁にあたることが多い（66％の症例）が，稀に延髄上部の前面であることもある．V4部では右または左のいずれかの椎骨動脈の径がより大きく，蛇行していることがある．

血管造影上証明される**椎骨動脈の枝**は前脊髄動脈と後下小脳動脈（PICA）である．**前脊髄動脈**は2本の椎骨動脈が合流して脳底動脈になる手前で分岐し，内側下方に走る．77％の症例では，左右2本の前脊髄動脈は2～3 cmほど走ってから1本の正中の前脊髄動脈となる[333]．20％では一側の前脊髄動脈を欠いており，また13％では左右のものが合流しない．前脊髄動脈からは延髄に何本かの傍正中枝が送られる．

後下小脳動脈（図3.10c, 4.2c, 4.3c, 4.3d, 5.3a, 7.13, 7.14a）は，通常頭蓋内で椎骨動脈から分岐するが，18％の症例では大後頭孔より下方で分岐する．10％の例外では後下小脳動脈が脳底動脈から分かれることもある．

後下小脳動脈が一側で欠如しているのは10％，両側で欠如しているのは2％と報告されている[333]．この小脳動脈の延髄外側縁での走行は非常に多様である[307, 333]．後下小脳動脈は延髄の前外側部，外側部，後部の一部にも何本もの小枝を出していて，そこには，疑核，交感神経の中枢路，三叉神経脊髄路核および脊髄視床路が存在する（図6.4b, 6.5b, 6.6b）．そののち，この動脈は小脳扁桃かその近くでループを作ることがある．18％の症例ではそれが大後頭孔の下方に出る[307]．したがって，後下小脳動脈の低位は必ずしも脳浮腫で小脳扁桃ヘルニアが起こっていることを示すのではない．後下小脳動脈からは第四脳室脈絡叢に分枝が送られる．この小脳動脈の末

1 Vertebral artery
  椎骨動脈
2 Variation of posterior inferior cerebellar artery
  後下小脳動脈の変異
3 Posterior inferior cerebellar artery（PICA）
  後下小脳動脈
4 Basilar artery 脳底動脈
5 Anterior inferior cerebellar artery（AICA）
  前下小脳動脈
6 Superior cerebellar artery 上小脳動脈
7 Origin of posterior cerebral artery
  後大脳動脈起始部
8 Posterior communicating artery 後交通動脈
9 Internal carotid artery
  内頸動脈

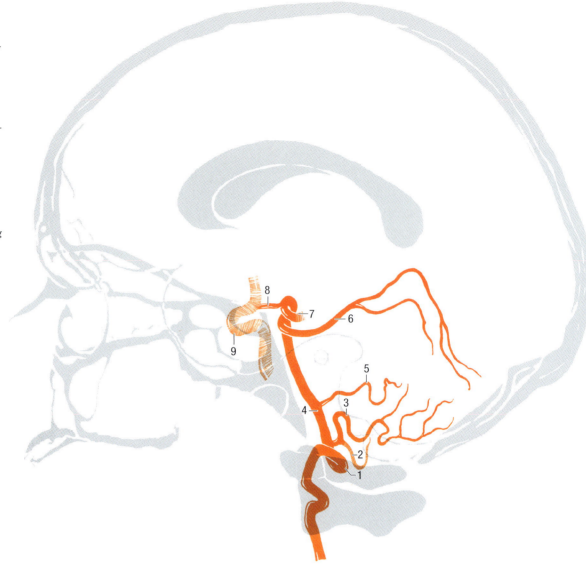

図 7.13　テント下の動脈枝と内頸動脈への連結

図 7.13a　側面像

梢は小脳の下面に達し，そこで内側，外側 2 本の枝に分かれる．内側の枝は小脳虫部下面に，外側の枝は歯状核の一部を含め小脳半球の下面に分布する．

7.4.2　脳底動脈

脳底動脈は椎骨動脈が合流してできる．脳底動脈（図 3.8b，3.8c，4.2c，4.2d，5.5，5.6，5.20，7.14）は，橋の脳底動脈溝内にあって，橋槽から上方に脚間槽まで進む．平均 32（15〜40）mm の長さである．脳底動脈の上端は，51％の症例では鞍背の高さに，30％ではそれより上方に，19％ではそれより下方に位置する[307]．この動脈が右または左に凹んだカーブを描くのはそれぞれ 10％ずつで，通常カーブの反対側の椎骨動脈の内径が太い．したがって，このカーブは血行力学的な要因によると推定される[234]．この曲がった走行を占拠性病変による病的な偏位と間違えてはいけない．

脳底動脈の枝（図 7.14，7.15）は：

- 橋動脈（細い分枝群，切片に出ていないので図にも描かれていない）
- 前下小脳動脈（AICA）（図 4.2c，4.4c，5.5，7.14a）
- 上小脳動脈（図 3.8c，4.2c，4.2d，5.6，6.11b，7.13a，7.14a）
- 後大脳動脈（図 3.8c，4.2c，4.2d，5.6，6.13b，7.13a，7.14a）

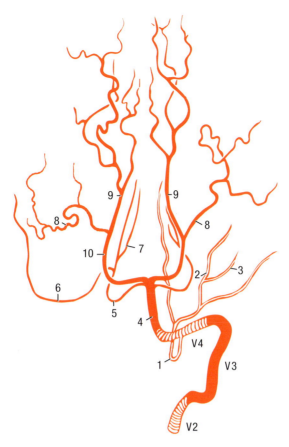

V2	Vertebral artery, V2 segment 椎骨動脈 V2 部
V3	Vertebral artery, V3 segment (between axis and atlas) 椎骨動脈 V3 部（環椎と軸椎の間）
V4	Intracranial vertebral artery 頭蓋内椎骨動脈
1	Posterior inferior cerebellar artery (PICA) 後下小脳動脈
2	Caudal branch of vermis 小脳虫部動脈尾側枝
3	Branch of cerebellar tonsillar 小脳扁桃枝
4	Basilar artery 脳底動脈
5	Origin of superior cerebellar artery 上小脳動脈起始部
6	Marginal artery (marginal branch) 辺縁動脈（辺縁枝）
7	Cranial branch of vermis 小脳虫部動脈頭側枝
8	Temporo-occipital artery 側頭後頭動脈
9	Medial occipital artery 内側後頭動脈
10	Posterior cerebral artery 後大脳動脈

図 7.13b　Krayenbühl による Towne 法におけるテント下血管図

約 8 本の**橋動脈**が脳底動脈からほぼ直角に出る。内側枝群は橋の傍正中部を，外側枝群は橋外側部の一部を栄養する。これらの動脈は血管造影では通常写らない。

前下小脳動脈は，脳底動脈の下 1/3 の部分から出ることが多いが（52%），中 1/3 の部分から出ることもあり（46%），稀には上 1/3 の部分から出ることもある（2%）。例外的に前下小脳動脈が椎骨動脈から分かれることもある。約 10% の症例では前下小脳動脈が一側で 2 本の場合があり，1% では一側で欠如し，稀には両側で欠如する。ほとんどの場合，この血管はまず橋の表面を外側下方に走りながら細い分枝を出す（図 7.14a）。そのときループを作るが，そこで約 70% では迷路動脈が分かれる。また，迷路動脈が脳底動脈から直接分かれることもある。前下小脳動脈は片葉（HX）の上か，これを回って走り，そこに細枝を送る。この動脈の片葉部からは延髄や橋の中小脳脚にも細枝が出ている。前下小脳動脈の半球枝は特に小脳半球下面の前方に分布し，第四脳室脈絡叢にも分布している。

上小脳動脈は小脳の動脈の中では最も形が一定したもので，脳底動脈が最後に二分する直前のところで出る（図 7.14a, 7.15）。4% の症例ではこの動脈は後大脳動脈から分岐する[332]。上小脳動脈が右または左で 2 本出ているのはそれぞれ約 10% である。上小脳動脈は橋の後部域と上小脳脚，部分的には中脳の後部域に細枝を送り，小脳の上面には比較的太い枝を出している（図 7.13b）。小脳の動脈は相互に吻合している。

小脳の血管が先天的に欠如している場合には，小脳は部分的にまたは完全に対側から血液の供給を受ける。後下小脳動脈が欠如しているときには前下小脳動脈と上小脳動脈が小脳下面の血流を受けもつ。60% の症例においては後下小脳動脈のみが小脳下面に血流を供給しているが，26% では前下小脳動脈も，3% では上小脳動脈もそれを分担している。上小脳動脈のみが小脳上面に血液を供給するのは 67% であるが，前下小脳動脈と後下小脳動脈が補うこともある[333]。

7 頭蓋骨領域

1. Interpeduncular perforating arteries 脚間動脈穿通枝
2. Optic tract 視索
3. Basilar artery 脳底動脈
4. Short and long branch of pontine artery 橋動脈長枝・短枝
5. Labyrinthine artery 迷路動脈
6. Anterior inferior cerebellar artery (AICA) 前下小脳動脈（複数の部位から分枝）
7. Branches of superior cerebellar artery 上小脳動脈の分枝
8. Flocculus (H X) 片葉
9. Ventral median fissure artery 腹側正中裂動脈
10. Anterior spinal artery 前脊髄動脈
11. Posterior inferior cerebellar artery (PICA) (descending type) 後下小脳動脈（下行型）
12. Vertebral artery 椎骨動脈
13. Posterior spinal artery 後脊髄動脈
14. Olivary artery オリーブ動脈
15. Posterior inferior cerebellar artery (PICA) (ascending type) 後下小脳動脈（上行型）
16. Posterior lateral sulcus artery 後外側溝動脈
17. Medial medullary branches 内側延髄枝
18. Anterior inferior cerebellar artery (AICA) 前下小脳動脈
19. Superior cerebellar artery 上小脳動脈
20. Short circumferential arteries 短回旋動脈
21. Quadrigeminal artery 四丘体動脈
22. Thalamogeniculate artery 視床膝状体動脈
23. Posterior cerebral artery 後大脳動脈
24. Posterior communicating artery 後交通動脈

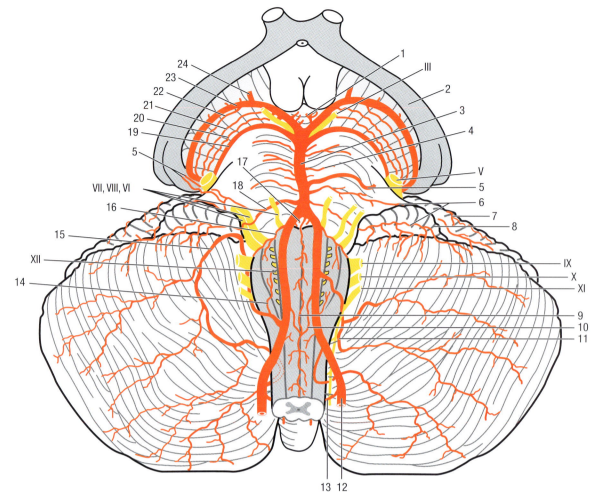

図 7.14　脳底動脈とその分枝　模式図。ローマ数字は脳神経を示す（出典：文献 480）。

図 7.14a　脳底動脈の分枝と椎骨動脈の頭蓋内走行部

1. Posterior cerebral artery 後大脳動脈
2. Basilar artery (top) 脳底動脈（先端）
3. Superior cerebellar artery 上小脳動脈
4. Basilar artery 脳底動脈
5. Anterior inferior cerebellar artery (AICA) 前下小脳動脈
6. Vertebral artery 椎骨動脈
7. Posterior inferior cerebellar artery (PICA) 後下小脳動脈

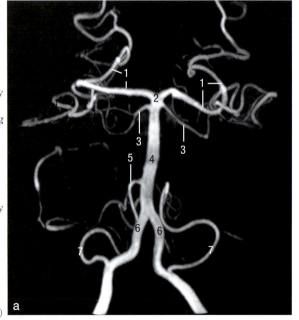 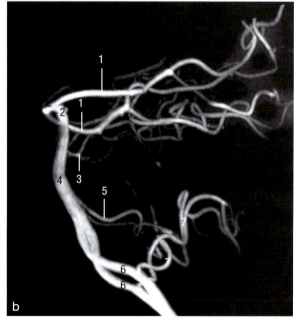

図 7.15　脳底動脈とその分枝　脳底動脈の分枝と頭蓋内腔 TOF 法による 3T-MRA（MIP 処理）。

図 7.15a　正面像
図 7.15b　矢状断像

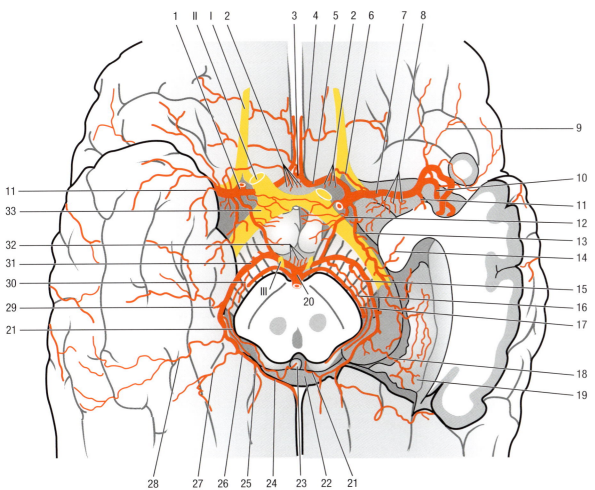

図 7.14b　内頸動脈（脳部）と脳底動脈の最終分枝とそれらと内頸動脈との吻合．大脳動脈輪．

1 Internal carotid artery 内頸動脈
2 Short central arteries 短中心動脈（視床下部動脈）
3 Anterior communicating artery 前交通動脈
4 Medial frontobasal artery 内側前頭底動脈
5 Anterior cerebral artery 前大脳動脈
6 Long central artery 長中心動脈（ヒューブナー反回動脈）
7 Middle cerebral artery 中大脳動脈
8 Anterolateral central arteries 前外側中心動脈
9 Lateral frontobasal artery 外側前頭底動脈
10 Superior and inferior trunks (insular segment) 中大脳動脈上行枝と下行枝（島部）
11 Polar temporal artery 側頭極動脈
12 Posterior communicating artery 後交通動脈
13 Anterior choroidal artery 前脈絡叢動脈
14 Uncal artery 鉤動脈
15 Thalamogeniculate artery 視床膝状体動脈
16 Quadrigeminal artery 四丘体動脈
17 Superior cerebellar artery 上小脳動脈
18 Lateral choroidal artery 外側脈絡叢動脈
19 Choroid plexus 脈絡叢
20 Basilar artery 脳底動脈
21 Medial posterior choroidal artery 内側後脈絡叢動脈
22 Splenium of corpus callosum 脳梁膨大
23 Pineal gland (body) 松果体
24 Calcarine branch 鳥距枝
25 Parieto-occipital branch 頭頂後頭枝
26 Medial occipital artery 内側後頭動脈
27 Lateral occipital artery 外側後頭動脈
28 Inferior posterior temporal branch 下後側頭枝
29 Inferior anterior temporal branch 下前側頭枝
30 Short circumferential arteries 短回旋動脈
31 Posterior cerebral artery 後大脳動脈
32 Interpeduncular perforating arteries 脚間動脈穿通枝
33 Optic tract 視索

7.4.3 後大脳動脈

後大脳動脈（図7.1b；図3.8c，4.2c，4.3c，5.6a，5.6b，7.14a，7.15，7.22aも参照）の約90％では脳底動脈が最終部で二分して生じ，脚間槽で大脳脚と斜台の間を走る（図5.7a）．約10％では，後大脳動脈は後交通動脈の延長となっていて，内頸動脈の枝の**胎生型**である．後大脳動脈の分節で脳底動脈から後交通動脈までの部分を"**交通前部**"またはP1区と呼ぶ．その長さは平均6（3～9）mmである．交通前部の細い穿通枝（後内側および後外側中心動脈，図6.12b，7.16）は脚間窩にある後有孔質を通り，中脳と間脳の一部を養う．血管造影でこれらの小動脈が同定されることは稀である[332]．

後大脳動脈の**交通後部**は，中脳を回って弓状に迂回槽の中を走る．交通後部から出る細い穿通枝〔後外側中心動脈（図7.16）と四丘体動脈〕は視床後部（図7.17），蓋板，松果体を栄養する．

交通後部の始まりで**内側および外側後脈絡叢動脈**が分かれる（図7.17；図5.8，7.16も参照）．両者はともに中脳蓋板と海馬傍回の間を走り，第三脳室と側脳室の脈絡叢に血液を送る．松果体，中脳蓋板および間脳の一部にも小さな枝を出している．その他，多くの枝が外側および内側膝状体，視床の後部，お

1 Vertebral artery
椎骨動脈
2 Origin of posterior inferior cerebellar artery（PICA）
後下小脳動脈起始部
3 Basilar artery 脳底動脈
4 Origin of anterior inferior cerebellar artery（AICA）
前下小脳動脈起始部
5 Origin of superior cerebellar artery
上小脳動脈起始部
6 Posterior cerebral artery
後大脳動脈
7 Posteromedial and posterolateral central arteries 後内側および後外側中心動脈群
8 Posterior medial and posterior lateral choroidal arteries 内側および外側後脈絡叢動脈
9 Medial occipital artery
内側後頭動脈
10 Parieto-occipital artery
頭頂後頭動脈
11 Calcarine artery
鳥距動脈
12 Lateral occipital artery
外側後頭動脈（側頭後頭動脈）
13 Temporal arteries
側頭動脈群
14 Posterior communicating artery 後交通動脈
15 Internal carotid artery
内頸動脈

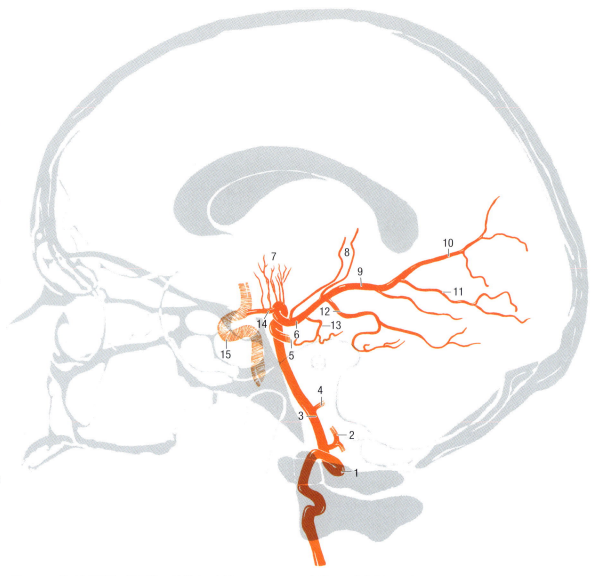

図7.16　後大脳動脈の側面像　括弧内の別名については，文献307を参照のこと。

よび海馬傍回に行っている。少なくとも1本，最大4本の海馬傍回動脈の枝が，海馬傍回，海馬体，および脳梁膨大の一部を養っている。脳浮腫によってヘルニアが生じると，これらの小動脈は小脳テントによって絞めつけられる。その結果，多くの場合海馬体のある部分（Sommer扇形部，文献336によればH1フィールドにほぼ相当する）が変性する。海馬傍回動脈の皮質枝は側頭葉の下面に分布する。

後大脳動脈は大脳脚（図7.13b，7.16）の最外側点にあたる。すなわち視床枕の下，小脳テントの上で，同じ径の2本の主枝に分かれる：

- 内側後頭動脈（前名：内側後頭動脈）（図3.10c，4.3c，5.7，5.8，7.14b，7.22a）と
- 外側後頭動脈（前名：側頭後頭動脈または後頭側頭動脈）（図3.10c，3.10d，4.4c，5.8a，7.14b）である。通常は2本であるが，3本に，例外的には4本に分岐することもある[332]。**外側後頭動脈**は海馬傍回の後部を越えて進み，後頭葉下面に分布する。**内側後頭動脈**は脳梁膨大の下を走り，帯状回峡と交叉する。この動脈は，終枝である頭頂後頭動脈と鳥距動脈に分岐する。頭頂後頭動脈（図3.13，4.2c，4.4c，5.10a，7.16）は通常同名の脳溝を走って楔部と楔前部に分布する。鳥距動脈（図3.13c，4.2c，4.4c，4.4d，5.10a，5.10b，7.16）は同名の溝に接するか，その溝の中にある。稀にこの動脈が外側後頭動脈から出ることもある。鳥距動脈が有線野を完全に養っているのは1/4にすぎない[546]。その他の症例では近くの動脈が視覚領野の一部を受けもっている。近くの動脈が有線野の外套稜，すなわち網膜の黄斑と点対点で対応している部分を十分栄養していると，鳥距動脈の閉塞で同名半盲に

7.4 脳動脈とその灌流域

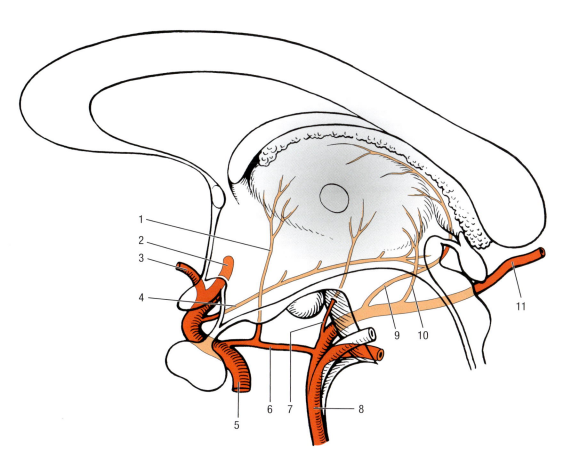

1 Thalamotuberal artery 視床灰白隆起動脈
2 Middle cerebral artery 中大脳動脈
3 Anterior cerebral artery 前大脳動脈
4 Anterior choroidal artery 前脈絡叢動脈
5 Internal carotid artery 内頸動脈
6 Posterior communicating artery 後交通動脈
7 Thalamoperforating artery 視床貫通動脈
8 Basilar artery 脳底動脈
9 Branches of medial and lateral posterior choroidal artery 内側および外側後脈絡叢動脈
10 Thalamogeniculate artery 視床膝状体動脈
11 Posterior cerebral artery 後大脳動脈

図 7.17　視床の血管の血液供給　模式図（出典：文献149）。

なっても黄斑回避が起こる。

7.4.4　脳幹と小脳の動脈分布域

　図7.18に，延髄，橋，小脳および中脳の動脈分布域の概要を示す。

　上述したように脳動脈には多くの**吻合**があるが(307)，太い動脈の血流が突然止まると，虚血性梗塞を生じる。一般に近くの側副血行からの血流は十分ではないのである。そこで動脈の灌流域が規定される。

　脳梗塞の臨床症状は，障害される神経機能系による。したがって，脳血管障害の診断には，動脈灌流域に関するトポグラフィーと神経機能系に関するトポグラフィー，両方の知識が必要である。

脳幹の動脈分布域

　脳幹に分布する動脈はほとんど細い側枝で，太い動脈から直接分枝して脳幹表面を穿通して4つの区域を灌流する(152, 576)：
- 前内側域
- 前外側域
- 外側域
- 後部域

　延髄の上1/3と橋の下2/3では後部域がない。これらの領域の境界は変異が多く，神経機能系の境界とは一致しない。大きな神経核や幅広い神経経路はしばしば2つの領域にまたがっている。例えば，内側毛帯系〔図6.4b（楔状束核と薄束核），6.8b，6.8c，6.12b，6.12c，10.5〕は延髄から中脳まで走るが，最初は広く後部域を通り，次いで外側域，前外側域，

Arterial territories of the medulla oblongata : penetrating arteries of
延髄の動脈分布域：以下の動脈の穿通枝による

- anteromedial : Anterior spinal artery
  前内側域：前脊髄動脈
- anterolateral : Anterior spinal artery, vertebral artery, posterior inferior cerebellar artery (PICA)
  前外側域：前脊髄動脈，椎骨動脈，後下小脳動脈
- lateral : Posterior inferior cerebellar artery (PICA)
  外側域：後下小脳動脈
- posterior : Posterior spinal artery
  後部：後脊髄動脈

Arterial territories of the cerebellum
小脳の動脈分布域

- Lateral branch of posterior inferior cerebellar artery (PICA)
  後下小脳動脈の外側枝
- Medial branch of posterior inferior cerebellar artery (PICA)
  後下小脳動脈の内側枝

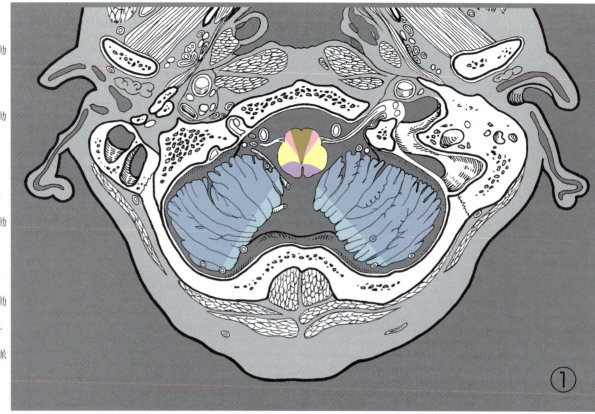

図7.18　脳幹と小脳の脳動脈分布域(152, 576による)　このシリーズの各切片は正中面とMeynertの軸に対して垂直になっている。丸数字は切片番号を示す（図6.4-6.13）。これらは図6.4a-6.13aの細部拡大図である。

図7.18a　第1切片

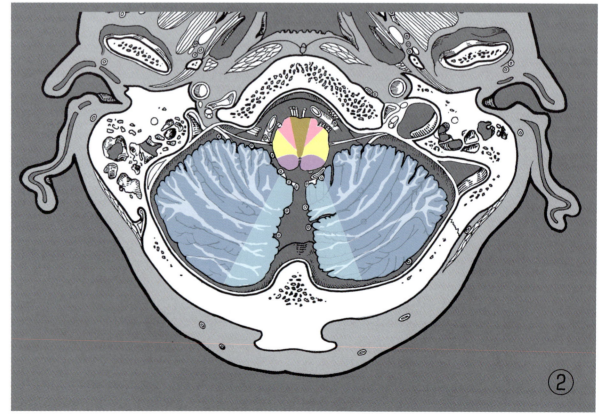

図7.18b　第2切片（訳註：図の説明は図7.18aと共通）

7.4 脳動脈とその灌流域

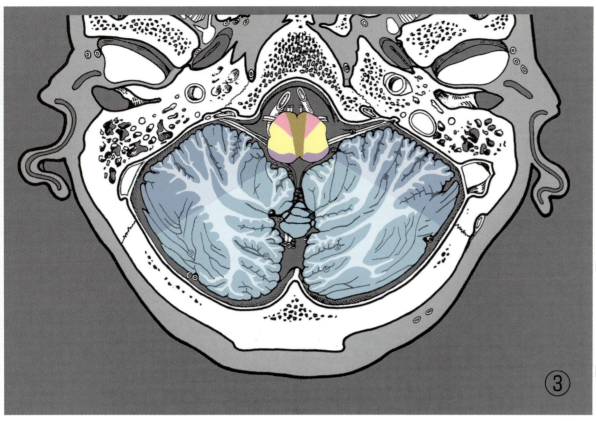

図 7.18c　第 3 切片

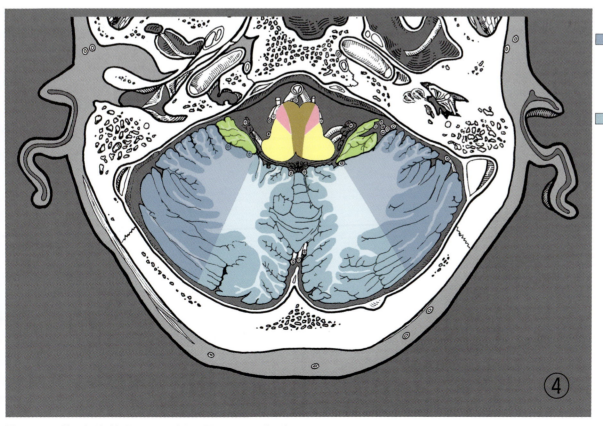

図 7.18d　第 4 切片（訳註：図の説明は図 7.18c と共通）

Arterial territories of the medulla oblongata : penetrating arteries of
延髄の動脈分布域：以下の動脈の穿通枝による

■ anteromedial : Anterior spinal artery
前内側域：前脊髄動脈

■ anterolateral : Anterior spinal artery, vertebral artery, posterior inferior cerebellar artery（PICA）
前外側域：前脊髄動脈, 椎骨動脈, 後下小脳動脈

■ lateral : Posterior inferior cerebellar artery（PICA）
外側域：後下小脳動脈（図 7.18c）
Vertebral artery
外側域：椎骨動脈（図 7.18d）

■ posterior : Posterior inferior cerebellar artery（PICA）
後部域：後下小脳動脈（図 7.18c）

Arterial territories of the cerebellum
小脳の動脈分布域

■ Anterior inferior cerebellar artery（AICA）
前下小脳動脈（図 7.18d）

■ Lateral branch of posterior inferior cerebellar artery（PICA）
後下小脳動脈の外側枝

■ Medial branch of posterior inferior cerebellar artery（PICA）
後下小脳動脈の内側枝

259

7 頭蓋骨領域

Arterial territories of the pons : penetrating arteries of
橋の動脈分布域：以下の動脈の穿通枝による

- anteromedial : Medial pontine arteries of the basilar artery
  前内側域：脳底動脈から出た内側橋動脈
- anterolateral : Lateral pontine arteries of the basilar artery
  前外側域：脳底動脈から出た外側橋動脈
- lateral : Lateral pontine arteries of the basilar artery, anterior inferior cerebellar artery（AICA）
  外側域：脳底動脈から出た外側橋動脈，前下小脳動脈

Arterial territories of the cerebellum
小脳の動脈分布域

- Anterior inferior cerebellar artery（AICA）
  前下小脳動脈
- Lateral branch of superior cerebellar artery
  上小脳動脈の外側枝
- Medial branch of superior cerebellar artery
  上小脳動脈の内側枝
- Medial branch of posterior inferior cerebellar artery（PICA）
  後下小脳動脈の内側枝

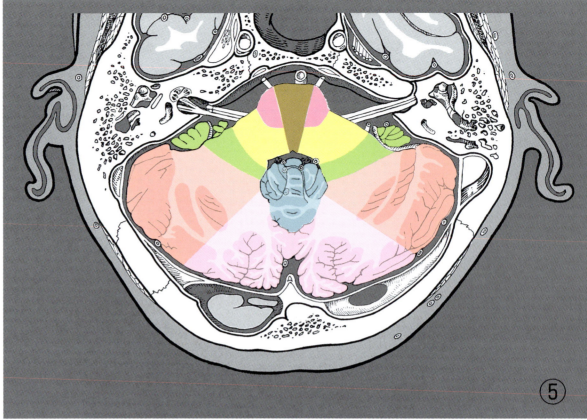

図7.18e　第5切片

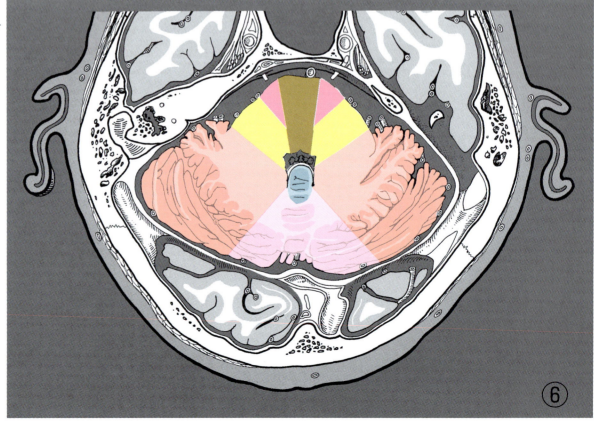

図7.18f　第6切片（訳註：図の説明は図7.18eと共通）

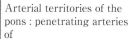

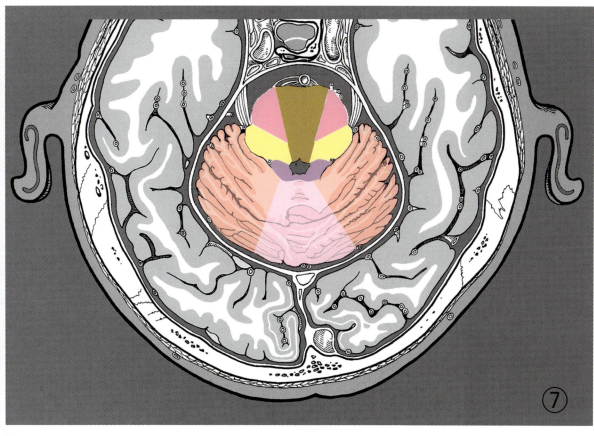

図 7.18g　第 7 切片

Arterial territories of the pons : penetrating arteries of
橋の動脈分布域：以下の動脈の穿通枝による

■ anteromedial : Medial pontine arteries of the basilar artery, descending branches of postero-medial central arteries of posterior cerebral artery from the interpeduncular fossa
前内側域：脳底動脈の内側橋動脈，後大脳動脈から出た後内側中心動脈の下行枝（脚間窩より）

■ anterolateral : Lateral pontine arteries of the basilar artery
前外側域：脳底動脈の外側橋動脈

■ lateral : Lateral pontine arteries of the basilar artery
外側域：脳底動脈の外側橋動脈
（図 7.18g）
Superior cerebellar artery
外側域：上小脳動脈
（図 7.18h）

■ posterior : Superior cerebellar artery
後部域：上小脳動脈

Arterial territories of the cerebellum
小脳の動脈分布域

■ Lateral branch of superior cerebellar artery
上小脳動脈の外側枝

■ Medial branch of superior cerebellar artery
上小脳動脈の内側枝

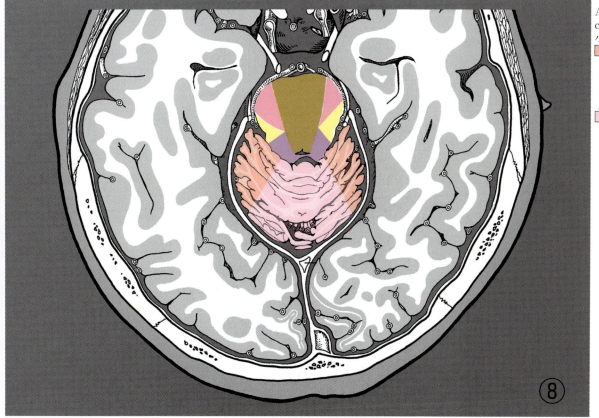

図 7.18h　第 8 切片（訳註：図の説明は図 7.18g と共通）

7 頭蓋骨領域

Arterial territories of the midbrain : penetrating arteries of
中脳の動脈分布域：以下の動脈の穿通枝による

- anteromedial : Posteromedial central arteries of posterior cerebral artery
  前内側域：後大脳動脈の後内側中心動脈
- anterolateral : Artery and posterior medial choroidal arteries of posterior cerebral artery
  前外側域：四丘体動脈，後大脳動脈の内側後脈絡叢動脈
- lateral : Artery of posterior cerebral artery
  外側域：後大脳動脈の四丘体動脈
- posterior : Artery of posterior cerebral artery and superior cerebellar artery
  後部域：後大脳動脈の四丘体動脈，上小脳動脈

Arterial territories of the cerebellum
小脳の動脈分布域

- Lateral branch of superior cerebellar artery
  上小脳動脈の外側枝（図7.18i）
- Medial branch of superior cerebellar artery
  上小脳動脈の内側枝

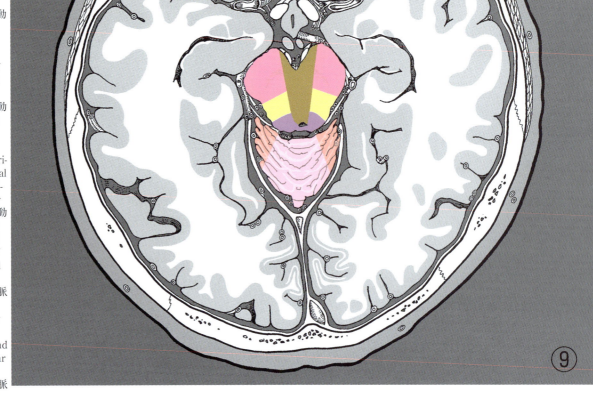

図 7.18i　第 9 切片

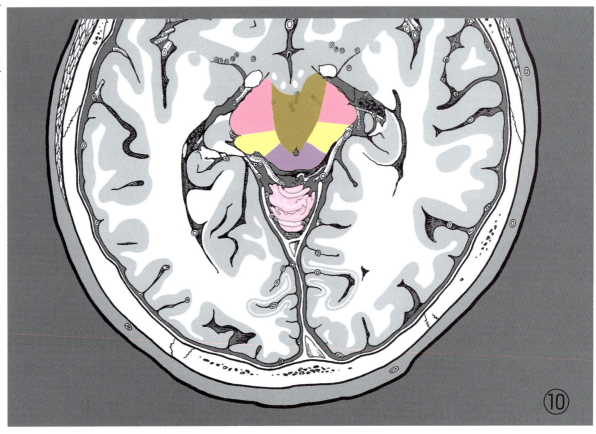

図 7.18j　第 10 切片（訳註：図の説明は図 7.18i と共通。ただし上小脳動脈の外側枝はこの図にない）

前内側域へ行き，最後は2つの領域（前内側域と外側域，前外側域と外側域）にまたがって通る。色素注入法によって脳幹の動脈の分布域を調べると，同じ脳で，著しい左右差があることがわかる[152]。

延髄の動脈分布域

延髄は，主として前脊髄動脈，椎骨動脈，後下小脳動脈，後脊髄動脈の分枝によって栄養されている。脳底動脈と前下小脳動脈の細枝が，橋延髄移行部の直前で延髄の小さな外側域に分布している。

前脊髄動脈の細い枝が，前正中裂の近くで直接延髄の表面から穿通し，**前内側域**に分布する。延髄の上1/4では，椎骨動脈の枝も前内側域を養っている。

この領域には，皮質脊髄路の内側部（図6.4b, 6.5b, 6.6b, 6.7b），内側毛帯の大部分（図6.5b, 6.6b, 6.7b），内側縦束（図6.4b, 6.5b, 6.6b, 6.7b），舌下神経核の大部分（図6.5b, 6.6b）と前位核（図6.7b）が含まれる。

前外側域には，前脊髄動脈，椎骨動脈および後下小脳動脈の枝が分布している。この領域には，皮質脊髄路の外側部（図6.4b, 6.5b, 6.6b, 6.7b），内側毛帯の一部，下オリーブ核の内側部（図6.5b, 6.6b, 6.7b）および網様体が含まれる。

外側域は，後下小脳動脈と椎骨動脈の穿通枝によって養われている。この領域には，脊髄視床路（図6.5b, 6.6b），前脊髄小脳路（図6.5b, 6.6b），舌下神経核と迷走神経核の小部分，孤束核の一部，下オリーブ核の外側部，さらに舌咽神経と迷走神経の神経根が属している。延髄上部の外側域には，蝸牛神経後核と前核（図6.7b）および前庭神経内側核と下核がある（図6.7b）。

後部域は主として後脊髄動脈の分布を受けている。延髄の下部（中心管のある閉じた部分）には，薄束核と楔状束核，孤束核，迷走神経核がある。延髄の中部には，最後野，迷走神経核と孤束核がある。延髄の上部には後部域が存在しない。

橋の動脈分布域

橋には脳底動脈，前下小脳動脈，上小脳動脈の枝が分布している。橋の下部と中部には菱形窩（第四脳室）が大きく開いていて，両側にそれぞれ前内側域，前外側域と外側域がある。橋の上部では，このほかに後部域がある。

前内側域は，脳底溝の表面を穿通する脳底動脈の内側橋動脈によって養われている。橋の横断面では，前内側域は脳底溝から第四脳室底に至る正中線に沿った帯のようにみえる。この領域は皮質脊髄路（図6.8b, 6.9b, 6.10b）と内側毛帯（図6.8b, 6.9b, 6.10b）の内側部を含み，橋の下部で外転神経核にまで達する。橋の下部でこの領域の脳室に近い部分には，盲孔のところで穿通して傍正中帯へ上行してくる細い動脈枝が分布している。橋の上部では，この前内側域の脳室に近い部分へは，細い動脈が脚間窩を通って下行してくる。前内側域の梗塞で，この上行・下行枝が機能していれば，梗塞は第四脳室底までには達しない[152]。

前外側域は前内側域の外側に続き，橋の底部にとどまって橋被蓋には達しない。前外側域は皮質脊髄線維の外側部を含む。

外側域は，高位によって範囲と形が変わり，橋の下部と中部では大きく上部では小さくなり存在しないこともある。橋前部と橋被蓋の外側部から成っている。そこには，三叉神経の根線維（図6.10b），三叉神経の運動核と感覚核の一部（図6.9b），外側毛帯，上オリーブ核（図6.8b）および顔面神経核（図6.8b）がある。

橋上部の**後部域**は，上小脳脚の一部，三叉神経中脳路核（図6.10b）と青斑（図5.7, 6.11b）の一部を含む。

中脳の動脈分布域

後大脳動脈の起始部（交通前部）からの分枝が，主として中脳を養っている。その他，前脈絡叢動脈と上小脳動脈よりの細枝が関与している[152]。後大脳動脈の短い交通前枝である後内側中心動脈は，脚間窩を穿通して**前内側域**に分布する。そこには，動眼神経核（図6.13b），滑車神経核（図6.12b），赤核（図6.13b），黒質の内側部（図6.12b, 6.13b）がある。

前外側域は，後大脳動脈の長い分枝，すなわち四丘体動脈と後内側脈絡叢動脈によって灌流される。この領域には，皮質脊髄路が通る大脳脚（図6.12b, 6.13b），黒質の大部分（図6.12b, 6.13b）および内側毛帯（図6.12b）の一部がある。

外側域は四丘体動脈によって養われるが，中脳の上部には前脈絡叢動脈も分布する。この領域には，内側毛帯の一部がある（図6.12b, 6.13b）。

後部域はもっぱら四丘体動脈と上小脳動脈によって養われる。この領域は蓋板すなわち上丘と下丘（図6.12b, 6.13b）である。

小脳の動脈分布域

小脳は3本の長い動脈によって灌流されている：
- 後下小脳動脈（図7.13a）
- 前下小脳動脈（図7.13a）
- 上小脳動脈（図7.13a）

小脳の動脈分布が高い変異を示すことは，既に7.4章（▶ p.251）の導入部および椎骨動脈（▶ p.251），脳底動脈（▶ p.252），および後大脳動脈（▶ p.255）の項でも述べたとおりである。左右非対称も稀ではない。それゆえ，分布域の彩色アトラス（図7.18）も大まかな手引きとして利用できるにすぎない。

後下小脳動脈は，内側枝と外側枝に分かれて，小脳虫部の下部と小脳半球の後面を養っている（図7.14a）。

前下小脳動脈は，中小脳脚，片葉，後四角小葉（H Ⅵ），上・下半月小葉（H ⅦA）を灌流する（図7.14a）。後下小脳動脈と前下小脳動脈，相互の大きな変異については上述した。1本の動脈が小さな分布域をもてば，ほかの動脈はより大きな領域を灌流するのである。

上小脳動脈は3本の小脳動脈の中で最も一定している。内側枝と外側枝があり小脳半球の上半分，小脳虫部の上部，特に歯状核に分布する。3本の小脳動脈すべてが脳幹の血流にも関与している。

> **臨床へのヒント**
>
> 延髄の前内側域と前外側域の一側性障害は，臨床的にはいわゆる交叉性麻痺（**alternans syndrome**）を起こす。脳神経は病巣と同側の運動ニューロン障害で，同側の麻痺を生じる。錐体路は交叉の前で障害されるので，反対側の半側麻痺が起こり，交叉性麻痺となる。
>
> 延髄外側の障害では**Wallenberg症候群**を呈し，温痛覚の交叉症状を生じる：三叉神経脊髄路核の遮断によって同側の顔面領域の温痛覚が障害される。脊髄視床路が交叉位置より上方で遮断される結果，上下肢・体幹領域では反対側の温痛覚障害となる。前庭系と脊髄小脳路の障害によって，めまい，嘔気・嘔吐，眼振，および同側の運動失調を生じる。Ⅸ・Ⅹ脳神経の障害で，嚥下困難と嗄声が生じることがある。多くの場合，同側のHorner症候群がみられる。
>
> **小脳梗塞**は，動脈分布の変異性のために，大脳梗塞に比して，相対的に小さい[272]。

7.4.5 内頸動脈

内頸動脈（図7.19；図3.8c，4.3c，4.4c，5.4，5.18，7.24，9.1も参照）は頭蓋底外面で錐体骨の頸動脈管に入る（C2部）[64]。この動脈はほぼ垂直に走ったのち前内方に鋭く曲がる（C3部）。そして前方に少し行き，再び垂直に向かって（C4部）海綿静脈洞に入る（図3.7c，4.3c，4.3d，5.5，7.19）。それから前方に曲がる。前床突起の下で内頸動脈は上向きとなり，さらに後方に曲がる。すなわち前方凸の頸動脈膝部を作り，その遠位部分には眼動脈が生じる（C5部）。内頸動脈の海綿静脈洞部は，近年の文献では"鞍近傍部"と呼ばれることが多い[307]。内頸動脈はこののち後方に向かって硬膜とクモ膜を貫通して，クモ膜下腔に入る（C6部）。内頸動脈のクモ膜下腔部は13（8〜18）mmの長さであり[332]，上方に進んで（C7部），前大脳動脈（図3.6c，3.6d，4.2c，5.7）と中大脳動脈（図3.6b，3.6c，3.7c，4.4c，5.6a，5.6b）の2本の終枝に分かれる（図7.21，7.26）。内頸動脈からの直接の分枝が視交叉，下垂体柄，下垂体前葉と視床下部の小部分，内包膝の一部，またときとして淡蒼球の一部や視床の前部を灌流している（図7.17，7.19b）[333]。ヒトの胎生発達期には，内頸動脈とのちに椎骨脳底動脈流域となる部位との間には，多くの連絡路が存在したのである（図7.20）。このような連絡路の存在を知っていることは，介入的神経放射線医学の分野で合併症の発生を避けるために重要である。

後交通動脈（図7.20；図5.6，7.19bも参照）はトルコ鞍と間脳の灰白隆起（図4.2d）の間で，内頸動脈から出る。それはテントの上縁に沿って後方に走る。およそ100例に1例の割合で後交通動脈を欠く。約10％では**胎生型**である：すなわち後交通動脈の径が太く，後大脳動脈は後交通動脈経由で主に内頸動脈から血流を受ける[332]。後交通動脈の枝は視交叉，視索，視床下部，乳頭体，灰白隆起などのある範囲，視床間橋から室間孔（Monro孔）までの視床，大脳脚の一部，さらに尾状核尾を栄養している。

前脈絡叢動脈はほとんど常に後交通動脈が分岐したのち内頸動脈から出るが，それは内頸動脈の最終分岐の3 mmほど近位部にあたる[332]。稀に前脈絡叢動脈が後交通動脈から出る。前脈絡叢動脈は約25 mmの長さで，視索と海馬傍回の間を走り，脚間槽に入ったのち，迂回槽の中を側脳室の下角先端に向かい，脈絡叢に入る。この動脈は，このほか，終脳，間脳，中脳の一部を養っている。前脈絡叢動脈の細枝は海馬傍回の鈎，扁桃体，淡蒼球内節，それに皮質核路や皮質脊髄路が走っている内包後脚に枝を出している。

7.4 脳動脈とその灌流域

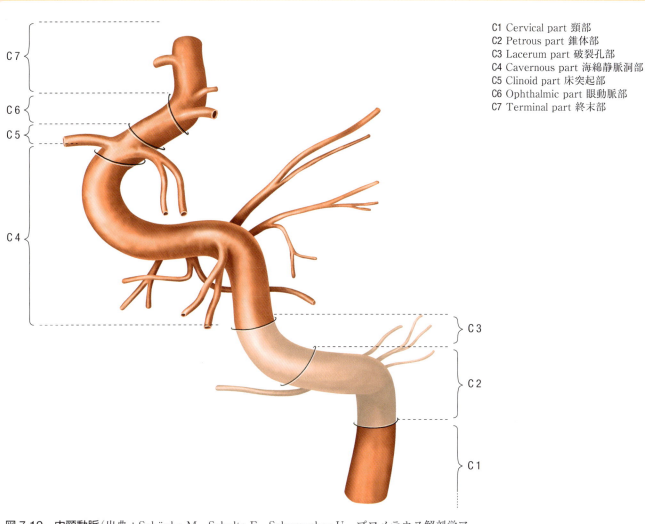

C1 Cervical part 頸部
C2 Petrous part 錐体部
C3 Lacerum part 破裂孔部
C4 Cavernous part 海綿静脈洞部
C5 Clinoid part 床突起部
C6 Ophthalmic part 眼動脈部
C7 Terminal part 終末部

図7.19　内頸動脈（出典：Schünke M, Schulte E, Schumacher U. プロメテウス解剖学アトラス. 頭頸部／神経解剖. M. Voll, K. Wesker による図譜. 第2版. Stuttgart, Thieme, 2009[535]）

図7.19a　Bouthillier[64]による分節法

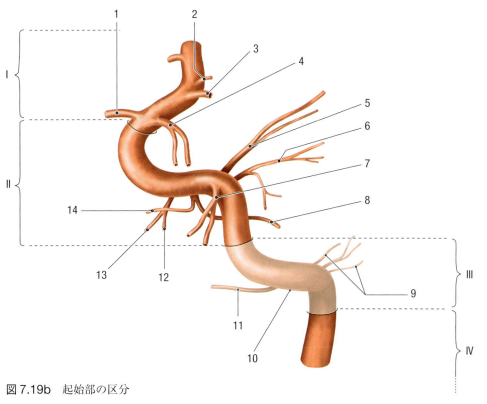

1 Ophthalmic artery 眼動脈
2 Anterior choroidal artery 前脈絡叢動脈
3 Posterior communicating artery 後交通動脈
4 Superior hypophysial artery 上下垂体動脈
5 Tentorial basal branch テント底枝
6 Tentorial marginal branch テント縁枝
7 Inferior hypophysial artery 下下垂体動脈
8 Branches to trigeminal ganglion 三叉神経節枝
9 Caroticotympanic arteries 頸鼓動脈群
10 Carotid canal 頸動脈管
11 Artery of pterygoid canal 翼突管動脈
12 Cavernous branch 海綿静脈洞枝
13 Meningeal branch 硬膜枝
14 Branches to nerves 三叉神経枝

I Cerebral part 大脳部
II Cavernous part 海綿静脈洞部
III Petrous part 錐体部
IV Cervical part 頸部

図7.19b　起始部の区分

1 Posterior communicating artery 後交通動脈
2 Trigeminal artery 三叉神経動脈
3 Otic artery 耳神経動脈
4 Hypoglossal artery 舌下神経動脈
5 Proatlantal intersegmental artery 前環椎動脈
6 Atlas（C I）環椎（第一頸椎）
7 Axis（C II）軸椎（第二頸椎）
8 Third cervical vertebra 第三頸椎
9 Clivus 斜台
10 Internal carotid artery 内頸動脈
11 Vertebral artery 椎骨動脈

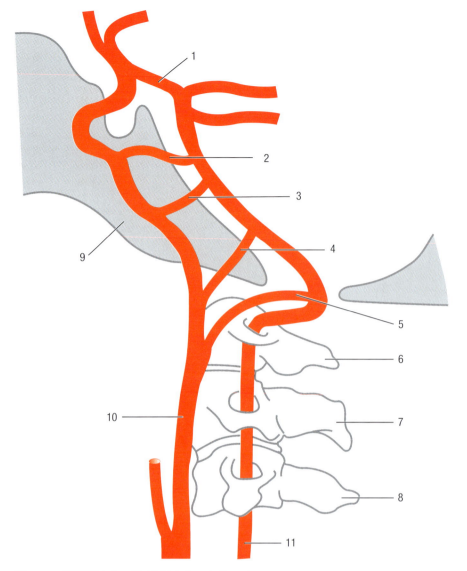

図 7.20　頸動脈吻合　模式図（出典：文献 518）。

7.4.6　前大脳動脈

前大脳動脈（図 3.5c，3.5d，4.2b，4.2c，4.2d，5.7，5.23，7.24）は中大脳動脈とともに内頸動脈の最終分岐から始まる。この分岐はほぼ前床突起の高さで，視交叉と側頭極の間隙にある。前大脳動脈の低形成が稀に（1％以下）みられることがある[332]。前大脳動脈は起始部から内前方に向かい，視神経の上を走る。この最初の部分，交通前部（A1 部）は平均 14 mm の長さで前交通動脈に達する[332]。次の交通後部（A2 部）は前交通動脈の遠位側からをいう（図 4.2c）。

交通前部からは数本の穿通性の短中心動脈（視床下部動脈）が分かれ，前有孔質に穿通する（図 7.23）。長中心動脈（Heubner 反回動脈）は交通後部から出ることが多いが，およそ 10 例に 1 例は交通前部から出る[333]。これら穿通性の動脈や前内側中心動脈（前名：内側レンズ核線条体動脈）は，終板，前交連，視床下部前部，ときには視床の前結節を養っている。また内包の前脚と膝，淡蒼球前部，および尾状核頭部の前下部もこれら中心動脈によって灌流されている。

交通後部からは大脳皮質に向かう枝が出る。内側前頭底動脈（図 3.4c，4.2c，4.2d，5.6a，7.22，7.24）は梁下野のレベルで分かれ，前頭葉眼窩部の内側域に分布する。前頭極動脈（図 5.7）は前頭極まで斜め前方に走るので，脳血管造影上での位置決めの指標となる。水平に走行する前大脳動脈の末端部は脳梁周

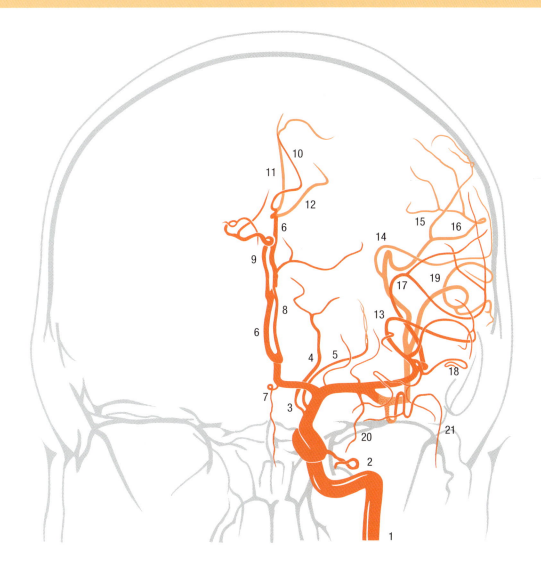

図 7.21　脳動脈血流域を正面からみた流れ　Towne 法による模式図（出典：文献 307）。

1　Internal carotid artery 内頸動脈
2　Ophthalmic artery 眼動脈
3　Posterior communicating artery 後交通動脈
4　Posterior cerebral artery 後大脳動脈
5　Anterior choroidal artery 前脈絡叢動脈
6　Pericallosal artery 脳梁周囲動脈
7　Frontobasal artery（orbitofrontal artery）前頭底動脈（眼窩前頭動脈）
8　Polar frontal artery 前頭極動脈
9　Anteromedial frontal artery 前内側前頭動脈
10　Intermediomedial frontal artery 中間内側前頭動脈
11　Posteromedial frontal artery 後内側前頭動脈
12　Superior precuneal artery 上楔前動脈（上内側頭頂動脈）
13　Prefrontal artery 前頭前動脈
14　Artery of precentral sulcus 中心前溝動脈（前ローランド動脈）
15　Anterior parietal artery 前頭頂動脈
16　Posterior parietal artery 後頭頂動脈
17　Artery of angular gyrus 角回動脈
18　Middle temporal artery 中側頭動脈
19　Posterior temporal artery 後側頭動脈
20　Polar temporal artery 側頭極動脈
21　Anterior temporal artery 前側頭動脈

囲動脈（図 3.5c, 3.5d, 3.7c, 3.7d, 4.2c, 4.2d, 5.9a, 5.9b, 7.24）である[486]。

その先の前大脳動脈の分岐に関しては大きく分けて 2 つのパターンがある（図 7.24）[307]：

- 前大脳動脈の主枝，脳梁縁動脈（図 5.9a, 5.9b, 5.10a, 5.10b, 5.12, 7.22a）が帯状溝内にあって，順次側枝を出すもの（図 7.24a）。
- 側枝が前大脳動脈または脳梁周囲動脈から直接出るもの（図 7.24a）。

前大脳動脈の**終末枝**（皮質枝）は，前頭葉の内側面と頭頂葉内側面を，頭頂後頭溝のすぐ手前まで養っている。その他の分布域は，大脳半球の上縁部の約 2〜3 cm 範囲である。すなわち，上前頭回，中前頭回の前半，前・後中心回の上縁付近，ならびに上頭頂小葉の一部は前大脳動脈によって灌流される。また，脳梁は膨大部を除いてこの動脈によって養われている。

前交通動脈（図 4.2c, 4.2d, 7.14b, 7.22a）は長さ約 3 mm で，左右の前大脳動脈を結ぶ動脈である。それは前床突起の高さで視交叉の上にある。細枝が数本出て，視交叉，漏斗および視床下部の視索前域を養う。

7 頭蓋骨領域

1. Terminal part of internal carotid artery 内頸動脈末端部
2. Anterior cerebral artery 前大脳動脈
3. Anterior communicating artery 前交通動脈
4. Pericallosal artery 脳梁周囲動脈
5. Callosomarginal artery, only present in left hemisphere 脳梁縁動脈, 左半球のみにみえている
6. Medial frontobasal artery 内側前頭底動脈
7. Polar frontal artery 前頭極動脈
8. Anteromedial frontal artery 前内側前頭動脈
9. Intermediomedial frontal artery 中間内側前頭動脈
10. Posteromedial frontal artery 後内側前頭動脈
11. Paracentral artery 中心傍動脈
12. Superior precuneal artery 上楔前動脈（上内側頭頂動脈）
13. Inferior precuneal artery 下楔前動脈（下内側頭頂動脈）
14. Posterior communicating artery 後交通動脈
15. Basilar artery 脳底動脈
16. Posterior cerebral artery 後大脳動脈
17. Medial occipital artery 内側後頭動脈
18. Parieto-occipital artery 頭頂後頭動脈
19. Calcarine artery 鳥距動脈
20. Posterior pericallosal artery, only present in left hemisphere 後脳梁周囲動脈, 左半球のみにみえている
21. Lateral occipital artery 外側後頭動脈
22. Posterior inferior temporal artery 後下側頭動脈
23. Middle inferior temporal artery 中下側頭動脈
24. Anterior inferior temporal artery 前下側頭動脈

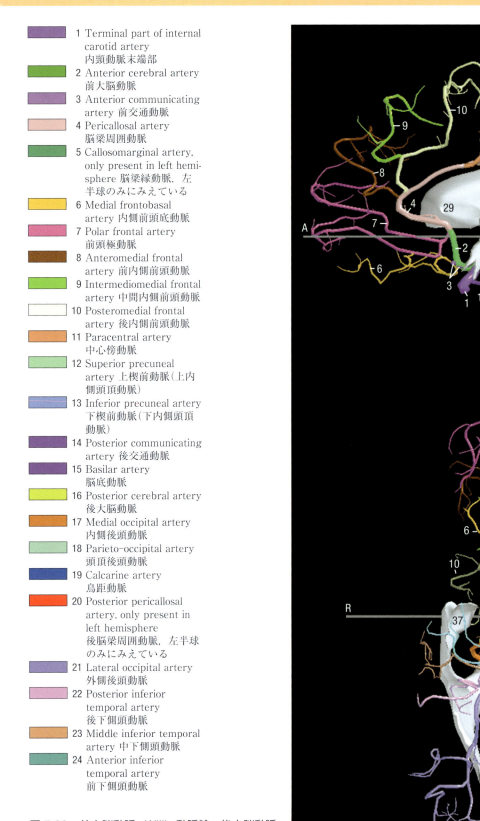

図7.22　前大脳動脈, Willis動脈輪, 後大脳動脈
Willis動脈輪, 前大脳動脈と後大脳動脈およびそれらの終末枝が両交連線を基準とする座標系で示されている. CT画像. （訳註：図中の29, 30, 31, 34, 37の説明については図7.22bを参照）
A＝前　　R＝右　　S＝上
P＝後　　L＝左　　I＝下

図7.22a　右側脳動脈, 右側脳室と第三脳室の内面図（上）. 両側脳動脈, 側脳室と第三脳室の下面図（下）.

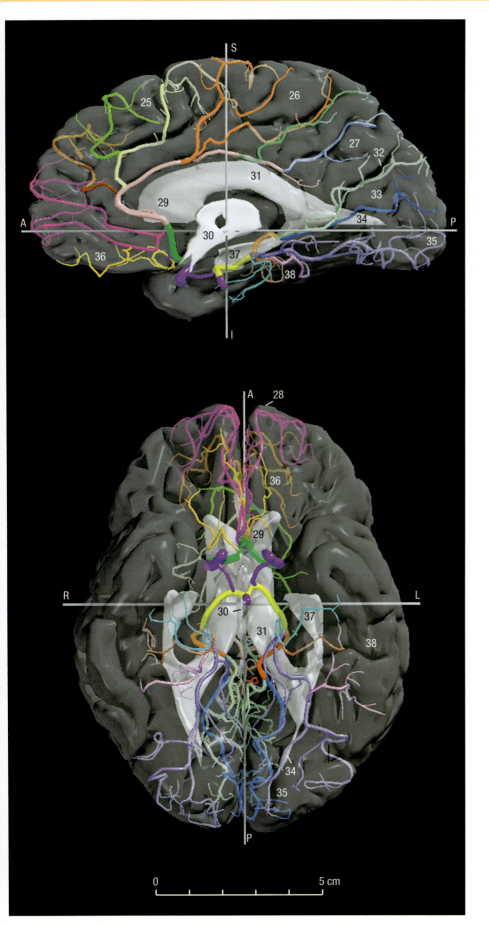

図7.22b 図7.22aと同じ。大脳（下）と右側大脳半球（上）を透過像で示す。

1 Terminal part of internal carotid artery 内頸動脈末端部
2 Anterior cerebral artery 前大脳動脈
3 Anterior communicating artery 前交通動脈
4 Pericallosal artery 脳梁周囲動脈
5 Callosomarginal artery, only present in left hemisphere 脳梁縁動脈，左半球のみにみえている
6 Medial frontobasal artery 内側前頭底動脈
7 Frontal pole 前頭極動脈
8 Anteromedial frontal artery 前内側前頭動脈
9 Intermediomedial frontal artery 中間内側前頭動脈
10 Posteromedial frontal artery 後内側前頭動脈
11 Paracentral artery 中心傍動脈
12 Superior precuneal artery 上楔前動脈
13 Inferior precuneal artery 下楔前動脈
14 Posterior communicating artery 後交通動脈
15 Basilar artery 脳底動脈
16 Posterior cerebral artery 後大脳動脈
17 Medial occipital artery 内側後頭動脈
18 Parieto-occipital artery 頭頂後頭動脈
19 Calcarine artery 鳥距動脈
20 Posterior pericallosal artery, only present in left hemisphere 後脳梁周囲動脈，左半球のみにみえている
21 Lateral occipital artery 外側後頭動脈
22 Posterior inferior temporal artery 後下側頭動脈
23 Middle inferior temporal artery 中下側頭動脈
24 Anterior inferior temporal artery 前下側頭動脈
25 Superior frontal gyrus 上前頭回
26 Paracentral lobule 中心傍小葉
27 Precuneus 楔前部
28 Pole of frontal lobe 前頭極
29 Frontal (anterior) horn of lateral ventricle 側脳室前角
30 Third ventricle 第三脳室
31 Central part (body) of lateral ventricle 側脳室中心部
32 Parieto-occipital sulcus 頭頂後頭溝
33 Cuneus 楔部
34 Occipital (posterior) horn of lateral ventricle 側脳室後角
35 Occipital lobe 後頭葉
36 Medial orbital part of frontal lobe 前頭葉内側眼窩部
37 Temporal (inferior) horn of lateral ventricle 側脳室下角
38 Temporal lobe 側頭葉

1 Internal lenticulostriate artery (anteromedial central artery)
内側レンズ核線条体動脈（前内側中心動脈）
2 Anterolateral central artery (external lenticulostriate artery)
前外側中心動脈（前名：外側レンズ核線条体動脈）
3 Middle cerebral artery 中大脳動脈
4 Internal capsule 内包
5 Lentiform nucleus レンズ核
6 Pericallosal artery 脳梁周囲動脈
7 Caudate nucleus 尾状核
8 Thalamus 視床
9 Short central arteries 短中心動脈（視床下部動脈）
10 Long central arteries 長中心動脈（ヒューブナー反回動脈）

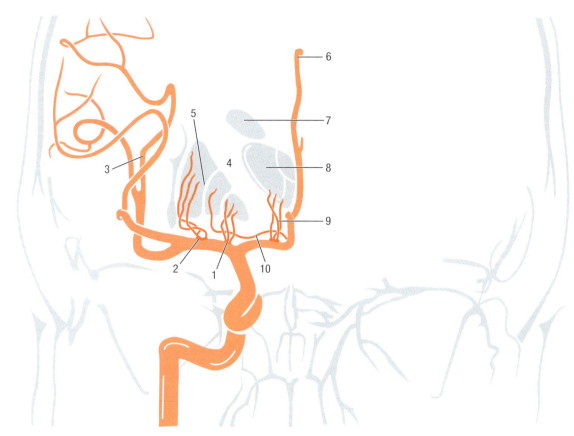

図 7.23　前大脳動脈と中大脳動脈の各近位部からの貫通動脈（レンズ核線条体動脈）模式図（出典：文献 307）

1 Internal carotid artery 内頸動脈
2 Branches of middle cerebral artery 中大脳動脈枝
3 Anterior cerebral artery 前大脳動脈
4 Medial frontobasal artery 内側前頭底動脈
5 Callosomarginal artery 脳梁縁動脈
6 Polar frontal artery 前頭極動脈
7 Anteromedial frontal artery 前内側前頭動脈
8 Intermediomedial frontal artery 中間内側前頭動脈
9 Pericallosal artery 脳梁周囲動脈
10 Posteromedial frontal artery 後内側前頭動脈
11 Paracentral artery 中心傍動脈
12 Superior precuneal artery 上楔前動脈（上内側頭頂動脈）
13 Inferior precuneal artery 下楔前動脈（下内側頭頂動脈）

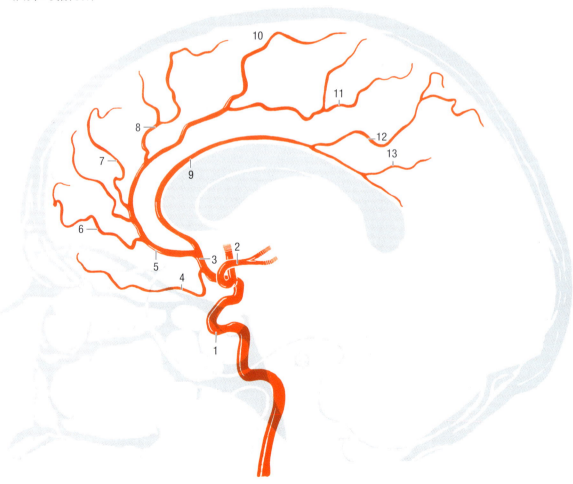

図 7.24　前大脳動脈の主要な 2 つの分岐パターンを示す側面像　括弧内の別名については，文献 307 を参照のこと。

図 7.24a　脳梁縁動脈が前大脳動脈の主枝で，そこから何本かの側枝を出すパターン。

7.4.7 中大脳動脈

　中大脳動脈(図3.6b, 3.6d, 3.7c, 4.3d, 4.4c, 7.25a)は内頸動脈の走行を延長した形で内側から大脳外側窩槽(Sylvius裂槽)に入る。中大脳動脈の起始部(蝶形骨部, M1部)は前有孔質の直下を走り, 前有孔質を穿通する3～13本の細い動脈, 前外側中心動脈(前名: 前外側視床線条体動脈, 外側レンズ核線条体動脈)を主に大脳基底核に向かって出している。これらの動脈は, 内包膝, 被殻と尾状核の大部分, また淡蒼球の一部に分布する。中大脳動脈の長さは16(5～24)mmで, 2本かそれ以上の枝に分かれる。中大脳動脈の低形成は極めて稀で0.3%ほどである[332]。島限とは, 島と前有孔質の境界となっている部位である。そこで中大脳動脈は分岐するが, 2分岐(bifurcation)(図7.25a)は約20%, 3分岐(trifurcation)(図7.25b)は約50%で, 4分岐(quadrofurcation)と5分岐(quintafurcation)は少ない[332]。それらの終枝(皮質枝)は斜め上後方に, 島表面をなぞるように走る: すなわち島動脈群(M2部)(図3.6c, 3.9c, 3.9d, 4.6b, 4.6c, 4.6d, 5.8, 5.24, 6.13a)である。これらの動脈はそのあと前頭・頭頂・側頭弁蓋を回って大脳表面に出る。新脳の発達によって, 新皮質が島に蓋をするように覆ってしまったためである[555, 556]。島の弁蓋部を回る動脈群(弁蓋部, M3部)は燭台の形になっている。上方(前頭・頭頂)に行く動脈ではループの上向き凹の部分であり, 下方(側頭葉)に向かう動脈ではそれに対応して下向き凹の部分である。続いて, 中大脳動脈の最終枝(M4部およびM5部)は大脳表面に分布するが, その名称は末梢の灌流域に拠っている。

　外側前頭底動脈(図3.4c, 4.5c, 7.25a)は, 下前頭

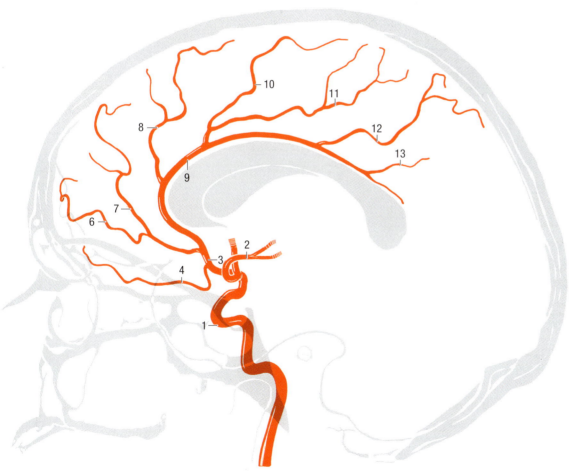

1 Internal carotid artery 内頸動脈
2 Branches of middle cerebral artery 中大脳動脈枝
3 Anterior cerebral artery 前大脳動脈
4 Medial frontobasal artery 内側前頭底動脈
6 Polar frontal artery 前頭極動脈
7 Anteromedial frontal artery 前内側前頭動脈
8 Intermediomedial frontal artery 中間内側前頭動脈
9 Pericallosal artery 脳梁周囲動脈
10 Posteromedial frontal artery 後内側前頭動脈
11 Paracentral artery 中心傍動脈
12 Superior precuneal artery 上楔前動脈(上内側頭頂動脈)
13 Inferior precuneal artery 下楔前動脈(下内側頭頂動脈)

図7.24b　側枝はいずれも前大脳動脈から直接分枝するパターン。

1 Internal carotid artery 内頸動脈
2 Middle cerebral artery 中大脳動脈
3 Origin of anterior cerebral artery 前大脳動脈起始部
4 Lateral frontobasal artery 外側前頭底動脈
5 Insular arteries 島動脈群
6 Prefrontal arteries 前頭前動脈
7 Artery of precentral sulcus 中心前溝動脈（前ローランド動脈）
8 Artery of central sulcus 中心溝動脈（ローランド動脈）
9 Anterior parietal artery 前頭頂動脈
10 Posterior parietal artery 後頭頂動脈
11 Artery of angular gyrus 角回動脈
12 Lateral occipital artery (temporo-occipital artery) 外側後頭動脈（側頭後頭動脈）
13 Posterior temporal artery 後側頭動脈
14 Middle temporal artery 中側頭動脈
15 Anterior temporal artery 前側頭動脈
16 Polar temporal artery 側頭極動脈

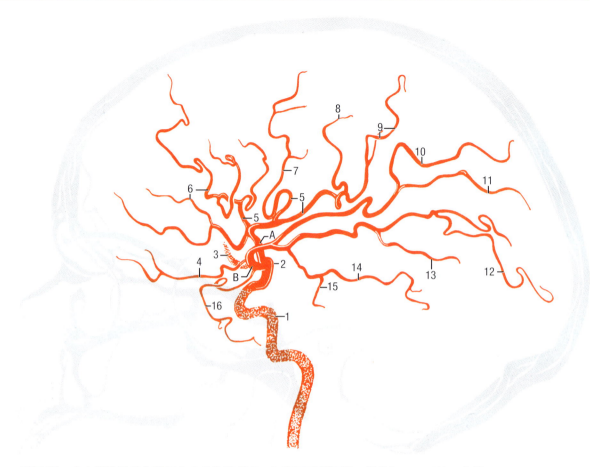

図 7.25　中大脳動脈の主要な 2 つの分岐パターンを示す側面像　別名については，文献 307 を参照のこと。

図 7.25a　A と B の 2 分岐型

回と眼窩回の一部を栄養している。前頭前動脈（図 3.4c，3.5c，4.5c，5.11，5.12）は弁蓋三角部にあって前頭葉の外表に枝を送る。中心前溝動脈（前名：前 Rolando 動脈）（図 3.7c，4.5c，5.11a）は走行の一部は中心前溝内に入り，中心前回の下半と中前頭回を栄養する。中心溝動脈（前名：Rolando 動脈）（図 3.8c，4.5c，4.6c，4.6d，5.10a，7.26a）は中心前回と中心後回およびそれに接した領域を灌流している。前・後頭頂動脈は頭頂葉の前部および後部を栄養している。角回動脈（図 3.10c，4.5c，5.11a，7.21）は，少し上側頭溝の内を走って角回へ向かうが，中大脳動脈の最終枝とも考えられる。側頭後頭動脈は上側頭回を越えて後頭葉に向かう。その他 4 本の側頭動脈が側頭葉の表面を下方に向かって走る（図 7.25）。

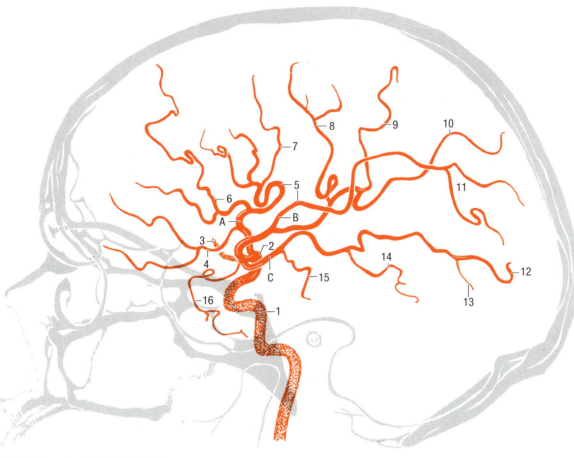

1	Internal carotid artery 内頸動脈
2	Middle cerebral artery 中大脳動脈
3	Origin of anterior cerebral artery 前大脳動脈起始部
4	Lateral frontobasal artery 外側前頭底動脈
5	Insular arteries 島動脈群
6	Prefrontal arteries 前頭前動脈
7	Artery of precentral sulcus 中心前溝動脈（前ローランド動脈）
8	Artery of central sulcus 中心溝動脈（ローランド動脈）
9	Anterior parietal artery 前頭頂動脈
10	Posterior parietal artery 後頭頂動脈
11	Artery of angular gyrus 角回動脈
12	Lateral occipital artery (temporo-occipital artery) 外側後頭動脈（側頭後頭動脈）
13	Posterior temporal artery 後側頭動脈
14	Middle temporal artery 中側頭動脈
15	Anterior temporal artery 前側頭動脈
16	Polar temporal artery 側頭極動脈

図 7.25b　A，B，C の 3 分岐型

7.4.8　Willis 動脈輪

Willis 動脈輪は約 96％の症例で完全な血管の環となっており，脳底動脈と 2 本の内頸動脈の血流系を結んでいる（図 7.22，7.27）。これら 3 本の動脈の 1 本からの血液供給が変動すると動脈輪は血液の分配器としてはたらく。約 2％の症例では左右いずれかの後交通動脈が欠如している[333]。血流動態的にみて，約 50％の症例で，主幹脳動脈間の交通は十分ではない[12]。動脈硬化は動脈輪に好発し，その血流調節能を障害する。内頸動脈を完全に結紮すると成人では通常神経脱落症状を起こす。Willis 動脈輪が血流の変動に対して代償的な機能を果たすことは，先天的に Willis 動脈輪の不完全な症例のほうが完全な症例よりも，脳梗塞の頻度が高いという事実からも裏づけられる。

7 頭蓋骨領域

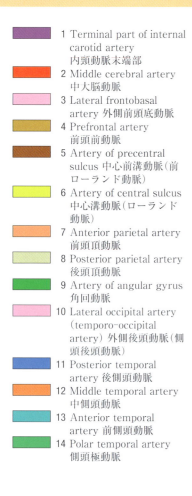
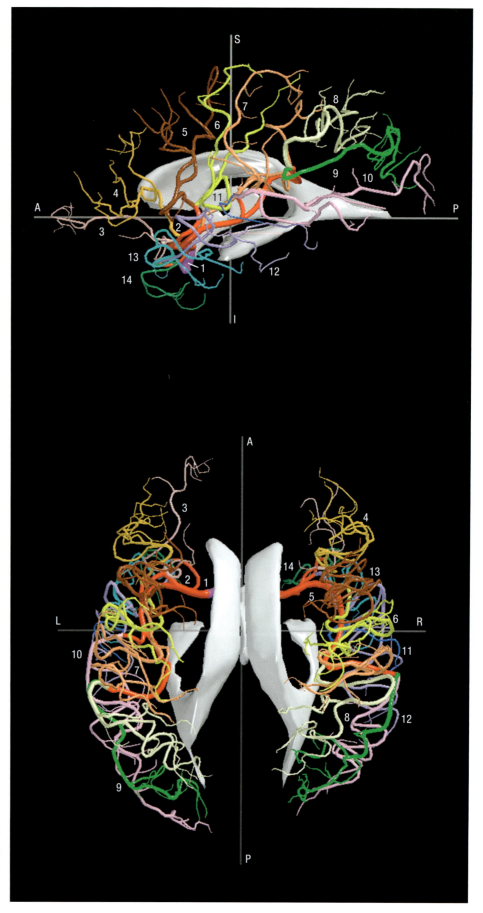

1 Terminal part of internal carotid artery 内頸動脈末端部
2 Middle cerebral artery 中大脳動脈
3 Lateral frontobasal artery 外側前頭底動脈
4 Prefrontal artery 前頭前動脈
5 Artery of precentral sulcus 中心前溝動脈（前ローランド動脈）
6 Artery of central sulcus 中心溝動脈（ローランド動脈）
7 Anterior parietal artery 前頭頂動脈
8 Posterior parietal artery 後頭頂動脈
9 Artery of angular gyrus 角回動脈
10 Lateral occipital artery (temporo-occipital artery) 外側後頭動脈（側頭後頭動脈）
11 Posterior temporal artery 後側頭動脈
12 Middle temporal artery 中側頭動脈
13 Anterior temporal artery 前側頭動脈
14 Polar temporal artery 側頭極動脈

図7.26 中大脳動脈とその終末枝および内頸動脈末端　両交連線を基準とする座標系。CT画像と再構成（出典：文献314）。
A=前　　R=右　　S=上
P=後　　L=左　　I=下

図7.26a　左側脳動脈，左側脳室と第三脳室の外側面図（上）。両側脳動脈，側脳室と第三脳室の上面図（下）。

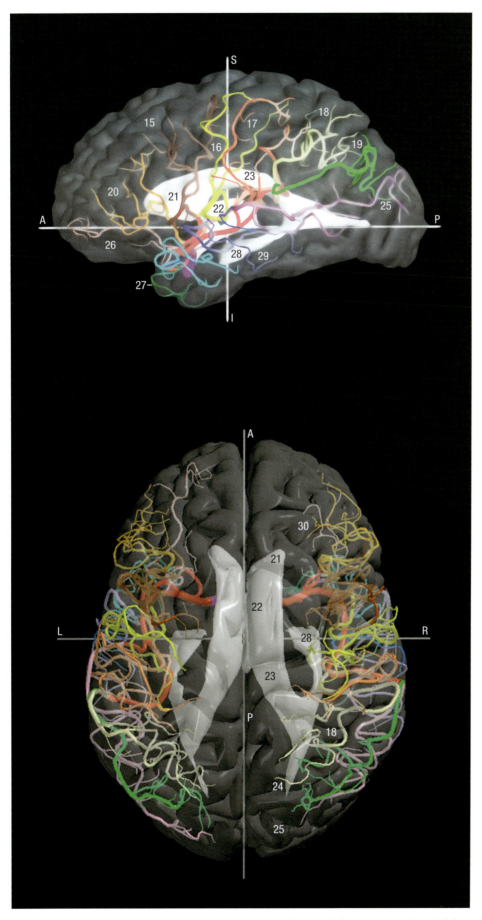

15 Superior frontal gyrus 上前頭回
16 Precentral gyrus 中心前回
17 Postcentral gyrus 中心後回
18 Parietal lobe 頭頂葉
19 Angular gyrus 角回
20 Inferior frontal gyrus 下前頭回
21 Frontal (anterior) horn of lateral ventricle 側脳室前角
22 Third ventricle 第三脳室
23 Central part (body) of lateral ventricle 側脳室中心部
24 Occipital (posterior) horn of lateral ventricle 側脳室後角
25 Occipital lobe 後頭葉
26 Orbital gyri 眼窩回
27 Temporal pole 側頭極
28 Temporal (inferior) horn of lateral ventricle 側脳室下角
29 Temporal lobe 側頭葉
30 Frontal lobe 前頭葉

図 7.26b　図 7.26a に脳の画像を追加した図。上図は左大脳半球を，下図は大脳を追加している。

1 Internal carotid artery
　内頸動脈
2 Middle cerebral artery
　中大脳動脈
3 Anterior cerebral artery
　前大脳動脈
4 Posterior cerebral artery
　後大脳動脈

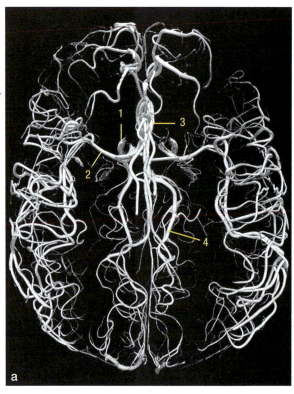
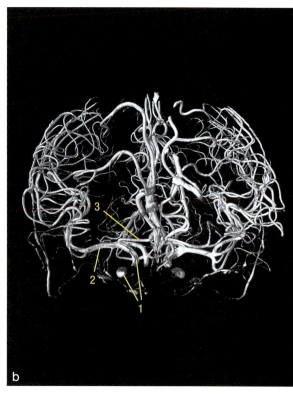

図7.27　前大脳動脈，中大脳動脈，後大脳動脈　7TのMRIで撮像（技術的な詳細▶12章，p.488。出典：Essen大学病院・K. Wrede博士のご厚意による）。

図7.27a　上方からの図
図7.27b　前方からの図

7.4.9　脳動脈の吻合

　ほとんどの血管は吻合をもっていて，部分的には近くの灌流域にも血液を送ることができる。内頸動脈と椎骨動脈からの脳血流が不十分な場合，顔面動脈（図9.1）や浅側頭動脈と眼動脈との間の吻合がはたらいて，眼動脈から内頸動脈へ逆方向の血流が生じ，ある程度血流の代償をする（▶p.360）。さらに3本の大脳動脈の間および3本の小脳動脈の間には軟膜を介する吻合がある。脳梁縁動脈や脳梁周囲動脈は正中線を越えて対側半球に血液を送ることが可能である。前脈絡叢動脈と後脈絡叢動脈との間には豊富な吻合が存在するのが普通である。

7.4.10　前脳の動脈分布域

　基本的に，前脳には2つの主な灌流域がある（図7.28-7.32）：

- **中心灌流域**：間脳，尾状核，被殻および内包に存在する。
- **終末灌流域**：終脳外套，すなわち大脳皮質とその下の白質にある。しばしば"皮質灌流域"（または"皮質動脈"）という名称が同義語のように用いられるが，灌流域の表現が不正確である。

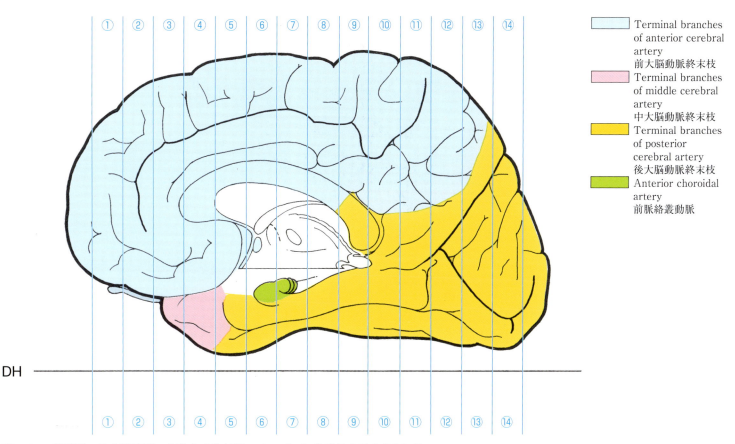

図 7.28　脳動脈の終末灌流域　丸数字は前額断シリーズの切片番号を示す(図 3.1)。
DH＝ドイツ水平面

図 7.28a　脳動脈分布域を示す大脳の正中面像。前・中・後大脳動脈の終末枝(皮質枝)と前脈絡叢動脈による分布域が図示されている。

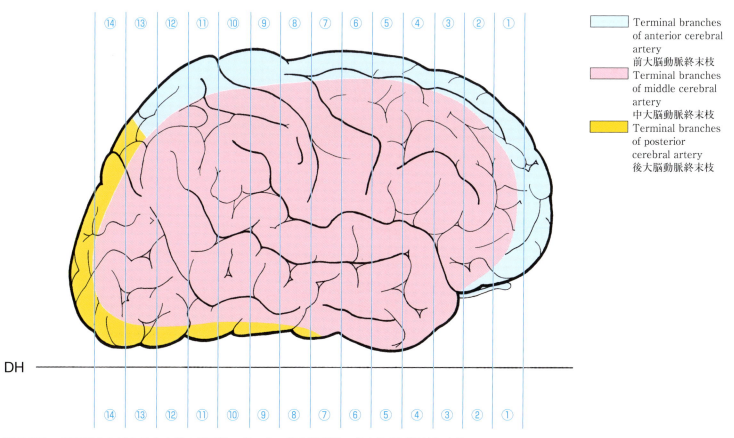

図 7.28b　脳動脈分布域を示す大脳の側面像。前・中・後大脳動脈の終末枝(皮質枝)による分布域が図示されている。

7　頭蓋骨領域

☐ Terminal branches of anterior cerebral artery
　前大脳動脈終末枝

☐ Terminal branches of middle cerebral artery
　中大脳動脈終末枝

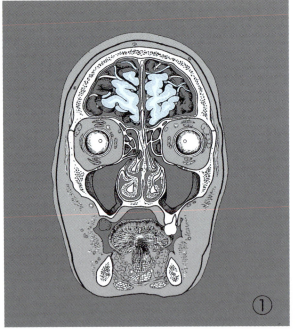
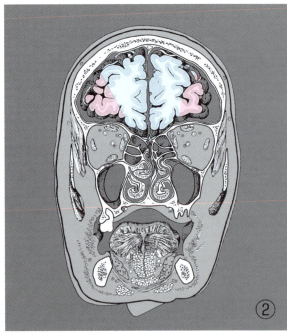
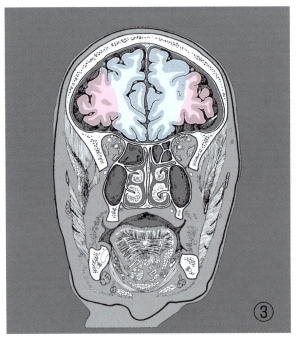
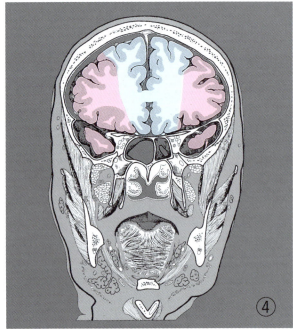

図7.29　前脳の終末灌流域と中心灌流域　脳動脈分布域を示す前額断シリーズ。前・中・後大脳動脈の終末枝（皮質枝）と中心枝（穿通枝）による分布域が図示されている。丸数字は切片番号を示す（図3.1，7.28）。

図7.29a　第1-第4切片

7.4 脳動脈とその灌流域

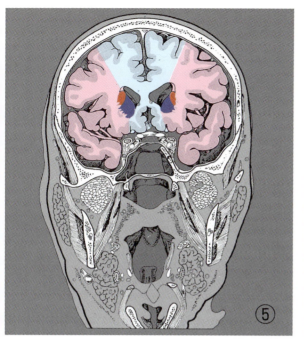
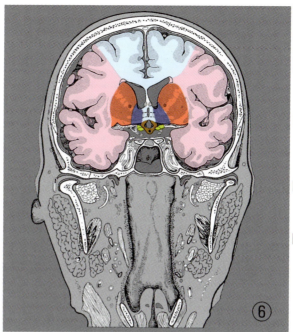
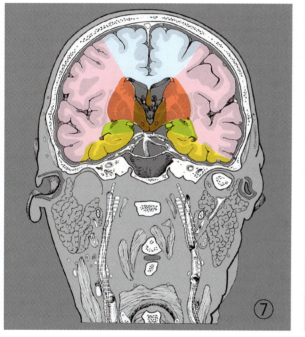
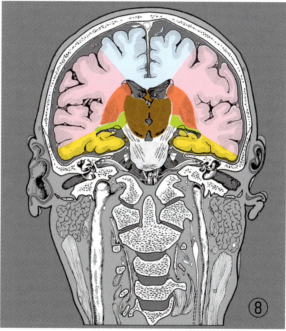

	Terminal branches of anterior cerebral artery 前大脳動脈終末枝
	Terminal branches of middle cerebral artery 中大脳動脈終末枝
	Penetrating branches of anterior cerebral artery 前大脳動脈穿通枝
	Penetrating branches of middle cerebral artery 中大脳動脈穿通枝
	Penetrating branches of posterior cerebral artery and posterior communicating artery 後大脳動脈と後交通動脈の穿通枝
	Anterior choroidal artery 前脈絡叢動脈
	Terminal branches of posterior cerebral artery 後大脳動脈終末枝

図 7.29b　第 5-第 8 切片

7　頭蓋骨領域

	Terminal branches of anterior cerebral artery 前大脳動脈終末枝
	Terminal branches of middle cerebral artery 中大脳動脈終末枝
	Terminal branches of posterior cerebral artery 後大脳動脈終末枝
	Penetrating branches of middle cerebral artery 中大脳動脈穿通枝
	Penetrating branches of posterior cerebral artery 後大脳動脈穿通枝

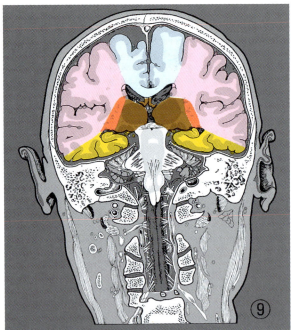
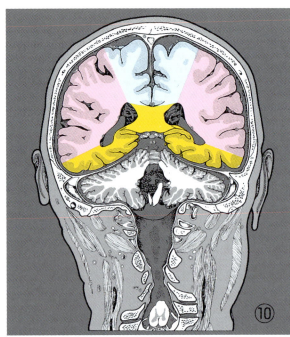
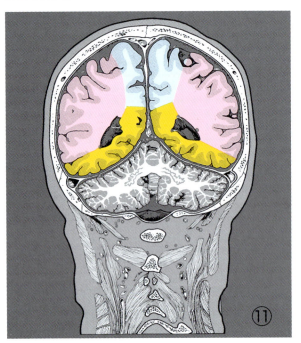
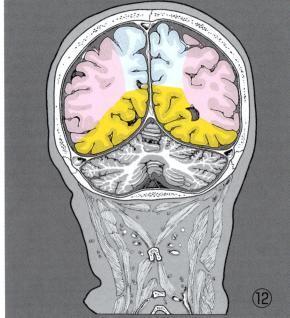

図 7.29c　第 9-第 12 切片

7.4 脳動脈とその灌流域

	Terminal branches of anterior cerebral artery 前大脳動脈終末枝
	Terminal branches of middle cerebral artery 中大脳動脈終末枝
	Terminal branches of posterior cerebral artery 後大脳動脈終末枝

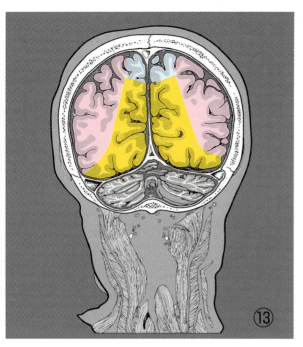
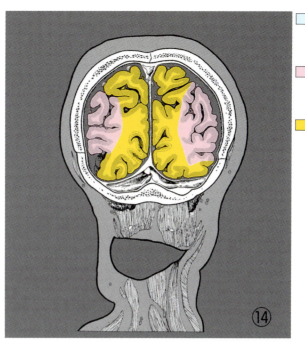

図 7.29d　第 13，第 14 切片

7 頭蓋骨領域

☐	Terminal branches of anterior cerebral artery 前大脳動脈終末枝
☐	Terminal branches of middle cerebral artery 中大脳動脈終末枝
☐	Terminal branches of posterior cerebral artery 後大脳動脈終末枝
☐	Penetrating branches of anterior cerebral artery 前大脳動脈穿通枝
☐	Penetrating branches of middle cerebral artery 中大脳動脈穿通枝
☐	Penetrating branches of posterior cerebral artery and posterior communicating artery 後大脳動脈と後交通動脈の穿通枝
☐	Anterior choroidal artery 前脈絡叢動脈

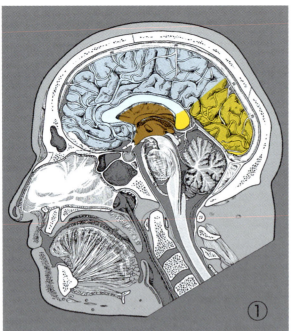
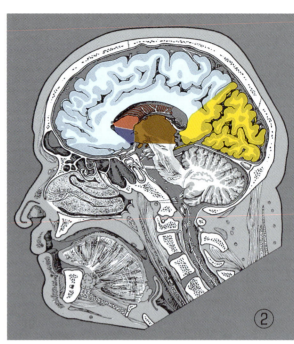
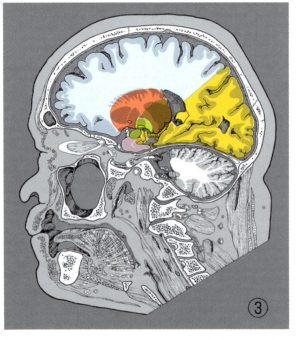
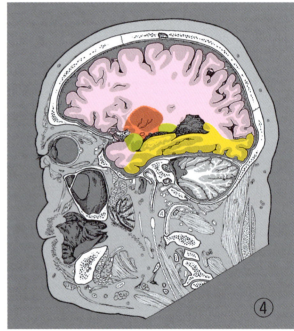

図7.30　前脳の終末灌流域と中心灌流域　脳動脈分布域を示す矢状断シリーズ。前・中・後大脳動脈の終末枝（皮質枝）と前脈絡叢動脈による分布域が図示されている。丸数字は切片番号を示す（図4.1）。

図7.30a　第1-第4切片

7.4 脳動脈とその灌流域

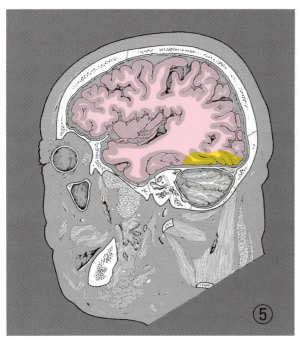
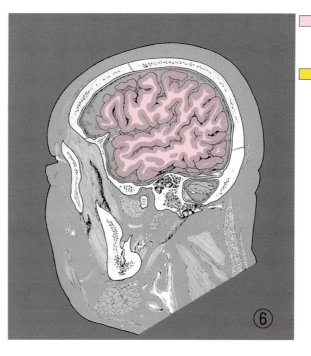

| | Terminal branches of anterior cerebral artery 前大脳動脈終末枝 |
| Terminal branches of posterior cerebral artery 後大脳動脈終末枝 |

図 7.30b　第 5，第 6 切片

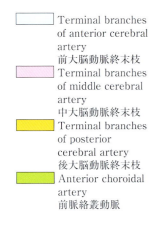
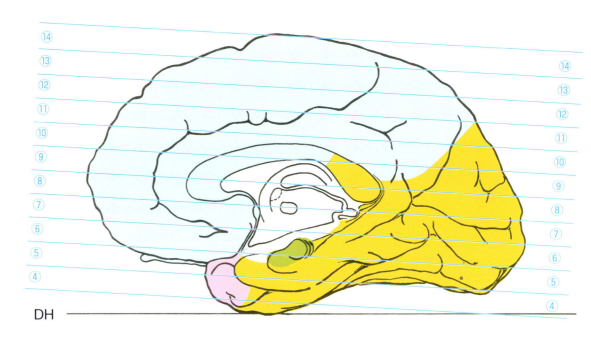

図7.31　前脳の終末灌流域　丸数字は両交連面シリーズの切片番号を示す。DH＝ドイツ水平面

図7.31a　脳動脈分布域を示す大脳の正中面像。前・中・後大脳動脈の終末枝（皮質枝）と前脈絡叢動脈による分布域が図示されている。

中心灌流域

前脳の中心域はいわゆる**穿通動脈**によって灌流されている（図7.23）。これらは終末動脈であり，損傷によって血流障害をきたす。穿通動脈には，次の動脈がある。

- **長中心動脈**（前名：Heubner反回動脈）と**前内側中心動脈**（前名：内側レンズ核線条体動脈）（図6.12b）は，前大脳動脈の分枝で，前有孔質を穿通して尾状核と被殻の前下部および内包の前下部を養う[53]。
- **前外側中心動脈**（前名：外側レンズ核線条体動脈）（図6.12b，7.14b）は，中大脳動脈の分枝で，前脳底部から穿通し，無名質，前交連の外側部，被殻の大部分，淡蒼球の外側部，内包と隣接する放線冠の上半分，および尾状核の体と頭（ただし前下部を除く）を灌流している[54]。
- **後内側・後外側中心動脈**は，後大脳動脈の分枝で，Willis動脈輪から直接出る分枝とともに間脳の底部と後部域に入り，視床，視床後部，視床下部および視床下核を養う。

臨床へのヒント

穿通動脈の閉塞は小さい限局性の脳梗塞を起こす。もし病巣が錐体路のみにあれば，感覚障害のない対側の運動麻痺を生じる。視床の後腹側核内の梗塞は，半側の純粋感覚障害を呈する。

いわゆるPercheron動脈の閉塞は，両側に対称的な傍正中視床梗塞の症状を呈し，中脳に及ぶことも稀ではない。通常両側にあるべき視床穿通動脈に対して，この場合は変異として一側のみP1分節からPercheron動脈が来ていて両側の視床領域に分布している。臨床的には，このような特殊な脳梗塞の形では，中脳の関与の有無によって重篤な意識障害，記憶障害や垂直性の視覚麻痺などを呈することもある[345, 455]。

終末灌流域

大脳半球の終末灌流域とは，前・中・後大脳動脈および前脈絡叢動脈の終末枝による3つの灌流域を総合したものである。これらの灌流域は，図7.31-7.32に示してある。3つの区域の境界（図7.28，7.31）

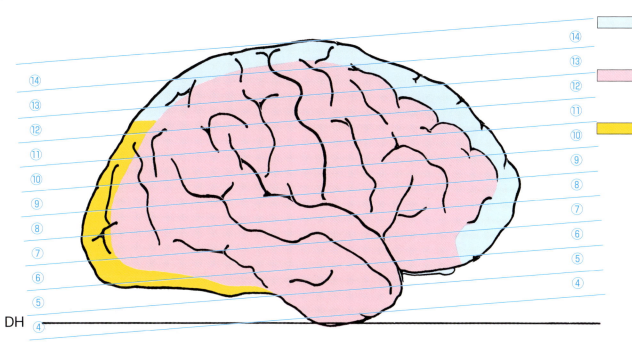

図 7.31b　脳動脈分布域を示す大脳の両交連面シリーズ側面像。前・中・後大脳動脈の終末枝(皮質枝)による分布域が図示されている。

は終脳の脳葉の境界とは関係がない。

前大脳動脈の終末枝

　前大脳動脈の終末枝は大脳半球内側面の大部分に分布している。灌流域は前頭から頭頂に及び，頭頂後頭溝のところまで達する。また，前大脳動脈は膨大部を除く脳梁の4/5を栄養する。前大脳動脈は，さらに外套稜を回って大脳円蓋部にも小枝を送り，2〜3 cm幅の領域に血液を送る。この領域に含まれるのは上前頭回，中心前・後回の外套稜近辺，ならびに上頭頂回である。その分布域の中には対側下肢の一次運動野(錐体路性一次野)と一次感覚野がある。

臨床へのヒント

　前大脳動脈の終末枝の障害では対側下肢の中枢性運動麻痺と感覚障害を生じる。

中大脳動脈の終末枝

　中大脳動脈の終末枝が分布するのは島，前頭・頭頂・側頭弁蓋および外側溝を取り囲む卵形の皮質野である(図7.29, 7.30, 7.32)。その中には，外側溝に接した中心前・後回の下半部，すなわち体幹，上肢，頭部の運動と感覚の一次野が含まれている。さらに頭頂域と側頭域の皮質下白質も中大脳動脈によって栄養されている。頭頂域にはGratioletの視放線の上半が，側頭域にはその下半が存在する。優位半球の前頭弁蓋には運動性言語野(Broca野)が，上側頭回の弁蓋には感覚性言語野(Wernicke野)が局在している。

臨床へのヒント

　中大脳動脈の終末梗塞は，対側体幹，上肢，頭部の運動麻痺と感覚障害を生じる。また，視放線の上半が遮断されると対側視野下部の(同名)四分盲，視放線の下半の障害では対側視野上部の(同名)四分盲が出現する。運動性または感覚性言語野が侵されると，Broca失語またはWernicke失語となる。病変が言語優位半球の弁蓋部全体を占めると，重篤な全失語が生じる[79]。

7 頭蓋骨領域

☐	Terminal branches of anterior cerebral artery 前大脳動脈終末枝
▨	Terminal branches of middle cerebral artery 中大脳動脈終末枝
▨	Terminal branches of posterior cerebral artery 後大脳動脈終末枝
▨	Penetrating branches of anterior cerebral artery 前大脳動脈穿通枝
▨	Penetrating branches of middle cerebral artery 中大脳動脈穿通枝
▨	Penetrating branches of posterior cerebral artery and posterior communicating artery 後大脳動脈と後交通動脈の穿通枝
▨	Anterior choroidal artery 前脈絡叢動脈

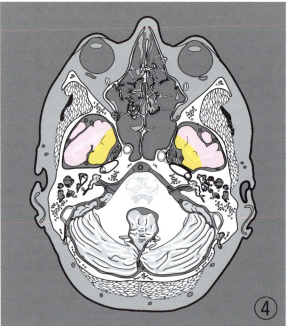
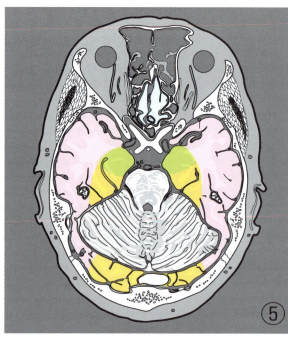
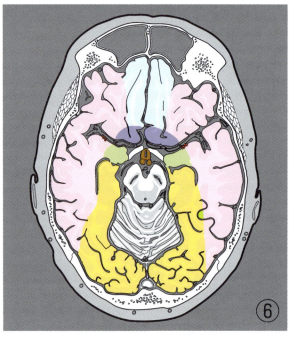
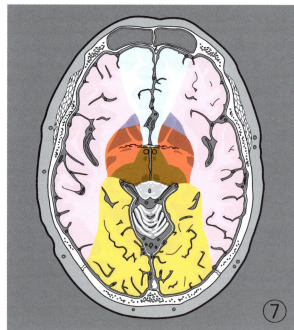

図 7.32　前脳の終末灌流域と中心灌流域　脳動脈分布域を示す両交連面シリーズ。前・中・後大脳動脈の終末枝（皮質枝）と前脈絡叢動脈による分布域が図示されている。丸数字は切片番号を示す（図 5.1）。

図 7.32a　第 4–第 7 切片

7.4 脳動脈とその灌流域

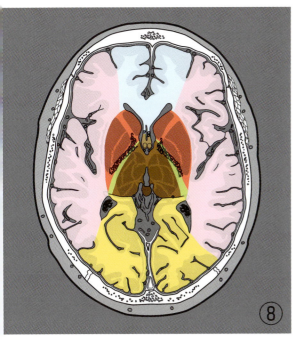

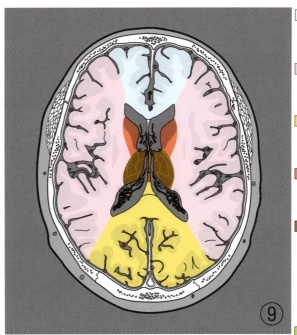

	Terminal branches of anterior cerebral artery 前大脳動脈終末枝
	Terminal branches of middle cerebral artery 中大脳動脈終末枝
	Terminal branches of posterior cerebral artery 後大脳動脈終末枝
	Penetrating branches of middle cerebral artery 中大脳動脈穿通枝
	Penetrating branches of posterior cerebral artery and posterior communicating artery 後大脳動脈と後交通動脈の穿通枝
	Anterior choroidal artery 前脈絡叢動脈

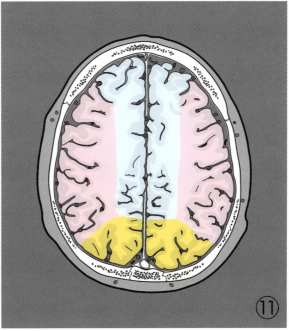

図 7.32b　第 8-第 11 切片

7 頭蓋骨領域

	Terminal branches of anterior cerebral artery 前大脳動脈終末枝
	Terminal branches of middle cerebral artery 中大脳動脈終末枝
	Terminal branches of posterior cerebral artery 後大脳動脈終末枝

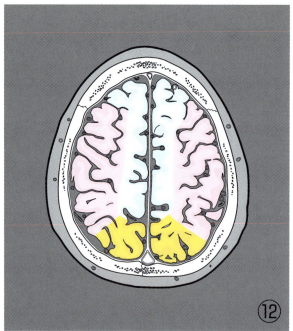

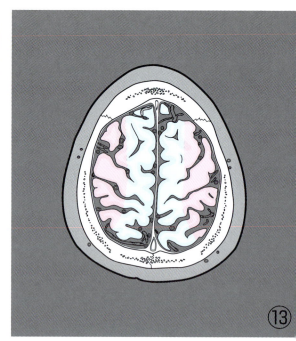

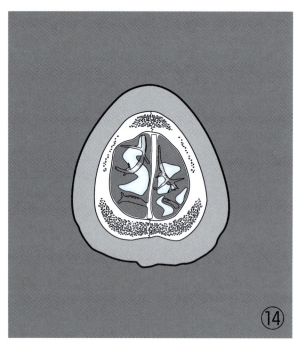

図 7.32c　第 12-第 14 切片

後大脳動脈の終末枝

後大脳動脈の終末枝は半球内側面では後頭葉の大部分，特に一次視覚野，有線野（図 7.28a，7.31a）に分布している。半球の円蓋部では後頭葉と側頭葉の狭い範囲を栄養している（図 7.28b，7.31b）。また脳梁膨大部もこの動脈によって養われる。

> **臨床へのヒント**
> 後大脳動脈が閉塞すると対側の同名半盲となる。脳梁膨大部の損傷では視覚野と言語野との連絡が絶たれる。これらの症例には読字障害（失読症）が出現する。

図 7.28-7.32 に，文献[53, 54, 79, 122, 236, 307, 333, 601]の記載に従って，前額断面，矢状断面，横断面における各動脈の灌流域を示した。それぞれの動脈の灌流域は平均的な広がりを選んだ。梗塞巣の広がりは側副血行に左右されるので，個体間の変異にも注意を払わなければならない。境界域梗塞（分水嶺梗塞）は脳循環障害の特殊な形である。それは前・中・後大脳動脈のうちの 2 本（稀に 3 本）の血流が不十分になった際，各動脈の灌流域の境界に出現する。

局所脳血流の評価には，血流 CT（パーフュージョン CT），血流 MRI およびエミッション CT が有用な検査法である。頭蓋内の動脈は，MRA（▶ p.12）や CTA（▶ p.12）によって非侵襲的に画像化することができる。この方法で，血管奇形，血管の位置異常，また病的な血流状態が確認できる。

7.5 脳静脈

人体の静脈は対応する動脈と平行に走っていることが多い。これに反して，脳の静脈（図 3.2c-3.15c, 4.2c-4.7c, 5.2-5.15, 5.17-5.30, 7.33b, 7.34b）は脳の動脈から**独立した走行**になっている（図 7.33, 7.34）。さらに脳静脈の変異は動脈より大きい。それでも，脳静脈のトポグラフィーについて普遍的な形式を示すことができる。深部の大脳内静脈群には，動脈系とは違った位置関係があるので，脳血管造影における診断的意義が大きい。脳血管造影の静脈相で，深部静脈の偏位によって占拠性病変の診断ができる。脳表を走っている動脈は同じ脳血管造影で正常にみえることもある。

脳静脈および静脈洞は，ある程度 CT と MRI の目印構造（▶ p.15）として使うことができる。しかし，病的変化や偏位がよくみえないこともある。正中構造の偏位は，深部静脈より脳室系のほうが明らかであることが多い。

脳静脈には弁がない。脳静脈は多数の吻合をもった網状の管腔系である。主な静脈流出はいくつかの静脈洞を経て**内頸静脈**（図 3.9c, 3.9d, 5.2, 5.17, 6.4b, 9.2）に集まり，頸静脈孔（図 3.23, 4.5c, 5.17, 5.31）から頭蓋腔の外に出る。多くの静脈が内頸静脈の流出を代償することができる。

- **内椎骨静脈叢**は斜台にある脳底静脈叢の血流を受けることができる。
- **海綿静脈洞**は眼静脈から顔面静脈への流出路をもっている（図 7.35b, 9.2）。
- その他にも，脳の血液は**卵円孔**（図 7.35a）から翼突筋静脈叢に行く経路や，**頸動脈管の静脈**（図 7.33b では番号がついていない）や，**導出静脈**によって流出することができる。

終脳と間脳からの血液流出を受けている静脈には 2 つのグループがある：

- **浅大脳静脈**は主に皮質領野からの血液を受ける。
- **深大脳静脈**は主に髄質と，そこに存在する神経核領域からの血流を受ける。深部静脈が，皮質領野からの流出も受けている部位もある。深部静脈の支流からの血液は，滝のように大大脳静脈（Galen 大静脈）（図 4.2b, 4.2c, 4.2d, 5.9a, 5.9b）に集まる。大大脳静脈は下矢状静脈洞（図 7.33b）と直静脈洞（図 3.12c, 4.2c, 7.33b）の移行部に開口する[333]。

1 Rolandic vein ローランド静脈
2 Superior sagittal sinus 上矢状静脈洞
3 Superior anastomotic vein (Trolard vein) 上吻合静脈（トロラード静脈）
4 Parietal and occipital ascending veins 頭頂・後頭上行性静脈
5 Inferior sagittal sinus 下矢状静脈洞
6 Thalamostriate vein 視床線条体静脈
7 Frontal ascending vein 前頭上行性静脈
8 Venous angle 静脈角
9 Internal cerebral vein 内大脳静脈
10 Straight sinus 直静脈洞
11 Basal vein (of Rosenthal) 脳底静脈（ローゼンタール静脈）
12 Confluence of sinuses 静脈洞交会
13 Transverse sinus 横静脈洞
14 Sylvian veins (superficial middle cerebral vein) シルビウス静脈（浅中大脳静脈）
15 Septum pellucidum vein 透明中隔静脈
16 Sigmoid sinus S状静脈洞

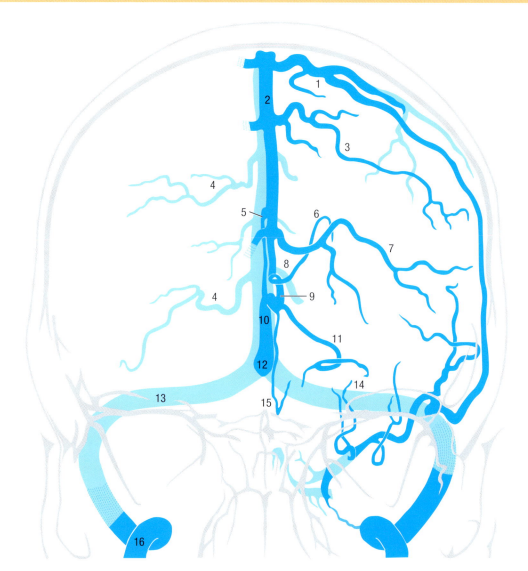

図 7.33　脳静脈　模式図。

図 7.33a　Towne 法による投影（出典：文献 307）

7.5 脳静脈

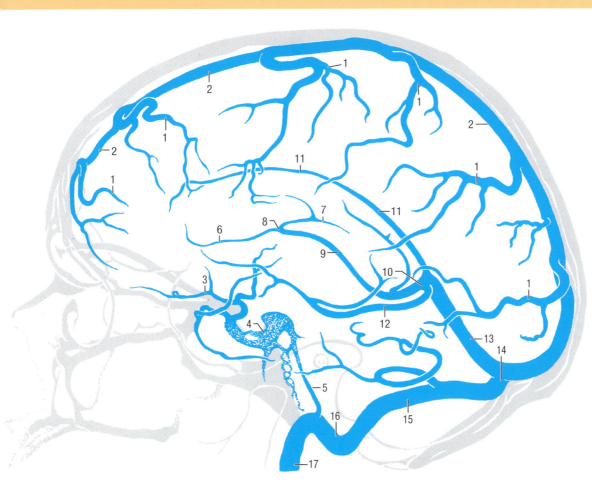

1 Superior cerebral veins 上大脳静脈群
2 Superior sagittal sinus 上矢状静脈洞
3 Superficial middle cerebral veins 浅中大脳静脈
4 Cavernous sinus 海綿静脈洞
5 Inferior petrosal sinus 下錐体静脈洞

基底核・脳幹からの深部静脈：
6 Anterior vein of septum pellucidum 前透明中隔静脈
7 Superior thalamostriate (terminal) vein 上視床線条体静脈（分界静脈）
8 Venous angle 静脈角
9 Internal cerebral vein 内大脳静脈
10 Great cerebral vein (of Galen) 大大脳静脈（ガレン大静脈）
11 Inferior sagittal sinus 下矢状静脈洞
12 Basal vein (of Rosenthal) 脳底静脈（ローゼンタール静脈）
13 Straight sinus 直静脈洞
14 Confluence of sinuses 静脈洞交会
15 Transverse sinus 横静脈洞
16 Sigmoid sinus S状静脈洞
17 Internal jugular vein 内頸静脈

図 7.33b　側面図。数字の順序には血流域と血流の方向が考慮されている（文献 307 による）。

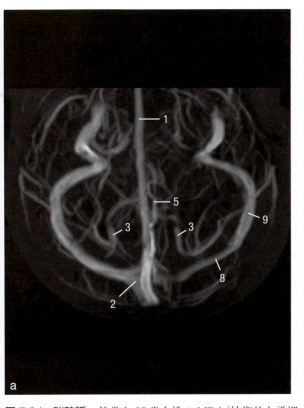
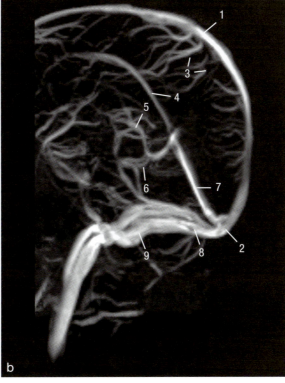

1 Superior sagittal sinus 上矢状静脈洞
2 Confluence of sinuses 静脈洞交会
3 Superior cerebral veins 上大脳静脈群
4 Inferior sagittal sinus 下矢状静脈洞
5 Internal cerebral veins 内大脳静脈群
6 Basal vein (of Rosenthal) 脳底静脈（ローゼンタール静脈）
7 Straight sinus 直静脈洞
8 Transverse sinus 横静脈洞
9 Sigmoid sinus S状静脈洞

図 7.34　脳静脈　健常な 35 歳女性の MRA（技術的な詳細 ▶ 12 章，p.488）。

図 7.34a　MIP 処理された横断像
図 7.34b　MIP 処理された側面像

1 Sphenoparietal sinus
 蝶形［骨］頭頂静脈洞
2 Anterior intercavernous
 sinus 前海綿間静脈洞
3 Cavernous sinus
 海綿静脈洞
4 Posterior intercavernous
 sinus 後海綿間静脈洞
5 Basilar plexus
 脳底静脈叢
6 Venous plexus of
 foramen ovale
 卵円孔静脈叢
7 Superior petrosal sinus
 上錐体静脈洞
8 Inferior petrosal sinus
 下錐体静脈洞
9 Internal jugular vein
 (running inferiorly)
 内頸静脈（下方に向かう）
10 Sigmoid sinus S状静脈洞
11 Transverse sinus
 横静脈洞
12 Occipital sinus
 後頭静脈洞
13 Superior sagittal sinus
 上矢状静脈洞
14 Confluence of sinuses
 静脈洞交会

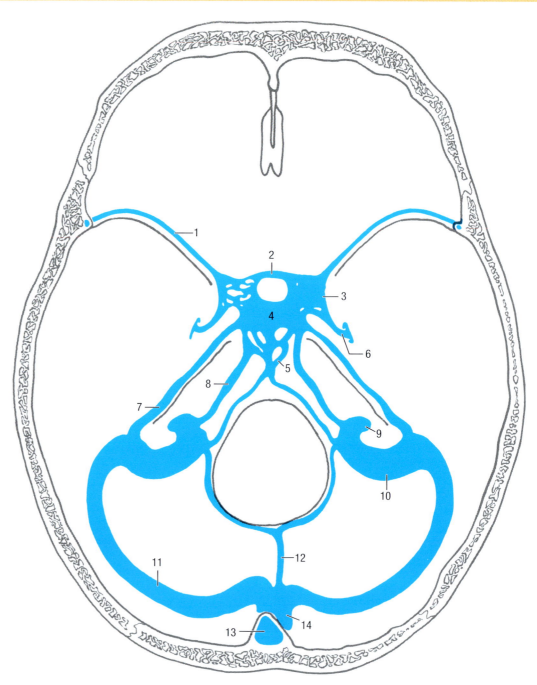

図7.35　頭蓋底の静脈洞　模式図（出典：文献307）。

図7.35a　水平断面

7.5.1　浅大脳静脈

　浅大脳静脈に属するのは上大脳静脈群（図5.9a, 5.9b, 5.12, 5.29, 7.33b），下大脳静脈群および浅中大脳静脈（前名：Sylvius窩静脈）（図7.33a）である。上大脳静脈群は大脳円蓋部に沿って弓状に上方に向かい，上矢状静脈洞に開口する（図3.2b, 3.2c, 3.2d, 3.7c, 3.7d, 3.15c, 3.15d, 4.2c, 4.2d, 5.11, 5.29）。

　静脈洞近くで各静脈はクモ膜を貫通し，その外膜は硬膜の強い結合織と結合する。これらの静脈は"架橋静脈"と呼ばれる（図3.8e）。架橋静脈は外傷で容易に傷つき，硬膜下血腫の出血源となる[216]。

　浅大脳静脈群は前頭前・前頭・頭頂・後頭静脈に分けられる。下大脳静脈群は前頭葉，側頭葉，後頭葉の外表を下方に走る。前頭葉の静脈は浅中大脳静脈に注ぐ場合が最も多い。側頭葉と後頭葉の静脈は

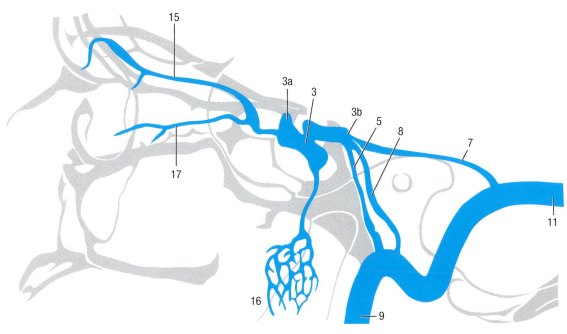

図 7.35b　側面図

3　Cavernous sinus
　　海綿静脈洞（3a＝前流入部，3b＝後流入部）
5　Basilar plexus
　　脳底静脈叢
7　Superior petrosal sinus
　　上錐体静脈洞
8　Inferior petrosal sinus
　　下錐体静脈洞
9　Internal jugular vein
　　内頸静脈
11　Transverse sinus
　　横静脈洞
15　Superior ophthalmic vein
　　上眼静脈
16　Pterygoid plexus
　　翼突筋静脈叢
17　Inferior ophthalmic vein
　　下眼静脈

横静脈洞（図 3.12c, 3.14b, 3.14c, 3.14d, 3.15c, 3.15d, 4.3b, 4.3c, 4.3d, 4.7b, 4.7c, 4.7d, 7.35）に直接注ぐか，後吻合静脈を介して間接的に注ぐ．浅中大脳静脈（前名：Sylvius 窩静脈）は大脳半球の外表で外側溝の上方に始まる．それは海綿静脈洞（図 3.6c, 3.6d, 3.7c, 3.7d, 4.3c, 4.3d, 5.20, 6.9b）か，蝶形［骨］頭頂静脈洞か，傍海綿静脈洞を通って卵円孔の静脈か，上錐体静脈洞（図 6.10b, 7.35, 7.36b, 7.36c）か，S 状静脈洞（図 3.10c, 3.11c, 3.11d, 4.6c, 4.6d, 5.6a, 5.6b, 5.19, 5.21, 6.5a, 6.8a）か，多様な流出経路をとる．

7.5.2 深大脳静脈

図 7.35 と 7.36 に頭蓋底の静脈と静脈洞の概観を示す．

深部静脈の集合静脈は，長さ約 1 cm の**大大脳静脈（Galen 大静脈）**である．左右の内大脳静脈（図 3.10c, 3.11c, 3.11d, 4.2c, 4.2d, 5.9a, 5.9b, 5.25）が合流してこの静脈となり，次いで脳梁膨大の後縁を回って，下矢状静脈洞と直静脈洞の移行部に流入することが多い．この部位は大脳鎌が小脳テントの頂点に結合する部位である．

内大脳静脈は前透明中隔静脈（図 7.33, 7.36e），上視床線条体静脈（分界静脈とも呼ぶ）（図 3.8c, 3.10c, 7.33, 7.36）および上脈絡叢静脈（図 5.10）の血流を集める．側面像では前透明中隔静脈が上視床線条体静脈に注ぐ点が認められる．ここを"静脈角"（venous angle）という．それは通常室間孔の高さにある．脳血管造影において，静脈角の偏位は頭蓋内の占拠性病変，特に正中面に近い病変を示唆する重要な所見である．上視床線条体静脈はおよそ半数の症例では尾状核と視床の間にある．この静脈は室間孔に達する前に後頭寄りに屈曲していくこともある．その場合，前透明中隔静脈と上視床線条体静脈との合流点（静脈角）は室間孔から数 mm 後頭寄りにくることになる[333]．内大脳静脈は横裂槽内で緩やかなカーブを描きながら後方に進む．室間孔から 3.5 cm ほど後方で左右の内大脳静脈は合流して大大脳静脈（Galen 大静脈）となる．脳血管造影像で証明される内大脳静脈の偏位はテント上腔の一側に占拠性病変のあることを示唆している．

脳底静脈（Rosenthal 静脈）（図 3.6c, 3.10c, 3.10d, 3.11c, 3.11d, 5.7, 6.13b, 7.34）は，前大脳静脈，下中心静脈群（線条体静脈群）および前有孔質の底部にある深大脳静脈の合流によって始まるが，その合流の仕方はさまざまである．これらの静脈は，前頭葉の底部および内側部，大脳基底核，島の領域から血液を集める（図 7.36）．脳底静脈は視索に沿って，大脳脚と間脳の間を後方に進む．この静脈はさらに迂回槽の内で大脳脚を回って，後上方に向かう．脳底静脈は最初の基底部の分節では，上に述べた終脳の前頭葉および島からの流れのほか，側頭極や海馬，

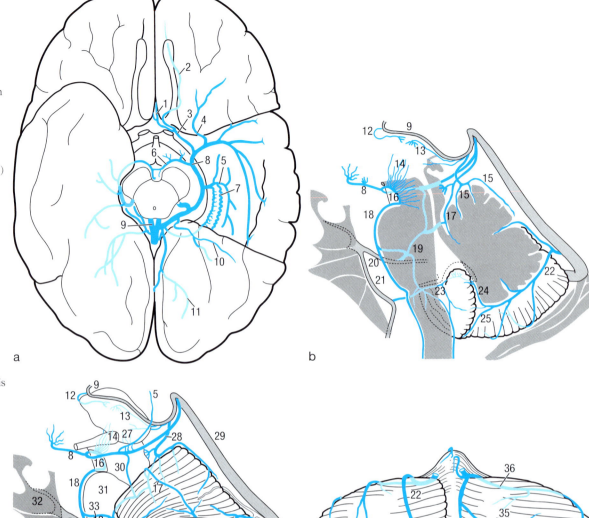

1 Pericallosal vein 脳梁周囲静脈
2 Olfactory vein 嗅静脈
3 Anterior cerebral veins 前大脳静脈
4 Orbitofrontal vein 眼窩前頭静脈
5 Inferior ventricular vein 下脳室静脈
6 Peduncular vein 大脳脚静脈
7 Inferior choroid vein 下脈絡叢静脈
8 Basal vein (of Rosenthal) 脳底静脈（ローゼンタール静脈）
9 Internal cerebral vein 内大脳静脈
10 Inferior temporal occipital vein 下側頭後頭静脈
11 Calcarine vein 鳥距溝静脈
12 Anterior thalamic vein 前視床静脈
13 Superior thalamic vein 上視床静脈
14 Inferior thalamic veins 下視床静脈
15 Superior veins of vermis 上虫部静脈
16 Anterior pontomesencephalic vein (midbrain segment) 前橋中脳静脈（中脳部）
17 Precentral cerebellar vein 小脳中心前静脈
18 Anterior pontomesencephalic vein (pontines segment) 前橋中脳静脈（橋部）
19 Petrosal vein 錐体静脈
20 Superior petrosal sinus 上錐体静脈洞
21 Inferior petrosal sinus 下錐体静脈洞
22 Inferior vein of vermis 下虫部静脈
23 Vein of lateral recess of fourth ventricle 第四脳室外側陥凹静脈
24 Superior retrotonsillaris vein 上後扁桃静脈
25 Inferior retrotonsillaris vein 下後扁桃静脈
27 Posterior thalamic veins 後視床静脈
28 Superior cerebral vein 上大脳静脈
29 Straight sinus 直静脈洞
30 Lateral mesencephalic vein 外側中脳静脈
31 Pons 橋
32 Cavernous sinus 海綿静脈洞
33 Transverse pontine vein 横橋静脈
34 Confluence of sinuses 静脈洞交会
35 Inferior hemispheric veins 下半球静脈
36 Superior hemispheric vein 上半球静脈
37 Tonsil of cerebellum 小脳扁桃
38 Copular point 二腹小葉点

図 7.36 脳底静脈　大脳下面の脳底静脈の模式図。中脳（横断面）と小脳（図 7.36a-7.36d）。横断 7T-SWI 画像（図 7.36e）による MIP 再構成を用いた深部脳底静脈（2 cm 厚。技術的な詳細 ▶ 12 章, p.488）（Jena 大学・A. Deistung 博士のご厚意による）（出典：文献 307）。

図 7.36a　横断図
図 7.36b　内側面図
図 7.36c　外側面図
図 7.36d　後下面図

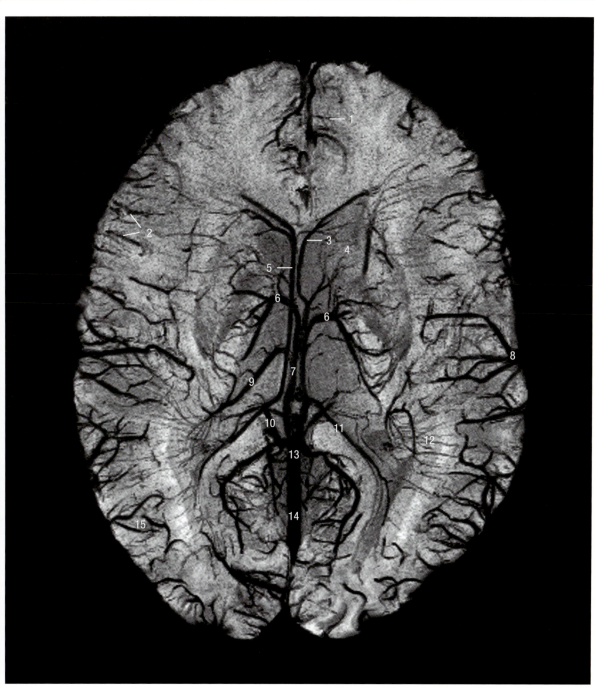

1	Prefrontal veins 前頭前静脈
2	Frontal veins 前頭静脈
3	Anterior vein of septum pellucidum 前透明中隔静脈
4	Veins of caudate nucleus 尾状核静脈
5	Anterior vein of septum pellucidum (var.) 前透明中隔静脈(変異)
6	Superior thalamostriate vein 上視床線条体静脈
7	Internal cerebral vein 内大脳静脈
8	Inferior cerebral veins 下大脳静脈
9	Lateral direct vein of lateral ventricle 側脳室外側直接静脈
10	Basal vein (of Rosenthal) 脳底静脈(ローゼンタール静脈)
11	Medial vein of lateral ventricle 内側［側脳室］房静脈
12	Deep medullary vein 深髄質静脈
13	Great cerebral vein (of Galen) 大大脳静脈(ガレン大静脈)
14	Straight sinus 直静脈洞
15	Occipital veins 後頭静脈

図 7.36e　SWI-MIP 画像

また間脳，中脳の一部からの流れを受け取る．脳底静脈の第二の外後側の分節は大脳脚から流入部までである．脳底静脈は内大脳静脈，大大脳静脈，または直静脈洞のいずれかに注いでいる．第二分節では大脳脚，中脳蓋，内・外側膝状体，脳梁幹と膨大，ならびに後頭葉の内側面や小脳の一部から血流を受ける（図 7.36）．

単一の大大脳静脈や直静脈洞は，左右 1 対の内大脳静脈や脳底静脈からの血液を集める．これらの静脈は終脳白質，間脳，線条体，中脳，橋，小脳に及ぶ広い領域からの流出路であるのみならず，前頭葉，側頭葉，後頭葉など終脳表面の内側底部からの流出路にもなっている．**直静脈洞は上矢状静脈洞**と静脈洞交会（図 3.15c，3.15d，4.2b，4.2c，4.2d，5.7，6.10a，7.33）で合流して横静脈洞に続く．その後，静脈血は S 状静脈洞を通って内頸静脈に流れる．

中脳の血液は主として大大脳静脈へ流れる．小脳の前上部から出た小さな静脈も大大脳静脈に注ぐ．

小脳の大きな静脈は，クモ膜下腔内で動脈とは別の走行をとり，後頭蓋窩にあるさまざまな静脈洞に開口している。錐体静脈は小脳および橋の前下部の流出路であり，上錐体静脈洞に注ぐ。その他の小脳静脈は直静脈洞，静脈洞交会，稀には横静脈洞に入る。橋および延髄からの静脈の流れは非常に多様で，脳底静脈，横静脈洞，上・下錐体静脈洞，後頭静脈洞，あるいは内椎骨静脈叢など，さまざまな静脈系の支流に流れ込む。

> **臨床へのヒント**
> **脳静脈血栓症**や**静脈洞血栓症**は，臨床的には無菌性のものも敗血症によるものもあり，機能解剖的には深部静脈系にも表在静脈系にも生じ得る。主訴が特異的でなく症状が多彩なことが，診断を困難にする。臨床症状のみで脳静脈血栓症や静脈洞血栓症を診断するのは困難であるから，通常 CT 検査が行われるが，鑑別診断として重要である[258]。脳室系や外側髄液腔の狭小化，両側対称的な低密度域，非定型的な部位の出血などが CT の疑わしい所見である。脳静脈と静脈洞の血栓症は最も誤診の多い脳疾患である[258]。血流に敏感な特別な検査シークエンスを用いる MRI か MRA は CT と CTA のように信頼性の高い検査法となり得るであろう[272, 590]。しばしばみられる，解剖学的原基に基づく非対称，特に横静脈洞の場合は鑑別診断を困難にする[11]。原基の異常をみつけるには，静脈洞の走行に垂直な T2 強調画像，または造影剤使用の T1 強調シークエンスで静的な充足所見が有用である。診断上不確実な場合には，DSA が必要である。

7.6 脳神経

脳神経（図 7.37, 7.38；図 6.1, 6.2, 10.6, 10.11, 10.14, 10.18 も参照）は脳の底面から出て，頭蓋底の外髄液腔の中を走ってから，硬膜の壁を貫通して開口部を通り，頭蓋腔から離れていく。ただ，Ⅱ脳神経のみは頭蓋腔の外においても，硬膜の鞘に包まれている。Ⅶ脳神経からⅫ脳神経までは後頭蓋窩から出る。Ⅱ脳神経からⅥ脳神経までは中頭蓋窩から，Ⅰ脳神経は篩板を通って前頭蓋窩から出る。

> **臨床へのヒント**
> MRI の高解像度で高強度の T2 強調 3 次元データセットは，脳神経を位置づけるために最適である（図 6.10d, 7.3d, 7.4）。

7.6.1 Ⅻ脳神経（舌下神経）

舌下神経（図 3.1d, 3.5a, 3.9a, 3.10a, 4.1c, 4.3a, 5.3）は，12～16 本の根糸として延髄の錐体とオリーブの間から出て，数本の神経束にまとまる。これらは，通常，椎骨動脈の後側に位置し，後頭骨の舌下神経管に入る。舌下神経は舌の筋肉を支配する。

7.6.2 Ⅺ脳神経（副神経）

副神経（図 3.1d, 3.10a, 4.1c, 5.1d, 6.1, 6.5）は 2 つの根をもっている。
- **脊髄根**（図 3.1d, 4.3a, 5.1d, 6.5b）は，脊髄の C1～C6 脊髄節（最大 C7 まで，最小 C3 まで）から発する。それは脊髄の外側から出て脊柱管の中を上行し，大孔を通って後頭蓋窩に入る。
- 3～6 本の根糸をもつ**延髄根**は延髄の外側から出る。

2 つの神経根は，頸静脈孔の付近で硬膜孔を通過する直前に，ⅨおよびⅩ脳神経と一緒になる。これら 3 種の鰓弓性神経は，ともに頸静脈孔の内側部を通る。副神経の脊髄根は，胸鎖乳突筋と僧帽筋を頸神経叢からの直接枝とともに支配する。

副神経の延髄根は，咽頭筋および一部の喉頭筋に分布する（図 7.37）。

7.6.3 Ⅹ脳神経（迷走神経）

迷走神経（図 3.1d, 3.9a, 3.10a, 4.1c, 4.3a, 4.7a, 6.4b, 6.6b）は，10～18 本の細い根糸として延髄の外側縁から出る。この神経の脳槽内の走行は頸静脈孔の上方の硬膜孔まで約 1.5 cm である[333]。この神経は外耳道の小部分の感覚を伝え，咽頭の味覚を伝え，胸部内臓および上腹部内臓の粘膜の内臓感覚を伝える。迷走神経は，運動性には主として喉頭の筋肉を支配し，また，部分的に咽頭の筋肉を支配する（図 7.37）。迷走神経は副交感神経系の主神経で，胸部内臓と上腹部内臓，また Cannon-Böhm 点までの腸管を支配する。

7.6.4 Ⅸ脳神経（舌咽神経）

舌咽神経（図 3.1d, 3.9a, 3.10a, 4.1c, 4.3a, 6.5b）は迷走神経と形態学的に共通性をもった鰓弓神経である。すなわち，同じく延髄外側から出て，頭蓋底の貫通部位も頸静脈孔である。舌咽神経は，同様に最初の鰓腸領域，すなわち口蓋と咽頭の粘膜，舌の後方 1/3 の味蕾とを支配し，副交感神経性には耳下腺を，また部分的には咽頭の筋肉を支配している。

7.6.5 Ⅷ脳神経（内耳神経）

内耳神経（前庭蝸牛神経）（図 3.1d, 3.9a, 3.10a, 4.1c, 4.4a, 5.5, 5.37, 7.3d, 7.4）は，前庭系および聴覚系という2つの経路の組み合わせである。求心方向でいうと，この神経は内耳孔を通って橋との境界近くで延髄の外側縁に入る。前庭蝸牛神経の脳槽内での走行は約 1.4 cm である[333]。

7.6.6 Ⅶ脳神経（顔面神経）

顔面神経ならびに中間神経（図 3.1d, 3.9a, 3.10a, 4.1c, 4.4a, 7.3g）は橋と延髄の間の外側から出る。中間神経は極めて細い神経束で，Ⅶ脳神経の主部に平行して下方を走る。Ⅶ脳神経は内耳道内では，Ⅷ脳神経の上方前方に位置する（図 7.4）。顔面神経の出力部から内耳孔までの長さは，約 1.6 cm である[333]。中間神経は，舌の前 2/3 の味蕾からの感覚性線維と，涙腺，鼻・咽頭腔の分泌腺や舌下腺と顎下腺にいく副交感性線維を含んでいる。顔面神経の主部は運動性である。顔面神経は顔面表情筋，アブミ骨筋，および上部の舌骨諸筋を部分的に支配している（図 7.37）。

> **臨床へのヒント**
>
> 前下小脳動脈は，約 1/3 の症例で顔面神経の近くでループを作っている。この血管ループが顔面神経を圧迫すると半側顔面攣縮を生じることがある[270, 473, 506]。

7.6.7 Ⅵ，Ⅳ，Ⅲ脳神経（外転，滑車，動眼神経）

Ⅵ，Ⅳ，Ⅲ脳神経は眼筋の神経である。すなわち，外転神経，滑車神経，動眼神経である。

外転神経（図 3.1d, 3.8a, 3.9a, 4.1c, 4.2a, 4.3a, 5.5, 6.7b）は，94% の症例では脳幹底面で橋と延髄との境界にある溝から出るが，6% ではこの溝の直上の橋下部から出る[643]。この神経は脳底槽を通り抜け，錐体骨先端の内下側が斜台に接しているところで硬膜（図 5.5, 6.9b）を通る。脳槽内の走行は約 1.5 cm である[333]。この神経は脳底静脈叢を貫いて，海綿静脈洞の外側壁に入る。その後，中頭蓋窩を離れて上眼窩裂を通り，外側直筋を支配する。外側直筋の障害は内斜視を起こす。

滑車神経（図 3.10a, 4.4a, 6.11b, 6.12b）は，唯一脳幹の後側から出る脳神経である。滑車神経は中脳蓋下丘のすぐ下で中脳から出る。これは迂回槽内で中脳を巻くように走り，テント切痕が後床突起に付着するところで硬膜に入る。この神経の進入部位は，後床突起の約 1 cm 下である。滑車神経は海綿静脈洞の上壁を通り，上眼窩裂から眼窩に出る。この神経は眼球を下外方に引っ張る上斜筋を支配する。この神経の障害では，拮抗筋のはたらきで眼球が内上方に引っ張られる。

動眼神経（図 3.1c, 3.7a, 3.8a, 4.1c, 4.2a, 4.3a, 6.11b, 6.12b）は眼筋神経のうち最大のものである。これは残りの4本の外眼筋と上眼瞼挙筋を支配する。動眼神経はまた，瞳孔括約筋および毛様体筋への副交感性線維を含んでいる。動眼神経は脚間窩から出て同名の脳槽内を通り，上小脳動脈と後大脳動脈の間を海綿静脈洞の方向に向かう。この神経は，海綿静脈洞の外側壁を走って，上眼窩裂に入って中頭蓋窩から離れる。

7.6.8 Ⅴ脳神経（三叉神経）

三叉神経（図 3.8a, 3.8b, 3.9a, 3.9b, 4.1c, 4.3a, 4.4a, 4.4d, 5.5, 6.8b, 6.9b, 6.10b, 6.10d）は橋の外側縁から出る[101]。この神経は後頭蓋窩から三叉神経孔を通って硬膜嚢に入るが，そこは既に，中頭蓋窩である。この三叉神経腔（Meckel 腔）は扁平な硬膜嚢で，内部にクモ膜が延びてきている。嚢内には三叉神経節（前名：Gasser 神経節）（図 3.7a, 4.4a, 6.8b）があり，この神経節は，三叉神経の感覚性部分である偽単極神経細胞をもっている。神経節に続いて三叉神経は3本の主枝に分かれる：眼神経，上顎神経，下顎神経で，それぞれ上眼窩裂（図 3.5c, 3.5d, 4.1b, 5.35），正円孔（図 3.18, 4.10, 5.34），卵円孔（図 4.11, 5.17a, 5.32）を通って，中頭蓋窩を離れる。三叉神経の神経線維の大部分は，顔面皮膚，眼球結膜と角膜，鼻腔と口腔の粘膜，および歯からの求心性信号を中枢に向けて伝える。三叉神経系のうち咀嚼筋の筋紡錘からの求心路には，特殊な線維連結がある（▶ p.388）。

三叉神経の運動線維は，三叉神経内では内側を走り，三叉神経節のそばを通り過ぎて下顎神経の方向にいく。運動性線維は咀嚼筋，鼓膜張筋，そして大部分の口蓋底諸筋を支配する（図 7.37）。

> **臨床へのヒント**
>
> 脳神経外科医の観察によれば，上小脳動脈が三叉神経を圧迫して三叉神経痛の原因となることがある[269, 271, 506]。

7　頭蓋骨領域

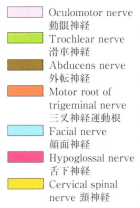

- Oculomotor nerve 動眼神経
- Trochlear nerve 滑車神経
- Abducens nerve 外転神経
- Motor root of trigeminal nerve 三叉神経運動根
- Facial nerve 顔面神経
- Hypoglossal nerve 舌下神経
- Cervical spinal nerve 頸神経

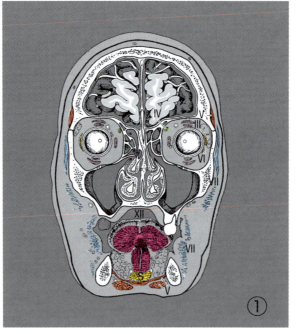
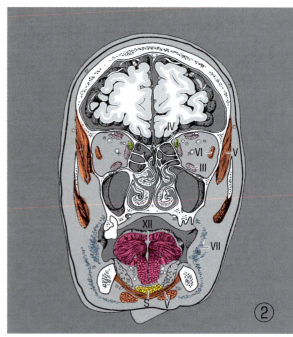
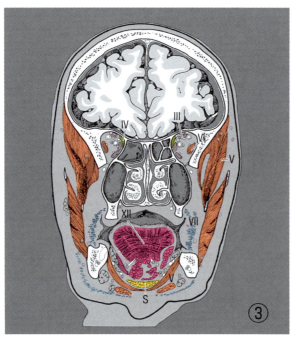
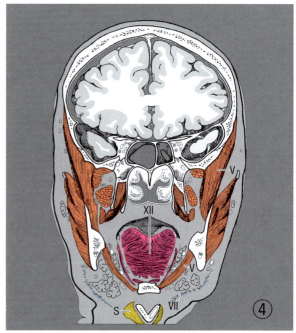

図 7.37　頭頸部領域の筋群への神経支配　前額断面に脳神経（Ⅲ，Ⅳ，Ⅴ，Ⅵ，Ⅶ，Ⅸ，Ⅹ，Ⅺ，Ⅻ），頸神経（S）から支配を受けている筋群を描写した。丸数字は切片番号を示す（図 3.1）。

図 7.37a　第 1-第 4 切片

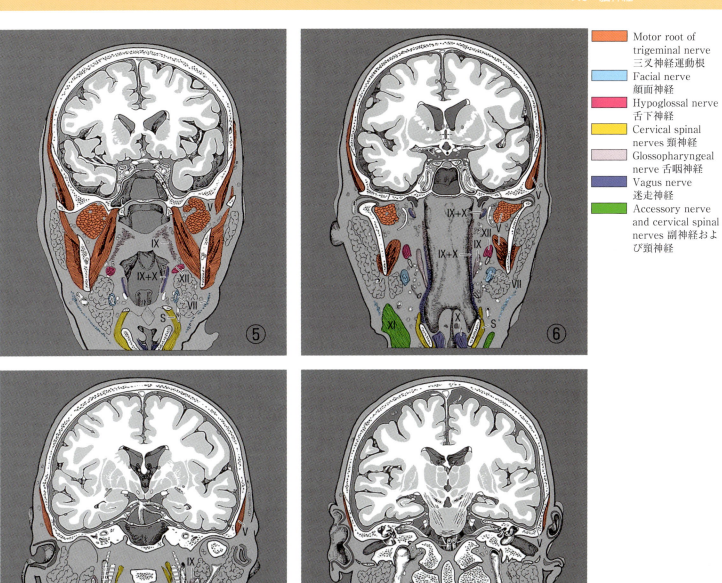

図 7.37b 第 5–第 8 切片

7 頭蓋骨領域

■ Motor root of trigeminal nerve 三叉神経運動根
■ Facial nerve 顔面神経
■ Cervical spinal nerves 頸神経
■ Accessory nerve and cervical spinal nerves 副神経および頸神経

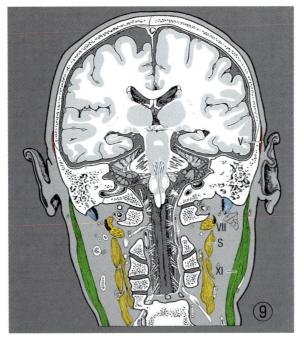
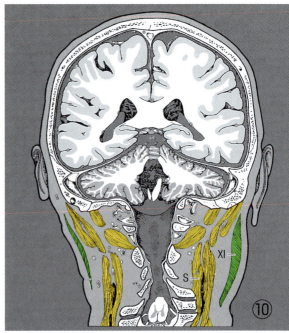
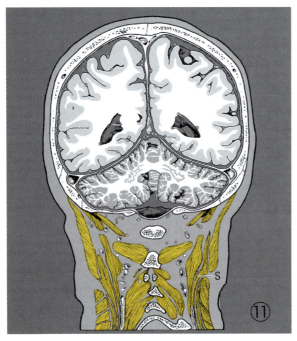
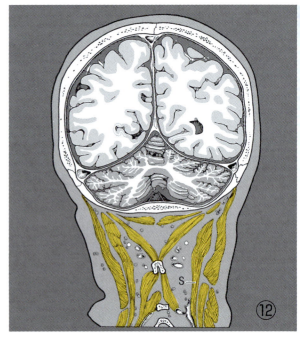

図 7.37c　第 9-第 12 切片

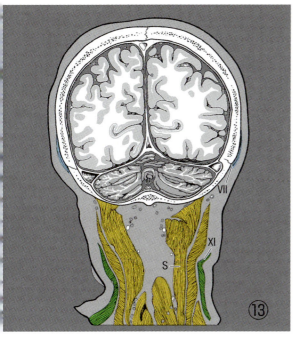
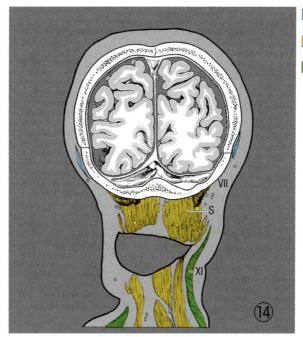

図 7.37d 　第 13，第 14 切片

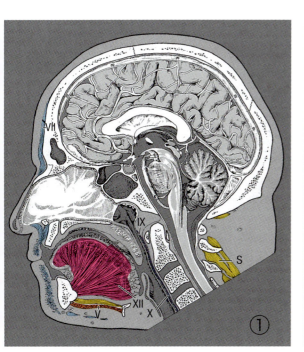
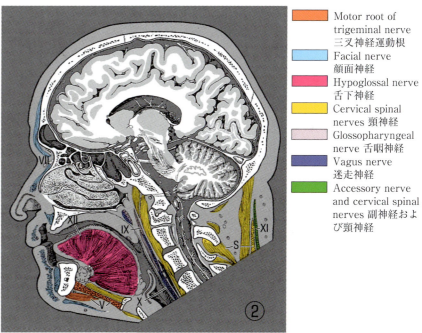

図 7.38 　頭頸部の筋群への神経支配　脳神経（Ⅲ，Ⅳ，Ⅴ，Ⅵ，Ⅶ，Ⅸ，Ⅹ，Ⅺ，Ⅻ）および頸神経（S）によって支配されている。丸数字は切片番号を示す（図 4.1）。

図 7.38a 　第 1，第 2 切片

7 頭蓋骨領域

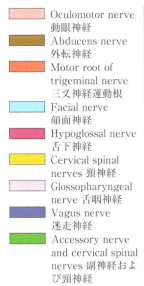

	Oculomotor nerve 動眼神経
	Abducens nerve 外転神経
	Motor root of trigeminal nerve 三叉神経運動根
	Facial nerve 顔面神経
	Hypoglossal nerve 舌下神経
	Cervical spinal nerves 頸神経
	Glossopharyngeal nerve 舌咽神経
	Vagus nerve 迷走神経
	Accessory nerve and cervical spinal nerves 副神経および頸神経

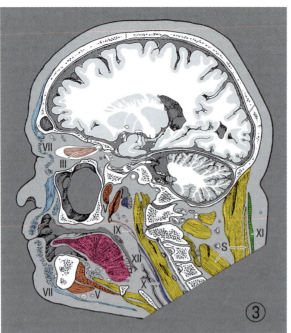
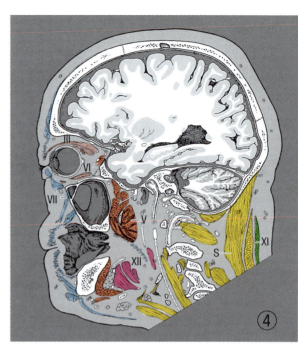
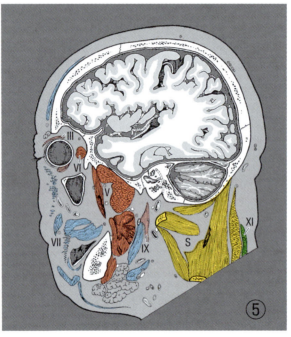
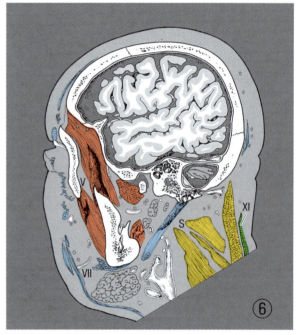

図 7.38b　第 3-第 6 切片

7.6.9　II 脳神経（視神経）

視神経（図3.1c, 3.5a, 3.5b, 3.6a, 3.6b, 3.6d, 4.2a, 4.3a, 4.3b, 5.17, 5.19, 6.11b, 6.12b）は視神経管を通って，中頭蓋窩に入る[101]。視神経のトポグラフィーに関しては，視覚系の項で説明する（▶p.412）。

7.6.10　I 脳神経（嗅神経）

I 脳神経は**嗅神経**で，篩板を通り前頭蓋窩に入る。詳細は嗅覚系の項で説明する（▶p.423）。

> **臨床へのヒント**
>
> **脳神経の症候群**：脳神経のトポグラフィー，すなわち，脳神経相互の位置関係，脳神経の頭蓋底構造や脳血管また脳の各部位に対する位置関係は，臨床的に非常に重要である。いくつかの脳神経が同時に障害された場合には，脳神経の走行から病巣の部位が示唆される。頭蓋底や脳の炎症あるいは腫瘍がそうである。
>
> いわゆる "**Garcin 症候群**"（半側頭蓋底症候群）は頭蓋底で一側の脳神経群が障害された症候群であるが，V，VII〜XIIまでの一側下部脳神経障害をいうこともある。
>
> **頸静脈孔症候群**は，感覚障害（しばしば舌咽神経痛という痛みを伴う），舌咽神経障害による口蓋帆麻痺，迷走神経障害による声帯麻痺，そして一側の副神経，舌下神経麻痺を含む。同時に延髄を圧迫して対側の半身不全麻痺を生じると，"**Vernet 症候群**" となる。
>
> **小脳橋角症候群**は，VIII，VII，V脳神経の障害である。一側の聴覚・前庭障害，末梢性顔面神経麻痺，顔面の感覚障害か痛み（または両方）が考えられる。病変が拡大した場合には小脳が侵されて，同側性運動失調，眼振，ときには外転神経の麻痺が現れる。
>
> "**錐体尖端症候群**" または "**Gradenigo 症候群**" といわれるのは，一側の外転神経麻痺と，顔面特に前額部の感覚障害または痛みがみられる場合である。病変が拡大したときは末梢性顔面神経麻痺を伴う。
>
> **海綿静脈洞症候群**は，3本の眼筋神経（III，IV，VI）と三叉神経の障害を含む。
>
> III，IV，VI脳神経とともに，三叉神経の第一枝のみが障害されているときは，**上眼窩裂症候群**である。上記の症候群に加えて，側頭部に強い一側性の頭痛と非拍動性眼球突出があれば，"**蝶形骨翼症候群**" と呼ばれる。この部位の髄膜腫にしばしば，この症候群がみられる。
>
> III，IV，VI，V_1の脳神経とともに視神経も障害されたときは，"**眼窩尖端症候群**" という。最初に出現する症状は進行性の視神経萎縮とそれに伴う視力障害であることが多い。
>
> "**嗅溝症候群**" というのは，最初は一側性，のちに両側性の嗅覚脱失である。この場合，障害は視神経にも及ぶことがあり，視野障害や失明を招く。髄膜腫のような進行性の占拠性病変があると，さらに精神病理的異常をもった前頭葉症候群が出現することが多い。
>
> 脳神経症候群の原因となる頭蓋底の領域の病変は，初期にはCTで描出できないこともある。よりよい診断には，薄い切片，ほかの断層平面，再構成，骨弁別（高分解能法）などが補足的に必要となる。また場合によっては造影剤の静脈内または髄腔内注入が必要なこともある。MRIはしばしば病変の早期診断に役立つ。この場合も薄い切片や，あるいは造影剤の静脈内投与や脂肪抑制が必要である。MRIはCTに比べて頭蓋底の脳病変の早期診断に適している。この2つの検査法の導入により，診断の確実性が増してきた（▶ 2.4 章, p.16）。

7.7　脳の領域

脳は2つの大きな領域に分けられる（図7.39-7.44）：
- 脳幹と小脳
- 前脳

国際解剖用語によれば，脳幹に属するのは，延髄，橋，中脳のみである（通常の臨床的な用語法とは一致しない）。小脳は3対の小脳脚で脳幹と結ばれている。前脳は間脳と終脳に区分される。「はじめに」で述べたように，脳幹の縦軸（Meynert 軸）は前脳の縦軸（Forel 軸）と，110〜120°の鈍角で交わっている（▶p.4）。Meynert 軸はほぼ第四脳室の底部に接して走る。Forel 軸は，終脳の前頭極から後頭極へ延びている。Meynert 軸と Forel 軸との角度は，脳を頭蓋外で固定した場合には，生体の状態とは変わってしまう（▶p.9）。

図7.39は前額断面の位置を示す。図7.40は前額断シリーズの各切片の概観図を示す。図7.41に，矢状断面の位置を示す。図7.42は矢状断面の概観図，図7.43は両交連各切片の位置，図7.44はこれらの切片における脳断面の概観図である。

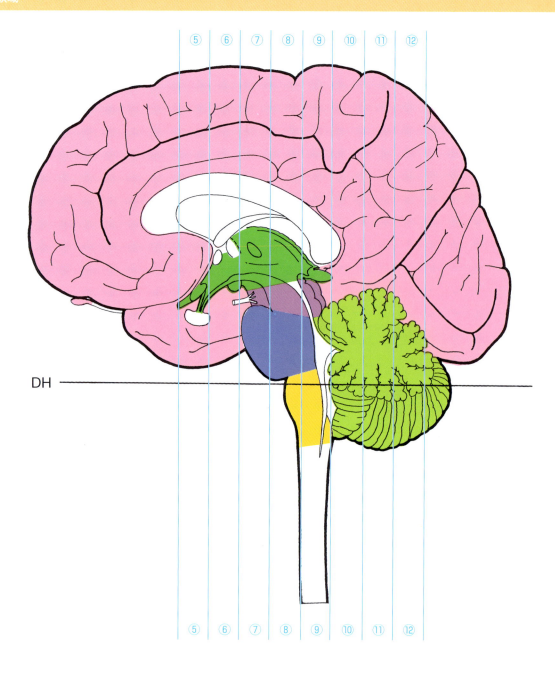

図 7.39 脳の領域　脳の各領域を示す正中面像。丸数字は前額断シリーズの切片番号を示す（図 3.1c）。脳梁，前交連，脳弓，嗅索，下垂体と動眼神経は白く残されている（▶ 12 章，p.488）。
DH＝ドイツ水平面

7.7 脳の領域

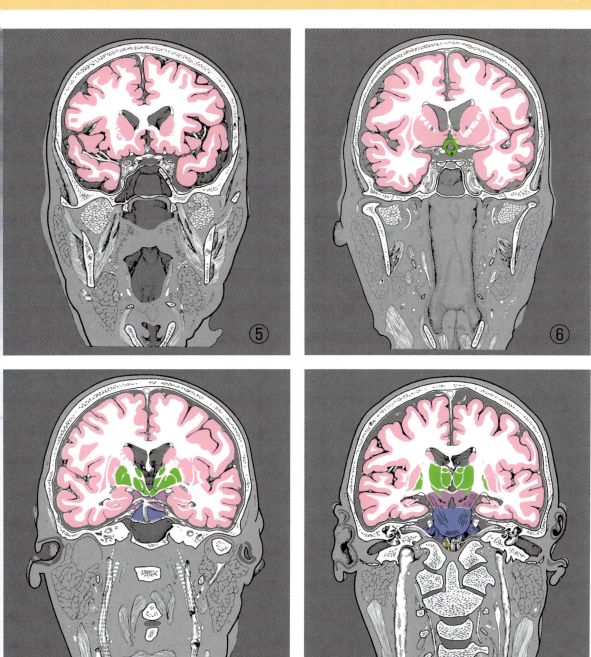

■	Cortex and basal ganglia of telencephalon 終脳皮質と大脳基底核
■	Diencephalon 間脳
■	Midbrain 中脳
■	Pons 橋
■	Medulla oblongata 延髄

図 7.40　脳断面図　前額断シリーズ。丸数字は切片番号を示す（図 3.1）。

図 7.40a　第 5-第 8 切片

7 頭蓋骨領域

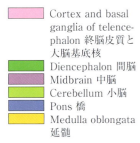
- Cortex and basal ganglia of telencephalon 終脳皮質と大脳基底核
- Diencephalon 間脳
- Midbrain 中脳
- Cerebellum 小脳
- Pons 橋
- Medulla oblongata 延髄

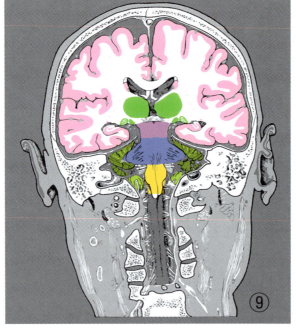
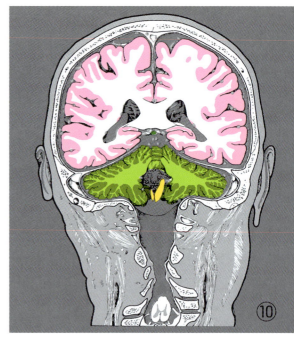
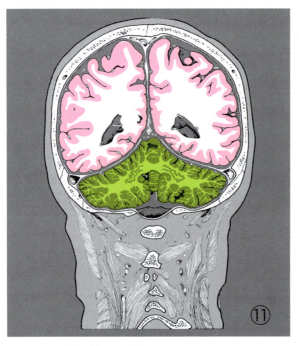
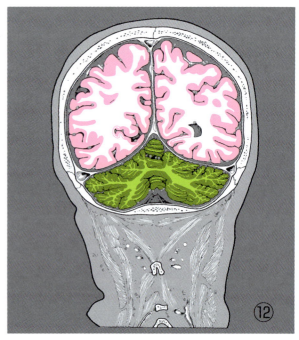

図 7.40b　第 9–第 12 切片

7.7 脳の領域

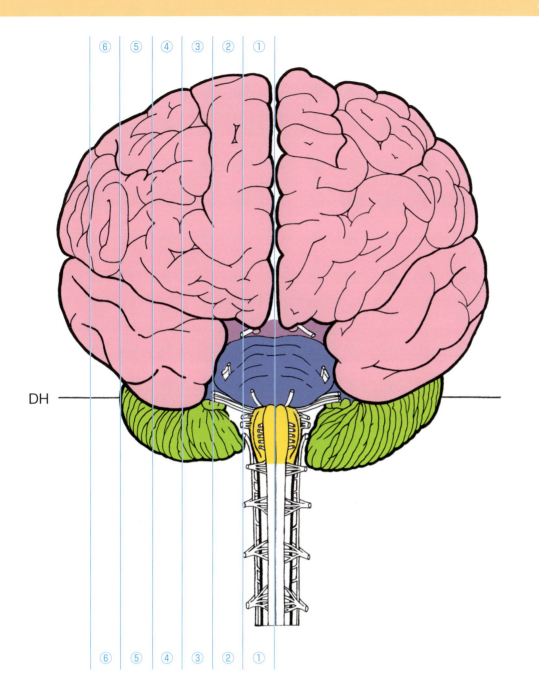

Cortex of telencephalon 終脳皮質
Midbrain 中脳
Pons 橋
Cerebellum 小脳
Medulla oblongata 延髄

図7.41 **脳の領域** 脳の各領域を示す前面像。丸数字は矢状断シリーズの切片番号を示す（図4.1）（▶ 12章, p.488）。
DH＝ドイツ水平面

7　頭蓋骨領域

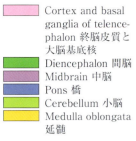

- Cortex and basal ganglia of telencephalon 終脳皮質と大脳基底核
- Diencephalon 間脳
- Midbrain 中脳
- Pons 橋
- Cerebellum 小脳
- Medulla oblongata 延髄

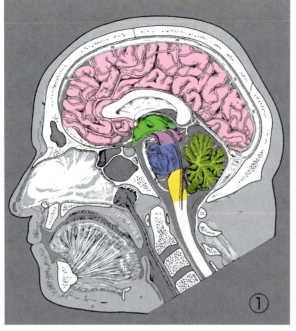

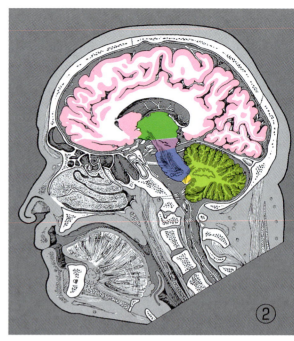

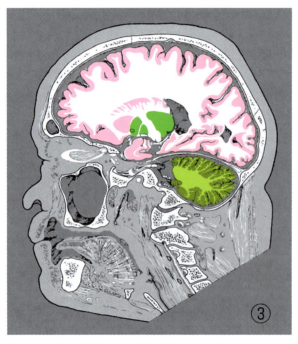

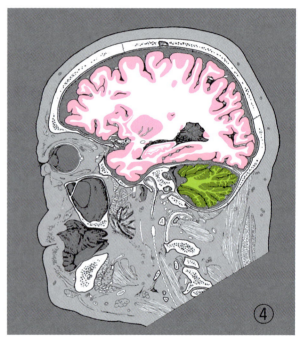

図 7.42　脳の領域　脳の各領域を示す矢状断シリーズ。脳梁，前交連，脳弓は白く残されている。丸数字は切片番号を示す(図 4.1)。

図 7.42a　第 1-第 4 切片

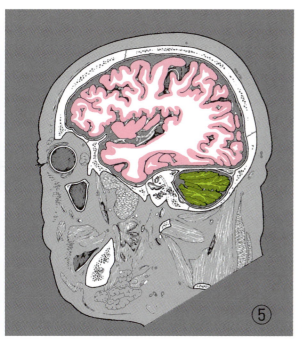
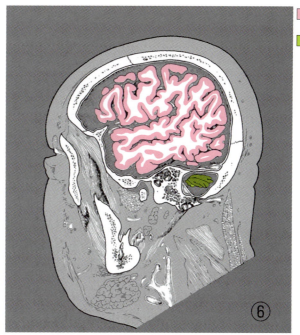

図7.42b 第5, 第6切片

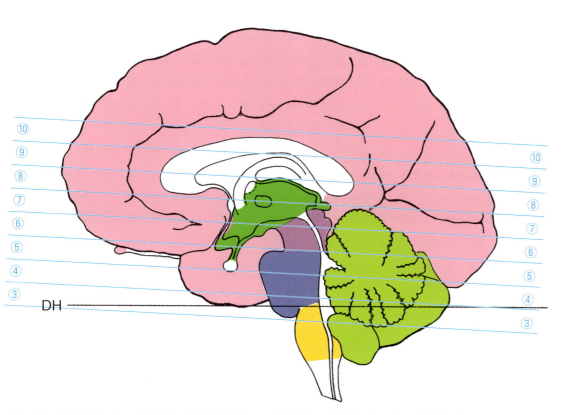

図7.43 脳の領域 脳の各領域を示す正中面像。丸数字は両交連面シリーズの切片番号を示す（図5.1c）。脳梁，前交連，脳弓，嗅索と下垂体は白く残されている（▶12章，p.488）。
DH＝ドイツ水平面

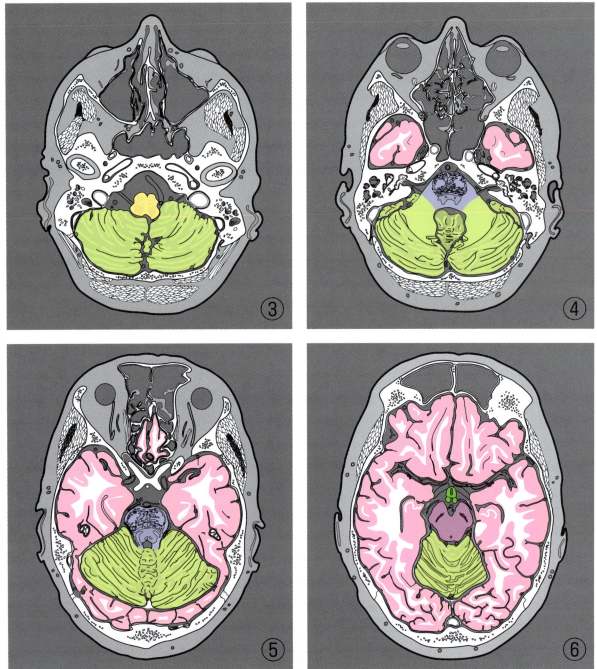

図 7.44　脳断面図　両交連面に平行な断面シリーズ。丸数字は切片番号を示す(図 5.1)。

図 7.44a　第 3-第 6 切片

7.7 脳の領域

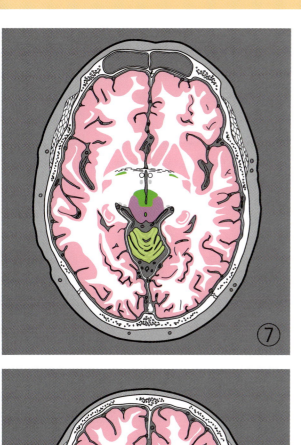
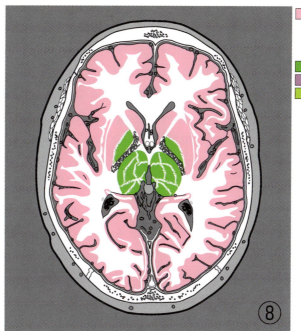
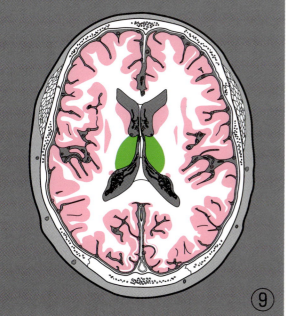
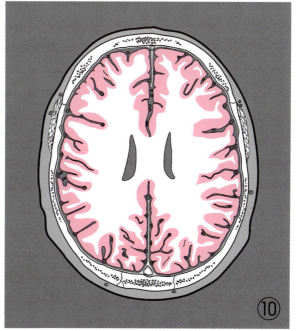

🟪	Cortex and basal ganglia of telencephalon 終脳皮質と大脳基底核
🟩	Diencephalon 間脳
🟪	Midbrain 中脳
🟢	Cerebellum 小脳

図 7.44b　第 7-第 10 切片

7.7.1 延髄と橋

外観

延髄

延髄(図7.39-7.44)は脳の小さな区域であり，その容積は約7mLである。延髄の長さは，脊髄と橋の間の底面で約2.0～2.5cmである。また，延髄の下部の断面積は約1cm²である。延髄の前面では，前正中裂が脊髄まで続き，その両側には，1つの索状の隆起すなわち錐体(図4.1c, 6.4b, 6.4c, 6.7b)がある。錐体交叉は前正中裂の深部にある(▶ 10.8.1章，p.426)。

錐体の外側にはオリーブが位置し，内側に下オリーブ核を抱いている。延髄の後面には，後索路の神経核が小さい隆起を作っている：薄束結節(Goll束)と楔状束結節(Burdach束)である。

延髄後面のほかの部分は，小脳を小脳脚のところで切断して第四脳室を開放するとよくみえる(図6.1b, 6.2a)。第四脳室の底部は，菱形窩である。第四脳室はその下端で中心管(図4.2a, 6.4b)へ移行する。小さな凹み，閂(図4.2a, 4.2b, 6.3, 6.5b, 6.5c)が菱形窩の下限になっている。

閂の高さで延髄は2つの部分に分けられる[388]：

- 下部：**閉じた部分**。閉じた部分の横断面は梨形である(図6.4b)。前正中裂の外側に延髄錐体(図6.4b)がある。中心管(図6.4b)の後方には薄束核と楔状束核のふくらみがみえる(図6.4b)。
- 上部：**開いた部分**。延髄の開いた部分では，後面に菱形窩が認められる(図6.6a, 6.7b)。下オリーブ核(図6.6b)の膨隆によって延髄のこの部分の外側は両側凸の形をしている。

延髄の閉じた部分と開いた部分は閂の高さで移行している(図6.5b)。

XII脳神経(舌下神経)(図6.1, 6.4b, 6.5b, 6.6b)は，錐体とオリーブの間で12～16本の根糸として延髄から出て，IX，X，XI脳神経(舌咽神経，迷走神経，副神経；鰓弓神経)(図6.5b, 6.6b)は，オリーブの後方で延髄側壁から出る。延髄と橋の移行部の外側にはVII，VIII脳神経(顔面神経，蝸牛神経)の出力部がある(図6.1, 6.7b, 6.8b，破線で示す)。VI脳神経(外転神経)はその94%が延髄と橋の間の凹みから前方に出る(図3.1d, 3.9a, 5.5, 6.1, 6.7b)。

橋

橋の前面の幅は延髄上端の約2倍である。橋上端の境界は中脳の大脳脚である。橋の側面では，両側の中小脳脚が張り出している(図6.1b, 10.36a)。菱形窩の底部では，延髄は橋へ明らかな境界なしに移行している。菱形窩底の正中を走る溝，正中溝(図6.6b)は延髄から橋まで続いている。

橋の横断面は下部，中部，上部の3つの部分に分けられる[388]：

- **橋の下部**は延髄との境界面から，V脳神経(三叉神経)進入部直下の高さまでである。菱形窩底が後壁となり，中脳水道の方向に向かって狭くなっている。第四脳室には橋下部で1対の後側陥凹(図6.8b)があり，虫部小節(X)(図3.1c, 4.2a, 4.2b, 6.8b, 6.8c, 6.9b)を外側から囲んでいる。中小脳脚(図6.8b)の外側で，小脳橋槽内に片葉(H X)(図3.1d, 3.10a, 6.7a, 6.7b, 6.8b)がある。片葉は，楕円体の形から部分容積効果(partial volume effect)を生みやすく，腫瘍と間違えやすい[388]。
- **橋中部**では，CTとMR画像に描出される三叉神経の進出部が特徴的である(図6.10d)。三叉神経は小脳橋槽(図5.20, 6.8b, 6.10b)から中頭蓋窩の三叉神経槽へ行く。
- **橋上部**では後側にある1対の上小脳脚が特徴的で(図6.11b, 7.55)，これは中脳周囲から続く脳槽を区切っている。両側の上小脳脚の間には第四脳室の狭くなった部分がある。

橋の縦軸に対して垂直に切られた横断面は，上，中，下の3部分とも，前部と後部とに分けられる。

- **前部**には，橋核(図6.8b, 6.9b, 6.10b, 6.11b)という中継核があり，ここに皮質橋線維が終わる。橋核から出る線維は特徴的な橋小脳線維を形成し，小脳へ入る。
- 橋の後部は橋被蓋であり，下方では延髄被蓋に移行している。

内部構造

延髄ならびに橋被蓋ではV～XII脳神経核が位置的に，また**機能的に秩序よく配列**されている(図6.2)。菱形窩の底面では，求心性の脳神経核は外側にあり，遠心性神経核は内側にある。求心性の終止核は，ごく浅い溝によって遠心性の起始核から隔てられている。図6.2aでは，終止核が右側に，起始核と遠心性神経が左側に描かれている。**求心性の終止核**は，三叉神経系(▶ p.388)，前庭系(▶ p.399)，聴覚系(▶ p.405)および味覚系(▶ p.396)に属する。

三叉神経脊髄路核の尾側部(図6.4b, 6.5b)は，同側の顔面半分の痛覚と温覚に対する**求心性神経核**であり，ほぼ延髄の閂(図4.2a)の高さから脊髄の第1頚髄まで延びている。三叉神経の機械的刺激の受容

器からの信号は，主として橋の中部にある三叉神経主感覚核（三叉神経橋核）（図 6.2, 6.9b）に伝えられる。咀嚼筋の筋紡錘からの信号は，橋の中部から中脳に広がっている三叉神経中脳路核（図 6.2, 6.9b, 6.10b, 6.11b, 6.12b, 6.13b）に達する。前庭神経核は延髄上部から橋中部へ広がっている（図 6.2a, 6.7b, 6.8b, 6.9b）。聴覚神経の終止核，蝸牛神経核（図 6.2a, 6.7b）は延髄上部で第四脳室の外側口の近くにある。味覚線維の感覚核，すなわち孤束核（図 6.2, 6.5b, 6.6b）は延髄の閉じた部分から開いた部分への移行部からほぼ延髄の上端に達している。

遠心性神経核には，V，VI，VII，IX，X，XI，XII脳神経の運動ニューロンと，それぞれX，XI，VII脳神経の内臓遠心性ニューロンがある。

- **舌下神経核**（図 6.2, 6.5b, 6.6b）は約 10 mm の長さの細胞柱を作り，菱形窩の下部から延髄の閉じた部分まで延びている。その神経突起は下オリーブ核の前方で根糸となって延髄を離れ，XII脳神経にまとまって舌筋を支配する。
- **疑核**（図 6.2, 6.5b, 6.6b, 6.7b）は 16 mm の長さで，延髄の上部で下オリーブ核のすぐ後方にある。その運動線維はIX，X，XI脳神経へ行き，咽頭（一部）・喉頭・食道の筋肉，および胸鎖乳突筋と僧帽筋の一部を支配する。
- **顔面神経核**（図 6.2, 6.8b, 6.9b）は，Meynert 軸の方向で 4 mm の長さの神経核であり，橋の下部で外転神経核の前方にある。その線維は，外転神経核をめぐるループ，顔面神経膝（図 6.2b, 6.9b）を形成する。顔面神経（VII脳神経）の神経線維は表情筋，アブミ骨筋，舌筋の一部を支配する。
- **三叉神経運動核**（図 6.2, 6.9b）は約 4 mm の長さの核で橋の中部にあり，その神経線維は三叉神経運動根を形成する。それは咀嚼筋，口底筋，鼓膜張筋を支配する。

内臓遠心性神経核に属する神経核は，次のとおり：

- **迷走神経背側核**（図 6.2, 6.5b, 6.6b）。この核は菱形窩の下部にある。その線維は迷走神経の副交感神経部を作り，胸部と腹部内臓の副交感神経支配を行う。また迷走神経背側核は，IX，X脳神経の求心線維の終止核である。
- **下唾液核**（図 6.2, 10.43a）。この小さな核は延髄上部にある。その神経線維は，唾液腺の副交感支配を行う。
- **上唾液核**（図 6.2, 10.43a）。この核は橋の下部にある。その副交感性分泌線維は，涙腺，顎下腺，舌下腺，および鼻と口の粘膜の分泌腺に分布している。

網様体

網様体は大小の神経細胞から成る粗い網状組織で，延髄と橋にある。それは明らかな境界のない3つの部分に分類される[248]：

- **正中域と傍正中域**には，縫線核（下方から上方に向かって B1～B8 と番号がつけられている）があり，ほかの神経伝達物質と並んでセロトニンも確認されている。（単純化すると）セロトニンニューロンに分類される（▶ p.482）。橋の中部には，橋の注視中枢である傍正中橋網様体（PPRF）（図 6.10b, 6.11b）がある。
- **内側域**は，多くの大型のニューロンをもち，その神経突起は，多くのシナプスをもつ長い上行性，あるいは下行性の分枝をもっている。
- **外側域**には主に小型ニューロンがあり，おそらく連合的な機能をもっていると思われる。

網様体は多シナプス的に，求心性，遠心性および自律性の機能系とつながっている。網様体は位置的にすべての求心系に接している。網様体の刺激は，動物実験では覚醒反応を起こす。さらに，循環や呼吸を調節する領域も網様体内に局在する。

オリーブ系

下オリーブ核（図 3.10a, 6.5b, 6.6b, 6.7b）は，2つの副オリーブ核とともに延髄の開いた部分で最も目立つ神経核群である。下オリーブ核は 15 mm の長さで，延髄の閉じた部分の上部にまで達している。下オリーブ核は深いひだをもつ袋に似ている。その口は内側を向いている。下オリーブ核は小脳への連絡の中継核である。それは脊髄，中脳からの信号を受け，また大脳の運動皮質と終脳の基底核から側枝を受ける。全体として，オリーブ系は小脳への連絡所である。

> **臨床へのヒント**
>
> Guillian-Mollaret の三角の病巣は MRI で印象的なオリーブ核の肥厚変性である。Guillian-Mollaret の三角では，**赤核**と**同側の下オリーブ核**が中心被蓋路（赤核オリーブ線維）で結ばれ，下オリーブ核と**対側の歯状核**とが下小脳脚で結ばれ（歯状核オリーブ路），歯状核と赤核とは上小脳脚（歯状核小脳路）で結ばれている。歯状核および（または）上小脳脚の障害は，対側の中心被蓋路によって同側の肥厚性オリーブ核変性を生じる。変性は両側であることも稀ではない[210, 213, 448]。

化学的に確認されたニューロン系

組織化学的方法によって，モノアミンその他の伝達物質をもつ神経核群が網様体の内部に確認された．また一部はこれと独立して延髄と橋にもある：

- ノルアドレナリン細胞群〔A1～A7：メラニン色素が目立つ細胞群は青斑（図6.10b, 6.11b）である〕
- アドレナリン細胞群，延髄上部にある
- セロトニン細胞群（B1～B8：上述）
- コリン性細胞群
- 神経ペプチド含有細胞群

神経経路

延髄と橋には，前側索系（▶ p.376），内側毛帯系（▶ p.381），三叉神経系（▶ p.388），味覚系（▶ p.396），前庭系（▶ p.399）および聴覚系（▶ p.405）という上行性経路と，運動系（▶ p.426）や小脳系（▶ p.447）という下行性経路が通っている．MRIの典型的な両交連面の切片と比較して，より角張った上眼窩後頭下平行面（CT）では延髄と橋は斜めに（Meynert軸に垂直な面にある角度をもって）切れるために，切断面は多くの神経解剖書[75, 115, 147, 281, 315, 363, 424, 446, 472, 484, 517, 535, 623]の横断面と比較すると，前方ではより上方にある構造が，後方ではより下方にある構造が現れることになる．

臨床へのヒント

延髄や橋の病変は，しばしば脳神経核およびその脊髄，小脳，大脳への連絡経路を障害する．通常，求心性経路や，大脳または基底核から中継核なしに脊髄へ行く遠心性経路が同時に侵される．比較的小さな病変では，同側の下部脳神経核の障害に，対側の上下肢麻痺と感覚障害，あるいはそれらのいずれかが組み合わされる．この臨床症状から障害部位や周知の脳幹症候群との関係が明らかとなる．脳幹症候群は，文献上でも決して一致しているわけではなく，臨床上も純粋な形で出現することはむしろ稀である．最もよくみられる症候群は **Wallenberg 症候群** である．急性期には回転性めまい，嘔吐および嗄声がみられる．客観的症状としては，眼振，病巣側のHorner症候群，三叉神経障害，口蓋帆麻痺と咽頭後壁麻痺，それに上下肢の半側運動失調が認められる．病巣の対側では，上下肢および体幹の解離性感覚障害がある．**延髄** と橋の広範な病変では，四肢麻痺を伴った球麻痺を生じる．骨によるアーチファクトのために下部脳幹の小さな病変はCTでとらえられることは稀である．梗塞領域の検出，多発性硬化症，小さな脳幹腫瘍の診断にはMRIがよい方法である．しかし，適切な検査シークエンスを用いないと，新しい出血巣を見逃したり誤診してしまうことがある．

7.7.2 小脳

形態

小脳（図7.39-7.44, 10.34, 10.35）は1つの **虫部** と2つの **半球** から成っている．**第一裂**（図3.1c, 4.2a, 4.2b, 5.7, 6.3, 6.9a, 6.10a, 6.11a）は小脳の前葉と後葉を隔てている．小脳の各葉は，正中面からみると，最もよく特定できる．正中面では第一裂のアーチ状の平面が垂直に近く通っているが，傍正中面では斜めに通っているからである．そのうえ，虫部のみが（半球でなく）典型的な柏の葉の形を示していて，第一裂の深い切れ込みが山頂（ⅣとⅤ）と山腹（Ⅵ）の間にある（図10.34a）．前葉は横断面より上の切片で，その名のとおり後葉より前にある（図10.35）．矢状断シリーズでは，後葉の大部分が前葉より下方に位置していることがわかる（図10.34）．

片葉（HⅩ）（図3.10a, 5.1d, 6.7a, 6.7c, 6.8b, 10.34b）と虫部小節（Ⅹ）（図6.3, 6.8b, 6.9b, 10.34a）は片葉小節葉に属する．後外側溝が片葉小節葉と後葉との境になっている（表7.1）．

小脳は両側とも3つの **小脳脚** によって脳幹と結ばれている：

- 下小脳脚（図10.36a）は，延髄と
- 中小脳脚（図10.36a）は，橋と
- 上小脳脚（図10.36a）は，中脳と

PETとfMRIの成果によって，小脳の各小葉の機能局在が研究され，各小葉の機能が整理されてきた．小脳の小葉は歴史的な名称をもっているが，それらは必ずしも機能や発生過程を示していない．Larsellは，小脳に対してアルファベットと数字を用いたわかりやすい命名法（表7.1）を提案し，これは1998年に解剖学名に関する国際委員会で別案として承認された[340]．小脳虫部の各部分には部位的順序に従ってローマ数字があてられた．右側の小脳内側面で（図4.2a），虫部のほとんどの構造の番号が括弧内に示され，時計まわりに並べられている．対応する小脳半球の部分には，前に"H"がつけられ，例えば，"中心小翼葉（HⅡ, HⅢ）"，"片葉（HⅩ）"のように命名される．表7.1に，アルファベットと数字の略字による命名法を挙げた．PETとfMRIにもこの命名法が用いられている[522]．

表 7.1　小脳の虫部，小葉，脳葉の各部分と，アルファベットと数字による略記法（Larsellによる）

Lobes of cerebellum 小脳脳葉	Vermis of cerebellum（Ⅰ〜Ⅹ） 小脳虫部	Hemisphere of cerebellum（HⅡ〜HⅩ） 小脳半球
Anterior lobe of cerebellum 小脳前葉	Lingula（Ⅰ） 小舌 Central lobule（Ⅱ，Ⅲ） 中心小葉 Culmen（Ⅳ，Ⅴ） 山頂	Wing of central lobule（HⅡ，HⅢ） 中心小葉翼 Anterior quadrangular lobule（HⅣ，HⅤ） 前四角小葉
Primary fissure 第一裂		
Posterior lobe of cerebellum 小脳後葉	Declive（Ⅵ） 山腹 Folium of vermis（ⅦA） 虫部葉 Tuber of vermis（ⅦB） 虫部隆起 Pyramis of vermis（Ⅷ） 虫部錐体 Uvula of vermis（Ⅸ） 虫部垂	Posterior quadrangular lobule（HⅥ） 後四角小葉 Superior and inferior semilunar lobule（HⅦA） 上下半月小葉 Gracile lobule（HⅥB） 薄小葉 Biventral lobule（HⅧ） 二腹小葉 Tonsil of cerebellum（HⅨ） 小脳扁桃
Posterolateral fissure 後外側裂		
Flocculonodular lobe 片葉小節葉	Nodule of vermis（Ⅹ） 虫部小節	Flocculus（HⅩ） 片葉

内部構造

小脳は約 1 mm の薄い灰白質の皮質をもっている。髄質内には外側から内側に向かって小脳核が対をなして並んでいる：

- 歯状核
- 栓状核
- 球状核
- 室頂核

小脳の求心性と遠心性の経路については，小脳系の項で記述する（▶ p.447）。

局所解剖

小脳はテント下腔の最大部分を占めている。小脳の容量は平均して，男子で約 150 mL，女子では約 135 mL である[498, 611]。延髄や橋に比較して，小脳が後頭蓋内の大きな部分を占めていることは図 7.40，7.42，7.44 からもよくわかる。

小脳扁桃（HⅨ）は後頭蓋窩の最も下方にある（図 3.1c，4.1c，4.2a，4.2b，5.3，6.4b）。その上方に後葉がある。片葉（HⅩ）（図 5.1d，6.7c，6.8b）は小脳橋槽（図 6.8b，6.10b，7.9b，7.12a）に横たわっている。横断シリーズでみると，前葉は最も上方にある（図 5.8，5.25，10.34，10.35）。

臨床へのヒント

小脳障害の特徴は協調運動障害，すなわち運動失調，姿勢異常，筋緊張の低下，平衡障害および構語障害である。虫部と片葉の障害では，前庭系の信号処理が妨害されるため平衡障害，体幹運動失調および失調歩行が現れる。小脳半球の外側部の障害は同側上下肢の運動障害，すなわち運動失調，企図振戦，反復拮抗運動障害を呈する。さらによくみられる小脳症状は眼振である。

骨のアーチファクトは CT 画像診断の妨げとなる。それゆえ，この領域でも MRI の優位性が明らかであり，矢状断，前額断が可能なことで MRI の優位性はさらに高くなる。

Arnold-Chiari 奇形（▶ p.368）では脊柱管内への小脳扁桃の下垂がみられる。

7.7.3 中脳

形態

中脳(図7.39-7.44)は容積およそ10 mL程度の小さな領域である。中脳の長さは後面で約2 cm，前面では約1.5 cmである。

中脳の**後面**は四丘体板(蓋板)でできている。上丘(図3.1c，4.2a，4.2b，6.13b，6.13c)は下丘(図3.1c，4.2a，4.2b，5.23，6.12b，6.12c)より幅広く高い。下丘の直下で滑車神経(Ⅳ)が出るが，脳幹後面から出る唯一の脳神経である(図6.1b)。それは前方に向かい，眼窩を通って上斜筋へ行く。

前面は1対の脳脚，大脳脚(図6.12a，6.12c，6.13b)が，脚間窩(図6.12b)すなわち脚間槽(図6.12c)を挟んで膨隆している。その凹みから，動眼神経(Ⅲ)(図4.2a，4.2b，6.1a，6.12b)が出て，外眼筋と内眼筋を支配する。

内部構造

横断面で中脳水道を目印にすると，中脳が3段になっていることがわかる:
- 上段(後部)には中脳蓋(四丘体板)がある。
- 中段(中部)には中脳被蓋がある。
- 下段(下部)にあるのは大脳脚である。

中脳水道は第三脳室と第四脳室の間で上方凸のカーブを描いている。したがって中脳水道に直交する中脳の横断面を作っても，それらが互いに平行になることはない。中脳全体の連続組織切片は中脳水道の上端か下端の断面に従って作られる。そのため，図譜によって中脳の横断面像は著しく違ったものとなる(75, 115, 147, 281, 315, 363, 424, 446, 472, 517, 623)。解剖学とCT研究の結果，中脳の検索には下眼窩耳孔平行面の断層が勧められる。このCT像は上眼窩後頭下面より通常の解剖学図譜にある中脳によく似ている。さらに下眼窩耳孔平行面では，脚間槽，迂回槽，四丘体槽などの脳槽が，その中を走る血管や脳神経とともにより明確にみえる。MRIはアーチファクトが少なく，中脳の構造と脳槽がよく描出されるという特別な利点がある。横断に加えて，矢状断で確認することでさらに局所オリエンテーションがよくなる。

中脳蓋板(略して"蓋板")(図4.2d)は，低い4個の隆起をもった板状構造である。下丘は聴覚系の中継核であり，上丘は視覚の反射中枢である。ここからは短い経路(視蓋延髄路)と長い経路(視蓋脊髄路)が脳幹や脊髄の運動ニューロンに行っている。

中脳被蓋にはⅢ，Ⅳ脳神経の起始核がある(図6.2，6.12b，6.13b)。内側で最上端に副交感神経性の動眼神経副核(Edinger-Westphal核)があって，瞳孔括約筋(縮瞳)と毛様体筋(ピント調節)を支配している(図10.43a)。Ⅲ脳神経の根線維は赤核を貫いて底部に向かい，脚間窩の縁で外に出る。Ⅳ脳神経の起始核はⅢ脳神経の核よりも下方にある。滑車神経の根線維は後方に走って交叉し，下丘の下で蓋板を出る(図6.2，6.12b)。これらの起始核の後外側には三叉神経中脳路核がある。それに関しては三叉神経系の項(▶ p.388)に記す。網様体は中脳被蓋の基本的な骨組みをなしている。網様体の構造と機能については延髄と橋のところで既に述べた。また中脳被蓋内には赤核と黒質が位置している。これらは基底核の中に入る(▶ p.435)。赤核と黒質の鉄含有量は，MR画像において典型的な磁化率による影響をもたらす。赤核(図7.45)は短い楕円体の形をして縦に走る線維からできた被膜で包まれている(図6.13b)。下方では上小脳脚が赤核の境界を作っている。前方では約2 mmの厚さの線維層が赤核と視床下核を隔てている(図7.45)。赤核の主部は小型細胞(小細胞性)から成っており，その下方に約1 mmの帽子状の部分が大型細胞(大細胞性)をもっている。後者の細胞数は300以下である。黒質は中脳底部に沿った黒色の板状核である(図5.7，6.12b，6.13b，7.45)。この核はメラニン含有の色素細胞をもっている。黒質内にはドパミン作動性ニューロン(A9)があり，線条体に軸索を延ばしている。黒質線条体系に関してはドパミン作動性ニューロンの項(▶ p.481)で解説する。

左右の**大脳脚**は中脳の底部に位置し，新皮質からの下行経路のみを通している。内側から外側に向かって:
- 前頭橋路(図6.12b，6.13b)
- 運動性脳神経[核]路(皮質核路)(図6.12b，6.13b)
- 錐体路(皮質脊髄路)(図6.12b，6.13b，7.55)
- 後頭橋路と側頭橋路(図6.12b，6.13b)

がある。

皮質橋路(前頭橋路，後頭橋路，側頭橋路)は小脳系に属し(▶ p.447)，皮質核路と錐体路は錐体路系に属する(▶ p.426)。上行経路は中脳被蓋を通る。内側毛帯(図6.9，6.13b)は赤核(図6.13b，7.45)の後外側を通る。内側毛帯は同名の機能系を形成しており(▶ p.381)，中脳領域では前側索系および三叉神経系の線維群に隣接している。外側毛帯(図6.12b)は聴覚系の一部であるが(▶ p.405)，下丘(図6.12b)に終わっている。

臨床へのヒント

中脳機能障害では注視麻痺，ⅢおよびⅣ脳神経の眼筋障害，運動失調，ときに振戦が特徴的である。網様体や吻側中脳構造の障害，さらに間脳への移行部の障害は無動無言症を生じる。このような機能障害はしばしば外傷後にみられる。

7.7.4 間脳と下垂体

間脳

形態

間脳（図7.39-7.44）は第三脳室を囲んでいる。中脳と終脳が上下の境界になっている。間脳は神経核の集団からできていて，その間を線維経路が走っている。上述したように，新脳が発達する過程でForel軸が屈曲した結果，間脳の核領域は新しい位置関係をとることとなった。多くの間脳の核には，新脳がそれほど強く発達していない哺乳類においてまず名称がつけられた。比較解剖学における神経核の名称が，ヒトの解剖学でそのまま用いられた。その結果，ヒトの間脳の亜核の位置を示すために，"腹側・背側"という呼び方はForel軸との関係でのみ正しく，人体の長軸の方向には対応しないことになる。前脳を上眼窩後頭下面でみるとこの矛盾はいっそう明らかになる。"腹側・背側"という位置関係は，連続図譜では前頭寄り（前方）・後頭寄り（後方）といったほうがより明快になるからである。

両交連面シリーズの図譜を，下方から上方へ順番にみていくと，間脳ではまず視床下部と漏斗（図5.1c, 5.6a, 5.6b, 5.21, 6.11b）がみえ，次の図では視床下部（図5.7）と終脳の終板（図5.7）が，その次の図では視床下部（図5.8），視床の一部，視床後部（図5.8）および淡蒼球（図5.8, 5.9a, 5.9b）が現れ，さらにその次の切片になると視床の亜核群と手綱核（図5.9a, 5.9b）および淡蒼球（図5.9a, 5.9b）が出てくる。そして，最後に最上方の切片では視床（図5.10a, 5.10b）だけがみえている。

内部構造

例外はあるが，間脳は下方から上方に向かって次のように区分される：
- 視床下部（Hypothalamus）
- 腹側視床（Subthalamus）
- 視床後部（Metathalamus）
- 視床（Thalamus）
- 視床上部（Epithalamus）

視床下部

視床下部は間脳の底部をなしている（図5.7, 5.8, 6.3, 6.12b, 6.13b）。それは**第三脳室**の下部を囲み，第三脳室は漏斗状になって漏斗陥凹に移行する。漏斗は視床下部と下垂体を結んでいる。前方では視床下部は終板（図3.1c, 4.2a, 5.7, 6.13b）と**前交連**（図3.1c, 4.2a, 4.2b, 5.8）が境界となる。視床下部の下には視交叉（図3.1c, 3.6a, 4.2a, 4.2b, 4.2d, 5.1c, 5.6a, 5.6b, 6.3, 6.12b）がある。漏斗の後方には灰白隆起と乳頭体がある（図3.1c, 3.8a, 4.2a, 4.2b, 5.1c, 6.3, 6.12b）。脳室壁では視床下溝が視床下部と視床との境界を示している。外側に向かっては視床下部は視床下核まで達している（図7.45）。

視床下部は形態的にも機能的にも**下垂体と密接な関係**にある。漏斗を経て神経分泌細胞の神経突起が視床下部から下垂体後葉（神経下垂体）に達し，オキシトシンとバソプレシン（ADH，抗利尿ホルモン）の神経分泌を行っている。この視床下部・下垂体後葉系の障害は，尿崩症を起こす。腺下垂体（前葉）は門脈系経由で視床下部と連絡している。視床下部・漏斗系は下垂体前葉からのホルモン放出を促したり〔放出因子（releasing factor），リベリン〕，抑制したり〔抑制因子（inhibiting factor），スタチン〕する作用のある物質を産生する。これらの機能は隆起漏斗ドパミン作動系によって管理されている（▶ p.481）。

視床下部は有髄神経線維の量によって，2つに区分される：
- **髄鞘の少ない視床下部**：髄鞘の少ない視床下部の細胞群に入るのは，上述の視床下部後葉系，視床下部漏斗系の神経細胞および非下垂体系の神経細胞である。視床下部の非下垂体の神経細胞は主として外側にあり，体温調節，栄養と水分の摂取，睡眠，情動などの自律性機能を調節する。
- **髄鞘の多い視床下部**：髄鞘の多い視床下部には乳頭体の核群が属する。それは形態的にも機能的にも辺縁系に関係が深い（▶ p.458）。

腹側視床

視床腹側部は間脳の外側に位置し，第三脳室壁には接していない。腹側視床の構造としては，視床下核，淡蒼球と不確帯が挙げられる。腹側視床は乳頭体の後方に位置し，内包後脚の後内側（両交連面シリーズ第7切片の層）にある（図10.30）。**視床下核**（図3.9a, 3.9b, 4.3a, 7.45）は，両側凸のレンズ形で肉眼でもよく輪郭がわかる。視床下核に近く，しかし内包より外側には**淡蒼球**がある（図3.8a, 3.8b, 3.9a, 3.9b, 4.4a, 5.8, 5.9a, 5.9b, 7.45）。淡蒼球の

外側は，薄い線維層である外側髄板によって被殻から隔てられている。下方では無名質と嗅覚野に境界を接している。淡蒼球は大脳基底核の1つと考えられて，運動系に属する（▶ p.435）。**不確帯**は中脳網様体の続きで，視床下核の上に乗っている薄い細胞群である。それは，2つの髄鞘をもつ線維板によって区切られている（Forel H1，H2野）。

視床後部

視床後部は内側膝状体（図3.10a，4.4a，5.8）と外側膝状体（図3.10a，5.8）から成り，両者とも視床の後方についている。内側膝状体は聴覚系（▶ p.405）の，外側膝状体は視覚系（▶ p.412）の中継核である。

視床

視床はほぼ卵形で，多くの亜核群の集合体である。この"卵"の尖端は室間孔（Monro 孔）（図3.1c，3.8a，3.8b，5.1c，5.9a，5.9b，7.8b，7.10a）に向いている。内側面は第三脳室が境界となる。視床の外側面は内包の後脚（図3.9a，3.9b，4.4a，4.4b，5.9a，5.9b，5.24）に接している。視床の後部は視床枕核（図3.10a，3.10b，4.3a，4.3b，5.9a，5.9b，7.45）である。グリア細胞から成る小さい橋（視床間橋）（図3.1c，4.2a，4.2b，5.1c，6.3）が左右の視床を結んでいることが多い。視床の上面にある線条は，胎生期に側脳室中心部の底に引かれたものである。この部分を"付着板"という。それは図5.10a と 5.10b で視床の断面のすぐ上にある（番号はついていない）。視床の外上方には尾状核が位置する（図3.8d，3.9a，3.9b，3.10a，3.10b，4.4a，4.4b，4.4d，5.8，5.23）。この2つの核領域間の溝に上視床線条体静脈（図3.7c，3.7d，3.9c，3.10c，3.10d，5.10a，5.10b）と分界条が走っている。

髄板が視床の核複合体をいくつかのグループに分けている：前方では2つの髄板が**視床前核群**（図3.8a，5.9a，5.9b，7.45）を区切っている。それは特に辺縁系の中継場所となっている（▶ p.458）。内側では視床髄板が内側核群（図3.9a，3.9b，4.3a，4.3b，5.9a，5.9b，7.45）の境界となる。視床内側核は終脳の前頭葉と求心性，遠心性の連絡をもっている。

この章では，多くの視床外側核の中から，神経機能系として重要なものを選んで述べる。一般に視床核には視床皮質性と皮質視床性という両方向の投射経路があるが，投射系として一方向のみに言及することもある。いくつかの中継核は定位脳手術の目標とされる。したがって臨床で用いられる同義語は国際名に括弧で添えた[514]。**外側腹側核**（Ventral lateral nucleus，前名：腹側前核）（図3.9a，3.9b，5.9a，5.9b，7.45）は，中心溝の前の前頭葉第四野と連絡している。外側腹側核の前部は淡蒼球内節から，後部は小脳から求心線維を受けている。**後外側腹側核**（Ventral posterolateral nucleus，前名：外腹側後核）（図4.4a，4.4b，10.1，10.3）は，前側索系および内側毛帯系の中継核である。この核のすぐそばに**後内側腹側核**（Ventral posteromedial nucleus，前名：内腹側後核）（図10.6，10.7b，10.8b）がある。これは三叉神経系の核であるが，近接の核と同様に中心後回に体部位的投射をしている中継核である（▶ p.388）。後外側と後内側の腹側核は視床の特殊核に属する。それらは体の末梢と大脳皮質の一定の領野とを点対点対応で結んでいる。

この中継様式は非特殊系とは対照的であり，非特殊系では終脳の広い領野にびまん性に投射されている。これら非特殊核に属するものに髄板内核〔上行性網様体賦活系（▶ p.396）〕がある。**視床枕核**（図7.45）は聴覚性および視覚性シグナルを伝え，終脳の二次皮質野に投射する。

視床上部

第三脳室上壁付近にあるいくつかの構造をまとめて視床上部という：

- 第三脳室の脈絡叢
- 視床髄条
- 手綱核（図5.9a，5.9b，10.39）
- 松果体（図3.1c，3.11a，4.2a，4.2b，5.9a，5.9b，5.25，6.3）

さらに上丘のすぐ前方には**後交連**（視床上部交連）（図3.1c，3.10a，3.10b，4.2a，4.2b，5.1c，6.3）がある。それは中脳の核群を結んでいる。松果体は1 cm ほどの器官で間脳上壁に付着して，蓋板上に横たわる。既に学童期においても10％ほどの症例で松果体は脳砂を含んでいる。25歳以上になるとCT で検査された50％以上に松果体石灰が観察される[629]。この石灰像は松果体の目印となる。

臨床上の意義

間脳の病変は特徴のある機能障害を生じ，特殊な症例では臨床的に病変の局在を決められるほどである。

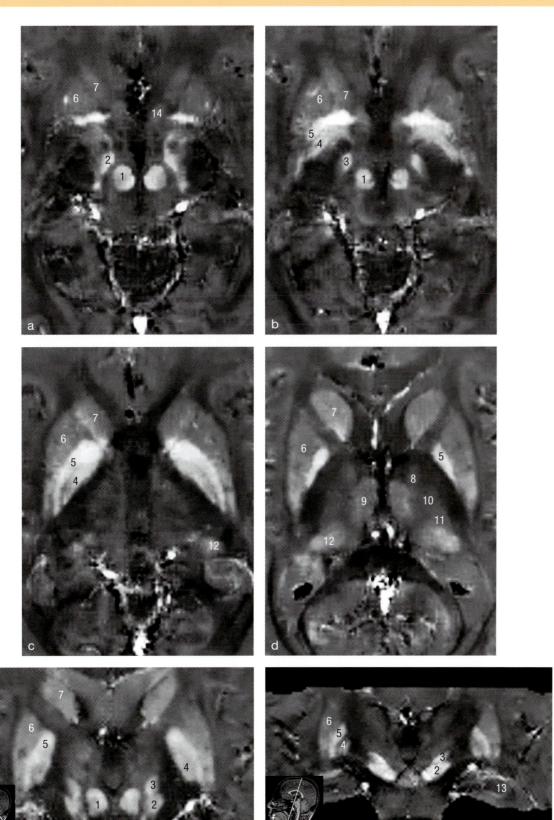

1 Red nucleus 赤核
2 Substantia nigra 黒質
3 Subthalamic nucleus 視床下核
4 Globus pallidus internal segment 淡蒼球内節
5 Globus pallidus external segment 淡蒼球外節
6 Putamen 被殻
7 Head of caudate nucleus 尾状核頭
8 Anterior nuclei of thalamus 視床前核
9 Medial nuclei of thalamus 視床内側核
10 Ventral lateral nucleus of thalamus 視床外側腹側核
11 Lateral posterior nucleus of thalamus 視床後外側核
12 Pulvinar nucleus of thalamus 視床枕核
13 Hippocampus 海馬
14 Nucleus accumbens 側坐核

図7.45 中脳と頭部に隣接する深部核領域　QSM-MRI。横断層は両交連面に平行に整えられ，下方より上方へ（図7.45a-7.45d）表示されている（技術的な詳細▶12章，p.488）。

図7.45a　下部横断層
図7.45b　図7.45aの上部に隣接する層
図7.45c　図7.45bの上部に隣接する層
図7.45d　図7.45cの上部に隣接する層
図7.45e　赤核と小脳歯状核を結ぶ線を基準とした層構成による表示。この角度によって視床下核をとらえ，赤核の内部構成を呈示している。
図7.45f　層の再構成の角度調整によって，両交連面に垂直な角度が得られた。

臨床へのヒント

体温の"中枢性"調節異常や水分代謝異常は，視床下部または視床下部-下垂体後葉系の機能障害を示唆している。同様に交感・副交感神経系の自律性機能調節が著しく阻害されているのも視床下部の障害である。

腹側視床は淡蒼球経由で基底核の系と密接な関係にある。この領域の病変は対側の半側バリスム(Hemiballismus)を生じる。原因のうちで最も頻度の高いのは血管障害である。

視床の機能障害は解剖的機能的部位に応じてさまざまである。視床は単に外受容性および固有受容性インパルスが皮質下で集積される場所であるだけではなく[149]，視覚や聴覚経路に対しては中継場所であり，さまざまな求心性感覚や情動性レベルを統合し，調節する器官でもある。視床病変は対側の表面感覚，特に温覚や深部感覚の障害をもたらす。半側運動失調や舞踏アテトーゼ運動などの不随意運動が生じる。対側には自発痛や痛覚過敏が出現することもある。視床障害は血管性病変に起因することが多く，腫瘍で完全な視床症候群を呈する例は稀である。

聴覚経路は両側で中継されるため，一側の**内側膝状体**の病変はほとんど気づかれない。これに対し，一側の**外側膝状体**の障害は対側視野の同名半盲をきたす。

下垂体

下垂体は内分泌器官で，視床下部と解剖・機能的に結合している。下垂体は平均0.7 gの重さで，豆のような形をしている。それは蝶形骨体の下垂体窩にあり，その天井は鞍隔膜という硬膜板によって頭蓋腔から隔てられている。下垂体柄が鞍隔膜の小孔を通っている。

下垂体は2つの部分に分かれる：
- 腺下垂体(前葉)(図6.10b)
- 神経下垂体(後葉)(図6.10b)

前葉は末端部，結節部，中間部に分けられる。末端部が下垂体の最も大きな部分である。結節部は下垂体柄を囲んでいる。中間部は後葉との境界をなす間葉である。下垂体は，ほかの内分泌腺の上位を占め，それらを向内分泌腺ホルモンによって調整する。前葉では，電子顕微鏡と免疫組織化学的方法によって，括弧内のホルモンを分泌する下記の細胞が鑑別できる。

- ソマトトロピン細胞〔成長ホルモン(GH)：STH〕
- 向甲状腺細胞(甲状腺刺激ホルモン：TSH)
- 向乳腺細胞(プロラクチン：PRL)
- 向副腎皮質細胞(副腎皮質刺激ホルモン：ACTH)
- 向性腺細胞(卵胞刺激ホルモン：FSH，黄体化ホルモン：LH)

中間部には，メラニン細胞刺激ホルモンと脂肪細胞刺激ホルモンを作る腺細胞がある。

後葉は，次のように分類される：
- 漏斗(漏斗茎)
- 神経葉(下垂体後葉)

後葉では，ホルモンは作られない。むしろ，後葉は視床下部ニューロンの神経突起によって供給されるホルモンの放出場所である。

下垂体の血管支配を次に示す。
- 内頸動脈からの上下垂体動脈
- Willis動脈輪(大脳動脈輪)からの下下垂体動脈

2つの血管の一部は直接下垂体へ行き，一部は下垂体柄の毛細管球を作っている。ここから血液は，1～2本の静脈(門脈)に達し，前葉へ行き，そこで新しく毛細管になる(**下垂体門脈循環**)。漏斗の血管で受け取られた視床下部の調節ホルモンは前葉で放出されて作用する。

7.7.5 終脳

形態

終脳(図7.39-7.44)は脳の最大の部分(脳重量の80％以上，容積は平均して1,000 mL以上)であり，間脳と脳幹の大部分を覆っている。終脳と小脳の境界は，深く横走する溝，大脳横裂で隔てられ，その中に小脳テントがある。

終脳は2つの大脳半球から成る。**大脳縦裂**(半球間裂)が脳梁に至るまで両側の半球を分けている。両半球の間には硬膜の隔壁，大脳鎌が張っている(図3.2a, 3.2b, 3.4a, 3.4b, 3.8a, 3.8b, 3.15a, 3.15b, 5.8, 5.29)。正中面に向いた両半球の表面を"内側面"と名づける。内側面は半球の外套稜で外側面に移行する。ヒトの脳では，両半球の外側面はすべて新脳皮質で占められている。新脳皮質は進化の過程で多くの脳回や脳溝によって拡張された。

各半球は4つの脳葉と1つの島に分けられる。前頭葉の下には嗅球と嗅索があり，これらは嗅覚系に属する(▶ p.423)。

内部構造

終脳は灰白質と白質から成る。**神経細胞をもつ灰白質**は終脳核と大脳皮質から成る。

白質は神経線維から成り，これは求心性と遠心性の信号を伝え，また終脳の各部位間の情報処理に役立っている。各半球は側脳室をもち，それは室間孔(Monro孔)で第三脳室に交通している。

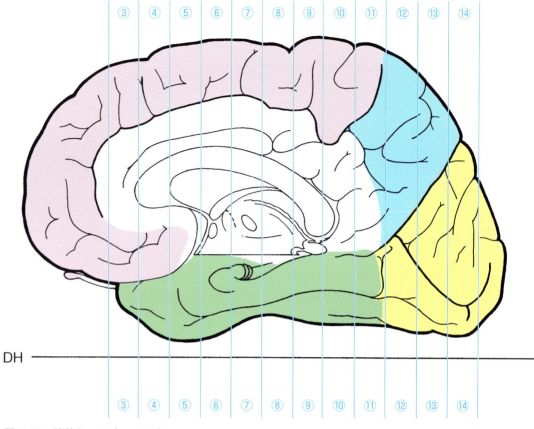

図 7.46　脳葉（▶ 12 章，p.488）
DH＝ドイツ水平面

図 7.46a　大脳の内側面における前頭葉，頭頂葉，後頭葉および側頭葉の境界。前額断シリーズ。帯状回，終板傍回，梁下野は脳葉に入っていない。

終脳核

終脳核は側脳室の近くにある。上行性と下行性の新脳線維経路がこれらの核を次のようなグループに分けている：

- 尾状核（図 3.6a，3.6b，3.8a，3.8b，3.10a，3.10b，4.3a，4.3b，4.4a，4.4b，4.5a，4.5b，5.8，5.9a，5.9b，5.22，7.45）
- 被殻（図 3.7a，3.9a，3.9b，4.4a，4.4b，4.5a，4.5b，5.8，5.22，7.45）
- 前障（図 3.6b，3.7a，3.7b，3.8a，3.8b，4.5a，5.9a，5.9b，5.9，5.23）
- 扁桃体（図 3.8a，3.8b，4.5a，4.5b，5.6a，5.6b，5.21）
- 中隔核（前名：真正中隔）（図 10.39）

尾状核は新脳の発達過程で，側脳室壁に沿って疑問符に似た尾の形となった。その頭部，尾状核頭は側脳室の前角側壁に強大なふくらみを作る。尾状核は後方に向かって尾状核尾に移行し，下角の上壁に入り前方に向かって曲がる。新脳の線維経路は，尾状核を被殻から隔てるが，前方の底部（線条体底，図 3.6d）ではつながっている。線条体には，尾状核，淡蒼球と側坐核が含まれる。側坐核は透明中隔に接しているので，正式の名称は透明中隔側坐核である。この核は線条体底部（図 3.6d）にある。側坐核の電気刺激はヘロインなどの麻薬を摂取したような強い快感を起こす。この 3 つの核領域の神経細胞は形も機能も似ているので，一括して"線条体"という。線条体は重要な運動機能をもっている（▶ p.435）。

被殻は貝殻の形をして，外包の内側にある。被殻の凹面に間脳の淡蒼球が嵌まり込んでいる。局所解剖的には被殻と淡蒼球とでレンズ核を作る。しかしこの 2 つの核領域の神経細胞は本質的には異なっている。

前障は薄い板状で被殻の外側に位置し，その外側は外包と最外包が境となる。

扁桃体は側脳室の下角先端の内側にある。扁桃体は部分的には嗅覚系に（▶ p.423），また部分的に辺

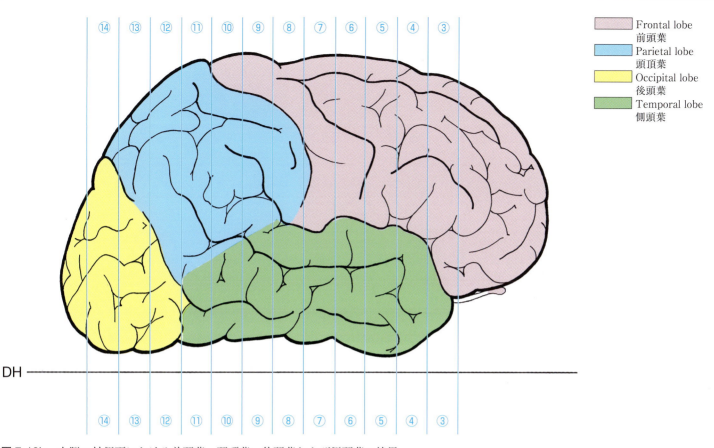

図 7.46b　大脳の外側面における前頭葉，頭頂葉，後頭葉および側頭葉の境界。

縁系にも（▶ p.458）属する。

中隔核（前名：真正中隔）は前交連と脳弓柱より前方の核領域である。これは辺縁系に属する（▶ p.458）。

大脳皮質

終脳は大脳皮質に囲まれている。大脳皮質は2～5 mmの厚さの灰白質で，平均で男性600 mL，女性540 mLの容量があり，男女差がかなり大きい。大脳皮質は4つの脳葉と深部にある島とに分けられる（図7.46-7.50）：

- 前頭葉
- 頭頂葉
- 後頭葉
- 側頭葉
- 島（Reil島）

個々の脳葉は，脳溝によって部分的に区切られるにすぎない（図7.51）(436)。中心溝（図3.1d, 3.9a, 3.9b, 3.10a, 3.10b, 4.1d, 4.6a, 4.6b, 5.10a, 5.10b, 5.12, 5.14, 5.27, 5.29, 7.51, 7.56）は，半球の外側面で前頭葉と頭頂葉の境界となる。中心溝は外套稜から外側溝に向かってまっすぐに走るのではなく，2つのカーブを作る。上のカーブは取っ手（ノブ）の形で（図5.14, 5.29, 7.52a），ふくらみは後方，凹みは前方を向いている(231, 578, 626, 641)。3次元画像ではこの中心溝の走行がはっきりとみえる（図7.51）。PC，3次元眼鏡，CD-ROMを用いれば，中心溝の正中面と両交連面に対する傾斜角がさまざまであることがよくわかる(313)。

外側溝（Sylvius裂）（図3.6a, 3.6b, 3.8a, 3.8b, 3.11a, 3.11b, 4.6a, 4.6b, 5.7, 5.23, 7.51）は，前頭葉と側頭葉の境界となっていて，同時に深く島にまで達している。短い部分であるが，外側溝は側頭葉と頭頂葉の境界にもなっている。半球の内側面では**頭頂後頭溝**（図3.1c, 3.13a, 3.13b, 3.15a, 3.15b, 4.2a, 4.2b, 4.3a, 4.3b, 5.9a, 5.9b, 5.11, 5.27）が，頭頂葉と後頭葉の境界である。半球の外側面では頭頂葉，後頭葉，側頭葉は明瞭な境界なしに相互に移行している。

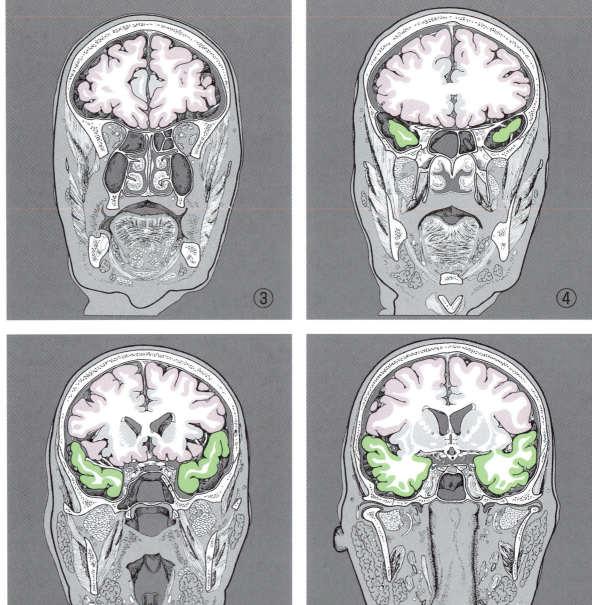

図 7.47　頭頂葉，後頭葉，側頭葉皮質　前額断シリーズ。島，帯状回，梁下野，終板傍回は脳葉に入っていない。丸数字は切片番号を示す（図 3.1）。

図 7.47a　第 3-第 6 切片

7.7 脳の領域

	Cortex of frontal lobe 前頭葉皮質
	Cortex of temporal lobe 側頭葉皮質
	Cortex of parietal lobe 頭頂葉皮質

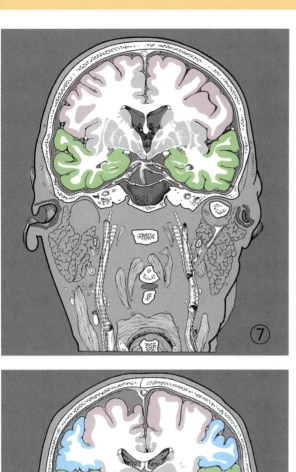
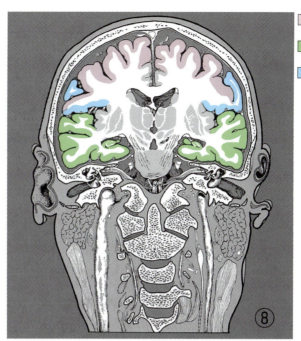
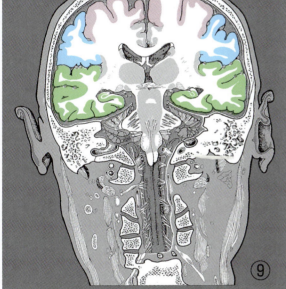
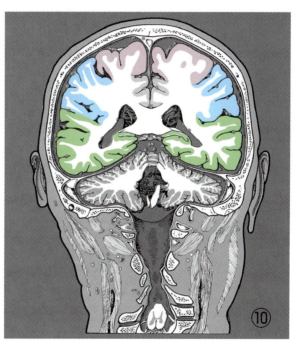

第7.47b　第7-第10切片

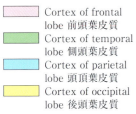

- Cortex of frontal lobe 前頭葉皮質
- Cortex of temporal lobe 側頭葉皮質
- Cortex of parietal lobe 頭頂葉皮質
- Cortex of occipital lobe 後頭葉皮質

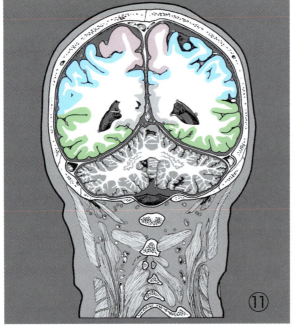
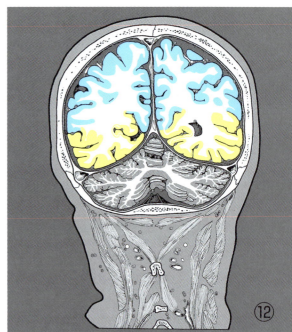
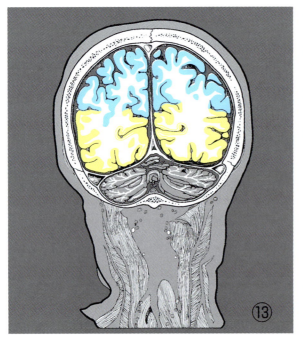
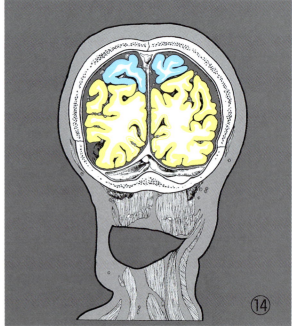

図 7.47c　第 11-第 14 切片

7.7 脳の領域

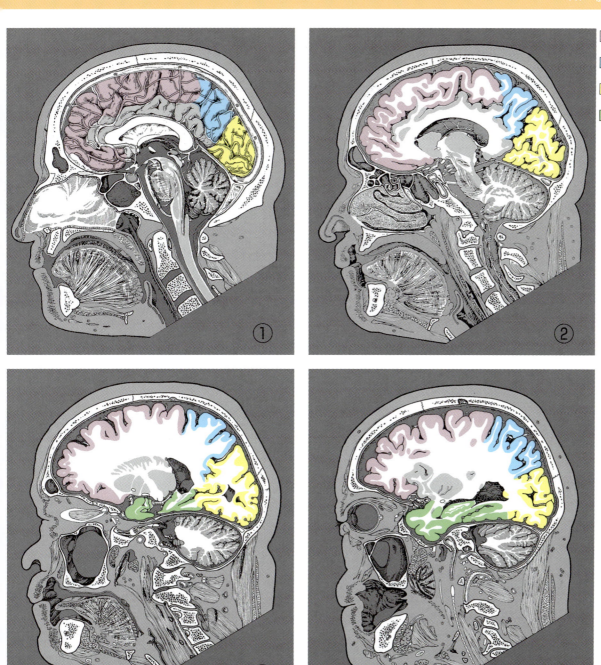

図7.48　前頭葉，頭頂葉，後頭葉，側頭葉皮質　矢状断シリーズ。島，帯状回，梁下野と終板傍回の皮質は脳葉に入っていない。丸数字は切片番号を示す（図4.1）。

図7.48a　第1–第4切片

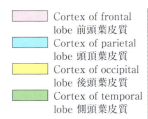

- Cortex of frontal lobe 前頭葉皮質
- Cortex of parietal lobe 頭頂葉皮質
- Cortex of occipital lobe 後頭葉皮質
- Cortex of temporal lobe 側頭葉皮質

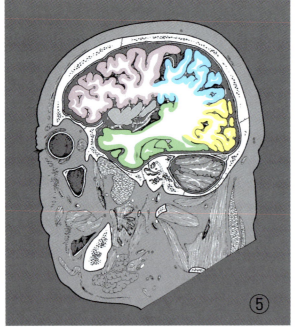
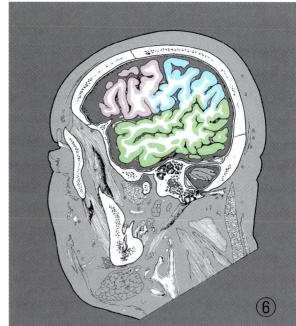

図 7.48b　第 5，第 6 切片

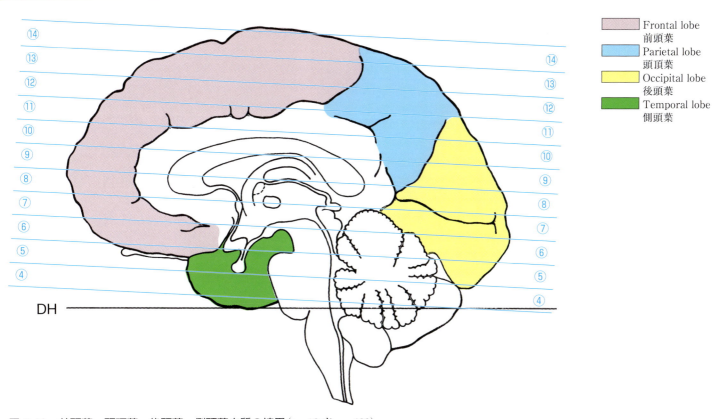

図 7.49　前頭葉，頭頂葉，後頭葉，側頭葉皮質の境界（▶ 12 章，p.488）
DH＝ドイツ水平面

図 7.49a　大脳の内側面。両交連面シリーズ。帯状回，終板傍回，梁下野は脳葉に入っていない。

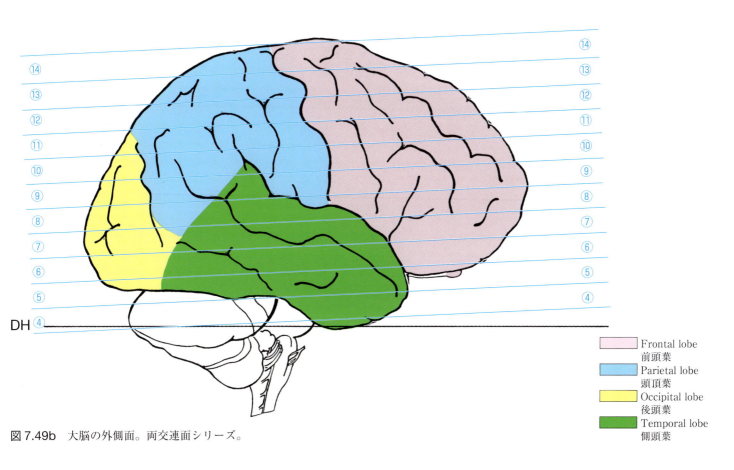

図 7.49b　大脳の外側面。両交連面シリーズ。

7　頭蓋骨領域

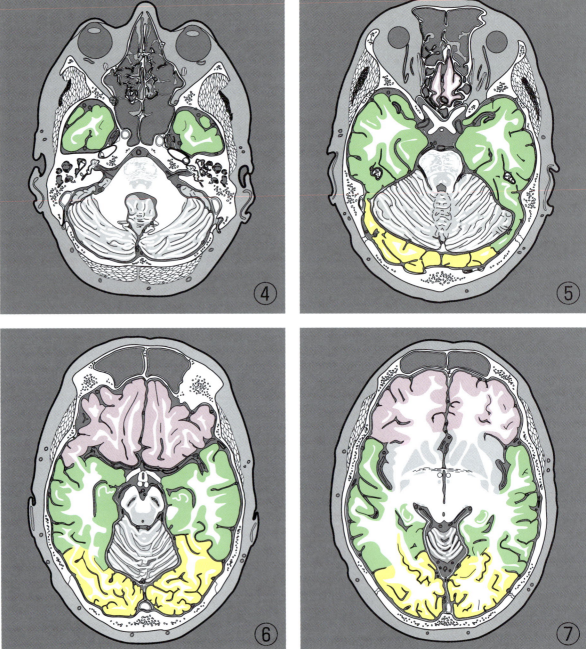

図 7.50　前頭葉，頭頂葉，後頭葉，側頭葉皮質　両交連面シリーズ。島，帯状回，梁下野，終板傍回は脳葉に入っていない。丸数字は切片番号を示す(図 5.1)。

図 7.50a　第 4-第 7 切片

7.7 脳の領域

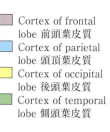

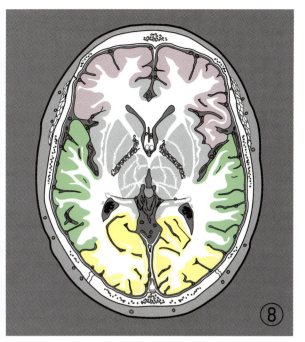

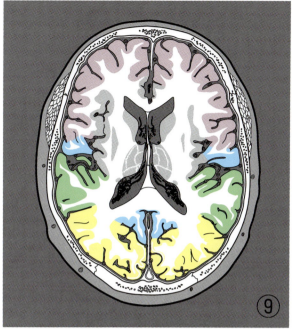

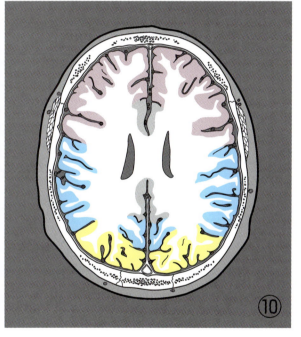

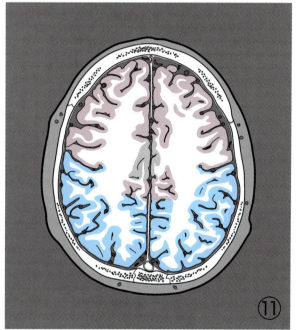

図7.50b　第8-第11切片

331

7　頭蓋骨領域

■ Cortex of frontal lobe 前頭葉皮質
■ Cortex of parietal lobe 頭頂葉皮質

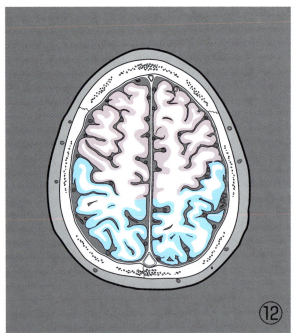

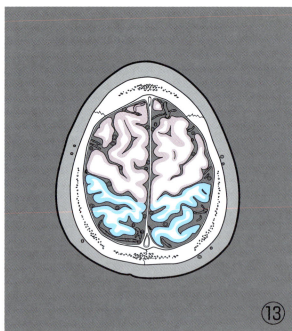

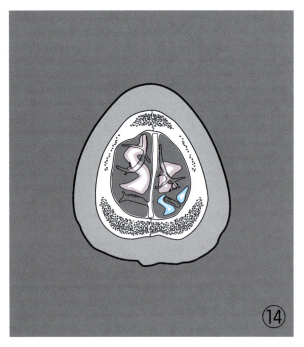

図 7.50c　第 12-第 14 切片

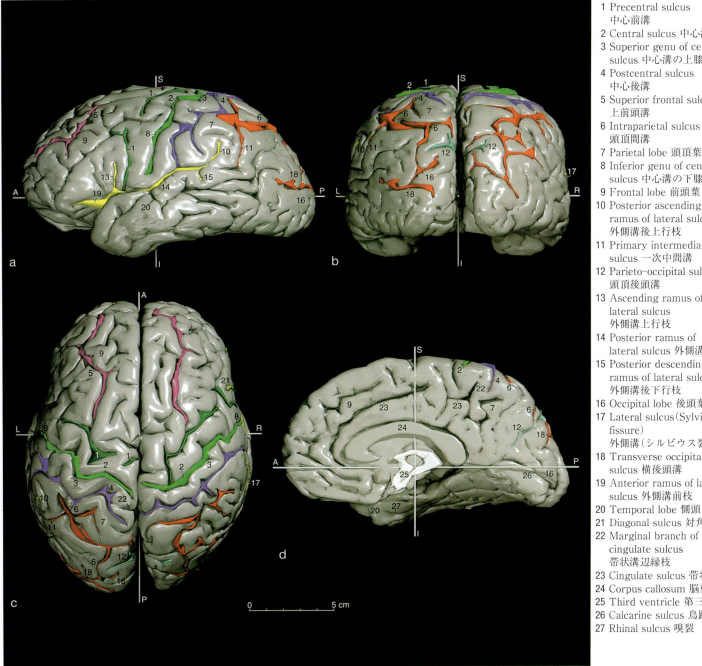

図 7.51　大脳溝　3 次元モデルによる（文献 312 による）。
A＝前　　R＝右　　S＝上　　図 7.51a　左側大脳半球の側面図
P＝後　　L＝左　　I＝下　　図 7.51b　後面図
　　　　　　　　　　　　　図 7.51c　上面図
　　　　　　　　　　　　　図 7.51d　右側大脳半球の内面図

前頭葉

前頭葉の外側面には弓状に走る 3 つの脳回があり，不完全な脳溝によって分けられている：

- 上前頭回（図 3.1d，3.2a，3.2b，3.3a，3.3b，3.6a，3.6b，3.9a，3.9b，4.1c，4.3a，4.3b，5.8，5.11，5.21，5.24，5.28）
- 中前頭回（図 3.1d，3.2a，3.2b，3.6a，3.6b，3.8a，3.8b，4.1c，4.5a，4.5b，5.8，5.12，5.23，5.26，5.28，10.25a）
- 下前頭回（図 3.1d，3.3a，3.3b，3.6a，3.6b，3.7a，4.1c，4.1d，4.6a，4.6b，4.6d，5.7，5.10a，5.10b）

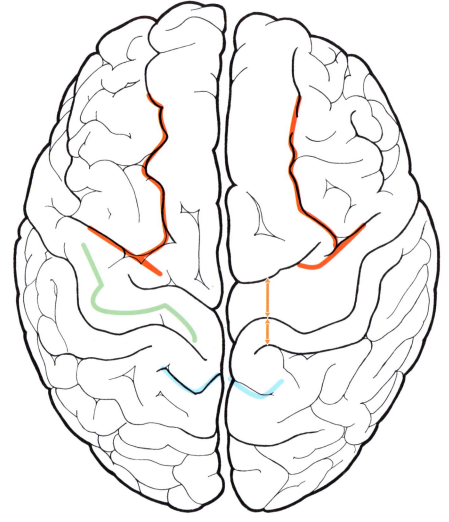

- SFS-PrCS sign 上前頭溝と中心前溝の合流部
- Thick PrCG / thin PoCG signs 中心前回と中心後回の厚みの差
- Precentral knob sign 中心溝の「逆オメガ"Ω"」型
- pM Bracket sign 帯状溝辺縁枝の「括弧"("」型

図7.52　ランドマークによる中心溝の同定法

図7.52a　上からみた大脳半球の図

　下前頭回は外側溝の2本の上行枝によってさらに分割される。MRIとCTの矢状断像では下前頭回の表面の下に外側溝に接して歪んだM字型の皮質帯がみられる。外側溝の中で上方に延びる上行枝は弁蓋部と三角部を区分している(図7.52b)。M字の"V"の部分は三角部と命名されている。外側溝の前枝は三角部を下前頭回の眼窩部から区分している(643)。ヒトの95％以上で左大脳半球の**前頭弁蓋**には運動性言語野(Broca野)が存在する(▶ p.454)。以上3つの前頭回は中心前溝で終わっている(図3.1d, 4.1d, 4.6a, 4.6b, 4.7a, 4.7b, 5.11, 5.13, 5.26, 5.29)。この部分と中心溝の間には**中心前回**、つまり運動野が存在する(図3.1d, 3.8a, 3.8b, 3.9a, 3.9b, 3.12a, 3.12b, 4.1d, 4.3a, 4.3b, 4.4a, 4.4b, 5.9a, 5.9b, 5.12, 5.14, 5.28)。中心前回は大脳半球を側方から眺めた場合、ドイツ水平面に対して垂直ではなく、前下方から後上方に外套稜に向かって斜めに走行している。求前頭型(frontopetal)では、中心前回はドイツ水平面に対して急角度で走行し、逆に求後頭型(occipitoopetal)では、その角度は緩い。前額断でみると、中心前回は外套稜の領域ではさらに後頭寄りになっている。中心傍回の運動野で大脳半球内側面の部分は前頭葉に属しているといえる(図5.1d)。同様に**上前頭回**も内側を走行する(図7.22b)。前頭蓋底の眼窩上壁の上には眼窩回がさまざまな屈曲を示して存在する(図3.3a, 3.3b, 3.4a, 3.4b, 5.1d, 5.7, 7.26b)。嗅溝は直回の外側を形成する(図3.3a, 3.3b, 3.6a, 3.6b, 5.7, 5.18)。

7.7 脳の領域

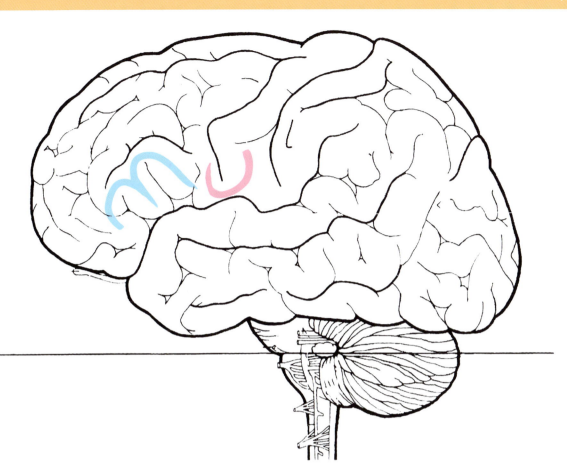

■ 前頭葉のM字部
■ 前頭弁蓋下行部から中心前回への移行部でみられるU部；M字部からつながっている(602)

図 7.52b　左大脳半球の側面図

臨床へのヒント

中心溝が正中面や両交連面に対してさまざまな角度で走行するため，CT，稀にはMRIで部分容積効果（partial volume effect）によって中心溝の描出が不明瞭になることがある。そのため，中心溝の同定が困難となることがある。**中心溝**の同定の目安は下記のようになる（図7.51，7.52）：

- 取っ手（ノブ）の位置が中心溝同定の助けになる（▶ p.323）(294)。
- 皮質の厚さと中心前回と中心後回とを合わせた幅の違いから中心溝の位置が得られる。中心溝がMRIの断面に垂直に近くなる部位では中心前回の皮質は中心後回のそれより幅広くなってくる。中心溝の壁を形成する皮質の厚さは中心前回では平均2.7 mmであり，中心後回では平均1.8 mmである(231, 643)。
- 上前頭溝は大部分の場合，中心溝の直前を走る中心前溝で終止する。これは横断で明瞭に観察することができる。
- 脳溝の示す括弧型の形状（bracket sign）は，中心溝のよい目印である。CTとMRIの横断で円蓋部付近にみられる帯状溝の辺縁枝は前方に向かって開いた括弧型をしており，その先に中心溝がある。この脳溝は中心後回の終端に位置している。この括弧型の領域には95%の症例で中心溝が到達しているが，3%の症例では後中心溝が到達している(231, 643)。

後頭葉

後頭葉の外側表面には**後頭回**があって，不規則な屈曲を示している（図3.1d, 3.14a, 3.14b, 3.15a, 3.15b, 4.1d, 4.3a, 4.3b, 4.5a, 4.5b, 4.6a, 4.6b, 5.7, 5.9a, 5.9b, 5.25）。小脳テントに接した下面には外側後頭側頭回（図3.7a, 3.7b, 3.13a, 3.13b, 3.15a, 3.15b, 4.6a, 4.6b, 5.7, 5.8）と内側後頭側頭回（3.13a, 3.13b, 3.15a, 3.15b, 4.4, 4.5, 5.8）がみられる。この脳回は前半部が側頭葉に，後半部が後頭葉に属している。内側面では頭頂後頭溝（図4.3a, 4.3b）と鳥距溝（図4.3a, 4.3b）とに挟まれて**楔状回**（図3.1c, 3.14a, 3.14b, 3.15a, 3.15b, 5.1c, 5.11, 5.12）が存在する。**鳥距溝**（図3.1c, 3.13a, 3.13b, 3.15a, 3.15b, 3.15d, 4.2b, 4.3a, 4.3b, 5.1c, 6.3, 10.18）の両側壁は一次視覚野である。

側頭葉

側頭葉にはドイツ水平面に対して斜めに走行する3つの脳回がある（図5.7）：

- 上側頭回（図3.1d, 3.6a, 3.6b, 3.9a, 3.9b, 3.12a, 3.12b, 4.1c, 4.7a, 4.7b, 5.1d, 5.7, 5.9a, 5.9b, 5.22, 5.23）
- 中側頭回（図3.1d, 3.6a, 3.6b, 3.9a, 3.9b, 3.12a, 3.12b, 4.1c, 4.7a, 4.7b, 5.1d, 5.6a, 5.6b, 5.8, 5.22, 5.24）
- 下側頭回（図3.1d, 3.7a, 3.7b, 3.12a, 3.12b, 4.6a, 4.6b, 4.7a, 4.7b, 5.5, 5.7）

これらは上側頭溝と下側頭溝で分けられている。側溝の深部，上側頭回と島の下縁に挟まれた領域が**横側頭回**で，Heschl 回と呼ばれる。一般的には右側には2つ，左側には1つの Heschl 回がある[183, 184]。この脳回は正中面に対して前外側から後内側にかけて斜めに走る。前額断シリーズ（図3.10a, 3.10b）と矢状断シリーズ（図4.6a, 4.6b, 4.7a, 4.7b）では両交連面に平行な構造としてみられる（図5.9）。MRI の前額断では横側頭回は上方に盛り上がったドームの形にみられる。MRI 矢状断では横側頭回はオメガ（Ω）状にみられ，"Pilzform"（きのこ型）とも呼ばれている。しばしば心臓型にみえる。横断では，上述のように斜めの走行が正中面から前外側に向かうのが，横側頭回に典型的なものである。Heschl 回（2つある場合はその前のほう）は大部分が一次聴覚野で占められる。後方では，側頭平面の横方向のしわと接続している（図4.7a, 4.7b）。側頭平面は左側がしばしば右より大きい[182, 184]。この所見は言語機能の側方性と関連している[184]。

側頭葉の下面には既に述べた外側後頭側頭回（fusiform gyrus）と内側後頭側頭回が下側頭回に隣り合って存在する。さらに内側には**海馬傍回**（図3.7, 3.8a, 3.8b, 3.10a, 3.10b, 4.4a, 4.4b, 5.6a, 5.6b, 5.8）と鈎（Uncus）がある（図4.4a, 4.4b, 5.7）。これらの脳部分は系統発生学的に古い脳に属する。側頭葉の奥深く側脳室下角に面して**海馬**が存在する（図3.8a, 3.8b, 3.9a, 3.9b, 3.9f, 3.11a, 3.11b, 4.5a, 4.5b, 4.5d, 5.8, 5.22, 5.24）[151]。海馬は脳梁の上の皮質の遺残と脳梁の前の小さな脳回とで**辺縁系**の内側縁を形成している（▶ p.458）。脳梁をめぐる辺縁系の外側ループは，前述の海馬傍回，脳梁に近い帯状回（図3.1c, 3.4a, 3.4b, 3.7a, 3.7b, 3.11a, 3.11b, 4.3a, 4.3b, 5.1c, 5.8, 5.10a, 5.10b, 5.23, 5.26, 10.39）の一部と脳梁下野から構成されている。この外側ループは4つの脳葉に境界なくまたがって大脳半球内側面を走っている（図7.46）。

島

外側溝の深部に島が存在する（図3.6a, 3.6b, 3.8a, 3.8b, 4.6a, 4.6b, 5.8, 5.10a, 5.10b, 5.23, 5.25）。前頭葉，頭頂葉，側頭葉などの新脳に覆われている。これらの脳回は"前頭・頭頂・側頭弁蓋"と呼ばれている。島には内臓野（内臓知覚を担う領域）が存在する。

両交連面に平行な平面に沿って，上下方向にみていくとまず中頭蓋窩に側頭葉下面がある（図7.50，第4切片）。次いで1 cm 上方の第5切片では，前頭蓋窩，嗅球，嗅索，前頭葉底などが存在する。第6，第7切片では前頭葉と側頭葉の断面が拡大していく。側脳室の体部がみられる高さでは，断面に頭頂葉が現れてくる。側脳室の上部では既に側頭葉は消失する。それより上方では前頭葉と頭頂葉のみがみられる（図7.50c）。

大脳皮質の構造

系統発生学と個体発生学の知見からみると，終脳は分化して下記のような部分に分かれていく：

- **旧皮質**（古皮質：Paleocortex）：旧皮質は嗅皮質を中心とした脳の古い部分である。新皮質の強力な発達により側頭葉の内側下部に移動させられた旧皮質は嗅索の外側索（外側嗅条）を側頭葉内側面の方向にたどると発見できる。そこには粟粒大の2つのドーム状の隆起，迂回回，半月回がある。これらは旧皮質と嗅覚路（▶ p.423）に属す梨状前皮質と傍扁桃体皮質に覆われている。
- **原皮質**（原始皮質：Archicortex）：原皮質は発生初期に半球内側面にあった系統発生的に古い大

脳皮質から成り立っている。強力な新脳形成の推進力により，歯状回，海馬，海馬台など原皮質の大部分が側頭葉内に包み込まれた。

- **新皮質**（Neocortex）：新皮質はヒトの大脳皮質の90％以上を占める。系統発生が進むにつれて終脳の表面に広がっていき，系統発生学的により古い島皮質を包み込んでいった。

細胞構築，髄鞘形成，グリア細胞構築，血管構築，化学組成，色素組成などのさまざまな基準に基づき，大脳皮質は下記のさまざまな部分に分類されている：

- **等皮質**（Isocortex）：6層の細胞構築を示している大脳皮質をこのように呼ぶ。等皮質はほぼ新皮質に対応する[556]。
- **不等皮質**（Allocortex）：3ないし4層の細胞構築を示す。旧皮質と原皮質がこれに属している。
- **中間皮質**（Mesocortex）：個体発生の過程で等皮質と不等皮質の移行部分に形成される。細胞構築でも6層部分から3～4層部分への移行形を示す。中間皮質には傍旧皮質（Peripaleocortex）と傍原皮質（Priarchicortex）が属しており，これらは"傍不等皮質"（Periallocortex）と総称される。あるいは副等皮質（Proisocortex）ともいわれる。ヒトでは傍不等皮質は非常に小さく旧皮質を囲んでいる。傍原皮質は脳梁を弓状に囲んでおり，終板傍回と帯状回の脳梁近傍部分，小帯回，嗅部で構成されている。これらの領域は辺縁系に属している（▶ p.458）。副等皮質は等皮質の周辺に存在し，個体発生の経過中に等皮質と傍不等皮質の境界に発生する。

等皮質は形態学的，生理学的，および臨床的に下記の領野に分類されている：

- **一次皮質領野**：末梢部位と求心性と遠心性で連絡している領野をいう。簡単に表現すれば末梢と大脳皮質が点対点対応で結ばれている。前側索系，内側毛帯系，三叉神経系は中心後回（図3.1d, 3.9a, 3.9b, 3.11, 4.1d, 4.3a, 4.3b, 4.3d, 4.4, 4.7, 5.11, 5.14, 5.27, 5.29）で（Brodmann 3, 1, 2野）に投射している（図7.53）。この細胞構築的に分類される3つの領野は中心後回の中で，前方から3, 1, 2の順に並んでいる。体性機能の局在に関しての詳細は体性感覚系（▶ p.376）で解説している。味覚系（▶ p.396）の一次知覚野は頭頂弁蓋と島の辺縁部に広がっている。前庭系の一次知覚野は頭頂葉の頭頂間溝周囲に存在する。聴覚系は約2 cm大の皮質領野で，外側溝の深部の側頭葉・前横側頭回（Heschl回）にある（図3.10a, 3.10b, 4.6a, 4.6b, 4.7a, 4.7b）。細胞構築的にはBrodmann 41野に対応している（図7.53b）。一次視覚野は左右合わせて約12 mLで，鳥距溝（図4.2d, 4.3a, 4.3b, 10.18, 10.19d, 10.20a）を挟んで上下の脳回に存在し，肉眼的に有線野（Gennari線条）（図5.10c）として認められる。この線条体領域は，網膜と厳密な位置対応をもって連絡しており，この点は視覚ネットワークの項（▶ p.470）で詳しく説明している。遠心性線維の一次皮質領野は前頭葉の中心前回（図3.1d, 3.8a, 3.8b, 3.12a, 3.12b, 4.1d, 4.3a, 4.3b, 4.3d, 4.4a, 4.4b, 5.9a, 5.9b, 5.12, 5.26, 5.29）とその近傍に存在する。細胞構築学的分類ではBrodmannの4と6野に相当する（図7.53b）。運動ニューロンはまた，近接する頭頂葉の体性知覚野であるBrodmannの3, 1, 2野にも認められる[135, 342]。この領野の体部位局在（somatotopy）に関しては錐体路系の項（▶ p.426）で詳説する。

- **二次皮質領野**：二次皮質領野は特に霊長類で，新皮質が形成されるときに一次皮質領野の間にモザイク状に形成される。二次皮質領野のニューロンは遠位の体部位とも感覚器とも直接連絡せず，"連合野"と呼ばれ，基本的には認知的な機能を担っている。この二次皮質領野には以下が含まれる（▶ p.454）：前頭弁蓋にある運動性言語野と一次聴覚野と，角回に挟まれた感覚性言語野。

- **補足領野**：補足領野は基本的には一次皮質領野と系統発生的に古い皮質の境界部分に存在する[507]。

  ・補足体性感覚野は大脳半球外側面で一次体性感覚野と島の間に存在する。

  ・補足聴覚野はこれも大脳半球外側面で一次聴覚野と島の間に存在する。

  ・補足視覚野は大脳半球内側面で線条野と傍原皮質との間に存在する[507]。

  ・補足運動野はBrodmannの6野の一部であり，大脳半球内側面にある[69, 454]。

  補足領野の体部位局在は一次皮質領野ほど明確ではない。それにもかかわらず，一次皮質領野が損傷された場合は，補足領野が一次皮質領野の機能をある程度代行することが知られている。

白質

終脳の表面層にある髄質部分は白質である。皮質

間あるいは中枢神経の他部位と連絡する神経線維の層から成っている（図7.54, 7.55）。
- 連合線維
- 交連線維
- 投射線維

連合線維は半球内で大脳皮質同士を連絡するもので，短いものから長いものまである。短い線維は弓状線維で近隣の皮質同士を緊密に結んでいる。長い連合線維は脳葉を互いに結合している。帯状線維（図5.11, 7.54, 7.55, 10.39）は帯状回の白質で，前頭葉から側頭葉までを脳梁に沿った弓状の線維束として結合しており，Papez回路の一部を形成する（▶ p.458）。

交連線維は半球間を相同の領野を結ぶように存在する。**前交連**は両交連面シリーズの第7切片の内半分を走り，大脳半球内側面にみられ（図5.1c），旧皮質である両側の嗅皮質を結んでいる（▶ p.423）。さらに前交連内には両側半球の前頭葉と側頭葉の小さな新皮質に属する部位を相互に連絡する線維も含まれる。**脳梁**は両側の新皮質を横方向に結ぶ太い線維束である。半球内側面からみると前頭葉から後頭葉までにわたり，脳梁膝，脳梁幹，脳梁膨大に分けられる（図4.2a, 4.2b, 5.1c）。両交連面に平行な面では，脳梁膝（図5.9a, 5.9b, 5.10a, 5.10b），脳梁幹の一部（図5.1c, 5.11），脳梁膨大（図5.10a, 5.10b）でみられる。脳梁からは，前頭葉には小鉗子〔minor（frontal）forceps〕（図5.10, 7.55a）と呼ばれるトングの形をした線維束，後頭葉から側頭葉にかけての大鉗子〔major（frontal）forceps〕（図5.10, 7.55a）が広がる。

後交連（視床上部；図3.1c, 3.10a, 3.10b, 4.2a, 4.2b, 5.1c, 6.3）は名前とは裏腹に交連線維ではなく，中脳被蓋の核を結合する線維束である。

投射線維は遠心性，求心性を問わず大脳皮質と深部の基底核などの核や脊髄とを結合する線維束である。これには体性感覚系の最終部分（▶ p.376），味覚系（▶ p.396），前庭系（▶ p.399），聴覚系（▶ p.405），視覚系（▶ p.412），嗅覚系（▶ p.423），錐体路系の起始部分（▶ p.426），眼球運動系（▶ p.440）が含まれる。辺縁系（▶ p.458）も投射線維を介して中脳とシナプス結合している。**新皮質の投射線維**は発達過程で放線冠として形成される（図7.54）。両交連面に平行な面では，間脳と終脳の境界で，鈍角に大きく開いた2本の足のような形で**内包**としてみられる。角の先は内側に向かう。内包の外側はレンズ核で，これは淡蒼球と被殻で構成されている。内包内部構造はレンズ核と尾状核頭の間が内包前脚，レンズ核と視床の間が内包後脚，ほぼ室間孔の高さにある膝部に分けられる（図5.9, 5.23, 5.24, 7.54）。遠心性投射線維は後脚を通る。聴放線と視放線は視床後部を発して内包の下を通り，聴皮質（▶ p.405），視皮質（▶ p.412）に走る。視床から出る投射線維は扇形に枝分かれして前脚と後脚を通る。被殻と前障の間を通る小さな投射線維は**外包**を形成する（図3.7a, 3.7b, 5.9, 5.22）。これらの線維は収束して中脳の大脳脚に入る（図5.7, 5.22, 6.12a, 6.13b, 6.13c）。海馬体からの不等皮質の投射線維は海馬から出て，海馬采と脳弓を通って視床下部に達する（図3.8, 3.9a, 3.9b, 3.9d, 3.10, 3.11a, 3.11b, 4.2a, 4.2b, 4.4a, 4.4b, 5.10a, 5.10b, 5.23, 5.25, 6.13b, 10.39）。

"半卵円中心"（centrum semiovale）という言葉は，大脳半球白質の脳梁より上の部分を指し（図5.11, 5.12, 5.26, 5.28），横断ではそれぞれの大脳半球が卵の半分の形にみえる。ここには連合線維，交連線維，投射線維がすべて含まれている。

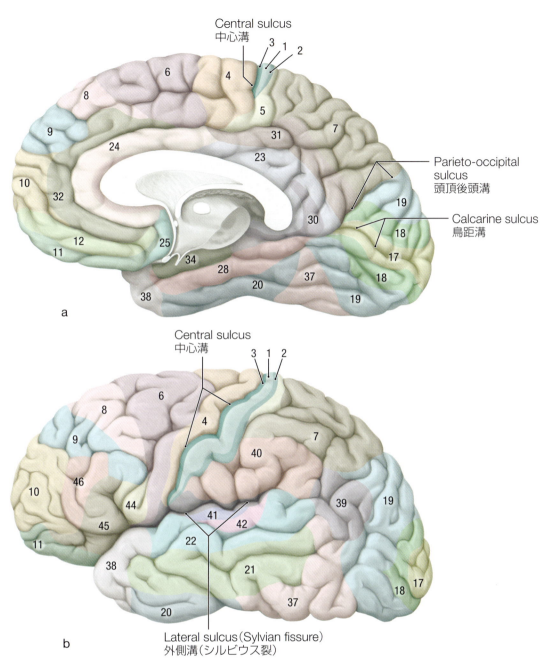

図7.53 新皮質上のBrodmann領野(出典:Schünke M, Schulte E, Schumacher U. プロメテウス解剖学アトラス. 頭頸部/神経解剖. M. Voll, K. Wesker による図譜. 第2版. Stuttgart, Thieme, 2009[535])
Brodmann 1, 2, 3野＝一次体性感覚野
Brodmann 4野＝一次運動野
Brodmann 17野＝視覚野
Brodmann 41, 42野＝一次聴覚野

図7.53a 右大脳半球の内側面
図7.53b 左大脳半球の外側面

1 Corona radiata 放線冠
2 Optic radiation 視放線
3 Internal capsule 内包
4 Cerebral peduncle 大脳脚
5 Corpus callosum 脳梁

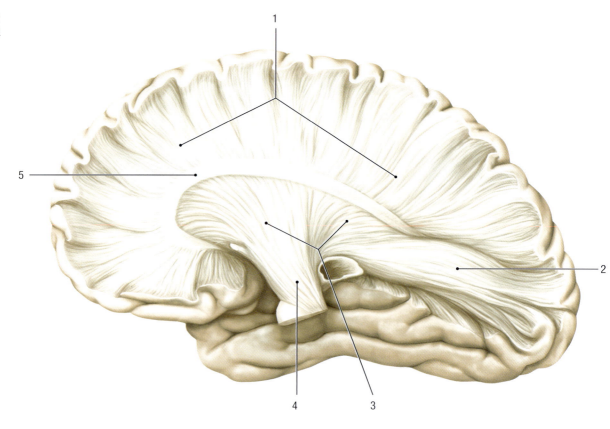

図 7.54　白質内線維束の走行　投射線維，連合線維，交連線維。
（出典：a-c：Schünke M，Schulte E，Schumacher U．プロメテウス解剖学アトラス．頭頸部／神経解剖．M. Voll，K. Wesker による図譜．第 2 版．Stuttgart，Thieme，2009[535]），d：文献 340）

図 7.54a　投射線維の線維束分離標本

6 Arcuate fiber of cerebrum（cerebral arcuate fibers）大脳弓状線維（弓状線維）
7 Superior longitudinal（arcuate）fasciculus 上縦束（弓状束）
8 Frontotemporal fasciculus 前頭側頭束

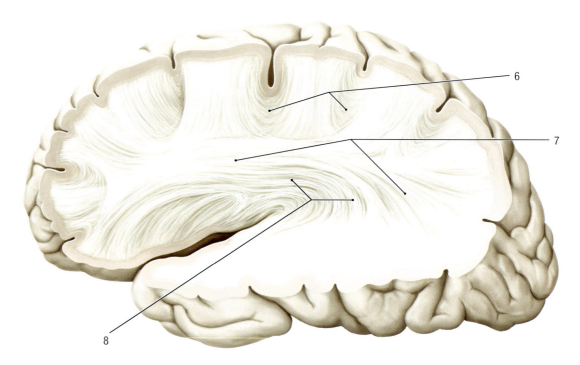

図 7.54b　連合線維の線維束分離標本

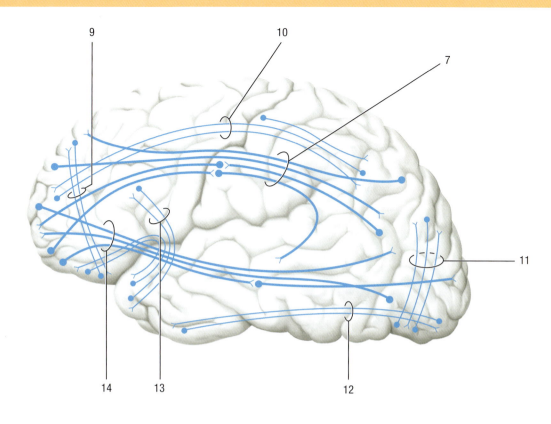

図 7.54c　連合線維

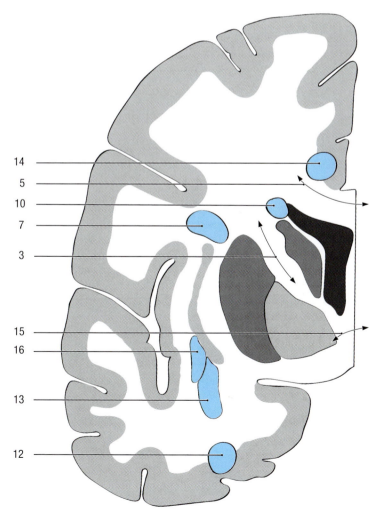

図 7.54d　終脳の前額断での交連線維と連合線維

1 Cingulum 帯状束
2 Corpus callosum, minor forceps 脳梁, 小鉗子
3 Head of caudate nucleus 尾状核頭
4 Corticospinal tract 皮質脊髄路
5 Corpus callosum 脳梁
6 Superior occipitofrontal fasciculus 上後頭前頭束
7 Corona radiata 放線冠
8 Corpus callosum, major forceps 脳梁, 大鉗子
9 External capsule 外包
10 Internal capsule 内包
11 Fornix 脳弓
12 Optic radiation 視放線
13 Anterior commissure 前交連
14 Subcallosal area 梁下野
15 Posterior commissure 後交連
16 Uncinate fasciculus 鈎状束
17 Optic tract 視索
18 Dentatothalamic tract 歯状核視床路
19 Medial lemniscus 内側毛帯
20 Spinothalamic tract 脊髄視床路
21 Optic nerve 視神経
22 Transverse fibers of pons 横橋線維
23 Superior cerebellar peduncles 上小脳脚
24 Middle cerebellar peduncle 中小脳脚
25 Inferior cerebellar peduncle 下小脳脚
26 Cerebellorubral tract 小脳赤核路

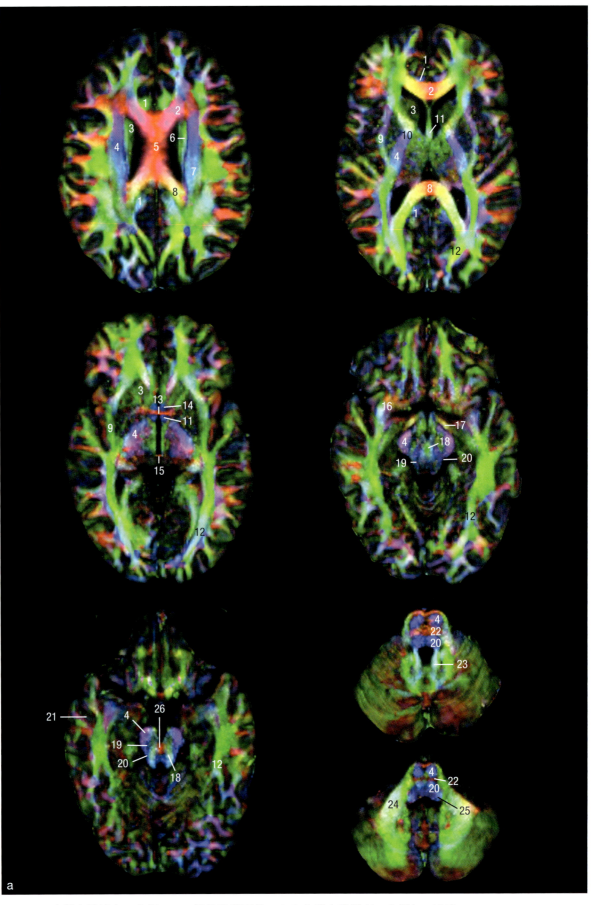

図7.55 白質内線維束の走行　MRI拡散強調画像による白質内線維束の走行（▶12章, p.488）。MRIの各ピクセルごとの拡散方向を色別表示したもの。
赤＝左右方向　青＝体軸方向　緑＝前後方向

図7.55a　両交連面

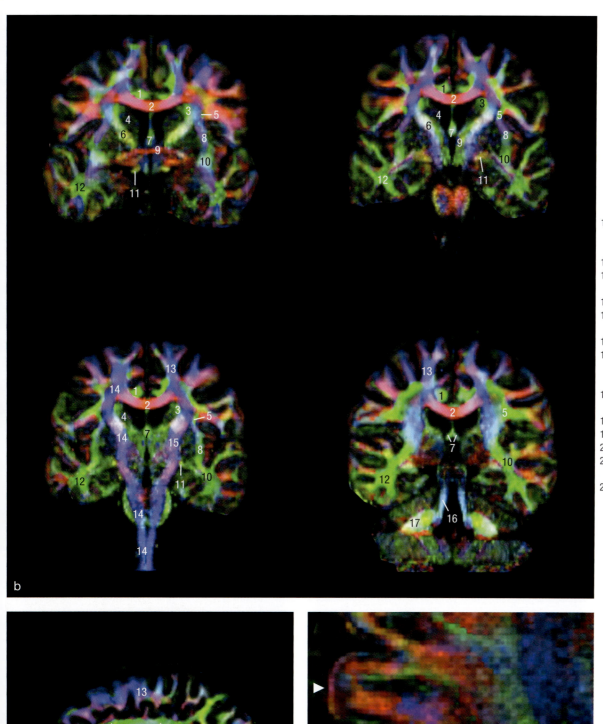

1 Cingulum 帯状束
2 Corpus callosum 脳梁
3 Superior occipitofrontal fasciculus 上後頭前頭束
4 Head of caudate nucleus 尾状核頭
5 Superior longitudinal (arcuate) fasciculus 上縦束（弓状束）
6 Anterior limb of internal capsule 内包前脚
7 Fornix 脳弓
8 External capsule 外包
9 Anterior commissure 前交連
10 Inferior occipitofrontal fasciculus 下後頭前頭束
11 Optic tract 視索
12 Inferior longitudinal fasciculus 下縦束
13 Corona radiata 放線冠
14 Corticospinal tract 皮質脊髄路
15 Internal capsule 内包
16 Superior cerebellar peduncles 上小脳脚
17 Middle cerebellar peduncle 中小脳脚
18 Subcallosal area 梁下野
19 Optic nerve 視神経
20 Optic chiasm 視交叉
21 Transverse fibers of pons 横橋線維
22 Spinothalamic tract 脊髄視床路

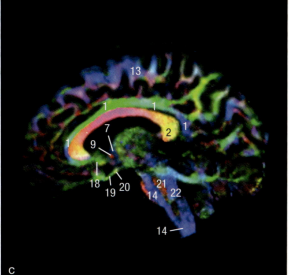
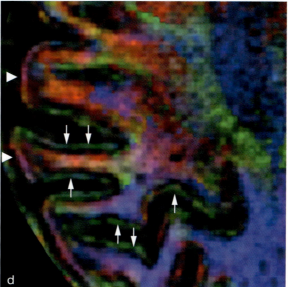

図 7.55b　前額断面
図 7.55c　矢状断面
図 7.55d　1 mm の Isotropic matrix で計測し，0.5 mm で内挿した高解像度の MRI。右頭頂葉の一部で，色別表示では脳回に沿ってカラム状の構造がみられる〔脳回の前後の縁部分（緑，矢印）と外側縁（赤，矢頭）〕。

臨床的意義

終脳の病巣はそれぞれの脳葉の中での場所に対応した，多かれ少なかれ特徴的な症状を引き起こす。それは臨床症状と局在的に関連を示唆することが多い。

臨床へのヒント

前頭葉の運動野が障害されると少なくとも初期の症状として，運動症状で始まる Jackson 発作を示すてんかん発作が起こり得る。前頭葉後部の急性損傷では対側に弛緩性麻痺が起こり，この場合初期には痙性なしに Babinski 反射がみられ，次第に痙性となる。このときみられる上肢遠位端の巧緻性障害は生涯軽快しないことが多い。運動前野の障害では動作が緩慢になる。広い範囲の障害では失行が起こる。言語優位側の前頭弁蓋部の障害では構語障害と運動性失語が起こる。中前頭回の脚部の損傷では，損傷側に向く共同偏視が起こる。前頭葉の広範な損傷では，発動性低下，精神運動機能の抑制，情動経験の変容を伴う器質的な精神障害が起こる。加えて前頭葉性歩行障害がよくみられる。嗅索と嗅球が前頭葉へ視経投射している関係で，前頭蓋窩の病変が嗅覚脱失をきたすことがある。

中心後回での**頭頂葉の病変**では対側の表在感覚の低下と位置覚の低下が起こる。振動覚と痛覚には変化は起こらない。またこの部位の病変は知覚を中心とする Jackson 発作の引き金になることもある。頭頂葉病変の特徴としては身体部位失認と空間失認で，多くは病巣の対側に起こるが，稀に両側性となることもある。したがって，例えば患者は対側の靴下を履き忘れるといったことがみられる。広範囲に病巣が広がると重い失行や身体失認が起こる。若い患者では半側身体の筋肉の萎縮がみられることもある。言語優位側の頭頂葉の下部の障害では感覚性失語と健忘失語が起こる。

後頭葉では，視放線と視覚野が障害されると対側の視野障害が起こるのが特徴である。視覚経路に沿った病変では閃光視（photopsy）が起こることがある。幻視は後頭葉後極部のシャワーエンボリ（小さな血栓がシャワーのように多数とぶこと）で起こる，あるいは片頭痛でみられることもある[449]。後頭葉の線条皮質（有線野）が完全に梗塞に至った場合は皮質盲がみられる。

側頭葉の病変ではさまざまな症状がみられる。横側頭回（Heschl 回）が両側で障害されると，皮質聾が起こる。しかし片側の病変では臨床的には症状が出ないこともある。言語優位側の上側頭回病変では，Wernicke 失語が起こる。海馬の両側性病変では記憶と学習の障害が起き，重度の記憶障害を呈することもある。側頭葉の後部の病変では同名半盲あるいは上部四分盲が起こる。何らかの病理的変化や瘢痕病変ではしばしばてんかん（精神運動発作）が起こる。

脳梁の交連線維は片方の大脳半球から対側に情報を送っている。脳梁を離断するといわゆる離断症候群が生起される。脳梁の前半部分を離断した場合は片側の運動失調症が起きる。また，この部位の脳腫瘍で重度の無動から無動無言症が引き起こされることがある。脳梁の後半部分の離断では発語障害が起こることが知られている。これは言語非優位側でも起こるのである。

7.8　脳の成長

（執筆：*Eva Bültmann*）

小児の脳を評価するには，脳の成長に関する知識と成長過程における秩序の意義を知ることが重要である。満期産では脳回や脳溝などの脳の表層の構造はかなりの成長を遂げているが，白質の髄鞘化（ミエリン化）は完成までにははるか遠い状態である。髄鞘化は妊娠 5 か月に脳神経から始まり[30]，比較的ゆっくりとした速度で分娩まで進行するので，分娩時には脳のまだわずかな領域しか髄鞘化が進んでいない状態である。出生後は，尾側から吻側へ，背側から腹側へと厳密に決まった順序で髄鞘化が進行する[30]。各々の脳部位の後方部分から最初に髄鞘化が起こるわけであるが，なかでも後になって必要となる部位に比べ，早期に必要とされる神経系から素早く進行する[30]。最初の 2 年間はまず素早く髄鞘化が進行し，その後は明らかに速度は遅くなる[211]。

MRI を用いた研究では，大脳白質の成長過程が髄鞘化の進行という観点で明瞭に描出できることが示されている[30, 31, 296]。最初の 2 年間の素早い髄鞘化の進行が，従来の T1 強調，T2 強調信号の変化で描出できる[30, 31, 224, 296, 558]。およびその後の完成に向けた進行の理解にもおおいに役立つのである。新しい撮影シークエンスの開発や高磁場化などの MRI 技術のさらなる向上により，髄鞘化の画像化もさらに詳細な研究が可能となりつつある。例えば緩和時間を調節することで，白質と灰白質の T1 時間の短縮が青年期に進行することや，髄鞘化が進む結果起こる水分量の減少なども観察できるようになった[558]。また，連合野間を結ぶ連合線維の一部は 30～40 歳代でもなお髄鞘化が進行している[30]。

MRI の従来のモダリティはルーチンとして髄鞘化を観察するための重要な役割を担っている。特に

2歳までの小児においては髄鞘化段階の評価に重要な情報となる。その後の年齢でもT1強調，T2強調画像は成長過程を示す主たる指標となっている[30, 211, 224]。この評価は40週の満期産であることが前提である。

一般的に髄鞘化は生後6〜8か月ではT1強調画像で最もよく描出され，生後6〜24か月ではT2強調画像でよく描出される。

満期産時には脳のわずかな部分が髄鞘化しているにすぎない。白質は灰白質に比べてT1強調で低信号を呈する(図7.56)。したがって画像の印象としては，成人でのT2強調画像に類似したものとなる。脳幹の背側構造だけは生下時に髄鞘化の画層変化としてT1強調で高信号となる。テント上では，視床の外側，内包後脚の背側部，放線冠の中心部，中心前回，中心後回などもT1強調で高信号である。T2強調では脳幹背側と小脳虫部は生下時に低信号である。テント上では視床の腹外側部，内包後脚の一部，被殻の外側縁がT2強調低信号を示す。中心前回と中心後回もほかの皮質に比べて低信号である。

髄鞘化の進行とともに，小脳の深部白質，続いて皮質下の白質が**3か月**の時点でT1強調では成人のものと似た所見となる(図7.57)。脳幹の前部は後部に比べてまだ低信号ではないが，これは腹側は髄鞘化が完成していないためである。内包後脚はT1強調高信号を呈する。前脚は後頭葉の深部白質が高信号になるのと同様に高信号になる。放線冠の中心溝近傍から白質の成長が始まり，後方から前方へ進む。それ以前は白質は髄鞘化が起こっていないのでT1強調は低信号である。下記の領域でのT2強調はこの時点では髄鞘化の証明はまだはっきりしない。つまり，内包前脚および後頭葉深部はまだT2強調の低下は起こっていない。

6か月の段階では，テント下の構造にはまだ成長が完成した様子はうかがえない(図7.58)。テント上では，内包はもとより，脳梁膝と脳梁膨大も完全にT1強調上昇が起こっている。髄鞘化の進行のなかで，T1強調が頭頂葉と後頭葉の深部白質で上昇していることが特筆でき，前頭葉と側頭葉のことに皮質下の部分ではいまだ低信号である。T2強調は脳幹では均一に低下しており，同時に小脳の中心部の白質はこの頃にはしっかりと髄鞘化が起こっている。テント上では内包と脳梁は後方から前方へ向かって髄鞘化が進み，したがって内包後脚と脳梁膨大はしっかりとT2強調信号低下が起こっており，内包前脚と脳梁膝は軽度に低下している。放線冠の中心溝近傍は既に信号低下が起こり，その他のテント上の白質にはまだ髄鞘化が起こっていないため，高信号のままである。

9か月の時点では，T1強調画像ではテント上の構造はほぼ成人のそれに類似してくる(図7.59)。ただ，側頭葉の皮質下部の白質だけはまだ，髄鞘化が起こらずT1強調信号は低いままである。頭頂葉・後頭葉に比べると，前頭葉の皮質下部は髄鞘化が完了していないため，若干低信号である。T2強調では小脳半球は髄鞘化サインが進んでいる。つまり，小脳白質の信号は低下している。テント上では内包前脚および脳梁膝はいまや十分に低信号化している。深部白質の髄鞘化は特に中心溝近傍や後頭葉で強く進行している。しかし，皮質下部の白質に関しては髄鞘化は進んではいるが，未熟で，T2強調もまだ高信号である。

12か月ではT1強調画像はほぼ成人のそれに近づいているが(図7.60)，側頭葉の白質とテント上の皮質下部分の白質だけはまだ髄鞘化が完成していない。T2強調でみると小脳白質は髄鞘化は格段に進行している。テント上では側頭葉白質は髄鞘化は未完成でT2強調は高信号のままであるが，頭頂葉から前頭葉にかけての深部白質はすべてT2強調は低信号化している。

18か月になると，T1強調画像は成人のものと同様のパターンとなっている(図7.61)。T2強調ではテント下は髄鞘化が完成している。テント上では側頭葉の白質がいまだT2強調が高値であることを除けば，ほかは既に髄鞘化は完成している。放線冠の白質は側脳室三角部から体部にかけての近傍がT2強調が高信号に残っている(図7.63)。ここがいわゆる髄鞘化の最終領域である。この領域は最初の10年間(10歳まで)観察することができ，部分的には20歳以下でも残っている。また，皮質下の白質は側頭葉と前頭葉が最後まで残り，T2強調の低信号化が完了しない。

24か月ではT1強調でみると白質はテント上，テント下ともに高信号化は完了している(図7.62)。T2強調では髄鞘化はほぼ完成しているが，皮質下の白質は30か月までは未完成な部分が残り，特に側頭葉で顕著である。いわゆる髄鞘化の最終領域である側脳室三角部付近の白質は20歳ころまでT2強調の高信号が認められる(図7.63)。

表7.2は，髄鞘化の年齢関連のステップをまとめたものである。

表 7.2　成長過程と髄鞘化の対照表(参考：文献 30)

解剖学的構造	T1 強調	T2 強調
背側脳幹 Dorsal brainstem	妊娠 25〜27 週	妊娠 27〜30 週
中小脳脚 Middle cerebellar peduncle	誕生	0〜2 か月
小脳白質 Cerebellum medulla	0〜4 か月	3〜5 か月
内包前脚 Anterior limb of internal capsule： ・前部 anterior portion ・後部 posterior portion	1 か月 妊娠 36 週	4〜7 か月 妊娠 40 週
内包後脚 Posterior limb of internal capsule	2〜3 か月	7〜11 か月
脳梁 Corpus callosum： ・脳梁膝 Genu of corpus callosum ・脳梁膨大 Splenium of corpus callosum ・半卵円中心 Centrum semiovale	4〜6 か月 3〜4 か月 2〜4 か月	5〜 8 か月 4〜 6 か月 7〜11 か月
後頭葉白質 Occipital medulla： ・深部 deep ・皮質下 subcortical	3〜5 か月 4〜7 か月	9〜14 か月 11〜15 か月
前頭葉白質 Frontal medulla： ・深部 deep ・皮質下 subcortical	3〜 8 か月 7〜15 か月	11〜18 か月 14〜30 か月

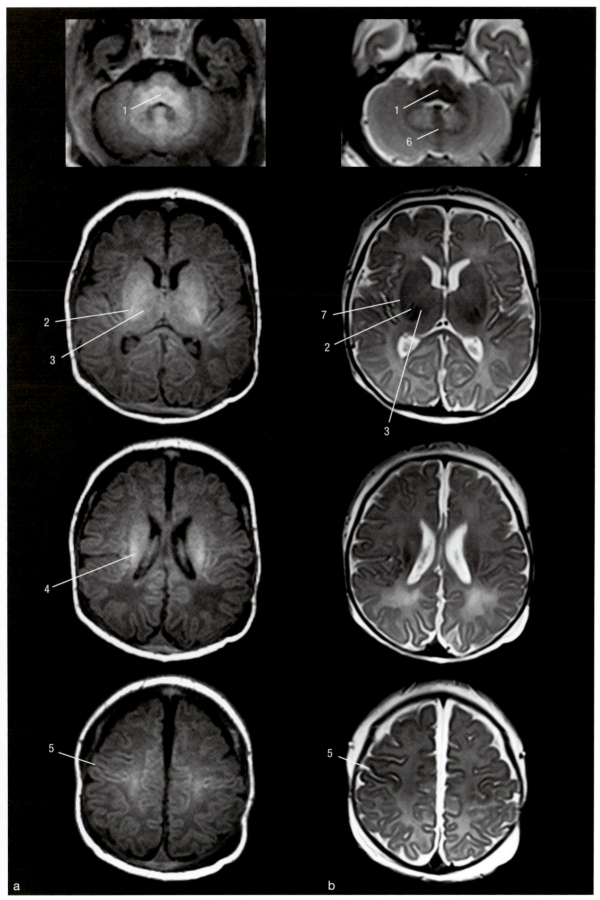

1 Dorsal brainstem 背側脳幹
2 Posterior limb of internal capsule, posterior part 内包後脚（後部）
3 Lateral part of thalamus 視床（外側部）
4 Central segment of corona radiata 放線冠（中心部）
5 Central sulcus 中心溝
6 Vermis of cerebellum 小脳虫部
7 Lateral border of putamen 被殻（外側縁）

図 7.56　満期産時の分娩直後の脳

図 7.56a　T1 強調画像
図 7.56b　T2 強調画像

1 Ventral brainstem
  腹側脳幹
2 Deep cerebellar white matter 深部小脳白質
3 Anterior limb of internal capsule
  内包前脚
4 Posterior limb of internal capsule 内包後脚
5 Deep occipital white matter 深部後頭葉白質
6 Frontal unmyelinated white matter
  前頭葉の末髄鞘化白質
7 Perirolandic corona radiata
  放線冠（中心溝周辺）
8 Parietal unmyelinated white matter
  頭頂葉の末髄鞘化白質

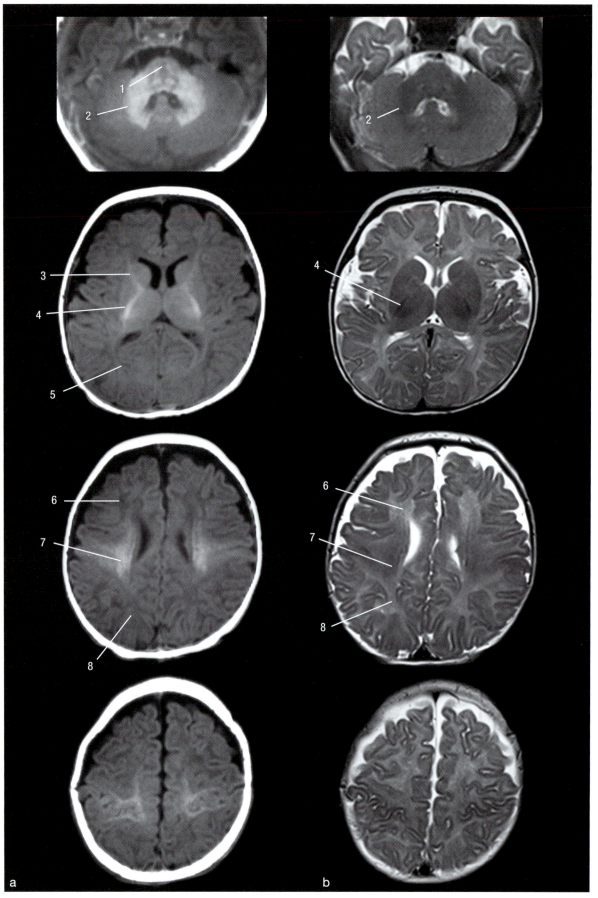

図 7.57　生後 3 か月の脳

図 7.57a　T1 強調画像
図 7.57b　T2 強調画像

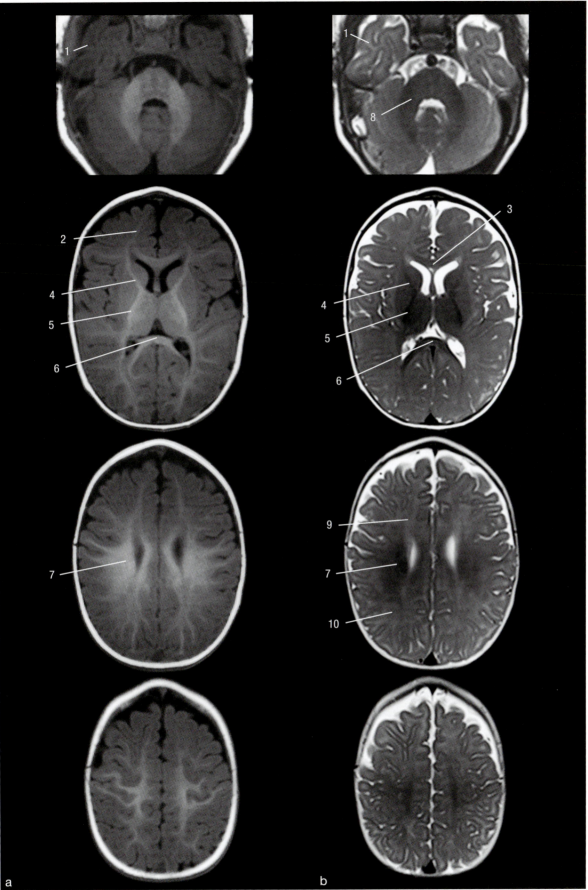

1 Temporal white matter
 側頭葉白質
2 Frontal subcortical white matter
 前頭葉皮質下白質
3 Genu of corpus callosum
 脳梁膝
4 Anterior limb of internal capsule
 内包前脚
5 Posterior limb of internal capsule 内包後脚
6 Splenium of corpus callosum 脳梁膨大
7 Deep perirolandic white matter
 中心溝周辺の深部白質
8 Middle cerebellar peduncle 中小脳脚
9 Deep frontal white matter
 深部前頭葉白質
10 Parietal white matter
 頭頂葉白質

図 7.58　生後 6 か月の脳

図 7.58a　T1 強調画像
図 7.58b　T2 強調画像

1 Temporal subcortical white matter
  側頭葉皮質下白質
2 Frontal subcortical white matter
  前頭葉皮質下白質
3 Parieto-occipital white matter 頭頂後頭葉白質
4 Peripheral cerebellar white matter
  小脳遠位部の白質
5 Genu of corpus callosum
  脳梁膝
6 Anterior limb of internal capsule
  内包前脚
7 Deep perirolandic white matter
  中心溝周辺の深部白質

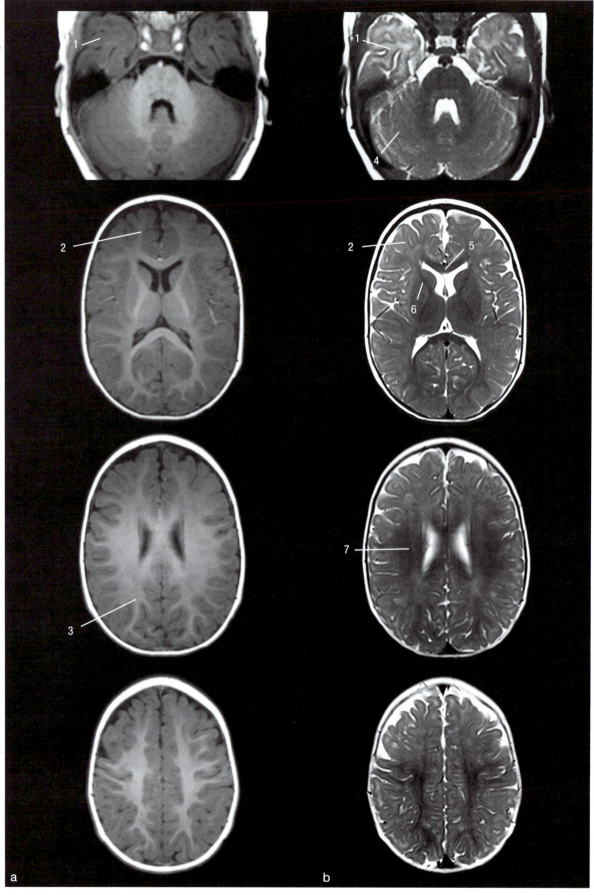

図 7.59　生後 9 か月の脳

図 7.59a　T1 強調画像
図 7.59b　T2 強調画像

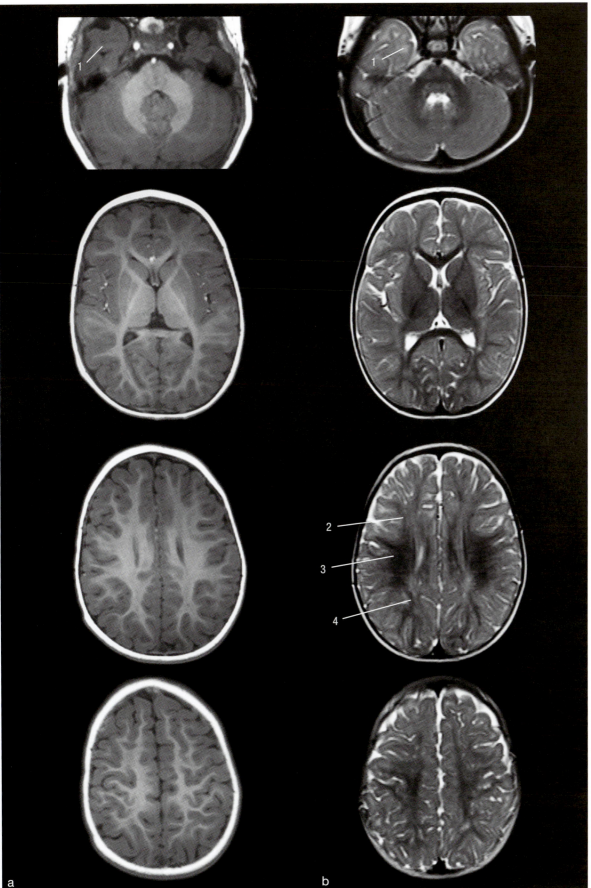

1 Temporal white matter
  側頭葉白質
2 Deep frontal white matter
  深部前頭葉白質
3 Deep perirolandic white matter
  中心溝周辺の深部白質
4 Deep parietal white matter
  深部頭頂葉白質

図 7.60　生後 12 か月の脳

図 7.60a　T1 強調画像
図 7.60b　T2 強調画像

1 Temporal white matter
  側頭葉白質
2 Terminal zone
  髄鞘化の最終領域

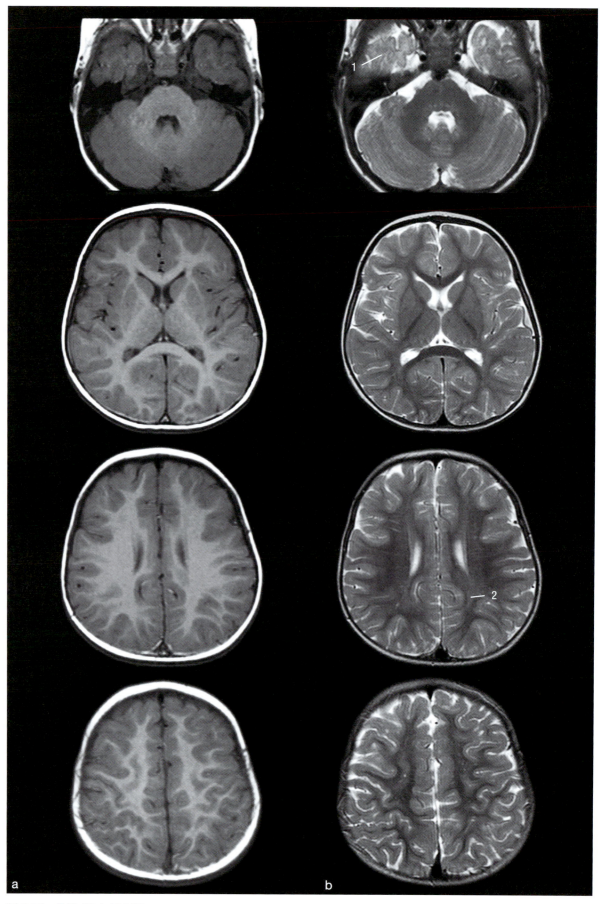

図 7.61　生後 18 か月の脳

図 7.61a　T1 強調画像
図 7.61b　T2 強調画像

7.8 脳の成長

1 Temporal white matter
  側頭葉白質
2 Terminal zone
  髄鞘化の最終領域

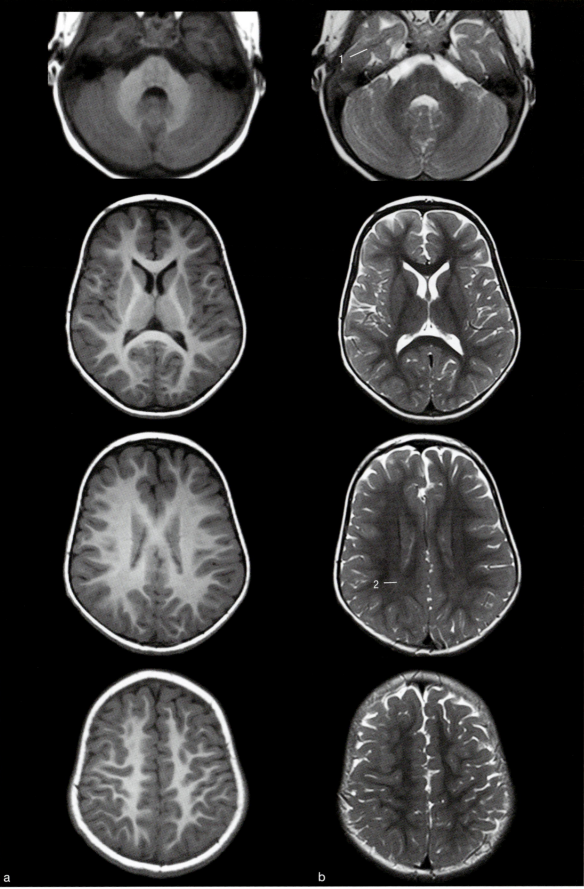

図 7.62　生後 24 か月の脳

図 7.62a　T1 強調画像
図 7.62b　T2 強調画像

7 頭蓋骨領域

1 Terminal zone
  髄鞘化の最終領域

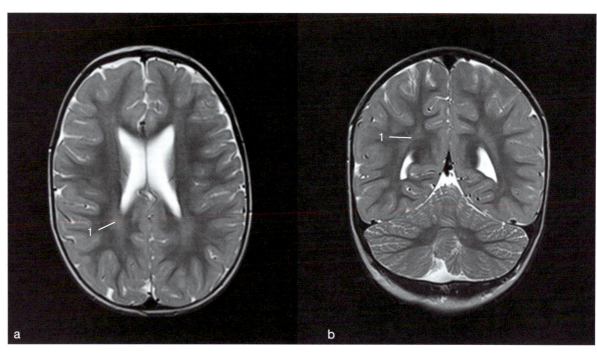

図7.63 髄鞘化の遅れ　T2強調画像。例えばこの12歳児は側脳室側副三角にT2高信号の部分がみられる。

図7.63a　横断像
図7.63b　冠状断像

8 顔面頭蓋と腔のトポグラフィー

トポグラフィーとは，解剖学的な構造の各々の位置関係を記述するものである．CT，MRI時代に入ってからは断面図を基準とした解剖学的表現が好まれ，標準的なものとなっている．したがって，外科的な経験もこの形で語られることが一般的である．

平行な断面画像から **3 次元構造** を構成することができる．ビルの構造を各フロアごとに記載するように，等間隔で連続した断面のシリーズが使用される．建造物では垂直な構造が主体となっているが，解剖構造ではさらに複雑で多様な断面形状をもつものが多い．

それぞれの **断面の位置** は解剖学的な観点から特に重要である．前額断シリーズでは側面図上の位置（図 3.1）が，矢状断シリーズでは正面図上での位置（図 4.1a，4.1b）が，横断シリーズや脳幹シリーズなどでは側面図上の位置（図 5.1，5.16，6.3）を計測する必要がある．前額断シリーズ（図 3.2-3.25）では前方から観察する．したがって断面の前面のラインが断面の位置を決定する（図 3.1）．解剖学的構造物はそれぞれ隣り合った面の間に存在する．つまり，MR画像は略図の上に表現されることとなる．矢状断シリーズ（図 4.2-4.13）は内側から，横断シリーズ（図 5.2-5.30）と脳幹シリーズ（図 6.4-6.13）は下方からの表示である．したがって，この場合，断面下部の面がそれぞれの基準面となる（図 5.1，5.16，6.3）．

8.1 顔面頭蓋

顔面頭蓋 あるいは顔面骨は呼吸と摂食の最初の通路，および眼窩の骨性壁を構成する．5 つの骨性構造がモザイク状に構成されている．上顎骨は 4 つの骨で構成される．近接して隣り合う骨の間に 2 つ，ないしはそれ以上の空間が形成される．これにより，鼻孔の口蓋縁と口腔の天井が形成される．

8.1.1 鼻周囲の骨構造

篩骨 は鼻腔の軟骨構造を形成する正中に位置する骨である．前額断では篩骨は "T" の字型をした正中部分と左右対称の外側部分に分けることができる．

- **篩板**（図 3.3c，3.17，4.8）：T 字型の水平部分である．
- **垂直板**：T 字型の垂直部分である．
- **篩骨蜂巣**（図 3.1b，3.2a，3.2b，3.16，4.1b，4.3a，4.3b，4.9，5.1b，5.4，5.17，5.35，6.9a）：鼻腔と眼窩の間および前頭蓋底の下部を形成する．

篩板は前額骨の正中と傍正中骨の間にある．多数の孔の空いた薄い骨で形成されており，孔には嗅糸が通過している．嗅神経は嗅粘膜から嗅窩にある嗅球に延びている．

> **臨床へのヒント**
> 篩骨洞の手術を計画する際には篩骨の天井部分と深部の嗅窩との距離が重要である．
> これは Keros の 3 タイプに分類される．
> 1. **Keros タイプ 1**：1～3 mm
> 2. **Keros タイプ 2**：4～7 mm
> 3. **Keros タイプ 3**：8～16 mm（このタイプは "危険な篩骨" とも呼ばれる[189, 289]）

正中には **鶏冠** が篩骨面から突出している（図 3.2c，3.2d，3.16，4.1b，4.2c，4.2d，4.8，5.6a，5.6b，5.18，6.12a，6.13a）．大脳鎌はこの骨の伸展部に付着している．

垂直板は鶏冠から続いて篩骨面の下部にあり，鼻腔壁の骨構造の上部を形成する．眼窩板（前名：papyracea；図 3.2c，3.2d，3.3c，3.3d，3.16，3.17，6.10a）は篩骨洞の外側と眼窩を境している．**篩骨洞** は含気した副鼻腔の 1 つであり，鼻腔につながっている．前と中の篩骨洞は中鼻甲介の下部に開口し，後部篩骨洞は中鼻甲介の上方に開口している．篩骨洞の総容積は約 10 mL である[336]．

篩骨洞の内側には **上鼻甲介と中鼻甲介** が付着している．中鼻甲介の下に中鼻道がある（図 3.2a，3.2b，3.3a，3.3b，3.4a，3.4b）．そこには半月形の半月裂孔があり（図 3.2a，3.3a，4.3a，6.8a，6.9a），前・中篩骨洞および前頭洞と上顎洞がここに開口している．これらの開口部はすべて中鼻道に開いており，"中鼻道自然口ルート"（ostiomeatal complex：OMC）と呼ばれている．

下鼻甲介 は独立して存在し，ほかの鼻甲介より大きく約 4 cm の長さがある．前額断では下鼻甲介は口蓋の上部に鉤型で観察され，画像上重要な目印となる（図 3.2a，3.2b，3.3a，3.3b，3.4a，3.4b，3.16，3.17，4.3a，4.3b，5.3，6.4a，6.5a）．

鋤骨 は正中にあり，鼻腔を形成する頭蓋の下部である．**鼻中隔** は両側の骨構造のみならず軟骨の部分もある．

鼻骨 は左右 1 対の四角い小さな骨で，鼻背の上部にある．

小さな左右 1 対の四角形の涙骨は眼窩内壁の内側

にあり，鼻腔外壁の一部を構成する。

8.1.2 上顎骨

上顎骨は顔面骨の中央に位置する。眼窩，鼻腔，口腔に隣接し，口蓋骨の大部分を構成する。上顎骨は中央部分と，3つの突起で構成されている：

- 大きな中央部分は**上顎洞**を内包している。前額断（図3.1b，3.2a，3.2b，3.3a，3.3b，3.4a，3.4b，3.17），矢状断（図4.1b，4.4a，4.4b，4.6a，4.6b，4.10），横断（図5.1b，5.31，6.3）ではいずれも大きな含気した副鼻腔として観察される。
- 前頭蓋の突起は鼻骨と涙骨の間に延び，前頭骨に達している。
- 頬の突起は頬骨と接する。
- 口蓋突起は水平な板状の骨で下面は口蓋骨と接し，この2つが硬口蓋を形成する（図3.1b，3.2c，3.2d，3.3c，3.3d，3.4c，3.4d，3.16，3.17，4.3c，4.3d，4.8）。
- 歯槽突起には上歯列の歯のための凹みがある。歯列が失われた後は歯突起が退縮して矢状断で上顎骨がよくみえるようになる。上歯列があったところでは上顎骨は狭くなっている。口腔内には歯突起が弱々しく突き出すのみである（図3.3c，3.3d，4.8，4.9，5.2）。

口蓋骨は上述した骨口蓋の水平面とほぼ垂直な翼口蓋窩の内側面とで構成されている。

頬骨は上顎骨と側頭骨，前頭骨の間に挟まれた骨である（図3.1b，3.2c，3.2d，3.5b，3.17，4.1b，4.7c，4.7d，5.3，5.5，5.17，5.31，6.5a）。

下顎骨は顔面骨の唯一の可動部分として頭蓋底に関節で連結されている。上向きに反った馬蹄形の下顎体が前方にあり（図3.1b，3.2c，3.2d，3.3c，3.3d，3.16，4.1b，4.2c，4.2d，4.4c，4.4d，4.8），後方には上方に延びる突起である下顎枝がある（図3.1b，3.5c，3.5d，3.6c，3.6d，3.20，4.1b，4.7c，4.12）。下顎体の下顎骨の歯槽部分は下歯列を収容している。歯がなくなると歯槽部分は退縮する。したがって，下顎管は歯があるときの歯槽部分の表面より，歯がなくなった場合の咬合面の近くを通ることとなる（図3.16，3.18）。下顎枝は下顎管から出て下顎角の部分に存在する。下顎骨からは前方より筋突起（図3.1b，4.13），後方より関節突起（図4.13）が分岐する。筋突起の内側には側頭筋の腱が付着し，その部分は一部骨化している（図4.7c）。関節突起はまず下顎頸に向かって先細りになり（図3.1b，3.21），次いで横に走行して下顎頭となる（図3.1b，3.7c，3.7d，3.21）。下顎骨の内側面には下顎孔があり，下歯槽神経と下歯槽血管がここを通って下顎管に入る（図4.7a，4.7c，4.12）。

顔面骨の病的変形（骨折や破砕など）は，薄い切片を用いたspiral CT（HR技術を用いる）などの高度な3次元再構成（いわゆるDVT）技術によって複雑な空間的理解が可能となった[365]。**CT検査**は横断で撮像し前額断と矢状断を再構成する。横断は下眼窩耳孔面に平行に撮像することが望ましい[254, 365]。表示にあたっては骨構造は広いウィンドウレベルで，軟部組織は狭いウィンドウレベルで表示すべきである。

8.2 鼻腔と副鼻腔
8.2.1 トポグラフィー

1対の鼻腔はまず鼻孔から始まり，鼻前庭を経てそれぞれの鼻腔に至る。後鼻孔を通って咽頭の鼻腔部分に達する。鼻中隔は左右の鼻腔を隔てている。

すべての副鼻腔は鼻腔と連絡がある。副鼻腔には以下の洞がある：

- 篩骨洞
- 上顎洞
- 蝶形骨洞
- 前頭洞

鼻腔と副鼻腔がドイツ水平面の上下にまたがって存在することは，前額断や矢状断で確認することができる（図3.2-3.25，4.2-4.13）。蝶形骨洞は後方ではほとんど耳垂直線のレベルまで達している。鼻腔と副鼻腔は前頭蓋底の下部にあり，眼窩および側頭蓋底の内側と下方にあり，また口腔の上方にある。後方では，前額断の第4，第5切片の間で，鼻腔が後鼻孔を通って咽頭へ続く。前額断の第5切片では，咽頭（図3.6a，3.6b）の上部に蝶形骨洞（図3.6a，3.6b）がみられる。この腔の個体間のバリエーションは特に大きい。すべての副鼻腔は感染や腫瘍のプロセス上，あるいは外傷の対象として臨床的に重要である。臨床診断として超音波，CT，MRIなどがしのぎを削る。

鼻腔の内側壁は鼻中隔で形成される（図3.2a，3.2b，3.3a，3.3b，3.16，4.1b，4.2a，4.2b，4.8，5.3，5.31，6.6a）。それはほぼ正中に立ち，前方あるいは下方部分に屈曲がみられることがある。これは"鼻中隔弯曲"と呼ばれる（図3.3a，3.3b，3.17）。

鼻腔の外側壁は内側に突出する3つの鼻甲介によって拡大している。これは鼻腔の天蓋を形成する：

- **上鼻道**は平均2cmと短い[332]。ここに後部篩骨洞が開口している。

- **中鼻道**は**半月裂孔**(図3.2a, 3.2b, 3.3a, 4.3a, 6.9a)の上部にあり，前頭洞，前部篩骨洞，中篩骨洞とつながっている。図4.3aは中鼻甲介を一部縦方向に切断したもので，半月裂孔(図4.3a)の前方上方部がみえる。下部と後部は点線で示すように中鼻甲介に覆われている。
- **下鼻道**には鼻涙管が開口しており(図6.6a, 8.1)，涙液が鼻腔に流入する。

篩骨洞(▶ p.355)と上顎洞(▶ p.356)は顔面頭蓋のそれぞれの骨の項目で解説した。両側に対になっている副鼻腔は蝶形骨洞と前頭洞である。

1対の**蝶形骨洞**は常に蝶形骨の中にある。12%の例では蝶形骨洞は垂直にトルコ鞍結節まで達している(presellar type)。84%では曲がってトルコ鞍まで達している(sellar type)。4%では蝶形骨の体部にのみ止まる[332]。前額断ではsellar typeの蝶形骨洞がみられる(図3.1b, 3.5a, 3.5b, 3.6a, 3.6b, 3.7a, 3.7b, 3.8a)。蝶形骨洞は蝶篩陥凹で上鼻甲介の上半部につながっている。両側の蝶形骨洞を隔てる隔壁はしばしば非対称性である(図3.5a)。蝶形骨洞の天井には視神経が近接している(図3.5a, 3.5b)。蝶形骨洞の情報は経蝶形骨洞経由の下垂体手術に特に重要である(▶ p.225も参照，Onodi細胞)。4%のケースでは，視神経管の一部が視神経鞘と鼻粘膜のみで構成されていることがある。したがって，このような場合は視神経を簡単に障害してしまうことがある[332]。

前頭洞はことのほかバリエーションが多く，非対称性も強い(図4.1b)。左の前頭洞は前頭骨の右半分にまで切り込んでいる(図4.2a, 4.2b)。その前壁は前方に張り出し，個体ごとにさまざまな形の眉弓を形成している。

8.2.2 鼻腔の血管

鼻腔の内壁は**上顎動脈**と**眼動脈**の枝で灌流されている。上顎動脈(図9.1)からは翼口蓋動脈が分枝し，これは翼口蓋窩から翼口蓋孔を抜けて鼻腔粘膜下を通り，鼻腔の外側内側壁を灌流する。**眼動脈**は前篩骨動脈を分枝し，これはいったん頭蓋内に入りその後鼻腔に入るという迂回をしている。この複雑な走行は，おそらく系統発生学的に，哺乳類における脳の形成過程において，眼窩の骨形成が遅れるためであろうと考えられる。前篩骨動脈は眼窩から篩骨の前篩骨孔から出て，前頭蓋窩に入り，次いで篩板を通って鼻孔に入り，枝分かれして鼻腔の前壁の内外側に大きく広がる。

鼻腔粘膜の静脈は眼窩の静脈に注ぎ，翼突筋静脈叢を経て顔面静脈に注ぐ。

鼻腔粘膜のリンパ管は下顎角や喉の下のリンパ結節に注いでいる。

8.2.3 鼻腔の神経

鼻腔粘膜においては，**嗅部**は色が薄い茶色であること，嗅粘膜が厚いことで，線毛上皮である**呼吸部**と判別できる。嗅部は上鼻甲介の中央部にある1セント硬貨大の領域で，鼻中隔を越えて対側にまたがっている。組織学的には嗅粘膜には嗅細胞があり，その基底部には**嗅糸**が結合している。これはⅠ脳神経の枝で，前頭蓋底の篩板を通って嗅球に至っている。

鼻腔の知覚神経は眼神経と上顎神経の枝である。これらの神経の末梢枝は鼻粘膜の粘膜腺細胞に接続している。

眼神経は鼻毛様体神経を分枝し，ここから前篩骨神経が分枝する。後者は前篩骨動脈とともに走行し，既に記述したような迂回経路をとって前頭蓋底を経由して前部の鼻粘膜に達する。

上顎神経の枝は後部の内外側の鼻粘膜を支配する。

鼻粘膜の分泌細胞に至る副交感性の節前線維は大錐体神経から出る。翼口蓋神経節(図10.43b)から出た節後線維は翼口蓋窩で感覚神経と合流する。

交感性の節後線維は動脈分枝とともに翼口蓋窩に至り，感覚神経と合流して鼻粘膜の分泌細胞に至る。

8.3 眼窩
8.3.1 トポグラフィー

眼窩は眼球を包含する，視覚の受容器である(▶ p.412)。眼球は下記の構造で保護されている[77]：
- 眼窩の骨壁
- 眼瞼
- 眼球結膜
- 涙腺器官

眼球鞘はあたかも関節包のように眼球を包む。

外眼筋は眼球を非常に正確に動かすことができる。

視神経は眼球から出て視交叉までつながる。

眼窩は4面の壁に囲まれた中空のピラミッド型をしている。その底面は外側に向き，頂点は視神経の出口である視神経管である。ピラミッドの頂点は後内側に向いている。

眼窩の4つの壁は前額断で最もよく観察できる(眼窩上壁：図3.2c, 3.2d，眼窩底：図3.2c, 3.2d)。

後方では壁はそれぞれ強く重なり合って丸くなっている(図3.4, 3.17)。視神経管の中には眼動脈と視神経が密着して走行する(図3.5a, 3.5b, 3.5c)。

眼球の前極はほぼ眼窩の上下縁をつなぐ面に一致する。眼球後部の占拠性病変では眼球は矢状方向に偏位する。浮腫，血腫，蜂窩織炎や腫瘍などは，眼窩壁が破壊されないならば眼球を前方に押し出す作用をする。眼窩の下壁は薄いため，げんこつで殴るなどの鈍的外力が加わったときには容易に下壁は破れ，眼窩内容物が上顎洞(図3.2a, 3.2b, 3.3a, 3.3b)に押し出されることがある。眼窩の開口部は下記の部位とつながっている。

- 中頭蓋窩へは**視神経管**(図3.18, 5.37)を通して，視神経，眼動脈が，**上眼窩裂**(図3.18)を通してⅢ，Ⅳ，V_1，Ⅵ脳神経と眼静脈が走行している。
- 下側頭窩と翼突口蓋窩へは**下眼窩裂**を通って頬骨神経と下眼静脈が走行している。
- 鼻腔へは**鼻涙管**が通っている。
- 顔面へは**眼窩下管**(図3.2b, 3.16, 3.17)を通して同名の血管と神経が走行している(図3.2b, 3.2d, 3.3a, 3.3b, 3.3c, 3.3d)。
- 前頭蓋窩へは前篩骨孔を通って同名の血管と神経が走行している。
- 後篩骨洞と蝶形骨洞へは後篩骨孔を通して同名の血管と神経が走行している。

1850年にHelmholtzが検眼鏡を発明して以来，眼科の検査は詳細になった。この手段の重要性は今日に至るまで衰えておらず，さらに近年ではOCT(光干渉断層計)が加わり，網膜の詳細な検査が可能となった[660]。MRIなどの画像診断技術の進歩に伴い，眼窩内の眼球後部の診断にはことに詳細なトポグラフィーが描けるようになった。

8.3.2 眼瞼と涙器

眼瞼と涙器は角膜を乾燥や混濁，あるいは潰瘍形成から保護している。大きな上眼瞼(図4.5a, 4.5b)と小さな下眼瞼(図4.5a, 4.5b)には，**眼輪筋**の眼瞼部と涙嚢部が存在する。涙嚢部は涙液の流出路から発している。眼輪筋の眼窩部は眼窩縁から起始している(図3.2c)。この筋は3つの部分から成り，眼瞼裂を囲むようにリングを形成する。そのはたらきは眼瞼を閉鎖すること，涙嚢部は涙液を鼻腔に向けて流すことにある。神経支配は顔面神経である。

上眼瞼挙筋(図3.2c, 3.3c, 3.3d, 3.4c, 4.5c, 4.6c)は外眼筋円錐の総腱輪から起始し上眼瞼の結合織に終結している。上眼瞼を挙上する機能があり，動眼神経の支配を受ける。

上および下瞼板筋はリング状の薄い平滑筋であり，横紋筋と眼瞼の間にある。上瞼板筋は上眼瞼挙筋から起始し上眼瞼の結合織の中に染み込むように終結する。下瞼板筋は下直筋から起始し，下眼瞼を引く働きがある。瞼板筋の平滑筋の張力が増加すると眼瞼裂を広げる作用がある。神経支配は頸部交感神経から得ている。眠気など交感神経の緊張が低下すると眼瞼裂は細くなる。

上眼瞼は三叉神経第一枝から，下眼瞼は三叉神経第二枝からそれぞれ知覚神経を受けている。

結膜は結合組織で，上下眼瞼の内側を覆い，さらに強膜から角膜縁までを覆っている。結膜は結膜嚢と呼ばれる狭い間隙を作り，ここに涙液が保持される。

涙腺は外眼角にあり，前頭骨に固着している(図3.2c, 3.2d, 4.6c, 5.18, 8.2)。その神経支配は顔面神経から大錐体神経，翼突神経節，頬骨神経と涙腺神経を経由してくる副交感神経および，頸部交感神経節から出て，動脈壁の神経網を経由してくる交感神経である。涙腺は涙腺嚢に涙液を分泌し，これはまばたきによって内眼角に運ばれる。涙液は眼輪筋の涙嚢部の動きによって涙管に吸引され，次いで涙嚢から鼻涙管を経由して下鼻道に注ぐ(図8.1)。

8.3.3 テノン嚢

テノン嚢は一種の関節嚢であり，眼球が嵌まった3軸回転する球関節を形成している。垂直軸周りには眼球は水平方向に内転・外転する。前額断方向の軸周りには眼球は上転・下転し，矢状断方向の軸周りには内旋・外旋が起こる。それぞれの外眼筋の収縮によって各方向への回転が生じる。テノン嚢は結合組織の薄い膜で，視神経の眼球への付着部と角膜輪の部分だけで強膜に結合している。外眼筋の腱はテノン嚢に染み込み眼球に付着している。

8.3.4 外眼筋

6つの外眼筋は眼窩の脂肪組織の中を走行し，眼球を動かしている。5つの眼筋と上眼瞼挙筋は総腱輪から起始している。総腱輪はリング状の腱で，視神経管の開口部と上眼窩裂の中央部にかけて存在する。総腱輪は外眼筋円錐の頂点にあり，中を視神経管から出た視神経と眼動脈，上眼窩裂から出た動眼神経，鼻毛様体神経，外転神経が通っている。前額断では外眼筋は上下も内外側も明瞭なため，容易に同定できる(図7.37)。

上直筋(図3.2c, 3.2d, 3.3c, 3.3d, 3.4c, 3.4d, 4.5c, 4.5d, 5.6, 6.12a)は視軸から25°傾いて走行する。

8.3 眼窩

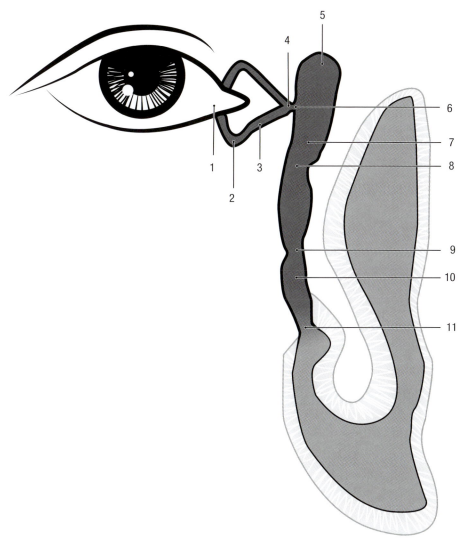

1 Lacrimal punctum 涙点
2 Ampulla of lacrimal canaliculus 涙小管膨大
3 Inferior canaliculus 下涙小管
4 Sinus of Maier マイアー洞
5 Fornix of lacrimal sac 涙囊円蓋
6 Mucosal valves according to Rosenmüller and Hauske ローゼンミューラーとハスケの粘膜弁
7 Lacrimal sac 涙囊
8 Flap of Krause クラウゼ皮弁
9 Flap of Taillefer タイユフェール皮弁
10 Nasolacrimal duct 鼻涙管
11 Lacrimal fold (Hasner) 鼻涙管ヒダ（ハスナー弁）

図 8.1　正常の鼻涙管の解剖　右眼を前方よりみた模式図。

視線がまっすぐ前方を向いているとき，この筋の張力方向は外内転軸の内側にある．その主な機能は眼球上転であるが，副次的に内転と内旋が起こる．眼球が25°外転位で上直筋の走行と外内転軸とが一致するので，この眼位であると上直筋の収縮で純粋に眼球の上転が起こる．この筋の神経支配は動眼神経である．

下直筋（図3.2c，3.2d，3.3b，3.3c，3.3d，3.4c，3.4d，4.5c，4.5d，5.5，6.9a）は眼球を視軸に対して25°斜め下方に引く．視線がまっすぐ前方を向いているとき，この筋の張力方向は外内転軸の内側にある．その主な機能は眼球下転であるが，副次的には同時に内転と外旋が起こる．この筋の神経支配は動眼神経である．

内側直筋（図3.2c，3.2d，3.3b，3.3c，3.3d，3.4c，3.4d，4.4c，4.4d，5.6a，5.6b，6.10a，6.11a）は眼球の内側を走行する．この筋の張力方向は外内転軸の内側にあり，眼球の上下転軸を通過し，眼球回転軸と同方向に走る．したがってこの筋は純粋な眼球内転を引き起こす．支配神経は動眼神経である．

外側直筋（図3.2c，3.2d，3.3c，3.3d，3.4c，3.4d，4.5c，4.6c，4.6d，6.10a，6.11a）は眼球の外側を走行する．この筋の張力方向は外内転軸の外側にあり，純粋な眼球外転を引き起こす．支配神経は外転神経である．

上斜筋（図3.2c，3.2d，3.3c，3.3d，3.4b，3.4c，3.4d，6.12a）はまず眼窩の上内側部に向かって前方に走る．その後その腱は滑車と呼ばれる半環状の軟骨リングを通ったのちに後方へ55°戻る形に走り，外内転軸の内側で眼球の後外側1/4に付着する．その主作用は張力が前方へ引くことになるので，眼球は下転する．同時に既に外転位にある眼球はさらに強く

外転し，内転することとなる。神経支配は滑車神経である。

下斜筋（図 3.2c, 4.5c, 4.5d, 4.6c, 6.8a）は眼窩の前下で鼻涙管の入り口付近から発して斜め後方に走る。視軸から約50°をなす。その腱は眼球の下外側に付着する。その張力方向は外内転軸の内側で，機能としては，視軸を上転させると同時に，眼球の外転と外旋させる。神経支配は動眼神経である。

外眼筋の機能障害の臨床症状は眼球運動系の項で説明する（▶p.440）。

8.3.5 眼窩の血管

眼動脈は眼窩の動脈の主たるものである。内頸動脈の枝で中頭蓋窩から視神経管を通って視神経の下を走行して総腱輪に入る。通常は視神経の上部に回りこみ，外側を走って（図 3.4c, 3.5c, 3.5d, 5.6a, 5.6b, 7.19b）上直筋の上を前方に走る（図 3.3c）。眼動脈の枝は眼窩内構造と眼瞼，篩骨洞や蝶形骨洞の軟骨を灌流し，顔面や頭皮も灌流している。眼窩内では，大部分は中硬膜動脈と**吻合**している。4％の症例では，眼動脈への流入は主として中硬膜動脈からである[332]。眼動脈の末梢枝の大きな吻合が内眼角で顔面動脈との間に，また，側頭領域では外頸動脈の枝である浅側頭動脈との間にある。これらの外・内頸動脈の枝との吻合は臨床的に大きな意味がある。つまり，内頸動脈の狭窄や閉塞の際に，その灌流域がしばしばこの吻合を通して血液灌流を受けることがあるからである。臨床的には眼動脈の血流方向はドプラ血流計で観察することができる[20, 421, 618]。

眼動脈の枝：
- 網膜中心動脈は視神経とともに走行する。この動脈は最終的には直径 0.2 mm の終末動脈を形成している。
- 眼動脈のほかの枝は眼球の脈絡膜，涙腺，篩骨洞，蝶形骨洞さらに外眼角や前頭部をも灌流している。
- 前篩骨動脈は鼻腔の項（▶p.356）で既に解説したが，前篩骨動脈孔を通って前頭蓋底に達し，前硬膜動脈を分枝する。その後，前篩骨動脈は篩板を通って鼻腔の前部に到達する。

眼窩の静脈は眼窩動脈とはほとんど走行を異にしており，大部分は大きく広がっている。上眼窩静脈（図 3.3c, 3.4c, 3.4d, 3.5c, 5.6a, 5.6b, 7.35b）は眼球や眼窩上部，眼瞼や篩骨洞からの血流を集めている。この静脈は顔面静脈と吻合して上眼窩裂を通って海綿静脈洞に注いでいる。上眼窩静脈も顔面静脈も弁をもたないため，眼窩から流出する静脈血の流れは前方（顔面方向）であったり，後方（海綿静脈洞方向）であったりする。このため，顔面の癤や蜂窩織炎が髄膜炎を引き起こす危険がある。下眼窩静脈は眼窩縁を走行し，上眼窩静脈に流入したり，下眼窩裂を経由して翼突筋静脈叢に流入する。

8.3.6 眼窩の神経

三叉神経から出た**眼神経**の枝は眼球，特にその角膜とその結合織，さらには涙腺，上眼瞼，前額の皮膚，内眼角，篩板の軟骨，蝶形骨洞，前方の鼻腔粘膜，鼻背の皮膚などの知覚を支配している（図 8.2）：眼神経は上眼窩裂の前方で**4つの枝**に分かれている。

- 小脳テントに向かって後ろに走行する枝
- 涙腺神経は外側直筋の上を通って涙腺に至る。
- 前頭神経（図 3.4a, 8.2, 10.7a）は上眼瞼挙筋の上を通って前額の神経に枝分かれする〔眼窩上神経（図 3.2a, 3.3a, 8.2, 10.7a），三叉神経第一枝の圧痛点など〕。
- 鼻毛様体神経（図 3.3a, 3.4a, 8.2, 10.7a）は筋円錐の中を走行し枝を出して，眼球，篩板の軟骨，蝶形骨洞，前方の鼻腔粘膜，さらには内眼角や鼻背の皮膚などを支配している。

6つの外眼筋と上眼瞼挙筋の運動性の神経支配はⅢ，Ⅳ，Ⅵ脳神経で行われている。また，Ⅲ脳神経からは毛様体神経節への副交感神経が出ている。この神経は途中で1回シナプスを介している。節後線維は内眼筋である瞳孔括約筋と毛様体筋を支配している。

動眼神経（図 3.1c, 3.5a, 8.2）は上眼窩裂と総腱輪を通り，上下2つの枝に分かれる。上枝は上直筋と上眼瞼挙筋を支配し，下枝（図 3.4a）は太くて，内側直筋，下直筋と下斜筋を支配している。また下枝からは，毛様体神経節に行く枝が出ている（図 8.2, 10.43b）。この神経節は副交感性で直径 3 mm で眼球の 18 mm 後方にある[332]。

滑車神経（図 3.4a, 3.5a）は上眼窩裂を通り総腱輪の上を走ったのち，筋円錐の上を通り上斜筋を支配する。

外転神経（図 3.4a, 3.5a）は上眼窩裂と総腱輪を通り外側直筋に至る。

眼窩下神経は眼窩縁の内側あるいは外側を走行しているが（図 3.2a, 3.2b, 3.3a, 3.3b, 3.4a, 3.4b, 4.5a, 5.3, 10.7a），眼窩内構造に神経支配はしていない。

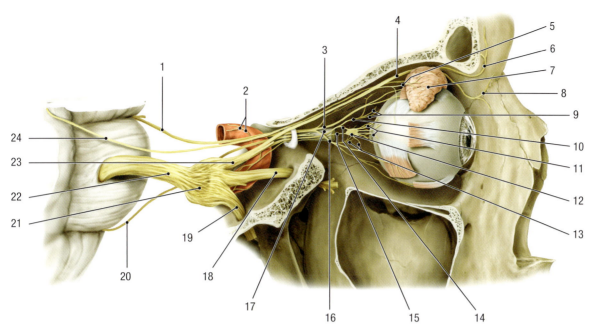

図 8.2 眼窩の神経支配　右眼の外側壁を除去した状態を描いた模式図（出典：Schünke M, Schulte E, Schumacher U. プロメテウス解剖学アトラス. 頭頸部／神経解剖. M. Voll, K. Wesker による図譜. 第2版. Stuttgart, Thieme, 2009[535]）。

1. Oculomotor nerve 動眼神経
2. Internal carotid artery with internal carotid plexus 内頸動脈と内頸動脈神経叢
3. Superior branch of oculomotor nerve 動眼神経上枝
4. Frontal nerve 前頭神経
5. Lacrimal nerve 涙腺神経
6. Supraorbital nerve 眼窩上神経
7. Lacrimal gland 涙腺
8. Infratrochlear nerve 滑車下神経
9. Long ciliary nerve 長毛様体神経
10. Nasociliary nerve 鼻毛様体神経
11. Short ciliary nerve 短毛様体神経
12. Ciliary ganglion 毛様体神経節
13. Parasympathetic root 副交感神経根
14. Nasociliary root 鼻毛様体神経根
15. Sympathetic root 交感神経根
16. Inferior branch of oculomotor nerve 動眼神経下枝
17. Optic nerve 視神経
18. Maxillary nerve 上顎神経
19. Mandibular nerve 下顎神経
20. Abducens nerve 外転神経
21. Trigeminal (Gasserian) ganglion 三叉神経節（ガッセル神経節）
22. Trigeminal nerve 三叉神経
23. Ophthalmic nerve 眼神経
24. Trochlear nerve 滑車神経

8.3.7　眼球

眼球（図3.2a, 3.2b, 4.5a, 4.5b, 4.6a, 4.6b, 5.5, 5.17, 6.10a, 10.18）は直径24 mmのほぼ球体である。眼球の前方には透明の角膜がある。眼球軸は眼球の前極と後極を結ぶ線上にある。視神経は後極の内側から出る。この出口位置は眼球内側の視神経円板に対応しており（図3.2a），ここに網膜の神経線維が集まってきている。この部の外側に網膜中心窩があり（図3.2a），ここは最も視覚の精度が高い部位である。視軸はこの中心窩とレンズおよび角膜の中心点を通る線上にある。眼球の赤道面は前額断面のうちで最も直径の大きい面ということになる。

眼球の壁は3層から成る：
- 外層は角膜と強膜の2層から成る。
- 中層は眼球血管膜（ブドウ膜）と呼ばれ，毛様体と脈絡膜，虹彩とから成る。虹彩内には瞳孔括約筋と瞳孔散大筋がある。
- 内層は網膜で，視細胞のある網膜視部と，桿体細胞も錐体細胞もない網膜盲部がある。

眼球内部は虹彩の前に前眼房が，虹彩の後ろに後眼房があり，その後方に硝子体がある。

水晶体（図4.5a, 6.10a）は提靱帯で支えられている。水晶体，提靱帯，毛様体と虹彩は一体となって遠近の焦点調節機能を果たしている。また虹彩の瞳孔括約筋と瞳孔散大筋のはたらきにより，縮瞳，散瞳の調節も行われている。眼球の詳細については文献263, 332を参照のこと。

8.3.8　視神経

視神経（図3.3a, 3.3b, 3.4a, 3.4b, 3.5a, 3.5b, 4.4a, 4.5a, 4.5b, 5.17, 6.10a）は強膜篩板から始まる。眼窩内では長さ平均3 cmで[332]，頑丈な硬膜の

みならずクモ膜や軟膜で覆われている。視神経は眼窩内をS字状のカーブを描いて走り，そのため，眼球は自由に動くことができる。視神経は視神経管においてしっかりと骨の管に固定されている。臨床的な眼科系の障害に関してのさまざまな問題に答えるにはMRIが重要な役割を果たす。

8.4　口腔

口腔（図3.2a，3.2b，3.3a，3.4a，3.4b，3.5a，4.2a，4.2b，4.3a，4.4a，4.5a）は口唇から，口峡峡部（図3.6a，3.6b）までを指す。上下の歯列と歯肉に覆われた上顎骨と下顎骨の歯槽骨によって，口腔は口腔前庭と狭義の口腔（固有口腔）に分けられる。

口腔領域の病変は視診，触診のみならず腫瘍生検で十分診断可能であるが，治療計画と治療のモニタリングさらには腫瘍の進展度合いや悪性度の鑑別には，近代的な画像診断技術が必要とされる。それらの情報は，例えば外科医にとっては腫瘍の部分あるいは全摘出をするか否か方針決定に不可欠である。したがって以下では，口腔の画像解剖を特に側頭下窩（頬の深部）や咽頭など口腔に隣り合う領域も強調して解説する[176, 517, 623]。

8.4.1　口腔の天井

口腔の天井は硬口蓋の前2/3，軟口蓋の後1/3で構成されている。

硬口蓋（図3.1b，3.2c，3.2d，3.3c，3.3d，3.4c，3.4d，3.16，3.17，4.3c，4.3d，4.8）は鼻腔の底面でもある。蝶口蓋動脈の枝と鼻口蓋神経の枝が鼻腔から**切歯管**（図4.2c，4.8）を通って口腔に入る。

軟口蓋（図3.5c，3.5d，3.6c，3.18）は口蓋の可動部分であり，正中に単独に口蓋垂が下垂している（図3.6a，3.6c，4.2a，4.2b）。軟口蓋を構成する筋は口蓋帆張筋（図3.5c，3.5d，4.4c）と口蓋帆挙筋であり，軟口蓋を拡張させたり，挙上したりする。

8.4.2　口腔の底

口腔の底はすべて筋肉組織である。これらは顎舌骨筋，オトガイ舌骨筋，顎二腹筋で舌骨に直接，間接に接合している：

- **顎舌骨筋**（図3.2c，3.2d，3.3c，3.3d，3.4c，3.4d，3.5c，4.2c，4.3c，4.4c，4.5c）は下顎骨の顎舌骨筋線から発して板状に広がる筋肉である。神経支配は三叉神経第三枝から下顎神経を経由した顎舌骨神経である。
- **オトガイ舌骨筋**（図3.2c，3.2d，3.3c，3.3d，3.4c，3.4d，4.2c，4.3c，4.4c）は顎舌骨筋の口腔寄りにある。神経支配は第二脊髄神経である。
- **顎二腹筋**の前腹は下顎骨の内側面から起始し，顎舌骨筋の下を走る（図3.2c，3.2d，3.3c，3.3d，3.4c，3.4d，4.3c，4.4c）。顎二腹筋には筋腹と筋腹の間に腱があり，後腹は乳様突起の内面に停止する（図3.5c，3.6c，4.5c）。神経支配は前腹が三叉神経第三枝から下顎神経を経由した顎舌骨神経で（図3.7c，3.7d，3.8c，3.8d，3.9c，3.9d，3.10c，3.10d，4.6c，4.6d，4.7c），後腹は顔面神経である。

8.4.3　舌

舌は口腔の底部にある。前額断（図3.2a，3.2b，3.3a，3.3b，3.4a，3.4b，3.5a，3.5b）では下顎骨の間にキノコ型から四角の塊のようにみえる。矢状断（図4.2a，4.2b，4.3a，4.3b，4.4a）では舌は頂点と体部と基部とから構成されているようにみえる。舌は粘膜で覆われた筋肉の塊である。舌背は分界溝と呼ばれる浅い溝で前方の舌体と後方の舌根に区分されている。分界溝の前方には舌乳頭がある。

舌は活発に動く。外舌筋は下顎骨の内側面，舌骨，茎状突起から起始し，各構成筋は引っ張る方向に作動して，舌の動きが完成している：

- オトガイ舌筋
- 舌下筋
- 茎突舌骨筋

内舌筋は舌を変形させる。上下，左右，前後の3つの直交軸に沿った筋線維で構成されている。支配神経は舌下神経である。舌下神経は口蓋底から舌の筋肉につながる（図3.2a，3.3a，3.4a，3.5a，3.10a，4.3a，4.4a）。

> **臨床へのヒント**
>
> 舌下神経の**末梢性麻痺**が起こると舌表面のしわが増え，内舌筋の萎縮が起こる。片側性の末梢性舌下神経麻痺では舌を突き出させると舌は麻痺側に変位する。

8.4.4　口峡峡部

口峡峡部（図3.6a，3.6b）を通じて口腔は咽頭とつながっている。軟口蓋の2つのアーチ，つまり，口蓋舌弓と口蓋咽頭弓はちょうど舞台の幕が閉まるように，食物の経路を収縮させる。口蓋弓内には口蓋舌筋と口蓋咽頭筋がある。この筋は軟口蓋に収束して付着し，鼻で呼吸をするときは口蓋垂の筋とともに口腔を閉鎖する。

口蓋舌筋と口蓋咽頭筋は口蓋扁桃を囲んでいる。

前額断シリーズ(図3.6a, 3.6b)および矢状断シリーズ(図4.3a, 4.3b)の頭部では小さい。

8.4.5　口腔の血管

口腔の壁は外頸動脈の枝により豊富な血流が供給されている。これらの血管には豊富な吻合がある。舌動脈は舌骨の上部を通り(図3.6c, 3.7c, 9.1)、舌を灌流する。オトガイ下動脈(図3.2c, 3.3c, 3.4c, 3.5c)は顔面動脈の枝で外側から口腔内へ走行する。口腔の天井は顔面動脈、顎動脈、上行咽頭動脈などの分枝で豊富な血行が保たれている(図9.1)。

口腔壁からの静脈血は内頸静脈へ流れる(図9.2)。

舌と口蓋のリンパ流は顎下リンパ節や深頸リンパ節へ注ぐ。

8.4.6　口腔の求心性神経

下顎神経の枝である**舌神経**(図3.3a, 3.4a, 3.5a, 3.6a, 4.3a, 4.4a, 4.5a)は舌尖の粘膜の知覚を支配している。**舌咽神経**は分界溝付近の知覚を、**迷走神経**は舌根の知覚を司る。舌の前2/3の味覚は顔面神経の枝である**鼓索神経**(図7.5, 10.43b)が司っている。また、有郭乳頭は舌咽神経、舌根の味覚は迷走神経の支配である。口腔の天井の知覚は三叉神経第二枝(上顎神経)が司っている。

8.5　咀嚼器官

8.5.1　顎関節

顎関節とは下顎骨の下顎頭が下顎窩と関節結節と作る関節のことである(図3.7c, 3.7d, 4.7c, 4.7d, 4.13)。下顎頭と側頭骨の関節面の間には関節円板が存在する(図3.7c, 4.7c, 4.7d, 6.5a, 6.6a)。下顎窩の関節面は下顎頭よりもはるかに大きい。したがって関節嚢に包まれた下顎頭は非常に動きやすい。下顎頭は開口運動により関節結節に当たるまで前方に滑る。これによって顎関節は蝶番運動とスライド運動が合わさった動きが可能となる。咀嚼運動時には下顎は垂直軸の周りにも左右に回転が可能である。

8.5.2　咀嚼筋

咀嚼筋は4つの筋肉から構成されている。いずれも頭蓋骨の側壁あるいは底面から発し、下顎に付着する。4つの筋は三叉神経第三枝から出た下顎神経の運動線維で支配されている。この立体構造は前額断で明瞭に観察できる(図7.37)。

- **側頭筋**(図3.2c, 3.2d, 3.3c, 3.3d, 3.4b, 3.4c, 3.4d, 3.5c, 3.5d, 3.6c, 3.6d, 3.7c, 3.7d, 3.8c, 4.6c, 4.6d, 4.7c, 4.7d, 5.5, 6.5a)は側頭窩から板状に起始する。この筋の線維は収束して下顎骨の筋突起に停止する(図3.1b, 3.4c, 3.4d, 3.5c, 3.5d, 4.7c, 4.7d)。この筋の内部は1つの腱に2枚の筋板が付いた構造をしているので、断面でみると複雑な形状をしている。この筋は強力な咬合力を発揮する。
- **咬筋**(図3.3c, 3.3d, 3.4b, 3.4c, 3.4d, 3.5c, 3.5d, 3.6c, 3.6d, 3.7c, 4.7c, 4.7d, 5.2, 5.3, 6.4a)は頬骨弓(図3.1b, 3.4c, 3.4d, 3.5c, 3.5d, 3.6c, 3.6d)から起始し下顎枝(図3.5c, 3.5d, 3.6c, 3.6d, 3.7c, 3.7d, 4.12)に停止する。この筋は側頭筋と内側翼突筋と共同して機能する。
- **内側翼突筋**は蝶形骨の翼突窩から起始する(図3.5c, 3.5d)。下顎枝の内側に停止し(図3.6c, 3.6d, 3.7c, 3.7d)、咬筋とともにループを形成している。
- **外側翼突筋**の起始部は2つの部分から成っている(図3.5c, 3.5d, 5.2)。上頭の起始は蝶形骨大翼の側面下面、下頭の起始は、蝶形骨翼状突起外側板外面である。2つの部分はほぼ水平に走り、前額断では横たわってみえる(図3.6c, 3.6d, 3.7c, 3.7d)。筋は内側から斜め外側に走るため、矢状断では斜めに傾いてみえる(図4.5c, 4.5d, 4.6c, 4.6d, 4.7c)。そして、下顎枝にある関節突起に停止し、下顎枝を内前方に斜め方向に引く作用がある。片側の収縮では咀嚼運動が、両側の収縮ではスライド運動が生じる。

上記の狭義の咀嚼筋以外では口唇、頬、舌の筋も咀嚼には共同で機能する。

8.6　外側顔面

外側顔面とは上は頬骨弓(図3.1b, 3.4c, 3.4d, 3.5c, 3.5d, 3.6c, 3.6d)から下方は下顎角(図3.1b)までの領域を指す。前方には頬を越えて明確な境界はない。後方は耳介と耳介軟骨、外耳道で囲まれている(図3.9c, 3.9d)。顔面は下顎枝(図3.5c, 3.5d, 3.6c, 3.6d, 3.7c, 3.7d)によって表層顔面と深部顔面に分けられる。

8.6.1　表層顔面

表層顔面には強力な咀嚼筋である咬筋がある(図3.4c, 3.4d, 3.5c, 3.5d, 3.6c, 3.6d)。その前方には皮下脂肪組織が、下方には**耳下腺**がある(図3.6c, 3.6d, 3.7b, 3.7c, 3.7d, 3.8, 5.2)。咬筋の外側に耳下腺の小部分があり(図3.6c, 3.6d)、耳下腺の上方のこの部分から耳下腺管が発して前方に走り(図3.4c, 3.4d)、口腔前庭に開口する。下顎後陥凹は筋

膜でできており，中に耳下腺，顔面神経の神経叢，耳介側頭神経の枝，外頸動脈の一部，下顎後静脈(図9.2)やリンパ管が含まれている。

耳介軟骨(図3.9c, 3.9d)は軟骨組織で構成されるラッパ型の集音器で**外耳道**(図3.9c)を取り巻いている。外耳道は成人では約36 mmの長さがある。外耳道の内側2/3は側頭骨の中を貫いている(図3.8c, 3.8d, 4.13)。外側1/3は軟骨で補強され，大部分は下顎の関節頭の後方を走っている。鼓膜(図3.9c)は薄い膜で鼓室と外耳道を隔てている(図3.9c, 7.5)。

8.6.2 深層顔面

深層顔面は側頭下窩を占めている。側頭下窩の外側壁は下顎枝でこれは既に記載した(▶ p.356)。側頭下窩の内側壁は蝶形骨の翼状突起の外側板である(図3.5c, 3.5d, 3.18)。側頭下窩の内方，後方には壁がなく咽頭側隙にそのままつながっている。この境界は内側および外側翼突筋の内側面で構成される(図3.7c, 3.7d)。側頭下窩は前方へは上顎洞の骨壁まで達している(図3.4, 4.10)。この境界面は図3.4cの前額断にみられる。後方へは下顎枝が消失するところから表層顔面に移行する。側頭下窩の天井は側頭骨の大翼の表面であり，ここに卵円孔が開口する(図4.11, 5.37b)。さらに側頭下窩は上外側方向へは中頭蓋窩の方向に延びている。この連結部分には側頭筋の下部がある(図4.7c, 4.7d)。

8.6.3 顔面の血管

外頸動脈は耳下腺を垂直に貫いている。前額断ではこの動脈は第6切片にみられる(図3.7c)。したがって切断面には表れてこない。顎関節の高さで外頸動脈は浅側頭動脈と顎動脈の2つの最終枝に分岐する(図9.1)。**顎動脈**は下顎頸の内側を通り，側頭下窩に入る。そして，通常は外側翼突筋の外側を通過する(図4.6c, 4.6d)。図3.6c, 3.6d, 3.7c, 3.7dの前額断シリーズではこの動脈は外側翼突筋の内側面に位置している。そして，この動脈は翼突口蓋窩に入り(図4.4c, 4.4d)，終末枝を出して終わる。顎動脈は咀嚼筋，口腔や鼻腔の軟骨組織，歯，頬あるいは硬膜や頭蓋骨の大部分を灌流する。

側頭下窩で静脈の広範なネットワークである翼突筋静脈叢を形成した静脈は(図3.7c, 7.35b)，顎静脈を介して下顎後静脈(図9.2)に入る。

この領域のリンパは頸部リンパ節や咽頭後リンパ節に灌流する。

8.6.4 顔面の神経

顔面神経(図3.9a)は茎乳突孔から出る(図3.9c, 5.37b)。細い分枝が顎二腹筋の後腹を司る。神経の主幹は耳下腺を貫いた後，顔面筋のそれぞれに分枝して支配する。

下顎神経(図4.5a, 4.5b)は卵円孔を通って下側頭窩に達する。神経の主幹は頭蓋底にある耳神経節に接しながら走行する(図4.5a, 4.5b, 10.43b)。下顎神経の運動線維は咀嚼筋と口腔底の筋を支配し，知覚線維は口腔底と舌の前2/3の軟膜さらには下顎の皮膚の知覚を伝達している。下顎神経(図3.7a, 4.5a, 4.5b)は側頭下窩の上部で下記の神経に分枝する:

- 数本の咀嚼筋への枝
- 下顎の粘膜と皮膚に接続する頬神経
- 下歯槽神経は下顎の歯の知覚を支配する。下顎孔から下顎骨に入り(図4.7a, 4.7c)，下顎管内を走行する(図3.2a, 3.3a, 3.4a, 3.5a, 3.6a, 4.3a, 4.4a, 4.5a, 4.6a)。最終枝は顎，下口唇の知覚枝として終わる。
- **舌神経**(図3.3a, 3.4a, 3.5a, 3.6a)は舌の粘膜の知覚を支配する。この神経は側頭下窩で後方から来る**鼓索神経**と合流する。鼓索神経は顎下神経節の節前線維である副交感神経線維と舌からの味覚線維を含んでいる。

9 頭頸移行部のトポグラフィー

"頭頸部領域"とは，頭部と頸部の境界領域を指す。機能的にいうと咽頭から首までである。病理学的な変化が鼻腔から咽頭へ，あるいはその逆に波及しやすい点が臨床上重要である。口腔は中咽頭や咽頭の口腔部分と密接につながっている。したがって，以下ではまず，喉が鼻腔や口腔と解剖学的にどのような関連があるかを，特に臨床的な観点から述べることとする。次いで，頭蓋から頸部への移行を解説する。頭蓋底の後下部の外表面（乳様突起から後頭骨の外後頭隆起まで）から，第一頸椎と付属する筋組織までを解説する[332]。

9.1 咽頭と咽頭側隙

9.1.1 咽頭の構造

咽頭は 12～15 cm の長さがあり，線維筋組織から成るチューブ状の構造であり，頭蓋底から輪状軟骨の高さまで食道とつながっている。それは頸椎椎体の前方を通り，第六頸椎レベルまで延びている。咽頭口部と咽頭鼻部は，矢状断で正中，あるいはその近傍の断面でよく観察できる（図 3.7c, 3.7d）。その際には後咽頭腔もよく観察することができる（図 4.2a, 4.2b）。

後方の壁は閉じているが，前方 3 方向は気道と食道である。咽頭は下記のように分割される：

- **咽頭鼻部**：咽頭の上層階（前名：上咽頭）で，後鼻孔を通して鼻腔とつながっている。
- **咽頭口部**：咽頭の中層階（前名：中咽頭）で，口峡を通して口腔とつながっている。
- **咽頭喉頭部**：咽頭の下層階で，喉頭口を介して喉頭に続く。

頸椎を屈曲したり伸展したりすることで咽頭の断面形状は変化する。前額断では，咽頭後壁は真正面にみえるが矢状断では前額面に対して斜めになっている。

咽頭鼻部（図 3.6a, 3.6b, 3.7c, 3.7d, 4.2a, 4.2b）は繊毛上皮をもつ粘膜で覆われ，機能的には鼻腔に類似している。咽頭鼻部の天井は後頭骨の咽頭結節，錐体骨の先端，蝶形骨の側頭下部平面で囲まれた頭蓋底の平面で構成される。そこには正中に咽頭扁桃がある。図 4.2a は 70 歳の老人性萎縮を来した咽頭扁桃である。咽頭鼻部の外側壁は鼻腔の下部の軟骨の延長で形成され，ここに**耳管**咽頭口が開口している（図 4.3c, 4.3d）。開口部の上方と後方の縁は耳管の軟骨が隆起している。開口部の下方の粘膜の隆起は口蓋帆挙筋で形成されている。開口部周囲の粘膜下にはリンパ細網組織であるところの耳管扁桃があり，リンパ細網組織は咽頭側索となって下方に延びている。これが病変で腫脹すると耳管口蓋ヒダ狭窄をきたし，耳管が閉塞し鼓室が閉塞されることとなる。

咽頭口部（図 3.7c, 4.2a, 4.2b, 4.3a）は舌根と両側の口蓋咽頭弓と正中にある口蓋垂の後方にある空間である。放射線学的には[594]咽頭口部は骨性口蓋から舌骨の高さと規定される。

咽頭喉頭部は喉頭の入口から口腔へと延びている部分を指す。咽頭喉頭部の背側は咽頭腔に張り出している。

9.1.2 咽頭壁の筋肉

咽頭壁の筋肉は大きく 2 群に分けられる：
- 咽頭収縮筋群（咽頭収縮筋）
- 咽頭挙筋群（口蓋咽頭筋，茎突咽頭筋）

前額断と矢状断を見比べることにより咽頭壁の薄い筋肉群の構造がよく理解できる（図 7.37, 7.38）。

咽頭収縮筋は上中下 3 つの部分から成る。頭蓋骨の一部，舌骨，喉頭などから起始し咽頭後壁に向かって上背側に走行する。したがって咽頭収縮筋が収縮すると舌骨と喉頭軟骨が同時に上方に引き上げられる。上咽頭収縮筋は収縮して咽頭内腔に盛り上がり口蓋帆が鼻腔を閉鎖する支えとしてはたらく。咽頭収縮筋は舌咽神経（IX）と迷走神経（X）から神経支配を受ける。

咽頭挙筋は咽頭壁を引き上げ，短縮させる。この筋は喉頭の両側にあるため，喉頭を引き上げる。神経支配は舌咽神経である。

9.1.3 咽頭壁の血管

咽頭壁は**上行咽頭動脈**で灌流されている。また，この動脈は上下の甲状腺動脈や舌動脈の枝と多数の吻合をしている。

静脈環流は咽頭収縮筋の後壁にある咽頭静脈叢に注ぐ。

咽頭壁のリンパ灌流は咽頭口部のリンパ節からさらに深頸リンパ節に注いでいる。

9.1.4 咽頭壁の神経

咽頭壁の求心性，遠心性の神経は舌咽神経（IX）と迷走神経（X）・交感神経幹を通っている。この神経系が生命維持に重要な嚥下反射や防御的な反射を

司っている。嚥下反射の求心線維と遠心線維は延髄の嚥下中枢から制御されている。

9.1.5 咽頭側隙

咽頭側隙は咽頭の外側と背外側にある弯曲した間隙で，頭部と頸部の移行領域に位置している。咽頭側隙は外側および内側翼突筋の内側にあり，耳下腺とは線維性の被膜が境界となっている。この間隙の内側は咽頭壁で，頭蓋方向へは内頸動脈の入る破裂孔，頸静脈孔，舌下神経管で作られる頭蓋底の三角形の領域まで延びている。尾側方向へは咽頭側隙が頸動脈三角の結合組織に伸展している。この間隙には頭側から茎状突起が突出している。茎突咽頭筋と茎突舌筋，茎突舌骨筋が入っていく。咽頭側隙は前方部と後方部に分けられる：

- **前方部**には脂肪組織があり，この中に上行咽頭動脈（図 9.1）が走行している。
- **後方部**には内頸動脈（図 3.8c，3.8d，4.5c，4.5d），内頸静脈（図 3.9c，3.9d，4.6c，4.6d），舌咽神経（図 3.9a，4.5a），迷走神経（図 3.8a，4.5a），副神経（図 3.9a，4.5a），舌下神経（図 3.9a，4.5a）が走行している。

咽頭筋膜の層構造やそれによって病巣が広がったりつながったりすることに基づいて間隙を分類することができる（図 5.2a）。そしてその名称の短縮形は英語名によって，例えば BS（buccal space）のように作られる。咽頭側隙は前額断では明確に認められ，通常左右対称にみられる。この間隙が偏位している場合は占拠性病変が疑われる。MRI-T1 強調画像では咀嚼筋群と咽頭収縮筋群の間の脂肪組織として観察される(594)。咽頭後隙は咽頭後壁と深部頸筋膜（頸椎椎体の前方にある筋膜）の間にある隙間である。

9.2 頭蓋頸椎移行部

頭蓋頸椎移行部は，外後頭隆起の高さから後下方の頭蓋底（図 4.2c，4.2d，4.8，5.1b，5.6a，5.6b），さらに後頭骨の咽頭結節（図 4.2c，4.2d，4.8）までと，第一頸椎（図 3.1b）とこれらに付属する筋群を含む（図 3.1b，3.10c，3.10d，3.24，4.1b，4.7c，4.7d，4.13，5.1b，5.3，5.18）。側方へは乳様突起までを含む。後頭骨，第一頸椎，第二頸椎が頭部関節を構成している。これはつまり，3 段階の自由度をもった機能的に 1 つの関節ユニットと考えられる。筋肉の構成は頸椎上端から頭蓋骨に向かってほぼ円錐状に存在する。この筋肉の円錐は，背側と外側は表在および深部の項筋群でできており，腹側は 2 つの傍脊柱筋で構成されている。それぞれの筋肉の収縮の状態によって頭頸部関節は 3 軸で動くため，CT や MRI の断面図は大きく変化するので，この部位の診断は非常に困難である。この場合正中と傍正中の断面が解剖学的オリエンテーションの助けになる。

9.2.1 頭蓋頸椎移行部の骨

この部の基本的な骨格は以下のとおりである：

- 後頭骨はお椀の形をした骨で，端にある大後頭孔を取り巻くように構成されている（図 3.1b，3.12c，3.12d，3.24，3.25，4.8，5.17，6.3）。頭側の上限は外後頭隆起でその上方にラムダ（λ）縫合（図 4.8）がある。後頭顆（図 3.9c，3.9d，3.23，4.1b，4.4c，4.4d，4.9，4.10）は大後頭孔の前側方に左右対称にあり（図 3.23），第一頸椎（環椎）と後頭骨の関節を構成する。
- **環椎**（第一頸椎）（図 3.1b，4.1b）はほぼリング状で，アーチ状の構造が前後にあり〔環椎前弓（図 3.8c，3.21，4.2c，4.2d，4.8）と環椎後弓（図 3.11c，3.25，4.2c，4.2d，4.8，5.2）〕，側方部は頑丈な外側塊が両側にある（図 3.9c，3.9d，3.10c，3.22，3.24，4.4c，4.4d，4.10，5.2）。両側の外側塊の上面には環椎後頭関節を形成する凹んだ関節面がある（図 3.10c，3.23，4.4c，4.4d，4.10）。両側の外側塊の下面には環椎と軸椎のほぼ平らな関節面がある（図 3.9c，3.9d，3.23，4.4c，4.4d，4.10）。環椎前弓の内側（図 4.8）には後方を向くように環椎と軸椎の関節面がある（図 4.8）。後弓には溝（椎骨動脈溝）があり，ここを椎骨動脈（図 3.10c，3.10d，3.11c）と随伴する静脈が通る。前額断では環椎は通常はほかの頸椎の椎骨より幅が広くみえる（図 3.23）。
- **軸椎**（第二頸椎）（図 3.1b）はピンのような独特の形態をした歯突起をもっている（図 3.1b，3.9c，3.22，4.2c，4.2d，4.8，5.2）。これは上方の環椎のリングの中に突き出し，環椎の前弓の内部で正中環軸関節の要としてはたらく（図 4.8）。

9.2.2 頭頸関節

"頭頸関節"とは後頭骨と環椎，軸椎で構成される関節的要素の総称であり，下記の 2 つの関節が含まれる：

- 環椎後頭関節
- 環軸関節

環椎後頭関節（図 3.10c，4.4c，4.4d）は左右対称にある後頭顆と環椎上面にある関節面で構成されてい

る楕円形の関節である。横方向の軸周りでは頭部の前屈と後屈が，矢状方向の軸周りでは頭部の左右への傾きが可能となっている。この2つの軸を後頭骨と環椎の間に張っている強靱な結合織が支えている。

正中環軸関節は環椎前弓（図4.2c，4.2d）と軸椎の歯突起（図4.2c，4.2d）との間に形成される関節と，環椎横靱帯（図4.2c，4.2d）と歯突起との間に形成される関節の2つで構成される。断面図ではこの2つの関節の構成が明瞭にみられる。環軸関節の回転軸は歯突起の長軸に一致している。正中環軸関節は外側環軸関節とともに環軸関節の回旋を支えている。

外側環軸関節（図3.9c，3.9d，3.23，4.4c，4.4d，4.10）は環椎下面の平面と軸椎上面の平面で構成され，幅広い関節包をもっているために左右25°の大きな回転が可能となっている。

9.2.3 頭蓋頸椎移行部の筋円錐

頸椎の周囲から頭蓋底に向かって配置されている円錐状の筋群がある。頸椎の後方および外側の筋群は多数の筋肉で構成され際立って強力なために，"項筋群"と呼ばれている。表在と深部の項筋群があり，頭部を背屈させるだけでなく環軸関節の長軸周りに頭部を左右に回旋する機能もある。筋円錐の腹側は頭部を前屈させる長頸筋と前頭直筋の2つがある。

項筋群

浅項筋群は**僧帽筋**の下行筋にあたる（図3.14c，3.14d，3.15c，3.15d，4.3c，4.3d，4.4c，4.4d，4.5c，4.5d，4.6c，4.6d，4.7c，4.7d，5.2）。主に外後頭隆起（図4.2c，4.2d）および頸椎の棘突起から起始し，肩甲骨，鎖骨に停止する。この筋は副神経と頸神経の前根運動神経に支配される。背面で脊柱より背側で僧帽筋より深部の層には脊柱起立筋があり，脊髄神経の後方枝から支配を受けている。外側から内側に向かって以下の筋肉が層状に並んでいる：

- 頭板状筋
- 頭半棘筋と頭最長筋
- 深部あるいは短項筋

頭板状筋（図3.12c，3.12d，3.13c，3.13d，3.14c，4.3c，4.3d，4.4c，4.4d，4.5c，4.5d，4.6c，4.6d，4.7，5.2）は板状で四角形をしている。第三頸椎から第三胸椎の棘突起から起始し，乳様突起に停止する。頸板状筋は頭板状筋の尾側に接している。

頭半棘筋（図3.14c，3.15c，4.3c，4.4c，4.4d，4.5c，4.6c，4.6d，5.2）は第三頸椎から第六胸椎の横突起から起始し，外後頭隆起から外側の後頭骨の下面に停止する。

頭最長筋は頭半棘筋の外側に接している。第三頸椎から第三胸椎の横突起から起始し，乳様突起に停止する。

深部あるいは短項筋群は第二頸椎と後頭骨の間にあり，頭部の細かい運動調節を行っている。これらには以下の4対の筋肉が挙げられる：

- **小後頭直筋**（図3.12c，3.12d，3.13c，3.13d，5.2）は環椎の後結節から起始し，後頭骨の大後頭孔の後縁から1cm後方付近に停止する。
- **大後頭直筋**（図3.13c，3.13d，5.2）は第二頸椎の棘突起から起始し（図3.1b，3.13c），小後頭直筋の外側で後頭骨下項線に停止する。
- **上頭斜筋**（図3.11c，3.11d，3.12c，3.12d，5.2）は第一頸椎の横突起から起始し（図3.23，4.1b），大後頭孔縁の2cm外側で後頭骨外側面の大後頭直筋停止部の外側に停止する。
- **下頭斜筋**（図3.11c，3.12c，4.4c，4.4d，4.5c，4.5d，4.6c，4.6d）は第一頸椎の棘突起から発し（図3.1b，3.12c），第二頸椎横突起に停止する（図3.23，4.1b，4.6c）。

肩甲挙筋は高位頸椎の横突起から起始し，頸椎のすぐ外側を走り，肩甲骨に停止する。これは肩甲骨周囲筋群に属し，支配神経は頸椎神経の前根から腕神経叢を経由してくる肩甲背神経である。

筋円錐の前方部分

筋円錐の前部を構成する2つの筋は脊椎に接して走る。**頭長筋**（図4.3c）は第三から第六頸椎の横突起から起始して後頭骨の底部に停止する。**前頭直筋**は短く，第一頸椎横突起から起始してその後は頭長筋と同じ経路をたどる。

9.2.4 頭蓋頸椎移行部の血管

頭蓋頸椎移行部の後部には3つの動脈があり，お互いに吻合し合っている：

- **後頭動脈**は外頸動脈の枝で顎二腹筋の後腹から内側に走り（図3.8c，3.8d，3.9c，3.9d，3.10c，3.10d），乳様突起の内側面を通って項部を走る（図3.11c，3.12c，3.12d，3.13c，3.13d，3.14c，3.15c，9.1）。
- **椎骨動脈**は鎖骨下動脈（図9.1）の最初の分枝として起始し，第六頸椎から第一頸椎にかけて存在する左右の横突孔内を下から上に貫通する。第一頸椎の上面で外側塊の外側から内側に折れて走る（図3.10c，3.10d，3.11c，9.1）。この経路中で深部項筋群への枝を出す。その後環椎と後

頭骨の間に張る硬膜を貫いて頭蓋内に入る。その後の走行は脳動脈の項目(▶ p.251)で解説した。
- **深頸動脈**は細い動脈で，鎖骨下動脈から分枝し第七頸椎と第一胸椎横突起の間を通って頸部の深部を走行し，項筋群を灌流する。

項部からの静脈血は表層の静脈から外頸静脈に注ぎ(図9.2)，次いで深部の2つの静脈である深部頸静脈，**腕頭静脈**へと流れる。また，これらの静脈は後頭静脈や後頭下静脈叢と豊富な吻合がある(図3.11c, 3.11d, 3.12c, 3.13c, 9.2)。この静脈ネットワークは導出静脈を介して静脈洞交会(図3.15c, 3.15d, 4.2, 5.6, 7.33b, 7.35a)やS状静脈洞(図3.10c, 3.11c, 3.11d, 4.6c, 4.6d, 4.7c, 4.7d, 5.6a, 5.6b, 5.19, 7.33b, 7.35a)と交通している。

9.2.5 頭蓋頸椎移行部の神経

頭蓋頸椎移行部は下記の神経で支配されている：
- 副神経経由の頸神経の前枝
- 頸神経の後枝
- 頸神経の前枝

対応する筋肉と筋群は空間的に順序立って配置され，これは特に前額断シリーズで明瞭である(図7.37)。**副神経**と上部頸神経の前枝は背側表層にある僧帽筋を支配している。頸神経の後枝は脊柱起立筋を支配する。第一頸神経後枝は**後頭下神経**であり，大部分は運動神経で深部の項筋である頭最長筋と頭半棘筋を支配している。第二頸神経後枝は太く，**大後頭神経**(図3.11a, 3.12a, 3.13a, 3.14a, 3.15a)と呼ばれ大部分が感覚神経で，後頭部の皮膚の知覚を支配している。

9.2.6 臨床的意義

頭蓋頸椎移行部で臨床的に問題となるのは，骨折や捻転から先天奇形までさまざまである。

> **臨床へのヒント**
>
> **骨折と捻転**は交通事故によるむち打ち症や水泳の飛び込みのときにしばしばみられる。通常は第一頸椎の損傷が引き起こされる。第一頸椎の前弓より後弓のほうが損傷する場合が多い。第二頸椎では歯突起がしばしば骨折する[332]。第一頸椎と第二頸椎間の脱臼が軽度であると神経症状が出ないことがある。骨折はまずは偽関節を発見することから始まる。脱臼は頸部脊柱の過伸展で環椎横靱帯(図4.2c, 4.2d)が破断することによって起こる場合もある。この場合歯突起(図4.2c, 4.2d)は後方に偏位するため，脊髄(図3.10a, 3.10b, 3.11a, 4.1c, 4.2a, 4.2b, 4.2d, 5.2, 6.3)が圧迫され脊髄横断損傷が起こる。また亜脱臼は重症なリウマチ性関節炎で靱帯損傷が生じることによっても起こる[4, 7]。

頭蓋頸椎移行部の**奇形**は環椎癒合，頭蓋底陥入，Arnold-Chiari症候群，Dandy-Walker症候群などが挙げられる[4, 87, 245]：
- **環椎癒合**は環椎と後頭骨の癒合である。大後頭孔は狭小化し，しばしば変形する。最上部の動き得る椎骨は第二頸椎である。歯突起は後方に偏位し，椎骨動脈の血流と髄液の流路が障害されるため，延髄の虚血と水頭症が起こる。
- **頭蓋底陥入**の場合も同様の症状がみられる。大後頭孔と上部頸椎の変形が主体である。
- **Arnold-Chiari症候群**では小脳扁桃が舌状に延びて頸部脊柱管内に嵌入する。延髄もまた変形し尾側に偏位する。正中と傍正中のMRI矢状断像で，この変形は容易に観察できる。脳神経外科的に延髄を解放し，髄液の循環障害を取り除くことが必要とされる[255, 323, 468]。
- **Dandy-Walker症候群**の指標は小脳虫部の萎縮と第四脳室の巨大化である。さらに脳梁欠損やその他の脳内および脳以外の部位のさまざまな奇形を合併する。

奇形や形態異常がみつかった場合はMRIで精査することにより全体像を把握すべきである。

9.3 頭頸部の血管

体幹部と頭部をつなぐ太い血管は頸部を走る下記の血管である：
- 総頸動脈
- 内頸静脈
- 頸部リンパ本幹を通り，静脈角から静脈に注いでいるリンパ管網

また，迷走神経は頸動脈鞘(血管と神経の束)の中を走っている。この血管と神経の束は胸鎖関節の後方に向かって走っている。つまり胸郭上口から出て胸鎖乳突筋の内側を走り，頸動脈三角に入っていく。甲状軟骨の上方には内頸動脈があり，これは総頸動脈から咽頭側隙(▶ p.366)の方向に走っている。

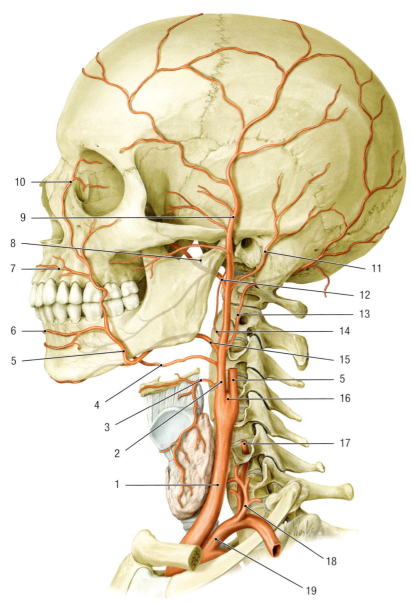

1 Common carotid artery 総頸動脈
2 External carotid artery 外頸動脈
3 Superior thyroid artery 上甲状腺動脈
4 Lingual artery 舌動脈
5 Facial artery 顔面動脈
6 Inferior labial artery 下唇動脈
7 Superior labial artery 上唇動脈
8 Middle meningeal artery 中硬膜動脈
9 Superficial temporal artery 浅側頭動脈
10 Angular artery 眼角動脈
11 Posterior auricular artery 後耳介動脈
12 Maxillary artery 顎動脈
13 Occipital artery 後頭動脈
14 Ascending pharyngeal artery 上行咽頭動脈
15 Internal carotid artery 内頸動脈
16 Carotid bifurcation with carotid body 頸動脈小体を伴う頸動脈分岐部
17 Vertebral artery 椎体動脈
18 Thyrocervical trunk 甲状頸動脈
19 Subclavian Artery 鎖骨下動脈

図9.1 外頸動脈の枝図　側面図における頭部および頸部の動脈供給の模式図である（出典：Schünke M, Schulte E, Schumacher U. プロメテウス解剖学アトラス. 頭頸部／神経解剖. M. Voll, K. Wesker による図譜. 第2版. Stuttgart, Thieme, 2009[535]）。

9.3.1 頭頸部の動脈

総頸動脈（図3.8c, 4.5d, 4.7c, 9.1）は2/3の症例で第四頸椎レベルで外頸動脈（図3.8c, 4.7c, 9.1）と内頸動脈（図3.8c, 3.8d, 4.7c）に分岐する。1/6では第三あるいは第五頸椎レベルで分岐する。稀に第二あるいは第六頸椎レベルに達することもある[339]。

内頸動脈（図4.5c, 4.5d, 7.24）は頭蓋底の内頸動脈孔を走るが，経過中枝は出さない。その後の走行は内頸動脈の項（▶ p.264）に譲る。

外頸動脈は頸動脈三角において頸部，顔面，頭皮などを灌流する枝に分かれる（図9.1）：

- 前に向かって：
  - 上甲状腺動脈
  - 舌動脈
  - 顔面動脈
  - 顎動脈
- 内側方向へ：上行咽頭動脈
- 背側へ：後頭動脈
- 頭側へ：浅側頭動脈

上甲状腺動脈は頸部から甲状腺に向かって走る

（図9.1）。**舌動脈**（図3.6c, 3.7c, 4.6c, 9.1）は頸動脈三角から舌尖に走る。これに関しては口腔の項目（▶ p.362）に記載されている。**顔面動脈**（図3.6c, 3.7c, 4.6c, 4.7c, 9.1）はやはり頸動脈三角で外頸動脈から分岐し，まず下顎に沿って走り，咬筋の前縁に達した後，下顎縁を越えて顔面方向へ走っている。顔面動脈は内眼角で眼動脈や滑車上動脈，眼窩上動脈などの最終枝と吻合する。**顎動脈**（図3.5c, 3.5d, 3.6c, 3.6d, 3.7c, 3.7d, 4.6c, 4.6d, 4.7c, 5.2, 6.4b, 9.1）は深部顔面構造を灌流する（▶ p.364）。

上行咽頭動脈は細い動脈で咽頭側隙を頭蓋底方向に走る（図9.1）。

後頭動脈（▶ p.367）は後方に向かい，頭蓋頸椎移行部を灌流する（図9.1）。

浅側頭動脈（図3.4c, 3.4d, 3.5c, 3.5d, 9.1）は頬骨の上を通って側頭部へ走り，顔面動脈や滑車上動脈，眼窩上動脈などと吻合する。

臨床へのヒント

画像下治療（IVR）を行う際**危険な血管吻合**を知っていることは非常に重要である。外頸動脈の枝が頭蓋内外の血管と作る吻合が特に重要である[375]：

- 顔面動脈から眼動脈を経由して内頸動脈に至る吻合
- 顎動脈と篩骨動脈から眼動脈・正円孔の動脈を介して内頸動脈に至る吻合
- 中硬膜動脈からその錐体枝を介して迷路動脈へ至る吻合
- 後頭動脈からいわゆるC1/C2吻合を介して椎骨動脈へ至る吻合
- 後頭動脈から茎乳突孔動脈を介して前下小脳動脈へ至る吻合
- 上行咽頭動脈（後頭枝）から頭蓋底の脳神経の神経栄養血管を介して前下小脳動脈および後下小脳動脈へ至る吻合

健常者では内頸動脈領域の血圧は外頸動脈のそれより高いのが普通である。したがって頭蓋内の血液は眼動脈の最終枝を通って顔面動脈や浅側頭動脈の枝に流入する。内頸動脈が高度狭窄したり閉塞したりした場合は，外頸動脈から頭蓋内に血流が逆流する。この血流の速さや方向は**ドプラ血流計**で計測することができる。

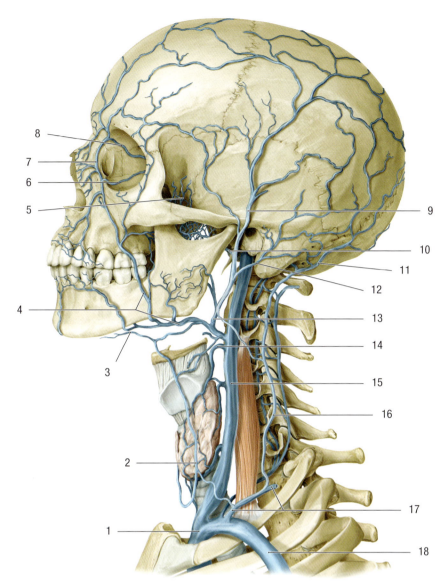

1 Left brachiocephalic vein 左腕頭静脈
2 Anterior jugular vein 前頸静脈
3 Submental vein オトガイ下静脈
4 Facial vein 顔面静脈
5 Pterygoid plexus 翼突筋静脈叢
6 Inferior ophthalmic vein 下眼静脈
7 Angular vein 眼角静脈
8 Superior ophthalmic vein 上眼静脈
9 Superficial temporal vein 浅側頭静脈
10 Maxillary vein 顎静脈
11 Occipital vein 後頭静脈
12 Posterior auricular vein 後耳介静脈
13 Retromandibular vein 下顎後静脈
14 Superior thyroid vein 上甲状腺静脈
15 Internal jugular vein 内頸静脈
16 External jugular vein 外頸静脈
17 Suprascapular vein 肩甲上静脈
18 Subclavian vein 鎖骨下静脈

図 9.2　最も重要な表在頭頸部静脈の概要（出典：Schünke M, Schulte E, Schumacher U. プロメテウス解剖学アトラス. 頭頸部／神経解剖. M. Voll, K. Wesker による図譜. 第 2 版. Stuttgart, Thieme, 2009[535]）

9.3.2　頭頸部の静脈

　板間静脈は頭蓋冠の板間層を走る壁の薄い静脈である。導出静脈（図 3.8e, 4.7c, 5.4）を介して硬い頭皮の静脈などと連絡している。頭部の軟部組織からの静脈は下記の静脈や静脈叢に灌流している（図 9.2）：

- **顔面静脈**は顔面の表層の静脈血を集めている。内眼角から始まり，頬から下顎に斜めに下行している。
- **翼突筋静脈叢**（図 3.7c, 5.2, 7.35b, 9.2）は顔面深部にある静脈網である（▶ p.363）。ここから顔面静脈や下顎後静脈へと流出する一方，海綿静脈洞ともつながっている。
- **下顎後静脈**は側頭部の静脈を集め，外耳孔の前を通り，下顎の後方から耳下腺を通って頸静脈に向かう。
- **外頸静脈**は項部全体の静脈血を集め，内頸静脈あるいは鎖骨下静脈へ流入している。

　内頸静脈には頭蓋内の静脈洞からの血液が環流し，通常は左に比べ右のほうが太い。脳幹がみえる断面ではこの左右差は極めて大きくみえる（図 6.5a）。内頸静脈は頸静脈孔（図 3.23）から始まり，内頸動脈（図 3.8c, 3.8d, 4.5, 5.2）の背側を走る（図 3.9c, 3.9d, 4.5c, 9.2）。頸動脈鞘の内部では内頸静脈は総頸動脈の外側を走る。胸鎖関節の後方で，内頸静脈は静脈角において鎖骨下静脈と合流して腕頭静脈となる。

IV部

神経―神経機能系と神経伝達物質

10	神経機能系	375
11	神経伝達物質と神経調節（ニューロモデュレーション）のトピックス	480

10 神経機能系

"神経機能系"とは，求心性または遠心性の信号を処理し伝達する**神経細胞群から成る系統**という意味である．例えば，聴覚，視覚，嗅覚または運動機能の系統である．本書では，その主症状が臨床の場で簡単に検査できて，診断学上重要な意味をもつ系統のみを記述する．

神経伝導路の理論（hodology）は，数多くの分野の研究成果を総合して成り立っている．すなわち，神経組織学，神経生理学，発生学，神経病理学，動物実験学，神経内科学，脳神経外科学などである．一例を挙げると，中心前回における錐体路の体部位的局在は，1870年 Fritsch と Hitzig[177] の脳神経外科実験によって明らかとなり，その後も繰り返しその正しさが証明されてきた[170, 424, 453]．皮質脊髄線維の皮質野と，皮質核線維の皮質野との境界，すなわち，運動性の体幹神経分布域と，運動性の顔面神経分布域との境界は，これら臨床報告によれば，中心前回の皮質外套稜から 2/3，外側溝から 1/3 のところにある．体幹四肢領域（皮質脊髄性ニューロン群）と頭部領域（皮質核性ニューロン群）との刺激反応域には重なりが認められる．中心前回の同一部位の刺激を繰り返すと，同じ筋肉の収縮が記録されるだけでなく，近くの筋肉群の収縮が規則正しく記録される[170, 453]．神経組織学的には，4野において外套稜から外側溝に向かって次第に Betz 大細胞の大きさが減少していくことが認められるにすぎない．動物実験では，個々の皮質神経細胞と運動性末梢との間にニューロン結合が存在していることを明確にマークする方法がある．近年，PET，fMRI，MEG などの画像診断が体性感覚野・運動野の局在研究で成果を挙げている[137, 294, 398]．したがって，本書の図譜は，各研究分野の成果を比較対照することで得られた神経機能系の局在に関する今日の知識水準を示しているにすぎないのである．

神経機能系は，胎生期においても不完全ながら既に形成されている．胎生期には神経細胞は大きな**可塑性**（plasticity）をもっている．ヒトの脳が若ければ神経細胞の損傷もそれだけよく代償される．胎生初期には，遺伝的な原因や何らかの外因で小脳原基が形成されなくても，ほかの神経細胞群がその機能をほとんど完全に引き受けることができる．生前，何ら小脳症状を呈さなかった先天性小脳形成不全が何例も報告されている．同じようなことは先天性脳梁無形成でも観察されている[593]．小児の脳であっても，神経機能の脱落症状は成人の脳よりもよく代償される．一定の神経構造への周産期に生じる障害は重い機能障害を起こす．例えば両側の後頭葉の皮質欠損による失明などである．小児期の神経機能障害の代償能力は，ほかの神経細胞群との間に新しいシナプス結合が形成されるためであろう．乳児では出生前に原基がおかれ，周産期に形成される神経細胞の数は，生後，実際に機能する神経細胞より多いことが証明されている．新しい発見が身近にある．例えば，成人脳でも障害を受けた後も皮質再生の可能性があるという[9, 98, 205, 226, 329]．幹細胞研究のある分野では，小児期や成人の脳の再生に，幹細胞がどのような意義をもつか注目されている[286, 550, 570]．

機能局在論，すなわち，中枢神経系における個々の神経細胞群にそれぞれ特殊な機能を割り当てる考え方は，もっぱら学童期，青年期および成人の神経学的所見から成り立っているのである．認知機能や情動・動機づけ機能が複雑になってくるにつれ，それらの機能をある一定の神経細胞集団に限定することがますます困難になってきた．これらの複雑な機能は 10.13 章で取り扱う．ニューロンの網状構造をマッピングする新たなアプローチにより，脳の異なる領域の相互作用を表すことができ，さまざまな領域の病変が異なる高次脳機能の障害につながる理由がわかるようになった．脳の**休息活性**についても理解が深められている．すなわち，外部よりの刺激のない状況でも**神経網**の特徴的な活動が観察されている[171]．脳の活動時と休息時における神経網の意義について，神経科学の中で新しい特殊な分野が生まれている．いわゆる connectomics である．"connectome"（コネクトーム）という概念は，1つの生体の神経系の中のすべての結合を意味する．1986年に生物学者 John White と同僚らは，電子顕微鏡連続撮影による線虫カエノラブディテス・エレガンス（*Caenorhabditis elegans*）の神経系の完全な解明に成功したのである[614]．同様の計画をヒトの脳に置き換えると，比較できないほど膨大な計画になるが，それは既に始まっている．2010年に着手された **Human Connectome Project**〔米国国立衛生研究所（NIH）による〕である．この大仕事の中心は，被験者のコネクトームをマクロレベルでの画像として提示することである．そのようにして，例えば解剖学的，または機能的な特性に基づいて，脳領野間の結合は神経網グラフ内のノード（結節点）として表される．その結合に影響を及ぼす要素として，例えば，超遺伝的な要因，就学過程の経験，脳実質内の

病的変化など，すべてが脳構造の網目に織り込まれていくのである．

たしかに，活動時には，ある特別な機能以外の活動を行うことはないが，網状構造によって小さな障害が広く影響を及ぼすことも明らかである(493)．実際には，目立たない神経機能系であっても，ある1つの特別な機能のみに関わる部分は少ないのである．むしろ脳の姿は，多重に結ばれ合う複雑な**マクロシステム**で，そこでは，脳の1領域は多数の生理・認知，また感情・情動機能に関与しているのである．

神経機能系の位置は，一連の図譜で脳の切断面に示してある．それぞれ前額断シリーズ(図3.2-3.15)，矢状断シリーズ(図4.2-4.7)，両交連面シリーズ(図5.2-5.15)，脳幹シリーズ(図6.4-6.13)として描かれている．

10.13章(▶ p.469)に呈示された**神経網**は大幅に簡略化して，図10.44-10.52にその外側面か内側面あるいはその両方を呈示した．その方法はその他のfMRI像と同じである．

剖検体における神経解剖学的所見を生時(*in vivo*)の各構造間の関係へ移すことは困難で，それについては1.3章(▶ p.9)で既に論じた．この問題には，神経機能系の解析にあたっても，特別な考慮を加えなくてはならない．いまのところ，神経機能系の個体差に関する研究発表はあまり多くない(84, 191, 319, 527, 608)．このような制約にもかかわらず，臨床の場では，日々，半盲とか運動失調症，失語症，その他さまざまな症候が診断され，関連する起因部位が推定されている．それゆえ，本書のように，神経機能系の主要経路を前額断面，矢状断面，両交連面を基準とする平行切片で呈示することも有用であろう．現在の神経伝導路に関するわれわれの知識は，臨床的所見と現代の画像・機能診断の成果との関連を科学的に整理分析していくことにより，さらに発展していくと著者は確信している．

10.1　体性感覚系
10.1.1　前側索系

前側索系(図10.1，10.2)は下肢・体幹・上肢・頸部の痛覚・冷覚・温覚および機械受容器から信号を受ける．**一次ニューロン**は，**脊髄神経節**内の偽単極神経細胞であり，脊髄後角の索細胞に終わる．そこから**二次ニューロン**が前脊髄視床路と外側脊髄視床路，および脊髄網様体路を通って脳の方向へ向かう．脊髄視床路は脊髄の白交連で交叉し，対側で前側索を上行する．脊髄網様体路は多シナプス連絡によって菱脳の内側網様体にいき，そこからさらに**視床の内髄板内核**へ上行する．これらの視床ニューロンは広範囲に分散する形で大脳皮質へ投射し，帯状回と前頭前野の皮質に達する．おそらく帯状回は情動的な痛覚を感知するのであろう(652)．

延髄と橋では，**前脊髄視床路と外側脊髄視床路**は1つにまとまって網様体の外側を走る．橋・中脳レベルでは内側毛帯に沿って走る．したがって，ここでは1つの経路に限局した病巣はできにくい．脊髄視床路は視床の**後外側腹側核**へ終わる．そこから**三次ニューロン**の軸索が，視床頭頂線維として，内包の後脚を通って中心後回へ達する．**中心後回**には，Brodmannの3，1，2細胞構築野をもった感覚系投射野がある(図7.53)．この幅の狭い皮質野に体性感覚野が体部位的に(somatotopically)配列されている．すなわち，外套稜から内側面には対側の下肢の投射野が局在しており，外套稜から外側溝へ向かう円蓋面の2/3までの間に，対側の体幹，上肢，頸部の領野が並んでいる(図10.1)．このほかに補足体性感覚野(SⅡ)が頭頂弁蓋にある(図10.1)．一次，二次感覚野とも局在性の痛覚を感知する．脊髄視床路系の伝導が遮断されると，痛覚，温覚の障害が現れる(625)．

10.1 体性感覚系

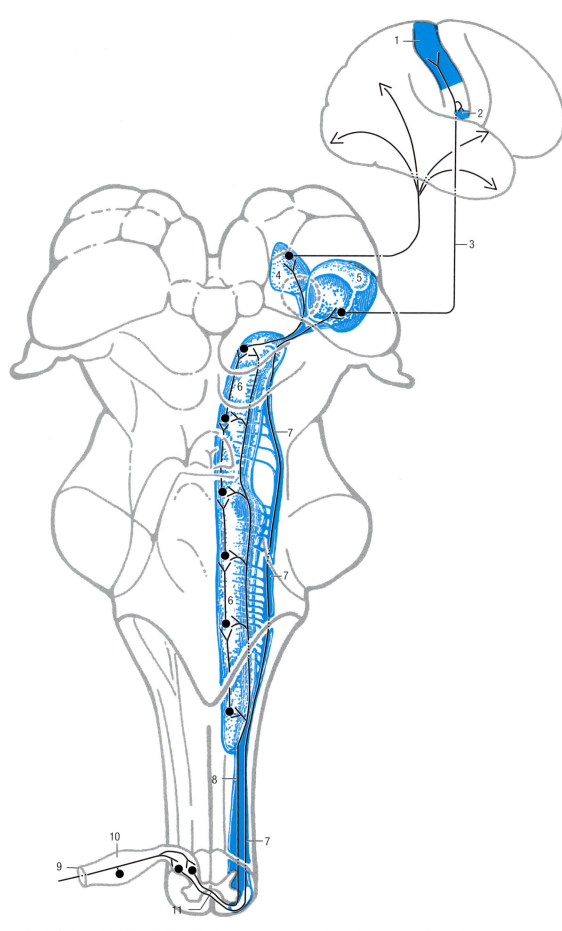

1 Postcentral gyrus
  中心後回
2 Parietal operculum near insula
  頭頂弁蓋（島の近傍）
3 Thalamoparietal tract
  視床頭頂路
4 Intralaminar nuclei of thalamus 視床髄板内核
5 Ventral posterolateral nucleus of thalamus
  視床後外側腹側核
6 Medial reticular nucleus
  内側網様核
7 Anterior and lateral spinothalamic tracts
  前および外側脊髄視床路
8 Spinoreticular tract
  脊髄網様体路
9 Posterior (dorsal) root of spinal nerve
  脊髄神経後根
10 Spinal ganglion
   脊髄神経節
11 White commissure of spinal cord 脊髄白交連

図 10.1　前側索系と上行性網様体賦活系　脊髄，延髄，橋，中脳，間脳は後方より，大脳は側方よりみた図．痛覚刺激は大脳皮質の上行性網様体賦活系，前頭葉皮質および大脳半球内側面にある帯状回を賦活する．図中には示されていない(424)．

10 神経機能系

1 Anterior and lateral spinothalamic tracts
  前および外側脊髄視床路

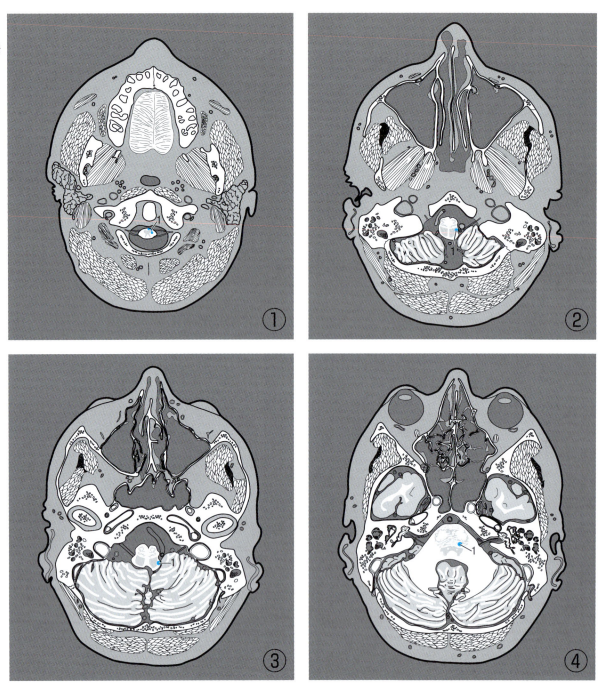

図 10.2　前側索系　両交連面シリーズ。丸数字は切片番号を示す（図 5.1）。

図 10.2a　第 1-第 4 切片

10.1 体性感覚系

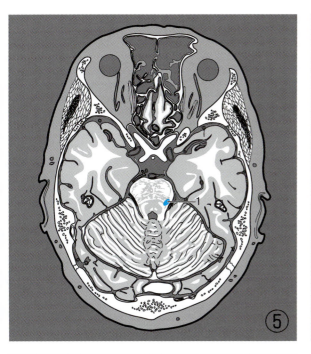
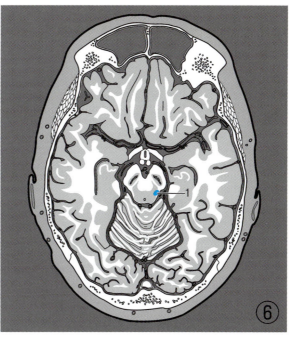
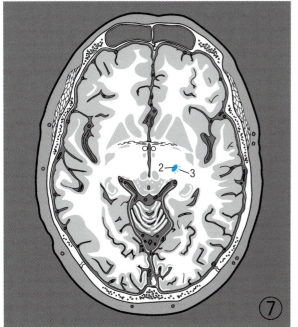
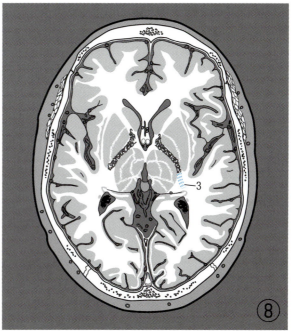

1 Anterior and lateral spinothalamic tracts
　前および外側脊髄視床路
2 Ventral posterolateral nucleus of thalamus (just above this layer)
　視床後外側腹側核（1つ上の断面）
3 Thalamoparietal tract
　視床頭頂路

図 10.2b　第 5-第 8 切片

3 Thalamoparietal tract
　視床頭頂路
4 Postcentral gyrus
　中心後回

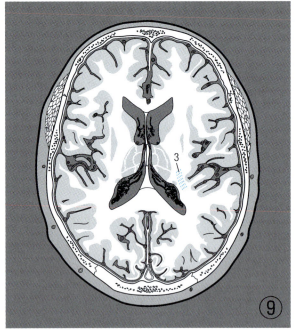
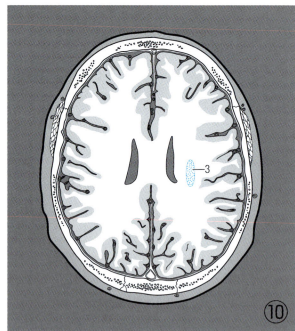
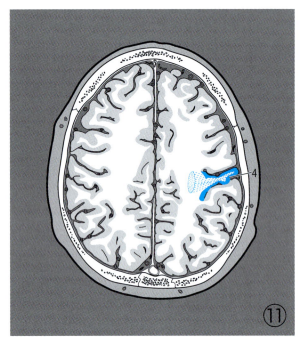
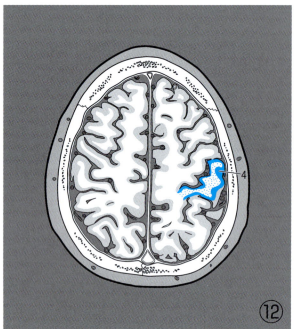

図 10.2c　第 9-第 12 切片

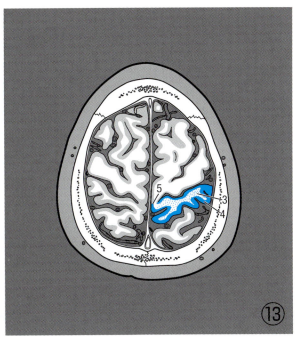
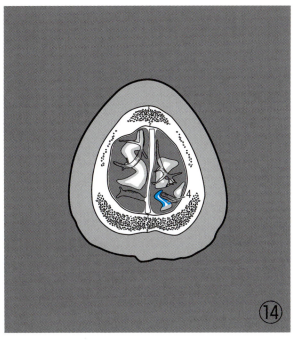

3 Thalamoparietal tract 視床頭頂路
4 Postcentral gyrus 中心後回
5 Primary somatosensory cortex in paracentral lobule 中心傍小葉の一次体性感覚皮質

図 10.2d　第 13，第 14 切片

10.1.2　内側毛帯系

　内側毛帯系（後索系；図 10.3-10.5）の感覚受容器は，下肢・体幹・上肢・および頸部の皮膚機械受容器，筋紡錘，腱器官と固有受容刺激変換器である。**一次ニューロン**の神経細胞は**脊髄神経節**にある。これら偽単極神経細胞の神経線維は，脊髄後索の中で体部位的に配列している。すなわち，個々の皮膚体節からの経路が層的に位置づけられている。尾側体半からの神経線維は**薄束**（内側脊髄延髄路）に，頭側体半の神経線維は**楔状束**（外側脊髄延髄路）に集まっている。

　延髄では，薄束は**薄束核**（Goll 核；図 6.4b, 6.4c）で，楔状束は**楔状束核**（Burdach 核；図 6.4b, 6.4c）でニューロンを変える。薄束核と楔状束核は脊髄後索の上端に位置しているので，まとめて"後索核"と呼ばれる。この核は延髄の下部にあって脊髄に接している。その下端は錐体交叉の高さにあたる。後索核は，そこへ入る線維束とともに延髄の後面に肉眼的にはっきりみえるふくらみを作る，すなわち内側の薄束結節（図 6.4c）と外側の楔状束結節（図 6.4c）で

ある。薄束核と楔状束核から出た**二次ニューロン**の軸索は弓型に走って（内弓状線維）対側へ交叉して，延髄の正中面近くで内側毛帯となって上行する（図 6.5c）。両側の内側毛帯は，延髄横断面では正中面で接する 2 つの神経線維束としてみえる。内側毛帯は橋では橋被蓋（図 6.9c）のほぼ前縁にある。中脳では，内側毛帯は被蓋（図 6.12c）の外側域を占める。中脳から間脳への移行部で，内側毛帯は外側に移動する。横断 MRI の T2 強調画像において，内側毛帯はその形と周囲の構造とのコントラストから同定することができる[70, 130]。内側毛帯は視床の**後外側腹側核**に終わる。

　後外側腹側核の後方，枕核との境界はほぼ三角形の線維構造である三角野（Wernicke 野）によって示される[229, 514]。それは視床の下部で外側に切り込みを入れるようになっている。横断 MR 画像で後外側腹側核を定めることができる。内包後脚と枕核，そして三角野（Wernicke 野）もある程度目印構造になる[511, 608]。後外側腹側核から，**三次ニューロン**の神経線維が視床頭頂線維として中心後回と中心傍小葉へ行く。

1 Postcentral gyrus
　中心後回
2 Thalamoparietal tract
　視床頭頂路
3 Ventral posterolateral
　nucleus of thalamus
　視床後外側腹側核
4 Medial lemniscus
　内側毛帯
5 Internal arcuate fibers
　内弓状線維
6 Cuneate nucleus (of
　Burdach)
　楔状束核（ブルダッハ核）
7 Gracile nucleus (of Goll)
　薄束核（ゴル核）
8 Cuneate fasciculus
　楔状束
9 Gracile fasciculus 薄束
10 Posterior (dorsal) root of
　spinal nerve
　脊髄神経後根
11 Spinal ganglion
　脊髄神経節

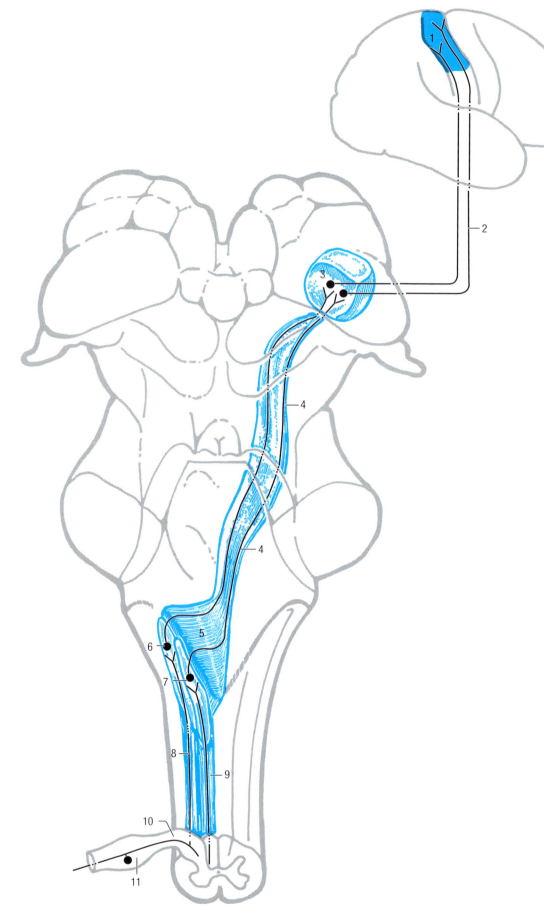

図 10.3　内側毛帯系　脊髄，脳幹，間脳は後方より，大脳は側方よりみた図[424]。

10.1 体性感覚系

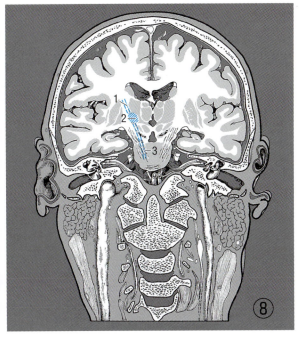
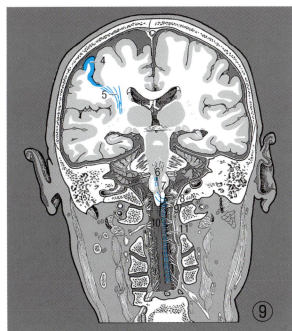
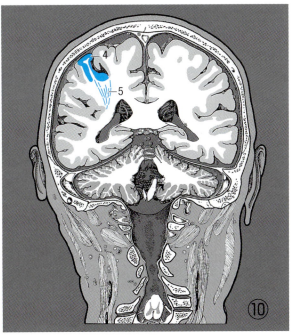
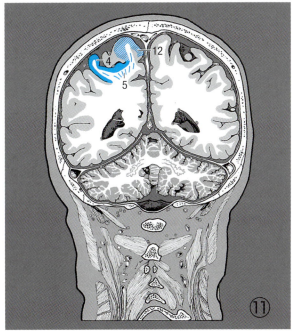

1 Thalamocortical tract (in the posterior part of the slice) 視床皮質路(切片の後部内)
2 Ventral posterolateral nucleus of thalamus (in the posterior part of the slice) 視床後外側腹側核(切片の後部内)
3 Medial lemniscus (in the posterior part of the slice) 内側毛帯(切片の後部内)
4 Postcentral gyrus 中心後回
5 Thalamoparietal tract 視床頭頂路
6 Medial lemniscus 内側毛帯
7 Internal arcuate fibers 内弓状線維
8 Cuneate nucleus (of Burdach) (in the posterior part of the slice) 楔状束核(ブルダッハ核)(切片の後部内)
9 Gracile nucleus (of Goll) (in the posterior part of the slice) 薄束核(ゴル核)(切片の後部内)
10 Gracile fasciculus (in the posterior part of the slice) 薄束(切片の後部内)
11 Cuneate fasciculus (in the posterior part of the slice) 楔状束(切片の後部内)
12 Postcentral gyrus and primary somatosensory cortex in paracentral lobule (within the slice) 中心後回と中心傍小葉の一次体性感覚皮質(切片内)

図10.4 内側毛帯系 前額断シリーズ。丸数字は切片番号を示す(図3.1)。

10　神経機能系

1 Cuneate fasciculus
　楔状束
2 Gracile fasciculus 薄束
3 Internal arcuate fibers
　内弓状線維
4 Cuneate nucleus (of
　Burdach)
　楔状束核（ブルダッハ核）
5 Gracile nucleus (of Goll)
　薄束核（ゴル核）
6 Medial lemniscus
　内側毛帯

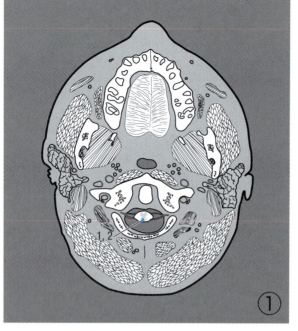
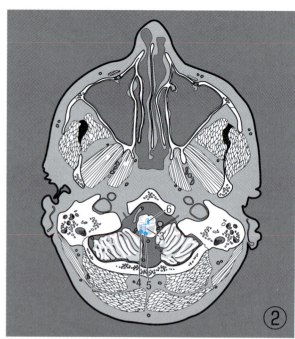
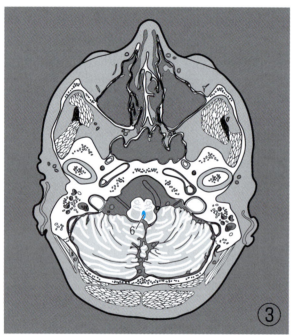
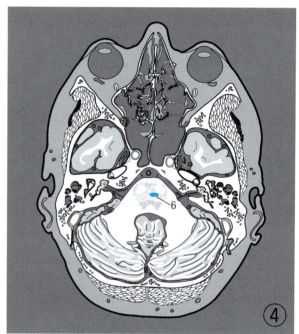

図 10.5　内側毛帯系　両交連面シリーズ。丸数字は切片番号を示す（図 5.1）[608]。

図 10.5a　第 1-第 4 切片

10.1 体性感覚系

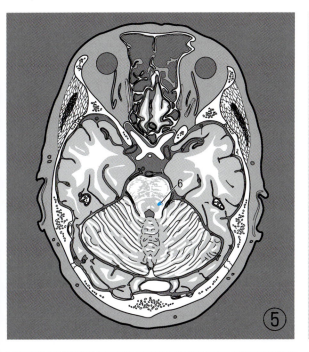

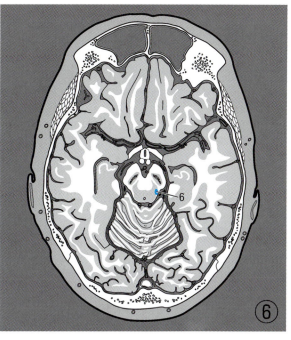

6 Medial lemniscus
  内側毛帯
7 Ventral posterolateral nucleus of thalamus(just above this layer)
  視床後外側腹側核（1つ上の断面）
8 Thalamoparietal tract
  視床頭頂路

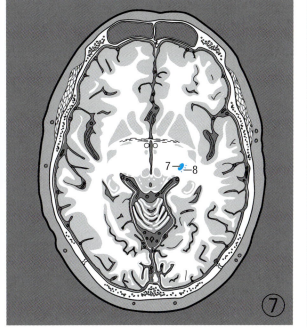

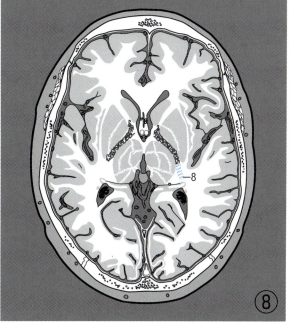

図 10.5b　第 5-第 8 切片

8 Thalamoparietal tract
  視床頭頂路
9 Postcentral gyrus
  中心後回

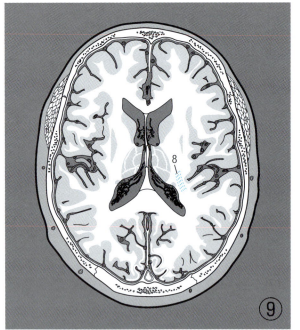
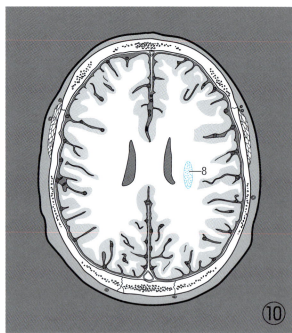
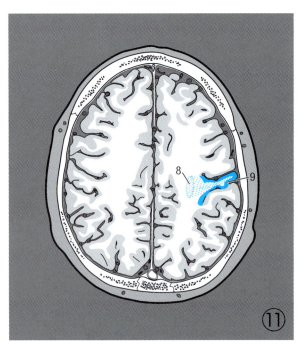
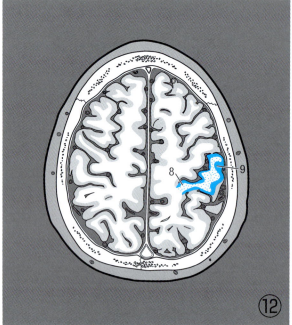

図 10.5c　第 9–第 12 切片

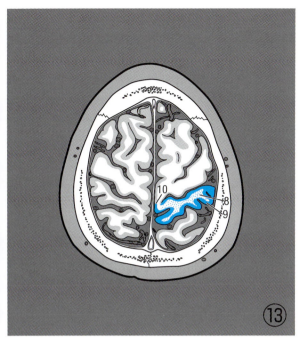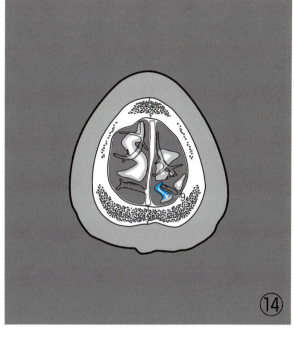

8 Thalamoparietal tract 視床頭頂路
9 Postcentral gyrus 中心後回
10 Primary somatosensory cortex in paracentral lobule 中心傍小葉の一次体性感覚皮質

図 10.5d 第 13, 第 14 切片

　視床頭頂路はマクロ的にもミクロ的にもヒト成人脳で同定できない。それゆえ，視床頭頂路の境界設定は，乳児脳の連続切片による組織発生学的研究と比較して，それに準拠しているのである(463, 608)。視床頭頂路は内包後脚では皮質脊髄路の後方を外側に向かって斜めに上行する。さらに視放線の上部では，視床頭頂路は放線冠の外側縁を中心後回と中心傍小葉へ向かう。

　中心後回の，体性感覚野の前縁は中心溝を根拠に定められているが，中心溝の底部で運動野と体性感覚野が厳密に出合うことは稀である(463)。これに対応して，後方の境界は後中心溝によって定められる。中心後回の領域の下方では，内側毛帯系の一次体性感覚野と三叉神経系の終末皮質野との間には，はっきりした形態学的境界はない。この境界決定は生理学的実験の結果に基づいている(631)。局所麻酔下の脳神経外科手術の際に，体性感覚野が脳表に直接置かれた電極によって，刺激されることがあった。刺激は体のある場所に錯感覚を生じることが，患者の答えから確認されている。このような刺激検査の結果によれば(631)，中心後回上で外套稜からの距離が外側溝に至るまでまるでものさしで測るように決められたという(608)。内側毛帯系領域と三叉神経系領域との境界は，上から 70% のところにある。MR 画像で中心後回を同定するには，中心溝(▶ 7.7.5 章，p.321)を用いるが，それは矢状断面がよいが，横断面でもできる(231, 511, 602)(図 7.52a)。

　半球の内側面には，一次体性感覚野として**中心傍小葉**が三角形に区切られているが，これは Brodmann の図譜にある形によく似ている(76)(図 7.53)。三角形の底辺は外套稜で中心後回につながっている。三角形の先端は，中心溝の末端から帯状溝へ結ぶ線の上 2/3 あたりである。横断 MRI で中心傍小葉をみつけるには，帯状溝の縁枝が役に立つが，これは内側面で中心溝のすぐ後ろにある溝である(231, 511)。

　内側毛帯系の**体部位的配列**は脊髄視床路系と一致している(▶ p.376)。内側毛帯系のシグナル伝達が遮断されると，深部感覚(主に位置覚，振動覚はあまり明らかでないが)の障害とある種の表在感覚(二点識別感覚)の障害を起こす。

10.1.3 三叉神経系

顔面の皮膚と鼻・副鼻腔・口腔の粘膜ならびに歯の痛覚・冷覚・温覚受容器は，その信号を三叉神経枝(図10.6-10.8)により**三叉神経節(Gasser神経節)**の偽単極神経細胞へ伝える．その中枢側神経突起は橋へ行き，橋では三叉神経脊髄路として**三叉神経脊髄路核の尾側部**へ至る(この核は，尾側部，中位部，吻側部に分かれている)．尾側部は延髄外側部にあり，閂から第二頸椎あたりまで達している．この核の神経細胞は，同じように痛覚・冷覚・温覚を伝える脊髄後角の索細胞に相当する．三叉神経脊髄路核の尾側部から次のニューロンが，**外側三叉神経核視床路**を上行し，延髄で交叉して，脊髄視床路と同じ経路をとって視床の後内側腹側核へ達する．三叉神経脊髄路核の中位部は延髄にあり(長さ約11 mm)[6]，歯の痛覚を伝える[199, 613]．吻側部は橋の下部にある(長さ約14 mm)．中位部と吻側部からの神経線維も対側へ交叉し，前三叉神経核脊髄路として尾側部由来の線維と同じ経路をたどって，視床に入り，次いで中心後回に行く(▶ p.376)．この経路の一次体性感覚野は，中心後回の帯が外側溝に接する足元のところにある．

顔面の皮膚，眼球，鼻腔，口腔の機械受容器は，三叉神経枝を通じて**三叉神経節**の偽単極神経細胞へ情報を送る．その中枢側神経突起は三叉神経感覚根(大部)を通って，主として橋にある三叉神経主感覚核へ行く．この核は古い命名法では"三叉神経橋核"と呼ばれていた．三叉神経脊髄路核の吻側部もまた橋にあるので，名称が変更されたのである．**三叉神経主感覚核**は橋被蓋の外側部で三叉神経の入力部の高さにある．三叉神経主感覚核からの**二次ニューロン**は対側へ交叉して，三叉神経核視床路として内側毛帯に沿って視床の後内側腹側核へ行く．この核から三次ニューロンが視床頭頂路として**中心後回の下1/3**に至る．これらの経路は痛覚・温覚以外の表在感覚と深部感覚を伝える．三叉神経主感覚核から後内側腹側核へ行く非交叉性線維は，Wallenberg経路あるいは後三叉神経核視床路と呼ばれる[527]．この神経路は，橋と中脳の被蓋の中で三叉神経主感覚核から出る主経路よりはるかに後方を通る．**後内側腹側核**の直前で，同側と対側の経路が直に並行する．

図10.6の模式図に，橋・中脳移行部の高さではじめて，外側三叉神経核視床路(痛覚と温覚)・前三叉神経核視床路(痛覚と温覚)・三叉神経主感覚核からの三叉神経核視床路(機械的感覚)の3つの経路が密に並行するようになり一緒に後内側腹側核に達することが示されている．この**三叉神経毛帯**は橋の上部と中脳では内側毛帯と隣接しているので，この2つの線維束を組織学的に分離することは，乳児期の動物の脳に標識をつける実験でしかできない．したがって，三叉神経毛帯の線維は，共通の線維束の中で，内側毛帯より後方の部位にあるといえる．

咬筋群の筋紡錘からの求心性線維は，偽単極神経細胞を経由していくが，その神経細胞は三叉神経節にはない．この神経線維は，橋の菱形窩の外側縁から中脳の中心灰白質に及ぶ**三叉神経中脳路核**の偽単極神経細胞に直接達する．中枢側神経突起は三叉神経の運動核に接続する．この単シナプス性経路で咬筋反射が起こる．

10.1 体性感覚系

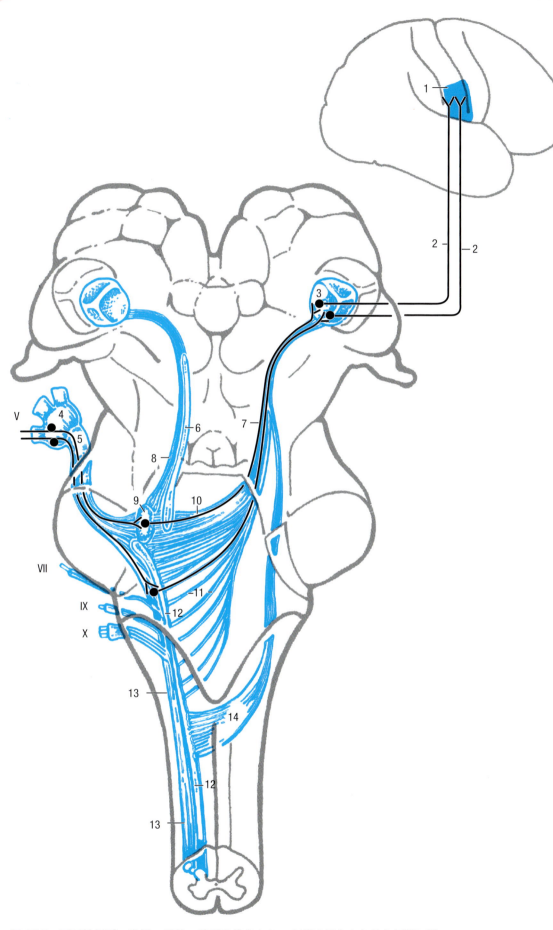

1 Postcentral gyrus
 中心後回
2 Thalamoparietal tract
 視床頭頂路
3 Ventral posteromedial nucleus of thalamus
 視床後内側腹側核
4 Trigeminal (Gasserian) ganglion
 三叉神経節（ガッセル神経節）
5 Sensory root of trigeminal nerve
 三叉神経感覚根
6 Mesencephalic nucleus of trigeminal nerve
 三叉神経中脳路核
7 Trigeminal lemniscus
 三叉神経毛帯
8 Posterior trigeminothalamic tract
 後三叉神経核視床路
9 Principal sensory nucleus of trigeminal nerve 三叉神経主感覚核
10 Trigeminothalamic tract from principal sensory nucleus of trigeminal nerve 三叉神経主感覚核からの三叉神経核視床路
11 Anterior trigeminothalamic tract
 前三叉神経核視床路
12 Spinal nucleus of trigeminal nerve
 三叉神経脊髄路核
13 Spinal tract of trigeminal nerve 三叉神経脊髄路
14 Lateral trigeminothalamic tract
 外側三叉神経核視床路

V Trigeminal nerve 三叉神経
VII Facial nerve 顔面神経
IX Glossopharyngeal nerve 舌咽神経
X Vagus nerve 迷走神経

図 10.6 三叉神経系　脊髄，脳幹，間脳は後方より，大脳は側方よりみた図(424, 527)。ローマ数字は脳神経を示す。

1 Supraorbital nerve
  眼窩上神経
2 Infraorbital nerve
  眼窩下神経
3 Inferior alveolar nerve
  下歯槽神経
4 Nasociliary nerve
  鼻毛様体神経
5 Greater palatine nerve
  大口蓋神経
6 Lingual nerve 舌神経
7 Frontal nerve 前頭神経
8 Palatine nerves 口蓋神経
9 Ophthalmic nerve
  眼神経
10 Maxillary nerve
  上顎神経

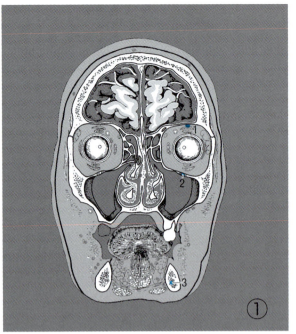
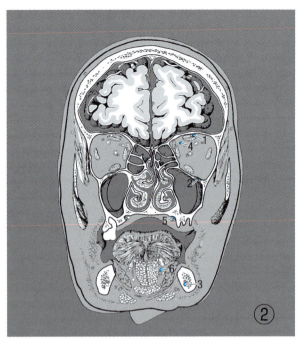
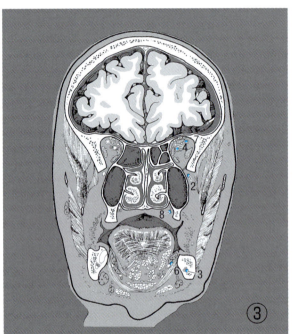
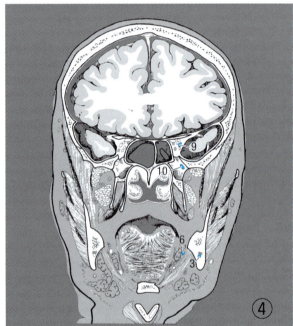

図 10.7　三叉神経系の末梢と中枢　前額断シリーズ[380, 527]。丸数字は切片番号を示す(図 3.1)。

図 10.7a　第 1-第 4 切片

10.1 体性感覚系

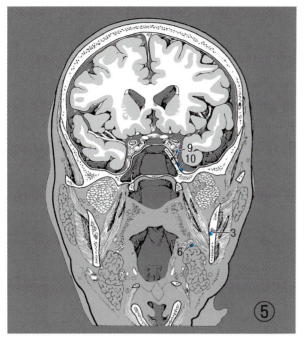
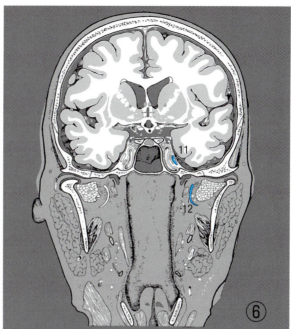
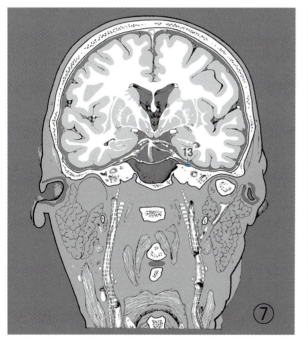
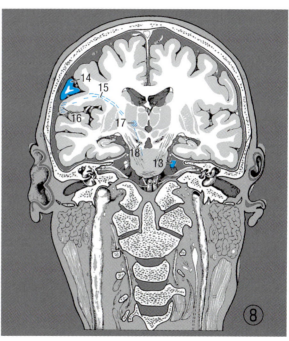

3 Inferior alveolar nerve
下歯槽神経
6 Lingual nerve 舌神経
9 Ophthalmic nerve
眼神経
10 Maxillary nerve
上顎神経
11 Trigeminal (Gasserian) ganglion
三叉神経節（ガッセル神経節）
12 Mandibular nerve
下顎神経
13 Trigeminal nerve
三叉神経
14 Postcentral gyrus
中心後回
15 Thalamoparietal tract
視床頭頂線維
16 Postcentral gyrus (within the slice)
中心後回（切片内）
17 Ventral posteromedial nucleus of thalamus (in the posterior part of the slice) 視床後内側腹側核（切片の後部内）
18 Trigeminal lemniscus (within the slice)
三叉神経毛帯（切片内）

図 10.7b　第 5-第 8 切片

14 Postcentral gyrus
中心後回
15 Thalamoparietal tract
視床頭頂路
18 Trigeminal lemniscus (within the slice)
三叉神経毛帯（切片内）
19 Principal sensory nucleus of trigeminal nerve (in the posterior part of the slice)
三叉神経主感覚核（切片の後部内）
20 Spinal nucleus of trigeminal nerve (within the slice) 三叉神経脊髄路核（切片内）
21 Lateral trigeminothalamic tract (within the slice)
外側三叉神経核視床路（切片内）

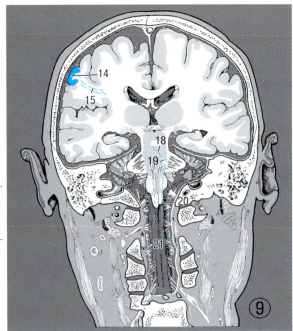

図10.7c　第9切片

10.1 体性感覚系

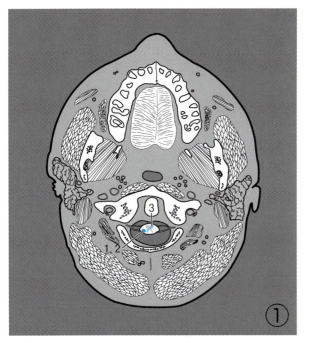
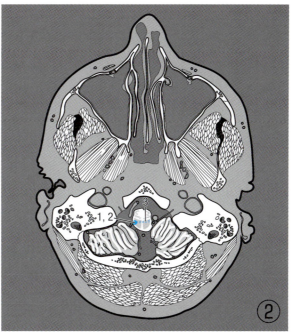
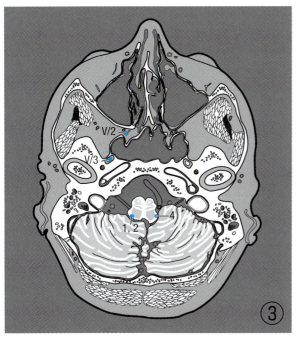
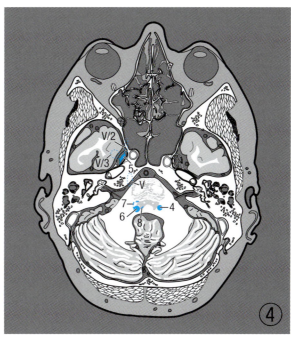

1 Spinal tract of trigeminal nerve 三叉神経脊髄路
2 Spinal nucleus of trigeminal nerve 三叉神経脊髄路核
3 Lateral trigeminothalamic tract (within the slice) 外側三叉神経核視床路（切片内）
4 Lateral trigeminothalamic tract 外側三叉神経核視床路
5 Trigeminal (Gasserian) ganglion 三叉神経節（ガッセル神経節）
6 Principal sensory nucleus of trigeminal nerve 三叉神経主感覚核
7 Trigeminothalamic tract from principal sensory nucleus of trigeminal nerve 三叉神経主感覚核からの三叉神経核視床路
8 Posterior trigeminothalamic tract 後三叉神経核視床路

V Trigeminal nerve 三叉神経
V₂ Maxillary nerve 上顎神経
V₃ Mandibular nerve 下顎神経

図 10.8　三叉神経系　両交連面シリーズ(380, 527)。丸数字は切片番号を示す（図 5.1）。

図 10.8a　第 1-第 4 切片

4 Lateral trigeminothalamic tract 外側三叉神経核視床路
7 Trigeminothalamic tract from principal sensory nucleus of trigeminal nerve 三叉神経主感覚核からの三叉神経核視床路
8 Posterior trigeminothalamic tract 後三叉神経核視床路
9 Trigeminal lemniscus 三叉神経毛帯
10 Mesencephalic nucleus of trigeminal nerve 三叉神経中脳路核
11 Ventral posteromedial nucleus of thalamus 視床後内側腹側核
12 Thalamoparietal tract 視床頭頂路

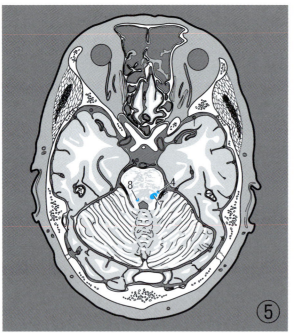
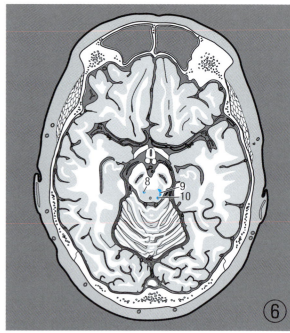
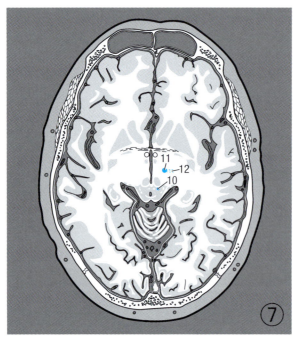
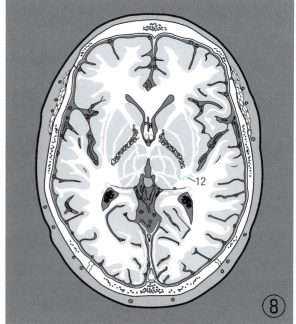

図 10.8b　第 5-第 8 切片

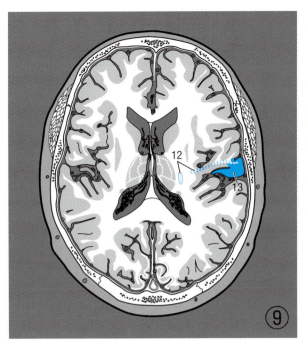
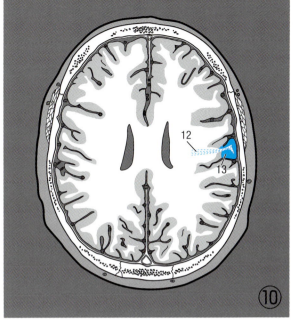

12 Thalamoparietal tract
   視床頭頂路
13 Postcentral gyrus
   中心後回

図 10.8c　第 9，第 10 切片

10.1.4　臨床的意義

各感覚系の病巣が及ぼす影響を以下にまとめた。

臨床へのヒント

延髄では前側索系と内側毛帯系がまだ分かれて走っているので，**延髄レベルでは前側索系の解離性感覚障害**が起こり得ることが説明できる。しばしば，脳血管障害が原因となり，病巣と反対側の痛覚と温覚障害を起こす。これに三叉神経系の一次感覚ニューロンか二次ニューロンの起始部の障害，またはその両者が加われば，症状にも病巣と同側の顔面感覚障害が加わる。すなわち，**交叉性感覚障害**の病像で，Wallenberg 症候群にみられる症状であるが，延髄外側の病巣に起因する。

内側毛帯の病巣は，触覚性識別障害，すなわち触覚，位置覚，振動覚の障害をもたらす。延髄の正中近傍の病巣では，これらの感覚系障害が一側，さらには両側に及ぶこともある。橋より上のレベルでは両感覚系が狭い範囲に位置しているので，解離性感覚障害を起こすことは稀である。それは**三叉神経系**でも同様であり，温痛覚の解離性障害は上部頸髄と延髄，あるいはそのいずれかの病巣でのみ生じる。

内包後脚の病巣は，通常，身体の半側全体を覆う感覚障害を起こす。この領域では，全感覚系の線維が狭い範囲に束ねられているからである。視床皮質路は，**半卵円中心**で大脳皮質に向かって体部位的に開散していくので，病巣と反対側の個々の身体部位で孤立性の感覚障害が起こり得るが，その場合，障害される皮膚感覚はすべての性質を含むことになる。

末梢および中枢の感覚系機能障害の客観的診断が体性感覚誘発電位（SEP）の記録によって可能になった。末梢神経の反復刺激により，頭皮上電極から記録される誘発電位が，脊髄，脳幹，一次感覚野に由来する典型的な各成分を示せば（あるいはそれを欠けば）局所診断ができるわけである[366, 521, 564]。

10.2　味覚系

顔面神経，舌咽神経，および迷走神経は，味蕾と自由神経終末によって味覚信号を延髄へ伝える（図10.9, 10.10）。一次ニューロンの細胞体（perikaryon）は，それぞれの脳神経に付随した神経節にある。すなわち，顔面神経の膝神経節とⅨ，Ⅹ脳神経の上・下神経節である。偽単極神経細胞の中枢側突起は，孤束核が吻側へ延びた部分と孤束核の味覚部（卵核：nucleus ovalis）に終わる。さらに二次性上行路は，三叉神経系と同じく，内側毛帯の近傍を走り，視床亜核に至る。三次ニューロンは，そこから頭頂弁蓋と島皮質縁の皮質面へ達する[48, 88]。

臨床へのヒント

味覚障害は，味蕾か，Ⅶ，Ⅸ，Ⅹ脳神経病変による末梢性障害のことが多く，脳神経核領域や皮質病変ではない。

10.3　上行性網様体賦活系

網様体（図6.12b, 10.1）は，延髄，橋，中脳の被蓋の中心部にある網状に配列された神経細胞群から成る。網様体は脳神経核，いくつかの中継核，および下行性線維系に囲まれている。内側毛帯は網様体を貫通している[469]。網様体は脊髄，およびすべての感覚性の脳神経から求心性信号を受け，それを視床内髄板を経由して大脳皮質へ広汎に投射する。このような多シナプス性興奮伝達と密な網様結合によって，網様体は受容器と大脳皮質神経細胞との間に非特殊性ニューロン連鎖系を作っている。これとは対照的に，特殊系の信号伝達では信号を出す受容器とそれを受ける大脳一次野の神経細胞間に，点対点投射が成り立っている。その例として内側毛帯系と視覚系が挙げられる。上行性網様体賦活系は，その他被殻，視索前野，中隔核，視床下部など皮質下中枢へも投射している[65, 424]。上行性網様体賦活系は，また下行性網様系と密に結合している[75]。

臨床へのヒント

網様体は，運動系，辺縁系，その他数多くの機能系と無数の結合をもち，複雑な信号処理を行っているので，この複合系の機能障害を独立して分析することは困難である。網様体から上行する線維系は前脳を賦活させるはたらきがある。網様系の障害は，注意障害，意識障害あるいは昏睡を起こすことがある[255, 652]。

10.3 上行性網様体賦活系

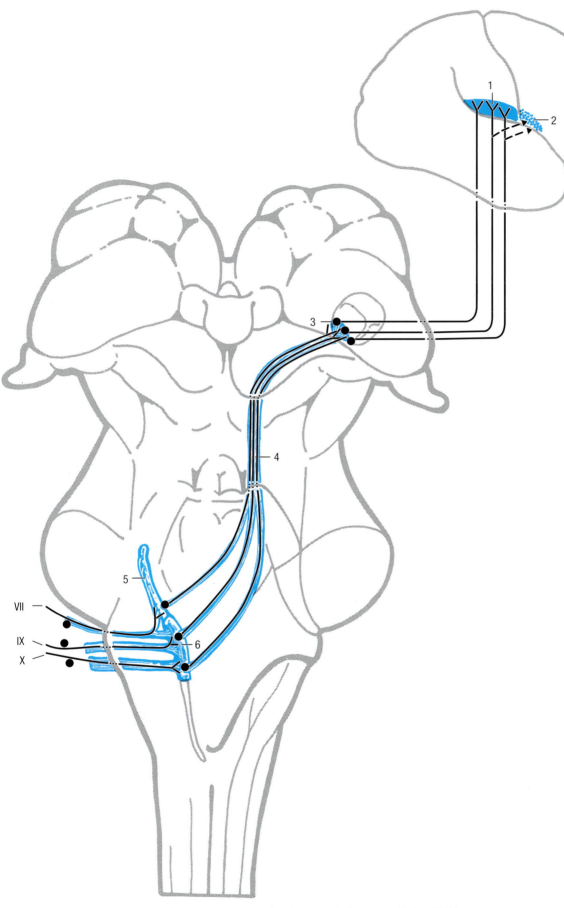

1 Parietal operculum
 頭頂弁蓋
2 Gustatory cortical area near insula
 島縁の味覚皮質野
3 Ventral posteromedial nucleus of thalamus
 視床後内側腹側核
4 Gustatory fibers in posterior (dorsal) trigeminothalamic tract
 後三叉神経核視床路内の味覚線維
5 Nucleus ovalis 卵核
6 Pars gustatoria of solitary nuclei
 孤束核の味覚部

Ⅶ Facial nerve 顔面神経
Ⅸ Glossopharyngeal nerve 舌咽神経
Ⅹ Vagus nerve 迷走神経

図 10.9　味覚系　脳幹と間脳は後方より，大脳は側方よりみた図(424)。ローマ数字は脳神経を示す。

10 神経機能系

1 Glossopharyngeal nerve and vagus nerve
  舌咽神経と迷走神経
2 Facial nerve with chorda tympani
  顔面神経と鼓索神経
3 Solitary nucleus (within the slice)
  孤束核（切片内）
4 Gustatory fibers in posterior (dorsal) trigeminothalamic tract
  後三叉神経核視床路内の味覚線維

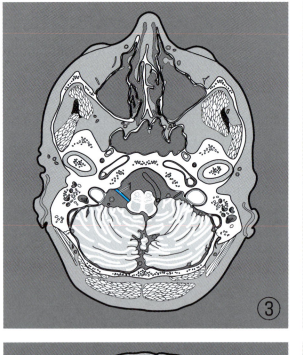
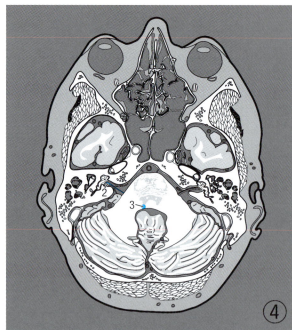
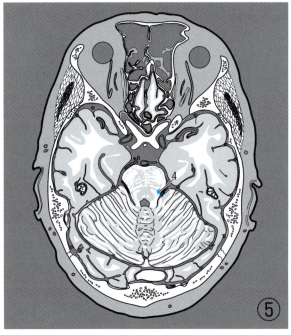
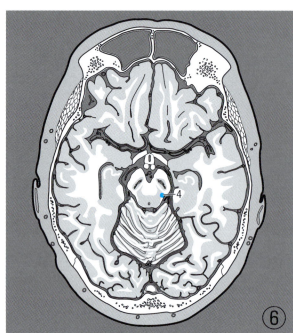

図 10.10　味覚系　両交連面シリーズ。丸数字は切片番号を示す（図 5.1）。

図 10.10a　第 3–第 6 切片

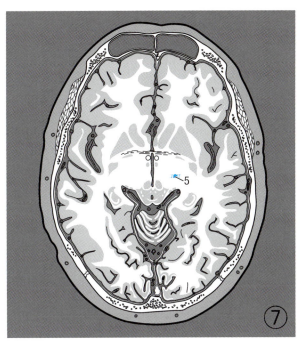
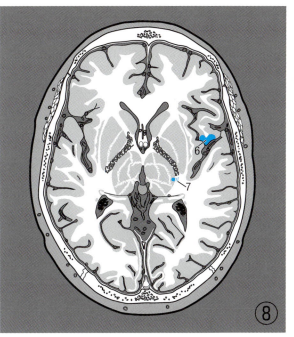

5 Ventral posteromedial nucleus of thalamus (just above this layer) 視床後内側腹側核（1つ上の断面）
6 Parietal operculum 頭頂弁蓋
7 Hypothetical fibers from thalamus to parietal operculum 視床から頭頂弁蓋へ行く線維（仮説）

図 10.10b　第7，第8切片

10.4　前庭系

　前庭系の感覚受容器（図 10.11-10.13）は，**半規管**，ならびに**球形嚢**と**卵形嚢**の中にある。半規管の感覚細胞は，頭部の回転加速度を感知する。球形嚢と卵形嚢の感覚細胞は，細胞の上で膠状層の内にある小さな石灰結晶体（平衡砂）の助けを借りて，重力の作用に関する信号を出す。そのようにして，地球の重力圏での並進加速度に関する情報が伝えられる[93]。

　回転ならびに並進加速度に関する信号は，前庭系のニューロンによって伝達される。一次前庭ニューロンの細胞体は，内耳道の**前庭神経節**にあり，その双極細胞の末梢側突起は半規管の感覚細胞と球形嚢，卵形嚢の感覚細胞へ分枝している。中枢側突起は，Ⅷ脳神経の**前庭神経**を形成し，小脳橋角部で脳幹へ入る。半規管の感覚細胞から来る求心性線維は，主として前庭神経上核と内側核に終わるが，直接小脳の片葉小節葉へ行くものもある。球形嚢と卵形嚢の感覚細胞とシナプス結合をもつ線維は，前庭神経の下核へ行く。大細胞性の前庭神経外側核（Deiters）に行くのは，一次前庭求心線維のうちわずかである。

　前庭神経諸核は，脊髄・網様体・小脳から求心性結合を受けている。遠心性結合は前庭神経外側核からは，外側前庭脊髄路を通って脊髄へ行っている。その他の前庭神経核からは内側縦束を通じて脳幹にある眼筋と頸筋の運動ニューロンへ，また前庭脊髄路によって脊髄へ線維を送っている。このナビゲーション系は，平衡を乱す影響に対して，眼位と頭位を安定させる役割をもつ。すべての頭部の動きにつれて，反射的な眼球運動が起こり，その結果，視覚的な空間位置覚を保つためにみている対象物を網膜の1点に固定するのである。

　前庭系は，全体として，眼筋・頸筋・体幹筋および四肢筋の運動ニューロンに無数の結合のあることを示している（前庭眼球反射，体位反射）。

　大脳皮質への線維結合は乏しい。おそらく，反対側の小さな視床核である中間腹側核へ行き[424]，さらに頭頂間溝周辺の頭頂葉へ行っている。別の経路は，視床の後外側腹側核を介して，中心後回の3野へ行く。この線維結合は，図 10.11-10.13 には示されていない。サルでは，さらに小さな前庭皮質野（Brodmann の7野，頭頂島野と島野）の存在が証明されている[94]。

10 神経機能系

1 Parietal cortical area 頭頂皮質野
2 Ventral intermediate nucleus of thalamus 視床中間腹側核
3 Oculomotor nucleus 動眼神経核
4 Trochlear nucleus 滑車神経核
5 Vestibulothalamic tract 前庭視床路
6 Cerebellum 小脳
7 Medial longitudinal fasciculus 内側縦束
8 Superior vestibular nucleus 前庭神経上核
9 Abducens nucleus 外転神経核
10 Vestibular nerve 前庭神経
11 Inferior vestibular nucleus 前庭神経下核
12 Medial vestibular nucleus 前庭神経内側核
13 Lateral vestibular nucleus(of Deiters) 前庭神経外側核（ダイテルス核）
14 Lateral vestibulospinal tract 外側前庭脊髄路
15 Medial vestibulospinal tract 内側前庭脊髄路

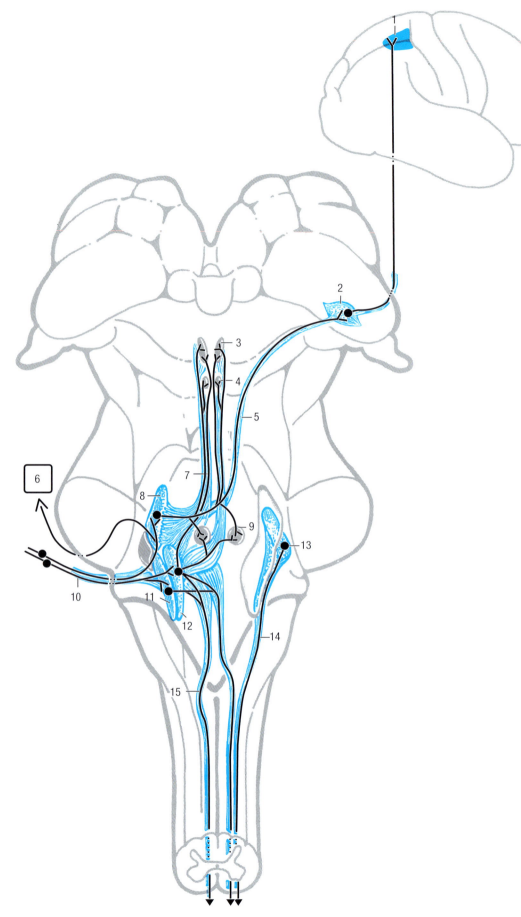

図 10.11 前庭系　脳幹と間脳は後方より，大脳は側方よりみた図[424]。

10.4 前庭系

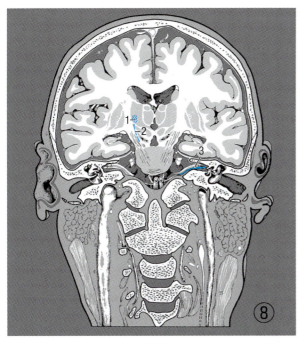
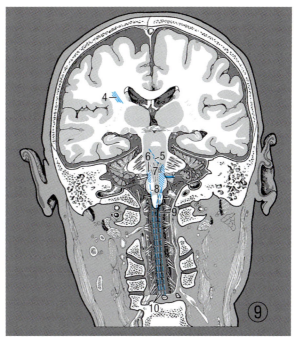
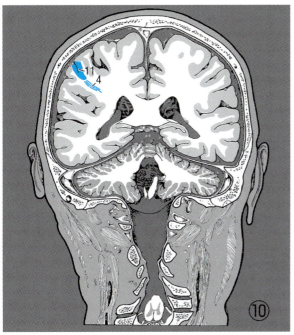
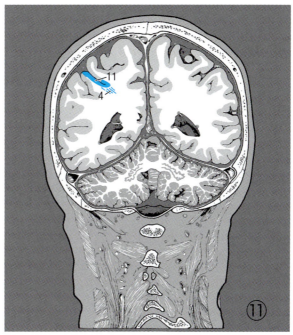

1 Ventral intermediate nucleus of thalamus (within the slice) 視床中間腹側核（切片内）
2 Vestibulothalamic tract (within the slice) 前庭視床路（切片内）
3 Vestibular nerve 前庭神経
4 Hypothetical fibers from thalamus to parietal cortical area 視床から頭頂皮質野へ行く線維（仮説）
5 Vestibulothalamic tract 前庭視床路
6 Lateral vestibular nucleus (of Deiters) (within the slice) 前庭神経外側核（ダイテルス核）（切片内）
7 Vestibular nuclei (within the slice) 前庭神経核（切片内）
8 Lateral vestibulospinal tract (within the slice) 外側前庭脊髄路（切片内）
9 Medial vestibulospinal tract (within the slice) 内側前庭脊髄路（切片内）
10 Lateral and medial vestibulospinal tract (within the slice) 外側および内側前庭脊髄路（切片内）
11 Parietal cortical area 頭頂皮質野

図 10.12 前庭系　前額断シリーズ。丸数字は切片番号を示す（図 3.1）。

10 神経機能系

1 Medial vestibulospinal tract 内側前庭脊髄路
2 Lateral vestibulospinal tract 外側前庭脊髄路
3 Vestibular nerve 前庭神経
4 Vestibular nuclei 前庭神経核
5 Lateral vestibular nucleus (of Deiters) 前庭神経外側核 (ダイテルス核)

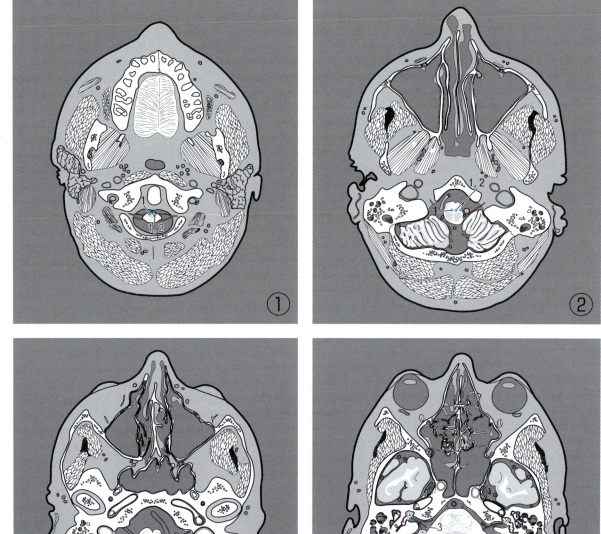

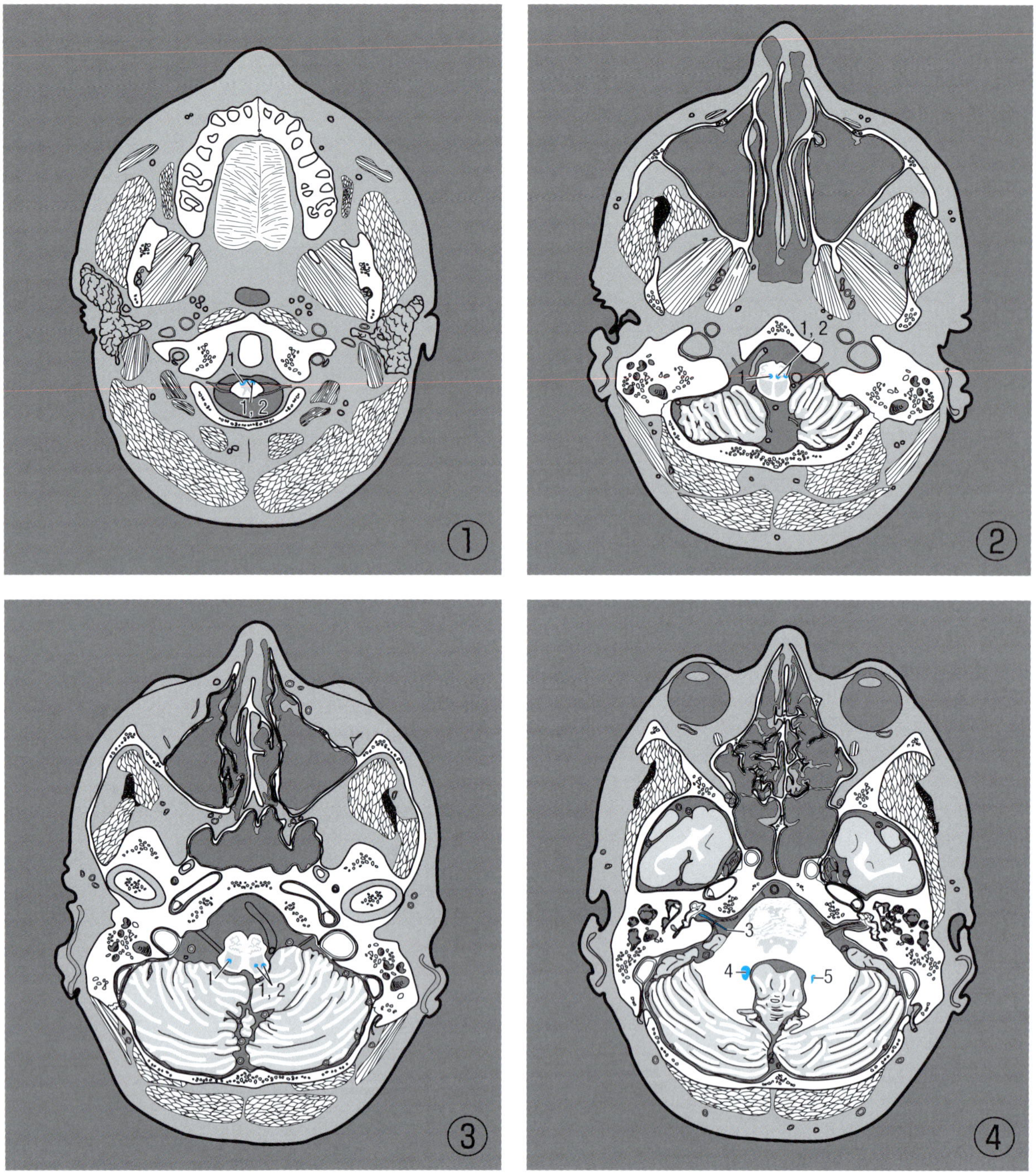

図 10.13　前庭系　両交連面シリーズ。丸数字は切片番号を示す (図 5.1)。

図 10.13a　第 1- 第 4 切片

10.4 前庭系

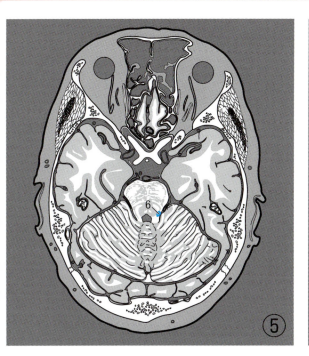
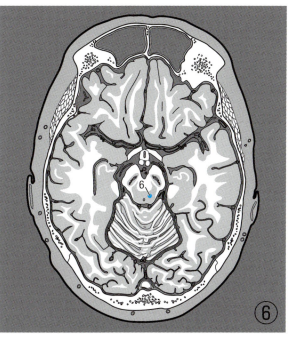
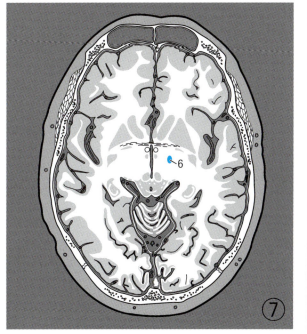
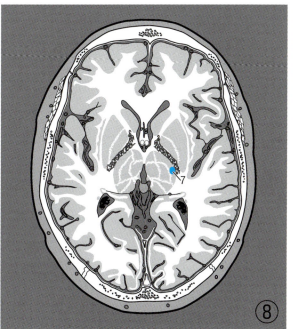

6 Vestibulothalamic tract
  前庭視床路
7 Ventral intermediate nucleus of thalamus（within the slice）
  視床中間腹側核（切片内）

図 10.13b　第 5 - 第 8 切片

10 神経機能系

8 Hypothetical fibers from thalamus to parietal cortical area
　視床から頭頂皮質野へ行く線維（仮説）
9 Parietal cortical area
　頭頂皮質野

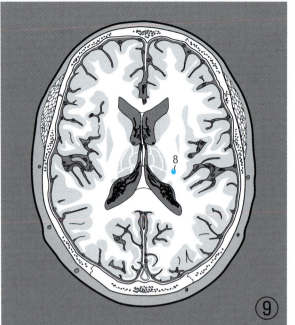
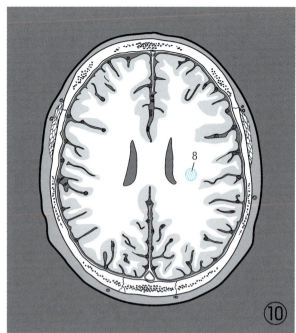
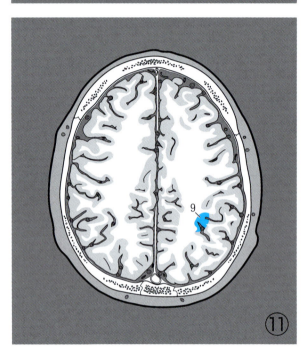

図 10.13c　第 9-第 11 切片

臨床へのヒント

前庭系の病変は**平衡障害**を起こす。急性前庭障害は回転性のめまいで始まる。前庭器官の片側障害は数週間たてば代償されるが，両側障害では不安定歩行を残す[149, 387, 407, 408]。"**眼振**"は，不随意に，または反射的に起こり，遅い成分と速い成分をもつ両側眼球運動を意味するが，脳幹系のサッカード発生機構によるものである。**自発眼振**は常に病的で，末梢性あるいは中枢性病変の存在を示している。末梢性障害は半規管や一次前庭ニューロン，またはその両者の障害で，中枢性障害は二次ニューロン以上の前庭系障害である。注視誘発眼振は小脳，延髄および中脳，間脳にある固視運動に関する構造の病変で生じる[351, 387]。注視眼振は注視の際に眼球の振り子運動のかたちで起こる。これは中枢注視機構の先天性障害である。狭義の自発眼振は，Frenzel眼鏡を用いて注視を遮断すると観察される眼振である。これは末梢性ならびに中枢性前庭障害でみられる。眼振は部位的に異なった病巣で類似の臨床像を呈するので，それのみで局所診断を行うには不十分である。しかし，**解離性眼振**では，外転した眼球に強い振動がみられ，橋被蓋正中部の病変で，動眼神経核と外転神経核を結ぶ内側縦束の障害である。回転眼振と垂直眼振も中枢性病変を示す。

10.5 聴覚系

音波は外耳道を通って鼓膜へ達する。中耳では，耳小骨がこの振動を機械的に増強し，前庭窓へ導く(図7.5, 7.6)。そこに生じた内リンパの運動は内耳で蝸牛の**ラセン器**(**Corti器**)の**線毛細胞**に感知され，聴覚系のニューロン連鎖へ伝えられる(図10.14-10.17)。解剖学的意味で，後蝸牛性難聴はこのニューロン連鎖の障害である。一次ニューロンは，蝸牛内の**ラセン神経節**の双極細胞である。その末梢側突起は線毛細胞の基底部に接触している。双極細胞の中枢側突起はⅧ脳神経の**蝸牛神経**を形成する。それは錐体骨の内耳孔から出て，小脳橋角部で延髄に入る。その後，中枢側突起は2つに分かれ，1つは蝸牛神経後核へ，ほかは，蝸牛神経前核へ行く。これらの神経核より聴覚系二次ニューロンが始まる：

- **蝸牛神経後核**の神経突起は，後側聴覚路に属し，菱形窩の底部で第四脳室髄条のすぐ下に接して走り，対側へ交叉し，前方へ向かい外側へカーブして(**外側毛帯**)，下丘へ至る。この経路ではもう1つのニューロンが介在する可能性もある。聴覚信号を伝える**下丘**の神経細胞の神経突起は，下丘腕を通って，**内側膝状体**へ達する。最終ニューロンは，内側膝状体から聴放線を経て大脳の一次聴覚野へ達する(Brodmannの41野，図7.53)。その位置は，外側溝の底部で，前横側頭回(前Heschl回)である[225]。大脳円蓋部からは，外側溝を開かないと前**横側頭回**はみえない。
- **蝸牛神経前核**からは前側聴覚路が，台形体の中を**上オリーブ核**と台形体核を経由して，対側へ行って**外側毛帯**に入り，上記の後側聴覚路と同じ経路をたどる。前側聴覚路の一部は同側にとどまり，同側内を上述した皮質下核を経由して，**大脳の一次聴覚野**に達する(Brodmannの41野)。

聴覚路が同側と対側の両方にあることにより，高度に特殊化したニューロン群は，片方の耳に入る音源がもう一方の耳から相当離れていれば，到達時間の差を計ることができる。このようにして，ただ音を聞くだけで**音源の位置**が決定できる。聴覚系の第2の，さらに高次のニューロン群は，次第に固有な音型に反応するように特殊化している。このようなニューロン群は，必要な音(例えば言語)を雑音から分離して取り出すことができる。

蝸牛神経の前核と後核(図6.7b)は延髄の内耳神経の進入部にあり，延髄・橋移行部の直前にあたる[579]。蝸牛神経核は，開いている延髄の外側面で第四脳室の外側陥凹の高さにある(図6.7b, 10.15)。下小脳脚が蝸牛神経核の前内側の境になっているので，MR画像で間接的に蝸牛神経核の位置決めに使われる[19]。

聴覚系に関しては，図10.15-10.17に聴覚路の最も大きな部分，すなわち前部のみ図示してある。この部分は**台形体**を通る。台形体の線維は蝸牛神経核の前縁から出る。それは少し前上方に行ってから，下小脳脚の前で同側および対側の上オリーブ核と台形核の複合体に入る。その際，この線維束は橋の下部では橋核のすぐ後方にあって，内側毛帯の前部を横断する。台形体はMR画像で直接位置決めができるが，内側毛帯との位置関係で決めることもできる[19]。

外側毛帯(図6.9b, 6.10b, 6.11b, 10.14)は，上オリーブ核と台形体核の複合体に始まり，下丘に終わる(図6.12b)。その長さは約25mmである。この経路で，聴覚信号は多くの外側毛帯核群に接続される(外側毛帯核群は，図10.14-10.17に描かれていない)。外側毛帯は橋被蓋の外側部を上行し，橋と中

10 神経機能系

1 Optic chiasm 視交叉
2 Temporal lobe 側頭葉
3 Third ventricle 第三脳室
4 Primary auditory cortex in transverse temporal gyrus (of Heschl) 横側頭回（ヘシュル回）の一次聴覚野
5 Thalamus 視床
6 Pineal gland (body) 松果体
7 Lateral ventricle 側脳室
8 Splenium of corpus callosum 脳梁膨大
9 Acoustic radiation 聴放線
10 Medial geniculate body 内側膝状体
11 Brachium of inferior colliculus 下丘腕
12 Inferior colliculus 下丘
13 Commissure of inferior colliculus 下丘交連
14 Nucleus of lateral lemniscus 外側毛帯核
15 Lateral lemniscus 外側毛帯
16 Pons 橋
17 Superior olivary nucleus 上オリーブ核
18 Bipolar nerve cells, spiral ganglion 双極細胞，ラセン神経節
19 Cochlear nerve 蝸牛神経
20 Anterior (ventral) cochlear nucleus 蝸牛神経前核
21 Trapezoid body 台形体
22 Nuclei of trapezoid body 台形体核
23 Posterior (dorsal) cochlear nucleus 蝸牛神経後核
24 Posterior acoustic stria 後側聴条
25 Medulla oblongata 延髄

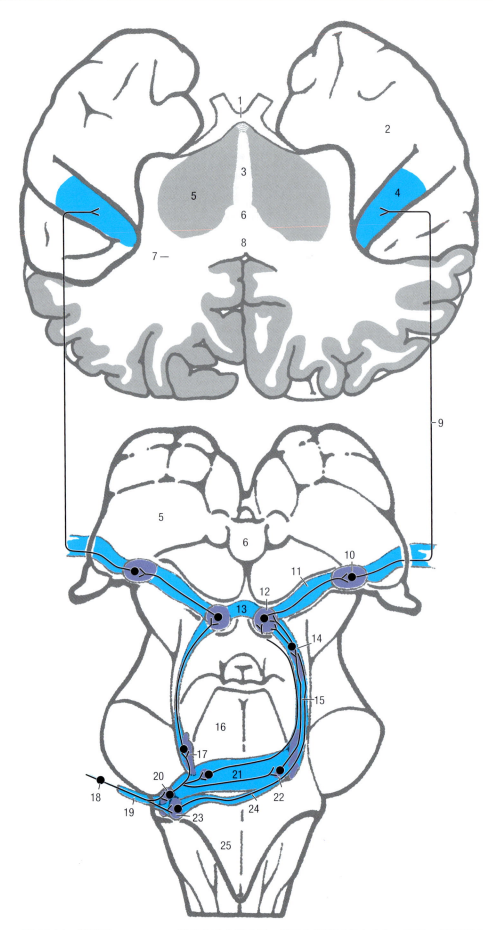

図 10.14 聴覚系　ニューロン連結を示す模式図。脳幹と間脳は後方より，両側の側頭葉は上方よりみた図。切断面は視交叉の直上から脳梁膨大の中央を通り(424)，両交連面とは前方では約 20°下，後方では約 20°上の角度で交わる。

10.5 聴覚系

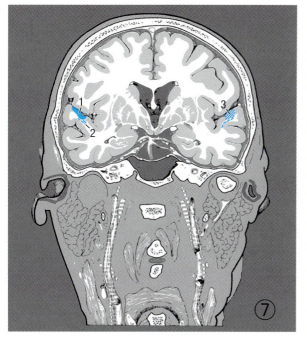
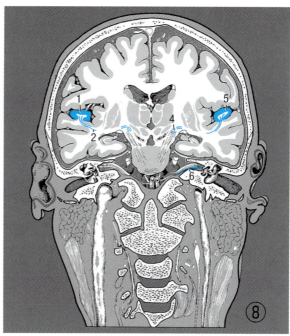
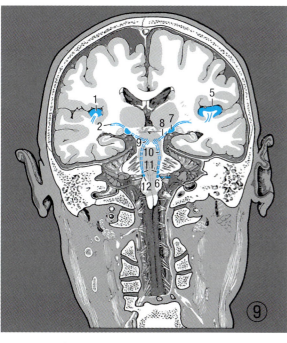

1. Anterior transverse temporal gyrus (of Heschl) 前横側頭回（前ヘシュル回）
2. Acoustic radiation 聴放線
3. Transverse temporal gyrus (of Heschl) (in the posterior part of the slice) 横側頭回（ヘシュル回）（切片の後部内）
4. Medial geniculate body (in the posterior part of the slice) 内側膝状体（切片の後部内）
5. Transverse temporal gyrus (of Heschl) 横側頭回（ヘシュル回）
6. Cochlear nerve 蝸牛神経
7. Medial geniculate body 内側膝状体
8. Brachium of inferior colliculus 下丘腕
9. Inferior colliculus (in the posterior part of the slice) 下丘（切片の後部内）
10. Lateral lemniscus (within the slice) 外側毛帯（切片内）
11. Superior olivary nucleus 上オリーブ核
12. Anterior (ventral) and posterior (dorsal) cochlear nucleus (within the slice) 蝸牛神経前核と後核（切片内）

図 10.15 聴覚系　前額断シリーズ。丸数字は切片番号を示す（図 3.1）。左側の蝸牛神経から出た同側と対側の聴覚経路が描かれている。右側には2つの横側頭回（Heschl 回）がある。

10　神経機能系

1　Inferior colliculus　下丘
2　Lateral lemniscus（in the lateral part of the slice）外側毛帯（切片の外側部内）
3　Trapezoid body　台形体
4　Medullary striae of fourth ventricle　第四脳室髄条
5　Brachium of inferior colliculus　下丘腕
6　Lateral lemniscus　外側毛帯
7　Superior olivary nucleus　上オリーブ核
8　Cochlear nerve（within the slice）蝸牛神経（切片内）
9　Posterior（dorsal）and anterior（ventral）cochlear nucleus（within the slice）蝸牛神経後核と前核（切片内）
10　Acoustic radiation（in the lateral part of the slice）聴放線（切片の外側部内）
11　Medial geniculate body　内側膝状体
12　Cochlear nerve　蝸牛神経
13　Acoustic radiation（partially within the slice）聴放線（一部は切片内）

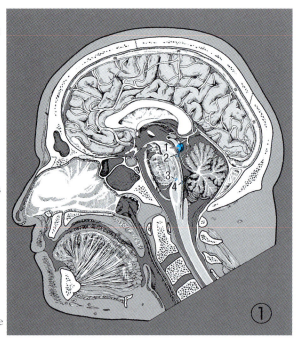
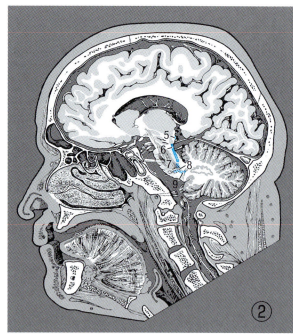
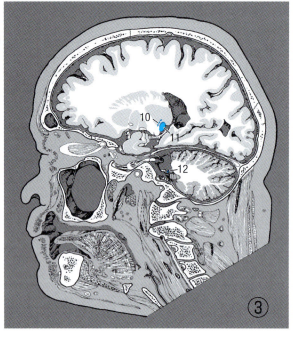
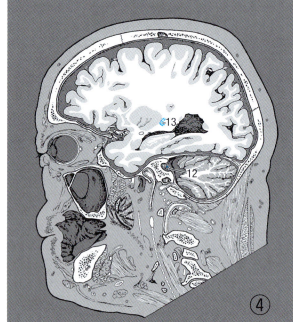

図10.16　聴覚系　矢状断シリーズ。丸数字は切片番号を示す（図4.3, 4.4a, 4.4b, 4.5）。

図10.16a　第1-第4切片

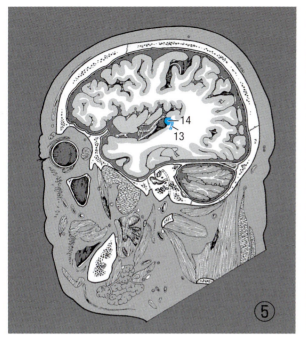
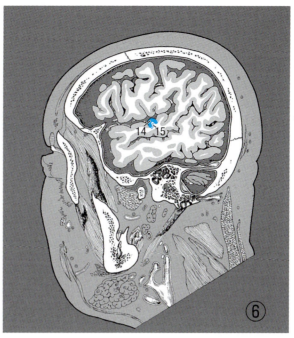

13 Acoustic radiation (partially within the slice) 聴放線（一部は切片内）
14 Anterior transverse temporal gyrus (of Heschl) 前横側頭回（前ヘシュル回）
15 Acoustic radiation 聴放線

図 10.16b　第 5，第 6 切片

脳の移行部では橋被蓋の後外側面の直下にある。下丘の近くでは上小脳脚の**外側面**に隣接している。外側毛帯は前外側から下丘へ入る。横断層の T2 強調画像で，外側毛帯は，周囲の構造とのコントラストから同定できる[130]。

下丘（図 4.2a, 4.2b）は，矢状断シリーズの第 1 切片で，中脳水道の後方，四丘板の下方のふくらみとして認められる。下丘は目立つ位置にあるので，MR 画像の矢状断・横断・前額断の三主要平行断シリーズのいずれでも容易にみつけられる[19, 511]。

下丘の神経細胞からの軸索は**下丘腕**を形成する。それは中脳被蓋の外面にある細い線維束である。中脳から間脳への移行部で，下丘腕は軽く外側へ曲がり約 5 mm の長さで後内側から，**内側膝状体**に入る。

内側膝状体（図 3.10a, 3.10b, 4.4a, 4.4b, 5.8）は，間脳の下部で中脳の外側に接している。その前面は内包に接している。内側膝状体の最大径は 8〜9 mm で，上下幅は 5〜6 mm である。内側膝状体は 3 つの部分から成る：

- 内側膝状体の"主核"は，前側の小細胞部で最も大きく，聴覚信号のみを受ける[279]。
- 内側の大細胞部は主核の後内側にある小さな副核である[399]。電気生理学的研究によれば，この核は，運動感覚・前庭・聴覚系の求心線維を受ける多モード性である[10, 399]。
- 後側の小さな副核は三角形の部分で，視覚・聴覚系の信号を受ける。

下丘腕の線維は，後内側から内側膝状体に入るが，出力線維は前外側から聴放線として出ていく[312, 314]。

聴放線は内側膝状体と一次聴皮質を結ぶ。聴放線は，幼児脳でミエリン形成研究用の顕微鏡標本によりはじめて記載された[461]。その後の研究によってその詳細が記されている[73, 315]。聴放線は，内側膝状体の前外側縁から出る。最初の部分は少し上外側へ向かい，視索の上で視床頭頂線維の下を通る。聴放線の境界は，後下方は外側膝状体，後上方は枕核，そして前上方は視床のほかの部分である。さらに外側へ向かう走行では，視放線が聴放線の後方に接している。聴放線はまた，**内包後脚の最後部**を通った後，淡蒼球の外側部・被殻・前障の後部に沿って走る。最後に，聴放線は**島皮質の後縁**で前方へ曲がり横側頭回の髄質へ上がっていき，一次聴覚皮質に達する。

一次聴覚皮質は，細胞構築的には "41 野" と呼ばれている[651]。Brodmann は，41 野はほぼ前横側頭回（図 7.53）にあると記した[76]。前方には 41 野は前横側頭回を越えて広がっている。42 野は 41 野を外

10 神経機能系

1 Cochlear nerve 蝸牛神経
2 Cochlear nuclei (below this layer)
 蝸牛神経核（1つ下の断面）
3 Trapezoid body (within the slice)
 台形体（切片内）
4 Lateral lemniscus 外側毛帯
5 Medial geniculate body 内側膝状体
6 Brachium of inferior colliculus 下丘腕
7 Inferior colliculus 下丘

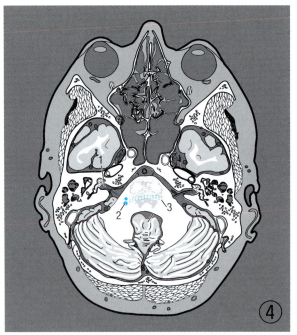
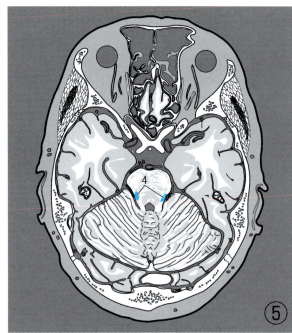
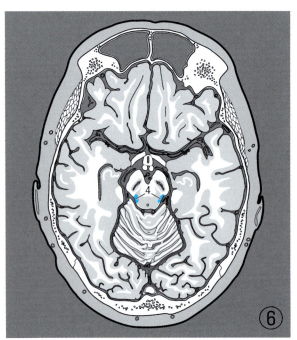
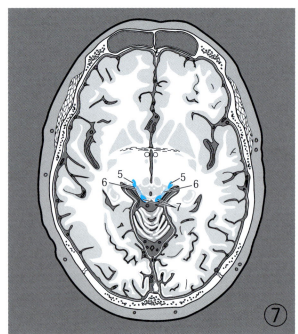

図 10.17　聴覚系　両交連面シリーズ。丸数字は切片番号を示す（図 5.1）。

図 10.17a　第 4-第 7 切片

10.5 聴覚系

8 Acoustic radiation
 聴放線
9 Transverse temporal gyrus (of Heschl)
 横側頭回（ヘシュル回）

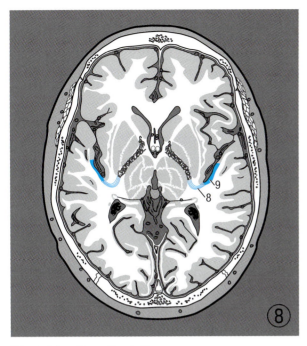
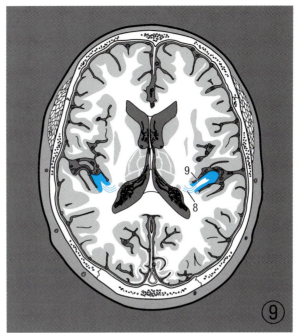

図 10.17b　第 8, 第 9 切片

側から弓状に囲んでいる。41 野に相当する領野は，前横側頭回の"側頭顆粒野（area temporalis granulosa）"と記載された[155]。色素構築的方法では一次聴覚野は横側頭回の内側部と側頭平面の隣接部と記載されている[68, 69]。電気生理学的方法により，20 以上の症例で，手術時に聴覚野の聴覚誘発電位が記録された[102, 307]。前・後横側頭回の内側 2/3 で，安定した短潜時の電位が記録された。側頭平面と上側頭回の周辺部では，振幅の小さい長潜時の電位であった。通常，右側には 2 つの側頭横回（前・後横側頭回）があるが，左側では 1 つである[182, 183]。**横側頭回**は上側頭回の上部で，外側溝の深部にある。横側頭回は，島の後縁から移行しているが，その境界は島輪状溝で，そこから後内側から前外側へ向かって斜め下向きに広がっている。後方の境界は横側頭溝である。一次聴覚皮質を含む横側頭回全体は，**頭頂弁蓋**によって覆われていて，無傷の半球では外から直接みることはできない。横側頭回は，横断・冠状断・矢状断いずれの MR 画像でも容易に発見できる[19, 640, 643]。

聴覚系（▶ p.470）は内側毛帯系・視覚系・皮質脊髄系に比べて最も短い機能系であることが示されている。その一次皮質領野は外側溝の深部にある[312, 314]。

臨床へのヒント

前述したいくつかの脳幹の神経核は，単なる中継核ではなく反射中枢でもある。この経路で，台形体核は VII 脳神経の起始核と結合している。それで，Corti 器から鼓膜張筋とアブミ骨筋へ至る反射弓が形成されているのである。強い音に反応して，これらの筋肉は反射的に収縮し，鼓膜からアブミ骨への音伝導を減衰させる（アブミ骨反射）。この反射弓が欠落すると，聴覚過敏を生じる。

その他の反射経路は，下丘から上丘へ行っている。これは，聴覚刺激に対する眼球と頭部の運動反射を構成している。さらに，網様体のニューロンが，聴覚路が上行する各段階でこれに平行して接続している。

聴覚皮質と下丘からは，下行路が橋の下部のオリーブ周囲核に行っている。オリーブ周囲核からは，遠心性神経路が蝸牛へ行き，Corti 器の線毛細胞に終わる（オリーブ蝸牛束，Rasmussen 束）。この経路はコリン性（▶ p.483）とエンケファリン性（▶ p.485）の線維をもっている。実験では，聴神経の興奮は，オリーブ蝸牛束の刺激で抑制を受ける。

> **臨床へのヒント**
>
> **難聴**は，臨床的には中耳性（伝音性）難聴，蝸牛性難聴，後蝸牛性難聴に分類される。中耳性難聴の診断には，音叉を用いる単純な臨床検査が有用である。蝸牛性難聴と後蝸牛性難聴の鑑別診断には，聴力検査のほか神経生理学的診断法が用いられるが，そのうち，最近では聴覚誘発電位（AEP）と脳幹電気反応聴力検査（BERA）を挙げることができる。
>
> AEP は国際的に統一された命名ではないが，短潜時聴覚誘発脳幹電位ということもできる[387, 564]。AEP は，反復聴覚刺激によって頭皮上電極から導出されるが，末梢性病変や，脳幹の各段階での中枢性病変による機能障害の局所診断を可能にした[366]。
>
> **聴神経鞘腫**やその他の小脳橋角部の占拠性病変が疑われる場合，また中枢性聴力障害では MRI の診断的価値が高い。また，造影剤増強を用いる薄い切片の CT にも補助的意義がある。

10.6 視覚系

視覚系の光受容器（図 10.18-10.21）は**網膜**にある。網膜の桿体細胞と錐体細胞からの視覚信号は，双極細胞を経て多極大型神経細胞へ伝えられる。その多極神経細胞の神経突起は網膜の内側面を走り，視神経乳頭に収斂し，強膜の篩板を貫いて**視神経**を形成する。眼窩内では**視神経**は長さ約 3 cm で，眼球が自由に動くことができるように弯曲走行をしている。視神経の主軸は両交連面と鋭角に交わっている。視神経は，長さ約 5 mm の骨の管である**視神経管**を通って**視交叉**に至る（図 10.21a）。眼球が外側へ動くと，視神経は眼窩内で内側に移動する[504]。眼窩内では，脳の軟膜と硬膜にあたる 2 枚の膜が視神経を包み，狭いクモ膜下腔もあるが，視神経管内では，軟膜，硬膜，骨の表面は互いに強く癒着している。

視交叉の下方には蝶形骨洞と下垂体の入ったトルコ鞍があり，後上方は視床下部，側方は内頸動脈である。視交叉では網膜の鼻側半分（外側視野）の線維のみ交叉し，外側半分（鼻側視野）の線維は交叉せずに同側にとどまる。

交叉性および非交叉性の線維が合わさって長さ約 4 cm の**視索**を形成する。視索は中脳と間脳の間を弓状に通り，外側膝状体へ達し，大部分の線維はそこに終わる（図 3.10a, 3.10b, 5.8, 10.19c, 10.20a, 10.21b）。

外側膝状体は視床の枕核の下で，内側膝状体のすぐ外側にある。外側膝状体の最大の断面は帽子の形をしていて，最大径は 8〜9 mm である。顕微鏡的には外側膝状体は 6 つの細胞層から成っていてその間を白い帯（視神経線維）が分けている。ここでほとんどの視神経の線維は視覚経路の第 4 ニューロンに連結するが，交叉性線維は 1, 4, 6 層で，非交叉性線維は 2, 3, 5 層で連結する。1, 2 層は大細胞性の神経細胞から成り，3, 6 層は小細胞性である（細部視覚と色覚に関与している）。視索線維の一部は上丘と視蓋前野へ至り，そこで内眼筋と外眼筋の反射を調節する。視索の約 1/3 の線維は大脳皮質へ向かって，膝状体外線維投射を形成している（▶ p.417）。

10.6 視覚系

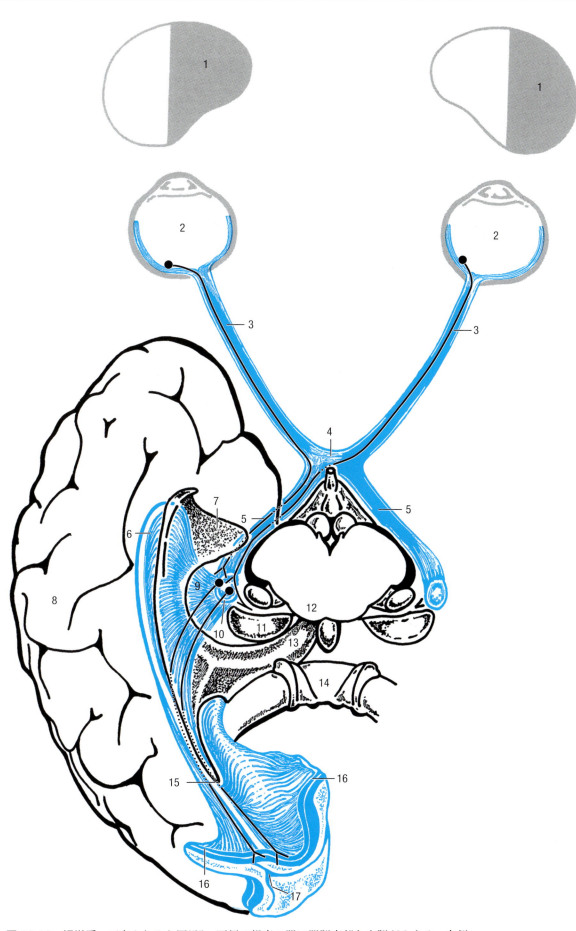

1 Corresponding (homonymous) halves of visual field 対応する（同名）半側視野
2 Eyeball 眼球
3 Optic nerve 視神経
4 Optic chiasm 視交叉
5 Optic tract 視索
6 Temporal genu of optic radiation 視放線の側頭膝
7 Temporal (inferior) horn of lateral ventricle 側脳室下角
8 Temporal lobe 側頭葉
9 Optic radiation 視放線
10 Lateral geniculate body 外側膝状体
11 Pulvinar of thalamus 視床枕
12 Superior colliculus 上丘
13 Central part (body) of lateral ventricle 側脳室中心部
14 Splenium of corpus callosum 脳梁膨大
15 Occipital (posterior) horn of lateral ventricle 側脳室後角
16 Primary visual cortex 一次視覚皮質
17 Calcarine sulcus 鳥距溝

図 10.18　視覚系　下方よりみた図(424)。両側の視索の間に間脳底部と中脳がみえる。右側の終脳は側頭葉と後頭葉のみが描かれている。両眼の同名半側視野が灰色で示され，それに対応する網膜半側から視覚野に至るニューロン連結が描かれている。

1 Optic disc 視神経円板
　（乳頭）
2 Retina 網膜
3 Optic nerve 視神経

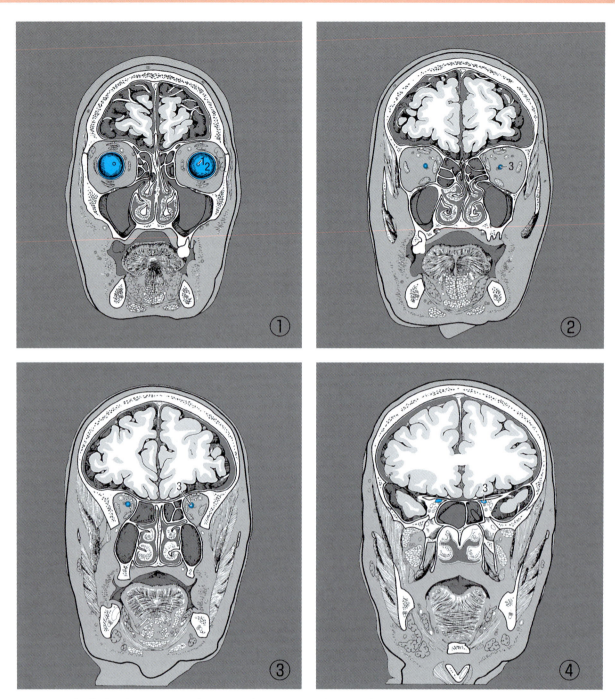

図 10.19　視覚系　前額断シリーズ。視放線（Meyer ループ）が文献[573]によって記入された。丸数字は切片番号を示す（図 3.1）。

図 10.19a　第 1-第 4 切片

10.6 視覚系

3 Optic nerve 視神経
4 Optic chiasm 視交叉
5 Optic tract 視索
6 Optic radiation, Meyer loop
　視放線（マイヤーループ）

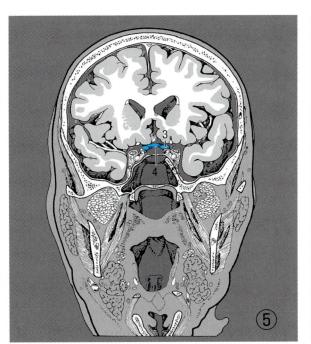
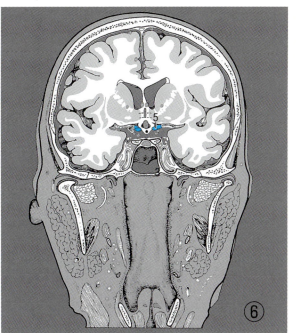
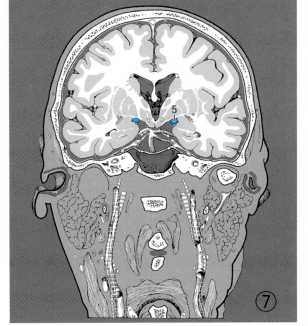
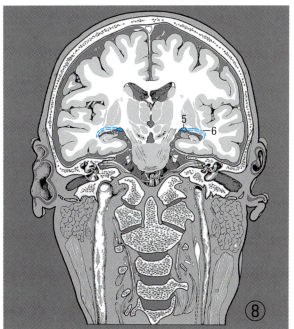

図 10.19b　第 5-第 8 切片

7 Lateral geniculate body
  外側膝状体
8 Optic radiation 視放線
9 Primary visual cortex,
  inferior lip
  一次視覚皮質（下唇）

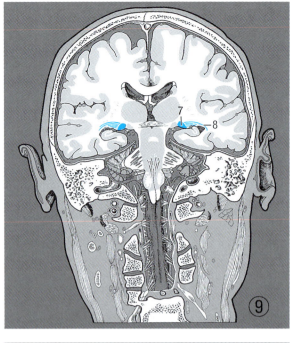
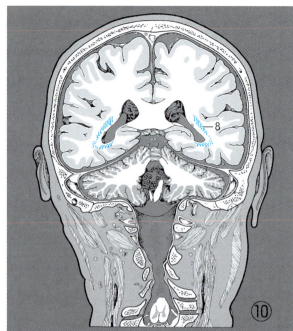
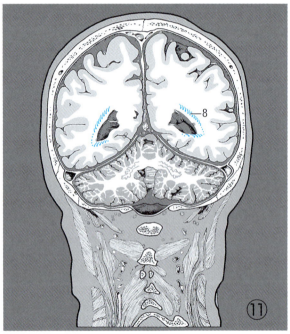
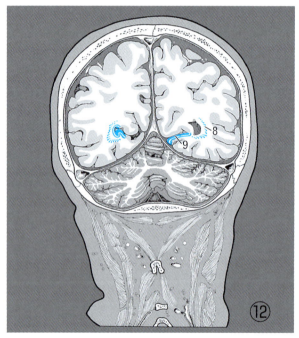

図 10.19c　第 9–第 12 切片

10.6 視覚系

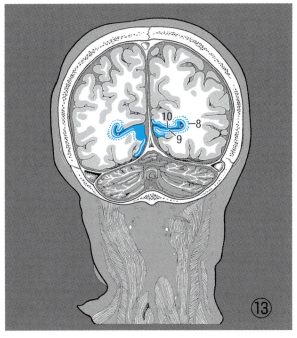
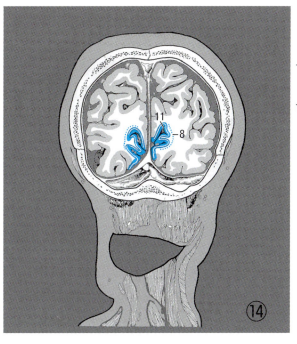

8 Optic radiation 視放線
9 Primary visual cortex, inferior lip
　一次視覚皮質（下唇）
10 Primary visual cortex, superior lip
　一次視覚皮質（上唇）
11 Primary visual cortex
　一次視覚皮質

図10.19d　第13，第14切片

　視放線は外側膝状体から出て，はじめは側脳室の下角の上でループを作り，それから内側へ入って，視覚皮質へ向かう(106, 107, 263, 603)。主として外側膝状体の内側半分の神経細胞は有線野の上唇へ投射し，外側半分の神経細胞は下唇へ投射する。乳児脳のMR画像と，生後3～12か月の乳児脳の神経組織の連続切片では視放線が分離されて確認できる(384)。視放線は，側脳室の下角と後角の外域に接してほぼ矢状に走る層となり（図10.19c），前額断では鉤状にみえ，鉤の開いた部分を内側に向けている。視放線の髄層構造は，**外側膝状体**の外側後半部で始まる。視放線の上部の線維層は，視覚皮質の上唇の前部へ行く黄斑外の線維を含んでいる。視放線の中央部の線維は，網膜の黄斑からの信号を視覚皮質の後方部へ伝える線維を含む。視放線の下層の線維は，側脳室の下角の前壁を係蹄状に通り，側脳室の下を回り，視覚皮質の下唇前部へ行く。この部分のみが欠落すれば，視野の上1/4の周辺部（黄斑外）の視野障害を生じる(236)。

　視放線の弓型をした最初の部分は，**視放線の膝**（Meyerループ）といい，若年・成人脳の髄鞘標本でははっきり認められないが，それは視放線のこの部分はほかの線維と混ざり合っていて組織切片では"マット"のようにみえるからである。上述したように乳児脳では，視放線のような太い投射線維束が最初に染色されるので，その走行が確認されるのである。この所見を成人脳に移すには，乳児脳の容量がその後の成長期に2倍以上になることを考慮しなくてはならない。したがって成人の脳においては，視放線膝の位置は仮想的なものである。既に述べたように，その後の外矢状層を通る視放線の走行は，組織学的にまたルーペを使っても，側脳室の下角と後角に沿って認めることができる。

10 神経機能系

1 Optic nerve 視神経
2 Optic chiasm 視交叉
3 Optic tract（within the slice）視索（切片内）
4 Primary visual cortex, superior lip
  一次視覚皮質（上唇）
5 Primary visual cortex, inferior lip
  一次視覚皮質（下唇）
6 Optic nerve（within the slice）視神経（切片内）
7 Optic tract 視索
8 Lateral geniculate body（within the slice）
  外側膝状体（切片内）
9 Optic radiation 視放線
10 Primary visual cortex
  一次視覚皮質
11 Retina 網膜
12 Optic radiation（within the slice）
  視放線（切片内）

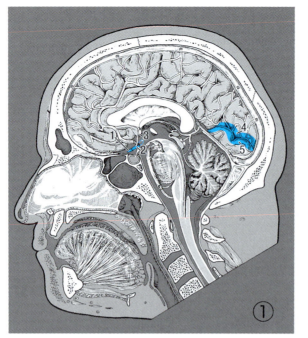
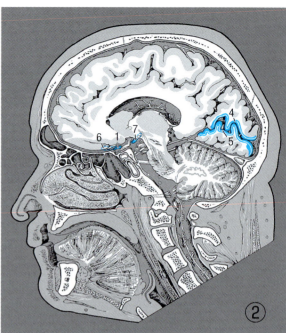
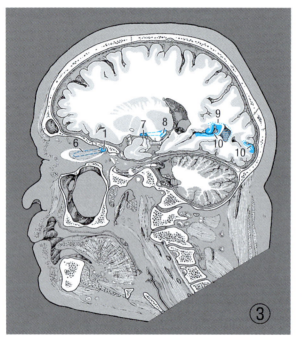
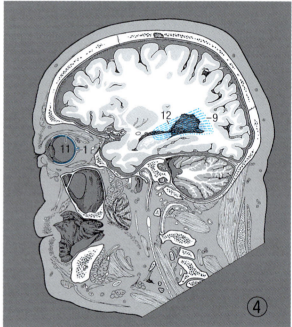

図 10.20　視覚系　矢状断シリーズ。視放線が文献[573]によって記入された。丸数字は切片番号を示す（図 4.1）。

図 10.20a　第 1 - 第 4 切片

10.6 視覚系

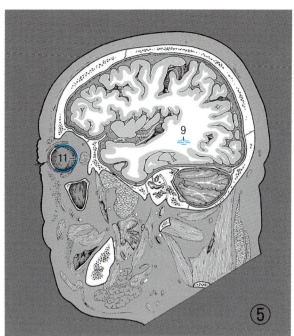

9 Optic radiation 視放線
11 Retina 網膜

図 10.20b　第 5 切片

1 Retina 網膜
2 Optic nerve 視神経
3 Optic chiasm 視交叉
4 Optic tract 視索

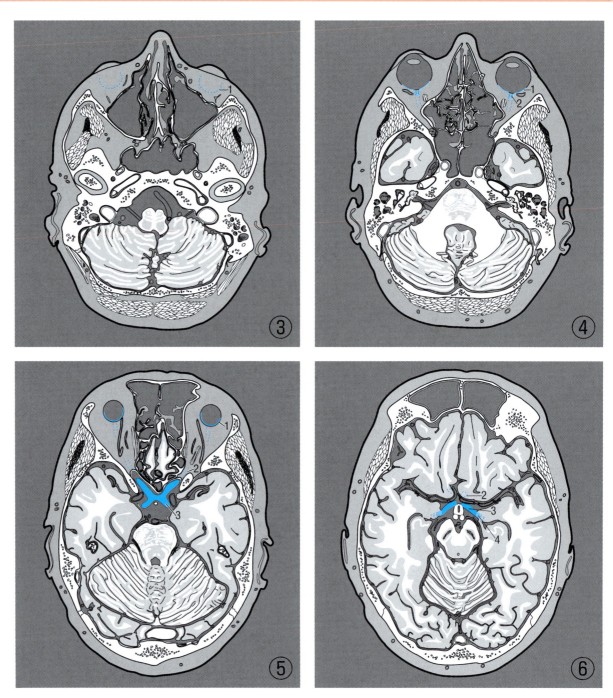

図 10.21　視覚系　両交連面シリーズ。丸数字は切片番号を示す(図 5.1)。

図 10.21a　第 3-第 6 切片

一次視覚皮質(**有線野**, Brodmann **17 野**)(図 7.53)は主として後頭葉の内側部で鳥距溝を囲むように存在する。より高次の視覚野については，ニューロンネットワークの項を参照のこと(▶ p.470)。一次視覚野の半分以上は，**鳥距溝の内側面**にある。鳥距溝は後頭葉の中へ深く側脳室に達するまで切れ込んでいる。鳥距では，一次視覚皮質の白質が側脳室の後角の境界になっている。鳥距溝の下では，一次視覚皮質は前方へは頭頂後頭溝まで広がっている。一次視覚皮質の形は左右半球で対照的でなく，個人差も大きい(560)。一次視覚皮質は後頭極まで達していることがある。その主な走行はほぼ両交連面の方向である(574)。鳥距溝の中には，さまざまな形の脳回と脳溝が認められる(508)。一次視覚

10.6 視覚系

5 Lateral geniculate body 外側膝状体
6 Optic radiation 視放線
7 Primary visual cortex 一次視覚皮質

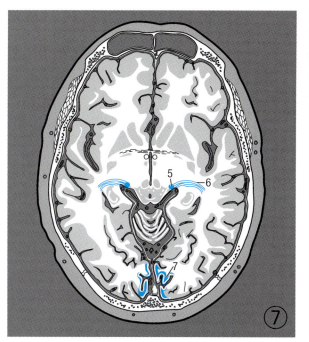

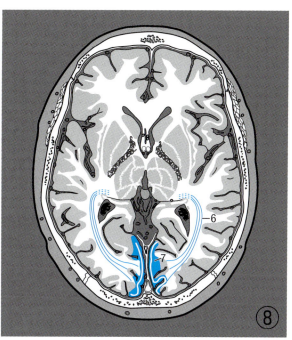

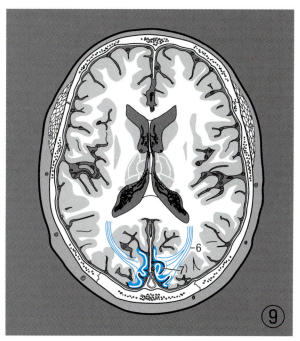

図 10.21b 第7-第9切片

皮質は組織学的には顆粒感覚型に属する。その第4層にはマクロ的にもミクロ的にも認められる**線条**（Gennari 線条，Vicq d'Azyr）（図 5-10c，外側膝状体からの有髄軸索を含む）がある。

> **臨床へのヒント**
>
> 側頭葉皮質切除の臨床経験から，切除範囲が後交連垂直前額面の約1cm前より前方ならば，視野障害は生じないことが示された[573]。後交連垂直前額面とは，後交連を通り，正中面とTalairach座標の両交連面に垂直に立つ面をいう。この所見から視放線が側頭葉下角の前面に接して通るところはおそらくさまざまで，Meyerループとして描かれているように前方にあまり強く突き出ることはないように思われる[263]。側頭葉の部分切除による視野障害も大小さまざまで視野障害を生じないこともある[23]。この結果は，Meyerループの個体間での変異を示している。

MR画像では**鳥距溝**（図4.2b，4.2d，4.3a，4.3b，4.3d）は，正中断と傍正中断でよく同定できる。鳥距溝は前方で頭頂後頭溝と結ばれ，その2つの溝が後頭葉から楔部（cuneus）を区切るからである。横断層では視覚皮質の上下唇はよく区別できない。鳥距溝が波形になって横断面にほぼ平行して走っているからである。肉眼で水平断標本をみても視覚皮質の上下唇の判別は困難である。これに反して前額断では上下唇をよく区別できる。鳥距溝は後頭葉の中へ深く切り込んでいる（図3.13a，3.14a，3.14b，3.14d，3.15a，3.15b，3.15d）。鳥距溝では視覚皮質はその白質とともに側脳室後角との境まで達している。fMRIのエコープラナー法を用いれば，一次視覚皮質の視覚優位側の判定ができる[129]。

10.6.1 網膜の局在論

視野の中にある対象は，左右・上下が逆転し縮小されて両眼の網膜にある光受容器に投射される。網膜の光受容器の**空間的配列**は視覚系の視神経から一次視覚皮質まで維持される。視野の中にある対象の**空間的配列**が，網膜の光受容体を経て一次視覚皮質までその恒常性が維持されることを"網膜の局在論"という。fMRIによって網膜の局在論は証明されている[129]。

網膜の光受容器と視覚皮質（有線野）との間には次のような空間的（立体的）配列が成り立っている：

- 視覚路が視交叉において**部分的に交叉**する結果として，両側網膜の右半分（つまり視野の左半側）からの視覚信号は右側の視覚皮質（有線野）に達する。
- 両側網膜の同名下1/4域（視野の同名上1/4域に相当する）は，視覚皮質の鳥距溝より下の部分，すなわち，視覚皮質の"下唇"へ投射する。
- 網膜の黄斑は最も鮮明な視覚に関する部分であ

り，視覚皮質に最も大きな投射野をもつ。それは**後頭極**に位置する。後頭極の下方には双眼周辺視野の視覚皮質があり，頭頂後頭溝に隣接して単眼周辺視野の視覚皮質がある。

以上の視覚系主経路のほかに，小さな**膝状体外副経路**があるが，これはおそらく主経路が障害されたときに何らかの代償的役割を担うことができるのであろう。この膝状体外副経路は，外側膝状体を迂回して，直接上丘と視床枕に達する。視床枕からはさらに線維結合が一次および二次視覚皮質にできている[456, 470, 543]。

> **臨床へのヒント**
>
> 網膜は眼底鏡やOCT検査でよく診断できるが，補助的に画像診断法が必要となることもある。これは，網膜の前面でのぞきこむことのできない部分の病変，水晶体の混濁ではっきりみえない眼球内占拠性病変，また特に眼窩の**眼球後域**の診断に有用である。眼球後病変の存在が臨床的に疑われるのは，片眼性の視力障害と眼球の動きによる痛み，眼球突出，および眼瞼浮腫である。**視神経**そのものの病変や機能障害，または眼窩内の眼球後病変は，超音波検査およびMRIの重要な適応である。これらの検査で視神経，眼球直筋群，眼球最大径を明確に再現性よく描出することができる。CT画像とMR画像では，視神経そのものの病変と後眼球域の病的構造が明らかになる。視神経の直径の厳密な測定には，前額断が選ばれる[476]。視神経のわずかな機能障害，特に視神経炎後の状態には**視覚誘発電位**（VEP）が鋭敏な検査法である[366]。MRI検査で，視神経内の多発性硬化症による病変の局在がわかることがある。
>
> 視交叉部病変では両耳側半盲が起こるが，両鼻側半盲は稀である。ホルモン異常，または頭蓋X線撮影側面像で偶然みつかるトルコ鞍の拡大などは引き続き画像診断を必要とする。CT検査では，視交叉部の吸収値の病的変化，また，ときにはトルコ鞍部の骨破壊像がみられる。MRIはこの領域では特に診断的価値が高い。視索や外側膝状体の病巣では，反対側の同名半盲が起こる。視神経と視交叉の病変が疑われる場合，感度の高いこと，多断面撮像の手法が使えること，またCTのような頭蓋底域のアーチファクトがないことなど，MRIの際立った利点が明らかとなる。
>
> 視放線部の病変では臨床症候として，同名四分盲や同名半盲が生じる。その他，刺激症状としての光視症や一過性黒内障もみられる。両側視覚皮質の血管性または外傷性病変の結果，皮質盲が起こり得る。

10.7 嗅覚系

嗅上皮は両側鼻腔の頂点で篩骨の篩板の直下にあり，2 cm² の範囲に嗅細胞をもっている（図 10.22, 10.23, 10.39）。一側あたり約 20 本の中枢側神経突起が**嗅神経**として篩板を貫通する。この一次ニューロンは嗅球の中で糸玉状に絡み合ったシナプス，嗅糸状体に終わり，僧帽細胞に接続する。嗅球は，ヒトではサルや類人猿に比べて小さく退化しており(561)，平均して，長さ 10 mm，幅 4.5 mm，垂直方向には扁平である(526)。

僧帽細胞の神経突起は**嗅索**を形成する。嗅索は終脳の脳底部に位置する小領野へ行くが，それは古皮質に属する。**嗅索**は内側嗅条と外側嗅条に分かれる。内側嗅条は脳梁膝の下の中枢である**嗅三角**へ達するが，これは嗅覚性哺乳類では嗅結節に相当する。外側嗅条は外側へ行き，島皮質縁で鋭く曲がり，半月回の**梨状前皮質**および**扁桃体周囲皮質**へ投射する（図 5.7）(562)。この小さな皮質野は，側頭葉と隣接する島皮質で作る隅角の中に隠れている。扁桃体周囲皮質は扁桃体の一部である。

嗅覚路は非交叉性に同側皮質へ至る。前交連を通して左右の嗅覚中枢は互いに結ばれている。

臨床へのヒント

嗅覚脱失は自覚的な味覚障害と合併することがあるが，これはおそらく大脳皮質で嗅覚信号と味覚信号が共通の処理を受けるためである。嗅覚の減弱は鼻粘膜病変で生じるが，しばしば脳挫傷の後に，また嗅窩髄膜腫で，嗅神経や嗅球の障害によって起こる。一側性の嗅覚脱失は自覚されることはほとんどない。幻嗅は嗅覚路の通る領域の病変や側頭葉てんかんの症状として起こり得る（いわゆる鉤発作）。

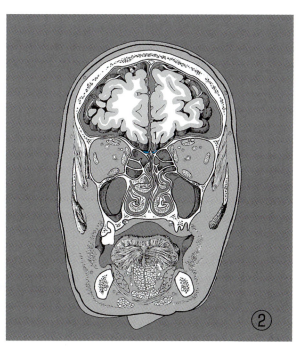
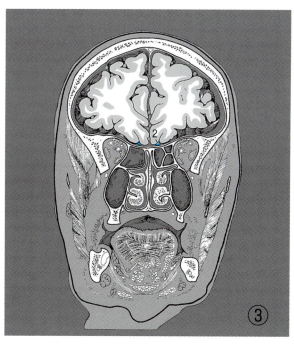

1 Olfactory bulb 嗅球
2 Olfactory tract 嗅索

図 10.22　嗅覚系　前額断シリーズ。丸数字は切片番号を示す（図 3.1）。

図 10.22a　第 2，第 3 切片

2 Olfactory tract 嗅索
3 Lateral olfactory stria 外側嗅条
4 Prepiriform and periamygdaloid cortical areas 梨状前皮質と扁桃体周囲皮質
5 Periamygdaloid cortex 扁桃体周囲皮質

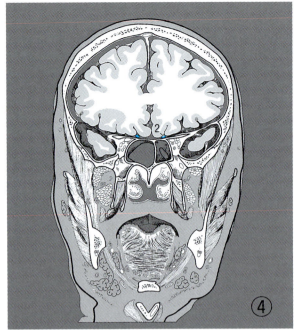

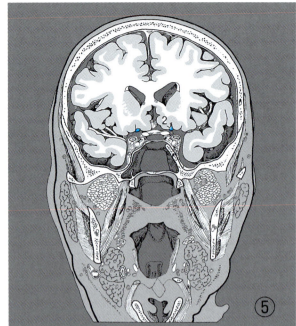

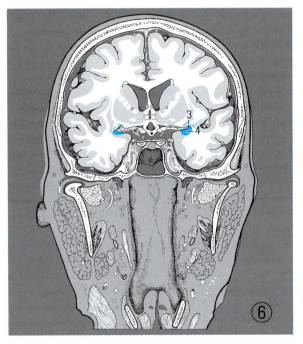

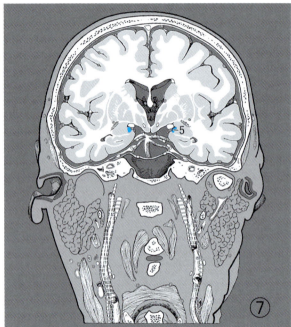

図 10.22b 第 4-第 7 切片

10.7 嗅覚系

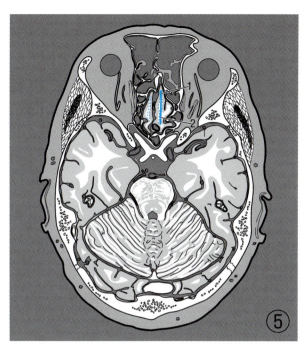
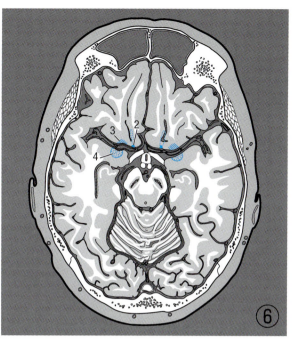

1 Olfactory bulb 嗅球
2 Olfactory tract 嗅索
3 Olfactory trigone (within the slice) 嗅三角(切片内)
4 Prepiriform and periamygdaloid cortical areas (partially within the slice) 梨状前皮質と扁桃体周囲皮質(一部は切片内)

図 10.23　嗅覚系　両交連面シリーズ。丸数字は切片番号を示す(図5.1)。

10.8 運動系

皮質と皮質下核のニューロンは，中脳，橋，延髄，および脊髄の運動ニューロンとシナプス結合をもっている[326-328]。過去数十年間の解剖学的研究と生理学的研究は，皮質神経細胞と皮質下核神経細胞との間に緊密なフィードバック機構が存在することを証明し，そのために2つの分離した運動系，すなわち錐体路系（随意運動系）と錐体外路系（不随意運動系）という，古典的概念は見直さなければならなくなった。歩く・走るなどの随意運動が，腕を振るという自動運動と結びついていて，実際には随意・不随意運動となっていることが日常的に経験されるのである。したがって，錐体路は大脳基底核の個々の系，例えば線条体視床主経路にとっても重要な出力系なのである。

臨床へのヒント

神経病理学や臨床神経学の分野では，いくつかの神経症候が錐体路系やある一定の錐体外路系に結びつけられている（例えば，錐体路障害 → Babinski 反射，黒質病変 → 運動減少症というように）。それゆえ，本書では"錐体路系"という概念を捨てることをせず，大脳基底核に関する個々の系は別に扱うことにする。

運動障害は第一級の重要な臨床症候である。しばしば意識障害患者やあまり協力的でない患者でも十分な検査が可能である。ときには運動障害が顕著であって，およその局在診断をつけるには十分で，微妙な神経症候の全体像をとる前に，緊急の診断や処置にとりかかることも可能である。

いわゆる一次運動ニューロンの**中枢性障害**は，運動麻痺，多シナプス反射の消失（表在腹壁反射など），また **Babinski 反射**など**病的反射**の出現を特徴とする。その他，病巣の局在によって時間的な差はあるが，麻痺側上下肢の**筋緊張増強**（**痙性**）が起こる。やがて，通常末梢筋により強い痙縮が起こり，特徴的な麻痺像を呈して，しばしば好発肢位（Wernicke-Mann 肢位）をとる。

10.8.1 錐体路系

錐体路系（図10.24-10.27）は，中心溝の前後で中心前回と中心後回およびその周辺の**運動皮質**にある錐体細胞に始まる。細胞構築学的には，それは主としてBrodmannの4野と6野であるが，その他に3，1，2，5野があり，その中には一次運動野と補足領野の2領域がある。中心溝より後方の領域は感覚運動性である（▶ p.470）[135, 175, 342]。

一次運動皮質（**4野**）（図7.53）は繊細な体部位的配列を示している。大脳半球内側面には下肢筋の運動ニューロンを支配する神経細胞が並んでいる。外套稜から外側溝のほうに向かって，体幹筋，上肢筋，顔面表情筋，咀嚼筋，舌筋，喉頭筋への神経支配をもつ領野が続いている。下位の運動ニューロンは，対側支配を受けている。付加的な同側支配は，咀嚼筋と喉頭筋，また顔面表情筋の中では，後頭前頭筋と眼輪筋の神経核群にのみ認められる。

随意運動の開始には，脳の3つの領野が関与している：

- **補足運動野**（6野の一部）は，上前頭回の内側面の中心傍小葉の前にある[69, 454]。体部位的配列は厳密ではない。補足運動野では運動が計画される[137, 172, 491]。
- **運動前皮質**は6野の大部分にあたり，前頭葉の4野の前方にある。運動前野からは複雑な運動が作動される。特に習得された複雑な運動である[174, 447, 627]。
- **上頭頂皮質**（5野）は中心後回の後方にあり，身体の運動に対して空間的情報を提供する。

一次運動皮質（**4野**）は，補足運動野，運動前皮質，上頭頂皮質および小脳からシグナルを受けて，これらの情報を処理する。一次運動皮質の錐体細胞および，補足運動野と運動前野の錐体細胞は，脊髄の運動ニューロン（皮質脊髄路）と，脳幹の運動ニューロン（皮質核路）に対して命令シグナルを出す。

皮質脊髄路系の主な起始域は，半球の外側面では中心前回の上部の運動皮質，内側面では中心傍小葉にあると推測されている。中心前回からは皮質脊髄線維の約60〜80％が出るが[168]，ほかには体性感覚野の3，1，2野から脊髄後角の求心性神経細胞に多く線維が終わっており，これによって求心性シグナルに影響を与えている。中心前回と中心傍小葉の双方に，一次運動皮質であるBrodmannの4野が広がっている[76]。外套稜の近くでは，4野は中心前回の幅全体を占めているが，下方に向かうと後唇の部

10.8 運動系

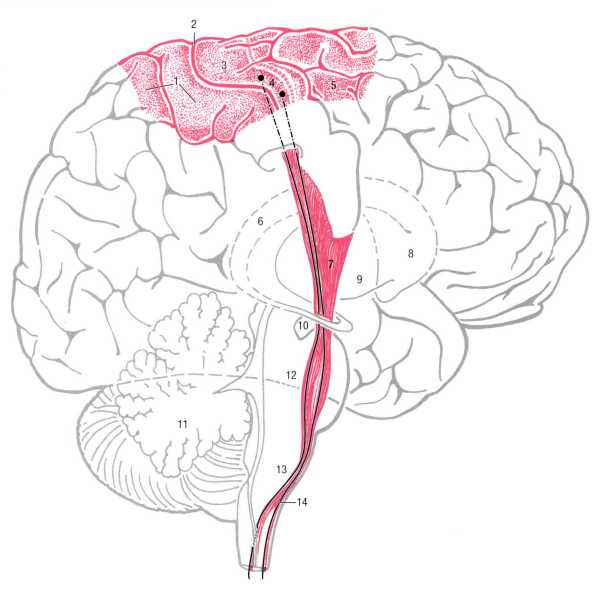

1 Postcentral gyrus and somatosensory cortex 中心後回と体性感覚皮質
2 Central sulcus 中心溝
3 Precentral gyrus 中心前回
4 Primary motor cortex (area 4) 一次運動皮質（4野）
5 Premotor cortex (area 6) 運動前皮質（6野）
6 Tail of caudate nucleus 尾状核尾
7 Corticospinal tract 皮質脊髄路
8 Head of caudate nucleus 尾状核頭
9 Putamen 被殻
10 Substantia nigra 黒質
11 Cerebellum 小脳
12 Pons 橋
13 Medulla oblongata 延髄
14 Decussation of pyramids 錐体交叉

図 10.24 錐体路系　側面よりみた錐体路[424]。大脳皮質の錐体路起始部と長い皮質遠心路が透視図のように描かれている。脳幹と小脳は正中面で切断されて，右半分は錐体路と黒質を残して除去されている。

10 神経機能系

1 Superior frontal gyrus
  上前頭回
2 Middle frontal gyrus
  中前頭回
3 Corticospinal tract
  皮質脊髄路
4 Corticospinal tract in
  cerebral crus（within
  the slice）大脳脚の皮質
  脊髄路（切片内）
5 Supplementary motor
  area 補足運動野
6 Precentral gyrus
  中心前回
7 Corticospinal tract in
  posterior limb of
  internal capsule（within
  the slice）内包後脚の皮
  質脊髄路（切片内）
8 Precentral gyrus
  中心前回
9 Postcentral gyrus
  中心後回
10 Corticospinal tract in
  pyramid
  皮質脊髄路（錐体）
11 Decussation of
  pyramids 錐体交叉
12 Anterior corticospinal
  tract in anterior funicu-
  lus（within the slice）
  前索の前皮質脊髄路（切
  片内）
13 Lateral corticospinal
  tract in lateral funiculus
  （within the slice）
  側索の外側皮質脊髄路
  （切片内）

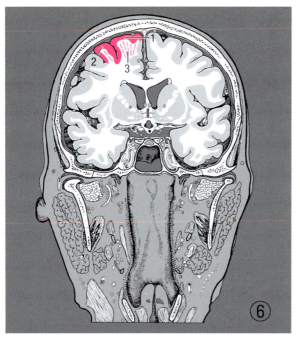
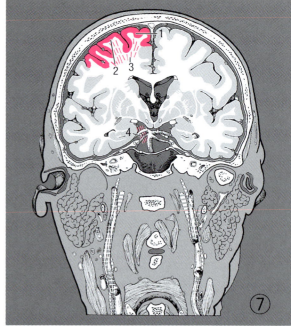
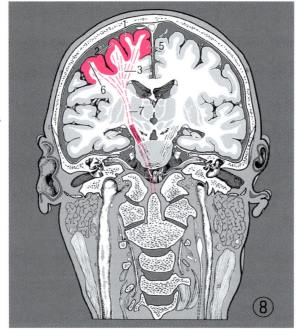
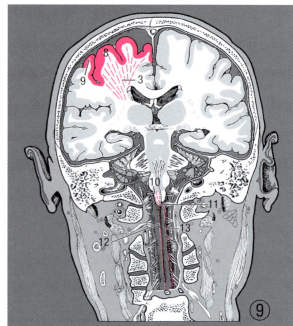

図 10.25　錐体路系　錐体路とその起始領野を示す前額断シリーズ。丸数字は切片番号を示す（図 3.1）。

図 10.25a　第 6-第 9 切片

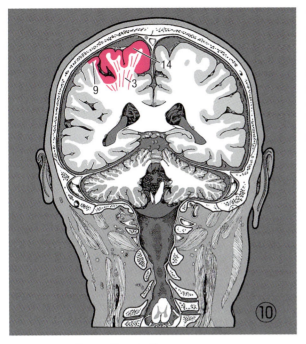
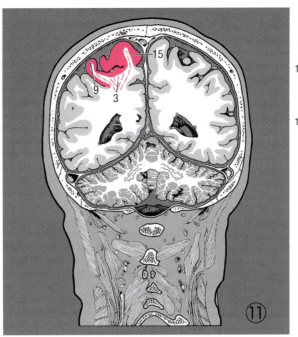

3 Corticospinal tract
皮質脊髄路
9 Postcentral gyrus
中心後回
14 Precentral gyrus
(muscles of the lower extremity)
中心前回（下肢の筋群）
15 Precentral gyrus
(muscles of the foot)
中心前回（足の筋群）

図 10.25b　第 10，第 11 切片

分に狭まってくる[76]。このことは，新しい色素細胞構築的研究によっても証明されていて，4 野は主として中心前回の中心溝の近く，特にその前壁に存在する。中心傍小葉では，4 野はその中央部の約 1/3 を占める[69]。

皮質脊髄線維（錐体路）は，対側の脊髄運動ニューロンへ運動性インパルスを伝える[84, 85, 620]。体部位的に配列された大脳皮質野から，大型小型の錐体細胞の神経線維が，内包，大脳脚，橋の前部，そして延髄を通っていく。横断面では，**内包**後脚は，視床と被殻・淡蒼球の間に，長方形で認められる[85]。この細い長方形を前後方向に前・中・後と 3 分割すると皮質脊髄路の位置決めができる。間脳の上部では，皮質脊髄路はおおよそ中 1/3 にあり，下部では後 1/3（最後部は除いて）にある。**大脳脚**では，皮質脊髄路は再び中 1/3 に来る。**橋**の前部では，皮質脊髄路の線維の間に橋核が横たわっている。そのために，その外周は，線維が詰まった大脳脚より大きくなっている。錐体路は延髄の前面で索状のふくらみを作る（それで**錐体**の名がある）。延髄と脊髄との間の移行部で，90％の線維が**錐体交叉**で交叉して外側皮質脊髄路を形成する。それは側索を下行する。非交叉の小さい部分は，前皮質脊髄路として前索を胸髄の中央まで走る。その線維は対応する分節の高さで交叉する。錐体路と脊髄運動ニューロンとの間にある介在ニューロンは，通常多くの運動ニューロンに結ばれており，またフィードバック抑制回路を形成する。

PET を用いて，一筋肉の運動によって対側と同側の運動皮質に血流増加が起こることが証明された。一側の運動皮質の磁気刺激によって両側の体軸の体幹筋に反応が起こることが観察された。このような観察から，四肢の近位筋と体軸の体幹筋に対して，運動ニューロンの**対側・同側神経支配**の存在が推論される。

皮質核系の線維は，中心前回の下 1/3，および隣接する運動前皮質と体性感覚野である Brodmann の 3，1，2 野と 5 野の錐体細胞から発する。この皮質核線維は内包を下方へ向かい，大脳脚を通って，橋・延髄被蓋で V，VII，IX，X，XII 脳神経の運動核に，**部分的には XI 脳神経の運動核**にも達する。運動性脳神経核（V，IX，X）は同側の運動野から付加的な支配を受けており，したがって両側支配となっている。XI，XII 脳神経運動核は対側運動野の支配のみを受けている。顔面神経運動核は 2 つの異なった神経支配域をもっている。前頭筋と眼輪筋に対する運動ニューロンは同側と対側双方の神経支配を受けるが，その他の顔面表情筋の運動ニューロンは，単に対側支配である。

1 Supplementary motor area 補足運動野
2 Paracentral lobule 中心傍小葉
3 Corticospinal tract in cerebral crus(within the slice) 大脳脚の皮質脊髄路（切片内）
4 Corticospinal tract in pons(within the slice) 橋の皮質脊髄路（切片内）
5 Corticospinal tract in pyramid 錐体の皮質脊髄路
6 Decussation of pyramids 錐体交叉
7 Anterior corticospinal tract(contralateral origin) 前皮質脊髄路（反対側起始）
8 Precentral gyrus (muscles of the lower extremity) 中心前回（下肢の筋群）
9 Postcentral gyrus 中心後回
10 Corticospinal tract 皮質脊髄路
11 Corticospinal tract (within the slice) 皮質脊髄路（切片内）
12 Corticospinal tract in pons 橋の皮質脊髄路

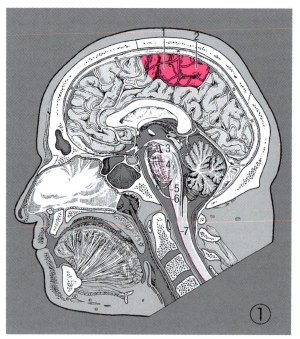 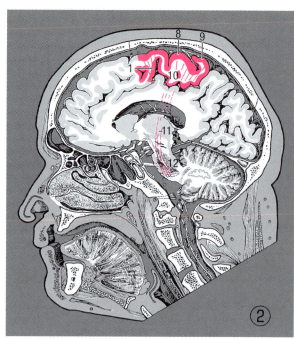

図10.26　錐体路系　錐体路とその起始領野を示す前額断シリーズ。丸数字は切片番号を示す（図4.1）。

図10.26a　第1，第2切片

臨床へのヒント

顔面神経運動核に対して，両側支配と対側支配のみとがあることは，中枢性と末梢性の**顔面神経麻痺**の鑑別診断に重要である。例えば脳卒中により一側の内包で皮質核線維が障害されると，対側で後頭前頭筋と眼輪筋を除くほかの顔面表情筋の麻痺が起こる。患者は麻痺側でも額にしわを寄せることはできるが，頬部と口部の表情筋は麻痺している（中枢性麻痺）。顔面神経が切断されると，同側のすべての表情筋が麻痺してしまう（末梢性麻痺，Bell麻痺）。

運動野には体部位的配列があり，そこでは皮質核路と皮質脊髄路の線維が比較的広い範囲に展開していることから，運動皮質やその近傍の病変で，しばしば不完全麻痺や**単肢麻痺**がみられることが説明できる。運動皮質の刺激性病巣は焦点性てんかん発作を誘発する。

内包では一側大脳半球のすべての運動線維が狭い領域に集中しているので，その部位の病変は重い対側**片麻痺**を起こす結果となる。運動路は，内包後脚内の感覚の最終経路と近接した位置にあるので，運動麻痺と同時に感覚消失が生じる事実が裏づけられる。内包後脚域の病変では視覚路にも障害が及ぶことがあり，その結果，対側の同名半盲を呈する。

経頭蓋磁気刺激法は，中枢性伝導時間の測定により運動路の機能診断を可能にした。この非侵襲的検査は，頭頂部に置かれた銅線コイルによって強い磁場を作り，その対側肢の運動反応を測定するものである。皮質脊髄路の障害は，伝導遮断によって応答電位が欠落し，不完全障害では，電位の減弱がみられる[108, 366, 564]。

片麻痺で，中枢性顔面神経麻痺と眼筋障害を伴うものは，中脳か橋被蓋あるいはその双方の病変である。橋と延髄レベルの病変は，病変と同側の脳神経障害，すなわち嚥下障害と構語障害（IX，X，XII脳神経）ならびに反対側の片麻痺を合併する。

10.8 運動系

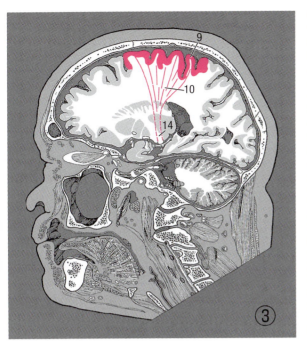
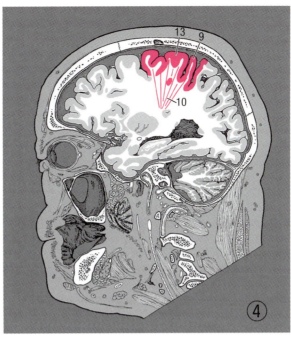

9 Postcentral gyrus
  中心後回
10 Corticospinal tract
  皮質脊髄路
13 Precentral gyrus
  中心前回
14 Corticospinal tract in posterior limb of internal capsule
  内包後脚の皮質脊髄路

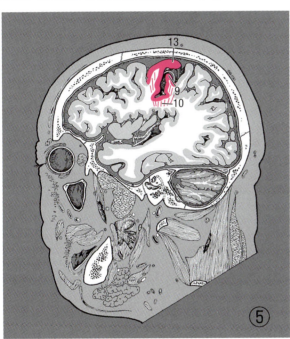

図 10.26b　第 3–第 5 切片

10 神経機能系

1 Anterior corticospinal tract 前皮質脊髄路
2 Lateral corticospinal tract 外側皮質脊髄路
3 Corticospinal tract 皮質脊髄路

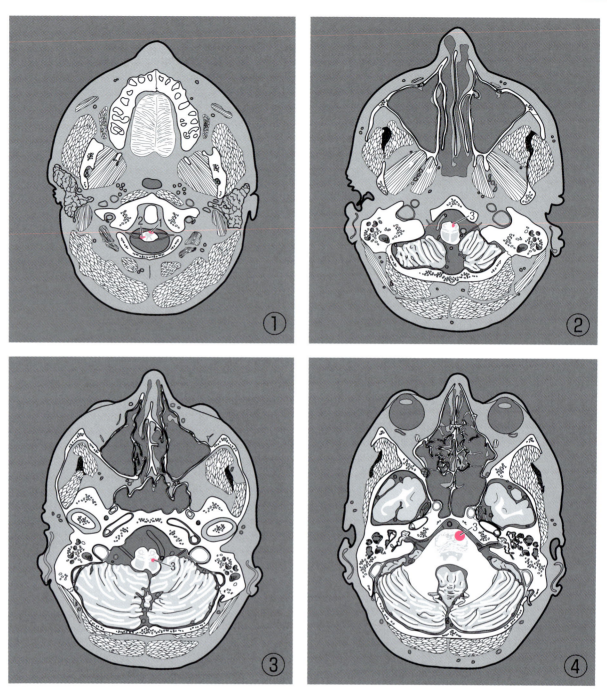

図 10.27　錐体路系　錐体路とその起始領野を示す両交連面シリーズ。丸数字は切片番号を示す（図 5.1）。

図 10.27a　第 1-第 4 切片

10.8 運動系

3 Corticospinal tract
  皮質脊髄路

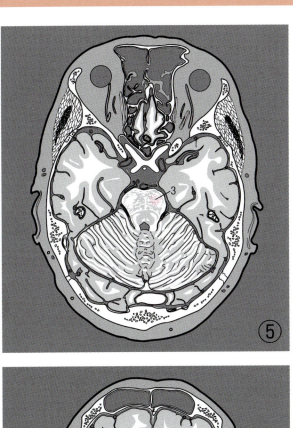
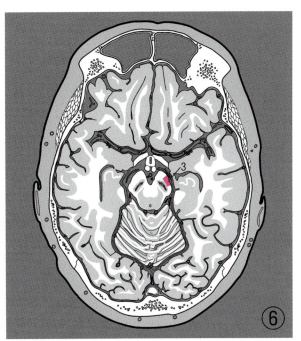
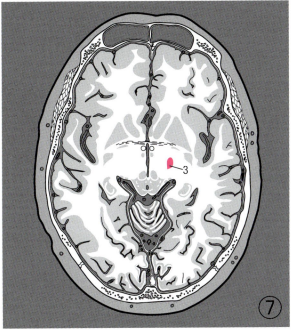
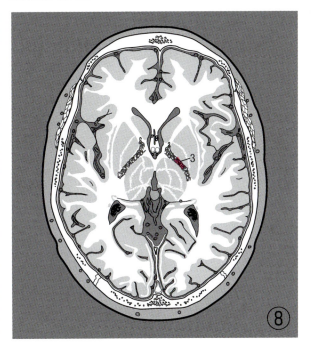

図 10.27b　第 5-第 8 切片

3 Corticospinal tract
　皮質脊髄路
4 Precentral gyrus
　中心前回
5 Premotor cortex
　運動前皮質
6 Somatosensory cortex 体
　性感覚皮質
7 Paracentral lobule
　中心傍小葉

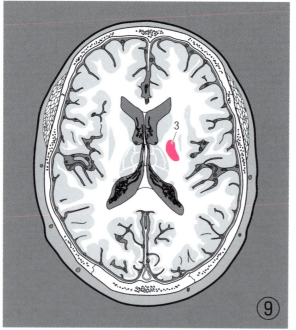
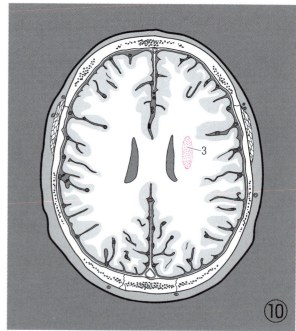
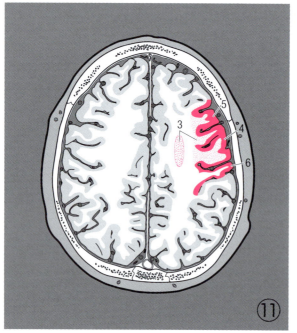
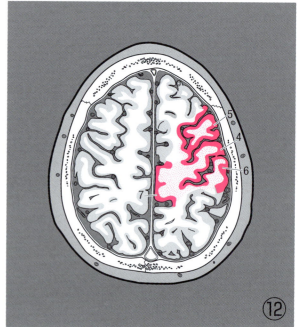

図 10.27c　第 9-第 12 切片

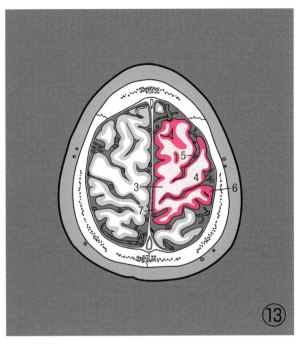
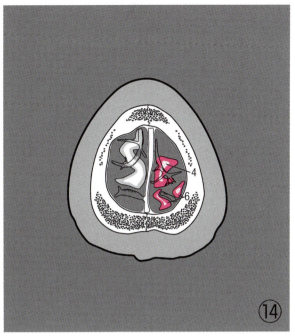

3 Corticospinal tract
  皮質脊髄路
4 Precentral gyrus
  中心前回
5 Premotor cortex
  運動前皮質
6 Somatosensory cortex 体性感覚皮質
7 Paracentral lobule
  中心傍小葉

図10.27d　第13，第14切片

10.8.2　大脳基底核運動系

　大脳基底核運動系(図10.28-10.30)は皮質下核群から成り立っているが，それらは運動性終脳皮質と無数の線維結合をもち，また神経核間で相互に多くの伝導弓を形成している。これらの多くの神経経路に対応して，基底核のニューロン群は数多くの**調節回路**を形成している。入力信号(input)は網様体，前庭系，小脳，大脳皮質の各領域から受け，出力信号(output)は主として錐体路によるが，その他に網様体脊髄路や前庭脊髄路のような下行性多シナプス経路を通しても送り出す。

　大脳基底核には線条体(被殻，尾状核と側坐核)，淡蒼球，視床下核，黒質，赤核，そして外側前庭核が属している。定位脳手術は，視床の外側亜核(前腹側核と外側腹側核)が固縮や振戦と深い関係をもっていることを示した。したがって，これらの視床亜核も大脳基底核系に加えることができる。

　重要な**入力信号**は網様体から視床亜核(例えば髄板内核)を通って線条体へ来る。小脳(歯状核)からは，視床亜核(外側腹側核)を経由して，淡蒼球と大脳皮質運動野へ線維連絡がある。線条体には中脳線条体セロトニン系が終わっているが，その細胞体は中脳の後縫線核にある。

　大脳基底核系の**主伝導経路**は，全新皮質から発して線条体へ行き，淡蒼球を経由して視床亜核(前腹側核と外側腹側核)へ至る。この視床亜核からは，大脳皮質運動野(4野と6野)へ投射している。おそらくこの伝導路は，新皮質全体からの情報を集めて，これらを処理し，大脳皮質運動野へ伝えている。さらに上述の大脳基底核を結ぶ3つの副伝導弓があるが，それらの経路で線条体が中心的位置を占めている：

- **第1の副伝導弓**は，線条体から淡蒼球へ行き，さらに視床亜核(中心正中核)へ行き，最後に線条体へ戻る。
- **第2の副伝導弓**は，淡蒼球と視床下核とを結び，再び淡蒼球へ戻る。
- **第3の副伝導弓**は，線条体・黒質・線条体を結ぶが，2種類の伝達物質を含んでいる。線条体黒質線維はGABA性で，黒質線条体線維はドパミン性である。

　大脳基底核の重要な遠心路は皮質核線維と皮質脊髄線維であり，これらは終脳運動野より出るが，線条体系の主伝導路からの信号を含んでいる。錐体路のほかにも，平行する下行路を通って運動性信号が伝えられる。大脳基底核寄りの平行投射路は，黒質を経由して中脳蓋と網様体へ行き，そこから視蓋脊髄路と網様体脊髄路が脊髄へ下行している。また外

10 神経機能系

1 Head of caudate nucleus (in the posterior part of the slice)
　尾状核頭（切片の後部内）
2 Head of caudate nucleus 尾状核頭
3 Putamen 被殻
4 Claustrum 前障
5 Body of caudate nucleus 尾状核体
6 Ventral lateral nucleus of thalamus (within the slice)
　視床外側腹側核（切片内）
7 Globus pallidus 淡蒼球

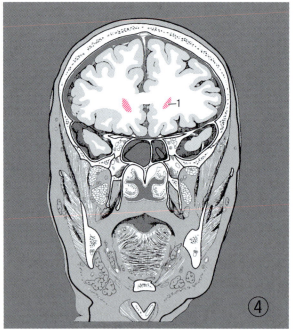
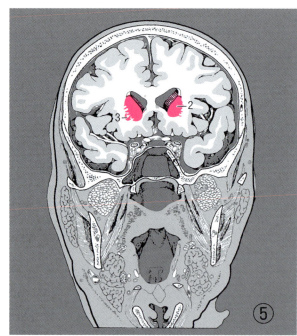
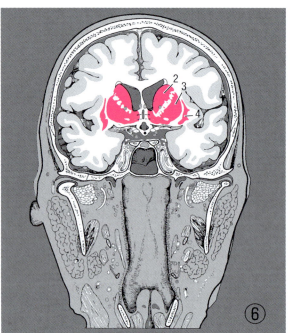
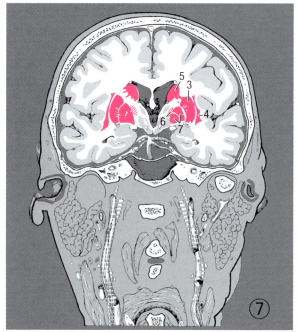

図 10.28　大脳基底核系　大脳基底核を示す前額断シリーズ。丸数字は切片番号を示す（図 3.1）。

図 10.28a　第4-第7切片

側前庭核の下行線維（外側前庭脊髄路）も大脳基底核の出力経路に含まれる。

　大脳基底核群からは**辺縁系へ線維連絡**がある。淡蒼球手綱線維が，淡蒼球の内節と辺縁系の一部である外側手綱核を結んでいる。

10.8 運動系

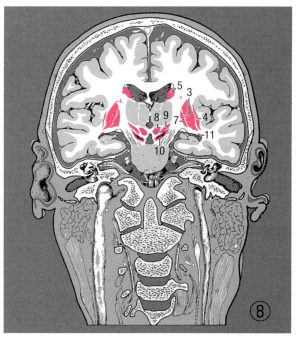
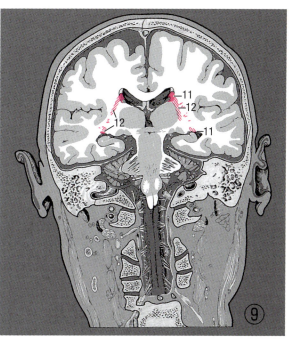

3 Putamen 被殻
4 Claustrum 前障
5 Body of caudate nucleus
　尾状核体
7 Globus pallidus 淡蒼球
8 Red nucleus 赤核
9 Subthalamic nucleus
　視床下核
10 Substantia nigra 黒質
11 Tail of caudate nucleus
　尾状核尾
12 Tail of caudate nucleus
　（within the slice）
　尾状核尾（切片内）

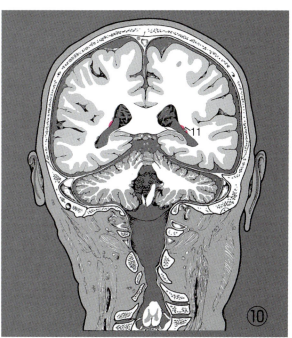

図10.28b　第8-第10切片

臨床へのヒント

大脳基底核群の障害は発語を含めて運動系の特徴的な変化を起こす：静止時の運動過多症，筋緊張の変化（特に固縮），または運動減少症と振戦，姿勢異常などである。遺伝性の Huntington 舞踏病では，運動過多症や認知症などの臨床症状が顕著であるが，CT や MRI による脳室拡大，全般的な皮質下構造を主とする脳萎縮の所見がしばしば並行し，脳萎縮は特に尾状核と被殻に著しい[565]。PET による大脳基底核の代謝低下は，臨床症状の出現や脳萎縮の所見に先立って認められる[86, 619]。Parkinson 症候群では，CT や MRI 上一定の病的所見に乏しい。正常所見を示すことは稀であるが，脳室やクモ膜下腔の拡大が多く認められる。Parkinson 症候群は上述のドパミン系の障害をもとにして生じる（▶p.481）。PET と SPECT は，Parkinson 病とこれに似た運動障害の鑑別診断に用いられる[86]。

アテトーシスは解剖学的に単一の病巣に起因するものではないので，CT 所見も変化に富む。**半側バリスム**は，しばしば視床下核か，その線維結合域の血管障害による。

1 Subthalamic nucleus (within the slice) 視床下核（切片内）
2 Red nucleus (within the slice) 赤核（切片内）
3 Substantia nigra (within the slice) 黒質（切片内）
4 Body of caudate nucleus (within the slice) 尾状核体（切片内）
5 Head of caudate nucleus 尾状核頭
6 Ventral lateral nucleus of thalamus 視床外側腹側核
7 Subthalamic nucleus 視床下核
8 Substantia nigra 黒質
9 Body of caudate nucleus 尾状核体
10 Tail of caudate nucleus 尾状核尾
11 Putamen 被殻
12 Globus pallidus external segment 淡蒼球外節
13 Globus pallidus internal segment 淡蒼球内節

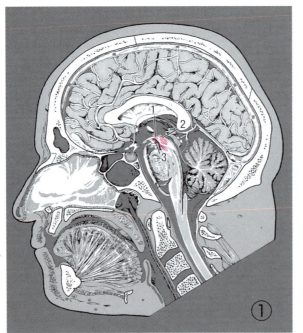
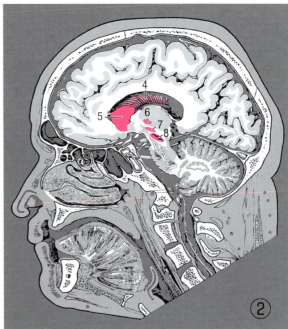
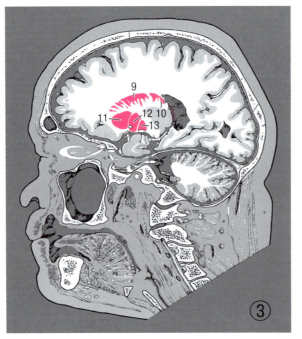
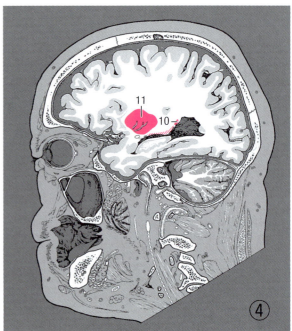

図 10.29　大脳基底核系　大脳基底核を示す矢状断シリーズ。丸数字は切片番号を示す（図 4.1）。

10.8 運動系

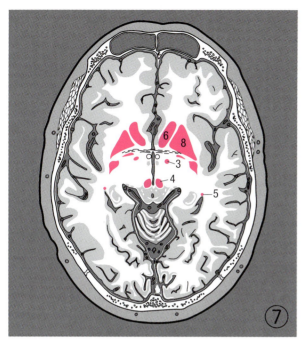
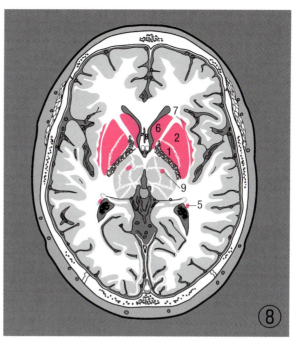
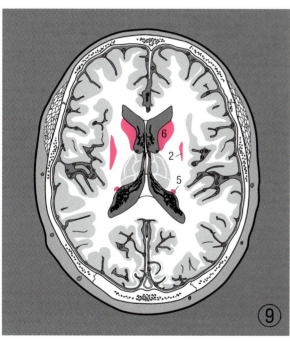

1 Globus pallidus 淡蒼球
2 Putamen 被殻
3 Subthalamic nucleus
　（within the slice）
　視床下核（切片内）
4 Red nucleus（partially
　within the slice）
　赤核（一部は切片内）
5 Tail of caudate nucleus
　尾状核尾
6 Head of caudate nucleus
　尾状核頭
7 Claustrum 前障
8 Striatum 線条体
9 Ventral lateral nucleus
　of thalamus
　視床外側腹側核

図 10.30　大脳基底核系　大脳基底核を示す両交連面シリーズ。丸数字は切片番号を示す（図 5.1）。

10.8.3 眼球運動系

眼球運動系は(図 10.31-10.33), Ⅲ, Ⅳ, Ⅵ脳神経を介して外眼筋の運動を制御する。眼球運動障害は臨床診断のうえで重要な位置を占める。注視麻痺, 瞳孔運動障害, 輻輳麻痺, 眼振, そしてⅢ, Ⅳ, Ⅵ脳神経麻痺は, いずれも臨床検査で"一目瞭然な"症候である。これらの症状があれば, 神経学的検査のみで, 病変の局所診断が可能であることも多い(263, 264, 351, 582)。

眼球運動ではいくつかの型がある。すなわち, サッカード, 緩徐な追従眼球運動, 前庭眼球反射,

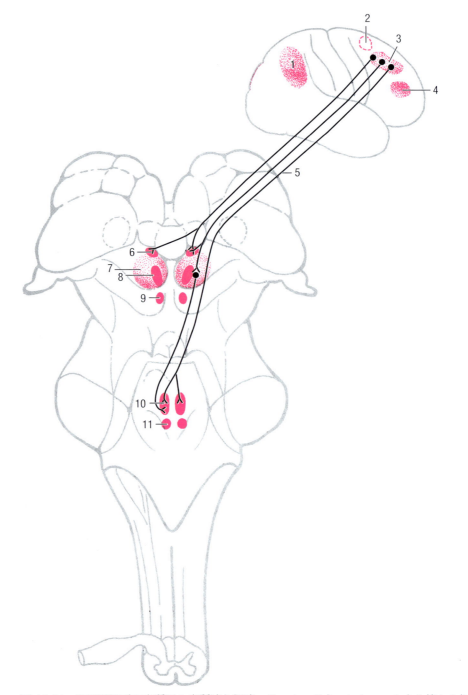

1 Posterior parietal cortex 後頭頂皮質
2 Supplementary eye field (on the medial side of the hemisphere) 補足眼野(半球内側面)
3 Frontal eye field 前頭眼野
4 Dorsolateral prefrontal cortex 背外側前頭前皮質
5 Corticofugal fibers 皮質遠心性線維
6 Rostral interstitial nucleus of the medial longitudinal fasciculus 内側縦束の吻側間質核
7 Superior colliculus 上丘
8 Oculomotor nucleus 動眼神経核
9 Trochlear nucleus 滑車神経核
10 Paramedian pontine reticular formation (PPRF) 傍正中橋網様体
11 Abducens nucleus 外転神経核

図 10.31 眼球運動系の皮質野と皮質遠心経路　サッカードをコントロールする核上中枢への神経経路(内側縦束の吻側間質核と傍正中橋網様体)が描かれている。大脳は側方より, 脳幹と間脳は後方よりみた図(92, 256, 257, 302)。

輻輳運動を区別しなくてはならない。これらの運動は比較的独立したニューロン連結によって調節されている。このニューロン網はⅢ，Ⅳ，Ⅵ脳神経運動核のレベルに集中している。ⅢとⅣ脳神経核は，中脳被蓋（図6.2，6.12b，6.13b）の中脳水道の底部にある。外転神経（Ⅵ脳神経）核は，橋被蓋の第四脳室底にある（図6.2，6.9b）。動物実験，特にサルの実験によって，近年，眼球運動のニューロン連結に関する重要な知識が得られた(92, 256, 257, 263)。

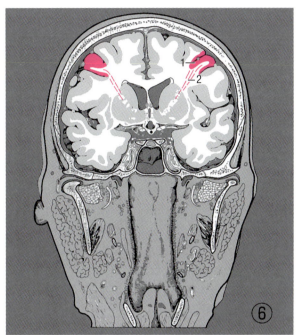
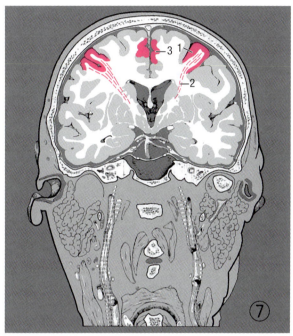
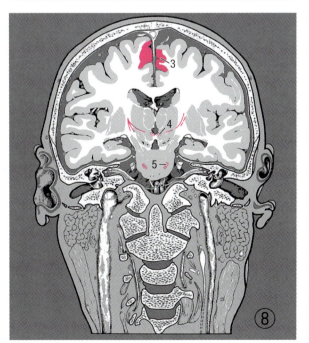
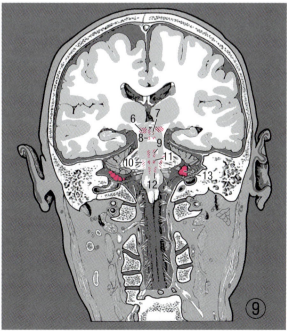

1. Frontal eye field 前頭眼野
2. Corticofugal fibers 皮質遠心性線維
3. Supplementary eye field 補足眼野
4. Rostral interstitial nucleus of the medial longitudinal fasciculus 内側縦束の吻側間質核
5. Dorsolateral pontine nuclei（within the slice） 背外側橋核（切片内）
6. Superior colliculus（in the posterior part of the slice） 上丘（切片の後部内）
7. Oculomotor nucleus（within the slice） 動眼神経核（切片内）
8. Trochlear nucleus（within the slice） 滑車神経核（切片内）
9. Paramedian pontine reticular formation（PPRF）（within the slice） 傍正中橋網様体（切片内）
10. Vestibular nuclei 前庭神経核
11. Abducens nucleus（within the slice） 外転神経核（切片内）
12. Prepositus nucleus（within the slice） 前位核（切片内）
13. Flocculus（H X） 片葉

図10.32　眼球運動系〔急速眼球運動（サッカード）と緩徐な追従眼球運動〕　前額断シリーズ。丸数字は切片番号を示す（図3.1）。

図10.32a　第6－第9切片

14 Posterior parietal cortex
　後頭頂皮質
15 Parieto-occipital cortex
　頭頂後頭皮質
16 Primary visual cortex
　一次視覚皮質
17 Declive（Ⅵ）山腹
18 Folium of vermis（ⅦA）
　虫部葉

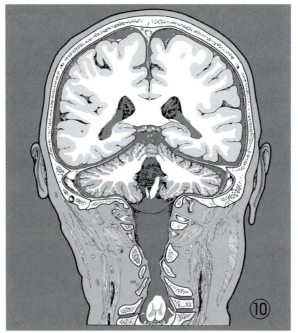
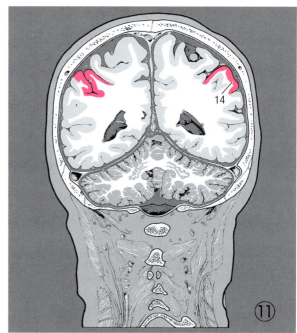
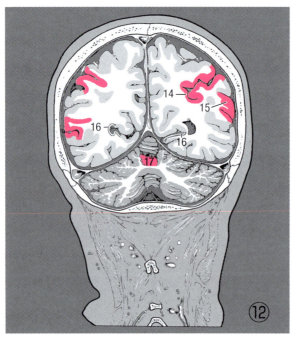
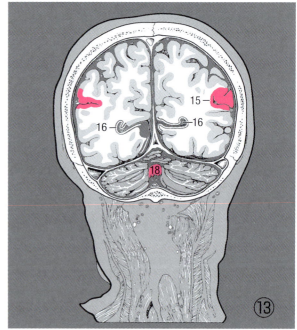

図 10.32b　第 10-第 13 切片

サッカード

　サッカードは両眼が1つの注視点からほかの注視点へ，新しい対象をとらえようと移る急速な**共同眼球運動**である。このとき，網膜の陥凹はその対象の上に集中される。このようなサッカード運動は，随意的にいくつかの大脳皮質野で抑制され，また前庭系によって眼振の急速相として起こることもある（▶ p.399）。**前頭眼野**と**上丘**がともにこれに関与している。動物実験でこの2つの領域が遮断されると，サッカードは長く障害される。サッカードは，**頭頂葉皮質**と**前頭葉皮質のネットワーク**で抑制される（図10.31）。一次視覚野から**後頭頂皮質**（図10.31，10.32b，10.33b）が視覚情報を受け，それを前頭眼野（図10.31，10.32a，10.33b）に伝える。**前頭眼野**は，さらに補足眼野と背外側前頭前皮質（図10.31）と線維連絡がある。PET研究によれば，前頭眼野は，中心溝の中1/3でこれに接する中心前回に局在する[302, 460]。前頭眼野の皮質遠心経路は内包を通り，間

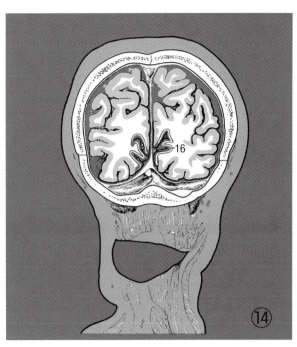

16 Primary visual cortex
一次視覚皮質

図 10.32c　第 14 切片

脳中脳移行部の核上性注視中枢である上丘，橋，また大脳基底核と視床へ達する．中脳間脳移行部には内側縦束の吻側間質核（図10.31，10.32a，10.33a）とCajal間質核がある．内側縦束の吻側間質核のニューロンは垂直性のサッカードを生成する．Cajal間質核は垂直性の注視保持を安定させる[256, 257]．

水平方向の急速眼球運動は傍正中橋網様体（PPRF）（図10.31，10.32a，10.33a）で起こる．そこから，同側の外転神経核へ投射するが，外転神経核には運動ニューロンと介在ニューロンがある．この介在ニューロンは対側の内側直筋と強いシナプス結合をもっている．このような連結様式が共同眼球運動の基本であり，共同眼球運動を生じる共働筋が，同一の神経核領域の運動ニューロンと介在ニューロンから指令を受けることになる．原理的に同様の介在ニューロンを介する連結は，垂直方向の共同眼球運動にも認められている[92]．

緩徐な追従眼球運動

緩徐な追従眼球運動は，両眼を動かして，小さな動く対象を網膜の中心窩へ常にとらえて，中心視を可能にする．この系は，眼球運動の回転角度を対象物のそれに合わせるように，外眼筋群をコントロールしている．この緩徐な追従眼球運動は動機と集中力を必要とする．視覚信号は，網膜・視神経・外側膝状体を経て，視覚皮質に達する．赤毛サルにおける実験で，頭頂後頭皮質のMST野に損傷を加えると，緩徐な追従眼球運動の障害が起こったという．このサルの頭頂後頭皮質に対応するヒトの領野は，およそBrodmann 19野と39野である（図7.53）[580]．そこからは前頭眼野に線維連絡がある．**頭頂後頭皮質**からも**前頭眼野**からも，後外側橋核に皮質遠心神経路が行っている．緩徐な追従眼球運動に関するその他のニューロン経路は**小脳**を介するが，特に小脳の片葉（H X）・山腹（VI）・虫部葉（VII A）であり，さらに前庭神経核へ，そして眼筋神経核へ終わる[302, 351]．小脳を切除されたサルは，緩徐な追従眼球運動が完全にできなくなる[612]．

1 Supplementary eye field
  補足眼野
2 Primary visual cortex
  一次視覚皮質
3 Rostral interstitial
  nucleus of the medial
  longitudinal fasciculus
  内側縦束の吻側間質核
4 Superior colliculus 上丘
5 Oculomotor nucleus
  動眼神経核
6 Trochlear nucleus
  滑車神経核
7 Paramedian pontine
  reticular formation
  (PPRF) 傍正中橋網様体
8 Abducens nucleus
  外転神経核
9 Prepositus nucleus
  前位核
10 Declive(Ⅵ) 山腹
11 Folium of vermis(ⅦA)
   虫部葉
12 Tuber of vermis(ⅦB)
   虫部隆起
13 Dorsolateral pontine
   nuclei 背外側橋核

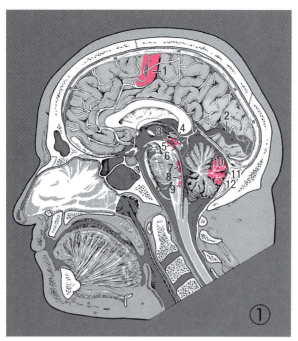
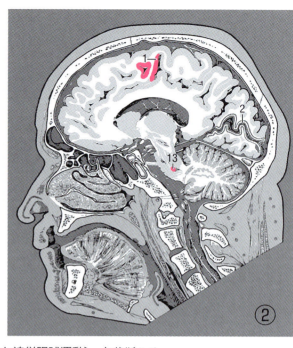

図 10.33　眼球運動系〔急速眼球運動（サッカード）と緩徐な追従眼球運動〕　矢状断シリーズ。丸数字は切片番号を示す（図 4.1）。

図 10.33a　第 1，第 2 切片

前庭眼球反射

　前庭眼球反射は，頭部の運動を眼球運動によって代償させて，網膜上でみている像を安定させる。例えば頭部が左方へ回転すると，両眼は代償的に右方へ動き，両眼の網膜の中心窩はできる限り外界の同じ像を保つようにする。**前庭眼球反射**は意識のない患者でも検出できる。この反射の**神経回路**は基本的に 3 つのニューロン群から成り立っている：すなわち，一次ニューロンは前庭神経節に細胞体があり，回転運動が起こると三半規管から信号を受け，前庭神経核（二次ニューロン）へ伝える。並進加速度に対しては，耳石によって球形囊と卵形囊の感覚細胞が信号を出す（▶ p.399）。眼筋の神経核の運動ニューロンが第三の実行ニューロンである。この眼球運動には 3 つのニューロンしか関与していないので，最も急速な眼球運動に属する。この連鎖は前庭系（図 10.11）によって形成されている。

輻輳運動

　両眼の輻輳運動は，近い対象の両眼注視に役立つ。その運動前ニューロンは中脳間脳移行部に位置している(256)。

　前位核（前名：舌下神経前位核）（図 10.33a）は，眼球運動に関係するほとんどの神経核，前庭神経核また小脳の一部と，相互に神経連絡がある。それゆえ，前位核には眼球運動の実行パターンが備わっていて視線を安定させるのであろう。

10.8 運動系

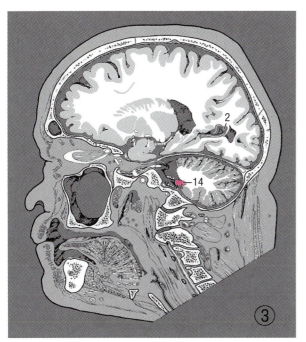
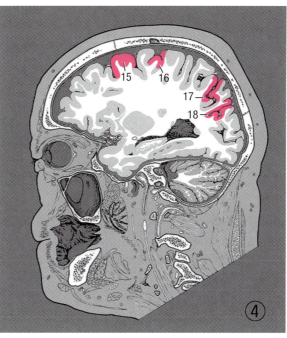

2 Primary visual cortex
　一次視覚皮質
14 Flocculus（H X）片葉
15 Dorsolateral prefrontal
　cortex 背外側前頭前皮質
16 Frontal eye field
　前頭眼野
17 Posterior parietal cortex
　後頭頂皮質
18 Parieto-occipital cortex
　頭頂後頭皮質

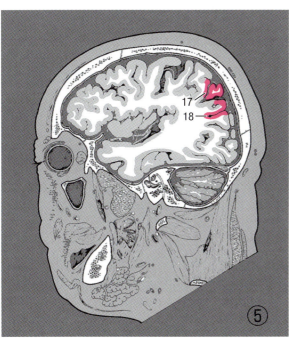

図 10.33b　第 3-第 5 切片

臨床的意義

眼球運動系の障害の結果，さまざまな症状が起こる。

臨床へのヒント

注視麻痺では，水平方向あるいは垂直方向の共同眼球運動が制限されたり，消失したりする。注視麻痺は主に核上性である。その際，前庭眼球反射と，多くの場合，緩徐な追従眼球運動は正常である。通常，複視は起こらない。

外転神経核の病変では，運動ニューロンのほかに，前述の反対側の内側直筋を支配する介在ニューロンも障害される。その結果，病巣と同側への注視麻痺が起こる（核間性注視麻痺）[92]。外側直筋の単独麻痺は，一側の外転神経核病変では生じない。

大脳病変で一側の皮質橋注視経路が遮断されると，対側への水平性注視麻痺が起こるが，多くの場合一過性にすぎない。その際同様に一過性の共同偏視を伴うことがあり，それによって注視麻痺はマスクされる。この**共同偏視**は病巣の方向を向き，意識障害患者では特に重要な症候である。**てんかん発作**で眼球運動野が刺激されると，対側へ向かう発作性の共同偏視が起こる。橋病変では，対側へ向かう共同偏視を伴う病巣側への注視麻痺を生じることがある。

垂直性注視麻痺は，内側縦束の吻側間質核の病変で起こるが，上方注視麻痺のことが多い。上方注視麻痺と輻輳麻痺の合併を"**Parinaud 症候群**"という。

内側縦束の障害により外転神経核と動眼神経核の連絡が断たれると，**核間性眼筋麻痺**の状態となる。この場合，注視方向への眼振のほかに，一眼球あるいは両眼球の側方への運動障害が起こる。正面の注視では複視は起こらない。この種の障害は多発性硬化症や血管障害で生じる[302, 351]。

眼球運動神経の障害では，主症状は**複視**である。筋性麻痺か神経性麻痺かの鑑別診断は，ほかの神経症候がないときは困難である。神経性病変では核下性障害か核性障害かが問題になるが，現病歴と**その他の症候**の有無が診断の鍵となる。

核下性眼筋麻痺と三叉神経第一枝の障害は，上眼窩裂症候群である。上眼窩裂症候群が進展すると，眼窩尖端症候群と呼ばれる。その際，上記の症状のほかに視神経障害，眼動脈と眼窩静脈の障害が加わる。

瞳孔の異常は診断学的価値が高い。左右差のない散瞳は中脳病変を示唆し，縮瞳は橋病変を示す。瞳孔左右不同は，一側の散瞳（動眼神経麻痺，しばしば眼瞼下垂と眼球運動障害を伴う）か，一側の縮瞳（**Horner 症候群**，縮瞳と同側の眼瞼下垂，眼球陥入の合併）による。瞳孔反射異常の病因は，視神経障害（黒内障性虹彩麻痺），動眼神経障害または眼球内の機能障害で起こる。

10.9 小脳系

小脳は事実上，人体のすべての受容器から求心性経路を受けている．すなわち固有受容器，外受容器，前庭系，聴覚系，視覚系，その他の感覚受容器である(図 10.34-10.36)[75]．大脳の新皮質からは橋核経由で皮質橋小脳路が小脳へ入る．この小脳皮質への求心性経路は，太い中小脳脚を通る．小脳遠心路は，ほとんど小脳核から発して上小脳脚から出ていく．求心性線維と遠心性線維の数の比は約 40：1 である[237]．この小脳の入力と出力との数値の比は，小脳が立ったり歩いたりすることから話すことまでのすべての運動機能において大きな**調整能力**をもっていることを示している．

小脳は，空間内の頭部の位置に関する情報を前庭神経核から得ている．前庭小脳路は，**前庭系の信号**を，まず小脳の虫部小節(X)に伝える．従来は片葉小節葉がこの系の行き先と考えられていた．最新の動物実験の結果，片葉(H X)は主として内臓運動系の求心線維を受けていることが示された[338]．小脳は，四肢と体幹の運動器からの固有シグナルを，前・後脊髄小脳路(図 10.36a)ならびに楔状束核小脳路を通して受けるが，それは小脳前葉，虫部錐体(Ⅷ)と薄小葉(H Ⅶ B)に終わる．さらに小脳への**求心性結合**は，聴覚系と視覚系から来ている．下オリーブ核からのオリーブ小脳路は，すべての小脳領野に投射している[446]．脳幹のノルアドレナリン性とセロトニン性ニューロンからの線維も，小脳皮質のすべての層に来ている．実験条件下では，これらの線維は苔状線維と登上線維に興奮性接続をしているように思われる．求心系線維は主として小脳皮質に終わり，求心性側副線維が小脳核にも達する．Purkinje 細胞の軸索は小脳皮質にも小脳核にも接続する．

大脳の新皮質と小脳皮質との間には，小脳半球の外側部では強力な線維結合がある．皮質橋路は，大脳皮質から内包を経て橋核に至る．橋核のニューロンは，小脳核へ側副線維を出した後，対側小脳半球外側域の皮質に軸索を送る．この**皮質-橋-小脳の結合**によって，小脳皮質は新皮質から，特に意図的運動(随意運動)に関する情報を得る．

小脳皮質は，機能的に遠心路に従って**縦の帯域**に分類される．帯域は，葉間の溝に対して垂直になっている．小脳各半分ずつに3つの皮質・核からの投射帯域があって，内側から外側に向かって：

- 小脳虫部
- 虫部と半球の移行部の狭い帯域(中間部)
- 小脳半球の大きな外側帯域(外側部)

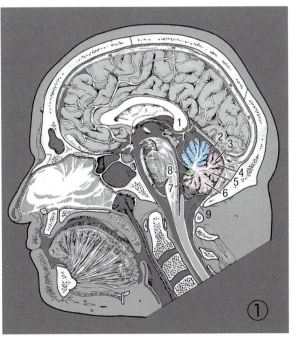
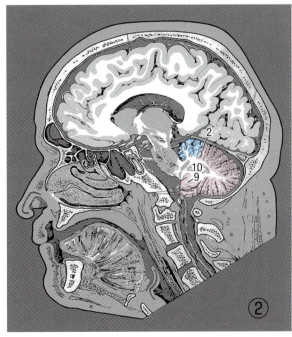

1 Culmen(Ⅳ，Ⅴ) 山頂
2 Primary fissure 第一裂
3 Declive(Ⅵ) 山腹
4 Folium of vermis(Ⅶ A) 虫部葉
5 Tuber of vermis(Ⅶ B) 虫部隆起
6 Pyramis of vermis(Ⅷ) 虫部錐体
7 Uvula of vermis(Ⅸ) 虫部垂
8 Nodule of vermis(X) 虫部小節
9 Tonsil of cerebellum (H Ⅸ) 小脳扁桃
10 Dentate nucleus 歯状核

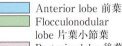

Anterior lobe 前葉
Flocculonodular lobe 片葉小節葉
Posterior lobe 後葉

図 10.34 小脳系 小脳の葉と小葉を示す矢状断シリーズ．丸数字は切片番号を示す(図 4.1)．

図 10.34a 第 1，第 2 切片

2 Primary fissure 第一裂
11 Flocculus（H X）片葉

■ Anterior lobe 前葉
■ Flocculonodular lobe 片葉小節葉
■ Posterior lobe 後葉

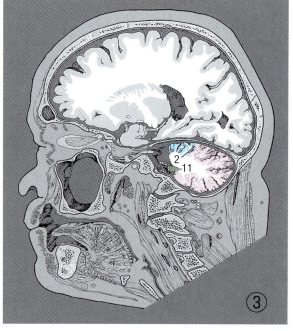

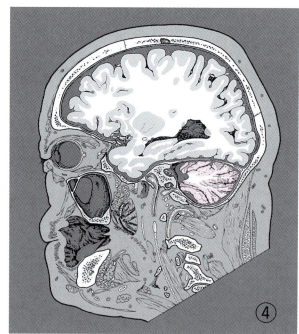

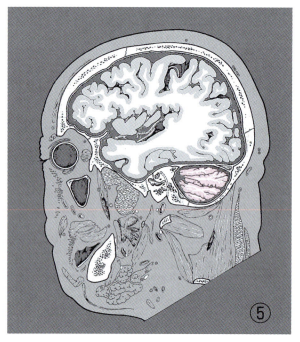

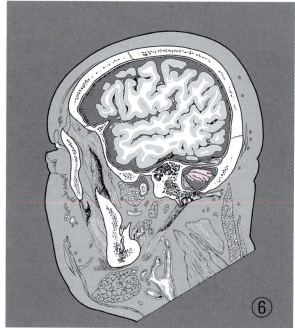

図10.34b　第3-第6切片

3つの帯域の移行部は連続していて，肉眼的に認められるような境界はない。

これらの投射帯域のPurkinje細胞は，同側の小脳核と結合している。小脳虫部のPurkinje細胞は室頂核と前庭神経核に投射している。虫部と半球の移行部のPurkinje細胞は中位核（球状核と栓状核）に投射している。半球外側域のPurkinje細胞は，歯状核と結合している。

中位核と歯状核の軸索は上小脳脚（図10.36b）から出て，中脳で交叉して，赤核（図10.36b）と視床の外側腹側核（図10.36b）に終わる。赤核は運動皮質から側副路によってシグナルを受けている。したがって，**赤核**は一種の中継所であり，運動の習得過程を皮質脊髄線維に伝え，できあがった自動運動は赤核脊髄路に伝える。小脳は外側腹側核を通じて前頭葉運動皮質に影響を与える。小脳皮質のPurkinje細胞は，求心路によって運動器の状態に関して時間的なシグナルを受け，皮質-橋-小脳経路によって運動プランに関するシグナルを受ける。これらのシグナルを比べることによって，運動系の機能を調和させることができる。小脳の障害では，運動の麻痺が起こるのではなく，むしろ，運動の強さと場所に関して時間的協調が失われるのである。

小脳遠心路が中脳で**交叉**し，赤核脊髄路が中脳域で**逆に交叉**し，終脳からの錐体路（皮質脊髄路）も交叉することから，小脳半球はいずれの側でも同側の脊髄と結びついているのである。片側の小脳病変は，それゆえ**同側の機能障害**を生じるのである。

臨床へのヒント

小脳虫部の障害は，両側の運動障害と平衡調節機能の障害を起こし，体幹の運動失調，起立失調と歩行失調を呈するが，ほかの小脳症状はみられない[38, 446, 468]。小脳中間部，特に前葉には，下肢から後脊髄小脳路が来ている。その部位の障害では，患者の歩行は酔っ払い歩行を思わせる。

小脳半球の外側域の障害は，協調運動障害を特徴とする。小脳失調では患者が視覚的調整をはたらかせても，ある運動に関連する筋群の動きは調和しなくなる。指鼻試験では眼を開いていても企図振戦が起こる。速い繰り返し運動は上手にできない（反復拮抗運動障害）。指さし運動は目標点を誤る（測定障害）。言語の流れは切れ切れになる（典型的言語障害は断綴性言語である）。筋トーヌスは減弱する（筋緊張低下）。眼振がみられることが多い。

1 Tonsil of cerebellum
 (H Ⅸ) 小脳扁桃
2 Uvula of vermis (Ⅸ)
 虫部垂
3 Pyramis of vermis (Ⅷ)
 虫部錐体
4 Nodule of vermis (Ⅹ)
 虫部小節
5 Flocculus (H Ⅹ) 片葉

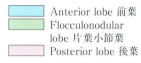
Anterior lobe 前葉
Flocculonodular lobe 片葉小節葉
Posterior lobe 後葉

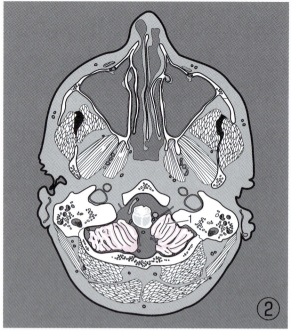
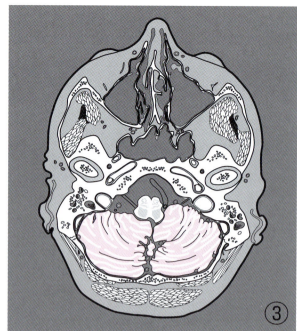
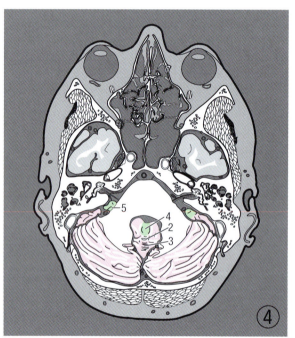
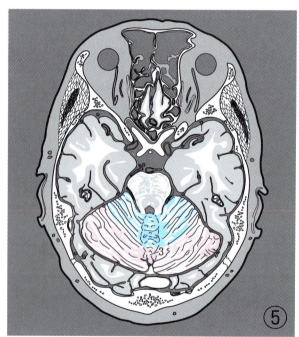

図 10.35　小脳系　小脳の葉と小葉を示す両交連面シリーズ。丸数字は切片番号を示す(図 5.1)。

図 10.35a　第 2-第 5 切片

10.9 小脳系

■ Anterior lobe 前葉
■ Posterior lobe 後葉

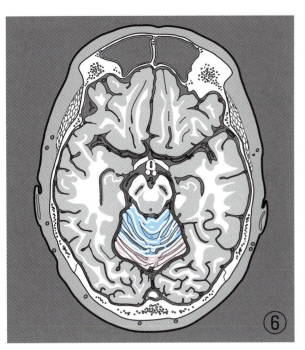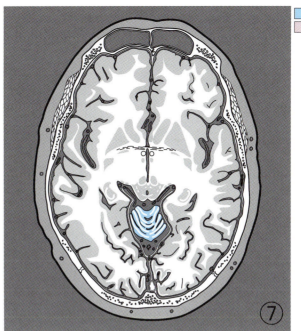

図 10.35b　第 6, 第 7 切片

10 神経機能系

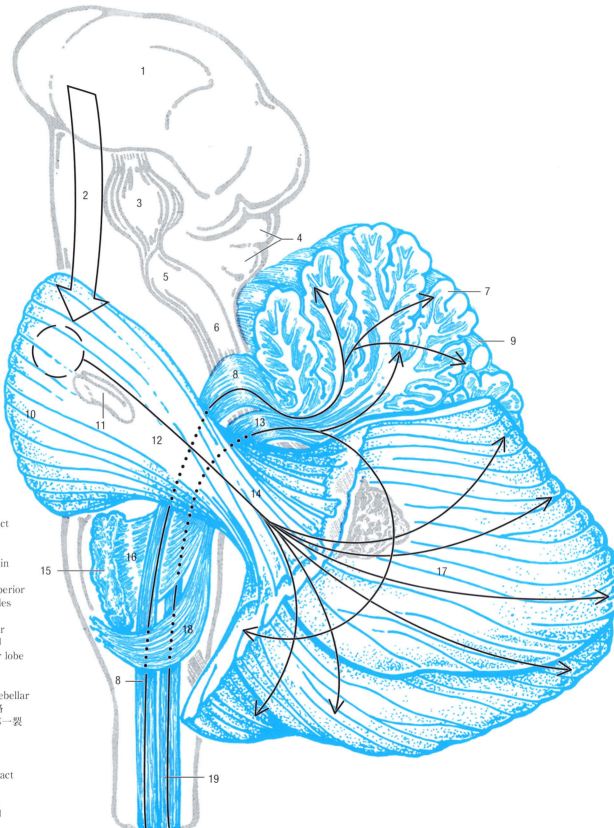

1 Thalamus 視床
2 Corticopontine tract 皮質橋路
3 Red nucleus 赤核
4 Tectum of midbrain 中脳蓋
5 Decussation of superior cerebellar peduncles 上小脳脚交叉
6 Superior cerebellar peduncle 上小脳脚
7 Vermis of anterior lobe of cerebellum 小脳前葉虫部
8 Anterior spinocerebellar tract 前脊髄小脳路
9 Primary fissure 第一裂
10 Pons 橋
11 Trigeminal nerve 三叉神経
12 Pontocerebellar tract 橋小脳路
13 Inferior cerebellar peduncle 下小脳脚
14 Middle cerebellar peduncle 中小脳脚
15 Inferior olivary nucleus 下オリーブ核
16 Olivocerebellar tract オリーブ小脳路
17 Hemisphere of posterior lobe of cerebellum 小脳後葉半球
18 External arcuate fibers 外弓状線維
19 Posterior spinocerebellar tract 後脊髄小脳路

図 10.36 小脳系

図 10.36a 小脳求心系。側方よりみた図。左側の小脳前葉は切除されている。片葉小節は分離されている。後葉の中小脳脚より外下方の部分も切除されている[424]。

10.9 小脳系

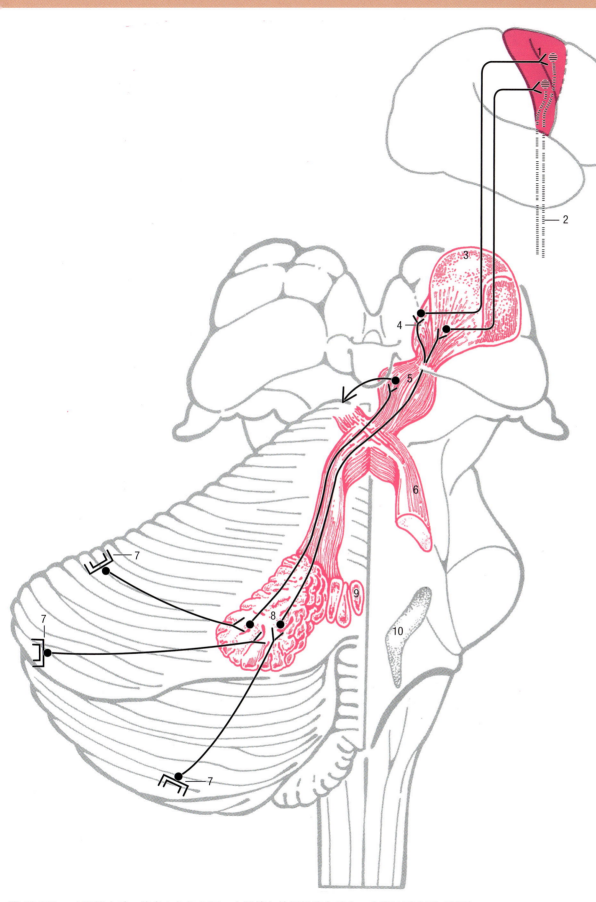

1 Primary motor and premotor cortex (areas 4 and 6) 一次運動皮質と運動前皮質 (4野と6野)
2 Pyramidal tract 錐体路
3 Ventral lateral nucleus of thalamus 視床外側腹側核
4 Ventral anterior nucleus of thalamus 視床前腹側核
5 Red nucleus 赤核
6 Superior cerebellar peduncle 上小脳脚
7 Purkinje cells プルキンエ細胞
8 Dentate nucleus 歯状核
9 Fastigial nucleus 室頂核
10 Vestibular nuclei 前庭神経核

図 10.36b　小脳遠心系。後方よりみた図。小脳核と神経経路を示す。小脳は正中面で切断され，右側の半球は上小脳脚のほかは切除されている(424)。

1 Superior longitudinal (arcuate) fasciculus
  上縦束（弓状束）
2 Broca's area
  ブローカ野

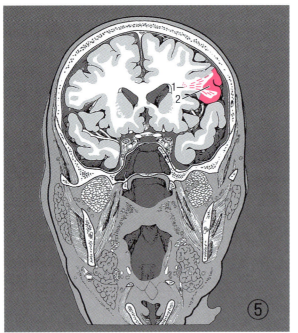
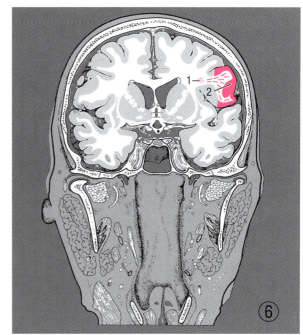

図 10.37　言語野　前額断シリーズ。前方からみた図。丸数字は切片番号を示す（図 3.1）。

図 10.37a　第 5，第 6 切片

10.10　言語野

　言語野の局在決定（図 10.37, 10.38）は臨床家の功績であった（Broca 1861, Wernicke 1874）。失語症の局在の研究は，その後も主として臨床家が行ってきたが，最近の数十年は言語学者も参加するようになった。それは"失語症"の診断が，生きている人間でのみ可能だからである。

　失語症の 95％以上は，左側の大脳半球の障害である[192]。これからみても，言語野の側方性は明らかである。右利きの 99％以上で，言語優位は左半球にある。左利きでは左半球優位は約 60％と思われる。言語中枢が両側半球にある例は，左利きの人に多いようである[49]。言語野の局在は**臨床症状と病理所見から決定**されてきた。言語障害は脳梗塞と脳出血で起こることが多い[192, 227, 352]。そのために，病巣の範囲が本来の言語野より大きいということもあり得るが，それは組織学的に言語野の局在を決定することができないからである。それゆえ，言語野の局在に関する文献的記載の多様さも理解できる。図 10.37, 10.38 では，3 つの言語領野の境界は文献的にみて最小限の範囲に限定してある[192, 227, 352]。将来は，PET 検査による脳局所の糖代謝，酸素消費，脳血流の測定によって，また fMRI によって，さらに知見が得られるであろう[3, 374, 416]。

　どの言語野も関連する新皮質一次野に隣接する。

　感覚性言語野（Wernicke 野）は，上側頭回の一次聴覚野と角回との間にあって，聴覚・視覚・体性感覚の一次野の間に，つまり Heschl 回・有線野・中心後回に囲まれている。そこは中大脳動脈から分枝する後側頭動脈の灌流域である[227]。視覚性言語野は角回に局在している[192]。角回は，視覚信号によって想起される言語やその他の表象のニューロン辞典をもっているといってよい。

　運動性言語野（Broca 野）は，前頭葉の一次運動野の前方で，下前頭回の弁蓋部（図 7.53）と三角部にある。細胞構築学的には，Brodmann 44 野，45 野（図 7.53）にあたる[149]。中心前溝動脈の閉塞によって Broca 野は障害されるが[277]，精細な CT 像によれば，近傍の島皮質にも及ぶ[59]。

　上縦束（図 7.54, 7.55, 10.37）は被殻の後外側縁で，外包と内包という 2 つの投射系の間にある。上縦束（"**弓状束**"ともいう）の神経線維は，側頭葉・頭頂葉・前頭葉の間に弓を張り，Wernicke 野・視覚聴覚転換言語野・Broca 野という 3 つの言語中枢を互いに結んでいる。

　その他の言語に関する重要な部位は，補足運動野と尾状核頭に認められる[123]。

10.10 言語野

1 Superior longitudinal (arcuate) fasciculus
　上縦束（弓状束）
3 Wernicke's area
　ウェルニッケ野

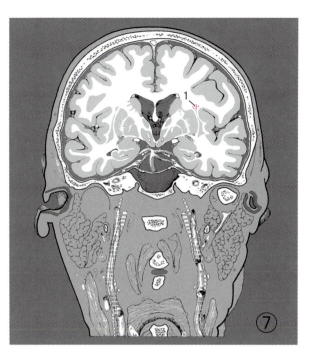
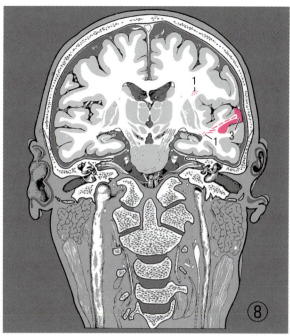
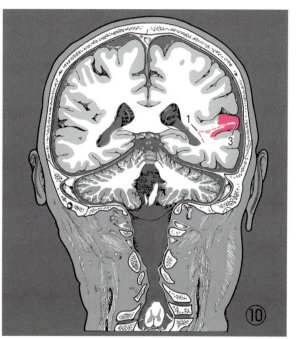

図 10.37b　第 7-第 10 切片

1 Superior longitudinal (arcuate) fasciculus 上縦束（弓状束）
4 Angular gyrus 角回

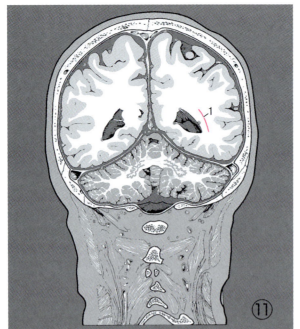
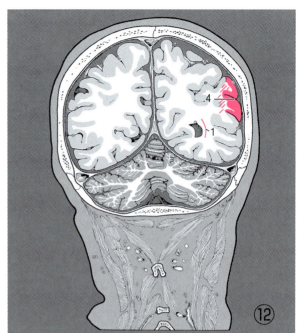
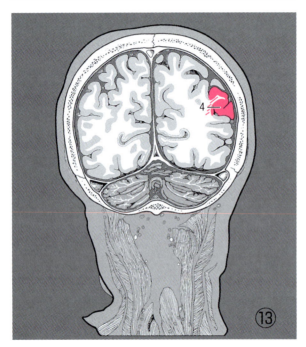

図 10.37c　第 11-第 13 切片

10.10 言語野

1 Broca's area
　ブローカ野
2 Wernicke's area
　ウェルニッケ野
3 Angular gyrus 角回

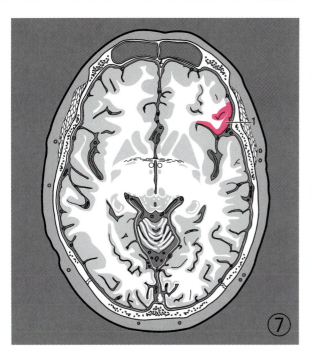
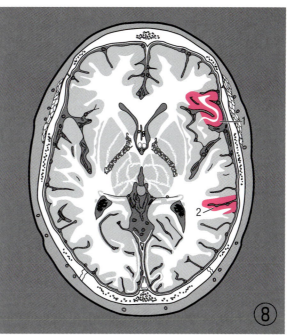
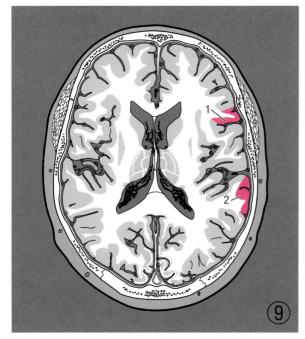
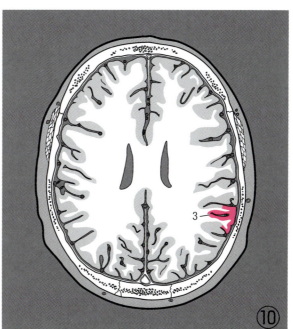

図 10.38　言語野　両交連面シリーズ。下方からみた図。丸数字は切片番号を示す（図 5.1）。

臨床へのヒント

全失語では重い症状が現れる。主症状としては，言語自動症がみられる。言語の流れは著しく損われ，しばしば伝達不可となる。

Wernicke失語の主症状は言語理解の障害である。言語の流暢性は保たれる。音韻性錯語と意味性錯語がみられる。同義語に"感覚失語"，"受容性失語"，"統辞性失語"，"聴性失語"，"文章失語"がある。

Broca失語では，言語理解は制限されていても残存し，言語表出の障害が前面に出る（失文法）。言語の流れは遅くなる。さらに構語も障害される。同義語は"運動失語"，"表出性失語"である。

健忘失語は，言葉をみつける障害が特徴的である。言葉の流れは損われないが，しばしば，言葉が止まり，探すような様子がみられる。意思の伝達障害は比較的軽い。

文献では，"流暢性"と"非流暢性"という分類も用いられる。障害部位は前者では中心溝の後方，後者ではその前方である[49]。皮質病変のほかに，皮質下脳障害でも失語症は生じる。この場合，"伝導失語"（線条体内包失語）という概念が用いられる。最近，左側視床障害による失語が注目されている[8, 80, 432, 483]。この失語は復唱が障害されないことで伝導失語と区別される。

優位半球の補足運動野（図10.25a，10.26a）の梗塞は，重篤な言語障害を呈し，最初は無言症的な傾向で，のちにゆっくりした話し方になる。一般にこのような患者は無動症を呈する。優位半球の尾状核頭（図3.7a，3.7b，4.3a，4.3b）の病巣は，多くは被殻前部と内包前脚の障害も伴っているが，非定型的失語を呈する。このような症例では，Broca失語とWernicke失語の症候の一部が出現する。前外側中心動脈の梗塞で起こる（図7.29，7.30，7.32）[123]。

言語優位半球の決定には，侵襲的な和田テストのほかに，非侵襲的なfMRIも用いられる[371, 553]。

10.11 辺縁系

辺縁系（図10.39-10.42）は皮質および皮質下領域から成り立っている。皮質部分は系統発生的に古い大脳皮質，すなわち旧皮質と旧皮質周囲皮質から成り，その部分は，新皮質の発達により両側の大脳半球の内側面と下面に閉じ込められることになった。この部分は，脳梁の周りに辺縁を形作っており，それゆえ，辺縁系と名づけられている。旧皮質と旧皮質周囲皮質は脳梁の前・上・後部にあり，それで前交連，上交連，後交連に分類される。旧皮質部分はこの辺縁の内縁を，旧皮質周囲皮質は外縁を形作る。旧皮質に属して内縁を形成する構造は，梁下野の内側部（前交連）と灰白層（上交連）と海馬体（後交連）である。脳梁周囲の外縁を形成するものは，梁下野の外側部と帯状回の脳梁寄りの部分と海馬傍回である[561]。これらの領域を電気刺激すると，怒り，不安，快感などの情動反応を起こし，また相応の自律神経反応を伴う性的攻撃行動を誘発する。MacLeanは，それゆえ辺縁系を"内臓脳"と呼んでいる。

大脳皮質の辺縁領は，一定の皮質下構造と求心性・遠心性の線維結合をもっている。したがって以下の皮質下構造も辺縁系に数えられる：中隔核，視索前野，乳頭体，視床下部亜核群，視床前核，および中脳の辺縁系核群。

梁下野と灰白層はヒトでは形成が比較的弱い。それに反して，海馬体は類人猿に比して圧倒的に大きい[309, 561]。海馬体は側頭葉内側面にある。個体発生の間に側脳室下角の方向へ巻き込まれたのであり，海馬溝を2つの弓状に曲がった唇で挟むC型の構造をなしている（図3.9e，3.9f）。海馬体は海馬，歯状回，海馬台の3つの部分から成っており，上脚には**歯状回**がある。その名称は歯を並べたような，あるいは真珠の鎖のような外観から来ている。C型の弧は側脳室の中に突き出して，**固有海馬**（アンモン角）となる。またCの下脚のほうは主に海馬台からできている。

海馬体は，海馬傍回の一部，中隔核，視床下部亜核，および脳幹のドパミン系（▶ p.481）とセロトニン系（▶ p.482）中枢と求心性に結合している。その主経路は**脳弓**である。脳弓には，海馬体からの遠心性線維も走っている。脳弓は緻密な線維束である。その線維は，はじめ固有海馬の脳室面に，薄い白色の層である海馬白板を形成する。これは海馬采に続き，そして脳弓脚となって，弓状に脳梁の下を走る。左右の脳弓脚が接するところで，線維の一部は脳弓交連となって交叉する。脳弓の続きは脳弓体と

10.11 辺縁系

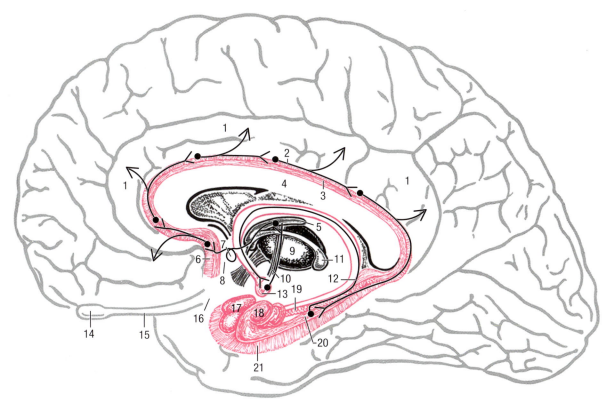

図 10.39 辺縁系と嗅覚系　正中面からみた図(424, 561)。第三脳室壁を取り除いて, 乳頭視床路や視床前核などの Papez 回路がみえるようにしてある。

1 Cingulate gyrus 帯状回
2 Cingulum 帯状束
3 Indusium griseum 灰白層
4 Corpus callosum 脳梁
5 Anterior nuclei of thalamus 視床前核
6 Subcallosal area 梁下野
7 Anterior commissure 前交連
8 Septal nuclei 中隔核
9 Medial nuclei of thalamus 視床内側核
10 Mammillothalamic fasciculus (of Vicq d'Azyr) 乳頭体視床束（ヴィック・ダジール束）
11 Habenular nuclei 手綱核
12 Fornix 脳弓
13 Mammillary body 乳頭体
14 Olfactory bulb 嗅球
15 Olfactory tract 嗅索
16 Prepiriform cortex 梨状前皮質
17 Amygdaloid body 扁桃体
18 Hippocampus 海馬
19 Dentate gyrus 歯状回
20 Subiculum 海馬台（海馬支脚）
21 Parahippocampal gyrus 海馬傍回

なり, 脳梁吻側部の下を室間孔(Monro 孔)へ達する。ここで2つの脳弓柱に分かれ, 室間孔の内側の境界となる。脳弓柱は前交連の後方を回り, 下行して視床下部へ行く。交連前線維は直接前交連の上を走って, **中隔核**, 直回, 前頭葉皮質に達する。前交連の少し下で, 分界条床核と視床前核へ向かう線維束が分かれる。脳弓の主経路は**視床下部**へ行き, 大部分の線維は乳頭体に終わる。

乳頭体からの線維は, 乳頭体視床束(Vicq d'Azyr)として**視床前核**へ行く。そこから線維束は帯状束を経由して, 再び海馬体に戻る。この海馬体-乳頭体-視床前核-帯状束-海馬体という輪は"**Papez 回路**"と呼ばれている。この回路から線維結合が, 前頭葉皮質, 帯状回, 海馬傍回へ投射されている。脳弓, 乳頭体, または**海馬体の両側病変**により, **近時記憶**の喪失が劇的に生じるのは, このニューロン結合が障害されるためであろう(267, 495)。

扁桃体は, 多くの神経核と皮質野との複合体である。扁桃体は, 側脳室下角先端の内側に位置し部分的には嗅覚中枢に属し(▶p.423), また一部は辺縁系にも属する。扁桃体は求心性には嗅球, 視床下核や脳幹の一部の核, および終脳皮質野と線維結合をもつ。主な遠心路は分界条と腹側扁桃体遠心路である。分界条は視床と尾状核との間を弓状に走り, 中隔核と視床下部亜核群, また網様体といくつかの大脳皮質野に行く。

中隔核(前名：真正中隔, 前交連中隔)は, 既に述べた**辺縁系皮質下核領域**において, 中心部になっている。内側前脳束が, これらの核領域と視床下部から中脳に至る主要中枢とを両方向性に, すなわち, 中隔核から中脳へ, また中脳から中隔核へと結んでいる。主要中枢とは, 視索前野, 視床下部の内側核と外側核および中脳の辺縁系核群である。中脳の辺縁系核群には, 中脳被蓋の前部で, 脚間核, 後縫線核, 後被蓋核(Gudden 核)が挙げられる。乳頭被蓋路により乳頭体と中脳被蓋が結ばれ, さらに視床下部から延髄までの中枢間の連絡は**後縦束**(Schütz 束)が行っている。視床髄条は辺縁系領域から手綱核へ投射している。そこから手綱脚間核路が脚間核へ行っている。

1 Periarchicortex in cingulate gyrus(within the slice) 帯状回の旧皮質周囲皮質(切片内)
2 Periarchicortex in cingulate gyrus 帯状回の旧皮質周囲皮質
3 Subcallosal area (partially within the slice) 梁下野(一部は切片内)
4 Septal nuclei(within the slice) 中隔核(切片内)
5 Fornix(within the slice) 脳弓(切片内)

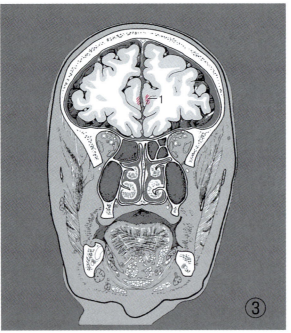
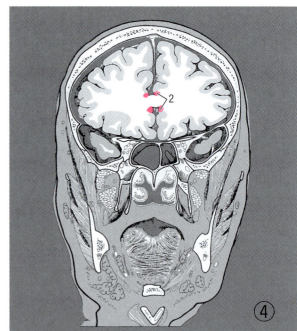
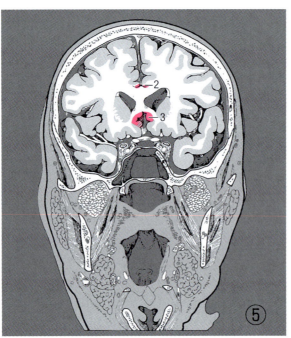
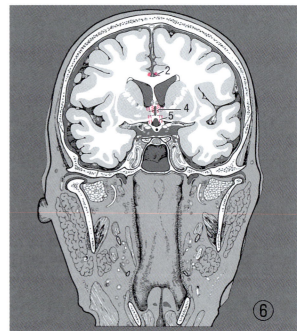

図10.40 辺縁系 前額断シリーズ。皮質野と主要な神経核，脳弓と乳頭体を示す。丸数字は切片番号を示す(図3.1)。

図10.40a 第3-第6切片

10.11 辺縁系

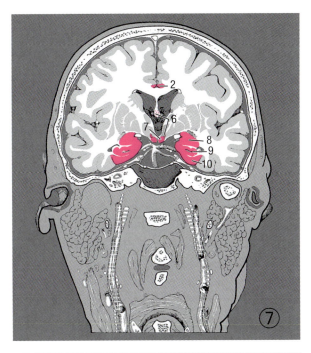
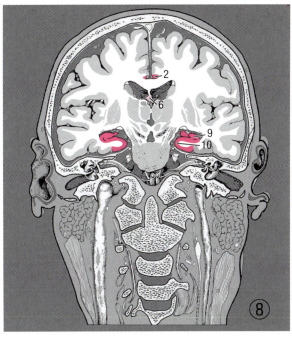
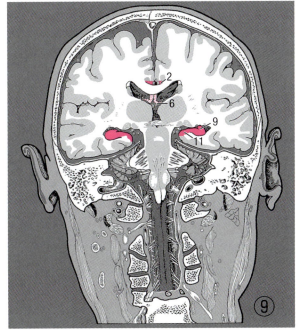
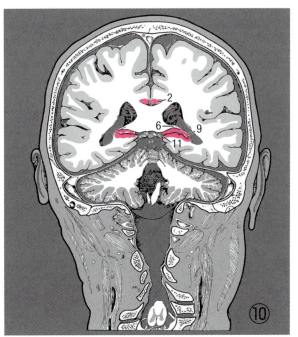

2 Periarchicortex in cingulate gyrus 帯状回の旧皮質周囲皮質
6 Fornix 脳弓
7 Mammillary body 乳頭体
8 Amygdaloid body (partially limbic) 扁桃体（一部が辺縁系に属する）
9 Hippocampal formation 海馬体
10 Parahippocampal gyrus 海馬傍回
11 Periarchicortex 旧皮質周囲皮質

図 10.40b　第 7-第 10 切片

2 Periarchicortex in cingulate gyrus
　帯状回の旧皮質周囲皮質

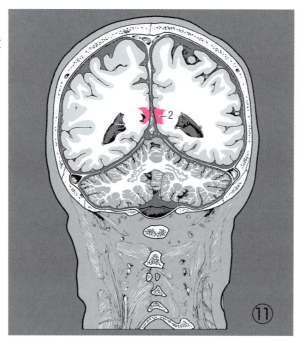

図 10.40c　第 11 切片

10.11 辺縁系

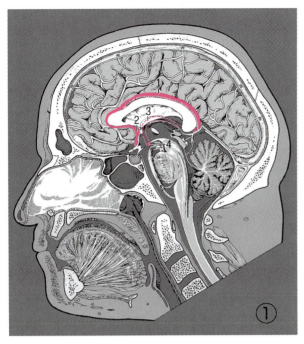
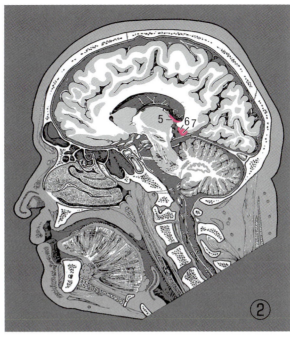
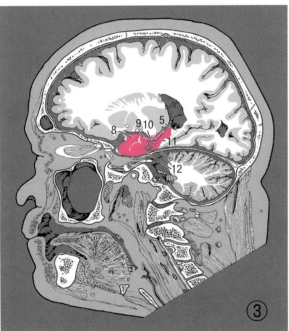
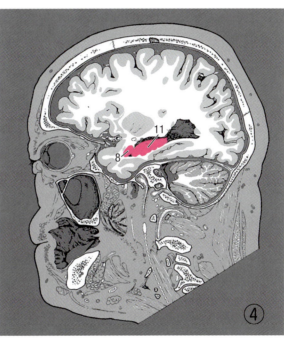

1 Periarchicortex in cingulate gyrus (partially within the slice) 帯状回の旧皮質周囲皮質（一部は切片内）
2 Subcallosal area 梁下野
3 Fornix (within the slice) 脳弓（切片内）
4 Mammillary body 乳頭体
5 Fornix 脳弓
6 Fasciolar gyrus 小帯回
7 Isthmus of cingulate gyrus 帯状回峡
8 Amygdaloid body (partially limbic) 扁桃体（一部が辺縁系に属する）
9 Uncus of parahippocampal gyrus 海馬傍回鉤
10 Hippocampal formation (in the lateral part of the slice) 海馬体（切片の外側部内）
11 Hippocampal formation 海馬体
12 Parahippocampal gyrus 海馬傍回

図 10.41 辺縁系　矢状断シリーズ。皮質野と主要な神経核，脳弓と乳頭体を示す。丸数字は切片番号を示す（図 4.1）。

1 Periarchicortex (retro-commissural part) 旧皮質周囲皮質（後交連）
2 Amygdaloid body (partially limbic) 扁桃体（一部が辺縁系に属する）
3 Hippocampal formation 海馬体
4 Subcallosal area 梁下野
5 Mammillary body (within the slice) 乳頭体（切片内）
6 Uncus of parahippocampal gyrus 海馬傍回鈎
7 Parahippocampal gyrus 海馬傍回
9 Fornix 脳弓

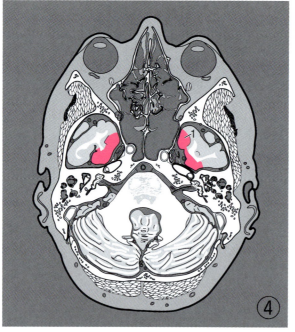
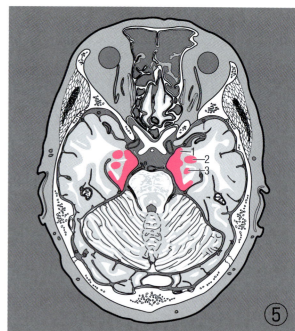
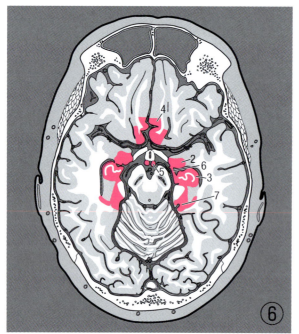
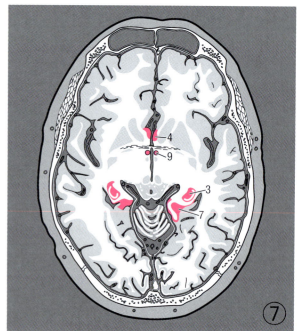

図 10.42　辺縁系　両交連面シリーズ。皮質野と主要な神経核，脳弓と乳頭体を示す。丸数字は切片番号を示す（図 5.1）。

図 10.42a　第 4-第 7 切片

10.11 辺縁系

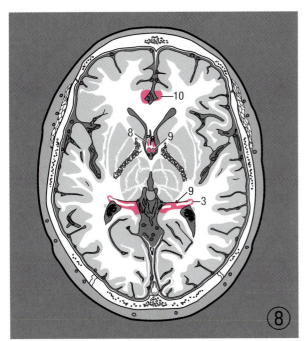

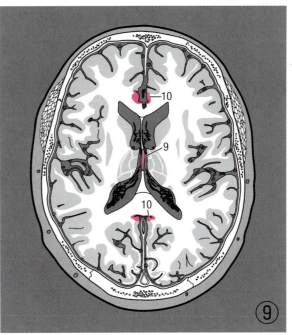

3 Hippocampal formation
  海馬体
8 Septal nuclei 中隔核
9 Fornix 脳弓
10 Periarchicortex in
  cingulate gyrus
  帯状回の旧皮質周囲皮質

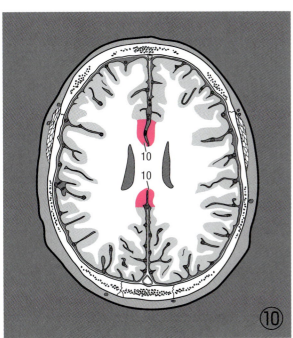

図 10.42b　第 8-第 10 切片

1 Oculomotor nerve
  動眼神経
2 Accessory nucleus of oculomotor nerve (of Edinger-Westphal)
  動眼神経副核（エジンゲル-ウェストファル核）
3 Superior salivatory nucleus 上唾液核
4 Inferior salivatory nucleus 下唾液核
5 Sympathetic fibers in the wall of vertebral artery 椎骨動脈壁の交感神経線維
6 Sympathetic fibers in the wall of internal carotid artery 内頸動脈壁の交感神経線維
7 Intermediate nerve 中間神経
8 Glossopharyngeal nerve 舌咽神経

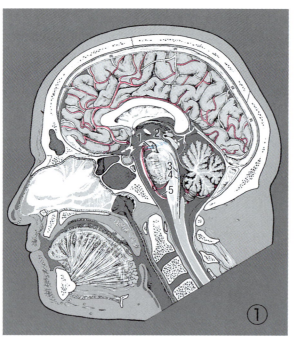 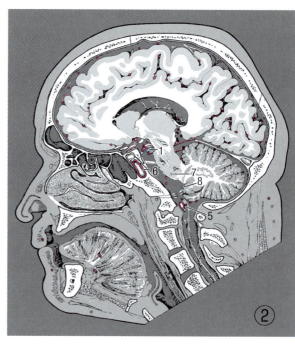

図10.43　頭部自律神経系　矢状断シリーズ。副交感神経系（青色）と交感神経系（赤色）を示す。丸数字は切片番号を示す（図4.1）。

図10.43a　第1，第2切片

10.12　自律神経系

　頭部の自律神経系（図10.43）の支配は，眼球と眼窩の平滑筋細胞，涙腺と唾液腺，血管平滑筋細胞および頭皮の汗腺，頭髪の平滑筋細胞に及んでいる。これらの遠心性神経支配は古典的理論によれば，2ニューロン性である。一次ニューロンの細胞体は，中枢神経系にあり，二次ニューロンは中枢神経系の外の神経節にある。節前線維は中枢神経系から出て，二次ニューロンにシナプス結合をもつ。節後線維は効果器官に達する。ほかの体部と同じように，遠心性自律神経系は，副交感神経系と交感神経系に分類される。**副交感神経系**は，消化とエネルギー造成という向栄養性機能をもち，**交感神経系**は，「闘争か逃走か（fight or flight）」というような身体活動とそれに伴うエネルギー消費という向エネルギー性機能をもつ。自律神経系の古典的概念は，シナプスに作用する特定の神経ペプチドが発見されてから，広くなってきた（▶p.484）(168, 422)。**神経ペプチド**は副交感神経と交感神経双方の伝達物質の作用を調節し得る。

10.12.1　頭部の副交感神経

　頭部の副交感神経の**一次ニューロン細胞体**は，中脳，橋，延髄にある。副交感神経線維は，Ⅲ，Ⅶ，Ⅸ脳神経とともに脳を出る。**副交感神経節**（毛様体神経節，翼口蓋神経節，顎下神経節，耳神経節）は効果器官の近くにある。したがって，副交感神経の節後線維は比較的短い。

　動眼神経の副交感神経起始核，**動眼神経副核（Edinger-Westphal核）**は，中脳の被蓋で中脳水道の前外側に接している。副交感神経線維は，動眼神経に合わさって，上眼窩裂を通って眼窩内で毛様体神経節（図8.2，10.43b）へ行く。この神経節は眼球の後方約18 mmで眼神経の外側にある。毛様体神経節の神経細胞より出る節後線維は，瞳孔括約筋（縮瞳）と毛様体筋（眼球調節）に達する。この動眼神経副核（Edinger-Westphal核）から瞳孔括約筋へ至る2ニューロンの経路はまた**瞳孔反射**の遠心路でもある。

　顔面神経関連の副交感神経一次ニューロン細胞体は，橋の下部で菱形窩底に接している**上唾液核**にある。節前線維は，顔面神経の中間神経の中を錐体骨の内耳（図7.4）へ行き，顔面神経管の入口で中間神

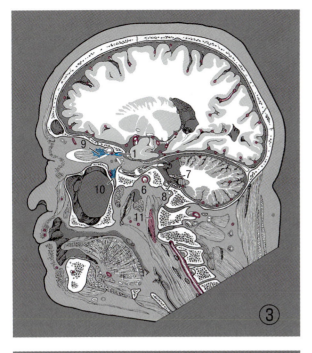
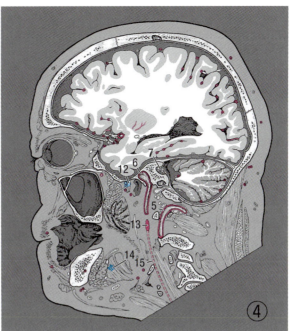
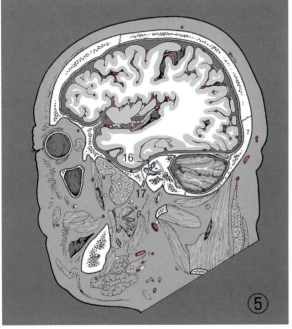
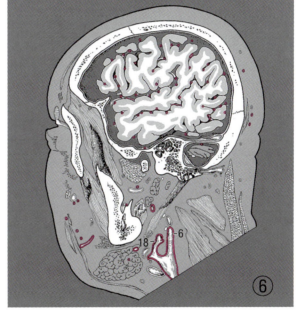

1 Oculomotor nerve 動眼神経
5 Sympathetic fibers in the wall of vertebral artery 椎骨動脈壁の交感神経線維
6 Sympathetic fibers in the wall of internal carotid artery 内頸動脈壁の交感神経線維
7 Intermediate nerve 中間神経
8 Glossopharyngeal nerve 舌咽神経
9 Ciliary ganglion (in the lateral part of the slice) 毛様体神経節（切片の外側部内）
10 Pterygopalatine ganglion (within the slice) 翼口蓋神経節（切片内）
11 Superior cervical ganglion (in the lateral part of the slice) 上頸神経節（切片の外側部内）
12 Otic ganglion 耳神経節
13 Superior cervical ganglion 上頸神経節
14 Submandibular ganglion (in the lateral part of the slice) 顎下神経節（切片の外側部内）
15 Sympathetic trunk 交感神経幹
16 Greater petrosal nerve 大錐体神経
17 Chorda tympani 鼓索神経
18 Sympathetic fibers in the wall of external carotid artery 外頸動脈壁の交感神経線維

図 10.43b 第3-第6切片

経から大錐体神経が分枝する。この神経は，錐体骨を離れて，中頭蓋窩の硬膜の下を走り，小さな骨管を通って**翼口蓋神経節**に達する。この神経節は翼口蓋窩にある（図3.5c，3.5d，5.4；神経節：図10.43b）。節後線維は，頬骨神経を介して涙腺へ，鼻神経と口蓋神経を介して，鼻腔と口蓋の腺に達する。顔面神経管の終わり，茎乳突孔の直前で，**鼓索神経**が顔面神経の中間神経から分枝する。これは，鼓室の粘膜下を走り，小骨孔を通って，頭蓋底の顎関節の後内側で側頭下窩へ走る。そこで鼓索神経は舌神経と合う。節前線維は顎舌骨筋の後縁で顎下三角内の顎下神経節に達する（図10.43b）。節後線維は，顎下腺，舌下腺，舌腺へ行く。

舌咽神経関連の副交感神経一次ニューロンの細胞体は，延髄の上部で菱形窩底に接する**下唾液核**にある。その節前線維は，はじめ舌咽神経内にあって頸静脈孔を通り，錐体骨に入る。神経叢から細い小錐体神経が生じ，錐体骨を出て，中頭蓋窩の硬膜の下

を走って、小孔を通って**耳神経節**（図4.5, 10.43b）に達する。この神経節は、卵円孔の直下で、下顎神経の内側にある。節後線維は、耳介側頭神経に連なり、耳下腺を神経支配する。

迷走神経は、その副交感神経線維とともに、延髄の外側部から離れ（図6.1, 6.4b, 6.6b）、頸静脈孔を通る（図3.23, 5.31, 6.5b）。頸部では迷走神経は、血管神経索内で内頸動脈と内頸静脈の間を走る（図3.9c, 3.9d）。**迷走神経の副交感神経支配**は、心臓と肺、胃・腸領域など頭部外にある。それゆえ、迷走神経は図10.43に表示されていない。

10.12.2 頭部の交感神経

頭部交感神経の一次ニューロン細胞体は、第八頸神経、第一〜第三胸神経の体節の**脊髄側角**にある[422]。節前線維は、同じ高さの脊髄神経とともに、脊柱管を離れ、頸部交感神経を上行して、主として**上頸神経節**に達する。そこに二次ニューロンがある。上頸神経節（図3.8a, 4.4a, 4.5a）は、紡錘形をしており、中央で28 mmの長さである[336]。この神経節は、第一、二頸椎の高さで内頸動脈の後側にあり、深頸筋膜に包まれている。節後線維は、頭部の動脈を囲む動脈周囲神経叢をつくり、瞳孔散大筋（瞳孔の散大）と瞼板筋（眼裂の開大）、内頸動脈の平滑筋、頭皮の汗腺（興奮性）および涙腺と唾液腺（抑制性）に分布する。

> **臨床へのヒント**
>
> 頸部交感神経の一側病変は、同側の **Horner 症候群**を呈する。すなわち、瞳孔散大筋の麻痺による縮瞳、眼瞼筋の麻痺による眼瞼下垂、眼窩筋（図3.4c, 3.4d, 4.5c）の麻痺か眼球後部の脂肪組織の血流低下による眼球陥入という症状である。その他、眼球結膜の血管拡張が起こる。同側の顔面、上腕、胸部の汗分泌が低下または消失する（自律性**四分の一眼症候群**）。また、涙分泌も一側で減少する。

10.13 ニューロンネットワーク（神経網）

（執筆：*Dina Wittfoth-Schardt*）

10.13.1 課題依存的賦活 vs 安静時賦活

ニューロンネットワークの研究のために、fMRI研究の初期段階においては極めて単純な賦活パラダイムが使用された。目的は、さまざまな条件下での**脳活動をサブトラクション**することにより、めざす機能の神経の活動部位を特定することであった。サブトラクション法では、目的の神経機能以外はできるだけ同じ2つのタスクの差を求める。例えばRafi Malachらは、対象認識に関する画期的な研究において、対象の認識時の賦活を抽象画の認知時の賦活と比較した。その結果は、統計的処理によって有意性の有無が確認され、上記の例においては、外側後頭皮質内で賦活が生じることがわかった[381]。しかし、両方の刺激条件がともに被験者の関心をひいてしまうと、外側後頭皮質において"対象認識"機能の活動部位同定はできなくなる。したがって例えば、刺激に向けられる注意の複雑度、輝度（明るさ）、可同定性、認知度および程度は異なる。加えて、より複雑な認知または情動に関するグループ研究では、すべての被験者が課題を同じ方法で理解および処理するかどうかまでは評価していないということに注意すべきである。

また、特にタスクがそれほど難しくない場合は、バックグラウンドでは往々にしてさまざまな精神活動が続いている。それに加えて、例えば被験者が認知的制約または運動的制約により、あらかじめ設定された課題を処理できない場合、特に困難が発生する。しかし、新たな検査法の進歩により、上記のような場合でも脳活動を計測することができるようになった。それが安静時賦活であり、この方法は、脳の機能的構造を、認知機能および（または）運動能力に関係なく、そしてさらに意識状態にも関係なく（例えば、麻酔をかけられた状態または昏睡状態でさえ）示すことができる極めて有用なアプローチである。**安静時 fMRI**（rs-fMRI）を使用した**機能的結合**の研究は、既に複数のいわゆる**脳内ネットワーク**を識別でき、健康な被験者の場合だけでなく、さまざまな意識状態およびさまざまな動物種にわたって、一貫して再現することが可能であった[58, 109, 494]。rs-fMRIの開発によって、刺激パラダイムの中にも"安静状態"としての活動パターンが含まれていることが解明された。

このパターンを体系的に検討すると、安静時賦活

ネットワークには再現性のあるパターンが出現し、これは賦活時にみられるパターンに似ているものの、ほかの要素も加わっていた。実際には、rs-fMRIでは、被験者はMRI内で安静にし、何ら明示的な課題を処理していない状態で、機能イメージングの一般的なシークエンスを使用して、**局部的相互作用**を計測するのである[58]。安静時賦活は明示的な課題による賦活と同様に、脳血流とそれに伴う酸素飽和度の変化を引き起こす。他方、血液酸素飽和度の変化は、いわゆる**BOLDコントラスト**として示すことができる。rs-fMRIを使用して明らかにされた、"構成要素"とも呼ばれる**ネットワーク**は、機能的に結合された領域から構成され、その領域間のBOLD賦活は高い相関を示す[349, 403]。そのうえ、これらのコンポーネントは計測パラメータ、個体差、計測環境、被験者数などのさまざまな要素が変化しても安定しており、このことは脳波やMEGなどほかの検査法で確認することができる[403, 549]。

10.13.2 ネットワークにおけるニューロンの処理

ほとんどの安静時活動のコンポーネントは、覚醒時の認知機能と同様のネットワークを基盤としている[494, 549]。このネットワークは、評価の次元に応じて具体的な機能と関連づけられる、さらなる**下位のネットワーク**に区分することができる。しかし、これに対応してより高次の機能へのアプローチするための一貫性はむしろ低下するため、そこから一般化可能な解釈を導き出すことが困難となる場合がある。安静時のこれらの相関は、部分的には解剖学的な結合によるものであるが、これのみに限られるわけではない[648]。その意味で神経ネットワークは、外部刺激と内部プロセスの結合を可能にする"**より高次の**"機能の基盤となっている。

細胞構築学的な観点からBrodmannが分類した47の脳領野〔いわゆる**Brodmann（BA）野**、図7.53〕に基づいて、Mesulam[391]は、脳を**機能的に5つの領域に分類**した。ここでは、複雑度の高い順に、一次皮質領野、ユニモーダル（unimodal）な連合野、ヘテロモーダル（heteromodal）な連合野、傍辺縁系および辺縁系と区分される。あるいは機能的な連動に関して外部から内部への順にすると、ユニモーダルおよびヘテロモーダルな皮質領野は、外部の感覚的刺激の処理を優先的に取り扱う一方、辺縁領野は情動・動機的な内部環境と関係づけて考えられる。

何よりもまず、**外部知覚**の特徴は、ニューロンの処理方法に影響する。したがって例えば、さまざまな設定の外部刺激に対してそれぞれの情報処理経路が対応している。**視覚領域**では、一次視覚野から頭頂葉に至る**背側路**が特に空間的情報を処理する一方で、視覚野から後頭側頭移行部を経由する**腹側路**が対象物に関連した情報と連合される[450]。このほか、高度に進化した生物種での中枢神経系は、未知の事象や対象物をすみやかに特定し、必要に応じて自動的に反応して防御するために特化した特別の機能が備わっている。したがって、感覚の符号化の精度を保証するために、脳の新皮質の大部分は、単一の感覚に特化した（ユニモーダルな）処理のために割り当てられている。同様に、**広い複合的（ヘテロ、マルチモーダル）な連合野**は感覚入力の連合的な処理を可能にするものである。前頭前皮質、後頭頂皮質、ならびに外側側頭皮質および海馬傍回の一部は、複合的な連合野に属している。これらの領域は、さまざまな単一感覚皮質からの情報が集中することが特徴である。したがってこれらの領域が損傷されると障害は複数の感覚モダリティに及ぶこととなる。**傍辺縁系**は、側頭極–島–前頭眼窩部と海馬とに分かれている。この領域は細胞構築学的には均一な構造をもつ等皮質（isocortex）と原始的な不等皮質（allocortex）の移行部分にある。後者としては、海馬複合、扁桃体複合、梨状前野嗅皮質、ならびに中隔野および無名質が挙げられる。上記に共通しているのは、不等皮質の構造であることと、**視床下部と緊密な連絡があること**である。ヘテロモーダルな傍辺縁領野および辺縁領野の全体は、特定のモダリティの感覚入力に対して特異的な反応を示さないので、"トランスモーダル"であるということになる。これらの領野は、後方に結合されたユニモーダル領野ならびにほかのトランスモーダルな領野から求心性の信号も受け取る。このような双方向性の結合は**マルチモーダル（多様）な連合**と呼ばれ、トップダウンあるいはフィードバック回路を介して単一モダリティの領域の情報処理に影響を与えている[391]。

なお、内的あるいは外的な刺激で活性化されるネットワークの構成はそれぞれの刺激の特性に左右されるだけでなく、**生命体の現在の状態および目的**にもかなりの程度左右される。一般に、神経ネットワークは、例えば、核となる情動、概念化、注意実行機能または外部からの感覚受容といった、基礎となるいくつかの領域依存的な心理学的な機能を支えている。この機能は、実にさまざまな心的状態の構成要素となっている。ここで、**上位の内在性ネットワーク**について考えることは、心的状態および活動を包括的に理解するために特に有効なアプローチであることが証明されており、新しい神経学上の研究の根拠になっている[361, 391, 438]。このコンセプトは、

特定の領域と特定の機能との間に，多かれ少なかれ明確な関連があるという結論を導き出す病変の研究の結果とも適合する。したがってこれらの知見から，障害部位と臨床症例との間の関係の極めて多様なパターンを知ることができる。したがって例えば，痙攣性麻痺が，運動皮質およびそこに至る上行性伝導路の障害と非常に明確に関連づけられる一方で，完全に異なる障害の後に注意欠陥障害などの認知注意症候群が発生することがある(450)。

以下では，いくつかの高次の神経ネットワーク，およびそれに関連する心的機能について詳しくみてみよう。ここでは一般論を語れるよう今日において頻繁に行われる画像診断機器を用いて処理できる高次の認識機能と情動機能のネットワークにのみに絞った。その目的のために rs-fMRI による神経機能診断を用いた。

10.13.3　感覚機能および運動機能

視覚認知および聴覚認知といった基礎感覚機能，ならびに運動行為の実行は，皮質領野のネットワーク内の賦活とも関係づけられている。

視覚ネットワーク

視覚刺激の最初の皮質処理は，鳥距溝を覆う(図10.44；図 3.14a，3.14b，4.2b，7.53 も参照)一次視覚野で行われる(線条皮質，鳥距皮質または Brodmann 17 野)。一次視覚野(V1)は，もっぱら外側膝状体の大細胞層および小細胞層からの入力を処理する脳領域である。これにより，視覚野の正確な網膜部位図(retinotopy)が構成される。この領域のニューロンは，方向，動き，眼間視差，長さ，空間周波数，波長および輝度に対する感受性を有する。情報の下流にある，後頭葉の**視覚連合野**〔V2〜V5：V2 は 18 野，V3，V4，V5(MT 野)は 19 野〕は，V1 と単シナプス結合されている。視覚連合野の位置は，V1 の場合とは異なり，個体差があるので一律に示すことはできない。ユニモーダルな視覚連合野は，上流に位置している傍線条皮質(18 野と 19 野)と，21 野と 22 野などの，下流に位置している側頭葉の構成要素〔側頭下部領域，外側後頭側頭回(紡錘状回ともいう。19 野と 37 野。図 3.7a，3.7b，4.6a，4.6b，5.8，7.53)〕とに区分することができる。上流に位置しているネットワークの結節点は，視覚入力の基本的な属性のコード化に特化したニューロン結合から成る。これに対して，下流にある領野は，特に組み合わされた特性のコード化に特化している。**紡錘状回**，ならびに隣接する舌状回および下後頭回では，パターンおよび形状を判別することができる。さらなる処理段階では，紡錘状回に，例えば，表情〔紡錘状顔領域(FFA)，後頭顔領域(OFA)〕，物体認識〔外側後頭複合体(LO)〕または言語といった具体的な視覚カテゴリーに選択的に反応するニューロン群がみられる。海馬傍回では，特定のニューロン群が建造物の認知に特化している〔海馬傍回場所領域(PPA)〕。安静時にも，一次および二次，内側および外側後頭，ならびに線条皮質外の領域にわたって存在する複数の視覚領野間の相互連関がみられる。行動レベルでは，この領域は特徴認識，言語中でも文字認識，空間認識などと連合して機能している(361, 391, 549)。

聴覚ネットワーク

同様に安静時の記録で言語理解と言語生成などの聴覚認知に関わる聴覚コンポーネントも安定的に画像化できる。具体的には，このコンポーネントは，**上側頭回**，**横側頭回**(Heschl 回)，ならびに一次および二次聴覚連合野で相互に賦活されることが示される(図 10.45)(▶ p.405)(361, 549)。一次聴覚野(A1)は，側頭平面の Sylvius 裂下側にある。聴覚認知の主要な処理は周波数に応じた局在の割り当て(tonotopic 配列)である。A1 のニューロンは，特に音の高さおよび基音周波数の認知に特化している。単一モードの**聴覚連合野**は，上側頭回(22 野)および中側頭回の一部分(21 野)(図 7.53)にみられる。したがって，上側頭回の中間および前の部分は，言語理解に必要な音声学的なパラメータのコーディングに特化している(391, 646)。

体性感覚ネットワーク

中心前回，中心後回，補足運動野(SMA)，体性感覚野，および背側島皮質の相互作用は，まさに安静時賦活の小脳を中心とするネットワークと同様に，特に運動実行および身体知覚あるいは痛覚と関係した体性感覚ネットワークを構成している(図10.46)。感覚と運動に関する情報はまず，一次体性感覚野(S1：中心後回の前壁の 3 野)または一次運動野(M1：中心前回の後縁と後壁の 6 野)において処理される(図 7.53)。ユニモーダルな体性感覚連合野は，上頭頂皮質の後方に結合されている(5 野，7 野および 2 野)(403, 549)。

10.13 ニューロンネットワーク(神経網)

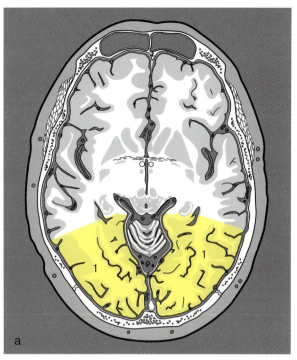
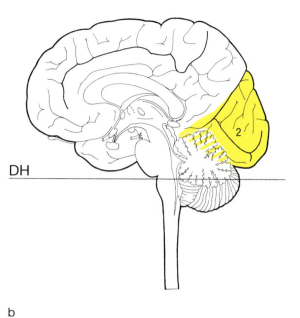

1 V1-V5 lateral, Fusiform gyrus
 V1～V5 側面，紡錘状回
 Lingual gyrus 舌状回
 Inferior occipital gyrus (IOG) 下後頭回
2 V1-V5 media, Inferior occipital gyrus
 V1～V5 内側，(IOG) 下後頭回

図 10.44　視覚ネットワーク
DH＝ドイツ水平面

図 10.44a　両交連面シリーズ第7切片
図 10.44b　脳と上位頸髄の断面図

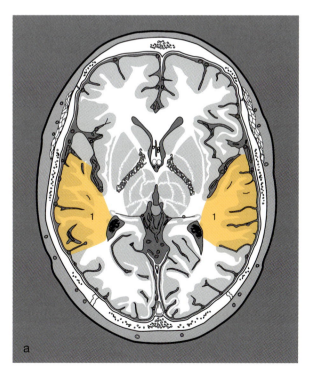
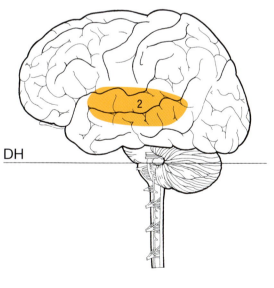

1 Transverse temporal gyrus
 横側頭回(ヘシュル回)
 Superior temporal gyrus (STG) 上側頭回
 Medial temporal gyrus (MTG) 中側頭回
2 Superior temporal gyrus (STG) 上側頭回
 Medial temporal gyrus (MTG) 中側頭回

図 10.45　聴覚ネットワーク
DH＝ドイツ水平面

図 10.45a　両交連面シリーズ第8切片
図 10.45b　脳と上位頸髄の外側面図

1 Supplementary motor area (SMA) 補足運動野
  Primary motor cortex, medial part
  一次運動皮質，内側部
  Somatosensory cortex, medial parts
  体性感覚皮質，内側部
2 Premotor cortex
  運動前皮質
  Somatosensory cortex
  体性感覚皮質
3 Primary motor cortex, lateral parts
  一次運動野，外側部
  Premotor cortex, lateral part
  運動前皮質，外側部
  Somatosensory cortex lateral part
  体性感覚皮質，外側部
  A part of superior parietal lobule (SPL)
  上頭頂小葉の一部

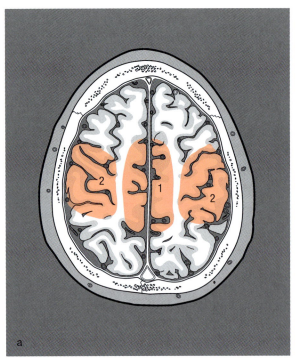
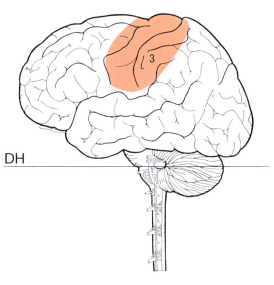

図 10.46 体性感覚ネットワーク
DH＝ドイツ水平面

図 10.46a 両交連面シリーズ第 12 切片
図 10.46b 脳と上位頸髄の外側面図

10.13.4 遂行機能および注意

遂行機能

複雑なニューロンネットワーク内で行われる高次の心理過程は，"遂行機能"という概念でまとめられる。しかしながら今日まで，その概念の下で理解される全機能を単独で包括できる定義は存在していない。原則としてこれらすべての精神処理は遂行機能に属し，期待，計画，行動の開始，認識の柔軟性，さらに協調性，情報処理，監視機能などと緊密に関連している。したがって，遂行機能の目的は，複数の手順にわたる行動または計画および遂行である。これは，行動に関連した情報へ注目し，望ましくない反応を抑止することである。遂行機能は，特に未知の状況において次々に変化する環境に適切に対応することによって行動を長期に最適化するために必要不可欠である[42, 113, 121, 588]。遂行機能は，注意と合わせて，場合によっては**前頭葉機能**とも呼ばれる。Smith および Jonides[547] によれば，前頭葉機能には以下の記憶過程および実行過程の 5 つの構成要素が挙げられる：

- 注意および抑制
- プロセス組織化
- 計画
- 監視
- 符号化（ワーキングメモリー内で）

脳機能イメージングの研究，および病変の研究はともに，上記 5 つの機能が均等とは言わないまでも実際に強く前頭葉に関連づけられていることを示唆する（図 10.47）。**前頭葉**は，Brodmann 8〜12 野および 44〜47 野，24 野および 32 野（図 7.53），ならびに前頭部および帯状束部から構成される[209]。前頭葉は，運動野，運動前野および補足運動野から成る後部と，その前には前頭前野に続いている。

前頭前野は，主に視床および脳幹から求心性信号を受け取る。その強固な双方向性の結合によって，特に**前頭前野**は，高次認知機能の集中的な切り換え装置として作動する[581]。機能的には，これに加えて，背外側および腹外側前頭前野（DLPFC／VLPFC：認知機能），眼窩前頭皮質（OFC：感情，動機づけおよび社会的行動），ならびに背内側・腹内側

10.13 ニューロンネットワーク（神経網）

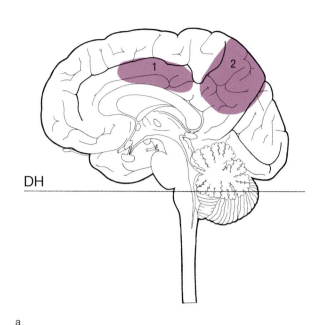
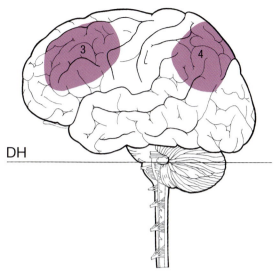

1 Middle cingulate cortex（MCC）中帯状皮質
2 Precuneus 楔前部
3 Dorsolateral prefrontal cortex（DLPFC）背外側前頭前野
4 Inferior parietal lobe/Intraparietal sulcus and superior parietal lobule（SPL）（IPL/IPS）下頭頂小葉/頭頂間溝および上頭頂小葉

a
b

図10.47　遂行・制御ネットワーク
DH＝ドイツ水平面

図10.47a　大脳半球内側面と上位頸髄の断面図
図10.47b　脳と上位頸髄の外側面図

前頭前野（DMPFC／VMPFC：制御や監視機能）に区分される。

　前頭頭頂葉の**遂行・制御ネットワーク**は両側のDLPFC，下頭頂回と頭頂間溝（IPC，IPS），楔前回と中帯状皮質（MCC）から構成され，ほかのネットワークの活動を制御し，重要な事象を選び，無用なものを抑制することによって統一的な高次の意識の場を形成している[361, 471, 538, 634]。

注意

　内在性ネットワークの中には，前頭頭頂ネットワークのほかに，外部感覚入力によって制御される背側注意ネットワークも含まれる。この内在性ネットワークには，前頭眼野（FEF），後頭頂皮質，紡錘状回，ならびにMT＋野（中間および内側側頭葉）が含まれており，特に視空間の注意過程に関連した機能を担っている（図10.48）[361, 538, 634]。したがって，内側前頭葉〔前帯状皮質（ACC）および傍前帯状皮質（pACC）〕，腹側島皮質，ならびに前頭弁蓋の活動時には，"**腹側注意ネットワークまたはサリエンシーネットワーク**"と呼ばれるネットワークも生成される（図10.49；サリエンシーとは心理学用語で"目立つ"ことを意味し，意識にのぼりやすい事象を指す。つまり，闇夜の灯りのように背景からの高いコントラストをもっていること）。この領域は，特に身体の状態によって変化する注意の影響下にあり，注意および行動の制御のために身体の状態に密接に関連して作動する[361, 549]。

1 Area MT +, fusiform gyrus
  MT＋野，紡錘状回
2 Frontal eye field (FEF)
  前頭眼野
3 Posterior parietal cortex
  後頭頂皮質
4 Medial temporal gyrus (MTG) 中側頭回
  Superior temporal gyrus (STG) 上側頭回

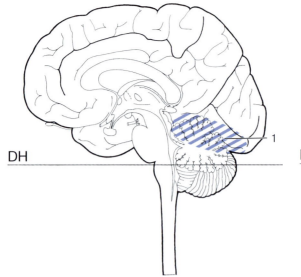
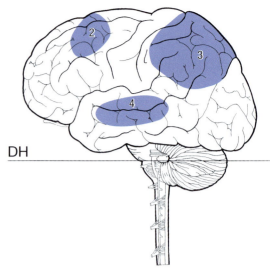

a　　　　　　　　　　　　b

図 10.48　背側注意ネットワーク
DH＝ドイツ水平面

図 10.48a　大脳半球内側面と上位頸髄の断面図
図 10.48b　脳と上位頸髄の外側面図

1 Anterior cingulate cortex (ACC)
  前帯状皮質
  Paracingular cortex
  帯状回近傍皮質
2 Frontal operculum
  前頭弁蓋
3 Anterior insula
  島皮質前部

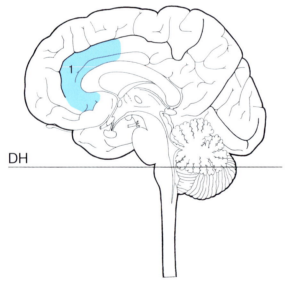
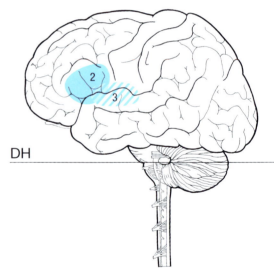

a　　　　　　　　　　　　b

図 10.49　腹側注意ネットワーク
DH＝ドイツ水平面

図 10.49a　大脳半球内側面と上位頸髄の断面図
図 10.49b　脳と上位頸髄の外側面図

10.13.5 記憶機能，情動機能および内受容性機能

　空間，色，動きあるいは形状といった基本的特性の認知は，最初は個人的経験に影響されずに行われるが，次いで個体に固有な連想などによって大部分の心的活動が影響を受ける。この連想は外受容信号，内受容信号および固有受容信号から成り，認知の結果は非常に個人的な意味が生じる。ヒトの脳では，ユニモーダルにせよトランスモーダルにせよ領野のすべての構成要素が，連想の習得時にそれぞれの特化した領域に配分されている。記憶系および情動ネットワークは空間的に近接しており，ときに部分的に重複しているため，環境の認知および環境への適応が，**個人的な認識**と不可分に関連づけられていることが明らかである。注意過程は最初から行動に関連した情報に対して初期フィルターを提供している。感情，気分および意欲もまた，感覚入力の処理方法に影響を与える。この処理過程は，**視床下部，扁桃体および傍辺縁系**の各機能と密接に関連している[118, 362]。辺縁系では，行動との関連がすみやかに習得され，意義の重大さに応じて内容が永久に記憶される。変化する環境に適応するために習得された連想および湧き上がる感情の色彩を動機づけに利用するには，信頼に足る記憶と，状況と正確に合致する想起とが必要となる。これは，順番に階層的に構築されて相互に連結した記憶過程によって，動的に行われる。連想は，包括的かつ安定的になればなるほど，時間の経過に伴ってより強く固定され，より効率的に再想起されるようになる[24, 391]。

　一貫した行動，個性および情動的機能が機能的脳解剖学的に非常に密接に関連していることを明確にした典型的な症例は，Phineas Gageの症例である。この鉄道建築技術者は，爆発事故に遭い金棒が頭蓋骨を貫き，前頭眼野および腹内側前頭前野に極めて重大な損傷を負った。彼は，このような重症を負ったにもかかわらず，その後何年も生き延びたが，**前頭葉症候群**に罹患して性格が変化した結果，極度の社会的衰退を余儀なくされた[120]。John D. Harlow医師は，事故後に何度もGageを診察し，記憶，知性，運動，認知および言語といった基本機能は維持されている一方で，行動は彼の以前の気質とはまったく異なり，幼稚で，衝動的で，信頼のおけないといった行動様式に変化してしまっていることを確認した。この症例で明確に認められる障害は，心的機能だけではなく，**さまざまな機能が複雑に関連**したものと考えられた。この症状は，むしろ計画能力，自己認知，情動調節の異常および社会的判断能力などの，人格を決定する脳機能と関連があると考えるべきである。扁桃体と前頭眼野との間の密接な解剖学的関連を考慮すれば，この所見はさほど驚くには値しない。上記の領野間の関係が障害されると，感情的状態の想起時に極めて重大な障害が発生し，判断能力，洞察能力および行動の極めて深刻な障害につながるのである[118]。

　これとよく似た症状は，腹内側前頭前野が障害されたときにも観察することができる。Bechara，Damasioら[41]は，上記の領域に障害のある患者にカードゲームをさせた。このゲームでの最良の戦略は，開始直後の勝利は無視し，その後の勝利を優先することである。この戦略の習得は，意識的な努力なしに，暗黙のうちに行われた。健康な対照被験者は，その成功戦略が主に"直観"によるものであると報告した。これに対して，患者では経時的に学習していくことができなかった。選択したカードが期待外れであった場合は身体的反応（皮膚コンダクタンス反応）が健常者では増大したが，患者ではみられなかった。これは，患者では行動を制御するために体性情報を評価して統合する脳機能が欠損しているためと考えられた。この所見は，脳による経験の処理，あるいは取得した**感覚入力の意味評価**が，腹内側前頭前野，前頭眼野および扁桃体から成るネットワーク内で実行されていることを示している。次に，新たに習得した事項およびその情動的動機づけの記憶は，**階層的に分岐した記憶機構**によって行われることを考察する。

10.13.6 記憶

　一般に，短期記憶は長期記憶から区別される。さらに**長期記憶**のなかでも，（明示的な）陳述記憶と，（暗示的な）非陳述記憶が区別される。

- **明示的な記憶**としては，明確な時間的および空間的な関係をもついわゆるエピソード的に蓄えられる，個人的なエピソード記憶が挙げられる。それに加えて，陳述記憶には，実際，意味および概念に関する知識や外部世界に関する知識が属し，意味記憶に分類される。エピソード記憶を支える神経機構は，海馬，内側側頭皮質，および下前頭皮質などのさまざまな新皮質にある。一方，意味記憶は，前および外側側頭皮質，ならびに前頭前野と関連すると考えられている（図10.50）[554]。

- 長期記憶の**暗示的内容**については，手続き的記憶，プライミングおよび知覚学習，古典的条件づけ，ならびに非連合学習が区別される。手続き的記憶は，運動および習慣の習得から成り，

ニューロンレベルで線条体，運動皮質，および小脳の活動に付随して現れる。古典的条件づけに関しては特に扁桃体および小脳が関連し，一方，プライミング（促通：対応する刺激による，特別な暗示的記憶がほとんど無意識的に賦活されること）および知覚学習（認知学習）は新皮質レベルで行われる。非連合学習に関しては，反射路が優先的に割り当てられることで遂行され，高次脳皮質は活用されない[33]。

脳の処理能力は限られているため，処理が順序よく確実に行われるためには，情報を一時的に保存し利用する必要がある。この機能は，内容を数秒から数分間保持できる，いわゆる**短期記憶**である[25, 391]。このいわゆる**作業記憶**は，音韻ループ，視覚・空間的記憶，および集中と実行から成る。作業記憶のうち，音韻ループ連関は，特に左半球，より具体的には40野および6野と44野（Broca野）で支持される（図7.53）。視覚・空間的な作業記憶は，優先的に右半球で支えられる。ここでもまた主として関連しているのは，下頭頂皮質（40野），右前運動皮質（6野）

および下前頭皮質（47野）である。多数の研究から，視覚・空間的作業記憶を支える領域においては，**対象を認識するためには背側路**が，**空間情報を認識するためには腹側路**が存在することがわかっている。最後に集中と遂行は，ほかの遂行機能と同様，前頭葉（前頭前野）領域と強く関連するとされている。詳しくは，両背外側前頭前野（9野と46野），下前頭皮質（6野と44野），さらには頭頂皮質（7野と44野）で行われる。また，これらの領域では，活動の強さと課題の困難さとの間に正の相関が示されている[24, 471]。

扁桃体もまた，**記憶内容の固定**のために中心的な役割を演じる。健常者では，感情的刺激をコーディングしている際に扁桃体のグルコース代謝をみると数週間後にそれを想起できるか否か予測できることを示した研究がある[97, 218]。1995年以降の研究[96]において，Cahillらは，選択的に扁桃体が障害された患者では，物語の非感情的な場面と比べて感情的な場面でも記憶能力は改善されないことが報告されている。それに加えて，扁桃体の障害により，記憶と連携された自律神経の応答が消滅していても，記憶

1 Striatum 線条体
2 Hippocampus 海馬
3 A part of：dorsolateral prefrontal cortex（DLPFC）背外側前頭前野の一部
4 Inferior frontal gyrus（IFG）下前頭回
5 Broca's area ブローカ野（IFGの一部）

以下を含む：
6 Premotor cortex 運動前皮質
　Primary motor cortex 一次運動野
　Inferior parietal lobe（IPL）（right side only）下頭頂小葉（右側のみ）
7 Parietal cortex and temporoparietal junction（left side only）頭頂皮質と側頭頭頂接合部（左側のみ）

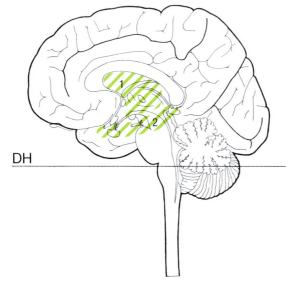
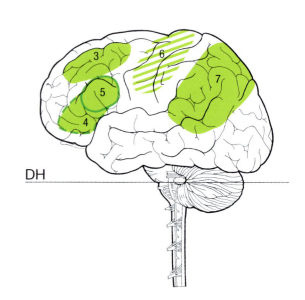

a　　　　　　　　　　　　b

図10.50　記憶ネットワーク
DH＝ドイツ水平面

図10.50a　大脳半球内側面と上位頸髄の断面図
図10.50b　脳と上位頸髄の外側面図

の明示的な想起は維持されている場合があるとの研究もある[43]。頻繁に臨床研究が行われている，例えば抑うつ症あるいは認知症に罹患した際の，感情および記憶の機能不全による併存疾患もまた，情動系と記憶系との間の相互作用および部分的重複によって説明することができる。

10.13.7 感情

辺縁系および新皮質領域は，感情機能および(または)動機づけ機能を考察する脳賦活研究において常に登場する。既に説明したとおり，扁桃体，島皮質，前前頭皮質(特に背内側部分および前頭眼野の腹側と内側)，前帯状皮質などの辺縁系(▶ p.458)に属する領野，淡蒼球，側坐核および尾状核，ならびに視床下部などの線条体領域は，情動処理の中核構造である(図10.51)[118, 348, 362]。

中核となる情動〔さまざまな程度の覚醒に伴う快感または不快感(中枢神経の日常的な活動：例えば，覚醒，注意，反応準備を指す)〕を生み出す辺縁系の一部はまた，安静条件下においても同様の活動を示す。運動系(▶ p.435)でも説明した**大脳基底核**の運動系もこのネットワークに属する。したがって例えば，扁桃体，内側側頭葉，側頭極，帯状回膝下部，線条体またはレンズ核，視床および小脳などの安静時の活動が強く関連することになる[403]。

上下側頭領域における扁桃体とユニモーダルな感覚連合野との間の相互方向性結合によって，トリガーとなる刺激の内在的プロミネンスに基づく感覚応答の選択的調整が可能となる[434]。この意味で，**扁桃体**は，ニューロンの結合部位を機能させること，ならびに一次的および二次的増幅器と感情価および動機づけ価との間の関係をとりもつことがわかる[391]。一方，扁桃体は，社会的な感情の処理，特に表情の処理にも，大きな役割を果たす。顔表情の処理はむしろ，意識にのぼる認知以外で処理が必要な部分で扁桃体が重要となる[118, 180, 235, 621]。したがって選択的に扁桃体が障害されると，感情表現，特に怒った表情の処理が障害されるのが特徴である[5, 636]。扁桃体が注意過程および記憶過程に影響を及ぼす主要経路を通して，感情の高揚や昂り(Hedonik：ギリシア語で快楽，歓喜)を伴う刺激ならびに感覚入力と感情との間の連携に対する処理能

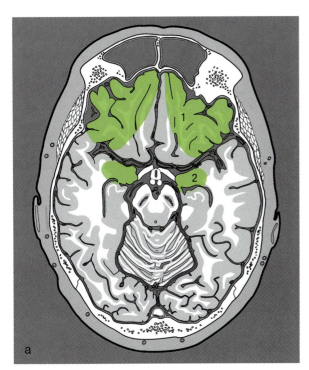
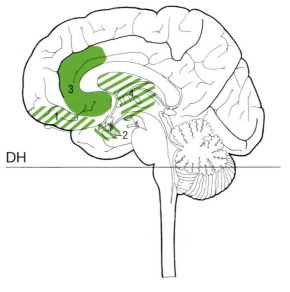

図10.51 感情ネットワーク
DH＝ドイツ水平面

1 Inside：orbitofrontal cortex(OFC)
内側：眼窩前頭皮質
Outside：ventrolateral prefrontal cortex (VLPFC)
外側：腹外側前頭前野
2 Amygdaloid body
扁桃体
3 Anterior cingulate cortex(ACC)：subgenual ACC(sACC), rostral ACC(rACC) and perigenual ACC (pgACC)
前帯状皮質の膝下部，吻側部，膝周囲部
4 Striatum 線条体

図10.51a 両交連面シリーズ第6切片
図10.51b 大脳半球内側面と上位頸髄の断面図

力が選択的に高められる[15, 97, 458, 600]。一方，注意過程およびそのコントロールの過程は，扁桃体の活動にも影響を与える：注意が強くなる[457, 458]ほど，認知的な制御が優勢となり，扁桃体の活性を低下させることとなる[431, 515, 605]。

特に一次的および二次的増幅器の処理を行うと考えられるその他の領域としては，腹側線条体(特に側坐核)，視床下部および腹側淡蒼球がある[1, 32, 300, 372]。これに加えて，報酬，特にその動機づけ的意味の処理は，前頭眼野を活性化させる[317, 492]。

10.13.8 内受容

あらゆる身体内部から発生する感覚は，"**内受容**"とも呼ばれる[110, 518]。内受容の過程は，外受容，固有受容および侵害受容過程から明確に区別される。内受容は，内部の物理的受容器および化学的受容器，ならびに迷走神経の求心性感覚信号の情報が統合されたものである。内受容において重要な身体信号には，例えば，呼吸数，血中の塩分濃度，血糖値またはホルモン濃度，体温または血管拡張などがある。これら内受容の情報は内臓および身体の情報として求心路を通って視床下部および辺縁系に送られる。体性感覚は，身体の脊髄後角の第一層から脊髄視床路を経由して皮質に伝えられるが，内受容の情報は，迷走神経から三叉神経橋核および孤束核を経由して伝えられる(図6.2)。迷走神経の情報は，大脳皮質，特に島皮質，前帯状皮質，傍前帯状皮質(24野，32野)，後帯状皮質(23野，30野，31野)，ならびに楔前部(7野)に伝えられる。これらの領域は，内臓からの情報および自律神経系のホメオスタシス情報，ならびに感情および社会的な刺激を監視し，**内受容投射領域および連合野**としての機能を果たし，固有受容性入力を記憶内容と統合するはたらきがある[111]。

ニューロンの情報処理における内受容信号と情動信号との密接な関連は，例えば，身体の状況が神経心理行動学的(神経学的，心理学的，行動学的な相互作用に基づく)な状態に影響を及ぼすとする実験結果にも示されている。例えば，オキシトシンの経鼻投与は，ヴァレンス(行動関連の刺激価)および社会的特異性に応じて，扁桃体[39, 144, 145]および淡蒼球[628]などの辺縁系の活動に影響し，社会的状況におけるストレス感度およびコルチゾール応答性を軽減し[143, 241, 393]，感情および社会との関係性に関する記憶過程に影響を与え[34, 242, 485]，社会における信用を高めるという神経経済学的効果をもたらす[39, 304]。既に1962年，SchachterおよびSinger[513]は，身体的興奮の類似パターンが，社会的意味および認知的意味に従って，激怒として，ならびに歓喜として解釈され得ることを仮定していた。"**自己感情**"は，既に説明した外部感覚刺激の感情的着色と内部身体認知との組み合わせによって生じる。いわゆる体性マーカーの理論においてAntonio Damasioは，SchachterおよびSingerのアプローチをさらに進めて，体性マーカー(心理学では**ソマティックマーカー**ともいわれる)を，特定の，情動的に強い刺激となる出来事をあらかじめマークする身体的反応，例えば自律神経系の活動の変化として説明した。したがって体性マーカーは，現在の出来事について，実は過去において情動的体験を既に一度有したことがある場合に発現する[120, 121]。Damasioは特に**腹内側前頭前野**がこの処理を行い，不確実性は残るものの，刺激の情動的な特性に基づいて，個人が意思決定を行うと考えるのである。これにより，"体性マーカー"の概念のもとに包括される脳内プロセスは，自己の身体状態の認知を完全に含むことは明白である[118]。

脳内過程では，感情情報と内受容処理とが，特に**島皮質**において重複して行われる[114, 644]。島皮質では，内受容処理のほかに，身体動作および感情の処理，自己の認識，発話および音楽的認知，時間的認知または行動決定の監視機能など，多様なほかの構成要素と文脈の前後関係を統合した"自己感情"が生成される。この領域は，身体および感情を脳内で収束的に再現するための領域とみなすこともできる[112]。**帯状回前部**は，第一層ニューロンからの上行線維と，内臓情報，感情情報および注意情報を統合して情動と行動の決定を調整する収束領域の1つである[118, 591, 592, 596, 597]。機能的には，腹側島皮質および帯状皮質からの**背側"認知"ネットワーク**，**腹側"感情"ネットワーク**，島皮質後部，一次と二次運動野(PMA，SMA)および体性感覚野(S1，S2)からの別のネットワークを区別することができる[89, 131]。これらのネットワークの機能は，個人の機能状態と潜在的感情または動機づけを伴う新しい情報の間の起こり得る矛盾の監視である。矛盾が検出された場合，**前頭前野**へ伝達される一方，フィードバックにより引き起こされる情動や行動を調整できる[118]。

10.13.9　デフォルトモードネットワーク

　中核になる一次的情動の生成や身体誘導性の注意の機能を担う内在性ネットワークは，これまで述べてきたとおり，前頭皮質および側頭皮質の島皮質，弁蓋部分，内側部分などから成る辺縁系およびサリエンシーネットワークまたは腹側注意ネットワークである[361, 538, 634]。大脳正中構造の皮質は多数のさまざまな課題と関連づけられているが，安静時の活動に基づいた，いわゆるデフォルトモードネットワークの重要な構造の一部を構成している。

　デフォルトモードネットワークは，最も多く研究された安静時ネットワークであり，被験者が覚醒し安静にしている間，活動を示す脳領域を指す[83, 207]。デフォルトモードネットワークには，内側前頭前野（MPFC），脳梁膨大後部皮質，後帯状皮質（PCC），楔前部，内側側頭葉（例えば海馬），両側上側頭溝（STS），角回（図10.52）などが属している。上記の脳領域に共通していえることは，これらの脳領域が各種の概念化プロセスに関与しているということである。これらの脳領域は，対象認知および複雑な言語機能から，自伝的記憶を介し，感情の体験にまで至る機能に対応している[361]。

　解剖学的に決定されたこの領域には，例えば，白昼夢の最中，記憶の想起中，または他人に感情移入している間などのように，特に内在的過程が進行しているときにのみ賦活される相互的結合が存在する。デフォルトモードネットワークの主要な特徴は，関与する領域が，例えば外部の視覚刺激の処理を行う領野と強い相関をもたないということである[207]。安静段階を，刺激パラダイム内の賦活段階と対比することによっても，デフォルトモードネットワークを説明することができる[428]。

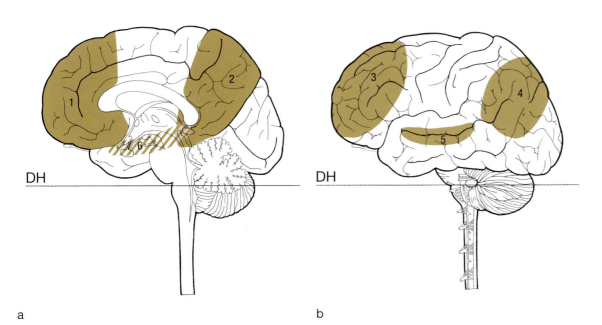

1　Medial prefrontal cortex（MPFC）
　内側前頭前皮質
2　Posterior cingulate cortex（PCC）
　後帯状皮質
　Precuneus, retrosplenial region
　楔前部，脳梁膨大後方領域
3　Lateral prefrontal cortex
　外側前頭前皮質
4　Lateral parietal cortex
　外側頭頂皮質
5　Superior temporal sulcus
　上側頭溝
6　Hippocampus　海馬

図 10.52　デフォルトモードネットワーク
DH＝ドイツ水平面

図 10.52a　大脳半球内側面と上位頸髄の断面図
図 10.52b　脳と上位頸髄の外側面図

11 神経伝達物質と神経調節(ニューロモデュレーション)のトピックス

　神経伝達物質は，ニューロン間のシナプスあるいはニューロンと効果器(筋肉や分泌腺)で直接的に作用しシグナル伝達を行う．**ニューロモデュレーション**とは，**シナプス前細胞**に作用して放出される伝達物質の量を調整したり，放出された伝達物質の神経細胞への再取り込みを調整したりする物質を指す．さらにニューロモデュレーションはシナプス後細胞の伝達物質の受容体の感度を調整する．受容体はニューロンやグリア細胞の膜に存在する蛋白で，一端を細胞外に突き出し，もう一端を細胞内腔に突き出している．こうして，ニューロモデュレーションはシナプスの活動性のレベルを制御する，あるいは伝達物質の効果を変調することができる．これにより，シナプスを中心とした制御機構を介して起こるニューロンレベルでの情報処理は従前予想されていたよりはるかに複雑になっている．伝達物質とニューロモデュレーションは総合的に"**神経活性物質**"としてまとめることができる．

　多くのニューロンはその中に複数の神経活性物質を包含している[252, 370]．複数の伝達物質をもつニューロンは，1つの刺激に対しては1つの伝達物質を放出する．伝達物質の1つ，例えばアセチルコリンは，興奮性にも抑制性にもはたらく．この効果はシナプス後細胞の受容体によって決まる．ドパミンは伝達物質としても，ニューロモデュレーターとしても作用し得ることが証明されている[422]．このような活性物質のさまざまな作用は，中枢神経系の多様な機能を物語っている．1つの神経の機能系では多くの場合，いくつかの活性物質が作用している．1つの活性物質は通常は複数の機能神経系に影響を及ぼしている．例えばドパミン作動性ニューロン群は複数の場所で作用する．黒質線条体ニューロンは基底核の運動系で作用し(▶ p.435)，中脳辺縁ニューロンは辺縁系に投射し(▶ p.458)，隆起漏斗ニューロンは視床下部下垂体系に作用し，A15と呼ばれる小さなニューロン群が嗅神経系に投射する．これらのニューロン群は異なった神経機能系の一部にすぎない．薬理学的な効果や副作用の解釈に際して，このような知見が重要となる．

　Nieuwenhuys[422]によって化学的見地からの脳の構築についての重要な説が提示されている．彼はいくつかの神経細胞群の局在に関する秩序について3つの新しい概念を提起している：

- いわゆる**中心部(core)**は前脳と脳幹の脳室周囲の組織で，ニューロモデュレーターがこの場所のニューロンに豊富である．これらのニューロンは多くの場合，活性物質を細胞間隙に(つまりシナプスを介さず)パラクリン(傍分泌)する．脳室周囲の組織に機能的に結合しており，血液脳関門に阻まれないため，分泌による神経制御は特に効率的に行われる．中心部には下記のものが含まれる．迷走神経背側核(図6.5b)，三叉神経脊髄路核(図6.4b, 6.5b)の表層，傍小脳脚核，中脳中心灰白質(図3.10a, 6.12c)，視床下部脳室周囲核，中隔核(図10.39, 10.42b)や辺縁系の一部(▶ p.458)などである．
- **内側傍中心部(medial paracore)**は中心部に隣接して脳幹被蓋の内側部分にあり，セロトニン作動性ニューロンから成る縫線核群で構成されている(▶ p.482)．
- **外側傍中心部(lateral paracore)**は中心部に連なって脳幹被蓋の前外側部分にあり，カテコールアミン作動性ニューロンとコリン作動性ニューロン(下記参照)とで構成される(▶ p.483)．

11.1 カテコールアミン作動性ニューロン

　カテコールアミン作動性ニューロンは，核周部および樹状突起に伝達物質であるドパミン，ノルアドレナリン，アドレナリンをもっている．この分子はアミノ酸であるチロシンからの派生物である．これらの伝達物質の生成において基本構造としてジヒドロキシベンゼンが生じるが，これは側鎖とアミノ基をもつカテコールアミン群に属する．ドパミン，ノルアドレナリン，アドレナリンは比較的小さな分子である．したがって死後は容易にニューロンやそれに続く細胞から拡散して漏れてしまうため，従来の組織学の手法では生時の分布をみつけることができなかった．

　ドパミンやノルアドレナリン，アドレナリン含有ニューロンの発見は，ニューロンを生きたまま(in vivo)凍結乾燥させ蛍光顕微鏡で観察するという新しい技術によって可能となった．1962年にドパミンとノルアドレナリンの緑色の発光が組織化学的に確認された[160]．今日では免疫組織化学的な手法で，

カテコールアミン細胞の検出の感度はさらに向上している。**ノルアドレナリンとドパミン作動性ニューロン**は"A1〜A15"の名称が与えられ，**アドレナリンニューロン**には"C1〜C3"が割り当てられている。これらは脳幹において，尾側から吻側に向けて番号が大きくなるように命名されている。

今日まで，カテコールアミン作動性ニューロンはさらなる研究の対象である。いまのところラットや，少数ではあるが霊長類の脳で確認された結果をヒトの脳に演繹して考えざるを得ない。ドパミン，ノルアドレナリン，アドレナリン作動性ニューロンは，成人脳にみられるメラニン含有ニューロンとよく呼応するため[61, 509]，神経病理学的にはまずこれらの細胞がカテコールアミン作動性ニューロンの存在の情報を与える。ドパミン系の黒質線条体ニューロンがParkinson症候群とその治療に関して重要な意味をもつ。

11.1.1 ドパミン作動性ニューロン

ドパミン作動性ニューロン（A8〜A15）は中脳，間脳，終脳に分布する。ドパミン作動性ニューロン群のうち最も大きく重要なものは**黒質緻密部**にある（A9；図3.9a, 4.3a, 5.7, 6.12b, 6.13b, 7.45, 10.24）。このニューロンの軸索は上行性に視床下部の外側を通り，内包を横断し，**黒質線条体線維**は線条体（尾状核；図3.6a, 3.6b, 3.8a, 3.8b, 3.10a, 3.10b, 4.3a, 4.3b, 4.4a, 4.4b, 4.5a, 4.5b, 5.9a, 5.9b, 5.24, 被殻；図3.7a, 3.7b, 3.9a, 3.9b, 4.4a, 4.4b, 4.5a, 4.5b, 5.8, 5.23）へと走行する。A9ニューロン群は中脳網様体にある小さなニューロン群（A8）とともに黒質線条体ニューロンを形成する。シナプス結合を通して黒質は大脳基底核に含まれる（▶p.435）。

2番目のドパミンニューロンは中脳にあるA10ニューロン群で，**辺縁系**の一部に投射している。したがってこのニューロン群は"**中脳辺縁ドパミン作動系**"と呼ばれている。薬理学的にはこの神経系は心理的効果を発揮する[373]。A10ニューロン群は中脳腹側被蓋野の脚間核の腹側に位置する。軸索は内側前脳束を通って下記の辺縁系（図10.39）に投射している：

- 分界条床核
- 嗅結節
- 側坐核
- 中隔核
- 前頭葉皮質，帯状回と内嗅皮質の一部

中脳辺縁系の特定部位の刺激では報酬感が感じられる。オピオイド，コカイン，アルコールなどの物質はこの報酬機構を発揮する。したがってこの機序は薬物依存の神経基盤と考えられている。

3番目のドパミン神経系は間脳にあり，"**隆起漏斗ドパミン作動系**"と呼ばれている。A12は灰白隆起（図4.2d）にあり，漏斗（図3.1c, 4.2a, 4.2b, 5.1c, 5.6a, 5.6b, 5.21, 6.3, 6.11b）に投射する。この系の機能は神経内分泌である。その他間脳にあるA11, A13, A14などは視床下部に投射している。

小さなニューロン群であるA15は嗅球（図3.1c, 3.3a, 3.3b, 5.1c, 5.1d, 5.6a, 6.11a）に散在し，唯一の終脳へ投射するドパミン系である。

> **臨床へのヒント**
>
> 黒質のドパミン欠乏は臨床的にはParkinson症候群のドパミン補充療法の根拠となっている（▶p.435）。ドパミンとドパミンアゴニストのブロモクリプチンは下垂体に対してプロラクチン抑制因子として作用する。これがParkinson症候群に対する治療とともにプロラクチン産生下垂体腺腫の保存的治療の根拠となっている。

11.1.2 ノルアドレナリン作動性ニューロン

ノルアドレナリン作動性ニューロンは，延髄と橋の被蓋の狭い前外側領域にのみに存在する。このニューロン群A1〜A7は主としてラットにおいて観察されているが[116, 117]，霊長類においても同様の配置が認められる[163, 188, 261, 262, 373, 427]。このニューロン群から発する神経線維は中脳へ上行するものもあれば，脊髄方向へ下行するものもある。さらに小脳へ投射するものもある。ノルアドレナリン神経線維はドパミン神経線維よりも多く分岐しており，脳の動脈や毛細血管に沿って大きく拡がっている。したがって，ノルアドレナリン神経線維は脳の血流の制御に深く関与している[228, 477]。

最も大きいノルアドレナリン作動性ニューロン群はA6で**青斑**にある。ここにノルアドレナリン作動性ニューロンのほぼ半分が存在する[567]。成人では青斑にメラニン含有ニューロンがあり，橋の第四脳室縁に沿って約1cmの長さで下丘（図6.12b）まで達する青みを帯びた線条として認められる（図5.6a, 5.6b, 5.7, 6.10b, 6.11b, 6.12b）。このA6ニューロン群から背側経路が発して中脳被蓋の前外側部を通り，中心灰白質を通過して視床下部に達し，さらに中隔核を経由して帯状回に達する。この経路上でノルアドレナリン線維は下記の部位に分枝する：

- **中脳**では後縫線核と上丘，下丘（図3.1c, 4.2a, 4.2b, 6.12b, 6.13b）

- **間脳**では視床前核と内側膝状体，外側膝状体（図3.10a, 3.10b, 4.4a, 4.4b, 5.8）
- **終脳**では扁桃体（図3.8a, 3.8b, 4.5a, 4.5b, 5.6a, 5.6b, 5.21），海馬体（図3.8a, 3.8b, 3.9a, 3.9b, 3.11a, 3.11b, 4.5a, 4.5b, 5.6a, 5.6b, 5.24），帯状回，脳梁膨大後野，内嗅皮質および新皮質全般へも投射している

A6ニューロン群からのほかの遠心線維は上小脳脚を通って小脳に投射している（図5.6a, 5.6b, 6.1, 6.10b, 6.10c, 6.11b, 7.55, 10.36a, 10.36b）。青斑からの上行線維は隣り合うA7ニューロン群からの線維に統合されて迷走神経背側核（図6.2, 6.5b, 6.6b）と下オリーブ核（図3.10a, 3.10b, 6.5b, 6.6b, 6.7b, 6.7c），脊髄に投射する。ノルアドレナリン線維は前外側青斑脊髄路を介して脊髄前角と後角に投射する[430]。以上のように全体を見渡すと，青斑の数少ないノルアドレナリン作動性ニューロンが，脳幹，前脳，小脳，脊髄など実に広汎な領域に広がっていることがわかる。

A1，A2ニューロン群は延髄にある。これらは橋にあるA5，A7とともに前側ノルアドレナリン上行系を形成し，中脳の中心灰白質（図3.10a），網様体，視床下部（図5.7, 5.8, 6.3, 6.12b, 6.13b）や終脳の嗅球などに投射している。これらのニューロン群（A1，A2，A5，A7）は脊髄の延髄脊髄路にも線維を出している。

11.1.3 アドレナリン作動性ニューロン

アドレナリン作動性ニューロンは延髄の前外側にある狭い領域（外側傍中心部）にのみ存在する[422]。大きな細胞群C1は下オリーブ核（図3.10, 5.3, 6.5b, 6.6b, 6.7b）の後方にあり，中程度の細胞群C2は孤束核（図6.2, 6.5b, 6.6b）の近傍に，またC3は脳室周囲灰白質の直下にある。C1～C3からの遠心線維は迷走神経背側核，孤束核，青斑，橋の第四脳室周囲灰白質や中脳の中心灰白質，視床下部，室傍核などに投射している。生理学実験[124, 200]ではC1は血管運動系の中枢であることが示されている。

11.2　セロトニン作動性ニューロン

セロトニン作動性ニューロンは蛍光顕微鏡ではカテコールアミン作動性ニューロンとともに認められ，**黄色に発色する**[160]。セロトニンはトリプトファンから誘導される。

セロトニン作動性ニューロン群B1～B9は延髄，橋，中脳にある（詳しくは文献116, 117参照）。これらの大部分は脳幹の中心部の"**縫線核**"（nuclei raphe：rapheは縫い合わせるという意味）にある。B1は淡蒼縫線核でB2は不確縫線核であり，延髄にある。また，B3は大縫線核で延髄と橋の境界部に，B5は橋部縫線核で橋に，B7は背側縫線核で中脳にある。B6とB8は縫線核の上中心核（Bechterew核）と呼ばれ，橋と中脳の被蓋部に存在する。縫線核には，ドパミンやノルアドレナリン，GABA，エンケファリン，サブスタンスPなどのほかの伝達物質をもつニューロンもみつかっている[422]。したがって縫線核は"**多伝達物質複合体**"とも呼ばれている。

セロトニン作動性ニューロンはノルアドレナリン作動性ニューロンと同様に，上行性と下行性の線維をもつ。セロトニン線維は主として**辺縁系**に投射しており，さらには網様体や脊髄にも投射がある。また，ノルアドレナリン作動性ニューロンの中心である青斑とは緊密な線維連絡を形成している。

腹側の太い上行路はB6，B8，B7から発している。腹側に走って中脳被蓋を通り，外側に折れて視床下部を通り，2つに分かれて脳弓と帯状回の線維とともに走行する。この経路上でB6，B8，B7線維は下記のものとシナプス結合をする：

- **中脳**では脚間核と黒質（図3.9a, 4.3a, 5.7, 6.12b, 6.13b）
- **間脳**では手綱核（図5.9a, 5.9b, 10.39），視床と視床下部の諸核
- **終脳**では中隔核（図10.40a, 10.42b），嗅球（図3.1c, 3.3a, 3.3b, 4.2, 5.1, 5.6a, 6.11a）

また海馬（図3.8a, 3.8b, 3.9a, 3.9b, 3.11a, 3.11b, 4.5a, 4.5b, 5.7, 5.23）や海馬台，帯状回，内嗅皮質などの辺縁系にも多数の投射がある。さらに線条体や前頭葉新皮質との連絡もある。またB3，B5，B7からの短い線維連絡は背側縦束（Schütz束）を介して中脳中心灰白質と視床下部の後部に投射している。さらにB6，B7からは小脳へ投射し，B1～B3からは脊髄へ投射している。また網様体との緊密な線維連絡がある。

セロトニン性の上行線維は睡眠の制御に関連している。下行性のセロトニン線維が第一頸椎の交感神経を抑制していることが研究でわかっている。さらに延髄の縫線核ニューロンが側索系を通って痛み刺激を制御していることもわかってきた[422]。

11.3　ヒスタミン作動性ニューロン

ヒスタミン作動性ニューロンは視床下部の下部で漏斗近傍にある。ヒスタミンはヒスチジン脱炭酸酵素により，ヒスチジンというアミノ酸から産生され

る。神経化学，神経生理学，あるいは神経薬理学などの研究から，ヒスタミンが神経伝達物質であることがわかってきた。ヒスタミン作動性ニューロンの局在はヒスチジン脱炭酸酵素に対する抗体を用いた免疫組織化学的検査で可能となる。

視床下部の下部のヒスタミンニューロンからは長短とりまぜ，分枝した線維束が延びている：

- **間脳**では，視床下部の後方，外側，前方へ。乳頭体（図3.1c, 3.8a, 3.8b, 4.2a, 4.2b, 5.1c, 6.3, 6.12b, 6.12c）へは豊富な投射がある。視床では室傍核や外側膝状体へヒスタミン線維が分枝・投射している。
- **終脳**ではBroca野の対角帯，側坐核，扁桃体（図3.8a, 3.8b, 4.5a, 4.5b, 5.6a, 5.6b, 5.21）へ投射し，また，大脳皮質へも投射している。
- **脳幹**では，脳幹背側および脳室周辺。ヒスタミン線維は中脳中心灰白質，後部縫線核，前庭神経内側核，孤束核（図6.2, 6.5b, 6.6b），迷走神経背側核（図6.2, 6.5b, 6.6b），顔面神経核（図6.2, 6.8b, 6.9b），蝸牛神経腹側核と背側核（図6.2, 6.7b, 10.14），外側毛帯（図6.9b, 6.10b, 6.11b, 6.12b），下丘（図3.1c, 4.2a, 4.2b, 5.23, 6.12b）に投射している。これらはラットの研究からの知見である[607]。

11.4　コリン作動性ニューロン

アセチルコリンは1914年以来，神経伝達物質として知られるようになった。最初はアセチルコリンエステラーゼが細胞核周囲に存在することが疑われたが，確定には至らなかった。ここ20年の間にようやく，アセチルコリンエステラーゼに対する抗体を用いた免疫組織化学的研究で確定することができたのである。

Ⅲ，Ⅳ，Ⅴ，Ⅵ，Ⅶ，Ⅸ，Ⅻ脳神経核（図6.2）と脊髄神経のα，γ運動ニューロンがコリン作動性である。これらの軸索は運動系全体の最終軸索である（▶ p.426, 470）。アセチルコリンは骨格筋を収縮させる[652]。自律（植物）神経系の節前線維はコリン作動性で自律神経の節後線維を興奮させる（▶ p.466）[652]。コリン作動性ニューロンはカテコールアミンやセロトニン作動性ニューロン同様，上から下に向かって番号がつけられている。コリン作動性ニューロン群Ch1は内側中隔核の細胞の約10％にあたり，Ch2はBroca野の対角帯垂直脚細胞の70％，さらにCh3は対角帯水平脚細胞の1％にあたる。この3つの細胞群は下行性に内側手綱核と脚間核に投射している。Ch1は辺縁系の項目（▶ p.458）で解説したように，上行して脳弓を通って海馬に到達する。Ch3は，嗅球とシナプス結合している（図3.1c, 3.3a, 3.3b, 5.1c, 5.1d, 5.6a, 6.11a）。

Ch4はヒトの脳では比較的大きく，**Meynert基底核**（図3.8a）に相当する。これは淡蒼球（図3.8a）の下方，無名質にある。Meynert基底核細胞の90％はコリン作動性であり，間脳と終脳の皮質下領域辺縁系，傍辺縁系の大脳皮質から求心性の投射を受けている。Meynert基底核の前部の細胞は前頭葉と頭頂葉の新皮質へ，後部の細胞は後頭葉と側頭葉の新皮質へ遠心性に投射している。したがって，Meynert基底核は辺縁系・傍辺縁系と新皮質との間の中継機の役割を担っていると考えられる。それゆえ老人性の**Alzheimer型認知症**においてMeynert基底核のコリンアセチルトランスフェラーゼの作用が減少し，細胞が萎縮することが重要な意味をもつことになる[615, 616]。しかしこの萎縮が原発性のものなのか，新皮質ニューロンの退行の結果なのかは明らかにされていない[392]。さらに若年性のAlzheimer型認知症に際しては**青斑**（A6）がMeynert基底核よりもさらに萎縮することが知られている[382]。

Ch5とCh6は小さなコリン作動性ニューロン細胞群で橋にあり，上行性の網様体の一部と考えられている[422]。

オリーブ周囲核は小さな細胞群で，一部はコリン作動性ニューロンで構成されており，橋の下部にあって台形体の辺縁にある。その遠心性線維は聴覚受容器に投射しており（▶ p.405），聴覚伝達に影響を及ぼすと考えられている。

11.5　GABA作動性ニューロン

GABA作動性ニューロンはガンマアミノ酪酸（GABA）を伝達物質として含有しているニューロンであり，グルタミン酸脱炭酸酵素によりグルタミン酸からGABAを生成している。GABAの存在はこの酵素に対する抗体を使用した免疫組織化学的探索で知ることができる。中枢神経系においてはGABAは最も重要な**抑制性の神経伝達物質**である[652]。

GABAは脊髄の介在ニューロンに存在し，求心性の神経経路をシナプス前，あるいはシナプス後で抑制する。視床下核から大脳皮質への投射もGABA作動性である。嗅覚系あるいは辺縁系（海馬のバスケット細胞）の局所回路はGABA作動性である。大脳基底核の運動系の回路は下記の遠心性のGABAニューロンを含んでいる：

- 線条体黒質路
- 淡蒼球黒質路
- 視床下核淡蒼球路

小脳では，GABA は Purkinje 細胞にある（図 10.36b）。その遠心性軸索は小脳核と外側前庭神経核に終わっている。小脳皮質にある Golgi 細胞，星状細胞，バスケット細胞も GABA 作動性である。

11.6 グルタミン酸作動性およびアスパラギン酸作動性ニューロン

グルタミン酸とアスパラギン酸はよく似たアミノ酸で，**興奮性神経伝達物質**と分類される。免疫組織化学とオートラジオグラフィーの結果からは，多くの場合この2つの物質は共存している。したがってこの概説では合わせて解説することとする。グルタミン酸作動性および，またはアスパラギン酸作動性ニューロンは聴覚系回路のニューロンに存在する。聴覚系の一次ニューロンはおそらく，このようなニューロンから成っている（図 10.14）。嗅覚系ではグルタミン酸作動性およびアスパラギン酸作動性ニューロンは嗅球と梨状前皮質を結んでいる。辺縁系では中隔核群へ投射する海馬の錐体細胞がグルタミン酸およびアスパラギン酸作動性である。新皮質では錐体細胞がグルタミン酸作動性で，ここからは次の神経路が発している：皮質線条体路，皮質視床路，皮質視蓋路，皮質橋路，および皮質脊髄路である[422]。

11.7 ペプチド作動性ニューロン

ペプチド作動性ニューロンは，下記の神経細胞に属している：

- 視床下部神経下垂体系の神経ペプチドのうち，オキシトシンとバソプレシンをもつニューロン（▶ p.317）
- ソマトスタチン，コルチコリベリン，サイロリベリン，ルリベリンなどの下垂体性のペプチドを含有するニューロン（▶ p.320）
- サブスタンス P や血管作動性腸管ポリペプチド（VIP），コレシストキニンなどの神経腸管ペプチドを含有するニューロン
- コルチコトロピンや β-エンドルフィンなどのプロオピオメラノコルチン誘導物質を含有するニューロン
- エンケファリンを含有するニューロン

これらのペプチドの神経伝達物質あるいはニューロモデュレーターとしての効果はいまだ議論の多いところである[422]。その中のいくつかについて次に例示する。

11.7.1 サブスタンス P

約 45 年前，サブスタンス P の化学構造が 11 個のアミノ酸から成るペプチドとして明らかとなった。そしてこのペプチドは合成された直後から細胞外分泌され，緩徐で長続きする**興奮効果**のあることが知られるようになった。

脊髄神経節と**三叉神経節**（図 3.7a，3.7b，4.4a，4.4b，6.8b，10.6）の約 1/5 のニューロンがサブスタンス P を含有している。これらのニューロンは小さく，ミエリン髄鞘はあるかないかのごく薄いものであり，痛覚刺激を伝達すると考えられている。一方，嗅覚系では，**嗅球**の房飾細胞（brush cell）がサブスタンス P 含有ニューロンである。脳幹では特に脳室周囲灰白質にサブスタンス P 含有ニューロンが多数ある。そのうちの次の3つの場所から脊髄への投射がある：大縫線核，中脳中心灰白質（図 3.10a），動眼神経副核（Edinger-Westphal 核）である（図 6.2a，10.43a）。

また，間脳からは手綱核のサブスタンス P 含有ニューロンが脚間核へ投射している。線条体にはサブスタンス P 含有の黒質線条体ニューロンがあり，これは大脳基底核の運動系ニューロンに属している。ヒヒの大脳皮質の，主としてV，Ⅵ層にある小細胞にサブスタンス P があることが確認されている。

11.7.2 VIP

VIP は 28 個のアミノ酸で構成されている。消化管では VIP は強い血管拡張作用があり，結果として消化管でのグリコーゲンからグルコースへの変換を促進する。

神経系では VIP は**興奮性の伝達物質**（あるいは調整因子）で[422]，脳幹では孤束核（図 6.2，6.5b，6.6b）に VIP 含有ニューロンがある。**中脳中心灰白質**（図 3.10a）にも VIP 含有ニューロンがあり，視床下部，**分界条床核**，**扁桃体**（図 3.8a，3.8b，4.5a，4.5b，5.6a，5.6b，5.21）へ投射し，さらにここを介して辺縁系に結合している。視交叉上核にも多数の VIP 含有ニューロンがあり視床下部と神経結合がある。機能としては概日リズム（サーカディアン・リズム）の調整に関与していると思われている。しかし，VIP が最も高濃度にみられるのは**新皮質**であり，なかでも皮質間結合を行う双極細胞に多い。おそらく新皮質のエネルギー交換を調整する作用があると思われる。

11.7.3 β-エンドルフィン

β-エンドルフィンは31個のアミノ酸から成るペプチドである。脳内では**抑制性**のニューロモデュレーターとしてはたらいている。β-エンドルフィンニューロンは視床下部の内側基底部と延髄(図6.2, 6.5b)孤束核の腹側にみられる。視床下部の上行性のエンドルフィンニューロンからの線維は，室傍核，視索前野，中隔核(図7.45)，扁桃体(図3.8a, 3.8b, 4.5a, 4.5b, 5.6a, 5.6c, 6.11b)の一部へ投射している。下行性の線維は中脳中心灰白質(図3.10a, 6.12c)，青斑(図5.6a, 5.6b, 5.7, 6.10b, 6.11b)，橋と延髄の網様体へ投射している。β-エンドルフィンを脳室内に投与したり，中脳中心灰白質に注入したりすると痛覚消失を起こす。エンドルフィンニューロンは**ストレス誘導性**の**痛覚抑制作用**をもっている。さらにエンドルフィンニューロンは成長ホルモンやプロラクチン，バソプレシンの分泌刺激の作用も知られている。

11.7.4 エンケファリンニューロン

エンケファリンは5つのアミノ酸から成るペプチドである。電気生理学的には**抑制性の伝達物質**であることが解明されている。エンケファリンニューロンには軸索の短い介在ニューロンと長い投射線維をもつニューロンの両方があることが免疫組織学的に示されている。エンケファリンは**オピオイド受容器の内因性リガンド**である。

脊髄後角の背側表層と三叉神経脊髄路核にエンケファリンの密なネットワークと豊富なオピオイド受容器がある。また，ここには小さなエンケファリンニューロンが無数にある。おそらく痛覚伝導路のニューロンでサブスタンスPがシナプスから放出されるのを，シナプス前で抑制していると思われる。エンケファリンニューロンは聴覚系であるオリーブ周囲核や嗅覚系である嗅球(図3.1c, 3.3a, 3.3b, 5.1c, 5.1d, 5.6a, 6.11a)にも存在する。さらに縫線核，なかでも特に大縫線核や背側縫線核に多数のエンケファリンニューロンがある。また，中脳中心灰白質(図3.10a)にはオピオイド受容器が最も高密度に存在する。この部位を電気刺激したり，オピオイドを局所注入したりすると強烈な鎮痛作用が発現する。エンケファリンニューロンは視床下部下垂体系のオキシトシンやバソプレシンならびに種々のリベリン，スタチンの分泌調節を行っている。無名質は全脳内でエンケファリンが最も高濃度に存在するところである。線条体はエンケファリンニューロンを線条体淡蒼球線維として投射している。また新皮質や旧皮質にも皮質間連合線維としてエンケファリン線維がある。

V 部

付録

| 12 | 研究資料と研究方法 | *488* |
| 13 | 文献 | *491* |

12　研究資料と研究方法

　Hannover 医科大学の神経解剖学のために収集された研究資料を用いて，著者らは，頭部の断層解剖学と神経解剖構造の変異性について貴重な知識を得ることができた。その資料は 35 個の頭蓋内で固定された脳を含んでいる。それは，Hannover 医科大学解剖学センターにおける研究と教育のための，遺言による献体である。これに加えて，34 個の頭蓋外で固定された脳の神経組織標本用の連続切片もあった。

　本書の図譜は主として，原標本をもとに作られた。横断図は，直接，相当する MR・CT 画像とが合わせられた。図版のための原標本資料は 3 名の遺体から作られた。そして横断図のために 1 名の成人遺体が用いられた。年齢，性別，身長，頭部の容量，また，この 4 名の死因などは表 12.1 に示す。頭部の最大幅は外耳孔の上縁で，最大長径は眉間 (glabella) と後頭点 (opisthion) 間で，顔面高は，鼻根点 (nasion) と下顎点 (gnathion) 間で，そして頬骨幅は左右の頬骨の外側点間で計測された。CT の頭蓋底シリーズは 32 歳男性，診断用の検査資料から選んだもので，頭蓋容積の資料などは残っていない。上眼窩後頭下面シリーズの CT は 64 歳男性患者で，診断用に撮影されたものである。

　死体には後頭下および腰椎穿刺を行って，脳脊髄液を除去し，等量の Merck 社製 37% ホルマリン液を，クモ膜下腔に注入した。また 86 vol% の 96% アルコール，8 vol% の 37% ホルマリン液，3 vol% のグリセリン DAB7，および 3 vol% の飽和フェノール液 DAB8 から成る混合固定液を股動脈から灌流させた。できる限り図譜のスケッチに一致するように前額断シリーズ，矢状断シリーズ，および脳幹シリーズの MR 画像が作られた。**切断面は，定位法の原則によって定められた**。それぞれ，前額断・矢状断・横断シリーズに用いられた座標系については 1.2 章 (▶ p.6) に記した。脳幹シリーズの座標系に用いられた Meynert 平面についても同様に記した。

　頭部の切片を座標系内で空間的に位置づけるために，対応する**座標平面**を個々の頭部切片の中に，表示する必要がある。そのため，正中面，ドイツ水平面，耳垂直面，Meynert 平面など，対応する座標面は，頭部に輪状の深い皮切によって印をつけた。この皮切は，後に個々の頭部切片を座標空間の中で正しい位置関係に構成するために役立った。

　続いて，頭部を −26℃ で 6 日間冷凍し，帯鋸 KS400 (Reich 製作所，Nürtingen) によって切断した。その後特殊な補助装置を使って，10 mm 間隔で切片を作った。脳幹シリーズでは 5 mm 間隔で切った。鋸の引き分として各切片とも 1 mm 薄くなった。

　切片の断面は，1：1 の縮尺で写真撮影した。それぞれの写真の上にセロファン紙を重ね，常にオリジナルの標本と比較しながら，黒インキで線描きをした。個々の構造の同定には，Volpi の低温光源イントラルックス 150H をつけた Zeiss 社製の立体顕微鏡を用いた。有線野の Gennari 線条，放線冠，海馬の白板などが，この光学装置によってアルコール・ホルマリン固定の脳切片で確認された。小さな血管は，動脈と静脈の区別をつけるために，組織学的に検索された。神経組織学的な比較には，Hannover 医科大学神経解剖学教室所有の切片標本を使用した。さらに，著者の一人 (H-J. Kretschmann) は，ドイツ研究財団の研究費 (Kr 289/15) によって，Washington D.C. の Walter Reed 病院で Yakovlev 収集の脳標本と比較することができた。両交連線と上眼窩後頭下線を基本にした横断シリーズの連続模式図は，デジタル製図板を使ってそれぞれの層

表 12.1　研究資料

シリーズ名	剖検番号	年齢(歳)	性	身長(cm)	頭幅(cm)	頭長(cm)	幅長指数(%)	顔面高(cm)	頬骨幅	顔面指数(%)	死因
前額断シリーズ	S63/86	65	♀	163	15.5	18.9	82	11.0	13.7	80	胃癌
矢状断シリーズ	S58/86	70	♂	175	17.0	20.2	84	12.6	16.6	76	心筋梗塞
脳幹シリーズ	S66/87	62	♂	170	16.0	19.8	81	13.4	15.0	89	胃癌
両交連面シリーズ		33	♂	196	13.5	15.5	74	11.5	12.0	95	不明

ごとに作り上げていった．

大脳半球の**個々の回と脳溝**は，大脳の1：1のモデルを作り，合成樹脂板で再構成し，またほかのいくつかの脳と頭部の連続切断標本とを比較することによって，はじめて命名することができた．**MRI撮影における解剖学的構成**については，多層の再構成画像，T1, T2強調画像，また，静脈相と動脈相のMRAが用いられた．

一連の検索の終わりに，X線像における切断面と正確に位置合わせをするために，著者ら(H-J. Kretschmann, W. Weinrich)は，頭部の切片全体を1つに合わせてみた．鋸による損失分(14片でおよそ14 mm)を調整するためにX線像に切断線を引いたが，それらの間隔はいずれも切断面に対応するものであり，おのおの1 mmの間隙が新しく嵌め込まれた．このような原則で，図3.1c, 4.1b, 5.1bは作られた．脳の正中面および側面像(図3.1c, 3.1d, 4.1c, 4.1d, 5.1c, 5.1d)については，正中断の後，頭部の切断片の中から脳半分の切片を取り出して，重ね合わせて半脳または，全脳を作った．これを写真に撮り，損失した1 mmの部分を調整した．脳室系の側面像(図7.8b, 7.11b)は，コンピュータ(B. Sauer博士によるプログラム)を用いて，切片から画像的に再構成されて，頭部のX線像(図3.1c, 5.1b)の輪郭の中に正しく位置決めされた．

小さな**脳動脈**は大脳の脳溝の中でしばしば複雑に曲がったり，分岐したりする．1 cmの厚さの切片では細い動脈の走行を確実に再構成することはできなかった．そのために，例えば前大脳動脈の枝では，楔前部動脈と一般的に名づけて，上楔前部動脈と下楔前部動脈とを区別しなかった．同様に中大脳動脈の頭頂枝と側頭枝についても，それ以上の区別をしなかった．全走行が切片に平行している小さな動脈，あるいは切片内を走る動脈は，当然その断端が出現しないのでスケッチの中には図示されていない．

印刷に際して，図版の**スケッチ**の縮小率はそれぞれ，前額断シリーズ(図3.2-3.15)で82％，矢状断シリーズ(図4.2-4.7)で71％，脳幹シリーズ(図6.4a-6.13a)の概観図で79％である．前額断シリーズ，矢状断シリーズと脳幹シリーズの図譜では，その対応する座標空間の尺度が示されている．(訳註：この翻訳書では，原著の図をさらに95％に縮小して掲載している．)

前額断シリーズ，矢状断シリーズと脳幹シリーズのMR・CT画像は，解剖図譜に近いものが選ばれた．デジタル画像診断の切片平面設定が，解剖切片シリーズの設定に合うように，多くのMR・CT画像から，解剖図譜に最も適合するものを選んで併置した．**MR画像**は，33歳の男性のものである．MR画像は，Siemens社製(Erlangen)のMagnetom Verio 3Tを用い，何日もかけて撮像した．検査パラメータは，脳の構造がよく把握できるように調整した．読者は，ある構造の形態を理解するために，同じ切片内でまた上下の切片で，隣接する構造との立体的関係に注意してほしい．

検査シークエンスとウィンドウレベル設定にあたっては，灰白質と白質がよく識別できて，**神経解剖構造が明確に描出される**ことを目指した．骨，筋肉，腱，脂肪などは，背景にぼけることになった．

T1強調画像はすべて，グラディエントエコー(GE)-FLASHシークエンスを用いて作られた．

図版のT1強調MRI撮影は，すべてT1強調GE-FLASHシークエンスで撮られたものである．脳の成熟過程の撮影にはT1強調スピンエコー(SE)シークエンスが用いられた(測量パラメータは表12.2)．脳実質のT2強調画像は，高速スピンエコー(TSE)シークエンスを用いて作製された．さまざまな器官の部位に用いられたその他の特別なシークエンス〔拡散テンソル撮像(DTI)，定量的磁化率マッピング(QSM)，ぼやけやすい側頭骨の岩様部の撮影〕は，表12.2に示す．

QSM法は，磁化率強調イメージング(SWI)手技の発展である．この方法では，MR信号の位相の変位が画像に反映されて，親磁性のものは明るく，反磁性のものは暗くなる．図7.45には，いわゆるMEDI法がQSM画像の計算に用いられて[661, 662]，SWI撮影では，さまざまなエコー時間を用いてその基礎を作った．Wrede博士(Essen大学病院)が準備した7 TMRA(図7.27)は，26歳の健康な被験者に，3次元タイム・オブ・フライトシークエンスが用いられた(画素値 $0.22 \times 0.22 \times 0.41$ mm[276])．Theysohn博士が用意した38歳の健康な被験者の海馬の7 T撮影(図3.9f)は，T2強調TSEシークエンスで，解像度は $0.25 \times 0.25 \times 3.0$ mm (エコー時間：95 ms，反復時間 5,000 ms，フリップ角：150°，pat-factor：2)が用いられた．Deistung博士(Jena大学)が整えた深部と脳底部の静脈(図7.36e)は，2 cm幅の最小強度撮影法(MinIP)で，3次元流量補正付，エコー時間 10.5 ms，反復時間 17 ms，フリップ角：8°，マトリックス $576 \times 414 \times 256$，容積素値 $0.4 \times 0.4 \times 0.4$ mm であった．

計測値は，3つの異なった頭角位で調整されB0野の方向で1つの画像にまとめられた．この方法では，画像のコントラストは磁場の変化に対するこのシークエンスの高い感受性に拠っているので，静脈

表 12.2　使用される標準シークエンスおよび特殊シークエンスの測定パラメータ

図版シリーズ	シークエンス	マトリックス	撮像野(FOV)	切片の厚さ(mm)	エコー時間(ms)	反復時間(ms)
脳幹	T1 強調 FLASH	320	240	3	2.48	293
脳幹	T2 強調 Medic	320	180	3	17	497
横断-両交連面	T2 強調 TSE	384	240	4	79	8,420
前額断	T1 強調 FLASH	320	240	4	2.48	293
前額断	T2 強調 TSE	384	240	4	79	8,420
矢状断	T2 強調 TSE	448	240	4	84	8,900
矢状断	T1 強調 FLASH	320	240	4	2.5	310
内耳	T2 強調 Space	384	200	0.3	139	3,000
神経線維	DTI(30 方向)	110	220	2	101	10,300
核領域	SWI を基本シークエンスとする QSM	256	214	1	8 TE；3.6-45	55
動脈 MRA	3D-TOF	384	200	0.4	4.16	24
静脈 MRA	2D-TOF	256	250	2	5	20

には常磁性の性質をもつデオキシヘモグロビンによって信号喪失が起きる。

　読者は，**解剖図譜の資料**が，前額断と矢状断そして脳幹シリーズの 3 個体に拠っていることに留意されたい（表 12.1）。一方，冠状断・矢状断，両交連面シリーズと脳幹シリーズの図版は 1 個体から作られたものである。本書のその他の **MR・CT 画像**はさまざまな個体から得られた。ここにみられる個体間の解剖構造の相違は，日常の臨床活動でよく経験するものである。大きな解剖的変異や頭蓋内構造の病的偏位については，取り上げなかった。われわれの課題は，病的変化を認識する前提として，"正常な" **脳の解剖**を提示することにあると考えたのである。

13 文献

[1] Acevedo BP, Aron A, Fisher HE et al. Neural correlates of longterm intense romantic love. Soc Cogn Affect Neurosci 2012；7(2)：145-159

[2] Ackermann H, Mathiak K. Symptomatologie, pathologisch-anatomische Grundlagen und Pathomechanismus zentraler Hörstörungen（reine Worttaubheit, auditive Agnosie, Rindentaubheit）. Fortschr Neurol Psychiat 1999；67：509-523

[3] Ackermann H, Wildgruber D, Grood W. Neuroradiologische Aktivierungsstudien zur zerebralen Organisation sprachlicher Leistungen. Fortschr Neurol Psychiat 1997；65：182-194

[4] Adams RD, Victor M, Ropper AH. Principles of neurology. New York：McGraw Hill；1997

[5] Adolphs R, Tranel D, Damasio H et al. Impaired recognition of emotion in facial expressions following bilateral damage to the human amygdala. Nature 1994；372：669-672

[6] Afshar F, Watkins ES, Yap JC. Stereotaxic atlas of the human brainstem and cerebellar nuclei. A variability study. New York：Raven Press；1978

[7] Alexander K, Daniel WG, Diener HC et al. Thiemes Innere Medizin TIM. Stuttgart：Thieme；1999

[8] Alexander MP, LoVerme SR. Aphasia after left hemispheric intracerebral hemorrhage. Neurology 1980；30：1193-1202

[9] Alkadhi H, Kollias SS, Crelier GR et al. Plasticity of the human motor cortex in patients with arteriovenous malformations：a functional MR Imaging study. AJNR Am J Neuroradiol 2000；21：1423-1433

[10] Allon N, Yeshurun Y, Wollberg Z. Responses of single cells in the medial geniculate body of awake squirrel monkeys. Exp Brain Res 1981；41：222-232

[11] Alper F, Kantarci M, Dane S et al. Importance of anatomical asymmetries of transverse sinuses：an MR venographic study. Cerebrovasc Dis 2004；18：236-239

[12] Alpers BJ, Berry RG. Circle of Willis in cerebral vascular disorders. Arch Neurol 1963；8：398-402

[13] Ambrose J. Computerized transverse axial scanning (tomography). Part 2：Clinical application. Brit J Radiol 1973；46：1023-1047

[14] Amunts K, Zilles K. Advances in cytoarchitectonic mapping of the human cerebral cortex. Neuroimag Clin North Am 2001；11：151-169

[15] Anderson AK, Phelps EA. Lesions of the human amygdala impair enhanced perception of emotionally salient events. Nature 2001；411：305-309

[16] Andrew J, Watkins ES. A stereotaxic atlas of the human thalamus and adjacent structures. Baltimore：Williams and Wilkins；1969

[17] Angevine JB Jr., Mancall EL, Yakovlev PI. The human cerebellum. An atlas of cross topography in serial sections. Boston：Little and Brown；1961

[18] Arlart IP, Bongartz GM, Marchal G, eds. Magnetic resonance angiography. Berlin：Springer；1996

[19] Armington WG, Harnsberger HR, Smoker WRK et al. Normal and diseased acoustic pathway：evaluation with MR imaging. Radiology 1988；167：509-515

[20] Arning C. Farbkodierte Duplexsonographie der hirnversorgenden Arterien. Stuttgart：Thieme；1999

[21] Atlas SW. Pocket atlas of cranial magnetic resonance imaging. Philadelphia：Lippincott, Williams and Wilkins；2001

[22] Atlas SW. Magnetic resonance imaging of the brain and spine. Vol. 1, 2. Philadelphia：Lippincott Williams and Wilkins；2008

[23] Babb TL, Wilson CL, Crandall PH. Asymmetry and ventral course of the human geniculostriate pathway as determined by hippocampal visual evoked potentials and subsequent visual field defects after temporal lobectomy. Exp Brain Res 1982；47：317-328

[24] Baddeley A. Working memory：looking back and looking forward. Nat Rev Neurosci 2003；4：829-839

[25] Baddeley A. Working memory. Science 2012；255：556-559

[26] Baloh RW, Furman JM, Yee RD. Dorsal midbrain syndrome：clinical and oculographic findings. Neurology 1985；35：54-60

[27] Bancaud J, Talairach J. Organisation fonctionelle de l'aire motrice supplémentaire (einseignements apportés par la S.E.E.G.). Neurochirurgie 1967；3：343-356

[28] Barkovich AJ. Pediatric neuroimaging. New York：Raven Press；1997

[29] Barkovich AJ. MR of the normal neonatal brain：assessment of deep structures. Am J Neuroradiol 1998；19：1397-1403

[30] Barkovich AJ. Normal development of the neonatal and infant brain, skull, and spine In：Barkovich AJ. Pediatric neuroimaging. Philadelphia：Lippincott Williams and Wilkins；2012：20-80

[31] Barkovich AJ, Kjos BO, Jackson DE Jr. et al. Normal maturation of the neonatal and infant brain：MR imaging at 1.5 T. Radiology 1988；166：173-180

[32] Bartels A, Zeki S. The neural correlates of maternal and romantic love. Neuroimage 2004；21：1155-1166

[33] Bartsch T, Butler C. Transient amnesic syndromes. Nat Rev Neurol 2013；9：86-97

[34] Bartz JA, Zaki J, Ochsner KN et al. Effects of oxytocin on recollections of maternal care and closeness. Proc Natl Acad Sci USA 2010；107：21371-21375

[35] Bauer A, de Langen-Müller U, Glindemann R et al. Qualitätskriterien und Standards für die Therapie von Patienten mit erworbenen neurogenen Störungen der Sprache (Aphasie) und des Sprechens (Dysarthrie). Akt Neurol 2002；29：63-75

[36] Bauer BL, Hellwig D. Minimal invasive endoskopische Neurochirurgie (MIEN). Dtsch Ärztbl 1995；92：A2816-A2835

[37] Bauer R, v. de Flierdt E, Mörike K. MR Tomography of the central nervous system. Stuttgart：Urban und Fischer；1993

[38] Baumgartner G. Funktion und Symptomatik einzelner Hirnregionen. In：Hopf HC, Poeck K, Schliack H IL, Hrsg. Neurologie in Praxis und Klinik. Bd. 1. Stuttgart：Thieme；1983：1.77-1.112

[39] Baumgartner T, Heinrichs M, Vonlanthen A et al. Oxytocin shapes the neural circuitry of trust and trust adaptation in humans. Neuron 2008；58：639-650

[40] Bear MF, Connors BW, Paradiso MA. Neuroscience：exploring the brain. Baltimore：Williams and Wilkins；1996

[41] Bechara A, Damasio A, Damasio H et al. Insensitivity to future consequences following damange to human prefrontal cortex. Cognition 1994；50：7-15

[42] Bechara A, Damasio H, Tranel D et al. Deciding advantageously before knowing the advantageous strategy. Science 1997；275：1293-1295

[43] Bechara A, Tranel D, Damasio H et al. Double dissociation of conditioning and declarative knowledge relative to the amygdala and hippocampus in humans. Science 1995；269：1115-1118

[44] Becker G, Berg D. Neuroimaging in basal ganglia disorders：perspectives for transcranial ultasound. Movement Disord 2001；16：23-32

[45] Becker G, Naumann M, Schenbeck M et al. Comparison of transcranial sonography, magnetic resonance imaging and single photon emission computed tomography findings in idiopathic spasmodic torticolis. Movement Disord 1997；12：79-88

[46] Becker H, Vonfakos D. Diagnostische Bedeutung von Hirntumorverkalkungen im Computertomogramm. Radiologe 1983；23：459-462

[47] Beevor CE. On the distribution of the different arteries supplying the human brain. Phil Trans B 1909；200：1-55

[48] Benjamin RM, Burton H. Projection of taste nerve afferents to anterior opercular-insular cortex in squirrel monkey (Saimiri sciureus). Brain Res 1968；7：221-231

[49] Benson DF. Neurological correlates of aphasia and apraxia. In：Matthews WB, Glaser GH, eds. Recent advances in clinical neurology. Edinburgh：Churchill Livingstone；1981：163-175

[50] Bentivoglio M. The anatomical organization of corticospinal connections. In：Rossini PM, Marsden CD, eds. Non-invasive stimulation of brain and spinal cord：Fundamentals and clinical applications. New York：A. R. Liss；1988：1-22

[51] Bergstrand G, Bergström M, Nordell B et al. Cardiac gated MR imaging of cerebrospinal fluid flow. J Comput Assist Tomogr 1985；9：1003-1006

[52] Berlit P, Hrsg. Klinische Neurologie. Berlin：Springer；1999
[53] Berman SA, Hayman LA, Hinck VC. Correlation of CT cerebral vascular territories with function：1. Anterior cerebral artery. Am J Roentgenol 1980；135：253-257
[54] Berman SA, Hayman LA, Hinck VC. Correlation of CT cerebral vascular territories with function：3. Middle cerebral artery. Am J Roentgenol 1984；142：1035-1040
[55] Berns TF, Daniels DL, Williams AL et al. Mesencephalic anatomy：demonstration by computed tomography. Am J Neuroradiol 1981；2：65-67
[56] Bierny J-P, Komar NN. The sylvian cistern on computed tomography scanning. J Comput Assist Tomogr 1977；1：227-230
[57] Binder JR, Frost JA, Hammeke TA et al. Human brain language areas identified by functional magnetic resonance imaging. J Neurosci 1997；17：353-362
[58] Biswal BB. Resting state fMRI：a personal history. Neuroimage 2012；62：938-944
[59] Blunk R, de Bleser R, Willmes K et al. A refined method to relate morphological and functional aspects of aphasia. Eur Neurol 1981；20：69-79
[60] Bo WJ, Wolfman N. Basic atlas of sectional anatomy with correlated imaging. Philadelphia：Saunders；1998
[61] Bogerts B. A brainstem atlas of catecholaminergic neurons in man, using melanin as a natural marker. J Comput Neurol 1981；197：63-80
[62] Bonneville J-F, Cattin F, Dietemann J-L. Computed tomography of the pituitary gland. Berlin：Springer；1986
[63] Bosch DA. Stereotactic techniques in clinical neurosurgery. Wien：Springer；1986
[64] Bouthillier A, van Loveren HR, Keller JT. Segments of the internal carotid artery：a new classification. Neurosurgery 1996；38(3)：425-432
[65] Bowsher D. Diencephalic projections from the midbrain reticular formation. Brain Res 1975；95：211-220
[66] Braak H. Über die Kerngebiete des menschlichen Hirnstammes. I. Oliva inferior, Nucleus conterminalis und Nucleus vermiformis corporis restiformis. Z Zellforsch 1970；105：442-456
[67] Braak H. Über die Kerngebiete des menschlichen Hirnstammes. II. Die Raphekerne. Z Zellforsch 1970；107：123-141
[68] Braak H. The pigment architecture of the human temporal lobe. Anat Embryol 1978；154：213-240
[69] Braak H. Architectonics of the human telencephalic cortex. Berlin：Springer；1980
[70] Bradley WG. MR of the brain stem：a practical approach. Radiology 1991；179：319-332
[71] Brandt T, Dichgans J, Diener HC, Hrsg. Therapie und Verlauf neurologischer Erkrankungen. Stuttgart：Kohlmeyer；2000
[72] Brassow F, Baumann K. Volume of brain ventricles in man determined by computer tomography. Neuroradiology 1978；16：187-189
[73] Bredberg G. Innervation of the auditory system. Scand Audiol 1981；13 (Suppl.)：1-10
[74] Broca P. Anatomie comparée circonvolutions cerebrales. Le grande lobe limbique et la scissure limbique dans la serie des mammiferes. Rev Anthropol 1878；1：384-498
[75] Brodal A. Neurological anatomy in relation to clinical medicine. New York：Oxford University Press；1981
[76] Brodmann K. Vergleichende Lokalisationslehre der Großhirnrinde-in ihren Prinzipien dargestellt auf Grund des Zellenbaues. Leipzig：Barth；1909
[77] Bron AJ, Tripathi RC, Tripathi BJ. Wolff's anatomy of the eye and orbit. London：Chapman and Hall；1997
[78] Bruhn H. Untersuchungen physiologischer und pathophysiologischer Stoffwechselzustände und Hirnfunktionen des Menschen mit Hilfe neuer methodischer Entwicklungen zur ortsaufgelösten Magnetresonanzspektroskopie und funktionellen Magnetresonanztomographie. Habilitationsschrift der Medizinischen Fakultät der Humboldt-Universität Berlin；2001
[79] Brust JCM. Stroke. Diagnostic, anatomical, and physiological considerations. In：Kandel ER, Schwartz JH, eds. Principles of neural science. New York：Elsevier Science Publishing；1985：853-861
[80] Bruyn RPM. Thalamic aphasia. A conceptional critique. J Neurol 1989；236：21-25
[81] Bucher O, Wartenberg H. Cytologie, Histologie und mikroskopische Anatomie des Menschen. Bern：Huber；1997
[82] Buchner H, Adams L, Müller A et al. Somatotopy of human hand somatosensory cortex revealed by dipole source analysis of early somatosensory evoked potentials and 3D-NMR tomography. Electroencephalogr Clin Neurophysiol 1995；96：121-134
[83] Buckner RL. The serendipitous discovery of the brain's default network. Neuroimage 2012；62：1137-1145
[84] Buhmann C. Computergestützte 3D-Rekonstruktion des corticospinalen Systems als Referenz für die bildgebenden Verfahren CT, MRT und PET. Medizinische Dissertation der Medizinischen Hochschule Hannover；1994
[85] Buhmann C, Kretschmann H-J. Computer-assisted three-dimensional reconstruction of the corticospinal system as a reference for CT and MRI. Neuroradiology 1998；40：549-557
[86] Büll U, Schicha H, Biersack H-J et al., Hrsg. Nuklearmedizin. Stuttgart：Thieme；1999
[87] Burgener FA, Meyers SP, Tan RK et al. Differenzialdiagnostik in der MRT. Stuttgart：Thieme；2003
[88] Burton H, Benjamin RM. Central projections of the gustatory system. In：Autrum H, Jung R, Loewenstein WR et al., eds. Handbook of sensory physiology. Vol. 4：Chemical senses, part 2. Berlin：Springer；1971：148-164
[89] Bush G, Luu P, Posner M. Cognitive and emotional influences in anterior cingulate cortex. Trends Cogn Sci 2000；4：215-222
[90] Butler P, ed. Imaging of the nervous system. Berlin：Springer；1990
[91] Butler P, Mitchel AWM, Ellis H, eds. Applied radiological anatomy. Cambridge：Cambridge University Press；1999
[92] Büttner-Ennever JA, ed. Neuroanatomy of the oculomotor system. In：Robinson DA, Collewijn H, eds. Reviews of oculomotor research. Vol. 2. Amsterdam：Elsevier；1988
[93] Büttner-Ennever JA. A review of otolith pathways to the brainstem and cerebellum. Ann NY Acad Sci 1999；871：51-64
[94] Büttner-Ennever JA. Overview of the vestibular system：Anatomy. In：Anderson JH, Beitz AJ, eds. Neurochemistry of the vestibular system. Boca Raton：CRC Press；2000：3-24
[95] Büttner-Ennever JA, Büttner U, Cohen B et al. Vertical gaze paralysis and the rostral interstitial nucleus of the medial longitudinal fasciculus. Brain 1982；105：125-149
[96] Cahill L, Babinsky R, Markowitsch HJ. The amygdala and emotional memory. Nature 1995；377：295-296
[97] Cahill L, Haier RJ, Fallon J et al. Amygdala activity at encoding correlated with long-term, free recall of emotional information. Proc Natl Acad Sci USA 1996；93：8016-8021
[98] Calautti C, Baron JC. Functional neuroimaging studies of motor recovery after stroke in adults：a review. Stroke 2003；34：1553-1566
[99] Carpenter MB. Anatomy and physiology of the basal ganglia. In：Schaltenbrand G, Walker AE, eds. Stereotaxy of the human brain. 2nd ed. Stuttgart：Thieme；1982：233-268
[100] Carpenter MB. Core text of neuroanatomy. Baltimore：Williams and Wilkins；1991
[101] Casselman JW, Francke J-P, Dehaene I. Imaging of the upper cranial nerves. CD-ROM. München：Nycomed Amersham Buchler GmbH；1999
[102] Celesia GG. Organization of auditory cortical areas in man. Brain 1976；99：403-414
[103] Chaheres DW, Schmalbrock P. Fundamentals of magnetic resonance imaging. Baltimore：Williams and Wilkins；1992
[104] Chee MWL, Tan EWL, Thiel T. Mandarin and English single word prorcessing studied with functional magnetic resonance imaging. J Neurosci 1999；19：3050-3056
[105] Chollet F. Pharmacologic modulation of human cerebral activity：contribution of functional neuroimaging. Neuroima Clin North Am 2001；11：375-380
[106] Citrin CM, Alper MG. Computed tomography of the visual pathways. Comput Tomogr 1979；3：305-331
[107] Citrin CM, Alper MG. Computed tomography of the visual pathways. Int Ophthalmol Clin 1982；22：155-180
[108] Claus D. Die transkranielle motorische Stimulation. Stuttgart：Fischer；1989
[109] Cole DM, Smith SM, Beckmann CF. Advances and pitfalls in the analysis and interpretation of resting-state FMRI data. Front Syst Neurosci 2010；4：8

[110] Craig AD. How do you feel? Interoception : the sense of the physiological condition of the body. Nat Rev Neurosci 2002 ; 3 : 655-666

[111] Craig AD. Interoception:the sense of the physiological condition of the body. Curr Opin Neurobiol 2003 ; 13 : 500-505

[112] Craig AD. How do you feel now? The anterior insula and human awareness. Nat Rev Neurosci 2009 ; 10 : 59-70

[113] Crammond DJ, Kalaska JF. Prior information in motor and premotor cortex : activity during the delay period and effect on pre-movement activity. J Neurophysiol 2000 ; 84 : 986-1005

[114] Critchley HD, Wiens S, Rotshtein P et al. Neural systems supporting interoceptive awareness. Nat Neurosci 2004 ; 7 : 189-195

[115] Crosby EC, Humphrey T, Lauer EW. Correlative anatomy of the nervous system. New York : Macmillan ; 1962

[116] Dahlström A, Fuxe K. Evidence for the existence of monoamine-containing neurons in the central nervous system. I. Demonstration of monoamines in the cell bodies of brainstem neurons. Acta Physiol Scand 1964 ; 62 (Suppl. 232) : 1-55

[117] Dahlström A, Fuxe K. Evidence for the existence of monoamine neurons in the central nervous system. II. Experimentally induced changes in the intraneuronal amine levels of bulbospinal neuron systems. Acta Physiol Scand 1965;64 (Suppl. 247):1-36

[118] Dalgleish T. The emotional brain. Nat Rev Neurosci 2004 ; 5 : 583-589

[119] Dallel R, Raboisson P, Auray P et al. The rostral part of the trigeminal sensory complex is involved in orofacial nociception. Brain Res 1988 ; 448 : 7-19

[120] Damasio AR. Descartes' error and the future of human life. Sci Am 1994 ; 271 : 144

[121] Damasio AR. The somatic marker hypothesis and the possible functions of the prefrontal cortex. Philos Trans R Soc Lond B Biol Sci 1996 ; 351 : 1413-1420

[122] Damasio H. A computed tomographic guide to the identification of cerebral vascular territories. Arch Neurol 1983 ; 40 : 138-142

[123] Damasio H. Neuroimaging contributions to the understanding of aphasia. In:Boller F, Grafman J, eds. Handbook of neuropsychology, Vol. 2. Amsterdam : Elsevier Science Publ. ; 1989

[124] Dampney RAL, Moon EA. Role of ventrolateral medulla in vasomotor response to cerebral ischemia. Am J Physiol 1980 ; 239 : H349-H358

[125] Dani SU, Hori A, Walter GF. Principles of neural aging. Amsterdam : Elsevier ; 1997

[126] Danielsen ER, Ross B. Magnetic resonance spectroscopy diagnosis of neurological diseases. New York : Marcel Dekker ; 1999

[127] Davidoff R. The pyramidal tract. Neurology 1990 ; 40 : 332-339

[128] De Armond SJ, Fusco MM, Dewey MM. Structure of the human brain. A photographic atlas. New York : Oxford Press ; 1989

[129] Dechent P, Frahm J. Direct mapping of ocular dominance columns in human primary visual cortex. Neuro Report 2000 ; 11 : 3247-3249

[130] DeCoene B, Hajnal JV, Pennock JM et al. MRI of the brain stem using fluid attenuated inversion recovery pulse sequences. Neuroradiology 1993 ; 35 : 327-331

[131] Deen B, Pitskel NB, Pelphrey KA. Three systems of insular functional connectivity identified with cluster analysis. Cereb Cortex 2011 ; 21 : 1498-1506

[132] Dejerine J. Anatomie des centres nerveux. Tome 1, 2. Paris : Masson ; 1980

[133] Delank H-W, Gehlen W. Neurologie. Stuttgart : Enke ; 1999

[134] Demaerel P. Recent advances in diagnostic neuroradiology. Berlin : Springer ; 2001

[135] Denny-Brown D. Relations and functions of the pyramidal tract. In : Schaltenbrand G, Walker AE, eds. Stereotaxy of the human brain. 2nd ed. Stuttgart : Thieme ; 1982 : 131-139

[136] Deschauer M, Georgiadis D, Lindner A. Hörverlust als Leitsymptom von Arteria cerebelli inferior anterior Infarkten. Forschr Neurol Psychiat 1998 ; 66 : 109-112

[137] Dettmers C, Fink G, Rijntjes M et al. Kortikale Kontrolle der Willkürmotorik : funktionelle Bildgebung des motorischen Exekutive des ZNS. Neurol Rehabil 1997 ; 1 : 15-27

[138] Dhermain FG, Hau P, Lanfermann H et al. Advanced MRI and PET imaging for assessment of treatment response in patients with gliomas. Lancet Neurol 2010 ; 9 (9) : 906-920

[139] Diehl RR, Berlit P. Funktionelle Dopplersonographie in der Neurologie. Berlin : Springer ; 1996

[140] Dieterich M. Ocular motor system : anatomy and functional magnetic resonance imaging. Neuroimag Clin North Am 2001 ; 11 : 251-261

[141] Dieterich M, Brandt T. Vestibular system : anatomy and functional magnetic resonance imaging. Neuroimag Clin North Am 2001 ; 11 : 263-273

[142] Ding XQ, Maudsley AA, Sabati M et al. Reproducibility and reliability of short-TE whole-brain MR spectroscopic imaging of human brain at 3T. Magn Reson Med 2014 ; doi : 10.1002/mrm.25208 [Epub ahead of print]

[143] Ditzen B, Schaer M, Gabriel B et al. Intranasal oxytocin increases positive communication and reduces cortisol levels during couple conflict. Biol Psychiatry 2009 ; 65 : 728-731

[144] Domes G, Heinrichs M, Glascher J et al. Oxytocin attenuates amygdala responses to emotional faces regardless of valence. Biol Psychiatry 2007 ; 62 : 1187-1190

[145] Domes G, Lischke A, Berger C et al. Effects of intranasal oxytocin on emotional face processing in women. Psychoneuroendocrinology 2009 ; 35 : 83-93

[146] Donaghy M, ed. Brain's diseases of the nervous system. Oxford: Oxford University Press ; 2001

[147] Drenckhahn D, Zenker W, Hrsg. Benninghoff : Makroskopische Anatomie, Embryologie und Histologie des Menschen. Bd. 2 : Niere, Reproduktionsorgane, Nervensystem, Sinnesorgane, Haut. München : Urban und Schwarzenberg ; 1994

[148] Dudel J, Menzel R, Schmidt RF. Neurowissenschaft. Vom Mokekül zur Kognition. Berlin : Springer ; 2001

[149] Duus P. Neurologisch-topische Diagnostik. Anatomie, Physiologie, Klinik. Stuttgart : Thieme ; 1995

[150] Duvernoy HM. The human brain stem and cerebellum. Wien : Springer ; 1995

[151] Duvernoy HM. The human hippocampus. Berlin : Springer ; 1998

[152] Duvernoy HM. Human brain stem vessels. Berlin : Springer ; 1999

[153] Ebeling U, Reulen HJ. Subcortical topography and proportions of the pyramidal tract. Acta Neurochir (Wien) 1992 ; 118 : 164-171

[154] Ebeling U, Huber P, Reulen HJ. Localization of the precentral gyrus in the computed tomogram and its clinical application. J Neurol 1986 ; 233 : 73-76

[155] von Economo C, Koskinas GN. Die Cytoarchitektonik der Hirnrinde des erwachsenen Menschen. Textband und Atlas. Wien : Springer ; 1925

[156] Edelman RR, Hesselink JR, Zlatkin MB. Clinical magnetic resonance imaging. Philadelphia : Saunders ; 2006

[157] Engelke C, Ganzkörper-Computertomographie : Spiral- und Multislice-CT., Stuttgart : Thieme ; 2007

[158] Englander RN, Netsky MG, Adelman LS. Location of human pyramidal tract in the internal capsule:anatomic evidence. Neurology 1975 ; 25 : 823-826

[159] Faerber EN. Cranial computed tomography in infants and children. Clinics in development medicine no. 93. Spastics international medical publications (SIMP). Oxford : Blackwell Scientific ; 1991

[160] Falck B, Hillarp N-A, Thieme G et al. Fluorescence of catecholamines and related compounds condensed with formaldehyde. J Histochem Cytochem 1962 ; 10 : 348-354

[161] Farruggia S, Babcock DS. The cavum septi pellucidi:Its appearance and incidence with cranial ultrasonography in infancy. Radiology 1981 ; 139 : 147-150

[162] Federative Committee on Anatomical Terminology (FCAT) : Terminologia anatomica. International anatomical terminology. Stuttgart : Thieme ; 1998

[163] Felten DL, Laties AM, Carpenter MB. Monoaminecontaining cell bodies in the squirrel monkey brain. Am J Anat 1974 ; 139 : 153-166

[164] Feneis H. Anatomisches Bildwörterbuch der internationalen Nomenklatur. Stuttgart : Thieme ; 1998

[165] Feneis H, Dauber W, Hrsg. Anatomisches Bildwörterbuch. 8. Aufl. Stuttgart : Thieme ; 2005

[166] Fishman EK, Jeffrey BR. Spiral-CT. Stuttgart : Thieme ; 2000

[167] Fitschen J, Helus F, Jordan K et al. Emissions-Computertomographie mit kurzlebigen zyklotron-produzierten Radiopharmaka. In : Hundeshagen H, Hrsg. Handbuch der medizinischen Radiologie. Bd. 15, Teil 1 B. Berlin : Springer ; 1988

[168] FitzGerald MJT, Folan-Curan J. Clinical neuroanatomy and related neuroscience. Edinburgh：Saunders；2002

[169] Flechsig P. Zur Anatomie und Entwicklungsgeschichte der Leitungsbahnen im Grosshirn des Menschen. Arch Anat Entwicklungsgesch, Anat Abt 1881：12-75

[170] Foerster O. Motorische Felder und Bahnen. Sensible corticale Felder. In：Bumke O, Foerster O, Hrsg. Handbuch der Neurologie. Bd. 6. Berlin：Springer；1936：1-488

[171] Fox MD, Raichle ME. Spontaneous fluctuations in brain activity observed with functional magnetic resonance imaging. Nat Rev Neurosci 2007；8：700-711

[172] Fox PT, Fox JM, Raichle ME et al. The role of cerebral cortex in the generation of voluntary saccades：a positron emission tomographic study. J Neurophysiol 1985；54：348-369

[173] Frackowiak R, Friston KJ, Frith CD et al. Human brain function. San Diego：Academic Press；1997

[174] Freund H-J. Premotor area and preparation of movement. Rev Neurol（Paris）1990；146：543-547

[175] Freund H-J. Motorische Störungen bei kortikalen Läsionen. Klin Neurophysiol 1999；30：113-119

[176] Frick H, Leonhardt H, Starck D. Spezielle Anatomie. Bd. 2：Eingeweide, Nervensystem, Systematik der Muskeln und Leitungsbahnen. Stuttgart：Thieme；1992

[177] Fritsch R, Hitzig E. Über die elektrische Erregbarkeit des Großhirns. Arch Anat Physiol Wissenschaftl Med 1870；37：300-332

[178] Fritz P, Lenarz T, Haels J et al. Feinstrukturanalyse des Felsenbeines mittels hochauflösender Dünnschicht-Computertomographie. Teil 1：Sensitivität der Strukturdarstellung bei einer standardisierten Untersuchungstechnik. Fortschr Röntgenstr 1987；147：266-271

[179] Froriep A. Die Lagebeziehungen zwischen Großhirn und Schädeldach. Leipzig：Veit；1897

[180] Fusar-Poli P, Placentino A, Carletti F et al. Functional atlas of emotional faces processing：a voxel-based meta-analysis of 105 functional magnetic resonance imaging studies. J Psychiatry Neurosci 2009；34：418-432

[181] Gaa J, Lehmann K-J, Georgi M, Hrsg. MR-Angiographie und Elektronenstrahl-CT-Angiographie. Stuttgart：Thieme；2000

[182] Galaburda A, Sanides F. Cytoarchitectonic organisation of the human auditory cortex. J Comp Neurol 1980；190：597-610

[183] Galaburda AM, LeMay M, Kemper TL et al. Right-left asymmetries in the brain. Science 1978；199：852-856

[184] Galaburda AM, Sanides F, Geschwind N. Human brain. Cytoarchitectonic left-right asymmetries in the temporal speech region. Arch Neurol 1978；35：812-817

[185] Galanski M, Dickob M, Wittkowski W. CT-Zisternographie der basalen Zisternen. Fortschr Röntgenstr 1986；145：149-157

[186] Gallen CC, Sobel DF, Waltz T et al. Noninvasive presurgical neuromagnetic mapping of somatosensory cortex. Neurosurgery 1993；33：260-268

[187] Garnett ES, Nahmias C, Firnau G. Central dopaminergic pathways in hemiparkinsonism examined by positron emission tomography. Can J Neurol Sci 1984；11：174-179

[188] Garver DL, Sladek JR Jr. Monoamine distribution in primate brain. 1. Catecholamine-containing perikarya in the brain stem of Macaca speciosa. J Comp Neurol 1975；159：289-304

[189] Gauba V, Saleh GM, Dua G et al. Radiological classification of anterior skull base anatomy prior to performing medial orbital wall decompression. Orbit 2006；25：93-96

[190] George B, Laurian C. The vertebral artery. Wien：Springer；1987

[191] Gerke M. Computerunterstützte dreidimensionale Rekonstruktion des limbischen Systems als Referenz für die bildgebenden Verfahren（Computertomographie, Magnetische Resonanztomographie und Positronen-Emissionstomographie）. Medizinische Dissertation der Medizinischen Hochschule Hannover；1988

[192] Geschwind N. Die Großhirnrinde. In：Gehirn und Nervensystem. Heidelberg：Spektrum der Wissenschaft；1979：127-136

[193] Giesemann AM, Raab P, Lyutenski S et al. Improved imaging of cochlear nerve hypoplasia using a 3-Tesla variable flip-angle turbo spin-echo sequence and a 7-cm surface coil. Laryngoscope 2014；124（3）：751-754

[194] Gillilan LA. The correlations of the blood supply of the human brain stem with clinical brain stem lesions. J Neuropath Exp Neurol 1964；23：78-108

[195] Gloger A, Gloger S. Dreidimensionale Computerrekonstruktion der terminalen Äste der drei Großhirnarterien des Menschen als Referenz für die Magnetresonanztomographie（MRT）, die Computertomographie（CT）und die Positronen-Emissionstomographie（PET）. Medizinische Dissertation der Medizinischen Hochschule Hannover；1993

[196] Gloger S, Gloger A, Vogt H et al. Computer-assisted 3D reconstruction of the terminal branches of the cerebral arteries. 1. Anterior cerebral artery. Neuroradiology 1994；36：173-180

[197] Gloger S, Gloger A, Vogt H et al. Computer-assisted 3D reconstruction of the terminal branches of the cerebral arteries. 2. Middle cerebral artery. Neuroradiology 1994；36：181-187

[198] Gloger S, Gloger A, Vogt H et al. Computer-assisted 3D reconstruction of the terminal branches of the cerebral arteries. 3. Posterior cerebral artery and circle of Willis. Neuroradiology 1994；36：251-257

[199] Gobel S, Binck JM. Degenerative changes in primary trigeminal axons in neurons in nucleus caudalis following tooth pulp extirpation in the cat. Brain Res 1977；132：347-354

[200] Goodchild AK, Moon EA, Dampney RAL et al. Evidence that adrenaline neurons in the rostral ventrolateral medulla have a vasopressor function. Neurosci Lett 1984；45：267-272

[201] Gouaze A, Salamon G, eds. Brain anatomy and magnetic resonance imaging. Berlin：Springer；1988

[202] Graham DI, Lantos PL, eds. Greenfield's neuropathology. London：Arnold Publishers；2002

[203] Grand W, Hopkins LN. Vasculature of the brain and cranial base. New York：Thieme；1999

[204] Greenberg JO. Neuroimaging. New York：McGraw-Hill；1995

[205] Grefkes C, Fink GR. Connectivity-based approaches in stroke and recovery of function. Lancet Neurology 2014；13（2）：206-216

[206] Grehl H, Reinhardt F. Checkliste Neurologie. Stuttgart：Thieme；2000

[207] Greicius MD, Krasnow B, Reiss AL et al. Functional connectivity in the resting brain：a network analysis of the default mode hypothesis. Proc Natl Acad Sci USA 2003；100：253-258

[208] de Groot J. Correlative neuroanatomy of computed tomography and magnetic resonance imaging. Philadelphia：Lea and Febiger；1991

[209] Gruber O, Arendt T, von Cramon DY. Neurobiologische Grundlagen. In：Förstl H, ed. Frontalhirn：Funktionen und Erkrankungen. Heidelberg：Springer；2002：16-40

[210] Guillain G, Mollaret P. Deux cas de myoclonies synchrones et rhythmées vélo-pharyngo-laryngo-oculo-diaphragmatiques. Rev Neurol 1931；12：545-566

[211] Guleria S, Kelly TG. Myelin, Myelination, and corresponding magnetic resonance imaging changes. Radiol Clin N Am 2014；52：227-239

[212] Haaga JR, Alfidi RJ, eds. Computed tomography and magnetic resonance imaging of the whole body. St. Louis：Mosby；1994

[213] Habas C, Guillevin R, Abanou A. In vivo structural and functional imaging of the human rubral and inferior olivary nuclei：A mini-review. Cerebellum 2010；9：167-173

[214] Habel U, Posse S, Schneider F. Funktionelle Kernspintomographie in der klinischen Psychologie und Psychiatrie. Fortschr Neurol Psychiat 2002；70：61-70

[215] Hacke W, Hennerici M, Gelmers HJ et al. Cerebral ischemia. Berlin：Springer；1991

[216] Hacker H, Kühner G. Die Brückenvenen. Radiologe 1972；12：45-48

[217] von Hagens G, Whalley A, Machke R et al. Schnittanatomie des menschlichen Gehirns. Darmstadt：Steinkopff；1990

[218] Hamann SB, Ely TD, Grafton ST et al. Amygdala activity related to enhanced memory for pleasant and aversive stimuli. Nat Neurosci 1999；2：289-293

[219] Hanaway J. The brain atlas. A visual guide to the human central nervous system. Bethesda, MD：Fitzgerald；1998

[220] Hanaway J, Young RR. Localization of the pyramidal tract in the internal capsule of man. J Neurol Sci 1977；34：63-70

[221] Hanaway J, Woolsey TA, Gado MH. The brain atlas. Bethesda, Maryland：Fitzgerald Science Press；1998

[222] Hanaway J, Young R, Netsky M et al. Localization of the pyramidal tract in the internal capsule. Neurology 1981；31：365-367

[223] Hardy TL, Bertrand G, Thompson CJ. The position and organization of motor fibers in the internal capsule found during stereotactic surgery. Appl Neurophysiol 1979；42：160-170

[224] Harnsberger HR, Osborn AG, Macdonald AJ et al. Diagnostic and surgical imaging anatomy：brain, head and neck, spine. Amirsys 2006：I：49-62

[225] Harrison JM, Howe ME. Anatomy of the afferent auditory nervous system of mammals. In：Autrum H, Jung R, Loewenstein WR et al., eds. Handbook of sensory physiology. Vol. 5：Auditory system, part 1. Berlin：Springer；1974：283-336

[226] Van Hartevelt TJ, Cabral J, Deco G et al. Neural plasticity in human brain connectivity：the effects of long term deep brain stimulation of the subthalamic nucleus in Parkinson's disease. Plos One 2014；9：e86496

[227] Hartje W, Poeck K. Klinische Neuropsychologie. Stuttgart：Thieme；2002

[228] Hartman BK. The innervation of cerebral blood vessels by central noradrenergic neurons. In：Usdin E, Snyder SH, eds. Frontiers in catecholamine research. Oxford：Pergamon Press；1973：91-96

[229] Hassler R. Architectonic organization of the thalamic nuclei. In：Schaltenbrand G, Walker AE, eds. Stereotaxy of the human brain. 2nd ed. Stuttgart：Thieme；1982：140-180

[230] Hattingen E, Delic O, Franz K et al. (1)H MRSI and progression-free survival in patients with WHO grades II and III gliomas. Neurol Res 2010；32：593-602

[231] Hattingen E, Good C, Weidauer S et al. Brain surface reformatted images for fast and easy localization of perirolandic lesions. J Neurosurg 2005；102：302-310

[232] Hattingen E, Raab P, Franz K et al. Prognostic value of choline and creatine in WHO grade II gliomas. Neuroradiology 2008；50（9）：759-767

[233] Haug H. The significance of quantitative stereologic experimental procedures in pathology. Path Res Pract 1980；166：144-164

[234] Haverling M. The tortuous basilar artery. Acta Radiol Diagn 1974；15：241-249

[235] Haxby JV, Hoffman EA, Gobbini MI. Human neural systems for face recognition and social communication. Biol Psychiatry 2002；51：59-67

[236] Hayman LA, Berman SA, Hinck VC. Correlation of CT cerebral vascular territories with function. II. Posterior cerebral artery. Am J Radiol 1981；137：13-19

[237] Heidary A, Tomasch J. Neuron numbers and perikaryon areas in the human cerebellar nuclei. Acta Anat (Basel) 1969；74：290-296

[238] Heimer L. The human brain and spinal cord. Functional neuroanatomy and dissection guide. New York：Springer；1995

[239] Heimer L, Robards MJ, eds. Neuroanatomical tract-tracing methods. New York：Plenum；1989

[240] Heindel W, Kugel H, Lackner K, Hrsg. Rationelle MR-Untersuchungstechniken. Stuttgart：Thieme；1997

[241] Heinrichs M, Baumgartner T, Kirschbaum C et al. Social support and oxytocin interact to suppress cortisol and subjective responses to psychosocial stress. Biol Psychiatry 2003；54：1389-1398

[242] Heinrichs M, Meinlschmidt G, Wippich W et al. Selective amnesic effects of oxytocin on human memory. Physiol Behav 2004；83：31-38

[243] Heiss WD, Raab P, Lanfermann H. Multimodality assessment of brain tumors and tumor recurrence. J Nucl Med 2011；52（10）：1585-1600

[244] Henry JM. Anatomy of the brainstem. In：Schaltenbrand G, Walker AE, eds. Stereotaxy of the human brain. 2nd ed. Stuttgart：Thieme；1982：37-59

[245] Hentschel F, Heuck F, Vogt K et al. Schädel-Gehirn Wirbelsäule-Rückenmark. Stuttgart：Thieme；1999

[246] Heym C, ed. Histochemistry and cell biology of autonomic neurons and paraganglia. Berlin：Springer；1987

[247] Hirayama K, Tsubaki T, Toyokura Y et al. The representation of the pyramidal tract in the internal capsule and basis pedunculi. Neurology 1962；12：337-342

[248] Hobson JA, Brazier MAB, eds. The reticular formation revisited. Specifying function for a nonspecific system. New York：Raven Press；1980

[249] Hofer M. Sono-Grundkurs. Stuttgart：Thieme；2012

[250] Hofer M, Antoch G. CT-Kursbuch. Düsseldorf：Hofer Verlag Didamed；2014

[251] Hökfelt T, Fuxe K, Goldstein M et al. Immunohistochemical evidence for the existence of adrenaline neurons in the rat brain. Brain Res 1974；66：235-251

[252] Hökfelt T, Johansson O, Ljungdahl A et al. Peptidergic neurones. Nature 1980；284：515-521

[253] Holman BL, Hill TC, Magistretti PL. Brain imaging with emission computed tomography and radiolabeled amines. Invest Radiol 1982；17：206-215

[254] Honda H, Watanabe K, Kusumoto S et al. Optimal positioning for CT examinations of the skull base. Eur J Radiol 1987；7：225-228

[255] Hopf HC, Deuschl G, Diener HC et al., Hrsg. Neurologie in Praxis und Klinik. Bd. 1 und 2. Stuttgart：Thieme；1999

[256] Horn A, Büttner-Ennever JA. Neuroanatomie der okulomotorischen Kerne, Hirnstammzentren und -bahnen. In：Huber A, Kömpf A, eds. Klinische Neuroroophthalmologie. Stuttgart：Thieme；1998：34-47

[257] Horn A, Büttner-Ennever JA. Premotor neurons for vertical eye movements in the rostral mesencephalon of monkey and human：histologic identification by parvalbumin immunostainig. J Comp Neurology 1998；392：413-427

[258] Hosten N, Liebig T. Computertomographie von Kopf und Wirbelsäule. Stuttgart：Thieme；2011

[259] Hounsfield GN. Computerized transverse axial scanning (tomography). Part 1：Description of system. Brit J Radiol 1973；46：1016-1022

[260] Howe PRC, Costa M, Furness JB et al. Simultaneous demonstration of phenylethanolamine N-methyltransferase immunofluorescent and catecholamine fluorescent nerve cell bodies in the rat medulla oblongata. Neuroscience 1980；5：2229-2238

[261] Hubbard JE, di Carlo V. Fluorescence histochemistry of monoamine-containing cell bodies in the brain stem of the squirrel monkey (Saimiri sciureus). II：Catecholamine- containing groups. J Comp Neurol 1974；153：369-384

[262] Hubbard JE, di Carlo V. Fluorescence histochemistry of monoamine-containing cell bodies in the brain stem of the squirrel monkey (Saimiri sciureus). III：Serotonin- containing groups. J Comp Neurol 1974；153：385-398

[263] Huber A, Kömpf D. Klinische Neuroophthalmologie. Stuttgart：Thieme；1998

[264] Hufschmidt A, Lücking CH. Neurologie compact. Stuttgart：Thieme；1999

[265] Huk WJ, Gademann G, Friedmann G. Magnetic resonance imaging of central nervous system diseases. Berlin：Springer；1990

[266] Isaacson RL. The limbic system. New York：Plenum；1982

[267] Iversen SD. Do hippocampal lesions produce amnesia in animals? Int Rev Neurobiol 1976；19：1-49

[268] Jamieson D, Alavi A, Jolles P et al. Positron emission tomography in the investigation of central nervous system disorders. Radiol Clin North Am 1988；26：1075-1088

[269] Jannetta PJ. Observations on the etiology of trigeminal neuralgia, hemifacial spasm, acoustic nerve dysfunction and glossopharyngeal neuralgia. Definitive microsurgical treatment and results in 117 patients. Neurochirurgia 1977；20：145-154

[270] Jannetta PJ. Hemifacial spasm. In：Samii M, Jannetta PJ, eds. The cranial nerves. Berlin：Springer；1981：484-493

[271] Jannetta PJ, Bennett MH. The pathophysiology of trigeminal neuralgia. In：Samii M, Jannetta PJ, eds. The cranial nerves. Berlin：Springer；1981：312-315

[272] Jansen O, Forsting M, Sartor K, Hrsg. Neuroradiologie, 4th ed. Stuttgart：Thieme；2008

[273] Jansen O, Schellinger PD, Fiebach JB et al. Magnetresonanztomographie beim akuten Schlaganfall. Dtsch Ärztebl 2002；99：1065-1070

[274] Jelgersma G. Atlas anatomicum cerebri humani. Amsterdam：Scheltema and Holkema N.V.；1931

[275] Jinkins JR. Encephalopathic cerebrovascular steal：dynamic CT of arteriovenous malformations. Neuroradiology 1988；30：201-210

[276] Johst S, Wrede KH, Ladd ME et al. Time-of-flight magnetic resonance angiography at 7 T using venous saturation pulses with reduced flip angles. Invest Radiol 2012；47：445-450

[277] Jolesz FA, Kikinis R. Intraoperative imaging revolutionizes therapy. Diagn Imag 1995；150：62-68

[278] Jones EG. The thalamus. New York：Plenum；1985

[279] Joseph J-P. Communications：le role fonctionnel du cortex auditif：comparaison home-animal. Rev Laryngol 1980；101：327-334

[280] Jueptner M, Krukenberg M. Motor system：cortex, basal ganglia, and cerebellum. Neuroimag Clin North Am 2001；11：203-219

[281] Kahle W, Frotscher M. Taschenatlas der Anatomie. Bd. 3：Nervensystem und Sinnesorgane. Stuttgart：Thieme；2001

[282] Kalender WA, Wedding K, Polacin A et al. Grundlagen der Gefäßdarstellung mit Spiral-CT. Akt Radiol 1994；4：287-297

[283] Kandel ER, Schwartz JH, Jessel TM, eds. Principles of neural science. New York：McGraw Hill, Health Professions；2000

[284] Kanski JJ, Spitznas M. Lehrbuch der klinischen Ophthalmologie. Stuttgart：Thieme；1996

[285] Kantarci M, Karasen RM, Alper F et al. Remarkable anatomic variations in paranasal sinus region and their clinical importance. Eur J Radiol 2004；50 (3)：296-302

[286] Karus M, Blaess S, Brüstle O. Self-organization of neural tissue architectures from pluripotent stem cells. J Comp Neurol 2014；522：2831-2844

[287] Kassenärztliche Bundesvereinigung. Richtlinien über Kriterien zur Qualitätsbeurteilung der Kernspintomographie. Dtsch Ärztebl 2001；98：634-643

[288] Kelter S. Aphasien. Hirnorganisch bedingte Sprachstörungen und kognitive Wissenschaft. Psychiatrie, Neurologie, Klinische Psychologie. Grundlagen - Methoden - Ergebnisse. In：Baumgartner G, Cohen R, Grüsser O-J et al., Hrsg. Stuttgart：Kohlhammer；1990

[289] Keros P. Über die praktische Bedeutung der Niveauunterschiede der Lamina cribrosa des Ethmoids. Laryngol Rhino Otol (Stuttg.) 1965；41：808-813

[290] Graf von Keyserlingk D, Niemann K, Wasel J. A quantitative approach to spatial variation of human cerebral sulci. Acta Anat 1988；131：127-131

[291] Kido DK, LeMay M, Levinson AW et al. Computed tomographic localization of the precentral gyrus. Radiology 1980；135：373-377

[292] Kim JS, Lee JH, Choi CG. Patterns of lateral medullary infarction. Vascular lesion - magnetic resonance imaging correlation of 34 cases. Stroke 1998；29：645-652

[293] Kim KHS, Reikin NR, Lee K et al. Distinct cortical areas associated with native and second languages. Nature 1997；388：171-174

[294] Kleinschmidt A, Nitschke MF, Frahm J. Somatotropy in the human motor cortex hand area. A high-resolution functional MRI study. Eur J Neuroscience 1997；9：2178-2186

[295] Klingler J. Die makroskopische Anatomie der Ammonsformation. Denkschriften der Schweizerischen Naturforschenden Gesellschaft. Bd. 78, Teil 1. Zürich：Fretz；1948

[296] van der Knaap MS, Valk J. MR imaging of the various stages of normal myelination during the first year of life. Neuroradiology 1990；31：459-470

[297] van der Knaap MS, Valk J. Magnetic resonance of myelin, myelination and myelin disorders. Berlin：Springer；2011

[298] Knecht S, Ringelstein E-B. Neuronale Plastizität am Beispiel des somatosensorischen Systems. Nervenarzt 1999；70：889-898

[299] Knudsen PA. Ventriklernes storrelseforhold i anatomisk normale hjerner fra voksne mennesker. Odense：Andelsbogtrykkeriet；1958

[300] Knutson B, Taylor J, Kaufman M et al. Distributed neural representation of expected value. J Neurosci 2005；25：4806-4812

[301] Koenig M, Klotz E, Luka B et al. Perfusion CT of the brain：diagnostic approach for early detection of ischemic stroke. Radiology 1998；209：85-93

[302] Kömpf D, Heide W. Zentralnervöse Strukturen - two goals, two modes, six systems. In：Huber A, Kömpf D, eds. Klinische Neuroophthalmologie. Stuttgart：Thieme；1998：48-57

[303] Konitzer M. Pathologie und Klinik des posterioren Thalamus. Nervenarzt 1987；58：413-423

[304] Kosfeld M, Heinrichs M, Zak PJ et al. Oxytocin increases trust in humans. Nature 2005；435：673-676

[305] Koesling S, Kunkel P, Schul T. Vascular anomalies, sutures and small canals of the temporal bone on axial CT. Eur J Radiol 2005；54 (3)：335-343

[306] Köster O. Computertomographie des Felsenbeines. Stuttgart：Thieme；2004

[307] Krayenbühl H, Yasargil MG. Cerebral angiography. Stuttgart：Thieme；1982

[308] Kretschmann H-J. Localization of the corticospinal fibres in the internal capsule in man. J Anat 1988；160：219-225

[309] Kretschmann H-J, Kammradt G, Krauthausen I et al. Growth of the hippocampal formation in man. Bibliotheca anatomica. Basel：Karger Band 1986；28：27-52

[310] Kretschmann H-J, Schleicher A, Grottschreiber J-F et al. The Yakovlev Collection. A pilot study of its suitability for the morphometric documentation of the human brain. J Neurol Sci 1979；43：111-126

[311] Kretschmann H-J, Tafesse U, Herrmann A. Different volume changes of cerebral cortex and white matter during histological preparation. Microscop Acta 1982；86：13-24

[312] Kretschmann H-J, Weinrich W, Fiekert W et al. Dreidimensionale Computergraphik neurofunktioneller Systeme. Stuttgart：Thieme；1996

[313] Kretschmann H-J, Weinrich W, Gerke M et al. Dreidimensionale Computergraphik neurofunktioneller Systeme. CD-ROM. Stuttgart：Thieme；1998

[314] Kretschmann H-J, Weinrich W, Gerke M et al. Neurofunctional systems. CD-ROM. Stuttgart：Thieme；1999

[315] Krieg WJS. Functional neuroanatomy. Bloomington/Ill.：Pantagraph Printing；1966

[316] Krieg WJS. Architectonics of human cerebral fiber systems. Evanston/Ill.：Brain Books；1973

[317] Kringelbach ML, Rolls ET. The functional neuroanatomy of the human orbitofrontal cortex：evidence from neuroimaging and neuropsychology. Prog Neurobiol 2004；72：341-372

[318] Krings T, Coenen VA, Axer H et al. Three-dimensional visualization of motor cortex and pyramidal tracts employing functional and diffusion weighted MRI. Klin Neuroradiol 2001；11：105-121

[319] Krönauer A. Computerunterstützte dreidimensionale Rekonstruktion der Basalganglien als Referenz für die bildgebenden Verfahren (Computertomographie, Magnetische Resonanztomographie und Positronen-Emissionstomographie). Medizinische Dissertation der Medizinische Hochschule Hannover；1987

[320] Kuhn MJ. Atlas der Neuroradiologie. Weinheim：Chapmann & Hall；1994

[321] von Kummer R, Bozzao L, Manelfe C. Early CT diagnosis of hemispheric infarction. Berlin：Springer；1995

[322] Kuni CC, DuCret RP. Manual of nuclear medicine imaging. Stuttgart：Thieme；1997

[323] Kunze K, Hrsg. Praxis der Neurologie. Stuttgart：Thieme；1999

[324] Kunze K, Zangemeister WH, Arlt A, eds. Clinical problems of brainstem disorders. Stuttgart：Thieme；1986

[325] Künzle H, Akert K. Efferent connections of cortical area 8 (frontal eye field) in Macaca fascicularis. A reinvestigation using the autoradiographic technique. J Comp Neurol 1977；173：147-164

[326] Kuypers HGJM. Corticobulbar connexions to the pons and lower brain-stem in man. Brain 1958；81：364-388

[327] Kuypers HGJM. Central cortical projections to motor and somatosensory cell groups. Brain 1960；83：161-184

[328] Kuypers HGJM. Anatomy of the descending pathways. In：Brooks VB, ed. Handbook of physiology. Sec. 1：The nervous system, vol. 2：Motor Control, part 2. (American physiological society. ser.) Baltimore：Williams and Wilkins；1981：597-666

[329] Kwon HG, Kim OL, Kim SH et al. Cortical reorganization of hand motor function to face somatotopy in a patient with brain injury：a functional MRI study. NeuroRehabilitation 2011；29：271-274

[330] Lanfermann H, Herminghaus S, Pilatus U et al. Grundlagen der 1H-MR-Spektroskopie intrakranieller Tumoren. Klin Neuroradiol 2002；12：1-17

[331] Lanfermann H, Herminghaus S, Pilatus U et al. Bedeutung der 1H-MR-Spektroskopie bei der Differenzialdiagnose und Graduierung intrakranieller Tumoren. Dtsch Arztebl 2004;101:A 649

[332] Lang J. Kopf, Gehirn- und Augenschädel. In:von Lanz T, Wachsmuth W, Hrsg. Praktische Anatomie. Bd. 1, Teil 1B. Berlin:Springer;1979

[333] Lang J. Klinische Anatomie des Kopfes. Neurokranium, Orbita, kraniozervikaler Übergang. Berlin:Springer;1981

[334] Lang J. Klinische Anatomie der Nase, Nasenhöhle und Nebenhöhlen. Stuttgart:Thieme;1988

[335] Lang J, Reiter U. Über die intrazisternale Länge der Hirnnerven VII-XII. Neurochirurgia 1985；28：153-157

[336] Lang J, Jensen H-P, Schröder F. Praktische Anatomie. In：von Lanz T, Wachsmuth W, Hrsg. Bd. 1, Teil 1：Kopf, Teil A：Übergeordnete Systeme. Berlin：Springer；1985

[337] Lang J, Stefanec P, Breitenbach W. Über Form und Maße des Ventriculus tertius, von Sehbahnteilen und des N. oculomotorius. Neurochirurgia 1983；26：1-5

[338] Langer T, Fuchs AF, Scudder CA et al. Afferents to the flocculus of the cerebellum in the rhesus macaque as revealed by retrograde transport of horseradish peroxidase. J Comp Neurol 1985；235：1-25

[339] von Lanz T, Wachsmuth W. Praktische Anatomie. Bd. 1, Teil 2：Hals. Berlin：Springer；1955

[340] Larsell O. The comparative anatomy and histology of the cerebellum. Minneapolis：University of Minnesota Press；1970

[341] Lasjaunias P, Berenstein A, ter Brugge KG. Surgial neuroangiography. Berlin：Springer；2001

[342] Lassek AM. The pyramidal tract. Springfield/Ill.：Thomas；1954

[343] Last RJ, Tompsett DH. Casts of the cerebral ventricles. Brit J Surg 1953；40：525-543

[344] Laubenberger T, Laubenberger J. Technik der medizinischen Radiologie. Köln：Deutscher Ärzteverlag；1999

[345] Lazzaro NA, Wright B, Castillo M et al. Artery of Percheron infarction：imaging patterns and clinical spectrum. Am J Neuroradiol 2010；31（7）：1283-1289

[346] Leblanc A. The cranial nerves. Anatomy, imaging, vascularisation. Berlin：Springer；1995

[347] Leblanc A. Encephalo-peripheral nervous system. Berlin：Springer；2001

[348] LeDoux JE. Emotion circuits in the brain. Annu Rev Neurosci 2000；23：155-184

[349] Lee MH, Hacker CD, Snyder AZ et al. Clustering of resting state networks. PLoS One 2012；7

[350] Lee SH, Rao KCVG, Zimmerman RA. Cranial MRI and CT. 4th ed. New York：McGraw-Hill；1998

[351] Leigh RJ, Zee DS. The neurology of eye movements. Philadelphia：Davis；1999

[352] Leischner A. Aphasien und Sprachentwicklungsstörungen. Klinik und Behandlung. Stuttgart：Thieme；1987

[353] LeMay M. Asymmetries of the skull and handedness. J Neurol Sci 1977；32：243-253

[354] Lemke B. Validierung eines Matching-Verfahrens zur Projektion anatomischer 3D-Modelle von zentralen Gehirnstrukturen auf MR-Bilder. Medizinische Dissertation der Medizinischen Hochschule Hannover；1996

[355] Leonard CM, Martinez P, Weintraub BD et al. Magnetic resonance imaging of cerebral anomalies in subjects with resistance to thyroid hormone. Am J Med Genet 1995；60：238-243

[356] Leonhardt H. Ependym und circumventriculäre Organe. In：von Möllendorff W, Bargmann W, Oksche A et al., Hrsg. Handbuch der mikroskopischen Anatomie des Menschen. Bd. 4：Nervensystem, Teil 10. Berlin：Springer；1980：177-666

[357] Levin DN, Pelizzari CA, Chen GTY et al. Retrospective geometric correlation of MR, CT, and PET images. Radiology 1988；169：817-823

[358] Liegeois-Chauvel C, Musolino A, Chauvel P. Localization of the primary auditory area in man. Brain 1991；114：139-153

[359] Liepert J, Bauder H, Miltner WHR et al. Therapie-induzierte kortikale Reorganisation bei Schlaganfallpatienten. Neurol Rehabil 2000；6：177-183

[360] Lindenberg R. Die Gefäßversorgung und ihre Bedeutung für Art und Ort von kreislaufbedingten Gewebsschäden und Gefäßprozessen. In：Lubarsch O, Henke F, Rössle R et al., Hrsg. Handbuch der speziellen pathologischen Anatomie und Histologie. Bd. 13：Nervensystem, Teil 1/B. Berlin：Springer；1957：1071-1164

[361] Lindquist KA, Barrett LF. A functional architecture of the human brain：emerging insights from the science of emotion. Trends Cogn Sci 2012；16：533-540

[362] Lindquist KA, Wager TD, Kober H et al. The brain basis of emotion：a meta-analytic review. Behav Brain Sci 2012；35：121-143

[363] Lippert H. Lehrbuch Anatomie. München：Urban und Schwarzenberg；2000

[364] Lissner J, Seiderer M, Hrsg. Klinische Kernspintomographie. Stuttgart：Enke；1990

[365] Lloyd GAS. Diagnostik imaging of the nose and paranasal sinuses. London：Springer；1988

[366] Lowitzsch K, Hopf HC, Buchner H et al. Das EP-Buch. Stuttgart：Thieme；2000

[367] Lübke WT. Computerunterstützte dreidimensionale Rekonstruktion des Kleinhirns als Referenz für die bildgebenden Verfahren (Computertomographie, Magnetische Resonanztomographie und Positronen-Emissionstomographie). Medizinische Dissertation der Medizinischen Hochschule Hannover；1994

[368] Ludwig E, Klingler J. Atlas cerebri humani. Basel：Karger；1956

[369] Lund VJ, Stammberger H, Fokkens WJ, Beale T, Bernal-Sprekelsen M, Eloy P, Georgalas C, Gerstenberger C, Hellings PW, Herman P, Hosemann WG, Jankowski R, Jones N, Jorissen M, Leunig A, Onerci M, Rimmer J, Rombaux P, Simmen D, Tomazic PV, Tschabitscher M, Welge-Luessen A. European Position Paper on the Anatomical Terminology of the Internal Nose and Paranasal Sinuses. Rhinology 2014；Suppl. 24：1-34

[370] Lundberg JM, Hökfelt T. Coexistence of peptides and classical neurotransmitters. Trends Neuro Sci 1983；6：325-333

[371] Lurito JT, Dzemidzic M. Determination of cerebral hemisphere language dominance with functional magnetic resonance imaging. Neuroimag Clin North Am 2001；11：355-363

[372] McClure SM, Berns GS, Montague PR. Temporal prediction errors in a passive learning task activate human striatum. Neuron 2003；38：339-346

[373] McGeer PL, Eccles JC, McGeer EG. Molecular neurobiology of the mammalian brain. New York：Plenum；1987

[374] McGraw P, Mathews VP, Wang Y et al. Approach to functional magnetic resonance imaging of language based on models of language organization. Neuroimag Clin North Am 2001；11：343-353

[375] Macht S, Turowski B. Neuroradiologische Diagnostik und Interventionen bei Prozessen an der Schädelbasis. HNO 2011；59：340-349

[376] Madeline LA, Elster AD. Suture closure in the human chondrocranium：CT assessment. Radiology 1995；196（3）：747-756

[377] Mai JK, Assheuer JK, Paxinos G. Atlas of the human brain. San Diego：Academic Press；1997

[378] Mai JK, Stephens PH, Hopf A et al. Substance P in the human brain. Neuroscience 1986；17：709-739

[379] Mai JK, Triepel J, Metz J. Neurotensin in the human brain. Neuroscience 1987；22：499-524

[380] Maiden-Tilsen M. Computergestützte 3D-Rekonstruktion des 3. Neurons des intrakraniellen somatosensorischen Trigeminussystems als Referenz für die bildgebenden Verfahren (unveröffentlicht)

[381] Malach R. Object-related activity revealed by functional magnetic resonance imaging in human occipital cortex. Proc Natl Acad Sci 1995；92：8135-8139

[382] Mann DMA, Yates PO, Marcyniuk B. A comparison of changes in the nucleus basalis and locus caeruleus in Alzheimers disease. J Neurol Neurosurg Psychiatry 1984；47：201-203

[383] Marino R, Rasmussen T. Visual field changes after temporal lobectomy in man. Neurology 1968；18：825-835

[384] Martin E, Kikinis R, Zuerrer M et al. Developmental stages of human brain：An MR study. J Comput Assist Tomogr 1988；12：917-922

[385] Martin JH. Neuroanatomy. Text and atlas. New York：Elsevier；1996

[386] Martin WRW, Beckman JH, Calne DB et al. Cerebral glucose metabolism in Parkinson's disease. Can J Neurol Sci 1984；11：169-173

[387] Maurer J. Neurootologie. Stuttgart：Thieme；1999

[388] Mawad ME, Silver AJ, Hilal SK et al. Computed tomography of the brain stem with intrathecal metrizamide. Part I：The normal brain stem. Am J Roentgenol 1983；140：553-563

[389] Meese W, Kluge W, Grumme T et al. CT evaluation of the CSF spaces of healthy persons. Neuroradiology 1980；19：131-136

[390] Meisenzahl EM, Schlösser R. Functional magnetic resonance imaging research in psychiatry. Neuroimag Clin North Am 2001；11：365-374

[391] Mesulam MM. From sensation to cognition. Brain 1998；121（Pt. 6）：1013-1052

[392] Mesulam MM, Mufson EJ, Levey AL et al. Cholinergic innervation of cortex by the basal forebrain：Cytochemistry and cortical connections of the septal area, diagonal band nuclei, nucleus basalis（substantia innominata）, and hypothalamus in the rhesus monkey. J Comp Neurol 1983；214：170-197

[393] Meyer-Lindenberg A, Domes G, Kirsch P et al. Oxytocin and vasopressin in the human brain：social neuropeptides for translational medicine. Nat Rev Neurosci 2011；12：524-538

[394] Miller DH, Kesselring J, McDonald WI et al. Magnetresonanz bei Multipler Sklerose. Stuttgart：Kohlhammer；1998

[395] Möller TB, Reif E. Taschenatlas der Schnittbildanatomie. Bd. 1 Computertomographie, Kernspintomographie Kopf, Hals, Wirbelsäule, Gelenke. Stuttgart：Thieme；2005

[396] Möller TB, Reif E. Taschenatlas Einstelltechnik Röntgendiagnostik, Angiographie, CT, MRT. Stuttgart：Thieme；2009

[397] Möller-Hartmann W, Herminghaus S, Krings T et al. Clinical application of proton magnetic resonance spectroscopy in the diagnosis of intracranial mass lesions. Neuroradiology 2002；44（5）：371-381

[398] Moonen CTW, Bandettini PA, eds. Functional MRI. Berlin：Springer；2000

[399] Moore JK, Karapas F, Moore RY. Projections of the inferior colliculus in insectivores and primates. Brain Behav Evol 1977；14：301-327

[400] Moore RY, Bloom FE. Central catecholamine neuron systems：Anatomy and physiology of the dopamine systems. Ann Rev Neurosci 1978；1：129-169

[401] Moore RY, Bloom FE. Central catecholamine neuron systems：Anatomy and physiology of the norepinephrine and epinephrine systems. Ann Rev Neurosci 1979；2：113-168

[402] Mori K. Anomalies of the central nervous system. In：Nadjmi M, Harwood-Nash DE, eds. Stuttgart：Thieme；1985

[403] Moussa MN, Steen MR, Laurienti PJ et al. Consistency of network modules in resting-state fMRI connectome data. PLoS One 2012；7：e44428

[404] Mugler III JP, Kiefer B, Brookeman JR. Three-dimensional T2-weighted imaging of the brain using very long spin-echo trains. Proceedings of the International Society for Magnetic Resonance in medicine 2000 Eighth meeting, Denver Abstract 687

[405] Müller D. unveröffentlichtes Manuskript；1996

[406] Müller-Forell W. Bildgebende Diagnostik von Orbitaerkrankungen. Klin Neuroradiol 2002；12：101-126

[407] Mumenthaler M. Neurologische Differentialdiagnostik. Stuttgart：Thieme；1997

[408] Mumenthaler M, Mattle H. Neurologie. Stuttgart：Thieme；1997

[409] Muramoto O, Kuru Y, Sugishita M et al. Pure memory loss with hippocampal lesions. A pneumoencephalographic study. Arch Neurol 1979；36：54-56

[410] Nadjmi M, Piepgras U, Vogelsang H. Kranielle Computertomographie. Stuttgart：Thieme；1986

[411] Naidich P, Valavanis G, Kubik S. Anatomic relationships along the low-middle convexity：Part I. Normal specimens and magnetic resonance imaging. Neurosurgery 1995；36：517-531

[412] Naidich T, Brightbill TC. Systems for localizing frontoparietal gyri and sulci on axial CT and MRI. Int J Neuroradiol 1996；4：313-338

[413] Naidich TP, Daniels DL, Haughton VM et al. Hippocampal formation and related structures of the limbic lobe：Anatomic-MR correlation. Part 1. Surface features and coronal sections. Radiology 1987；162：747-754

[414] Naidich TP, Daniels DL, Haughton VM et al. Hippocampal formation and related structures of the limbic lobe：Anatomic-MR correlation. Part 2. Sagittal sections. Radiology 1987；162：755-761

[415] Naidich TP, Daniels DL, Pech P et al. Anterior commissure：Anatomic-MR correlation and use as a landmark in three orthogonal planes. Radiology 1986；158：421-429

[416] Naidich TP, Hof PR, Gannon PJ et al. Anatomic substrates of language：emphasizing speech. Neuroimag Clin North Am 2001；11：305-341

[417] Naidich TP, Hof PR, Yousry TA et al. The motor cortex：anatomic substrates of function. Neuroimag Clin North Am 2001；11：171-193

[418] Naidich TP, Leeds NE, Kricheff II et al. The tentorium in axial section. Radiology 1977；123：631-648

[419] Nelson SJ. Multivoxel magnetic resonance spectroscopy of brain tumors. Mol Cancer Ther 2003；2：497-507

[420] Nelson SJ, Vigneron DB, Dillon WP. Serial evaluation of patients with brain tumors using volume MRI and 3D 1H MRSI. NMR Biomed 1999；12：123-138

[421] Neuerburg-Heusler D, Hennerici MG. Gefäßdiagnostik mit Ultraschall. Stuttgart：Thieme；1999

[422] Nieuwenhuys R. Chemoarchitecture of the brain. Berlin：Springer；1985

[423] Nieuwenhuys R, Voogd J, van Huijzen C. Das Zentralnervensystem des Menschen. Ein Atlas mit Begleittext. Berlin：Springer；1980

[424] Nieuwenhuys R, Voogd J, van Huijzen C. Das Zentralnervensystem des Menschen. Berlin：Springer；1991

[425] Nitschke MF, Kleinschmidt A, Wessel K et al. Somatotopic motor representation in the human anterior cerebellum. Brain 1996；119：1023-1029

[426] Noback CR, Strominger NJ, Demarest RJ. The nervous system. Baltimore：Williams and Wilkins；1996

[427] Nobin A, Björklund A. Topography of the monoamine neuron systems in the human brain as revealed in fetuses. Acta Physiol Scand 1973；Suppl. 388：1-40

[428] Northoff G, Qin P, Nakao T. Rest-stimulus interaction in the brain：a review. Trends Neurosci 2010；33：277-284

[429] Novelline RA, Rhea JT, Rao PM et al. Helical CT in emergency radiology. Radiology 1999；213：321-339

[430] Nygrèn L-G, Olson L. A new major projection from locus coeruleus：The main source of noradrenergic nerve terminals in the ventral and dorsal columns of the spinal cord. Brain Res 1977；132：85-93

[431] Ochsner KN, Gross JJ. The cognitive control of emotion. Trends Cogn Sci 2005；9：242-249

[432] Ojemann GA. The intrahemispheric organization of human language, derived with electrical stimulation techniques. Trends Neurosci 1983；6：184-189

[433] Oldendorf WH. Isolated flying spot detection of radiodensity discontinuities-displaying the internal structural pattern of a complex object. IRE Trans Biomed Electr（N.Y.）1961；8：68-72

[434] Olson IR, Plotzker A, Ezzyat Y. The enigmatic temporal pole：a review of findings on social and emotional processing. Brain 2007；130：1718-1731

[435] Olszewski J, Baxter D. Cytoarchitecture of the human brain stem. Basel：Karger；1982

[436] Ono M, Kubik S, Abernathey CD. Atlas of the cerebral sulci. Stuttgart：Thieme；1990

[437] Onodi A. Des rapports entre le nerf optique et le sinus sphenoidal. La cellule ethmoidale posterieure en particulier. Revue Hebd Laryng d'Otol Rhinol 1903；25：72-140

[438] Oosterwijk S, Lindquist KA, Anderson E et al. States of mind：emotions, body feelings, and thoughts share distributed neural networks. Neuroimage 2012；62：2110-2128

[439] Osborn AG. The medial tentorium and incisura：normal and pathological anatomy. Neuroradiology 1977；13：109-113

[440] Osborn AG. Diagnostic cerebral angiography. Philadelphia：Lippincott Williams and Wilkins；1999

[441] Osborn AG. Osborn's brain：imaging pathology, and anatomy. Salt Lake City, UT：Amirsys；2012

[442] Palacios E, Fine M, Haughton VM. Multiplanar anatomy of the head and neck for computed tomography. New York：Wiley；1980

[443] Palay L, Chan-Palay V. Cerebellar cortex. Cytology and organization. Berlin：Springer；1974

[444] Panofsky W, Staemmler M. Untersuchungen über Hirngewicht und Schädelkapazität nach der Reichardtschen Methode. Frankfurt Z Path 1922；26：519-549

[445] Papeschi R. Dopamine, extrapyramidal system, and psychomotor function. Psychiat Neurol Neurochir (Amst.) 1972；75：13-48

[446] Parent A. Carpenter's human neuroanatomy. Baltimore：Williams and Wilkins；1996

[447] Passingham RE. Premotor cortex and preparation for movement. Exp Brain Res 1988；70：590-596

[448] Patay Z, Enterkin J, Harreld JH et al. MR imaging evaluation of inferior olivary nuclei：comparison of postoperative subjects with and without posterior fossa syndrome. Am J Neuroradiol 2014；35：797-802

[449] Patten JP. Neurologische Differentialdiagnose. Berlin：Springer；1998

[450] Paulig M. Funktionelle Anatomie des Zentralnervensystems. In：Sturm W, Herrmann M, Münte TF, ed. Lehrbuch der Klinischen Neuropsychologie. Grundlagen - Methoden - Diagnostik - Therapie. Vol. 11. Heidelberg：Spektrum；2009：58-67

[451] Paxinos G, ed. The human nervous system. New York：Academic Press；1990

[452] Paxinos G, Huang X-F. Atlas of the human brainstem. San Diego：Academic Press；1995

[453] Penfield W, Rasmussen T. The cerebral cortex of man. A clinical study of localization of function. New York：Hafner；1968

[454] Penfield W, Welch K. The supplementary motor area of the cerebral cortex. A clinical and experimental study. Arch Neurol Psychiat (Chic.) 1951；66：289-317

[455] Percheron G. The anatomy of the arterial supply of the human thalamus and its use for the interpretation of the thalamic vascular pathology. Z Neurol 1973；205 (1)：1-13

[456] Perenin MT, Jeannerod M. Subcortical vision in man. Trends Neurosci 1979；2：204-207

[457] Pessoa L, Kastner S, Ungerleider LG. Attentional control of the processing of neutral and emotional stimuli. Cogn Brain Res 2002；15：31-45

[458] Pessoa L, Padmala S, Morland T. Fate of unattended fearful faces in the amygdala is determined by both attentional resources and cognitive modulation. Neuroimage 2005；28：249-255

[459] Peters A, Palay SL, de Webster HF. The fine structure of the nervous system：The neurons and supporting cells. Philadelphia：Saunders；1991

[460] Petit L, Clark VP, Ingeholm J et al. Dissociation of saccade-related and pursuit-related activation in human frontal eye fields as revealed by fMRI. J Neurophysiol 1997；77：3386-3390

[461] Pfeifer RA. Myelogenetisch-anatomische Untersuchungen über das kortikale Ende der Hörleitung. Leipzig：Teubner；1920

[462] Pfeifer RA. Myelogenetisch-anatomische Untersuchungen über den zentralen Abschnitt der Sehleitung. Berlin：Springer；1925

[463] Pfeifer RA. Myelogenetisch-anatomische Untersuchungen über den zentralen Abschnitt der Taststrahlung, der Pyramidenbahn, der Hirnnerven und zusätzlicher motorischer Bahnen. Nova Acta Leopoldina (Neue Folge) 1934；1：341-473

[464] Phillips DP. Introduction to anatomy and physiology of the central auditory nervous system. In：Jahn AF, Santos-Sacchi J, eds. Physiology of the ear. New York：Raven Press；1988：407-427

[465] Piepgras U. Neuroradiologie. Stuttgart：Thieme；1977

[466] Platzer W. Atlas der topographischen Anatomie. Stuttgart：Thieme；1982

[467] Platzer W. Atlas der topographischen und angewandten Anatomie des Menschen. Stuttgart：Thieme；1994

[468] Poeck K, Hacke W. Neurologie. Berlin：Springer；2001

[469] Pompeiano O. Reticular formation. In：Autrum H, Jung R, Loewenstein WR et al., eds. Handbook of sensory physiology. Vol. 2：Somatosensory system. Berlin：Springer；1973：381-488

[470] Pöppel E, Held R, Dowling JE. Neuronal mechanisms in visual perception. Neurosci Res Program Bull 1977；15：313-319, 323-353

[471] Power JD, Cohen AL, Nelson SM et al. Functional network organization of the human brain. Neuron 2011；72：665-678

[472] Putz R, Pabst R. Sobotta Atlas der Anatomie des Menschen. Bd. 1：Kopf, Hals, obere Extremität. München：Urban und Fischer；2000

[473] Quaknine GE. Microsurgical anatomy of the arterial loops in the ponto-cerebellar angle and the internal acoustic meatus. In：Samii M, Jannetta PJ, eds. The cranial nerves. Berlin：Springer；1981：378-390

[474] Raab P, Hattingen E, Franz K et al. Cerebral gliomas：diffusional kurtosis imaging analysis of microstructural differences. Radiology 2010；254 (3)：876-881

[475] Raab P, Pilatus U, Lanfermann H et al. Grundlagen und klinische Anwendung der MR-Spektroskopie des Gehirns. Akt Neurol 2002；29：53-62

[476] Radü EW, Kendall BE, Moseley IF. Computertomographie des Kopfes. Stuttgart：Thieme；1994

[477] Raichle ME, Hartman BK, Eichling JO et al. Central noradrenergic regulation of cerebral blood flow and vascular permeability. Proc Nat Acad Sci (Wash.) 1975；72：3726-3730

[478] Ramsey R. Neuroradiology. Philadelphia：Saunders；1994

[479] Ramsey R. Teaching atlas of spine imaging. Stuttgart：Thieme；1999

[480] Rauber A, Kopsch F, Leonhardt H et al. Anatomie des Menschen Band III. Stuttgart, New York：Thieme；1988

[481] Reither M. Magnetresonanztomographie in der Pädiatrie. Berlin：Springer；2000

[482] Retzius G. Das Menschenhirn. Studien in der makroskopischen Morphologie. Bd. 1. Stockholm：Norstedt；1896

[483] Reynolds AF, Harris AB, Ojemann GA et al. Aphasia and left thalamic hemorrhage. J Neurosurg 1978；48：570-574

[484] Riley HA. An atlas of the basal ganglia, brain stem, and spinal cord. New York：Hafner；1960

[485] Rimmele U, Hediger K, Heinrichs M et al. Oxytocin makes a face in memory familiar. J Neurosci 2009；29：38-42

[486] Ring A, Waddington MM. Roentgenographic anatomy of the pericallosal arteries. Am J Roentgenol 1968；104：109-118

[487] Rohen JW, Yokochi C. Anatomie des Menschen. Photographischer Atlas der systematischen und topographischen Anatomie. Stuttgart：Schattauer；1993

[488] Rohkamm R. Taschenatlas Neurologie. Stuttgart：Thieme；2000

[489] Roland PE. Metabolic measurement of the working frontal cortex in man. Trends Neurosci 1984；7：430-435

[490] Roland PE. Cortical organization of voluntary behavior in man. Human Neurobiol 1985；4：155-167

[491] Roland PE, Skinhoj E, Lassen NA. Different cortical areas in man in organisation of voluntary movements in extrapersonal space. J Neurophysiol 1980；43：137-150

[492] Rolls ET, Grabenhorst F. The orbitofrontal cortex and beyond：from affect to decision-making. Prog Neurobiol 2008；86：216-244

[493] Rorden C, Karnath H-O. Using human brain lesions to infer function：a relic from a past era in the fMRI age? Nat Rev Neurosci 2004；5：813-819

[494] Rosazza C, Minati L. Resting-state brain networks：literature review and clinical applications. Neurol Sci 2011；32：773-785

[495] Rosene DL, van Hoesen GW Hippocampal efferents reach widespread areas of cerebral cortex and amygdala in the rhesus monkey. Science 1977；198：315-317

[496] Ross ED. Localization of the pyramidal tract in the internal capsule by whole brain dissection. Neurology 1980；30：59-64

[497] Röther J, Gass A, Busch E. Diffusions- und perfusionsgewichtete Magnetresonanztomographie bei der zerebralen Ischämie. Akt Neurol 1999；26：300-308

[498] Röthig W. Korrelationen zwischen Gesamthirn- und Kleinhirngewicht des Menschen im Laufe der Ontogenese. J Hirnforsch 1974；15：203-209

[499] Rubin GD, Shiau MC, Schmidt AJ et al. Computed tomographic angiography：historical perspective and new state-of-the-art using multi detector-row helical computed tomography. J Comp Assist Tomogr 1999；23：83-90

[500] Rumeau C, Tzourio N, Murayama N et al. Location of hand function in the sensimotor cortex：MR and functional correlation. Am J Neuroradiol 1994；15：567-572

[501] Rutherford M, ed. MRI of the neonatal brain. London：Saunders；2002

[502] Sabattini L. Evaluation and measurement of the normal ventricular and subarachnoid spaces by CT. Neuroradiology 1982；23：1-5

[503] Sadler TW. Medizinische Embryologie. Stuttgart：Thieme；1998

[504] Salvolini U, Cabanis EA, Rodallec A et al. Computed tomography of the optic nerve. Part 1：Normal results. J Comput Assist Tomogr 1978；2：141-149

[505] Samii M, Draf W. Surgery of the skull base. Berlin：Springer；1989

[506] Samii M, Jannetta PJ, eds. The cranial nerves. Berlin：Springer；1981

[507] Sanides F. Representation in the cerebral cortex and its areal lamination patterns. In：Bourne GH, ed. The structure and function of nervous tissue. New York：Academic Press；1972：329-453

[508] Sanides F, Vitzthum H. Zur Architektonik der menschlichen Sehrinde und dem Prinzip ihrer Entwicklung. Dtsch Z Nervenheilkd 1965；187：680-707

[509] Saper CB, Petito CK. Correspondence of melanin-pigmented neurons in human brain with A1-A14 catecholamine cell groups. Brain 1982；105：87-101

[510] Sarkisoff SA, Filimonoff IN. Atlas du cerveau de l'homme et des animaux. Moscou：Institut du Cerveau de C.C.E. de-LURSS；1937

[511] Sartor K. MR Imaging of the skull and brain. Berlin：Springer；1992

[512] Savoiardo M, Bracchi M, Passerini A et al. The vascular territories of the cerebellum and brainstem：CT and MR study. Am J Neuroradiol 1987；8：199-209

[513] Schachter S, Singer JE. Cognitive, social, and physiological determinants of emotional state. Psychol Rev 1962；69：379-399

[514] Schaltenbrand G, Walker AE, eds. Stereotaxy of the human brain. Anatomical, physiological and clinical applications. Stuttgart：Thieme；1982

[515] Schardt DM, Erk S, Nusser C et al. Volition diminishes genetically mediated amygdala hyperreactivity. Neuroimage 2010；53：943-951

[516] Schering. Lexikon der Radiologie. Bearbeitet von der Lexikonredaktion des Verlages. Berlin：Blackwell Wissenschaftsverlag；2005

[517] Schiebler TH, Schmidt W, Zilles K, Hrsg. Anatomie. Berlin：Springer；1999

[518] Schild H. RRR Angiographie. 2. Aufl. Stuttgart：Thieme；2003

[519] Schirmer M. Neurochirurgie. München：Urban und Schwarzenberg；1998

[520] Schlegel U, Westphal M. Neuroonkologie. Stuttgart：Thieme；1998

[521] Schliack H, Hopf HC, Hrsg. Diagnostik in der Neurologie. Stuttgart：Thieme；1988

[522] Schmahmann JD. Cerebellum and brainstem. In：Toga AW, Mazziotta JC. Brain mapping. San Diego：Academic Press；2000：207-259

[523] Schmahmann JD, Doyon J, McDonald D et al. Three-dimensional MRI atlas of the human cerebellum in proportion stereotaxic space. NeuroImage 1999；10（3）：233-260

[524] Schmahmann JD, Loeber RT, Marjani J et al. Topographic organization of cognitive functions in the human cerebellum. A meta-analysis of functional imaging studies. NeuroImage 1998；7：5721

[525] Schmalstieg H, Becker H. 3D-CT der Schädelbasis. Klin Neuroradiol 1995；5：71-81

[526] Schmid HM. Über Größe, Form und Lage von Bulbus und Tractus olfactorius des Menschen. Gegenbaurs Morph Jb（Lpzg.）1973；119：227-237

[527] Schmidt AM. Computergestützte 3D-Rekonstuktion des trigeminalen Systems - vom Hirnstamm bis zum Eintritt in den Thalamus - als Referenz für die bildgebenden Verfahren CT, MRT und PET. Dissertation der Medizinischen Hochschule Hannover；2002

[528] Schmidt AM, Weber BP, Becker H. Functional magnetic resonance imaging of the auditory cortex as diagnostic tool in cochlear implant candidates. Neuroimag Clin North Am 2001；11：297-304

[529] Schmidt D, Malin J-P, Hrsg. Erkrankungen der Hirnnerven. Stuttgart：Thieme；1995

[530] Schmidt RF, Schaible H-G, Hrsg. Neuro- und Sinnesphysiologie. Berlin：Springer；2001

[531] Schneider JS, Lidsky TL, eds. Basal ganglia and behavior：Sensory aspects of motor functioning. Toronto：Huber；1987

[532] Schnitzlein HN, Murtagh FR. Imaging anatomy of the head and spine. Baltimore：Urban und Schwarzenberg；1990

[533] Schnyder H, Reisine H, Hepp K et al. Frontal eye field projection to the paramedian pontine reticular formation traced with wheat germ agglutinin in the monkey. Brain Res 1985；329：151-160

[534] Schultze WH. Über Messungen und Untersuchungen des Liquor cerebrospinalis an der Leiche. In：Schmidt MB, Berblinger W, Hrsg. Centralblatt für allgemeine Pathologie und pathologische Anatomie. Ergänzungsheft zum Bd. 33. Jena：Fischer；1923：291-296

[535] Schünke M, Schulte E, Schumacher U. Prometheus. LernAtlas der Anatomie. Bd. Kopf, Hals und Neuroanatomie. Illustrationen von M. Voll/K. Wesker. 2. Aufl. Stuttgart：Thieme；2009

[536] Schünke M, Schulte E, Schumacher U. Prometheus. LernAtlas der Anatomie. Bd. Kopf, Hals und Neuroanatomie. Illustrationen von M. Voll/K. Wesker. 3. Aufl. Stuttgart：Thieme；2012

[537] Seeger W. Atlas of topographical anatomy of the brain and surrounding structures for neurosurgeons, neuroradiologists, and neuropathologists. Wien：Springer；1985

[538] Seeley WW, Menon V, Schatzberg AF et al. Dissociable intrinsic connectivity networks for salience processing and executive control. J Neurosci 2007；27：2349-2356

[539] Seifritz E, Di Salle F, Bilecen D et al. Auditory system：functional magnetic resonance Imaging. Neuroimag Clin North Am 2001；11：275-296

[540] Senft C, Hattingen E, Pilatus U et al. Diagnostic value of proton magnetic resonance spectroscopy in the noninvasive grading of solid gliomas：comparison of maximum and mean choline values. Neurosurgery 2009；65（5）：908-913；discussion 913

[541] Silverman SG, Collick BD, Figuera MR et al. Interactive MR-guided biopsy in an open-configuration MR imaging system. Radiology 1995；197：175-181

[542] Singer M, Yakovlev PI. The human brain in sagittal section. Springfield/Ill.：Thomas；1964

[543] Singer W. Control of thalamic transmission by corticofugal and ascending reticular pathways in the visual system. Physiol Rev 1977；57：386-420

[544] Skalej M, Schiefer U, Nägele T et al. Funktionelle Bildgebung des visuellen Kortex mit der MRT. Klin Neuroradiol 1995；5：176-183

[545] de Slegte RGM, Valk J, Lohman AHM et al. Cisternographic anatomy of the posterior cranial fossa. Assen/Maastricht：Van Gorcum；1986

[546] Smith CG, Richardson WFG. The course and distribution of the arteries supplying the visual (striate) cortex. Am J Ophthal 1966；61：1391-1396

[547] Smith EE, Jonides J. Storage and executive processes in the frontal lobes. Science 1999；283：1657-1661

[548] Smith RL. Axonal projections and connections of the principal sensory trigeminal nucleus in the monkey. J Comp Neurol 1975；163：347-376

[549] Smith SM, Fox PT, Miller KL et al. Correspondence of the brain's functional architecture during activation and rest. Proc Natl Acad Sci 2009；106：13040-13045

[550] Snyder EY. Neural stem-like cells：developmental lessons with therapeutic potential. Neuroscientist 1998；4：408-425

[551] Soininen HS, Partanen K, Pitkanen A et al. Volumetric MRI analysis of the amygdala and the hippocampus in subjects with age-associated memory impairment：correlation to visual and verbal memory. Neurology 1994；44：1660-1668

[552] Som P, Curtin H. Head and Neck Imaging - 2 Volume Set. 5th ed. Oxford：Elsevier Ltd；2011

[553] Spreer J, Ziyeh S, Wohlfahrt R et al. Vergleich verschiedener Paradigmen für die fMRT zur Bestimmung der Hemisphärendominanz für sprachliche Funktionen. Klin Neuroradiol 1998；8：173-181

[554] Squire LR. Memory systems of the brain：a brief history and current perspective. Neurobiol Learn Memory 2004；82：171-177

[555] Starck D. Die Evolution des Säugetier-Gehirns. Wiesbaden：Steiner；1962

[556] Starck D. Vergleichende Anatomie der Wirbeltiere. Bd. 3. Berlin：Springer；1982

[557] Stark D, Bradley WG. Magnetic resonance imaging. St. Louis：Mosby；1999

[558] Steen RG, Ogg RJ, Reddick WE et al. Age-related changes in the pediatric brain: quantitative MR evidence of maturational changes during adolescence. Am J Neuroradiol 1997；18：819-828

[559] Steinmetz H, Furst G, Freund HJ. Cerebral cortical localization: application and validation of the proportional grid system in MR imaging. J Comput Assist Tomogr 1989；13：10-19

[560] Stensaas SS, Eddington DK, Dobelle WH. The topography and variability of the primary visual cortex in man. J Neurosurg 1974；40：747-755

[561] Stephan H. Allocortex. In: von Möllendorff W, Bargmann W, Oksche A et al., Hrsg. Handbuch der mikroskopischen Anatomie des Menschen. Bd. 4: Nervensystem, Teil 9. Berlin: Springer；1975

[562] Stephan H, Andy OJ. Anatomy of the limbic system. In: Schaltenbrand G, Walker AE, eds. Stereotaxy of the human brain. Stuttgart: Thieme；1982：269-292

[563] Stoeter P, Schumacher M, Huk W et al. Magnetresonanztomographie in der Neuroradiologie. Leitlinien herausgegeben von der Deutschen Gesellschaft für Neuroradiologie. Klin Neuroradiol 2001；11：1-5

[564] Stöhr M, Dichgans J, Diener HC et al. Evozierte Potentiale SEP-VEP-AEP-EKP-MEP. Berlin: Springer；1996

[565] Stoppe G, Hentschel F, Munz DL, Hrsg. Bildgebende Verfahren in der Psychiatrie. Stuttgart: Thieme；2000

[566] Sunaert S, Yousry TA. Clinical application of functional magnetic resonance imaging. Neuroimag Clin North Am 2001；11：221-236

[567] Swanson LW. The locus coeruleus: a cytoarchitectonic, Golgi, and immunohistochemical study in the albino rat. Brain Res 1976；110：39-56

[568] Swartz JD, Harnsberger HR. Imaging of the temporal bone. Stuttgart: Thieme；1998

[569] Swobodnik W, Herrmann M, Altwein JE, Hrsg. Atlas der internistischen Ultraschallanatomie. Stuttgart: Thieme；1999

[570] Tailor J, Andreska T, Kittappa R. From stem cells to dopamine neurons: developmental biology meets neurodegeneration. CNS Neurol Disord Drug Targets 2012；11：893-896

[571] Tailor J, Kittappa R, Leto K et al. Stem cells expanded from the human embryonic hindbrain stably retain regional specification and high neurogenic potency. J Neurosci 2013；33：12407-12422

[572] Takahashi S, ed. Illustrated computer tomography. Berlin: Springer；1983

[573] Talairach J, Tournoux P. Co-planar stereotaxic atlas of the human brain. Stuttgart: Thieme；1988

[574] Talairach J, Szikla G, Tournoux P et al. Atlas d'anatomie stéréotaxique du télencéphale. Paris: Masson；1967

[575] Tamraz JC, Comair YG. Atlas of regional anatomy of the brain using MRI. Berlin: Springer；2000

[576] Tatu L, Moulin T, Bogousslavsky J et al. Arterial territories of the human brainstem and cerebellum. Neurology 1996；47：1125-1135

[577] Taveras JM, ed. Radiology. Vol. 3. Philadelphia: Lippincott-Raven Press；1996

[578] Tei H. Monoparesis of the right hand following a localised infarct in the left „precentral knob". Neuroradiology 1999；41：269-270

[579] Terr LI, Edgerton BJ. Surface topography of the cochlear nuclei in humans: Two- and three-dimensional analysis. Hearing Res 1985；17：51-59

[580] Thier P. Das System der langsamen Augenfolgebewegungen. In: Huber A, Kömpf D, eds. Klinische Neuroroophthalmologie. Stuttgart: Thieme；1998：65-74

[581] Thier P. Die funktionelle Architektur des präfrontalen Kortex. In: Karnath H, Thier P, ed. Neuropsychologie. Heidelberg: Springer；2003：495-504

[582] Thömke F. Augenbewegungsstörungen. Stuttgart: Thieme；2001

[583] Thurn P, Bücheler E. Einführung in die radiologische Diagnostik. Stuttgart: Thieme；1998

[584] Tiedemann K. Anatomy of the head and neck: a multiplanar atlas for radiologists and surgeons. Weinheim: VCH；1993

[585] Timmann D, Kolb FP, Diener HC. Klinische Pathophysiologie der Ataxie. Klin Neurophysiol 1999；30：128-144

[586] Toga AW, Mazziotta JC, eds. Brain mapping. The systems. San Diego: Academic Press；2000

[587] Toole JF. Cerebrovascular disorders. Philadelphia: Lippincott, Williams and Wilkins；1999

[588] Tranel D, Damasio H, Damasio AR. A neural basis for the retrieval of conceptual knowledge. Neuropsychologia 1997；35：1319-1327

[589] Truwit C. High resolution atlas of cranial neuroanatomy. Philadelphia: Lippincott；1994

[590] Uhlenbrock D. MRT und MRA des Kopfes. Stuttgart: Thieme；2007

[591] Ullsperger M, von Cramon DY. Subprocesses of performance monitoring: a dissociation of error processing and response competition revealed by event-related fMRI and ERPs. Neuroimage 2001；14：1387-1401

[592] Ullsperger M, von Cramon DY. The role of intact frontostriatal circuits in error processing. J Cogn Neurosci 2006；18：651-664

[593] Unterharnscheidt F, Jachnik D, Gött H. Der Balkenmangel. Berlin: Springer；1968

[594] Valvassori GE, Mafee MF, Carter BL. Imaging of the head and neck. Stuttgart: Thieme；1995

[595] Vanier M, Lecours AR, Ethier R et al. Proportional localization system for anatomical interpretation of cerebral computed tomograms. J Comp Assist Tomogr 1985；9：715-724

[596] Vogt BA. Pain and emotion interactions in subregions of the cingulate gyrus. Nat Rev Neurosci 2005；6：533-544

[597] Vogt BA, Vogt L, Laureys S. Cytology and functionally correlated circuits of human posterior cingulate areas. Neuroimage 2006；29：452-466

[598] Vogt H. Ein Algorithmus zur Oberflächenrekonstrukton von Großhirnarterien. Dissertation der Medizinischen Hochschule Hannover；1997

[599] Voogd J. The cerebellum of the cat. Assen: Van Gorcum；1964

[600] Vuilleumier P. How brains beware: neural mechanisms of emotional attention. Trends Cogn Sci 2005；9：585-594

[601] Waddington MM. Atlas of cerebral angiography with anatomic correlations. Boston: Little and Brown；1974

[602] Wagner M, Jurcoane A, Hattingen E. The U sign: tenth landmark to central region on brain surface reformatted MR imaging. AJNR Am J Neuroradiol 2013；34（2）：323-326

[603] Wahler-Lück M, Schütz T, Kretschmann H-J. A new anatomical representation of the human visual pathways. Graefe's Arch Clin Exp Ophthalmol 1991；229：201-205

[604] Walker AE. Normal and pathological physiology of the thalamus. In: Schaltenbrand G, Walker AE, eds. Stereotaxy of the human brain. 2nd ed. Stuttgart: Thieme；1982：181-217

[605] Walter H, von Kalckreuth A, Schardt DM et al. The temporal dynamics of voluntary emotion regulation. PLoS One 2009；4：e6726

[606] Warabi T, Miyasaka K, Inoue K et al. Computed tomographic studies of the basis pedunculi in chronic hemiplegic patients: Topographic correlation between cerebral lesion and midbrain shrinkage. Neuroradiology 1987；29：409-415

[607] Watanabe T, Taguchi Y, Shiosaka S et al. Distribution of the histaminergic neuron system in the central nervous system of rats: A fluorescent immunohistochemical analysis with histidine decarboxylase as a marker. Brain Res 1984；295：13-25

[608] Weirich D. Computergestützte 3D-Rekonstruktion des medialen Lemniscussystems als Referenz für die bildgebenden Verfahren CT, MRT und PET. Medizinische Dissertation der Medizinischen Hochschule Hannover；1994

[609] Weismann M, Yousry I, Heuberger E et al. Functional magnetic resonance imaging of human olfaction. Neuroimag Clin North Am 2001；11：237-250

[610] Wellhöner H-H. Allgemeine und systematische Pharmakologie und Toxikologie. Berlin: Springer；1997

[611] Wessely W. Biometrische Analyse der Frischvolumina des Rhombencephalon, des Cerebellum und der Ventrikel von 31 adulten menschlichen Gehirnen. J Hirnforsch 1970；12：11-28

[612] Westheimer G, Blair SM. Oculomotor defects in cerebellomized monkeys. Invest Ophtalmol 1973；12：618-621

[613] Westrum LE, Canfield RC, Black RG. Transganglionic degeneration in the spinal trigeminal nucleus following removal of tooth pulps in adult cats. Brain Res 1976；101：137-140

[614] White JG, Southgate E, Thomson JN et al. The structure of the nervous system. Phil Trans R Soc Lond B 1986；314：1-340

[615] Whitehouse PJ, Price DL, Clark AW et al. Alzheimer disease：Evidence for selective loss of cholinergic neurons in the nucleus basalis. Ann Neurol 1981；10：122-126

[616] Whitehouse PJ, Price DL, Struble RG et al. Alzheimer's disease and senile dementia：Loss of neurons in the basal forebrain. Science 1982；215：1237-1239

[617] Wicke L. Atlas der Röntgenanatomie. München：Urban und Fischer；2001

[618] Widder B. Doppler- und Duplexsonographie der hirnversorgenden Arterien. Berlin：Springer；2004

[619] Wienhard K, Wagner R, Heiss W-D. PET Grundlagen und Anwendungen der Positronen-Emissions-Tomographie. Berlin：Springer；1989

[620] Wiesendanger M. The pyramidal tract recent investigations on its morphology and function. Ergebn Physiol 1969；61：72-136

[621] Wieser MJ, Brosch T. Faces in context：a review and systematization of contextual influences on affective face processing. Front Psychol 2012；3：471

[622] Wilkins RH, Rengachary SS, eds. Neurosurgery. New York：McGraw-Hill；1995

[623] Williams PL, Bannister LH. Gray's anatomy. New York：Livingstone；1995

[624] Williams TH, Gluhbegovic N, Jew JY. The human brain [electronic resource]. Iowa City, Iowa：University of Iowa；2000

[625] Willis WD Jr. The pain system. Basel：Karger；1985

[626] Winkler P. Localization of the motor hand area to a knob on the precentral gyrus. A new landmark. Brain 1997；120：141-157

[627] Wise SP. Frontal cortex activity and motor set. In：Ito M, ed. Neural programming. Basel：Karger；1989：25-38

[628] Wittfoth-Schardt D, Grunding J, Wittfoth M et al. Oxytocin modulates neural reactivity to children's faces as a function of social salience. Neuropsychopharmacology 2012；37：1799-1807

[629] Wolf G. Epiphysen- und Plexusverkalkungen in der Computertomographie. Medizinische Dissertation der Medizinischen Hochschule Hannover；1980

[630] Wolf KJ, Fobbe F. Farbkodierte Duplexsonographie. Stuttgart：Thieme；2000

[631] Woolsey CN, Erickson TC, Gilson WE. Localization in somatic sensory and motor areas of human cerebral cortex as determined by direct recording of evoked potentials and electrical stimulation. J Neurosurg 1979；51：476-506

[632] Yagishita A, Nakano I, Oda M et al. Location of the corticospinal tract in the internal capsule at MR imaging. Radiology 1994；191：455-460

[633] Yasargil MG, Smith RD, Young PH et al. Microneurosurgery. Vol. 1. Stuttgart：Thieme-Stratton；1984

[634] Yeo BT, Krienen FM, Sepulcre J et al. The organization of the human cerebral cortex estimated by intrinsic functional connectivity. J Neurophysiol 2011；106：1125-1165

[635] Youmans JR. Neurological surgery. A comprehensive reference guide to the diagnosis and management of neurosurgical problems. Philadelphia：Saunders；1996

[636] Young AW, Aggleton JP, Hellawell DJ et al. Face processing impairments after amygdalotomy. Brain 1995；118（Pt. 1）：15-24

[637] Young RJ, Shatzkes DR, Babb JS et al. The cochlear-carotid interval：anatomic variation and potential clinical implications. Am J Neuroradiol 2006；27（7）：1486-1490

[638] Yousry I, Naidich TP, Yousry TA. Functional magnetic resonance imaging：factors modulating the cortical activation pattern of the motor system. Neuroimag Clin North Am 2001；11：195-202

[639] Yousry T, Schmidt D, Alkadhi H et al. New anatomic landmark for the identification of the precentral gyrus：validation and characterization. Radiology 1995；197：373

[640] Yousry TA, Fesl G, Büttner A et al. Heschl's gyrus：anatomic description and methods of identification in MRI. Int J Neurorad 1997；3：2-12

[641] Yousry TA, Schmid UD, Alkadhi H et al. Localization of the motor hand area to a knob on the precentral gyrus. A new landmark. Brain 1997；120：141-157

[642] Yousry TA, Schmid UD, Schmidt D et al. The central sulcal vein：a landmark for identification of the central sulcus using functional magnetic resonance imaging. J Neurosurg 1996；85：608-617

[643] Yousry TA, Yousry I, Naidich TP. Progress in neuroanatomy. In：Demaerel P. Recent advances in diagnostic neuroradiology. Berlin：Springer；2001

[644] Zaki J, Davis JI, Ochsner KN. Overlapping activity in anterior insula during interoception and emotional experience. Neuroimage 2012；62：493-499

[645] Zanella FE. Bildgebung. In：Schlegel U, Westphal M, Hrsg. Neuroonkologie. Stuttgart：Thieme；1998

[646] Zatorre RJ, Evans AC, Meyer E. Neural mechanisms underlying melodic perception and memory for pitch. J Neurosci 1994；14：1908-1919

[647] Zeumèr H, Hacke W, Hartwich P. A quantitative approach to measuring the cerebrospinal fluid space with CT. Neuroradiology 1982；22：193-197

[648] Zhang D, Snyder AZ, Fox MD et al. Intrinsic functional relations between human cerebral cortex and thalamus. J Neurophysiol 2008；100：1740-1748

[649] Zihl J. Zerebrale Sehstörungen. Akt Neurol 2000；27：13-21

[650] Zihl J, von Cramon D. Zerebrale Sehstörungen. In：Baumgartner G, Cohen R, Grüsser O-J et al., Hrsg. Psychiatrie, Neurologie, Klinische Psychologie. Grundlagen-Methoden-Ergebnisse. Stuttgart：Kohlhammer；1986

[651] Zilles K. The cortex. In：Paxinos G, ed. The human nervous system. San Diego：Academic Press；1990：757-802

[652] Zilles K, Rehkämper G. Funktionelle Neuroanatomie. Berlin：Thieme；1998

[653] Zimmermann K, Heider C, Kösling S. Anatomy and normal variations of paranasal sinuses in radiological imaging. Radiologe 2007；47（7）：584-590

[654] Linn J, Wiesmann M, Brückmann H. Atlas Klinische Neuroradiologie des Gehirns. Heidelberg：Springer；2011

[655] Forsting M, Jansen O. MRT des Zentralnervensystems, 2. Aufl. Stuttgart：Thieme；2014

[656] Naidich TP, Castillo M, Cha S et al. Imaging of the Brain. Philadelphia：Elsevier；2013

[657] Duden - Wörterbuch medizinischer Fachbegriffe, 9. Aufl. Mannheim：Bibliografisches Institut；2011

[658] McRobbie DW, Moore EA, Graves MJ, Price MR. MRI - From Picture to Proton. Cambridge：Cambridge University Press；2007

[659] Hattingen E, Pilatus K. Brain Tumor Imaging. Heidelberg：Springer；2015

[660] Wolf S, Wolf-Schnurrbusch U. Spectral-domain optical coherence tomography use in macular diseases：a review. Ophthalmologica 2010；224：333-340

[661] Liu J, Liu T, de Rochefort L et al. Morphology enabled dipole inversion for quantitative susceptibility mapping using structural consistency between the magnitude image and the susceptibility map. Neuroimage 2012；59：2560-2568

[662] Liu T, Wisnieff C, Lou M et al. Nonlinear formulation of the magnetic field to source relationship for robust quantitative susceptibility mapping. Magn Reson Med 2013；69：467-476

略語

※(独)は，フルスペルがドイツ語表記であることを示す。日本語訳があるものには付記した。

2D/3D	2-/3-dimensional	2/3次元の
ACC	anterior cingulate cortex	前帯状皮質
ACTH	adrenocorticotropic hormone	副腎皮質刺激ホルモン
AEP	auditory evoked potential	聴覚誘発電位
AICA	anterior inferior cerebellar artery	前下小脳動脈
B	Bikommissurallinie(独)	両交連線(図譜内)
BERA	brainstem electric response audiometry	脳幹電気反応聴力検査
BOLD	blood oxygen level-dependent	血中酸素濃度依存
CHARGE syndrome		チャージ症候群〔Coloboma(眼の異常)，Heart defects(心臓の異常)，Atresia of choanae(口腔と鼻腔のつながりの異常)，Retarded growth and development(成長や発達の遅れ)，Genital abnormalities(性ホルモンが不十分)，Ear anomalies(耳の異常)の頭文字をとった症候群〕
CT	computed tomography	コンピュータ断層撮影
CTA	CT angiography	CT 血管造影
DH	Deutsche Horizontale(独)	ドイツ水平面(図譜内)
DLPFC	dorsolateral prefrontal cortex	背外側前頭前野
DMPFC	dorsomedial prefrontal cortex	背内側前頭前野
DSA	digital subtraction angiography	デジタル・サブトラクション血管造影
DTI	diffusion tensor imaging	拡散強調画像
DTPA	diethylenetriamine pentaacetic acid	ジエチレントリアミン五酢酸
DVT	digital volume tomography	3次元再構成
FEF	frontal eye field	前頭眼野
FFA	fusiform face area	紡錘状顔領域
FISP	fast imaging with steady precession	
FLASH	fast low angle shot	
fMRI	functional magnetic resonance imaging	磁気共鳴機能画像
FOV	field of view	撮像野
FSH	follicle stimulating hormone	卵胞刺激ホルモン
GABA	γ-aminobutyric acid	ガンマ-アミノ酪酸
GE	gradient-echo	勾配エコー
GH	growth hormone	成長ホルモン → STH
HR-CT	high-resolution-computed tomography	高分解能 CT
HU	Hounsfield-unit	ハウンスフィールド値
IPC	inferior parietal cortex	下頭頂回
IPS	intraparietal sulcus	頭頂間溝
IVR	interventional radiology	画像下治療
K	Kanthomeatalline(独)	外眼角外耳道線(図譜内)
LH	luteinizing hormone	黄体化ホルモン
LO	lateral occipital complex	外側後頭複合体
M	Medianebene(独)	正中面(図譜内)
MA	Meynert-Achse(独)	マイネルト軸(図譜内)
MCC	middle cingulate cortex	中帯状皮質
ME	Meynert-Ebene(独)	マイネルト平面(図譜内)

MEDI	morphology enabled dipole inversion	
MEDIC	multi echo data image combination	
MEG	magnetoencephalography	脳磁図
MinIP	minimal intensity projection	最小輝度投影法
MIP	maximum intensity projection	最大輝度投影法
MPFC	medial prefrontal cortex	内側前頭前野
MR	magnetic resonance	磁気共鳴
MRA	MR angiography	MR 血管造影
MRI	MR imaging	磁気共鳴画像
MRS	MR spectroscopy	MR スペクトロスコピー
MST（野）	medial superior temporal（area）	中上側頭（野）
MT	middle temporal	中側頭
MTG	middle temporal gyrus	中側頭回
MV	meatovertikale Linie（独）	耳垂直線（図譜内）
NIH	National Institutes of Health	米国国立衛生研究所
OCT	optical coherence tomography	光干渉断層撮影
OFA	occipital face area	後頭顔領域
OFC	orbitofrontal cortex	眼窩前頭皮質
pACC	anterior para cingulate cortex	傍前帯状皮質
PCC	posterior cingulate cortex	後帯状皮質
PET	positron emission tomography	陽電子放射断層撮影
PICA	posterior inferior cerebellar artery	後下小脳動脈
PMA	primary motor area	一次運動野
PPA	parahippocampal place area	海馬傍回場所領域
PPRF	paramedian pontine reticular formation	傍正中橋網様体
PRL	prolactin	プロラクチン
QSM	quantitative susceptibility mapping	定量的磁化率マッピング
rs-fMRI	resting state-fMRI	安静時磁気共鳴機能画像
SE	spin-echo	スピンエコー
SEP	somatosensory evoked potential	体性感覚誘発電位
SMA	supplementary motor area	補足運動野
SOSO	supraorbitosubokzipitale Ebene（独）	上眼窩後頭下面（図譜内）
SPECT	single photon emission computed tomography	単光子放出コンピュータ断層撮像
STH	somatotropin	ソマトトロピン → GH
STS	superior temporal sulcus	上側頭溝
SWI	susceptibility weighted imaging	磁化率強調イメージング
T	tesla	テスラ
TE	echo time	エコー時間
TOF	time of flight	
TSE	turbo-spin-echo	高速スピンエコー
TSH	thyroid stimulating hormone	甲状腺刺激ホルモン
VEP	visual evoked potential	視覚誘発電位
VIP	vasoactive intestinal polypeptide	血管作動性腸管ポリペプチド
VLPFC	ventrolateral prefrontal cortex	腹外側前頭前野
VMPFC	ventromedial prefrontal cortex	腹内側前頭前野

索引

●索引語は，数字，片仮名，平仮名，漢字の順に配列し，読みが同じ漢字は画数の少ない順で配列している。
索引語の後の数字は，表出頁を示す．黒色は本文中，青色は図中での表出を示す．太字の数字は主要な頁を示す．

和文

あ

アスパラギン酸作動性ニューロン 484
アセチルコリンエステラーゼ 483
アテトーシス 437
アドレナリン作動性ニューロン 482
アドレナリン細胞群 314
アブミ骨 Stapes 226, 228, 232, 233
アブミ骨筋 Stapedius muscle
　　　　226, 229, 232, 233, 297, 313, 411
アブミ骨枝 Stapedial branch 233
アブミ骨底 Base of stapes 228
アブミ骨反射 411
アブミ骨膜 Stapedial membrane 233
アブミ骨輪状靱帯 Annular of stapes ligament 233
アンモン角 Ammon's horn 54, 55, 458
亜脱臼 368
圧迫円錐 236
安静時fMRI 468
安静時ネットワーク 479
安静時賦活 468
鞍隔膜 320
鞍近傍部 264
鞍結節 Tuberculum sellae 120, 224
鞍上槽 Suprasellar cistern 15, 248
鞍背 Dorsum sellae 120, 129, 168, 169, 194, 215, 217, 224, 237

い

イニオン → 外後頭隆起をみよ
位置覚
　── の障害 387, 395
　── の低下 344
意識障害 284, 396
意図的運動 447
意味記憶 475
意味性錯語 458
痛み，眼球の 422
一次運動皮質（野）Primary motor cortex
　　　　426, 427, 453, 470, 476, 478
　──，外側部 Lateral part 472
　──，内側部 Medial part 472
一次視覚皮質（野）Primary visual cortex
　68, 72, 76, 100, 101, 104, 218, 220, 289, 413, 417, 418, 420, 421, 442, 442-445, 470
　──，下唇 Inferior lip 416-418
　──，上唇 Superior lip 417, 418
一次体性感覚皮質（野）285, 470
　──，中心傍小葉の 383
　──，内側毛帯系の 387
一次中間溝 Primary intermediate sulcus
　　　　333
一次聴覚皮質（野）
　　　　336, 337, 405, 406, 409, 470
一次ニューロン 376
　──，内側毛帯系の 381
　── の細胞体 396
一次皮質［領］野 337, 469
一過性黒内障 422

う

咽頭 14, 313, 356, 365
　── の筋肉 296
咽頭挙筋 365
咽頭腔の分泌腺 297
咽頭結節 Pharyngeal tubercle
　　　　85, 98, 99, 120, 365, 366
咽頭口部 Oropharynx
　　　　96, 97, 100, 132, 133, 365
咽頭後隙 Retropharyngeal space 132
咽頭後壁 Posterior pharyngeal wall
　　　　46, 47
咽頭後壁麻痺 314
咽頭後リンパ節 364
咽頭喉頭部 365
咽頭収縮筋 Constrictor of pharynx
　　　　46, 50, 102, 365, 366
咽頭静脈叢 365
咽頭側隙 Parapharyngeal space
　　　　132, 364, 366, 368
咽頭粘膜 296
咽頭粘膜間隙 Pharyngeal mucosal space
　　　　132
咽頭鼻部 Nasopharynx 40-43, 96, 97, 120, 134, 135, 202-205, 365
咽頭扁桃 Pharyngeal tonsil 96, 97, 365
咽頭傍腔 106, 110

ウィルヒョウ-ロビン腔
　Virchow-Robin's space 145
ウェルニッケ野 Wernicke's area
　　　455, 457 → Wernicke野をみよ
ヴァレンス 478
迂回回 336
迂回槽 Ambient cistern 15, 16, 142, 143, 174, 175, 218, 219, 221, 236, 237, 238, 241, 244, 246, 249, 316
運動過多症 437
運動核，三叉神経の 263
運動系 426
　──，大脳基底核の 477
運動減少症 426, 437
運動失調 303, 315, 317, 344
　──，体幹の 449
運動障害 426
　──，眼球の 446
　──，両側の 449
運動性言語野 285, 334, 337, 454
運動［性］失語 344, 458
運動性脳神経［核］路 316
運動前皮質（野）Premotor cortex
　　　　426, 427, 434, 435, 453, 472, 476
　──，外側部 Lateral part 472
　── の障害 344
運動ニューロン 313
　── の神経支配 429
運動皮質（野）426, 435, 476
運動麻痺 284, 285, 426

え

エコープラナー法 422
エジンゲル-ウェストファル核
　→ 動眼神経副核をみよ
エピソード記憶 475
エミッションCT 289
エンケファリン 485
延髄 Medulla oblongata 14, 22, 96, 97, 99, 130, 131, 134-137, 161-169, 201, 202, 204, 206, 208, 224, 243, 304-310, 312, 406, 427
　── からの静脈 296
　── の障害 264
　── の正中近傍の病巣 395
　── の動脈分布域 Arterial territories of the medulla oblongata 258, 259, 263
　── の病変 314, 430
　── の変形 368
延髄門 Obex of medulla oblongata
　　　　96, 97, 99, 201, 205, 312, 388
延髄橋溝 Medullopontine sulcus 199
延髄根 296
延髄錐体 Pyramid of medulla oblongata
　　　94, 134, 135, 199, 203, 205, 207, 209, 312
延髄被蓋 312
延髄被蓋中心部 396
遠心性神経核 313
縁上回 Supramarginal gyrus 23, 56, 57, 60, 61, 64, 65, 67, 95, 112, 113, 116, 117, 119, 131, 150-153
嚥下困難 264
嚥下障害 430
嚥下反射 366

お

オキシトシン 317, 478, 484, 485
オトガイ下静脈 Submental vein
　　　　26, 30, 34, 38, 370
オトガイ下動脈 26, 30, 34, 38, 363
オトガイ舌筋 Genioglossus muscle
　　　　25-27, 29-31, 34, 35, 98, 99, 362
オトガイ舌骨筋 Geniohyoid muscle
　　　　26, 27, 29-31, 34, 35, 98, 102, 106, 362
オピオイド 481
オピオイド受容器 485
オリーブ Inferior olive
　　　　53, 94, 136, 137, 199, 206, 312
オリーブ蝸牛束 411
オリーブ［核］小脳路 Olivocerebellar tract
　　　　207, 447, 452
オリーブ周囲核 411, 483, 485
オリーブ動脈 Olivary artery 254
黄体化ホルモン 320
黄斑，網膜の 417, 422
黄斑回避 257
嘔吐 314
横橋静脈 Transverse pontine vein 294
横橋線維 Transverse fibers of pons
　　　　342, 343
横後頭溝 Transverse occipital sulcus
　　　　333

索引

横静脈洞 Transverse sinus　16, 65-67, 69-71, 73-75, 77-79, 101-103, 106, 107, 109-111, 114, 115, 117-119, 210, 212, 224, 290-292, 293, 293, 295, 296
横側頭回（ヘシュル回）Transverse temporal gyrus（of Heschl）　52, 53, 56, 57, 115, 146, 147, **336**, 407, 411, 411, 470, 471
── の障害　344
横断面　6
横突起　367
横突孔 Transverse foramen　121, 251
横紋筋　358
横稜 Transverse crest　232
横裂溝　293
音韻性錯語　458
音韻ループ　476
音源の位置の決定　405
温覚　376, 388
── の障害　264, 320, 376, 395

か

カエノラブディテス・エレガンス *Caenorhabditis elegans*　375
カテコールアミン作動性ニューロン　480
カルテジアン座標系　5, 8
ガンマアミノ酪酸　483
下オリーブ核 Inferior olivary nucleus　56, 57, 134, 135, 205, 207, 209, 263, 312, **313**, 447, 452, 482
下下垂体動脈 Inferior hypophysial artery　265, 320
下角 Temporal（inferior）horn　108, 243
下顎縁　370
下顎窩 Mandibular fossa　46, 47, 85, 118, 119, 125, 363
下顎角 Angle of mandible　21, 356, 357, 363
下顎管 Mandibular canal　38, 80-83, 121, 122, 124, 132, 133, 356
下顎頭 Neck of mandible　21, 85, 356
下顎孔　118, 356
下顎後陥凹　364
下顎後静脈 Retromandibular vein　132, 133, 364, 370, **371**
下顎骨 Mandible　37, 111, 114, 115, 123, 129, 132-135, 162-165, 190, 191, 225, **356**, 362
下顎枝 Ramus of mandible　21, 38, 39, 42, 43, 46, 47, 82-84, 93, 118, 124, 125, 356, 363, 364
下顎神経 Mandibular nerve　44, 108, 109, 111, 134-137, 162, 206, 207, 209, 225, 297, 361, 362, **364**, 391, 393
── V3部 V3 segment　196, 197
── の硬膜枝 Meningeal branch of mandibular nerve　196, 197
下顎体 Body of mandible　21, 26, 27, 30, 31, 34, 35, 80, 81, 93, 98, 99, 102, 103, 106, 107, 120, 121, 122, 356
下顎頭 Head of mandible　21, 45-47, 50, 51, 85, 93, 118, 119, 129, 136, 137, 201, 202, 204, 363
下眼窩耳孔面　356
下眼窩静脈　360

下眼窩裂 Inferior orbital fissure　38, 123, 192, **358**, 360
下眼瞼 Lower eyelid　108, 109, 212, 358
下眼静脈 Inferior ophthalmic vein　293, 358, 370
下丘 Inferior colliculus　22, 96, 97, 130, 161, 174, 175, 199, 201, 219, 263, 316, 405, 406-408, **409**, 410, 481, 483
下丘交連 Commissure of inferior colliculus　406
下丘腕 Brachium of inferior colliculus　199, 405, 406-408, **409**, 410
下楔前動脈（下内側頭頂動脈）Inferior precuneal artery　268-271
下瞼板筋　358
下鼓室 Inferior part of tympanic cavity　226, 228, 232
下鼓室動脈 Inferior tympanic artery　233
下行口蓋静脈 Descending palatine vein　34
下行口蓋動脈 Descending palatine artery　34
下行性経路　314
下行性網様系　396
下後側頭枝 Inferior posterior temporal branch　255
下後頭回 Inferior occipital gyrus（IOG）　470, 471
下後頭前頭束 Inferior occipitofrontal fasciculus　341, 343
下後扁桃静脈 Inferior retrotonsillaris vein　294
下項線，後頭骨の　367
下矢状静脈洞 Inferior sagittal sinus　15, 150, 181-183, 289, 290, 291, 293
下肢の感覚受容　376, 381
下視床静脈 Inferior thalamic veins　294
下歯槽血管　356
下歯槽静脈 Inferior alveolar vein　26, 30, 34, 38, 42, 114, 118
下歯槽神経 Inferior alveolar nerve　24, 28, 32, 36, 40, 100, 104, 108, 112, 116, 356, 364, 390, 391
下歯槽動脈 Inferior alveolar artery　26, 30, 34, 38, 42, 114, 118
下斜筋 Inferior oblique muscle　26, 110, 111, 114, 210, 360
下縦束 Inferior longitudinal fasciculus　341, 343
下小脳脚 Inferior cerebellar peduncle　199, 207, 209, 211, 313, 342, 405, 452
下神経節
── , 舌咽神経の　396
── , 迷走神経の　396
下唇，視覚皮質の　422
下唇動脈 Inferior labial artery　369
下垂体 Pituitary gland（hypophysis）　22, 46, 47, 96, 97, 99, 130, 161, 166, 167, 201, 214, 304, 309, 317, **320**
── の血管支配　320
下垂体窩 Hypophysial fossa　15, 21, 84, 120, 129, 194, **224**, 320
下垂体茎　15
下垂体後葉　215, 320
下垂体手術　357

下垂体性ペプチド　484
下垂体前葉　215, 264
下垂体柄　243, 264, 320
下垂体門脈循環　320
下錐体静脈　225
下錐体静脈洞 Inferior petrosal sinus　106, 196, 197, 206, 213, 291-294, 296
下髄帆　243
下前側頭枝 Inferior anterior temporal branch　255
下前庭神経 Inferior part of vestibular nerve　232, 234
下前頭回 Inferior frontal gyrus（IFG）　23, 28, 29, 32, 33, 36, 37, 40, 41, 44, 45, 94, 95, 112, 113, 115-117, 119, 131, 142-149, 271, 275, **333**, 334, 476
下前頭溝 Inferior frontal sulcus　23, 94, 95, 131
下前頭皮質　475, 476
下側頭窩　358
下側頭回 Inferior temporal gyrus　23, 44, 45, 48, 49, 52, 53, 56, 57, 60, 61, 63-65, 67-69, 108, 109, 111-113, 115-117, 131, 138-143, **336**
下側頭後頭静脈 Inferior temporal occipital vein　294
下側頭溝 Inferior temporal sulcus　23, 44, 45, 131
下唾液核 Inferior salivatory nucleus　200, **313**, 466, 467
下大脳静脈 Inferior cerebral veins　292, 295
下中心静脈群　293
下虫部静脈 Inferior vein of vermis　294
下直筋 Inferior rectus muscle　26, 27, 29-31, 33-35, 110, 111, 138, 139, 210, 212, 358, **359**, 360
下頭斜筋 Obliquus capitis inferior muscle　62, 66, 106, 107, 110, 111, 114, 115, 367
下頭頂回　473
下頭頂小葉 Inferior parietal lobe（IPL）　473, 476
下頭頂皮質　476
下脳室静脈 Inferior ventricular vein　294
下半球静脈 Inferior hemispheric veins　294
下半月小葉 Inferior semilunar lobe　315
下鼻甲介 Inferior nasal concha　24, 25, 28, 29, 32, 33, 36, 37, 80-82, 100, 101, 103, 134, 135, 202, 204, 206, **355**
下鼻道 Inferior nasal meatus　24, 25, 28, 29, 32, 33, 357
下脈絡叢静脈 Inferior choroid vein　294
下涙小管 Inferior canaliculus　359
可塑性　375
架橋静脈 Bridging vein　15, 42, 43, 47, 50, 54, 55, 144, 145, 292
蝸牛 Cochlea　86, 114, 115, 138, 139, 164, 166, 191, 211, 225, **234**, 235
── , 基底回転 Basal turns　226, 228, 230, 232, 235
── , 頂回転 Apical turns　226, 228, 230, 231
── のラセン器　405

蝸牛孔 Apertura of cochlear(helicotrema) 226, 228, 230, 231, 234, 235
蝸牛交通枝 Cochlear communicating branch 235
蝸牛軸 Modiolus 226, 230, 231, 234, 235
蝸牛神経 Cochlear nerve 230, 232, 234, 235, 312, 405, 406-408, 410
蝸牛神経核 Cochlear nuclei 200, 263, 313, 410, 483
蝸牛神経後核 Posterior(dorsal) cochlear nucleus 209, 405, 406-408
蝸牛神経前核 Anterior(ventral) cochlear nucleus 209, 405, 406-408
蝸牛水管 Cochlear aqueduct 226
蝸牛性難聴 412
蝸牛窓 Round window 226, 229, 230, 234, 235
蝸牛窓窩 Fossa of round window 226, 229, 230
蝸牛野 234
顆管 Condylar canal 196, 197
顆導出静脈 Condyloid emissary vein 197
介入的神経放射線学 3
回転眼振 405
回転性のめまい 314, 405
灰白質 321
灰白層 Indusium griseum 458, 459
灰白隆起 Tuber cinereum 99, 317, 481
――, 間脳の 264
海馬 Hippocampus 48, 49, 52, 53, 55, 59-61, 63, 105, 107-109, 111, 140-147, 172-177, 217, 219, 221, 243, 319, 336, 337, 458, 459, 469, 475, 476, 479, 479
―― の錐体細胞 484
―― の病変 344
海馬鈎 15
海馬溝 Hippocampal sulcus 142, 143, 458
海馬采 Fimbria of hippocampus 54, 55, 243, 338, 458
海馬体 Hippocampal formation 256, 338, 458, 461, 463-465, 482
―― の両側病変 459
海馬台(海馬支脚) Subiculum 54, 55, 337, 458, 459, 482
海馬白板 Alveus 54, 55, 142-145, 458
海馬傍回 Parahippocampal gyrus 15, 44, 45, 48, 49, 52, 53, 56, 57, 140-145, 256, 264, 336, 458, 459, 461, 463, 464, 469
―― の鈎 Uncus of parahippocampal gyrus 104, 105, 142, 143, 463, 464
海馬傍回動脈の皮質枝 256
海馬傍回場所領域 470
海綿静脈洞 Cavernous sinus 42, 43, 46, 47, 102, 103, 138, 139, 164, 165, 168, 169, 213, 215, 264, 289, 291, 292, 293, 293, 294, 360, 371
海綿静脈洞枝 Cavernous branch 265
海綿静脈洞症候群 303
海綿静脈洞部 Cavernous part 265
解離性感覚障害 314
解離性眼振 405
外眼角 358, 360
外眼角耳孔面 6, 14
外眼筋 297, 316, 357, 358
―― への神経支配 360

外弓状線維 External arcuate fibers 452
外頸静脈 External jugular vein 368, 370, 371
外頸動脈 External carotid artery 14, 50, 109, 111, 118, 364, 369, 369, 467
―― の吻合 370
外後頭隆起(イニオン) External occipital protuberance(inion) 98, 99, 120, 129, 141, 224, 366, 367
外耳孔 External acoustic opening 15, 21
外耳道 External acoustic meatus 15, 50, 51, 54, 86, 118, 119, 125, 129, 136, 137, 162-167, 201, 204, 206, 225, 226, 228, 363, 364, 405
―― の感覚 296
外受容 478
外水頭症 245
外髄液腔 238, 243, 246
外舌筋 362
外側塊 → 環椎外側塊をみよ
外側環軸関節 Lateral atlanto-axial joint 54, 55, 86, 87, 106, 107, 122, 367
外側嗅条 Lateral olfactory stria 336, 423, 424
外側橋動脈, 脳底動脈から出た Lateral pontine arteries of the basilar artery 260, 261
外側口 237
外側後頭側頭回 Lateral occipitotemporal gyrus 44, 45, 48, 49, 52, 53, 56, 57, 60, 61, 63-65, 67-69, 71-73, 75-77, 112, 113, 142-145, 470
外側後頭動脈(側頭後頭動脈) Lateral occipital artery(temporo-occipital artery) 58, 59, 62, 66, 67, 70, 74, 78, 106, 144, 255, 256, 256, 268, 269, 272-274
外側後頭動脈枝 Branch of lateral occipital artery 144, 145
外側後頭皮質 468
外側後頭複合体 470
外側後脈絡叢動脈 Lateral posterior choroidal artery 144-146, 148, 149, 221, 240, 255, 256, 257
外側溝(シルビウス裂) Lateral sulcus (Sylvian fissure) 40, 41, 44, 45, 48, 49, 52, 53, 59-61, 63, 94, 112, 113, 116, 117, 119, 131, 142-145, 174, 175, 285, 323, 333, 339, 376, 387, 388
――, 中心前回の 375
外側溝後(シルビウス裂)下行枝 Posterior descending ramus of lateral sulcus (Sylvian fissure) 333
外側溝(シルビウス裂)後枝 Posterior ramus of lateral sulcus(Sylvian fissure) 23, 131, 148, 149, 333
外側溝(シルビウス裂)上行枝 Ascending ramus of lateral sulcus(Sylvian fissure) 23, 131, 333
外側溝(シルビウス裂)前枝 Anterior ramus of lateral sulcus(Sylvian fissure) 23, 131, 333
外側骨半規管 Lateral semicircular canal 227-231, 233, 235

外側三叉神経核視床路 Lateral trigeminothalamic tract 388, 389, 392-394
外側膝状体 Lateral geniculate body 56, 57, 144, 145, 221, 318, 412, 413, 416, 418, 421, 470, 482, 483
―― の障害 320
外側髄板 318
外側脊髄延髄路 381
外側脊髄視床路 Lateral spinothalamic tracts 376, 377-379
外側前庭神経核 435, 484
外側前庭脊髄路 Lateral vestibulospinal tract 399, 400-402, 436
外側前頭前皮質 Lateral prefrontal cortex 479
外側前頭底動脈 Lateral frontobasal artery 34, 38, 39, 110, 114, 255, 271, 272-274
外側側頭皮質 469, 475
外側手綱核 436
外側中脳静脈 Lateral mesencephalic vein 294
外側直筋 Lateral rectus muscle 29-31, 33-35, 110, 114, 115, 214, 216, 297, 359
―― の腱 Tendon of lateral rectus muscle 26, 27
―― の単独麻痺 446
外側頭頂皮質 Lateral parietal cortex 479
外側半規管 Lateral semicircular duct 235
外側皮質脊髄路 Lateral corticospinal tract 432
――, 前索の 428
外側腹側核 318, 435, 449
外側傍中心部 480
外側膨大部神経 Lateral ampullary nerve 235
外側毛帯 Lateral lemniscus 213, 215, 217, 219, 263, 316, 405, 406-408, 409, 410, 483
外側毛帯核 Nucleus of lateral lemniscus 406
外側翼突筋 Lateral pterygoid muscle 37-39, 42, 43, 46, 47, 110, 111, 114, 115, 118, 132-135, 202, 204, 206, 363, 364
外側レンズ核線条体動脈 270, 271, 284
外側裂孔 Lateral lacuna 50
外側裂槽 238
外転神経 Abducens nerve(Ⅵ) 23, 32, 36, 40, 44, 48, 52, 94, 96, 100, 104, 108, 196, 199, 209, 211, 213, 297, 298, 302, 312, 358, 360, 361
―― の硬膜貫通部 Abducent nerve near opening of dura mater 138, 139, 213
外転神経核 Nucleus of abducens nerve 200, 213, 263, 313, 400, 405, 440, 441, 441, 443, 444
―― の病変 446
外転神経麻痺 303
外套稜 257, 321, 323, 376, 387, 426
外板 External table 50
外腹側後核 318
外包 External capsule 44, 45, 48, 49, 108, 144-147, 172, 173, 338, 342, 343
蓋板 Tectal plate 99, 255, 263, 316
蓋板槽 238, 240

索引

概日リズムの調整　484
角回 Angular gyrus　23, 68, 69, 72, 73, 95, 108, 109, 112, 113, 116, 117, 131, 150-153, 275, 337, 454, 456, 457, 479
角回動脈 Artery of angular gyrus　58, 59, 62, 63, 66, 67, 70, 74, 78, 79, 110, 114, 115, 118, 119, 148-150, 152, 153, 267, 272, 272-274, 369
角膜　297, 358, 361
角膜輪　358
拡散法　13
核下性眼筋麻痺　446
核間性眼筋麻痺　446
核間性注視麻痺　446
学習障害　344
顎下神経節 Submandibular ganglion　364, 466, 467, 467
顎下腺 Submandibular gland　34, 35, 38, 39, 42, 43, 111, 114, 115, 118, 297, 313, 467
顎下腺管 Submandibular duct　26, 30, 34
顎下リンパ節　363
顎関節 Temporomandibular joint　85, 206, 226, 228, 363
顎静脈 Maxillary vein　370
顎舌骨筋 Mylohyoid muscle　26, 27, 30, 31, 34, 35, 38, 98, 102, 106, 110, 362
顎舌骨神経　362
顎動脈 Maxillary artery　38, 39, 42, 43, 46, 47, 114, 115, 118, 132, 133, 203, 363, 364, 369, 370
顎二腹筋　362, 364, 367
── の腱 Digastric tendon　38, 42, 110
顎二腹筋後腹 Posterior belly of digastric muscle　46, 47, 50, 51, 54, 55, 58, 59, 114, 115, 118
顎二腹筋前腹 Anterior belly of digastric muscle　26, 27, 30, 31, 34, 35, 102, 106
片眼性の視力障害　422
滑車 Trochlea　218, 359
滑車下神経 Infratrochlear nerve　361
滑車上動脈　370
滑車神経 Trochlear nerve（Ⅳ）　32, 36, 40, 44, 48, 52, 56, 104, 196, 199, 217, 219, 238, 297, 298, 316, 360, 361
滑車神経核 Trochlear nucleus　200, 219, 263, 400, 440, 441, 444
滑車神経交叉 Decussation of trochlear nerve　219
汗腺, 頭皮の　466, 468
桿体細胞　361, 412
間脳 Diencephalon　240, 303, 304-306, 308-311, 317
── からの血液流出を受けている静脈　289
── の灰白隆起　264
間脳移行部障害　317
感音機能　234
感覚核, 三叉神経の　263
感覚系投射野　376
感覚失語　458
感覚受容器
── , 三叉神経系の　388
── , 前側索系の　376
── , 内側毛帯系の　381

感覚消失　430
感覚障害　285, 303, 395
感覚性言語野　285, 337, 454
感覚性失語　344
感覚連合野　477
感情　477
感情ネットワーク　477
関節円板（顎関節）Articular disc of temporomandibular joint　46, 118, 119, 204, 206, 363
関節結節 Articular tubercle　21, 118, 119, 363
関節頭, 下顎骨の　225
関節突起 Condylar process　125, 224, 356, 363
関節包　357, 367
緩徐な追従眼球運動　446
環軸関節　367
環椎（第一頸椎）Atlas（CI）　49, 53, 93, 102, 103, 201, 266, 366
── の横突孔　251
── の損傷　368
── の椎骨動脈溝　251
環椎横靱帯 Transverse ligament of atlas　98, 99, 368
環椎横突起 Transverse process of atlas　87, 93, 110, 111, 114
環椎外側塊 Lateral mass of atlas　49, 53, 54, 55, 58, 86-88, 106, 107, 121, 122, 132, 133, 366, 367
環椎後弓 Posterior arch of atlas　21, 62, 66, 89, 98, 99, 120, 129, 132, 133, 366
環椎後頭関節 Atlanto-occipital joint　53-55, 58, 86-88, 106, 107, 121, 122, 366
環椎後頭溝　251
環椎後頭膜　251
環椎前弓 Anterior arch of atlas　21, 45, 50, 85, 98, 99, 120, 129, 132, 133, 366, 367
環椎癒合　368
含気腔　14
岩様部　225
── , 側頭骨の　225, 489
岩様部枝 Petrosal branch　233
冠状縫合 Coronal suture　98, 99, 102, 103, 106, 107, 110, 111, 114, 115, 118, 119, 146-157, 184, 236
貫通動脈　270
眼窩 Orbit　80, 81, 93, 121-123, 162-167, 191-194, 237, 357
── の辺縁　15
── への神経支配　361
眼窩下管 Infraorbital canal　25, 29, 33, 80, 81, 134, 135, 358
眼窩下静脈 Infraorbital vein　26, 27, 30, 31
眼窩下神経 Infraorbital nerve　24, 25, 27-29, 32, 33, 108, 134, 135, 360, 390
眼窩下動脈 Infraorbital artery　26, 27, 30, 31
眼窩回 Orbital gyri　28, 29, 32, 33, 36, 37, 131, 142, 143, 272, 275, 334
眼窩筋 Orbitalis muscle　34, 35, 110
── の麻痺　468
眼窩耳孔面　6

眼窩上神経 Supraorbital nerve　24, 28, 360, 361, 390
眼窩上動脈　370
眼窩上壁 Roof of orbit　26, 27, 30, 31, 80, 81, 93, 106, 107, 110, 111, 122, 236, 357
── , 前頭蓋窩底の Floor of anterior cranial fossa　123
眼窩静脈の障害　446
眼窩尖　36, 106
眼窩尖端症候群　303, 446
眼窩前頭静脈 Orbitofrontal vein　294
眼窩前頭束 Orbitofrontal fasciculus　341
眼窩前頭皮質 Orbitofrontal cortex（OFC）　472, 477
眼窩底 Floor of orbit　26, 27, 30, 31, 80, 81, 93, 106, 107, 110, 111, 122, 123, 357
眼窩板 Orbital plate　26, 27, 30, 31, 80, 81, 194, 214, 355
眼窩部
── , 眼輪筋の　358
── , 前頭骨の　236
眼角静脈 Angular vein　370
眼球 Eyeball　24, 25, 80, 108, 109, 111-113, 115, 136-141, 162, 163, 212, 214, 216, 361, 413
── の痛み　422
── の機械受容器　388
眼球運動　399
眼球運動系　440, 441, 444
── の障害　446
眼球陥入　446, 468
眼球血管膜　361
眼球結膜　297, 357
── の血管拡張　468
眼球後病変　422
眼球最大径　422
眼球鞘　357
眼球調節　466
眼球直筋群　422
眼球突出　422
眼筋障害　317, 430
眼筋神経核　443
眼筋神経の障害　303
眼欠損　234
眼瞼　357, 358, 360
眼瞼下垂　446, 468
眼瞼浮腫　422
眼瞼裂　358
眼静脈 Ophthalmic vein　138, 139, 289, 358
眼神経 Ophthalmic nerve（Ⅱ）　36, 40, 104, 196, 297, 360, 361, 390, 391
眼振　303, 314, 315, 405, 440, 446, 449
── の急速相　442
眼動脈 Ophthalmic artery　30, 34, 38, 39, 140, 141, 196, 216, 264, 265, 267, 357, 358, 360, 370
── の障害　446
眼動脈部, 内頸動脈の Ophthalmic part of internal carotid artery　265
眼輪筋 Orbicularis oculi muscle　26, 358, 426
── の運動ニューロン　429
眼裂の開大　468

508

索引

顔面
── の痛み　303
── の感覚障害　303, 395
── の皮膚　297
── の皮膚の感覚受容　388
顔面骨　355
顔面静脈 Facial vein
　　　　34, 289, 357, 360, 370, **371**
顔面神経 Facial nerve（Ⅶ）　23, 52, 55, 56,
　94, 100, 104, 108, 109, 112, 116, 138, 139,
　168, 196, 197, 199, 202, 204, 206, 211,
　231-233, 234, 235, **297**, 298-302, 312,
　358, 362, 364, 389, 397, 398
── の鼓室部 Tympanic segment of
　facial nerve　227-229
── の乳突部 Mastoid segment of facial
　nerve　226, 227, 229
── の迷路部 Labyrinthine segment of
　facial nerve　227, 228, 231
顔面神経核 Nucleus of facial nerve
　　　　200, 211, 213, 263, **313**, 483
顔面神経管（膝神経節）Facial canal
　（Geniculate ganglion）
　　　　87, 88, 112, 114, 124, 192
顔面神経丘 Facial colliculus　199
顔面神経膝 Internal genu of facial nerve
　　　　200, 213, 313
顔面神経叢　364
顔面頭蓋　14, **355**
顔面動脈 Facial artery　34, 42, 46, 114,
　118, 360, 363, 369, **369**, 370
顔面表情筋　297
── の麻痺　430
── への神経支配　426
顔面攣縮　297
門 → 延髄門をみよ

き

キヌタ骨 Incus（anvil）
　　　　168, 169, 210, 226-228, **232**, 233
キヌタ-アブミ関節 Incudostapedial joint
　　　　233
キヌタ-ツチ関節 Incudomalleolar joint
　　　　227, 228, 233
企図振戦　315, 449
気管 Trachea　120
気道　365
奇形，頭蓋頸椎移行部の　368
記憶　475
記憶障害　284, 344
記憶ネットワーク　476
起始核　312
起立失調　449
基底核（マイネルト核）Basal nucleus（of
　Meynert）　48, 147, 316
器質的な精神障害　344
機能 MRI fMRI　3, 13, 468
機能局在論　375
偽関節　368
偽単極神経細胞　297, 376, 388, 396
疑核 Nucleus ambiguus
　　　　200, 205, 207, 209, 251, **313**
拮抗筋　297
脚間窩 Interpeduncular fossa
　　　　94, 199, 219, 237, 316

脚間核　459, 481-484
脚間槽 Interpeduncular cistern　15, 52,
　53, 55, 142, 143, 172, 173, 218, 219, 237,
　238, 239, 241, 244, 246, 252, 316
脚間動脈穿通枝 Interpeduncular
　perforating arteries　254, 255
弓下管（錐体乳突管）Subarcuate canal
　（petromastoid canal）　227, 231, 234
弓状線維 Cerebral arcuate fibers　340
弓状束 → 上縦束をみよ
弓状隆起 Arcuate eminence　87, 124, 212
旧皮質　336, 338, **458**
旧皮質周囲皮質 Periarchicortex
　　　　461, 458, 464
休息活性　375
求後頭型　8, 334
求心性神経核　312
求心性前側索路 Afferent ventrolateral
　funiculus　203
求前頭型　8, 334
急性前庭障害　405
急速眼球運動　443, 444
臭内野 Entorhinalis area　54, 55
球形嚢　234, 399, 444
球形嚢神経 Saccular nerve　235
球状核　315, 449
球麻痺　314
嗅窩 Olfactory fossa　162, 163
嗅窩髄膜腫　423
嗅覚系　423, 459, 483-485
嗅覚脱失　303, 344, 423
嗅覚中枢　459
嗅覚野　318
嗅覚路　336
嗅球 Olfactory bulb　22, 23, 28, 29, 94, 96,
　97, 130, 131, 161, 216, 237, 239, 321, 336,
　344, 355, 357, **423**, 423, 425, 459, 481-485
── の下縁 Olfactory bulb（lower
　margin）　140
嗅結節　481
嗅溝 Olfactory sulcus　142, 143, 334
嗅溝症候群　303
嗅細胞　423
嗅索 Olfactory tract　22, 23, 32, 33, 36, 37,
　40, 41, 96, 100, 130, 131, 161, 216, 239,
　304, 309, 321, 336, 344, **423**, 423-425, 459
嗅三角 Olfactory trigone　423, 425
嗅糸　355, **357**
嗅上皮　423
嗅静脈 Olfactory vein　294
嗅神経　303, 355, 423
嗅皮質　336, 338
嗅部　337, **357**
嗅裂 Rhinal sulcus　195, 333
虚血性梗塞　257
共同眼球運動　442
共同偏視　344, 446
協調運動障害　315, 449
胸鎖関節　371
胸鎖乳突筋 Sternocleidomastoid muscle
　46, 47, 50, 51, 54, 55, 58, 59, 62, 296, 313,
　368
強膜　358, **361**
強膜篩板　361
境界域梗塞　289

橋 Pons　15, 22, 23, 48, 52, 53, 55-57, 94,
　96, 97, 99-101, 103, 130, 131, 138-141,
　161, 166-171, 199, 201, 210, 212-217, 224,
　251, 294, 304-310, **312**, 376, 388, 406,
　427, 452
── からの静脈　296
── の動脈分布域 Arterial territories of
　the pons　260, 261, 263
── の皮質脊髄路 Corticospinal tract in
　pons　430
── の病変　314, 430, 446
── の菱形窩　388
橋下部 Inferior portion of pons　211
橋核 Pontine nuclei
　　　　211, 213, 215, 217, 312, 405, 447
橋小脳線維　312
橋小脳路 Pontocerebellar tract　452
橋槽［小脳］Pontine cistern　15, 168, 169,
　237, 238, 241, 244, 246, 248, 252
橋動脈　252, 253
橋動脈短枝 Short branch of pontine
　artery　254
橋動脈長枝 Long branch of pontine artery
　　　　254
橋被蓋　312, 381, 388
── の外側部　405
── の中心部　396
── の病変　405, 430
橋部縫線核　482
頬筋 Buccinator muscle
　　　　26, 27, 30, 31, 34, 35, 132, 133
頬隙 Buccal space　132
頬骨 Zygomatic bone　21, 26, 27, 30, 31,
　37, 80, 81, 93, 118, 119, 124, 125, 134-139,
　162, 163, 190-192, 202, 204, 206, 208, 210,
　212, 356
頬骨弓 Zygomatic arch　15, 21, 34, 35, 38,
　39, 42, 43, 82, 83, 162-165, 191, 208, 363
頬骨神経　358
頬脂肪体（ビシャ脂肪体）Buccal fat pad（of
　Bichat）　30, 31
頬神経　364
局所脳血流の評価　289
極包 Extreme capsule　146, 147
棘孔 Foramen spinosum
　　　　15, 136, 137, 191, 196, 197, 225, 226
棘突起，頸椎の　367
近時記憶の喪失　459
筋緊張
── の増強（痙性）　426
── の低下　315, 449
筋耳管管　225
筋突起 Coronoid process　21, 34, 35, 38,
　39, 118, 119, 125, 190, 202, 356, 363
筋肉の萎縮　344
筋紡錘
──，咬筋群の　388
──，咀嚼筋の　297
緊張部，鼓膜の　232

く

クモ膜　237, 251
クモ膜下腔　**237**, 264
クモ膜顆粒 Arachnoid granulations
　　　　50, 51

クモ膜顆粒小窩 Granular foveolae　50
クモ膜小柱 Arachnoid trabeculae　50
クラウゼ皮弁 Flap of Krause　359
グラーザー裂 → 錐体鼓室裂をみよ
グラディエント・エコー法　12
グルタミン酸作動性ニューロン　484
グルタミン酸脱炭酸酵素　483
空間失認　344

け

ケルナー中隔　227
茎状突起 Styloid process
　　54, 86, 93, 114, 124, 190, 225, 362, 366
茎突咽頭筋 Stylopharyngeus muscle
　　46, 365, 366
茎突舌筋 Styloglossus muscle
　　42, 43, 46, 47, 110, 366
茎突舌骨筋 Stylohyoid muscle
　　114, 362, 366
茎突舌骨靱帯 Stylohyoid ligament　42
──, 骨化 Ossified　46, 50, 85
茎乳突孔 Stylomastoid foramen
　　54, 124, 197, 234, 364
茎乳突孔動脈 Stylomastoid artery
　　196, 197, 233, 370
──の後鼓室枝 Stylomastoid artery, posterior tympanic branch　233
茎乳突孔静脈 Stylomastoid vein　196, 197
経頭蓋磁気刺激法　430
経頭蓋超音波ドップラー法　15
頸鼓動脈 Caroticotympanic arteries
　　233, 265
頸静脈 Jugular vein　371
──, 頸静脈孔近傍の Near jugular foramen　111
頸静脈球 Bulb of jugular vein　136, 137
頸静脈孔 Jugular foramen　15, 87, 88, 123, 162-165, 190, 196, 197, 202, 204, 225, 226, 229, 289, 366, 371
頸静脈孔症候群　303
頸静脈洞　110
頸神経 Cervical spinal nerve
　　298-302, 368
頸神経叢　296
頸動脈 Carotid artery　196, 197
頸動脈管 Carotid canal　84, 85, 121-123, 191, 192, 196, 197, 226, 228, 265
──の静脈　289
頸動脈隙 Carotid space　132
頸動脈溝 Carotid sulcus　84
頸動脈三角　368, 369
頸動脈膝部　264
頸動脈小体を伴う頸動脈分岐部 Carotid bifurcation with carotid body　369
頸動脈鞘　368, 371
頸動脈吻合　266
頸部, 内頸動脈の Cervical part of internal carotid artery　265
──の皮膚の感覚受容　381
頸部感覚　376
頸部交感神経　358
──の病変　468
頸部軟部組織　14
頸部リンパ節　364
頸部リンパ本幹　368

鶏冠 Crista galli　26, 27, 80, 93, 98, 99, 120, 140, 141, 164, 165, 218, 220, 237, 355
血管作動性腸管ポリペプチド　484
血管腫　251
血管障害　446
血管叢　243
血管吻合, 危険な　370
血流 CT　289
血流 MRI　289
結節点　375
結膜　358
結膜嚢　358
楔状回　336
楔状束 Cuneate fasciculus
　　203, 381, 382-384
楔状束核（ブルダッハ核）Cuneate nucleus (of Burdach)
　　203, 205, 207, 263, 312, 381, 382-384
楔状束結節 Cuneate tubercle
　　134, 135, 199, 312, 381
楔前回　473
楔前部 Pr[a]ecuneus　22, 68, 69, 72, 73, 76, 77, 100, 101, 130, 150-157, 161, 256, 269, 473, 479, 479
楔前[部]動脈 Precuneal artery　54, 55, 58, 59, 62, 66, 67, 70, 71, 74, 75, 98, 99, 102, 103, 152-154, 156, 157
楔部 Cuneus　22, 68, 69, 72, 73, 76, 77, 130, 148-153, 161, 269, 256
肩甲挙筋 Levator scapulae muscle
　　118, 119, 367
肩甲上静脈 Suprascapular vein　370
肩甲背神経　367
健忘失語　344, 458
検眼鏡　358
瞼板筋　468
幻視　344
幻嗅　423
言語自動症　458
言語の流暢性　458
言語野　454
原始皮質（原皮質）　336

こ

コカイン　481
コネクトーム　375
コリンアセチルトランスフェラーゼ　483
コリン作動性ニューロン　483
コリン性細胞群　314
コルチコトロピン　484
コルチコリベリン　484
コレシストキニン　484
古典的条件づけ　476
古皮質　336
呼吸部　357
固視運動に関する構造の病変　405
固縮　435, 437
固有海馬　458
固有口腔　362
固有受容　478
孤束核 Solitary nuclei
　　200, 205, 207, 263, 313, 396, 398, 482-484
──の味覚部 Pars gustatoria of solitary nuclei　397

鼓索神経 Chorda tympani
　　225, 233, 234, 363, 364, 467, 467
鼓室 Tympanic cavity　15, 54, 86, 114, 124, 166, 167, 208, 225, 233, 364, 365
鼓室階 Scala tympani　230, 234
鼓室蓋　225
鼓室洞 Tympanic sinus　226, 229
鼓室部　225, 234
鼓室輪 Tympanic ring　228, 229
鼓膜 Tympanic membrane
　　54, 192, 225, 229, 233, 364, 405
──の緊張部　232
──の弛緩部　232
──の神経節腫　235
鼓膜溝　232
鼓膜張筋 Tensor tympani muscle
　　225, 226, 228, 232, 233, 297, 313, 411
──の腱 Tendon of tensor tympani muscle　226, 228, 233
鼓膜被蓋 Scutum　228, 229
口蓋咽頭弓　362, 365
口蓋咽頭筋 Palatopharyngeus　362, 365
口蓋骨　356
口蓋神経 Palatine nerves　32, 104, 390
口蓋垂 Uvula　40, 42, 96, 97, 362, 365
口蓋舌弓　362
口蓋舌筋 Palatoglossus muscle
　　102, 106, 362
口蓋底諸筋　297
口蓋粘膜　296
口蓋帆　365
口蓋帆挙筋 Levator veli palatini muscle
　　46, 47, 102, 106, 362, 365
口蓋帆張筋 Tensor veli palatini muscle
　　38, 39, 106, 225, 362
口蓋帆麻痺　303, 314
口蓋扁桃 Palatine tonsil
　　40, 41, 100, 101, 362
口峡峡部 Isthmus of fauces　40, 41, 362
口腔 Oral cavity　14, 24, 25, 28, 32, 33, 36, 96, 97, 100, 104, 108, 362
──の機械受容器　388
──の粘膜　297
──の粘膜の感覚受容　388
口腔前庭 Oral vestibule　112, 362, 364
口唇　362
口底筋　313
口輪筋 Orbicularis oris muscle
　　102, 103, 106, 107
巧緻性障害　344
広頸筋 Platysma
　　30, 31, 34, 35, 38, 39, 42, 46, 102, 103, 118
甲状頸動脈 Thyrocervical trunk　369
甲状腺刺激ホルモン　320
甲状腺動脈　365
甲状軟骨 Thyroid cartilage
　　38, 39, 42, 46, 50, 85, 120, 368
──, 骨化 Ossified　84, 87
──, 石灰化 Calcified　88
──の上角 Superior horn of thyroid cartilage　86
交感神経
──, 頸部の　468
──の中枢路　251

交感神経幹 Sympathetic trunk
　　　　　48, 52, 108, 365, 467
交感神経系　466
交感神経根 Sympathetic root　361
交叉性感覚障害　395
交叉性線維　412
交叉性麻痺　264
交叉槽 Chiasmatic cistern
　　　　　238, 239, 240, 241, 244, 246
交通後部，前大脳動脈の　255, 266
交通前部，後大脳動脈の　255, 266
交連線維　338, 340, 341
光視症　422
向エネルギー性機能　466
向栄養性機能　466
向甲状腺細胞　320
向性腺細胞　320
向内分泌腺ホルモン　320
向乳腺細胞　320
向副腎皮質細胞　320
好発肢位　426
抗利尿ホルモン　317
岬角 Promontory　226, 228, 234
岬角電気刺激検査　235
後咽頭腔　365
後横側頭回（後ヘシュル回）Posterior
　transverse temporal gyrus(of Heschl)
　　　　　56, 57, 112, 113, 116, 117, 411
後下小脳動脈 Posterior inferior cerebellar
　artery(PICA)　54, 55, 58, 59, 62, 63, 66,
　67, 70, 71, 74, 98, 99, 102, 103, 106, 110,
　114, 134, 135, 164, 166, 203, 205, 251,
　253, 252-254, 258, 259, 263, 264, 370
　――, 下行型 Descending type　254
　――, 上行型 Ascending type　254
　――の外側枝 Lateral branch of PICA
　　　　　258, 259
　――の起始部 Origin of PICA　256
　――の内側枝 Medial branch of PICA
　　　　　258-260
　――の変異 Variation of PICA　252
後下側頭動脈 Posterior inferior temporal
　artery　268, 269
後蝸牛性難聴　405, 412
後外側橋核　443
後外側溝 Posterolateral sulcus　199, 314
後外側溝動脈 Posterior lateral sulcus
　artery　254
後外側中心動脈　255, 284, 256
後外側腹側核　318, 376, 381, 399
後外側裂 Posterolateral fissure　315
後海綿間静脈洞 Posterior intercavernous
　sinus　292
後角　243
後眼房　361
後キヌタ骨靱帯 Posterior ligament of
　incus　233
後脚 → 内包後脚をみよ
後脚動脈 Posterior crural artery　233
後極
　――, 眼球の　361
　――, 後頭葉の　344
後結節, 環椎の　367

後鼓室動脈 Posterior tympanic artery
　　　　　233
後交通動脈 Posterior communicating
　artery　50, 51, 103, 140, 141, 170, 217,
　252, 254, 255, 255-257, 264, 265, 266-
　269, 273
　――の穿通枝 Penetrating branches of
　posterior communicating artery
　　　　　279, 282, 286, 287
後交連 Posterior commissure　22, 56, 57,
　96, 97, 130, 161, 201, 243, 318, 338, 342,
　458, 466
後交連垂直前額面　422
後硬膜動脈 Posterior meningeal artery
　196, 197, 225
後骨半規管 Posterior semicircular canal
　　　　　138, 139, 210, 227, 229-231, 235
後索核　381
後索系　381
後三叉神経核視床路 Posterior
　trigeminothalamic tract
　　　　　388, 389, 393, 394
後三叉神経核視床路内の味覚線維
　Gustatory fibers in posterior(dorsal)
　trigeminothalamic tract　397, 398
後四角小葉 Posterior quadrangular lobule
　　　　　264, 315
後耳介静脈 Posterior auricular vein
　　　　　294, 370
後耳介動脈 Posterior auricular artery
　　　　　369
後篩骨孔　358
後篩骨洞　358
後縦束　459
後小脳延髄槽　15, 237
後床突起 Posterior clinoid process
　　　　　21, 46, 47, 84, 102, 194, 195, 224
後脊髄小脳路 Posterior spinocerebellar
　tract　203, 205, 447, 449, 452
後脊髄動脈 Posterior spinal artery
　　　　　196, 197, 254, 258, 263
後側聴条 Posterior acoustic stria　406
後側頭動脈 Posterior temporal artery
　　　　　267, 272-274, 454
後帯状皮質 Posterior cingulate cortex
　（PCC）　479, 479
後大脳動脈 Posterior cerebral artery　50,
　51, 54, 55, 98, 102, 103, 106, 140-145, 170,
　171, 219, 221, 237, 238, 252, 253, 253, 254,
　255, 255-257, 263, 264, 267-269, 276
　――の起始部 Origin of posterior
　cerebral artery　99, 252
　――の終末枝 Terminal branches of
　posterior cerebral artery
　　　　　277, 279-288, 289
　――の穿通枝 Penetrating branches of
　posterior cerebral artery
　　　　　279, 280, 282, 286
　――の分枝　284
後中心回　267
後中心溝　335, 387
後頭下静脈叢 Suboccipital venous plexus
　　　　　62, 63, 66, 70, 368
後頭下神経 Suboccipital nerve　60, 368

後頭顆 Occipital condyle　54, 55, 87, 93,
　106, 107, 121, 122, 132, 224, 366
後頭蓋窩 Posterior cranial fossa　87-89,
　120-124, 193, 194, 225, 236
後頭蓋窩底 Floor of posterior cranial fossa
　　　　　21, 129
後頭角　243
後頭顔領域　470
後頭橋路　219, 221, 316
後頭極 Occipital pole　22, 23, 95, 130, 131,
　146, 147, 161, 210, 212, 422
後頭骨 Occipital bone　1, 14, 21, 58, 59,
　62, 63, 66, 67, 70, 71, 74, 75, 78, 79, 86, 88,
　89, 102, 103, 110, 111, 114, 115, 118-125,
　129, 134, 135, 138-141, 146-153, 224,
　366
　――の底部 Basilar part of occipital
　bone　162, 163
後頭上行性静脈 Occipital ascending veins
　　　　　290
後頭静脈 Occipital vein
　　　　　292, 295, 368, 370
後頭静脈洞 Occipital sinus　292, 296
後頭前切痕 Preoccipital notch　23
後頭前頭筋 Occipitofrontalis muscle
　　　　　106, 107, 426
後頭側頭動脈　256
後頭頂動脈 Posterior parietal artery
　　　　　66, 67, 70, 71, 74, 75, 267, 272, 272-274
後頭頂皮質 Posterior parietal cortex
　　　　　440, 442, 442, 445, 469, 473, 474
後頭動脈 Occipital artery　50, 51, 54, 55,
　58, 59, 62, 66, 67, 70, 71, 74, 78, 132, 133,
　136-139, 367, 369, 370
後頭動脈乳突枝 Mastoid branch of
　occipital　196, 197
後頭乳突縫合 Occipitomastoid suture
　　　　　88, 89
後頭葉 Occipital lobe　16, 269, 275, 322,
　323, 323, 329, 333, 336
　――の諸回 Occipital gyri　23, 72, 73,
　76, 77, 79, 95, 100, 101, 104, 105, 108, 109,
　112, 113, 115, 131, 142-151, 178-181
　――の病変　344
後頭葉底面 Base of occipital lobe
　　　　　210, 212
後頭葉白質 Occipital medulla　346
　――の髄鞘化　345
後頭葉皮質 Cortex of occipital lobe
　　　　　326-328, 330, 331
後頭鱗　14, 224
後内側前頭動脈 Posteromedial frontal
　artery　42, 46, 50, 51, 98, 99, 102, 106,
　107, 154, 155-157, 267-271
後内側中心動脈 Posteromedial central
　arteries　219, 255, 263, 284
　――, 後大脳動脈の Posteromedial central
　arteries of posterior cerebral artery
　　　　　261, 262
後内側腹側核　318, 388
後内側脈絡叢動脈　263
後脳梁周囲動脈 Posterior pericallosal
　artery　268, 269
後半規管 Posterior semicircular duct
　　　　　168, 193, 235

511

索引

後被蓋核　459
後鼻棘 Posterior nasal spine　21, 120, 129
後鼻孔　356
後鼻孔側壁　225
後鼻孔閉鎖　234
後部縫線核　483
後吻合静脈　293
後縫線核　459, 481
──, 中脳の　435
後膨大部 Posterior ampulla　235
後膨大部神経 Posterior ampullary nerve　232, 234, 235
後脈絡叢動脈 Posterior choroidal artery　54, 58
後有孔質　255
後葉, 下垂体の Posterior lobe　320, 447, 448, 450, 451
虹彩　361
咬筋 Masseter muscle　30, 31, 33-35, 37-39, 42, 43, 46, 118, 119, 132-135, 202, 363, 370
── の筋紡錘　388
咬筋反射　388
鉤　336
鉤状束 Uncinate fasciculus　341, 342
鉤動脈 Uncal artery　255
鉤発作　423
喉頭　14, 313
喉頭蓋 Epiglottis　42, 43, 98, 99, 102
喉頭筋　296
── への神経支配　426
喉頭軟骨　365
硬口蓋 Hard palate　21, 26, 27, 30, 31, 34, 35, 80, 81, 102, 103, 120, 121, 362
硬膜 Dura mater　15, 24, 28, 32, 36, 68, 72, 76, 112, 116, 203, 235, 237, 251
──, 骨膜性の外層 Dura mater, periosteal layer　50
──, 髄膜性の内層 Dura mater, meningeal layer　50
硬膜下血腫　292
硬膜孔　296
硬膜枝 Meningeal branch　265
項筋群　367
項靱帯 Ligamentum nuchae　67, 74, 78, 132, 133
構語障害　315, 344, 430, 458
黒質 Substantia nigra　52, 55, 100, 142, 143, 219, 221, 263, 316, 319, 427, 435, 437, 438, 482
黒質線条体ニューロン　481, 484
黒質緻密部　481
黒内障性虹彩麻痺　446
骨口蓋　356
骨折　368
骨総脚 Common body limb　227, 229, 234
骨迷路　234
骨ラセン板 Osseous spiral lamina　230
昏睡　396

さ

サーカディアン・リズムの調整　484
サイロリベリン　484
サッカード　442
── 発生機構　405

サブスタンスP　484
サブトラクション　468
サリエンシーネットワーク　473
左前頭洞 Left frontal sinus　93, 96
左腕頭静脈 Left brachiocephalic vein　370
作業記憶　476
嗄声　264, 314
鎖骨下静脈 Subclavian vein　370, 371
鎖骨下動脈 Subclavian Artery　367, 368, 369
最外包 Extreme capsule　44, 45, 48, 49, 108
最後野　263
鰓弓神経　296, 312
鰓腸領域　296
索細胞, 脊髄後角の　376
錯感覚　387
匙状突起　232
三角部　243, 334
三角野　381
三叉神経 Trigeminal nerve(Ⅴ)　48, 49, 52, 53, 55, 94, 100, 104, 105, 107, 138, 139, 199, 211, 213-215, 263, **297**, 312, 358, 360, 361, 362, 389, 391, 393, 452
──, 三角部 Triangular part of trigeminal nerve　213
── の障害　303
三叉神経圧痕 Trigeminal impression　213
三叉神経運動核 Motor nucleus of trigeminal nerve　200, 213, 313
三叉神経運動根 Motor root of trigeminal nerve　199, 213, 298-302
三叉神経核視床路　388, 389, 393, 394
──, 三叉神経主感覚核からの Trigeminothalamic tract from principal sensory nucleus of trigeminal nerve　389, 393, 394
三叉神経感覚根 Sensory root of trigeminal nerve　388, 389
三叉神経橋核　313, 388
三叉神経系　**388**, 389, 390, 393, 395
── の終末皮質野　387
三叉神経枝 Branches to nerves　265, 388
三叉神経主感覚核 Principal sensory nucleus of trigeminal nerve　200, 213, 313, 388, 389, 392, 393
三叉神経障害　314
三叉神経脊髄路 Spinal tract of trigeminal nerve　388, 389, 393
三叉神経脊髄路核 Spinal nucleus of trigeminal nerve　200, 251, 264, 312, 388, 389, 392, 393, 480, 485
──, 中位部 Interpolar part of spinal nucleus of trigeminal nerve　207, 388
──, 尾側部 Caudal part of spinal nucleus of trigeminal nerve　203, 205
──, 吻側部 Oral part of spinal nucleus of trigeminal nerve　209, 211
三叉神経節(ガッセル神経節) Trigeminal (Gasserian) ganglion　44, 45, 104, 107, 168, 169, 211, 239, 297, 361, 388, 389, 391, 393, 484
三叉神経節枝 Branches to trigeminal ganglion　265

三叉神経槽 Trigeminal cistern　238, 240, 241, 244, 248
──, 開口部 Opening of trigeminal cistern　213
三叉神経第一枝の障害　446
三叉神経中脳路核 Mesencephalic nucleus of trigeminal nerve　200, 213, 215, 217, 219, 221, 313, 316, 388, 389, 394
三叉神経痛　297
三叉神経動脈 Trigeminal artery　266
三叉神経毛帯 Trigeminal lemniscus　388, 389, 391, 392, 394
三次ニューロン　376, 388, 396
山頂 Culmen(Ⅳ, Ⅴ)　22, 96, 97, 99, 201, 314, 315, 447
山腹 Declive(Ⅵ)　22, 96, 97, 99, 201, 314, 315, 442, 443, 444, 447
散瞳　446
── の調節　361

し

シナプス後細胞　480
シナプス前細胞　480
シャワーエンボリ　344
シルビウス静脈 Sylvian veins
　→ 浅中大脳静脈をみよ
ジェンナリ線条　149
ジヒドロキシベンゼン　480
四丘体槽(大大脳静脈槽) Quadrigeminal cistern(cistern of great cerebral vein)　15, 16, 142-145, 174, 175, 238, 238, 241, 244, 246, 249
四丘体動脈 Quadrigeminal artery　254, 255, 255, 263
──, 後大脳動脈 Collicular artery of posterior cerebral artery　262
四丘体板　316
四肢麻痺　314
四分盲　285, 344, 422
矢状縫合 Sagittal suture　154-159, 186, 188, 236
矢状面　6
弛緩性麻痺　344
弛緩部, 鼓膜の　232
姿勢異常　315, 437
指鼻試験　449
脂肪細胞刺激ホルモン　320
視蓋延髄路　316
視蓋脊髄路　316, 435
視覚系　412, 413, 414, 418, 420, 425
視覚性言語野　454
視覚聴覚転換言語野　454
視覚ネットワーク　470, 471
視覚皮質(有線野) Area striata　144, 146-149, 422
視覚麻痺　284
視覚野　413, 469
── の障害　344
視覚誘発電位　422
視覚連合野　470
視交叉 Optic chiasm　14, 15, 22, 40, 96, 97, 99, 130, 140, 141, 161, 168-171, 201, 219, 239, 243, 264, 267, 317, 343, 357, 406, 412, 413, 415, 418, 420
── の病変　422

512

視交叉上核　484
視細胞　361
視索 Optic tract　44, 45, 48, 49, 52, 53, 100, 101, 103-105, 142, 143, 219, 221, 239, 254, 255, 264, 267, 342, 343, **412**, 413, 415, 418, 420
視索上陥凹 Supraoptic recess
　　239, 243, 244, 247
視索前野　396, 458, 485
視床 Thalamus　103, 107, 148, 149, 176-179, 243, 270, 284, 317, **318**, 406, 452
──，外側部 Lateral part of thalamus
　　347
──，生下時の　345
── から発する線維　399, 401, 404
── の機能障害　320
── の前結節　266
── の内髄板内核　376
視床亜核　396, 435
視床下核 Subthalamic nucleus　52, 53, 100, 284, 316, **317**, 319, 435, 437-439
── の血管障害　437
視床下核淡蒼球路　483
視床下溝　317
視床下部 Hypothalamus　142-145, 201, 219-221, 264, 266, 284, **317**, 396, 459, 469, 475, 478, 482, 484
── の亜核群　458
── の機能障害　320
── の脳室周囲核　480
視床下部動脈　270
視床灰白隆起動脈 Thalamotuberal artery
　　257
視床外側核　318
視床外側背側核 Lateral dorsal nucleus of thalamus　52, 53
視床外側腹側核 Lateral ventral nucleus of thalamus
　　52, 53, 146, 147, 319, 436, 438, 439, 453
視床核　318
視床貫通動脈 Thalamoperforating artery
　　257
視床間橋 Interthalamic adhesion
　　22, 96, 97, 130, 161, 201, 243, 264, 318
視床後外側核 Lateral posterior nucleus of thalamus　146, 147, 319
視床後外側腹側核 Ventral posterolateral nucleus of thalamus
　　104, 105, 377, 379, 382, 383, 385
視床後内側腹側核 Ventral posteromedial nucleus of thalamus
　　389, 391, 394, 397, 399
視床後部　255, 284, 317, **318**
視床膝状体動脈 Thalamogeniculate artery
　　254, 255, 257
視床上部　**318**, 338
視床上部交連　318
視床症候群　320
視床障害による失語　458
視床髄条　243, 318, 459
視床髄板内核 Intralaminar nuclei of thalamus　377
視床穿通動脈　284
視床前核 Anterior nuclei of thalamus
　　48, 146, 147, 318, 319, 458, 459, **459**, 482

視床前部　264
視床前腹側核 Ventral anterior nucleus of thalamus　453
視床線条体静脈 Thalamostriate vein　290
視床中間腹側核 Ventral intermediate nucleus of thalamus　400, 401, 403
視床中心正中核 Centromedian nucleus of thalamus　56, 57
視床枕 Pulvinar of thalamus
　　56, 57, 100, 101, 104, 105, 413
視床枕核 Pulvinar nucleus of thalamus
　　146, 147, **318**, 319
視床頭頂線維　376
視床頭頂路 Thalamoparietal tract
　　377, 379-383, 385, 386, **387**, 387, 388, 389, 391, 392, 394, 395
視床内髄板　396
視床内側核 Medial nuclei of thalamus
　　52, 53, 100, 101, 146, 147, 318, 319, 459
視床ニューロン　376
視床皮質路 Thalamocortical tract
　　383, 395
視神経 Optic nerve　14, 15, 22, 28, 29, 32, 33, 36, 37, 40, 41, 43, 96, 97, 100, 101, 103, 104, 108, 109, 162-165, 168, 169, 196, 214, 216, 217, 219, 303, 342, 343, 357, 358, 360, **361**, 361, 412, 413-415, 418, 420
──，視神経管内の Optic nerve in the optic canal　166, 167
── の障害　303, 446
── の病変　422
視神経萎縮　303
視神経円板(乳頭) Optic disc　24, 361, 414
視神経管 Optic canal　38, 82, 168, 169, 195, 196, 216, 237, **358**, 362, 412
視皮質　338
視放線 Optic radiation
　　285, 338, 340, 342, 413, 414, 415-419, 421
── の膝　417
── の障害　344
── の上部　387
── の側頭膝 Temporal genu of optic radiation　413
── の病変　422
視野障害　303, 344, 417, 422
視力障害　303
──，片眼性の　422
歯　297
── の感覚受容　388
歯状回 Dentate gyrus
　　54, 55, 221, 337, **458**, 459
歯状核 Dentate nucleus　64, 67, 100, 101, 209-213, 252, 264, 313, 315, 435, 447, 449, 453
歯状核オリーブ路　313
歯状核視床路 Dentatothalamic tract　342
歯状核小脳路　313
歯槽骨　362
歯槽突起　356
歯突起 Dens　49, 236, 368
──，軸椎の　366, 367
篩骨 Ethmoid bone　30, 31, 355
篩骨洞　**355**, 356, 357, 360
篩骨動脈　370
篩骨胞 Ethmoidal bulla　24, 212

篩骨蜂巣 Ethmoidal cells　15, 21, 24, 25, 28, 29, 32, 33, 80, 81, 93, 100, 101, 103, 121, 129, 136-141, 162-165, 193-195, 201, 212, 214, 355
篩状窩 Ethmoid fossa　195
篩板 Cribriform plate
　　81, 120, 224, 237, 296, 336, 355, 357, 360
耳下腺 Parotid gland　42, 43, 45-47, 50, 51, 118, 119, 132, 133, 296, **363**
── への神経支配　468
耳下腺管 Parotid duct　34, 35, 38, 39, 363
耳下腺隙 Parotid space　132
耳介 Auricle(pinna)　50, 51, 54, 55, 58, 59, 62, 63, 132-137, 140-143, 162-167, 170, 171, 190, 191, 202, 204, 206, 208, 210, 212, 214, 363
耳介神経 Auricular nerve　235
耳介側頭神経　364, 468
耳介軟骨　364
耳管 Pharyngotympanic tube
　　106, 202, 207, 225, 233
──，開口部 Opening of pharyngotympanic tube　226
耳管咽頭口 Pharyngeal opening of pharyngotympanic tube
　　102, 103, 203, 365
耳管口蓋ヒダ　365
耳管軟骨 Cartilage of pharyngotympanic tube　46, 47, 110, 203, 205
耳管扁桃　365
耳奇形　234
耳小骨 Ossicles
　　86, 166, 167, 225, **232**, 233, 405
耳神経節 Otic ganglion
　　108, 109, 466, 467, 468
耳神経動脈 Otic artery　266
耳垂直線　8
耳石　444
自動運動　449
自発眼振　405
自発痛　320
自由縁　16
自由神経終末　396
自律神経系　**466**
自律神経反応　458
自律性機能調節　317
── の阻害　320
自律性四分の一眼症候群　468
時間分解 MRA　15
磁化率強調画像　12
磁性体物質　13
軸椎(第二頸椎) Axis(C Ⅱ)　14, 21, 50, 51, 54, 55, 86-88, 102, 103, 106, 107, 110, 121, 122, 266, **366**
── の関節突起 Articular process of axis　58
軸椎横突起 Transverse process of axis　93
軸椎棘突起 Spinous process of axis
　　21, 66, 70, 98, 99, 120, 129
軸椎歯突起 Dens of axis
　　21, 54, 86, 93, 98, 99, 120, 129, 132, 133
軸椎椎弓 Arch of axis　58, 62, 89
失語症　454
失行　344
失調歩行　315

513

索引

失読症 289
失文法 458
失明 303, 375
室間孔（モンロー孔）Interventricular foramen（of Monro） 22, 48, 49, 130, 146, 147, 161, 176-179, 239, 240, 241, 243, 244, 247, 264, 318, 321, 338, 459
室頂核 Fastigial nucleus 315, 449, 453
室頂面 8
室傍核 482, 483, 485
膝 → 内包膝をみよ
膝状体外線維投射 412
膝状体外副経路 422
膝神経節 Geniculate ganglion 227, 228, 234
―― , 顔面神経の 396
斜台 Clivus 21, 98, 99, 120, 129, 136, 137, 162, 163, 166, 167, 190-192, 201, 204, 205, 207-209, 211, 224, 266
受容性失語 458
受容体 480
終止核 312
終脳 240, 303, 321
―― からの血液流出を受けている静脈 289
―― の終板 317
終脳核 321, 322
終脳間脳裂 240
終脳半球 241
終脳皮質 Cortex of telencephalon 304-311
終板 Lamina terminalis 22, 96, 97, 130, 142, 143, 161, 201, 221, 243, 266, 317
終板槽 Cistern of lamina terminalis 238, 240, 241, 244, 246, 249
終板傍回 Paraterminal gyrus 96, 97, 337
終末灌流域 276, 284
終末枝
―― , 後大脳動脈の 289
―― , 前大脳動脈の 267, 285
―― , 中大脳動脈の 285
終末皮質野, 三叉神経系の 387
終末部, 内頸動脈の Terminal part of internal carotid artery 265
十字縫合（ブレグマ） 158
縮瞳 316, 446, 466, 468
―― の調節 361
純粋感覚障害 284
鋤骨 355
小鉗子（前頭部）Minor forceps（frontal） 148, 149
小後頭直筋 Rectus capitis posterior minor muscle 66, 67, 70, 71, 132, 133, 367
小錐体神経 Lesser petrosal nerve 196, 197, 233, 467
小錐体神経管裂孔 Hiatus for lesser petrosal nerve 196
小舌 Lingula 315
小帯回 Fasciolar gyrus 337, 463
小児の脳 344
小脳 Cerebellum 16, 23, 105, 107, 109, 111, 130, 131, 161, 203, 230, 231, 243, 303, 304, 306-311, 314, 400, 427, 476
―― の静脈 296
―― の切除 443

―― の動脈 251
―― の動脈分布域 Arterial territories of the cerebellum 258-262, 264
小脳遠位部の白質 Peripheral cerebellar white matter 350
小脳遠心系 453
小脳核 315, 484
小脳脚 243, 303, 314
小脳求心系 452
小脳橋角症候群 303
小脳橋角部 237, 399, 405
―― の占拠性病変 412
小脳橋槽 Cerebellopontine cistern 211, 213, 215, 237, 238, 241, 244, 248, 312, 315
小脳系 447, 450
小脳後葉 Posterior lobe of cerebellum 60, 61, 63-65, 67-69, 71-73, 101, 103, 112, 113, 115-117, 119, 174, 175, 202, 204-206, 208, 210, 212, 214, 216, 314, 315
小脳後葉半球 Hemisphere of posterior lobe of cerebellum 75, 136-139, 142, 143, 166-169, 452
小脳梗塞 264
小脳歯状核 319
小脳赤核路 Cerebellorubral tract 342
小脳前葉 Anterior lobe of cerebellum 56, 57, 60, 61, 63-65, 68, 69, 101, 103, 140, 141, 176, 177, 212, 214-218, 220, 315, 447
小脳前葉虫部 Vermis of anterior lobe of cerebellum 61, 67, 71, 75, 142-145, 219, 452
小脳前葉半球 Hemisphere of anterior lobe of cerebellum 142, 143
小脳第一裂 Primary fissure of cerebellum 22, 56, 57, 60, 61, 64, 65, 68, 69, 96, 97, 99, 101, 103, 142, 143, 201, 212-216, 314, 315, 447, 448, 452
小脳中心前静脈 Precentral cerebellar vein 294
小脳虫部 Vermis of cerebellum 67, 71, 136-141, 170-175, 178, 179, 264, 314, 315, 347
―― , 生下時の 345
―― の萎縮 368
―― の障害 449
小脳虫部動脈頭側枝 Cranial branch of vermis 253
小脳テント Cerebellar tentorium 16, 52, 53, 56, 57, 60, 61, 64, 65, 68-75, 96, 97, 100, 101, 112, 113, 140-147, 170-173, 176-179, 210, 212, 214-218, 220, 224, 236, 321, 360
小脳脳葉 Lobes of cerebellum 315
小脳白質 Cerebellum medulla 346
―― の髄鞘化 345
小脳半球 Hemisphere of cerebellum 164, 165, 170, 171, 207, 209, 264, 314, 315
―― の障害 315, 449
小脳扁桃 Tonsil of cerebellum（H Ⅸ） 22, 23, 94, 96, 97, 99-101, 130, 131, 134, 135, 161, 201-203, 251, 294, 315, 447, 450
―― の下垂 315
―― の陥入 368
小脳扁桃枝 Branch of cerebellar tonsillar 253

小翼 → 蝶形骨小翼をみよ
床突起部 Clinoid segment 265
松果体 Pineal gland（body） 22, 59, 60, 96, 97, 99, 130, 146, 147, 161, 178, 179, 199, 201, 238, 244, 246, 255, 255, 318, 406
松果体上陥凹 Suprapineal recess 239, 241, 243, 244, 247
焦点性てんかん発作 430
焦点調節 361
硝子体 361
上衣下層 Stratum subependymale 44, 45
上オリーブ核 Superior olivary nucleus 211, 263, 405, 406-408
上下垂体動脈 Superior hypophysial artery 265, 320
上顎骨 Maxilla 26, 34, 35, 80, 81, 102, 103, 106, 107, 110, 111, 114, 115, 121-123, 202, 204, 206, 355, 356, 362
上顎骨歯槽突起 Alveolar process of maxilla 30, 31, 120, 121, 132, 133
上顎神経 Maxillary nerve 36, 40, 104, 210, 297, 361, 363, 390, 391, 393
―― V2部 Maxillary nerve（V2） 196
上顎洞 Maxillary sinus 21, 24, 25, 28, 29, 32, 33, 80, 81, 93, 104, 105, 107, 109, 111-113, 122, 123, 129, 134-137, 190, 191, 193, 201, 202, 204, 206, 208, 355, 356, 357, 358
―― の後部 14
上顎動脈 357
上眼窩外耳孔面 7
上眼窩後頭下線 6
上眼窩後頭下面 7, 14, 15
上眼窩静脈 360
上眼窩裂 Superior orbital fissure 38, 39, 82, 93, 106, 107, 123, 162-165, 194-196, 214, 224, 237, 297, 358, 360
上眼窩裂症候群 303, 446
上眼瞼 Upper eyelid 108, 109, 214, 216, 358
上眼瞼挙筋 Levator palpebrae superioris muscle 26, 27, 30, 31, 34, 35, 110, 114, 216, 218, 297, 358, 358
―― への神経支配 360
上眼静脈 Superior ophthalmic vein 26, 30, 34, 35, 38, 140, 141, 196, 293, 370
上キヌタ骨靱帯 Superior ligament of incus 233
上丘 Superior colliculus 22, 59, 96, 97, 130, 144, 145, 161, 176, 177, 199, 201, 221, 263, 316, 413, 440, 441, 442, 444, 481
上丘腕 Brachium of superior colliculus 199
上頸神経節 Superior cervical ganglion 48, 104, 108, 467, 468
上楔前動脈（上内側頭頂動脈）Superior precuneal artery 267-271
上瞼板筋 358
上鼓室 Superior part of tympanic cavity 227, 228, 232
上鼓室動脈 Superior tympanic artery 233
上甲状腺静脈 Superior thyroid vein 370
上甲状腺動脈 Superior thyroid artery 46, 369, 369

索引

上行咽頭動脈 Ascending pharyngeal artery　363, 365, 366, 369, **370**
　── の後頭枝　370
上行性経路　314
上行性網様体賦活系　377, **396**
上後頭前頭束 Superior occipitofrontal fasciculus　341-343
上後扁桃静脈 Superior retrotonsillaris vein　294
上喉頭神経 Superior laryngeal nerve　48
上骨半規管 Superior semicircular canal　88
上矢状静脈洞 Superior sagittal sinus　1, 15, 25-27, 30, 31, 34, 35, 38, 39, 42, 43, 46, 47, 50, 51, 54, 55, 58, 59, 62, 63, 66, 67, 70, 71, 73-75, 77-79, 97-99, 144-157, 224, 292, 295
上肢筋への神経支配　426
上肢の感覚受容　376, 381
上視床交連　243
上視床静脈 Superior thalamic vein　294
上視床線条体静脈（分界静脈）Superior thalamostriate (terminal) vein　46, 47, 50, 51, 54, 58, 59, 62, 148, 149, 291, 293, 295, 318
上斜筋 Superior oblique muscle　26, 27, 29-31, 33-35, 216, 218, 297, **359**, 360
上縦束（弓状束）Superior longitudinal (arcuate) fasciculus　340, 341, 343, 454, 454-456
上小脳脚 Superior cerebellar peduncle　140, 141, 199, 215, 217, 312, 313, 316, 342, 343, 449, 452, 453
上小脳脚交叉 Decussation of superior cerebellar peduncles　219, 452
上小脳槽 Superior cerebellar cistern　15, 67, 237, 238, 242, 244, 246, 249
上小脳動脈 Superior cerebellar artery　50, 51, 54, 55, 58, 59, 62, 63, 66, 70, 98, 99, 102, 103, 106, 110, 114, 140, 141, 217, 237, 238, 252, **252**, 253, 254, 255, 261, 262, 263, **264**, 297
　── の外側枝 Lateral branch of superior cerebellar artery　260-262
　── の起始部 Origin of superior cerebellar artery　253, 256
　── の内側枝 Medial branch of superior cerebellar artery　260-262
　── の分枝 Branches of superior cerebellar artery　254
上神経節
　──, 舌咽神経の　396
　──, 迷走神経の　396
上唇動脈 Superior labial artery　16, 369
上錐体静脈洞 Superior petrosal sinus　215, 292-294, 293, 296
上髄帆 Superior medullary velum　199, 243
上前庭神経 Superior part of vestibular nerve　232, 234
上前頭回 Superior frontal gyrus　23-25, 28, 29, 32, 33, 36, 37, 40, 41, 44, 45, 48, 49, 52, 53, 56, 57, 94, 95, 100, 101, 103-105, 107, 131, 146-157, 170-175, 267, 285, **333**, 334

　── の前頭極 Frontal pole of superior frontal gyrus　144, 145
上前頭溝 Superior frontal sulcus　23, 94, 95, 131, 154-157, 184, 185, 333, 335
　── と中心前溝の合流部 SFS-PrCS sign　334
上側頭回 Superior temporal gyrus　23, 40, 41, 44, 45, 48, 49, 52, 53, 56, 57, 60, 61, 63-65, 67, 94, 112, 113, 116, 117, 119, 131, 142-149, 172-175, 272, **336**, 470, 471, 474
　── の病変　344
上側頭溝 Superior temporal sulcus　23, 44, 45, 64, 65, 94, 116, 117, 131, 479, 479
上唾液核 Superior salivatory nucleus　200, **313**, 466, **466**
上大脳静脈 Superior cerebral vein　47, 50, 56, 146-159, 186-188, 291, 292, 294
上中心核　482
上虫部静脈 Superior veins of vermis　294
上直筋 Superior rectus muscle　26, 27, 29-31, 34, 35, 110, 111, 140, 141, 216, 218, **358**, 360
上ツチ骨靱帯 Superior ligament of malleus　233
上頭斜筋 Obliquus capitis superior muscle　62, 63, 66, 67, 132, 133, 367
上頭頂回　285
上頭頂小葉 Superior parietal lobule (SPL)　23, 67-69, 71-73, 75, 95, 131, 154-157, 184-187, 267, 473
　── の一部 A part of superior parietal lobule　472
上頭頂皮質　426
上半球静脈 Superior hemispheric vein　294
上半月小葉 Superior semilunar lobule　315
上鼻甲介　**355**, 357
上鼻道　356
上吻合静脈（トロラード静脈）Superior anastomotic vein (Trolard vein)　290
上方注視麻痺　446
上脈絡叢静脈 Superior choroid vein　148, 293
情動処理の中核構造　477
情動反応　458
静脈, 鼻腔粘膜の　357
静脈角 Venous angle　290, 291, 293, 368
静脈洞　289, 292
　── の内皮 Sinus endothelium　50
静脈洞血栓症　296
静脈洞交会 Confluence of sinuses　16, 78, 79, 97-99, 140-143, 224, 290-292, 294, **295**, 296, 368
　──, 変異　212
食道　365
　── の筋肉　313
触覚性識別障害　395
触覚の障害　395
心奇形　234
身体部位失認　344
侵害受容　478
神経下垂体 Neurohypophysis　215, 317, 320
神経活性物質　480

神経経済学　478
神経心理行動学　478
神経節腫, 鼓膜の　235
神経腸管ペプチド　484
神経伝達物質　480
神経伝導路　375
神経頭蓋　14, **224**
神経ペプチド　466
神経ペプチド含有細胞群　314
神経網　375, **468**
神経葉　320
振戦　317, 435, 437
振動覚　344
　── の障害　395
真珠腫　232
真正中隔　**323**, 459
深頸動脈　368
深耳介動脈 Deep auricular artery　233
深錐体神経 Deep petrosal nerve　196, 197, 225
深髄質静脈 Deep medullary vein　295
深大脳静脈　289, **293**
深部感覚　388
　── の障害　320, 387
深部顔面　363
深部頸静脈　368
深部後頭葉白質 Deep occipital white matter　348
深部小脳白質 Deep cerebellar white matter　348
深部静脈　289
深部前頭葉白質 Deep frontal white matter　349, 351
深部頭頂葉白質 Deep parietal white matter　351
深部脳底静脈　295
新脳　317
新脳皮質　321
新皮質　337, 338
　── のエネルギー交換　484
靱帯損傷　368

す

スズメバチ骨　224
スタチン　317, 485
スピン・エコー法　12
頭痛, 側頭部の　303
水晶体 Lens　108, 110, 115, 138, 139, 214, 216, 361
水頭症　15, 245, 368
水平性注視麻痺　446
垂直眼振　405
垂直後頭束 Vertical occipital fasciculus　341
垂直性注視麻痺　446
垂直板　355
垂直稜 Vertical crest (Bill's bar)　227, 231
遂行機能　472
遂行・制御ネットワーク　473
随意運動　447
随意運動系　426
睡眠の制御　482
錐体　312
　── の皮質脊髄路 Corticospinal tract in pyramid　428, 430

515

索引

錐体外路系　426
錐体鼓室裂（グラーザー裂）Petrotympanic fissure（Glaserian fissure）
　　225, 226, 233, 234
錐体交叉 Pyramidal decussation　56, 199, 312, 381, 427, 428, 429, 430
錐体後頭軟骨結合 Petro-occipital synchondrosis　225, 226, 228, 229
錐体骨　225, 365
　── の内耳孔　405
錐体細胞　361, 412
　──, 海馬の　484
錐体静脈 Petrosal vein　294, 296
錐体尖 Apex of petrous part
　　193, 225, 226, 227
錐体尖端症候群　303
錐体突起 Pyramidal process　233
錐体部, 内頸動脈の Petrous part of internal carotid artery　265
錐体隆起 Pyramidal eminence
　　226, 229, 232
錐体鱗状部の隔壁 Petrosquamosal septum　229
錐体鱗板（ケルナー中隔）Petrosquamosal lamina（Körner's septum）　227
錐体路 Pyramidal tract　284, 316, 453
　── の体部位的局在　375
錐体路系　426, 427, 428, 430, 432
髄液腔　15, 237, 238, 246
髄液帯　240
髄質　289
髄鞘　317
髄鞘化
　──, 白質の　344
　── の最終領域 Terminal zone
　　352-354
髄条 Stria medullaris　199
髄板　318
髄板内核　318, 435
髄膜腫　303

せ

セロトニン作動性ニューロン　482
セロトニン細胞群　314
正円孔 Foramen rotundum
　　83, 122, 193, 196, 224, 297, 370
正中環軸関節 Median atlantoaxial joint
　　120, 366, 367
正中溝 Median sulcus　207, 312
成長ホルモン　320, 485
声帯ヒダ Vocal fold　42
声帯麻痺　303
性器奇形　234
性的攻撃行動　458
青斑 Locus caeruleus
　　140-143, 215, 217, 219, 263, 314, 481, 485
　── の萎縮　483
星状細胞　484
精神運動発作　344
赤核 Red nucleus　52, 53, 55, 144, 145, 221, 263, 313, 316, 319, 435, 437-439, 449, 452, 453
赤核オリーブ線維　313

脊髄 Spinal cord　22, 23, 49, 53, 56, 57, 60, 94, 96, 97, 99, 130-133, 161, 196, 197, 201, 399
　── の延髄脊髄路　482
脊髄横断損傷　368
脊髄クモ膜下腔 Spinal subarachnoid space　14, 238, 241, 244
脊髄後角　485
　── の索細胞　376, 388
脊髄後索 Posterior funiculus
　　132, 133, 381
脊髄硬膜 Spinal dura mater　132, 133
脊髄根　296
脊髄視床路 Spinothalamic tract　203, 205, 207, 209, 211, 213, 215, 217, 219, 221, 251, 263, 342, 343, 376
　── の障害　264
脊髄小脳路 Spinocerebellar　205
　── の障害　264
脊髄静脈 Spinal vein　197
脊髄神経　367
脊髄神経後根 Posterior（dorsal）root of spinal nerve　377, 382
脊髄神経節 Spinal ganglion
　　376, 377, 381, 382, 484
脊髄造影　16
脊髄側角　468
脊髄白交連 White commissure of spinal cord　377
脊髄網様体路 Spinoreticular tract
　　376, 377
脊髄路　482
脊柱管 Vertebral canal　88, 120
脊柱起立筋　367, 368
脊椎　14
脊椎傍隙 Paravertebral space　132
石灰結晶体　399
切歯管　362
　──, 上顎骨 Incisive canal of maxilla
　　98, 120
舌 Tongue　24, 25, 28, 29, 32, 33, 36, 37, 96, 97, 100, 101, 104, 132, 133, 362
舌咽神経 Glossopharyngeal nerve（Ⅸ）
　　23, 44, 52, 56, 94, 100, 104, 108, 131, 136, 137, 196, 197, 199, 203, 205, 207, 263, 296, 299, 301, 302, 312, 363, 365, 366, 389, 397, 398, 466, 467, 467
舌咽神経痛　303
舌下筋　362
舌下神経 Hypoglossal nerve　23, 24, 28, 32, 36, 40, 44, 48, 52, 56, 94, 100, 104, 108, 112, 131, 134, 135, 196, 197, 199, 203, 205-207, 296, 298, 299, 301, 302, 312, 362, 366
　── の麻痺　303
　── の末梢性麻痺　362
舌下神経核 Nucleus of hypoglossal nerve
　　200, 205, 207, 263, 313
舌下神経管 Hypoglossal canal　15, 87, 100, 121, 122, 134, 135, 162, 190, 196, 197, 202, 203, 224
舌下神経管静脈叢 Venous plexus of hypoglossal canal　196, 197
舌下神経三角 Trigone of hypoglossal nerve　199

舌下神経前位核　444
舌下神経動脈 Hypoglossal artery　266
舌下腺 Sublingual gland
　　26, 27, 30, 31, 102, 297, 313, 467
舌下動脈 Sublingual artery　26, 30, 34, 38
舌下静脈 Sublingual vein　26
舌筋　313
　── への神経支配　426
舌骨 Hyoid bone　21, 38, 39, 86, 98, 99, 102, 120-122, 362, 365
舌骨諸筋　297
舌骨体 Body of hyoid bone　83
舌骨大角 Greater horn of hyoid bone
　　42, 46, 84, 85
舌根　362, 363, 365
舌状回 Lingual gyrus　470, 471
舌神経 Lingual nerve　28, 32, 36, 40, 100, 104, 108, 112, 363, 364, 390, 391, 467
舌尖　363, 370
舌腺　467
舌体　362
舌動脈 Lingual artery
　　42, 46, 114, 363, 365, 369, 369
舌乳頭　362
舌背　362
先天性小脳形成不全　375
先天性脳梁無形成　375
浅項筋群　367
浅錐体動脈の下行枝 Descending branch of superficial petrosal artery　233
浅側頭静脈 Superficial temporal vein
　　370
浅側頭動脈 Superficial temporal artery
　　46, 47, 146, 147, 360, 364, 369, 370
　── の前頭枝 Frontal branch of superficial temporal artery
　　34, 35, 38, 39, 42
浅大脳静脈　289, 292
浅中大脳静脈（シルビウス静脈）Superficial middle cerebral vein（Sylvian veins）
　　142, 144, 145, 290, 291, 292, 293
穿通動脈　284
栓状核　315, 449
閃光視　344
腺下垂体（下垂体前葉）Adenohypophysis
　　215, 317, 320
腺細胞　320
線条　421
線条体 Striatum
　　322, 435, 439, 476, 476, 477, 485
線条体黒質路　483
線条体静脈群　293
線条体底 Bottom of striatum　43
線条体内包失語　458
線条体領域　477
線条皮質　149
線条野　337
線毛細胞, Corti 器の　405
線毛上皮　357
全失語　285, 458
前位核 Prepositus nucleus
　　209, 263, 441, 444, 444
前運動皮質　476

索引

前横側頭回（前ヘシュル回）Anterior transverse temporal gyrus(of Heschl) 56, 57, 112, 113, 116, 117, 337, 405, 407, 409
前下小脳動脈 Anterior inferior cerebellar artery(AICA) 98, 106, 138, 139, 211, 252, 252, **253**, 254, 260, 263, 264, 370
——の起始部 Origin of anterior inferior cerebellar artery(AICA) 256
前下側頭動脈 Anterior inferior temporal artery 268, 269
前外側溝 Anterolateral sulcus 199
前外側視床線条体動脈 Anterolateral thalamostriate artery 145, 271
前外側中心動脈 Anterolateral central artery 142, 219, 255, 270, 271, 284
——の梗塞 458
前海馬台（前海馬支脚）Presubiculum 54, 55
前海綿間静脈洞 Anterior intercavernous sinus 292
前角 243
前額部
——の痛み 303
——の感覚障害 303
前額面 6
前環椎動脈 Proatlantal intersegmental artery 266
前眼房 361
前脚 → 内包前脚をみよ
前脚動脈 Anterior crural artery 233
前橋中脳静脈 Anterior pontomesencephalic vein 294
前極, 眼球の 361
前頸静脈 Anterior jugular vein 370
前結節, 視床の 266
前鼓室動脈 Anterior tympanic artery 225, 233
前交通動脈 Anterior communicating artery 255, 267, 268, 269
——の分岐部 Origin of anterior communicating artery 98, 99
前交連 Anterior commissure 22, 44, 96, 97, 100, 101, 104, 105, 108, 109, 130, 144, 145, 161, 201, 266, 284, 304, 309, 317, 323, 338, 341-343, 459
前交連中隔 459
前硬膜動脈 360
前骨半規管 Anterior semicircular canal 124, 212, 213, 227-229, 231
前索の前皮質脊髄路 Anterior corticospinal tract in anterior funiculus 428
前三叉神経核視床路 Anterior trigeminothalamic tract 388, 389
前三叉神経核脊髄路 388
前四角小葉 Anterior quadrangular lobule 315
前視床静脈 Anterior thalamic vein 294
前篩骨孔 357, 358
前篩骨神経 357
前篩骨洞 355
前篩骨動脈 357, 360
前障 Claustrum 41, 44, 45, 48, 49, 108, 146, 147, 172-175, **322**, 338, 436, 437, 439

前床突起 Anterior clinoid process 21, 42, 43, 82, 121, 122, 129, 140, 141, 166, 167, 168, 169, 194, 195, 224
前錐体床突起ヒダ Anterior petroclinoidal fold 48, 49
前正中裂 Anterior median fissure 56, 132-135, 164, 199, 203, 205, 207, 312
前脊髄視床路 **376**
前脊髄小脳路 Anterior spinocerebellar tract 199, 203, 205, 207, 263, 447, 452
前脊髄動脈 Anterior spinal artery 197, 251, 254, 258, 259, 263
前側索 **376**, 377, 378
——の解離性感覚障害 395
前側脊髄視床路 Anterior spinothalamic tracts 377-379
前側頭動脈 Anterior temporal artery 267, 272-274
前大脳静脈 Anterior cerebral veins 293, 294
前大脳動脈 Anterior cerebral artery 38, 39, 42, 43, 47, 97-99, 102, 142-147, 172-175, 219, 221, 255, 257, 264, **266**, 268-271, 276
——の起始部 Origin of anterior cerebral artery 272, 273
——の終末枝 Terminal branches of anterior cerebral artery 285, 277-288
——の穿通枝 Penetrating branches of anterior cerebral artery 279, 282, 286
——の分枝 284
前帯状皮質 Anterior cingulate cortex (ACC) 473, **474**, 477
前中心回 267
前ツチ骨靱帯 Anterior ligament of malleus 233
前庭 Vestibule 168, 227, 228, 230, 231, **234**
前庭蝸牛管 Vestibulocochlear duct 228, 234
前庭蝸牛神経 168, 234, **297**
前庭階 Scala vestibuli 230, 234
前庭眼球反射 399, **444**, 446
前庭系 **399**, 400, 401, 402, 444
——の障害 264, 303
——の病変 405
前庭視床路 Vestibulothalamic tract 400, 401, 403
前庭小脳路 447
前庭神経 Vestibular nerve 230, 235, 399, 400-402
前庭神経下核 Inferior vestibular nucleus 399, 400
前庭神経外側核（ダイテルス核）Lateral vestibular nucleus (of Deiters) 399, 400-402
前庭神経核 Vestibular nuclei 200, 209, 211, 263, 313, 399, 401, 402, 441, 443, 449, 453
前庭神経上核 Superior vestibular nucleus 213, 399, 400
前庭神経節 399
前庭神経内側核 Medial vestibular nucleus 399, 400, 483
前庭神経野 Vestibular area 199

前庭水管 Vestibular aqueduct 227, 230, 235
前庭脊髄路 399, 435
前庭窓 Oval window 228, 235
前庭ヒダ Vestibular fold 42
前庭皮質野 399
前庭迷路 Vestibular labyrinth 88
前透明中隔静脈 Anterior vein of septum pellucidum 146, 291, 293, 295
前頭蓋窩 Anterior cranial fossa 80-82, 120-122, 170, 171, 224, 236, 358
——の前縁 239
——の病変 344
前頭蓋窩底 Floor of anterior cranial fossa 21, 123, 129
前頭角 243
前頭眼野 Frontal eye field (FEF) 440, 441, **442**, 443, 445, 473, 474, 475, 478
前頭頬骨縫合 Frontozygomatic suture 80, 93, 125
前頭橋路 Frontopontine tract 219, 221, 316
前頭極 Frontal pole 22, 23, 95, 130, 131, 161, 269
前頭極動脈 Polar frontal artery 26, 30, 31, 34, 98, 99, 102, 103, 106, 107, 142, 143, 266, 267-271
前頭筋の運動ニューロン 429
前頭骨 Frontal bone 21, 26, 27, 30, 31, 34, 35, 80-82, 93, 98, 99, 102, 103, 110, 111, 114, 115, 118-125, 129, 142, 143, 146-157, 162-164, **236**, 356
前頭上行性静脈 Frontal ascending vein 290
前頭静脈 Frontal veins 292, 295
前頭神経 Frontal nerve 32, 108, 196, 360, 361, 390
前頭前静脈 Prefrontal veins 292, 295
前頭前動脈 Prefrontal artery 34, 38, 42, 110, 114, 115, 118, 148, 150-153, 267, 272, 272-274
前頭前皮質（野） 376, 469, **472**, 475,
前頭側頭束 Frontotemporal fasciculus 340
前頭頂動脈 Anterior parietal artery 58, 62, 66, 67, 70, 71, 267, 272, 272-274
前頭直筋 Rectus capitis anterior muscle 203, **367**
前頭底動脈（眼窩前頭動脈）Frontobasal arteryl artery (orbitofrontal artery) 267
前頭洞 Frontal sinus 21, 25, 97, 100, 101, 104, 105, 120-122, 129, 140-145, 195, 201, 218, 220, 355, 356, **357**
前頭弁蓋 Frontal operculum 15, 285, **334**, 336, 337, 473, 474
——の障害 344
前頭葉 Frontal lobe 239, 275, 322, 323, 323, 329, **333**, 333, **472**, 473
——の障害 344
——の髄鞘化 345
——の未髄鞘化白質 Frontal unmyelinated white matter 348
前頭葉眼窩部 266
前頭葉症候群 303, 475

517

前頭葉底面 Base of frontal lobe　166, 167
前頭葉内側眼窩部 Medial orbital part of frontal lobe　269
前頭葉白質 Frontal medulla　346
前頭葉皮質 Cortex of frontal lobe　324, 325-328, 330-332, 481
前頭葉皮質下白質 Frontal subcortical white matter　349, 350
前頭鱗　236
前内側視床線条体動脈 Anteromedial thalamostriate artery　144, 145
前内側前頭動脈 Anteromedial frontal artery　26, 30, 31, 34, 98, 99, 102, 106, 144, 146, 267-271
前内側中心動脈 Anteromedial central artery　219, 266, 284
　→内側レンズ核線条体動脈をみよ
前脳　303
　──の動脈分布域　276
前半規管 Anterior semicircular duct　235
前皮質脊髄路 Anterior corticospinal tract　429, 430, 432
　──, 前索の　428
前鼻棘 Anterior nasal spine　21, 120, 129
前鼻口（梨状口）Anterior nasal aperture　93
前腹側核　435
前膨大部神経 Anterior ampullary nerve　235
前脈絡叢動脈 Anterior choroidal artery　46, 50, 102, 255, 257, 263, 264, 265, 267, 277, 279, 282, 284, 286, 287
前有孔質　239, 266
前葉 Anterior lobe　320, 447, 448, 450, 451
前ローランド動脈　267, 272, 272-274

そ

ソマティックマーカー　478
ソマトスタチン　484
ソマトトロピン細胞　320
咀嚼筋　313, 363, 364, 366
　──の筋紡錘　297
　──への神経支配　426
咀嚼筋隙 Masticator space　132
双極細胞 Bipolar nerve cells　399, 405, 406, 484
僧帽筋 Trapezius muscle　74, 75, 78, 79, 102, 103, 106, 107, 110, 111, 114, 115, 118, 119, 132, 133, 296, 313, 367, 368
僧帽細胞　423
総脚 Common crus　235
総頸動脈 Common carotid artery　50, 111, 118, 369, 369, 371
総腱輪　358, 360
造影剤　13
促通　476
側坐核 Nucleus accumbens　43, 44, 45, 319, 322, 435, 478, 481, 483
側索の外側皮質脊髄路 Lateral corticospinal tract in lateral funiculus　428
側頭下窩　364
側頭窩　363
側頭顆粒野　411
側頭角　243

側頭橋路 Temporopontine tracts　219, 221, 316
側頭極 Temporal pole　36, 37, 94, 275
側頭極動脈 Polar temporal artery　38, 39, 255, 267, 272-274
側頭筋 Temporalis muscle　26, 27, 30, 31, 33-35, 37-39, 42, 43, 46, 47, 50, 114, 115, 118, 119, 134-141, 202, 204, 206, 208, 210, 212, 214, 216, 218, 220, 363
側頭後頭動脈 Temporo-occipital artery　70, 71, 74, 78, 110, 114, 118, 119, 146, 147, 253, 256, 272
側頭骨 Temporal bone　42, 43, 46, 47, 50, 51, 54, 55, 58, 59, 62, 63, 83-89, 106, 107, 110, 111, 114, 115, 122-125, 164, 165, 170-175, 192, 193, 204, 206, 208, 210, 212, 214, 216, 225
　──の岩様部　489
　──の鼓室部 Tympanic part of temporal bone　225, 226, 228
　──の水平部 Flat part of temporal bone　166-169
側頭骨錐体部 Petrous part of temporal bone　14, 138, 139, 166-169, 193, 226
　──の上縁 Superior margin of petrous part of temporal bone　21, 86, 93, 129
側頭錐体鱗部静脈洞　225
側頭頭頂接合部 Temporoparietal junction　476
側頭動脈 Temporal artery　42, 46, 50, 51, 54, 58, 59, 62, 63, 110, 111, 114, 118, 119, 140-145, 164, 168, 256, 272
側頭平面 Temporal plane　116, 117
側頭弁蓋　15, 285, 336
側頭葉 Temporal lobe　22, 130, 138, 139, 144, 145, 161, 164-171, 212, 213, 269, 275, 322, 323, 323, 329, 333, 336, 406, 413
　──の髄鞘化　345
　──の病変　344
側頭葉てんかん　423
側頭葉底面 Base of temporal lobe　131, 210
側頭葉白質 Temporal white matter　349, 351-353
側頭葉皮質 Cortex of temporal lobe　324, 325-328, 330, 331
側頭葉皮質下白質 Temporal subcortical white matter　350
側脳室 Lateral ventricle　97, 99, 101, 103, 105, 107, 109, 111, 241, 243, 244, 249, 250, 406
側脳室下角 Temporal (inferior) horn of lateral ventricle　48, 49, 52, 53, 56, 57, 109, 111, 142-145, 170-175, 217, 219, 221, 239, 241, 244, 247, 264, 269, 275, 413
側脳室外側直接静脈 Lateral direct vein of lateral ventricle　295
側脳室後角 Occipital (posterior) horn of lateral ventricle　64, 65, 67-69, 71, 148, 149, 220, 239, 242, 244, 247, 269, 275, 413
側脳室前角 Frontal (anterior) horn of lateral ventricle　40, 41, 44, 45, 48, 49, 146-149, 172-179, 239-241, 244, 247, 269, 275

側脳室中心部 Central part (body) of lateral ventricle　52, 53, 56, 57, 148-151, 180, 181, 239, 241, 244, 247, 269, 275, 413
側脳室房（側副三角）Atrium (collateral trigone) of lateral ventricle　60, 61, 146, 147, 239, 241, 244, 247
側脳室脈絡叢 Choroid plexus of lateral ventricle　52, 53, 55, 61, 63, 100, 101, 146, 147, 176-179, 243, 244, 255
側副血行　251
側副溝 Collateral sulcus　54, 55, 142-145
側副三角　148, 178, 179, 243
測定障害　449

た

ダイテルス核　→前庭神経外側核をみよ
タイユフェール皮弁 Flap of Taillefer　359
多極神経細胞　412
多シナプス反射の消失　426
多断面再構成法　13
手綱核 Habenular nuclei　146, 147, 317, 459, 459, 482-484
手綱交連　243
多伝達物質複合体　482
多発性硬化症　422, 446
唾液腺　313, 466, 468
体位反射　399
体幹運動失調　315
体幹筋への神経支配　426
体幹の感覚受容　376, 381
体性感覚系　376
体性感覚ネットワーク　470, 472
体性感覚皮質（野）Somatosensory cortex　427, 434, 435, 470, 472, 478
　──の前縁　387
体性感覚誘発電位　395
体性感覚連合野　470
体性マーカー　478
体部位的配列, 内側毛帯系の　387
対角溝 Diagonal sulcus　333
対角帯, Broca 野の　483
胎生型　255
　──, 後交通動脈の　264
苔状線維　447
帯状回 Cingulate gyrus　22, 32, 33, 36, 37, 40, 41, 44, 45, 48, 49, 52, 53, 55-57, 59-61, 63, 97, 99-101, 130, 144-153, 161, 174, 175, 178-181, 336, 337, 376, 458, 459, 481, 482
　──の旧皮質周囲皮質 Periarchicortex in cingulate gyrus　460-463, 465
　──の近傍皮質 Paracingular cortex　474
帯状回峡 Isthmus of cingulate gyrus　256, 463
帯状影 Diverging bands　16
帯状溝 Cingulate sulcus　22, 32, 33, 36, 37, 40, 41, 44, 45, 96, 97, 101, 103, 130, 148-153, 161, 180, 181, 333, 335, 387
帯状溝辺縁枝 Marginal branch of cingulate sulcus　101, 103, 154, 155, 186, 187, 188, 189, 333, 334
帯状束 Cingulum　150, 151, 341-343, 459

大鉗子（後頭部）Major forceps (occipital) 148, 149, 243
大口蓋管 Greater palatine canal 121
大口蓋静脈 Greater palatine vein 30
大口蓋神経 Greater palatine nerve 28, 29, 390
大口蓋動脈 Greater palatine artery 30
大後頭孔（大孔）Foramen magnum 21, 66, 67, 87-89, 102, 120, 162, 163, 196, 197, 201, 224, 236, 237, 251, 366, 368
大後頭神経 Greater occipital nerve 60, 64, 68, 72, 76, 368
大後頭直筋 Rectus capitis posterior major muscle 70, 71, 132, 133, 367
大細胞部，内側膝状体の 409
大錐体神経 Greater petrosal nerve 196, 197, 211, 225, 233, 234, 357, 358, 467, 467
大錐体神経管裂孔 Hiatus for greater petrosal nerve 196
大槽（後小脳延髄槽）Cisterna magna (posterior cerebellomedullary cistern) 15, 60, 61, 63-65, 68, 69, 97, 99, 134, 135, 164-167, 201-204, 237, 238, 241, 242, 244, 246, 248
大大脳静脈（ガレン大静脈）Great cerebral vein (of Galen) 97-99, 146, 147, 289, 291, 293, 295, 295
大大脳静脈槽 15
大脳円蓋部 15
大脳横裂 16, 321
大脳横裂槽 Cistern of transverse cerebral fissure 238, 240, 241, 244, 246
大脳外側窩槽（シルビウス裂槽）Cistern of lateral cerebral fossa (cistern of Sylvian fissure) 15, 113, 115, 142, 143, 146-149, 170-179, 239, 240, 240, 241, 245, 249, 271
大脳鎌 Falx cerebri 15, 24, 25, 28, 29, 32, 33, 36, 37, 40, 41, 44, 45, 48-50, 52, 53, 60, 61, 64, 65, 68-77, 144-155, 174-178, 236, 321
大脳基底核 305, 306, 308, 310, 311, 318
大脳基底核運動系 435, 477
大脳基底核群の障害 437
大脳基底核系 436, 438, 439
大脳脚 264, 312, 316, 338
——，狭義の Cerebral crus 142, 143, 172, 173, 199, 218, 219, 221
——，広義の Cerebral peduncle 340
——の皮質脊髄路 Corticospinal tract in cerebral crus 428, 430
大脳脚静脈 Peduncular vein 294
大脳弓状線維 Arcuate fiber of cerebrum 340
大脳溝 333
大脳谷槽 Cistern of vallecula cerebri 15, 170, 171, 238, 239, 240, 244, 248, 249
大脳縦裂（半球間裂）Longitudinal cerebral (interhemispheric) fissure 24, 25, 36, 37, 68, 69, 72, 73, 76, 77, 94, 95, 218, 220, 321
大脳動脈輪 255, 320
大脳皮質 321, 323
——の構造 336
——の辺縁領 458
大脳皮質運動野 435

大脳部 Cerebral part 265
大脳葉 322
大縫線核 482, 484, 485
大翼 → 蝶形骨大翼をみよ
代償能力，神経機能障害の 375
台形体 Trapezoid body 406, 408, 410
台形体核 Nuclei of trapezoid body 405, 406, 411
第一顔面神経膝 234
第一臼歯 First molar tooth 26, 80
第一胸椎 368
第一頸神経根 Root of first cervical spinal nerve 199
第一頸神経後根 Posterior root of first cervical spinal nerve 132, 133
第一頸神経前根 Anterior (ventral) root of first cervical spinal nerve 23, 56, 94, 100, 104
第一頸椎 → 環椎をみよ
第一裂 Primary fissure → 小脳第一裂をみよ
第五頸神経前根 Anterior (ventral) root of fifth cervical spinal nerve 56
第五頸椎 Fifth cervical vertebra 54, 58
——の棘突起 Spinous process of fifth cervical vertebra 70
——の椎弓 Arch of fifth cervical vertebra 62, 66
第三胸椎 367
第三頸神経
——の後根 Posterior (dorsal) roots of third cervical spinal nerve 104
——の神経節 Third cervical ganglion 104
——の前根 Anterior (ventral) roots of third cervical spinal nerve 104
第三頸椎 Third cervical vertebra 50, 51, 87, 88, 93, 98, 99, 120, 122, 266, 367
——の関節突起 Third cervical vertebra, articular process (articular process of third cervical vertebra) 58, 89, 121
——の棘突起 Spinous process of third cervical vertebra 66, 120
——の椎弓 Arch of third cervical vertebra 58, 62, 89
——の椎体 Body of third cervical vertebra 21, 54
第三後頭神経 Third occipital nerve 60, 64, 68, 72
第三脳室 Third ventricle 22, 44, 45, 48, 49, 52, 53, 96, 97, 99, 130, 142-147, 161, 172-177, 201, 221, 239-241, 243, 244, 247, 249, 269, 275, 316-318, 321, 333, 406
第三脳室脈絡叢 Choroid plexus of third ventricle 244, 255, 318
第七頸椎 368
第二顔面神経膝 234
第二臼歯 Second molar tooth 26, 30, 80, 81
第二頸神経 Second cervical spinal nerve 23, 94
——の後根 Posterior (dorsal) roots of second cervical spinal nerve 100

——の前根 Anterior (ventral) root of second cervical spinal nerve 56, 100
第二頸神経節 Second cervical spinal ganglion 56
第二頸椎 366, 388
——の損傷 368
第二脊髄神経 362
第四頸椎 Fourth cervical vertebra 54, 120, 122
——の関節突起 Fourth cervical vertebra, articular process (articular process of fourth cervical vertebra) 58, 121
——の棘突起 Spinous process of fourth cervical vertebra 66, 70
——の椎弓 Arch of fourth cervical vertebra 58, 62
——の椎体 Body of fourth cervical vertebra 21, 89
第四脳室 Fourth ventricle 22, 61, 63, 96, 97, 99, 130, 136-141, 161, 166-173, 206, 209, 211, 213-215, 217, 237, 239, 243, 244, 247, 248, 263, 312, 316
——の巨大化 368
——の後陥凹 Posterior recess of fourth ventricle 211, 213
——の上壁 Roof of fourth ventricle 60, 61, 241
——の髄条 Medullary striae of fourth ventricle 405, 408
——の頂 Fastigium of fourth ventricle 201
——の脈絡叢 Choroid plexus of fourth ventricle 60, 213, 244, 251, 253
第四脳室外側陥凹静脈 Vein of lateral recess of fourth ventricle 294
第四脳室外側口（ルシュカ孔）Lateral aperture (of Luschka) of fourth ventricle 199, 208, 209, 237, 243
第四脳室周囲灰白質 482
第四脳室正中口 Median aperture 199, 243
第四脳室ヒモ Taenia cinerea 199
第六胸椎 367
第六頸椎 365, 367
——の椎弓 Arch of sixth cervical vertebra 66
脱白 368
単管 Singular canal 227, 230, 234
単肢麻痺 430
淡蒼球 Globus pallidus 48, 49, 52, 53, 104, 105, 107, 144-147, 174-177, 264, 266, 271, 284, 317, 322, 338, 435, 436, 437, 439
淡蒼球外節 Globus pallidus external segment 51, 319, 438
淡蒼球黒質路 483
淡蒼球手綱線維 436
淡蒼球内節 Globus pallidus internal segment 51, 264, 319, 438
淡蒼縫線核 482
短回旋動脈 Short circumferential arteries 254, 255
短期記憶 475, 476
短潜時聴覚誘発脳幹電位 412

索引

短中心動脈 Short central arteries
　　　　　　　　　　　　255, 266, 270
短毛様体神経 Short ciliary nerve　361
断綴性言語　449

ち

チロシン　480
知覚学習　476
中位核　449
中下側頭動脈 Middle inferior temporal artery　268, 269
中隔核 Septal nuclei　322, **323**, 396, 458, **459**, 459, 460, 465, 480-482, 484
中隔野　469
中間神経 Intermediate nerve　23, 52, 56, 94, 100, 104, 108, 138, 139, 196, 199, 211, 235, 297, 466, 467
中間内側前頭動脈 Intermediomedial frontal artery　26, 30, 31, 34, 35, 38, 39, 42, 98, 99, 102, 103, 106, 150, 152, 153, 267-271
中間皮質　337
中間腹側核　399
中継核　318
中鼓室 Middle part of tympanic cavity　226, 228, 232
中硬膜動脈 Middle meningeal artery　50, 114, 115, 162, 164, 166, 168, 191, 196, 197, 207-210, 212, 216, 225, 360, 369, 370
　── の前頭枝 Frontal branch of middle meningeal artery　138-140
中硬膜動脈棘孔 Foramen spinosum of middle meningeal artery　162
中硬膜動脈枝 Branch of middle meningeal artery　142
中篩骨洞　355
中耳　225, **232**, 405
中耳性難聴　412
中小脳脚 Middle cerebellar peduncle　56, 57, 138, 139, 199, 211, 213, 264, 312, 342, 343, 346, 349, 452
中心灰白質（中脳水道周囲灰白質） Periaqueductal grey substance　56, 388, 480, 482, 483, **484**, 485
中心管 Central canal　96, 203, 205, 244, 312
中心灌流域　276, 284
中心後回 Postcentral gyrus　18, 23, 52, 53, 56, 57, 60, 61, 63-65, 95, 100, 101, 103-109, 111-113, 115-117, 119, 131, 148-157, 180-186, 272, 285, 335, 337, 344, 376, 381, 387, 427, 470
　──, 生下時の　345
中心後溝 Postcentral sulcus　23, 95, 131, 150, 151, 154-157, 182, 183, 186-189, 333
中心溝 Central sulcus　23, 52, 53, 56, 57, 60, 61, 63, 95, 101, 103, 105, 107, 109, 111, 112, 113, 115-117, 119, 131, 148-159, 180-189, **323**, 387
　── の下膝部 Inferior genu of central sulcus　333
　── の上膝部 Superior genu of central sulcus　333
　── の底部　387
　── の同定　335

　── の同定法　334
中心溝周辺の深部白質 Deep perirolandic white matter　349-351
中心溝動脈（ローランド動脈） Artery of central sulcus　50, 54, 55, 58, 59, 62, 63, 110, 114, 115, 118, 148-153, 272, 272-274
中心視　443
中心小葉 Central lobule　315
中心小葉翼 Wing of central lobule　315
中心正中核　435
中心前回 Precentral gyrus　23, 48, 49, 52, 53, 56, 57, 60, 61, 63-65, 95, 100, 101, 103-105, 107-109, 111-113, 115-117, 119, 131, 146-157, 180-183, 272, 285, **334**, 337, 470
　──, 下肢の筋群を支配する Precentral gyrus(muscles of the lower extremity)　429, 430
　──, 生下時の　345
　──, 足の筋群を支配する Precentral gyrus(muscles of the foot)　429
　── の後縁　470
　── の手指運動野 "Knob" on the precentral gyrus　156, 157, 186, 187
中心前溝 Precentral sulcus　23, 95, 112, 113, 116, 117, 131, 150-157, 180-187, 333, 335
　── と上前頭溝の合流部 SFS-PrCS sign　334
中心前溝動脈（前ローランド動脈） Artery of precentral sulcus　46, 50, 51, 54, 110, 114, 115, 118, 148, 150-152, 267, 272, 272-274
　── の閉塞　454
中心被蓋路 Central tegmental tract　199, 313
中心傍小葉 Paracentral lobule　22, 60, 61, 64, 65, 130, 154-157, 161, 186, 187, 269, 381, 387, 430, 434, 435
　── の一次体性感覚皮質 Primary somatic sensory cortex in paracentral lobule　381, 383, 387
中心傍動脈 Paracentral artery　42, 43, 46, 47, 50, 51, 54, 55, 58, 59, 62, 63, 98, 99, 102, 106, 152-154, 156, 186, 268-271
中枢性顔面神経麻痺　430
中枢性前庭障害　405
中前頭回 Middle frontal gyrus　17, 23-25, 28, 29, 32, 33, 36, 37, 40, 41, 44, 45, 48, 49, 94, 95, 108, 109, 111, 113, 115, 119, 131, 144-155, 170-178, 267, 272, **333**
　── の損傷　344
中側頭回 Middle temporal gyrus　23, 40, 41, 44, 45, 48, 49, 52, 53, 56, 57, 60, 61, 63-65, 67-69, 108, 109, 111-113, 116, 117, 119, 131, 140-147, 172-177, **336**, 470, 471, 474
中側頭動脈 Middle temporal artery　267, 272-274
中帯状皮質 Middle cingulate cortex（MCC）　473, 473
中大脳動脈 Middle cerebral artery　15, 41, 43, 46, 47, 103, 106, 109-111, 140-143, 170, 171, 219, 239, 240, 255, 257, 264, 270, **271**, 272-274, 276

　── の下行枝 Inferior trunks　255
　── の終末枝 Terminal branches of middle cerebral artery　277-282, 284-288
　── の上行枝 Superior trunks　255
　── の穿通枝 Penetrating branches of middle cerebral artery　279, 280, 282, 286, 287
　── の分枝　284
　── の閉塞　251
中大脳動脈枝 Branches of middle cerebral artery　270, 271
中頭蓋窩 Middle cranial fossa　82-85, 122-124, 162, 163, 193, 194, 224, 225, 236, 358
中頭蓋窩底 Floor of middle cranial fossa　21, 129, 208
中頭蓋窩底面 Base of middle cranial fossa　192
中脳 Midbrain　16, 101, 103, 130, 161, 304-311, 316, 376
　── の動脈分布域 Arterial territories of the midbrain　262
　── の病変　430, 446
　── の辺縁系核　458
中脳蓋 Tectum of midbrain　316, 452
中脳蓋板　316
中脳機能障害　317
中脳症候群　236
中脳水道（シルビウス水道） Aqueduct of midbrain（Sylvian aqueduct）　22, 56, 57, 97, 130, 144, 145, 161, 174-177, 201, 218-221, 239, 241, **243**, 244, 247, 249, 312, 316
　── から第四脳室への移行部 Transition of aqueduct into fourth ventricle　142, 143, 249
中脳水道周囲灰白質→ 中心灰白質をみよ
中脳線条体セロトニン系　435
中脳被蓋 Tegmentum of midbrain　96, 97, 99, 142, 143, 172, 173, 201, 218-221, 316, 388, 459, 466
　── の中心部　396
中脳辺縁ドパミン作動系　481
中鼻甲介 Middle nasal concha　24, 25, 28, 29, 32, 33, 36, 37, 80, 81, 100, 103, 208, 210, **355**, 357
中鼻道 Middle nasal meatus　24, 25, 28, 29, 32, 33, 355, **357**
中鼻道自然口ルート（OMC） Ostiomeatal complex　81, 355
虫部小節 Nodule of vermis（Ⅹ）　22, 63, 96, 97, 99, 130, 161, 201, 211, 213, 312, **314**, 315, 447, 447, 450
虫部垂 Uvula of vermis（Ⅸ）　22, 64, 65, 96, 97, 99, 130, 138, 139, 161, 201, 206, 208-210, 315, 447, 450
虫部錐体 Pyramis of vermis（Ⅷ）　22, 68, 69, 96, 97, 99, 130, 161, 201, 206-210, 315, 447, 450
虫部の障害　315
虫部葉 Folium of vermis（ⅦA）　22, 72, 73, 96, 97, 99, 201, 315, 442, 443, 444, 447
虫部隆起 Tuber of vermis（ⅦB）　22, 201, 315, 444, 447

520

注意障害 396
注意ネットワーク 473
注視眼振 405
注視保持，垂直性の 443
注視麻痺 317, 440, 446
注視誘発眼振 405
長期記憶 475
長頸筋 367
長中心動脈（ヒューブナー反回動脈）Long central artery 255, 266, 270, 284
長毛様体神経 Long ciliary nerve 361
鳥距 243
鳥距溝 Calcarine sulcus 22, 68, 69, 72, 73, 75-77, 79, 97, 99-101, 103, 130, 161, 201, 218, 220, 333, **336**, 337, 339, 413, 420, 422, 470
鳥距枝 Calcarine branch 255
鳥距静脈 Calcarine vein 294
鳥距動脈 Calcarine artery 70, 74, 75, 78, 98, 102, 106, 107, 148, 149, 256, 256, 268, 269
蝶形骨 Sphenoidal bone 42, 43, 46, 47, 50, 51, 82-85, 120-122, 138-141, 164-171, 192-194, 210, 212, 214, 218, **224**, 365
蝶形骨視神経陥凹 224
蝶形骨小翼 Lesser wing of sphenoidal bone 38, 39, 83, 123, 224, 239
蝶形骨体 224, 320
蝶形骨大翼 Greater wing of sphenoidal bone 34, 35, 125, 129, 224, 363
蝶形[骨]頭頂静脈洞 Sphenoparietal sinus 292, 293
蝶形骨洞 Sphenoidal sinus 14, 21, 36, 37, 40, 41, 44, 45, 82-84, 96, 97, 99, 100, 101, 103, 107, 120, 121, 123, 129, 136-139, 191-193, 201, 209-215, 224, 356, **357**, 358, 360
── の後壁 Posterior wall 48
蝶形骨翼症候群 303
蝶口蓋動脈 362
蝶篩陥凹 357
蝶篩骨縫合 224
蝶錐体裂 Sphenopetrosal fissure 196, 197
蝶前頭縫合 Sphenofrontal suture 122, 236
蝶鱗縫合 Sphenosquamous suture 83, 85, 225, 226
聴覚過敏 411
聴覚器の構造 225
聴覚系 405, 406-408, 410, 484, 485
聴覚受容器 483
聴覚障害 303
聴覚ネットワーク 470, 471
聴覚誘発電位 411, 412
聴覚連合野 470
聴覚路 405
聴神経鞘腫 412
聴性失語 458
聴皮質 338
聴放線 Acoustic radiation 338, 405, 406-409, **409**, 411
直回 Straight gyrus 28, 29, 32, 33, 36, 37, 40, 41, 140-143, 164, 165, 170, 171, 218, 459

直静脈洞 Straight sinus 15, 66, 67, 69-71, 74, 75, 98, 99, 142-149, 178, 179, 214, 216, 218, 220, 224, 289, 290, 291, 293, 294, 295, 295, 296
枕核 381
陳述記憶 475
鎮痛作用 485

つ

ツチ骨 Malleus（hammer） 210, 226, 232, 233
── の前突起 Anterior process of malleus 233
ツチ骨柄 Handle of malleus 226
ツチ骨頭 Head of malleus 227, 228
追従眼球運動，緩徐な 443
椎間円板 Intervertebral disc 54, 98, 99
椎間腔 236
椎間孔 Intervertebral foramen 121
椎骨静脈 Vertebral vein 58, 62, 132, 133
椎骨動脈 Vertebral artery 45, 47, 54, 55, 58, 59, 62, 98, 102, 103, 106, 107, 110, 111, 134-137, 162, 163, 196, 197, 203, 205, 207, 251, 252, 254, 256, 258, 259, 263, 266, 367, 368, 370
──，変異 49, 209
── V2部 V2 segment 253
── V3部 V3 segment 132, 133, 253
── の枝 251
椎骨動脈溝 366
──，第一頸椎の 251
椎骨動脈壁の交感神経線維 Sympathetic fibers in the wall of vertebral artery 466, 467
椎体動脈 Vertebral artery 369
痛覚 344, 376, 388, 470
── の感知 376
── の障害 264, 376, 395
痛覚過敏 320
痛覚消失 485

て

テノン嚢 358
テント縁枝 Tentorial marginal branch 265
テント下腔 224, **236**
テント上腔 224, **236**
テント切痕 16, 236, 237
テント底枝 Tentorial basal branch 265
デオキシヘモグロビン 489
デフォルトモードネットワーク 479
てんかん 344
てんかん発作 446
手続き記憶 475
定位脳手術 435
提綱帯 361
伝音性難聴 412
伝導弓 435
伝導失語 458
伝導路学 4

と

トポグラフィー 355
トランスモーダル 469

トルコ鞍 Sella turcica 15, 129, 166, 167, 214, 224, 264, 412
── の拡大 422
トルコ鞍隔膜 217
トルコ鞍結節 357
トロラード静脈 290
ドイツ水平面 6, 7, 356
ドパミン作動性ニューロン 316, 481
ドパミン補充療法 481
ドプラ血流計 360, 370
投射線維 **338**, 340
島 Insula 40, 41, 44, 45, 48, 49, 52, 53, 55, 115, 144-149, 172-179, 240, 285, 323, **336**, 337
── の脳槽 15
島限 271
島溝 240
島動脈 Insular artery 110, 111, 112, 240
島動脈群 Insular arteries 42, 43, 46, 47, 50, 51, 54, 55, 113-115, 142-149, 172-174, 176, 177, 220, 221, 271, 272, 273
島皮質 Cortex of insula 108, 109, 112, 113, 473, 478
── の前部 Anterior insula 474
島皮質縁 396
島野 399
島輪状溝 Circular sulcus of insula 144-147
透明中隔 Septum pellucidum 22, 44, 45, 48, 49, 96, 130, 161, 176-179, 243, 322
透明中隔腔 Cavity of septum pellucidum 146, 147
透明中隔静脈 Septum pellucidum vein 290
同名四分盲 285, 422
同名半盲 257, 289, 344, 422, 430
──，対側視野の 320
登上線維 447
等皮質 Isocortex 54, 55, **337**, 469
統辞性失語 458
頭蓋窩 236
頭蓋外の頭皮静脈 Extracranial veins of the scalp 50
頭蓋冠 236
頭蓋腔 236
頭蓋頸椎移行部 366
頭蓋底陥入 368
頭蓋内椎骨動脈 Intracranial vertebral artery 253
頭最長筋 Longissimus capitis muscle 118, 367, 368
頭長筋 Longus capitis muscle 102, 103, 203, 367
頭頂間溝 Intraparietal sulcus 333, 473
頭頂後頭溝 Parieto-occipital sulcus 22, 68, 69, 71-73, 75-77, 95-97, 100, 101, 103-105, 107, 130, 146-153, 161, 180-183, 201, 267, 269, 285, 323, 333, 336, 339, 422
頭頂後頭枝 Parieto-occipital branch 255
頭頂後頭動脈 Parieto-occipital artery 70, 71, 74, 78, 79, 98, 102, 106, 148-151, 256, 256, 268, 269
頭頂後頭皮質 Parieto-occipital cortex 442, 443, 445

索引

頭頂後頭葉白質 Parieto-occipital white matter　350
頭頂骨 Parietal bone　21, 42, 43, 46, 47, 50, 51, 54, 55, 58, 59, 62, 63, 66, 67, 70, 71, 74, 75, 78, 79, 83-89, 98, 99, 102, 103, 110, 111, 114, 115, 118-125, 129, 148, 149, 150, 236
頭頂小葉 Parietal lobule　188, 189
頭頂上行性静脈 Parietal ascending veins　290
頭頂静脈　292
頭頂島野　399
頭頂動脈 Parietal artery　110, 114, 115, 118, 148-153
頭頂皮質（野）Parietal cortical area　400, 401, 404, 476, 476
—— に行く線維　401, 404
頭頂弁蓋 Parietal operculum　15, 285, 336, 376, 396, 397, 399
——, 島の近傍 Near insula　377
—— に行く線維　399
頭頂葉 Parietal lobe　275, 322, 323, 323, 329, 333, 473
——, 頭頂間溝周辺の　399
—— の髄鞘化　345
—— の病変　344
—— の未髄鞘化白質 Parietal unmyelinated white matter　348
頭頂葉白質 Parietal white matter　349
頭頂葉皮質 Cortex of parietal lobe　325-328, 331, 332
頭半棘筋 Semispinalis capitis muscle　74, 78, 102, 103, 106, 107, 110, 111, 114, 115, 132, 133, 367, 368
頭板状筋 Splenius capitis muscle　66, 67, 70, 71, 74, 78, 102, 103, 106, 107, 110, 111, 114, 115, 118, 119, 132, 133, 367
頭皮 Scalp　50
動眼神経 Oculomotor nerve（Ⅲ）　22, 36, 40, 44, 48-51, 94, 96, 97, 100, 103, 104, 196, 199, 217, 219, 221, 297, 298, 302, 304, 316, 358, 361, 466, 467
——, 眼窩の　360
動眼神経下枝 Inferior branch of oculomotor nerve　32, 361
動眼神経核 Nucleus of oculomotor nerve　200, 221, 263, 400, 405, 440, 441, 444
動眼神経上枝 Superior branch of oculomotor nerve　361
動眼神経根 Oculomotor root　219
動眼神経副核（エジンゲル-ウェストファル核）Accessory nucleus of oculomotor nerve（of Edinger-Westphal）　200, 316, 466, 466, 484
動眼神経麻痺　446
動脈の灌流域　257
動脈瘤　251
動脈輪　15
導出静脈 Emissary vein　50, 118, 136-139, 190, 289, 371
瞳孔運動障害　440
瞳孔括約筋　297, 316, 361, 466
瞳孔左右不同　446
瞳孔散大筋　361, 468
瞳孔の異常　446
瞳孔反射　466
特殊核, 視床の　318
読字障害　289

な

内因性リガンド　485
内眼角　358, 360, 370
内眼筋　316
内弓状線維 Internal arcuate fibers　381, 382-384
内嗅皮質　481, 482
内頸静脈 Internal jugular vein　14, 54, 55, 114, 115, 118, 132-135, 162, 163, 196, 197, 203-205, 289, 291-293, 295, 363, 366, 368, 370, 371
——, 頸静脈孔近傍 Near jugular foramen　110
——, 変異　203-205
内頸静脈球 Bulb of jugular vein　203, 204
（内）頸静脈上球 Superior bulb of internal jugular vein　205, 207
内頸動脈 Internal carotid artery　14, 15, 41-43, 46, 47, 49-51, 101-103, 105-107, 109-111, 114, 118, 132-141, 162-171, 192, 202, 203, 205, 207, 209, 234, 255, 264, 265, 273, 320, 360, 361, 366, 369, 370
—— の末端部 Terminal part of internal carotid artery　268, 269, 274
内頸動脈管　15, 225
内頸動脈神経叢 Internal carotid plexus　361
内頸動脈壁の交感神経線維 Sympathetic fibers in the wall of internal carotid artery　466, 467
内後頭隆起 Internal occipital protuberance　21, 98, 99, 120, 129, 191, 194, 210, 224
内耳　225, 234, 466
—— の奇形　234
内耳孔 Porus acusticus internus　14, 123, 168, 169, 196
——, 錐体骨の　405
内耳神経（前庭蝸牛神経）Vestibulocochlear nerve（Ⅷ）　23, 52, 55, 56, 94, 100, 104, 108, 109, 138, 139, 196, 199, 209, 211, 230, 231, 297, 405
内耳道 Internal acoustic meatus　14, 54, 55, 87, 109-111, 115, 123, 138, 139, 166, 192, 193, 196, 210, 211, 227, 228, 230, 231, 237
——, 小孔 Stoma　111
内斜視　297
内受容　478
内水頭症　245
内髄板内核, 視床の　376
内舌筋　362
内臓遠心性ニューロン　313
内臓感覚　296
内臓脳　458
内臓野　336
内側延髄枝 medial medullary branches　254
内側［側脳室］房静脈 Medial vein of lateral ventricle　295
内側嗅条　423
内側橋動脈　263
——, 脳底動脈から出た Medial pontine arteries of the basilar artery　260
内側後頭側頭回 Medial occipitotemporal gyrus　60, 61, 63-65, 67-69, 71-73, 75-77, 104, 105, 108, 109, 144, 145
内側後頭動脈 Medial occipital artery　58, 59, 62, 63, 66, 67, 102, 106, 142-146, 253, 255, 256, 256, 268, 269
内側後脈絡叢動脈 Medial posterior choroidal artery　144-146, 240, 255, 255-257, 262
——, 後大脳動脈の　262
内側膝状体 Medial geniculate body　56, 57, 104, 105, 144, 145, 221, 255, 318, 320, 405, 406-408, 409, 410, 482
—— の主核　409
内側縦束 Medial longitudinal fasciculus　203, 205, 207, 209, 211, 213, 215, 217, 219, 221, 263, 399, 400
—— の障害　405
—— の吻側間質核 Rostral interstitial nucleus of the medial longitudinal fasciculus　440, 441, 444
内側前庭脊髄路 Medial vestibulospinal tract　381, 400-402
内側前頭前皮質（野）Medial prefrontal cortex（MPFC）　479, 479
内側前頭底動脈 Medial frontobasal artery　26, 30, 34, 98, 99, 102, 140, 141, 255, 266, 268-271
内側前脳束　459, 481
内側側頭皮質　475
内側直筋 Medial rectus muscle　26, 27, 29-31, 34, 35, 106, 107, 140, 141, 214, 216, 359, 360, 443
—— の障害　446
内側傍中心部　480
内側毛帯 Medial lemniscus　205, 207, 209, 211, 213, 215, 217, 219, 221, 263, 316, 342, 376, 381, 382-384, 382-385, 388, 396, 405
—— の病巣　395
内側毛帯系の一次体性感覚野　387
内側網様核 Medial reticular nucleus　377
——, 菱脳の　376
内側翼突筋 Medial pterygoid muscle　38, 39, 42, 43, 46, 110, 111, 114, 115, 118, 132-135, 363, 364
内側隆起 Medial eminence　199
内側レンズ核線条体動脈（前内側中心動脈）Internal lenticulostriate artery（anteromedial central artery）　219, 266, 270, 284
内大脳静脈 Internal cerebral vein　54, 55, 58, 59, 61-63, 97-99, 146, 240, 290, 291, 293, 294, 295, 295
内大脳静脈群 Internal cerebral veins　146, 147, 178, 179, 291
内椎骨静脈叢　289, 296
内板 Internal table　50
内腹側後核　318
内包 Internal capsule　43, 107, 266, 270, 284, 338, 340-343

索引

内包後脚 Posterior limb [of] internal capsule　52, 53, 104, 105, 146-149, 176, 177, 264, 317, 318, 338, 346, 348, 349, 376, 381, 429
──, 後部 Posterior part　347
── の皮質脊髄路 Corticospinal tract in posterior limb of internal capsule　428, 431
── の病巣　395
内包膝 Genu of internal capsule　48, 49, 146, 147, 264, 271, 338
内包前脚 Anterior limb [of] internal capsule　43-45, 146-149, 174-179, 338, 343, 346, 348-350
──, 乳児の　345
── の障害　458
内リンパ嚢 Endolymphatic sac　235
涙分泌の減少　468
軟口蓋 Soft palate　38, 39, 42, 82, 362
軟膜　237
難聴　412

に
ニューロモデュレーション　480
ニューロンネットワーク　468
二次運動野　478
二次性上行路　396
二次聴覚野　470
二次ニューロン　376, 381, 388
二次皮質[領]野　337
二点識別感覚の障害　387
二腹小葉 Biventral lobule　315
二腹小葉点 Copular point　294
乳頭体 Mammillary body　22, 48, 49, 96, 97, 99, 130, 142, 143, 161, 201, 218, 219, 221, 239, 264, 317, 458, 459, 461, 463, 464, 483
── の両側病変　459
乳頭体視床束（ヴィック・ダジール束） Mammillothalamic fasciculus (of Vicq d'Azyr)　221, 459, 459
乳頭被蓋路　459
乳突孔 Mastoid foramen　196, 197
乳突洞 Antrum of mastoid　227, 229, 232, 233
乳突動脈 Mastoid artery　233
乳突導出静脈 Mastoid emissary vein　196, 197
乳突蜂巣 Mastoid cells　14, 87, 125, 164-167, 170, 171, 190, 191, 202, 225
乳様突起 Mastoid process　21, 58, 59, 88, 93, 118, 119, 125, 129, 134-137, 162-165, 190, 202, 225, 226, 229, 233, 362, 366, 367
尿崩症　317
認知学習　476
認知症　437

ね
捻転　368
粘膜の分泌腺　313

の
ノード　375
ノルアドレナリン作動性ニューロン　481

ノルアドレナリン細胞群　314
脳萎縮　437
脳回　333
脳幹　303, 312
──, 生下時の　345
── の動脈分布域　257
脳幹症候群　314
脳幹電気反応聴力検査　412
脳弓 Fornix　22, 48, 49, 52, 53, 55-57, 59-61, 96, 97, 104, 105, 130, 148, 149, 161, 174-179, 201, 221, 304, 309, 338, 342, 343, 458, 459-461, 463-465
── の両側病変　459
脳弓脚　458
脳弓交連　458
脳弓体　458
脳弓柱 Column of fornix　51, 144-147, 323
脳虚血　251
脳欠損による水頭症　245
脳血管造影　251
脳梗塞　251
脳溝　323
脳砂　318
脳挫傷　423
脳室拡大　437
脳室系　243
脳室周囲灰白質　484
脳静脈　289, 290
脳静脈血栓症　296
脳神経　296
脳神経核　312
脳神経症候群　303
脳槽　15, 237
脳底溝 Basilar sulcus　138, 139
脳底静脈（ローゼンタール静脈） Basal vein (of Rosenthal)　42, 46, 50, 51, 54, 55, 58, 59, 62, 63, 140-145, 221, 238, 290, 291, 293, 294, 294, 295, 295, 296
── の分節　295
脳底静脈叢 Basilar plexus　292, 293
脳底髄液槽　14
脳底槽　237, 239
──, 後部 Posterior basal cistern　238, 241, 244, 246, 248
──, 前部 Anterior basal cistern　15, 238, 240, 244, 246, 248
脳底動脈 Basilar artery　15, 49-51, 97, 98, 99, 138-142, 164-171, 209, 211, 213-215, 217, 237, 251, 252, 253, 252-257, 263, 268, 269, 273
── から出た外側橋動脈 Lateral pontine arteries of the basilar artery　260
── から出た内側橋動脈 Medial pontine arteries of the basilar artery　261
── の閉塞　251
脳底部脳槽　15
脳動脈　251
── の解剖名　251
── の吻合　276
脳浮腫　251, 256
脳梁 Corpus callosum　41, 178, 179, 201, 243, 267, 285, 304, 309, 321, 333, 336, 338, 340-343, 346, 459

──, 小鉗子 Minor forceps　342
──, 大鉗子 Major forceps　342
── の欠損　368
── の離断　344
脳梁縁動脈 Callosomarginal artery　146-153, 267, 268-270, 276
脳梁幹 Trunk (body) of corpus callosum　22, 44, 45, 48, 49, 52, 53, 56, 57, 59, 101, 130, 161, 338
脳梁膝 Genu of corpus callosum　22, 36, 37, 40, 96, 97, 99, 130, 146-149, 161, 172-177, 338, 346, 349, 350
──, 乳児の　345
脳梁周囲静脈 Pericallosal vein　294
脳梁周囲槽 Pericallosal cistern　236, 238, 238, 240, 240, 241, 244, 246, 249, 250
脳梁周囲動脈 Pericallosal artery　38, 39, 42, 43, 46, 47, 50, 51, 54, 55, 58, 59, 97, 98, 148-151, 266, 267, 267-271, 276
脳梁線維　243
脳梁膨大 Splenium of corpus callosum　22, 60, 61, 63, 96, 97, 99, 130, 148, 149, 161, 243, 255, 256, 289, 338, 346, 349, 406, 413
──, 乳児の　345
脳梁膨大後野（脳梁膨大後部皮質）　479, 482
脳路核　263

は
ハスナー弁　359
バジオン Basion　129
バスケット細胞　483
バソプレシン　317, 484, 485
パーフュージョンCT　289
パキオニ顆粒 → クモ膜顆粒をみよ
破裂孔 Foramen lacerum　15, 197, 225, 226, 366
──, 内頸動脈が覆い隠している Foramen lacerum (covered with internal carotid artery)　196
破裂孔部, 内頸動脈の Lacerum segment of internal carotid artery　265
背外側橋核 Dorsolateral pontine nuclei　441, 444
背外側前頭前皮質（野） Dorsolateral prefrontal cortex (DLPFC)　440, 442, 445, 472, 473, 476, 476
背側注意ネットワーク　474
背側島皮質　470
背側脳幹 Dorsal brainstem　346, 347
背側縫線核　482, 485
背側路　469
背内側前頭前野　472
白交連　376
白質　321, 337
── の髄鞘化　344
白質内線維束の走行　340, 342
白板　243
薄小葉 Gracile lobule　315, 447
薄束 Gracile fasciculus　203, 381, 382-384
薄束核（ゴル核） Gracile nucleus (of Goll)　203, 205, 263, 312, 381, 382-384
薄束結節 Gracile tubercle　134, 135, 199, 203, 312, 381

523

索引

発語障害　344
発動性低下　344
反復拮抗運動障害　315, 449
半規管　234, 399
半球間槽 Interhemispheric cistern
　16, 27, 75, 79, 236, 238, 240, 241, 242,
　244, 249, 250
半球間裂　321
──の脳槽　15
半球枝，前下小脳動脈の　253
半月回 Semilunar gyrus　142, 143, 336
半月小葉　264
半月裂孔 Semilunar hiatus
　24, 28, 100, 210, 212, 355, 357
半身不全麻痺　303
半側運動失調　314, 320
半側視野 Halves of visual field　413
半側頭蓋底症候群　303
半側バリスム　320, 437
半盲　422
半卵円中心 Centrum semiovale
　150-155, 180-185, 338, 346, 395
板間静脈 Diploic veins　50, 371
板間層 Diploe　50

ひ

ヒスタミン作動性ニューロン　482
ヒスチジン脱炭酸酵素　482
ヒューブナー反回動脈 → 長中心動脈をみよ
ビシャ脂肪体　30, 31
ビディアン神経管　191
皮質遠心性線維 Corticofugal fibers
　440, 441
皮質下核神経細胞　426
皮質外套稜，中心前回の　375
皮質核系　429
皮質核線維　375
皮質核路 Corticonuclear tract
　219, 221, 264, 316
皮質灌流域　276
皮質橋線維　312
皮質橋注視経路の遮断　446
皮質橋路 Corticopontine tract
　316, 447, 452, 484
皮質枝，前大脳動脈の　267
皮質視蓋路　484
皮質視床路　484
皮質神経細胞　426
皮質脊髄線維　375, 429
皮質脊髄路 Corticospinal tract　203, 205,
　207, 209, 211, 213, 215, 217, 219, 221, 263,
　264, 316, 342, 343, 387, 427-435, 484
──，錐体の in pyramid　428
──，大脳脚の in cerebral crus　428, 430
──，内包後脚の in posterior limb of
　internal capsule　428, 431
皮質線条体路　484
皮質動脈　276
皮質盲　344, 422
皮質[領]野　285, 289, 375
皮質聾　344
皮膚コンダクタンス　475
非交叉性線維　412
非陳述記憶　475

非定型的失語　458
非特殊核　318
非拍動性眼球突出　303
非連合学習　476
肥厚性オリーブ核変性　313
被蓋　381
被殻 Putamen　40, 41, 44, 45, 48, 49,
　51-53, 104, 105, 107-109, 111, 144-149,
　172-179, 271, 284, 319, 322, 338, 345,
　396, 427, 435, 436-439, 481
──，外側縁の Lateral border of
　putamen　347
──の萎縮　437
被殻前部の障害　458
尾状核 Caudate nucleus　51, 52, 53, 56,
　57, 100, 101, 107, 270, 271, 284, 318, 322,
　435, 459, 481
──の萎縮　437
尾状核静脈 Veins of caudate nucleus
　295
尾状核体 Body of caudate nucleus
　48, 49, 104, 105, 243, 436-438
尾状核頭 Head of caudate nucleus
　40, 41, 44, 45, 103, 144-149, 172-179, 243,
　266, 319, 322, 342, 343, 427, 436, 438, 439,
　454
──の病巣　458
尾状核尾 Tail of caudate nucleus　52, 53,
　56, 57, 60, 108, 109, 146-149, 243, 264,
　322, 427, 437, 438, 439
眉弓　357
鼻
──の感覚受容　388
──の分泌腺　297
鼻咽頭　14
鼻腔 Nasal cavity　24, 25, 28, 29, 32, 33,
　36, 37, 202, 204, 206, 208, 210, 356
──の機械受容器　388
──の粘膜　297
鼻腔天蓋　356
鼻腔粘膜
──の静脈　357
──のリンパ管　357
鼻口蓋神経　362
鼻甲介　14, 356
鼻骨 Nasal bone　21, 98, 99, 120, 129, 190,
　191, 193, 224, 355
鼻前庭 Nasal vestibule　100, 101, 356
鼻中隔 Nasal septum　24, 25, 28, 29, 32,
　33, 36, 37, 80-82, 93, 96, 97, 120, 134-137,
　190, 191, 202, 204, 206, 208, 210, 212, 214,
　355, 356
鼻中隔弯曲　356
鼻部，前頭骨の　236
鼻毛様体神経 Nasociliary nerve
　28, 32, 196, 357, 358, 360, 361, 390
鼻毛様体神経根 Nasociliary root　361
鼻涙管 Nasolacrimal duct　191-193, 206,
　208, 357, 358, 358, 359, 360
鼻涙管ヒダ（ハスナー弁）Lacrimal fold
　（Hasner）　359
光干渉断層計　358
表在感覚　388
──の障害　387
──の低下　344

表在腹壁反射　426
表出性失語　458
表情筋　313
表層顔面　363
病的反射　426

ふ

フランクフルト水平面　6
ブドウ膜　361
ブレグマ Bregma　129, 158
ブローカ野 Broca's area　454, 457, 476
　→ Broca 野をみよ
ブロードマン野 → Brodmann 野をみよ
ブロモクリプチン　481
プライミング　476
プルキンエ細胞 Purkinje cells　453
プロオピオメラノコルチン誘導物質　484
プロモントリテスト　235
プロラクチン　320, 485
プロラクチン産生下垂体腺腫　481
プロラクチン抑制因子　481
不安定歩行　405
不確帯　317, 318
不確縫線核　482
不完全麻痺　430
不随意運動　320
不随意運動系　426
不等皮質　337, 469
付着板　243, 318
部分容積効果　15
舞踏アテトーゼ運動　320
副オリーブ核　313
副交感神経　358
副交感神経系　466
副交感神経根 Parasympathetic root　361
副神経 Accessory nerve (XI)　23, 52, 56,
　94, 108, 112, 116, 196, 197, 199, 296, 299-
　301, 312, 366, 367, 368
──，硬膜貫通部 Accessory nerve near
　opening of dura mater　204
──の脊髄根 Spinal root of accessory
　nerve　23, 100, 131, 203, 205
──の脊髄部 Spinal part of accessory
　nerve　196, 197
──の延髄根 Cranial roots of accessory
　nerve　205
副神経脊髄核 Spinal nucleus of accessory
　nerve　200
副神経麻痺　303
副腎皮質刺激ホルモン　320
副伝導弓　435
副等皮質　337
副鼻腔　14, 24, 28, 32, 36, 224, 356
腹外側前頭前野 ventrolateral prefrontal
　cortex (VLPFC)　472, 477
腹側視床　317
──の病変　320
腹側正中裂動脈 Ventral median fissure
　artery　254
腹側前核　318
腹側淡蒼球　478
腹側注意ネットワーク　474
腹側脳幹 Ventral brainstem　348
腹側被蓋野 Ventral tegmental area
　（VTA）　219

索引

腹側扁桃体遠心路　459
腹側路　469
腹内側前頭前野　472, 475, 478
複視　446
輻輳運動　444
輻輳麻痺　440, 446
吻合　257
──，脳動脈の　276
吻側間質核
── 内側縦束の　443
── の病変　446
吻側中脳構造の障害　317
分界溝　362, 363
分界条　318, 459
分界条床核　459, 481, 484
分界静脈　293
分水嶺梗塞　289
分泌腺，粘膜の　313
文章失語　458

へ
ヘリカルCT　3
ヘルニア　256
ペプチド作動性ニューロン　484
ペンタゴン　15
平滑筋，内頸動脈の　468
平滑筋細胞　466
平衡機能　234
平衡砂　399
平衡障害　315, 405
平衡調節機能の障害　449
並進加速度に関する信号の伝達　399
閉塞性水頭症　245
片頭痛　344
片麻痺　430
片葉 Flocculus（H X）　23, 56, 94, 131, 208, 209, 211, 253, 254, 264, 312, 314, 315, 441, 443, 445, 448, 450
── の障害　315
片葉小節葉 Flocculonodular lobe
　　314, 315, 399, 447, 448, 450
辺縁系　317, 336, 436, 458, 459, 460, 463, 464, 469, 477, 481
── の活動　478
辺縁動脈の辺縁枝 Marginal artery（marginal branch）　253
辺縁領，大脳皮質の　458
扁桃体 Amygdaloid body　48, 49, 108, 109, 140-143, 168-171, 217, 243, 264, 322, 459, 459, 461, 463, 464, 469, 476, 477, 482, 483, 484
── の機能　475
── の障害　476, 477
扁桃体周囲皮質 Periamygdaloid cortex
　　423, 424, 425
弁蓋三角部　272
弁蓋部　240, 334

ほ
ボクセル　3
歩行失調　449
歩行障害，前頭葉性　344
補足運動野 Supplementary motor area（SMA）　337, 426, 428, 430, 454, 470, 472
── の梗塞　458

補足眼野 Supplementary eye field
　　440, 441, 442, 444
補足視覚野　337
補足体性感覚野　337, 376
補足聴覚野　337
補足［領］野　337, 426
放出因子　317
放線冠 Corona radiata
　　284, 338, 340, 342, 343, 387
──，中心溝周辺の Perirolandic corona radiate　348
──，生下時の　345
──，乳児の　345
── の外側縁　387
── の中心部 Central segment of corona radiata　347
縫線核　313, 482
房飾細胞 Brush cell　484
紡錘状回 Fusiform gyrus　470, 471, 473
紡錘状顔領域　470
傍海馬台（傍海馬支脚）Parasubiculum
　　54, 55
傍海綿静脈洞　293
傍原皮質　337
傍小脳脚核　480
傍正中橋網様体 Paramedian pontine reticular formation（PPRF）
　　215, 217, 313, 440, 441, 443, 444
傍正中枝　251
傍正中視床梗塞　284
傍脊柱筋　366
傍線状皮質　470
傍前帯状皮質　473
傍中心部　482
傍不等皮質　337
傍辺縁系　469
── の機能　475
傍扁桃体皮質　336
帽状腱膜 Epicranial aponeurosis　50
膨大部糸球体　251

ま
マイヤーループ → 視放線をみよ
マルチスライス法　3
膜迷路　234
末梢性顔面神経麻痺　303, 430
末梢性前庭障害　405
末梢性麻痺　430
──，舌下神経の　362
満期産　344

み
ミエリン化　344
味覚　296
味覚系　396, 397, 398
味覚障害　396
──，自覚的な　423
味覚皮質野 Gustatory cortical area　397
味蕾　296, 297, 396
脈絡叢 Choroid plexus
　　48, 59, 148, 149, 178, 179, 209, 243, 255
──，下角の　108
──，第三脳室の　243, 318
──，第四脳室の　243
脈絡膜　361

む
無動症　458
無動無言症　317, 344
無名質　284, 318, 469, 483, 485

め
メッケル腔 Meckel cavity　47, 105, 214
メラニン含有ニューロン　481
メラニン細胞刺激ホルモン　320
メラニン色素　314
迷走神経 Vagus nerve（X）　48, 52, 94, 108, 112, 116, 196, 197, 199, 203, 205, 207, 263, 296, 299, 301, 302, 312, 363, 365, 366, 368, 389, 397, 478
── の副交感神経支配　468
迷走神経核　263
迷走神経三角 Trigone of vagus nerve　199
迷走神経背側核 Posterior（dorsal）nucleus of vagus nerve
　　200, 205, 207, 313, 480, 482, 483
迷路動脈 Labyrinthine artery
　　233, 253, 254, 370

も
モノアミン　314
モンロー孔 → 室間孔をみよ
毛様体　361
毛様体筋　297, 466
毛様体神経節 Ciliary ganglion
　　360, 361, 467, 466
盲孔 Foramen cecum　130, 161, 263
盲嚢　238
網膜 Retina　112, 113, 337, 361, 399, 412, 413, 414, 418-420
── の局在論　422
網膜視部　361
網膜中心窩 Fovea centralis of retina
　　24, 361
網膜中心動脈　360
網膜部位図　470
網膜盲部　361
網様系の障害　396
網様体 Reticular formation　203, 205, 207, 209, 211, 213, 215, 217, 219, 221, 263, 313, 316, 376, 396, 399, 435, 459, 482, 483, 485
── の障害　317
網様体脊髄路　435

ゆ
有郭乳頭　363
有線野
　　256, 257, 289, 337, 344, 417, 420, 422

よ
ヨード性造影剤　12
酔っ払い歩行　449
抑制因子 Inhibiting factor　317
翼口蓋窩 Pterygopalatine fossa　38, 39, 82, 106, 107, 121, 122, 136-139, 191, 192, 225, 356, 357
翼口蓋孔　357
翼口蓋神経（ビディアン神経）管 Nerve of pterygoid（Vidian nerve）canal　191

525

索引

翼口蓋神経節 Pterygopalatine ganglion
　　　　　　　　　　357, 466, 467, 467
翼口蓋動脈　357
翼状突起 Pterygoid process
　　　　　　　　82, 204, 224, 363, 364
翼状突起外側部（板）Lateral plate of
　　pterygoid process（Lateral pterygoid
　　plate）
　　　　　38, 39, 83, 110, 123, 132-135, 190, 203
翼状突起内側部（板）Medial plate of
　　pterygoid process
　　　　　　38, 39, 83, 121, 134, 135, 203
翼突窩 Pterygoid fossa
　　　　　　　　83, 190, 197, 225, 363
翼突管 Pterygoid canal　83, 225
翼突管静脈 Pterygoid canal vein　197
翼突管動脈 Artery of pterygoid canal
　　　　　　　　　　　　197, 265
翼突筋静脈叢 Pterygoid[venous] plexus
　　46, 118, 132-135, 203, 289, 293, 357, 360,
　　364, 370, **371**
翼突口蓋窩　358, 364
翼突鈎 Pterygoid hamulus
　　　　　　　38, 39, 106, 121, 122, 225
翼突硬膜動脈 Pterygomeningeal artery
　　　　　　　　　　　　196, 197
翼突神経節　358

ら

ラセン器, 蝸牛の　405
ラセン神経節 Spiral ganglion
　　　　　　　　　　235, 405, 406
ラムダ縫合 Lambdoid suture　98, 99, 102,
　　103, 106, 107, 110, 111, 114, 115, 118,
　　120-125, 140, 141, 144-153, 168, 170, 172,
　　180, 184, 193-195, 212, 214, 216, 218, 220,
　　236, 366
卵円孔 Foramen ovale　15, 84, 111, 123,
　　162, 191, 196, 197, 207, 224, 225, 226, 232,
　　289, 293, 297, 364
卵円孔静脈叢 Venous plexus of foramen
　　ovale　196, 197, 225, 292
卵核 Nucleus ovalis　396, 397

卵形囊　234, 399, 444
卵胞刺激ホルモン　320

り

リウマチ性関節炎　368
リベリン　317, 485
リンパ管　364
――, 鼻腔粘膜の　357
リンパ管網　368
梨状口　93
梨状前皮質 Prepiriform cortex
　　　　　　336, 423, 424, 425, 459, 484
梨状前野嗅皮質　469
離断症候群　344
隆起漏斗ドパミン作動系　317, 481
両眼注視　444
両交連線（面）　6, 7, 14
両耳側半盲　422
両側眼球運動　405
両鼻側半盲　422
梁下野 Subcallosal area
　　　　　342, 343, 458, 459, 460, 463, 464
梁周囲動脈 Pericallosal artery　99
菱形窩 Rhomboid fossa　199, 243, 263, 312
――, 橋の　388
菱形窩底 Floor of rhomboid fossa
　　　　　　　　60, 206, 209, 405
菱脳の内側網様体　376
輪状軟骨 Cricoid cartilage　50, 365
――, 石灰化 Cricoid cartilage（calcified）
　　　　　　　　　　　　　　88
鱗状縫合 Squamous suture
　　　　　　　　　83, 85-89, 236
鱗部, 側頭骨の　225

る

ルシュカ孔 → 第四脳室外側孔をみよ
ルリベリン　484
涙液　358
涙管 Lacrimal duct　134, 135, 358
涙器　358
涙骨　355

涙小管膨大 Ampulla of lacrimal
　　canaliculus　359
涙腺 Lacrimal gland　26, 27, 114, 164, 165,
　　216, 297, 313, **358**, 360, 361, 466, 468
涙腺器官　357
涙腺神経 Lacrimal nerve
　　　　　　　196, 358, 360, 361
涙腺囊　358
涙点 Lacrimal punctum　359
涙囊 Lacrimal sac　358, 359
涙囊円蓋 Fornix of lacrimal sac　359
涙囊部, 眼輪筋の　358

れ

レンズ核 Lentiform nucleus
　　　　　　　　　　270, 322, 338
レンズ核線条体動脈　266, 270
冷覚　376, 388
裂孔
――, 頭蓋底の　14
――, 脳底部の　14
連合線維　338, 340, 344
連合野　337, 469

ろ

ローゼンタール静脈 → 脳底静脈をみよ
ローゼンミューラーとハスケの粘膜弁
　　Mucosal valves according to
　　Rosenmüller and Hauske　359
ローランド静脈 Rolandic vein　290
ローゼンタール動脈 → 中心溝動脈をみよ
漏斗 Infundibulum　22, 96, 97, 130, 140,
　　141, 161, 168, 170, 171, 201, 217, 239, 267,
　　317, 320, 481
漏斗陥凹 Infundibular recess
　　　44, 45, 219, 239, 240, 243, 244, 247, 317
漏斗茎　320

わ

和田テスト　458
腕神経叢　367
腕頭静脈　368, 371

欧文

ギリシャ文字

α運動ニューロン　483
β-エンドルフィン　485
γ運動ニューロン　483

A

A part of superior parietal lobule(SPL) 上頭頂小葉の一部　472
Abducens nerve(Ⅵ) 外転神経　23, 32, 36, 40, 44, 48, 52, 94, 96, 100, 104, 108, 196, 199, 209, 211, 213, 298, 302, 361
── near opening of dura mater 外転神経の硬膜貫通部　138, 139, 213
Abducens nucleus → Nucleus of abducens nerve をみよ
Accessory nerve(Ⅺ) 副神経　23, 52, 56, 94, 104, 108, 112, 116, 131, 196, 197, 199, 299-302
── near opening of dura mater 副神経の硬膜貫通部　204
Accessory nucleus of oculomotor nerve(of Edinger-Westphal) 動眼神経副核(エジンゲル-ウェストファル核)　200, 466
Acoustic radiation 聴放線　406-409, 411
ACTH 副腎皮質刺激ホルモン　320
Adenohypophysis 腺下垂体(下垂体前葉)　215
ADH 抗利尿ホルモン　317
AEP 聴覚誘発電位　412
Afferent ventrolateral funiculus 求心性前側索路　203
Allocortex 不等皮質　337, 469
Alternans syndrome 交叉性麻痺　264
Alveolar process of maxilla 上顎骨歯槽突起　30, 31, 120, 121, 132, 133
Alveus 海馬白板　54, 55, 142-145
Alzheimer 型認知症　483
Ambient cistern 迂回槽　142, 143, 174, 175, 218, 219, 221, 238, 241, 244, 246, 249
Ammon's horn アンモン角　54, 55
Ampulla of lacrimal canaliculus 涙小管膨大　359
Amygdaloid body 扁桃体　48, 49, 108, 109, 140-143, 168-171, 217, 459, 461, 463, 464, 477
Angle of mandible 下顎角　21
Angular gyrus 角回　23, 68, 69, 72, 73, 95, 108, 109, 112, 113, 116, 117, 131, 150-153, 275, 456, 457
Angular vein 眼角静脈　370
Annular of stapes ligament アブミ骨輪状靱帯　233
Anterior ampullary nerve 前膨大部神経　235
Anterior arch of atlas 環椎前弓　21, 45, 50, 85, 98, 99, 120, 129, 132, 133
Anterior basal cistern 脳底槽前部　238, 240, 244, 246, 248
Anterior belly of digastric muscle 顎二腹筋前腹　26, 27, 30, 31, 34, 35, 102, 106
Anterior cerebral artery 前大脳動脈　38, 39, 42, 43, 47, 97-99, 102, 142-147, 172-175, 219, 221, 255, 257, 268-271, 276

Anterior cerebral veins 前大脳静脈　294
Anterior choroidal artery 前脈絡叢動脈　46, 50, 102, 255, 257, 265, 267, 277, 279, 282, 284, 286, 287
Anterior cingulate cortex(ACC) 前帯状皮質　473, 474, 477
Anterior clinoid process 前床突起　21, 42, 43, 82, 121, 122, 129, 140, 141, 166-169, 194, 195
Anterior commissure 前交連　22, 44, 96, 97, 100, 101, 104, 105, 108, 109, 130, 144, 145, 161, 201, 341-343, 459
Anterior communicating artery 前交通動脈　255, 268, 269
Anterior corticospinal tract 前皮質脊髄路　429, 430, 432
── in anterior funiculus 前索の前皮質脊髄路　428
Anterior cranial fossa 前頭蓋窩　80-82, 120-122, 170, 171
Anterior crural artery 前脚動脈　233
Anterior inferior cerebellar artery (AICA) 前下小脳動脈　98, 106, 138, 139, 211, 252, 254, 260
Anterior inferior temporal artery 前下側頭動脈　268, 269
Anterior insula 島皮質の前部　474
Anterior intercavernous sinus 前海綿間静脈洞　292
Anterior jugular vein 前頸静脈　370
Anterior ligament of malleus 前ツチ骨靱帯　233
Anterior limb [of] internal capsule 内包前脚　43-45, 146-149, 174-179, 343, 348-350, 346
Anterior lobe 前葉　447, 448, 450, 451
── of cerebellum 小脳前葉　56, 57, 60, 61, 63-65, 68, 69, 101, 103, 140, 141, 176, 177, 212, 214-218, 220, 315
Anterior median fissure 前正中裂　56, 132-135, 164, 199, 203, 205, 207
Anterior nasal aperture 前鼻口(梨状口)　93
Anterior nasal spine 前鼻棘　21, 120, 129
Anterior nuclei of thalamus 視床前核　48, 146, 147, 319, 459
Anterior parietal artery 前頭頂動脈　58, 62, 66, 67, 70, 71, 267, 272-274
Anterior petroclinoidal fold 前錐体床突起ヒダ　48, 49
Anterior pontomesencephalic vein 前橋中脳静脈　294
Anterior process of malleus ツチ骨の前突起　233
Anterior quadrangular lobule 前四角小葉　315
Anterior ramus of lateral sulcus(Sylvian fissure) 外側溝(シルビウス裂)前枝　23, 131, 333
Anterior semicircular canal 前骨半規管　212, 213, 227-229, 231
Anterior semicircular duct 前半規管　235
Anterior spinal artery 前脊髄動脈　197, 254, 258, 259

Anterior spinocerebellar tract 前脊髄小脳路　199, 203, 205, 207, 452
Anterior spinothalamic tracts 前側脊髄視床路　377-379
Anterior temporal artery 前側頭動脈　267, 272-274
Anterior thalamic vein 前視床静脈　294
Anterior transverse temporal gyrus(of Heschl) 前横側頭回(前ヘシュル回)　56, 57, 112, 113, 116, 117, 407, 409
Anterior trigeminothalamic tract 前三叉神経核視床路　389
Anterior tympanic artery 前鼓室動脈　233
Anterior vein of septum pellucidum 前透明中隔静脈　146, 291, 295
Anterior(ventral) cochlear nucleus 蝸牛神経前核　406-408
Anterior(ventral) root
── of fifth cervical spinal nerve 第五頸神経の前根　56
── of first cervical spinal nerve 第一頸神経の前根　23, 56, 94, 100, 104
── of second cervical spinal nerve 第二頸神経の前根　56, 100
── of third cervical spinal nerve 第三頸神経の前根　104
Anterolateral central artery(external lenticulostriate artery) 前外側中心動脈(外側レンズ核線条体動脈)　142, 219, 255, 270
Anterolateral sulcus 前外側溝　199
Anterolateral thalamostriate artery 前外側視床線条体動脈　144, 145
Anteromedial central artery 前内側中心動脈　219, 270
Anteromedial frontal artery 前内側前頭動脈　26, 30, 31, 34, 98, 99, 102, 106, 144, 146, 267-271
Anteromedial thalamostriate artery 前内側視床線条体動脈　144, 145
Antrum of mastoid 乳突洞　227, 229, 233
Aperture of cochlear(helicotorema) 蝸牛孔　226, 228, 230, 231, 235
Apex of petrous part 錐体尖　193, 226, 227
Aqueduct of midbrain(Sylvian aqueduct) 中脳水道(シルビウス水道)　22, 56, 57, 97, 130, 144, 145, 161, 174-177, 201, 218-221, 239, 241, 244, 247, 249
Arachnoid granulations クモ膜顆粒　50, 51
Arachnoid trabeculae クモ膜小柱　50
Arch
── of axis 軸椎の椎弓　58, 62, 89
── of fifth cervical vertebra 第五頸椎の椎弓　62, 66
── of fourth cervical vertebra 第四頸椎の椎弓　58, 62
── of sixth cervical vertebra 第六頸椎の椎弓　66
── of third cervical vertebra 第三頸椎の椎弓　58, 62, 89
Archicortex 原皮質　336
Arcuate eminence 弓状隆起　87, 124, 212

索引

Arcuate fiber of cerebrum 大脳弓状線維 340
Area striata 視覚皮質(有線野) 144, 146-149
Area temporalis granulosa 411
Arnold-Chiari 奇形(症候群) 315, 368
Arterial territories
—— of the cerebellum 小脳の動脈分布域 258-262
—— of the medulla oblongata 延髄の動脈分布域 258, 259
—— of the midbrain 中脳の動脈分布域 262
—— of the pons 橋の動脈分布域 260, 261
Artery
—— of angular gyrus 角回動脈 58, 59, 62, 63, 66, 67, 70, 74, 78, 79, 110, 114, 115, 118, 119, 148-150, 152, 153, 267, 272-274, 369
—— of central sulcus 中心溝動脈(ローランド動脈) 50, 54, 55, 58, 59, 62, 63, 110, 114, 115, 118, 148-153, 272, 272-274
—— of precentral sulcus 中心前溝動脈 (前ローランド動脈) 46, 50, 51, 54, 110, 114, 115, 118, 148, 150-152, 267, 272-274
—— of pterygoid canal 翼突管動脈 265
Articular disc of temporomandibular joint 関節円板(顎関節) 46, 118, 119, 204, 206
Articular process
—— of axis 軸椎の関節突起 58, 121
—— of fourth cervical vertebra 第四頸椎の関節突起 58
—— of third cervical vertebra 第三頸椎の関節突起 58, 89
Articular tubercle 関節結節 21, 118, 119
Ascending pharyngeal artery 上行咽頭動脈 369
Ascending ramus of lateral sulcus (Sylvian fissure) 外側溝(シルビウス裂)上行枝 23, 131, 333
Atlanto-occipital joint 環椎後頭関節 53-55, 58, 86-88, 106, 107, 121, 122
Atlas(CI) 環椎(第一頸椎) 49, 53, 93, 102, 103, 201, 266
Atrium(collateral trigone) of lateral ventricle 側脳室房(側副三角) 60, 61, 146, 147, 178, 179, 239, 241, 244, 247
Auricle(pinna) 耳介 50, 51, 54, 55, 58, 59, 62, 63, 132-137, 140-143, 162-167, 170, 171, 190, 191, 202, 204, 206, 208, 210, 212, 214
Auricular nerve 耳介神経 235
Axis(CⅡ), 軸椎(第二頸椎) 14, 21, 50, 51, 54, 55, 86-88, 102, 103, 106, 107, 110, 121, 122, 266, **366**

B

Babinski 反射 344, 426
Basal ganglia of telencephalon 大脳基底核 305, 306, 308, 310, 311
Basal nucleus(of Meynert) 基底核(マイネルト核) 48

Basal vein(of Rosenthal) 脳底静脈(ローゼンタール静脈) 42, 46, 50, 51, 54, 55, 58, 59, 62, 63, 140-145, 221, 290, 291, 294, 295
Base
—— of frontal lobe 前頭葉底面 166, 167
—— of middle cranial fossa 中頭蓋窩底面 192
—— of occipital lobe 後頭葉底面 210, 212
—— of stapes アブミ骨底 228
—— of temporal lobe 側頭葉底面 131, 210
Basilar artery 脳底動脈 49-51, 97-99, 138-142, 164-171, 209, 211, 213-215, 217, 252-257, 268, 269
Basilar part of occipital bone 後頭骨の底部 162, 163
Basilar plexus 脳底静脈叢 292, 293
Basilar sulcus 脳底溝 138, 139
Basion バジオン 129
Bechterew 核 482
Bell 麻痺 430
BERA 脳幹電気反応聴力検査 412
Betz 大細胞 375
Bipolar nerve cells 双極細胞 406
Biventral lobule 二腹小葉 315
Bochdalek の花篭 237
Body
—— of caudate nucleus 尾状核体 48, 49, 104, 105, 436-438
—— of fourth cervical vertebra 第四頸椎椎体 21, 89
—— of hyoid bone 舌骨体 83
—— of mandible 下顎体 21, 26, 27, 30, 31, 34, 35, 80, 81, 93, 98, 99, 102, 103, 106, 107, 120-122
—— of third cervical vertebra 第三頸椎椎体 21, 54
BOLD コントラスト 469
Bottom of striatum 線条体底 43
Brachium
—— of inferior colliculus 下丘腕 199, 406, 407, 408, 410
—— of superior colliculus 上丘腕 199
Branch
—— of cerebellar tonsillar 小脳扁桃枝 253
—— of lateral occipital artery 外側後頭動脈枝 144, 145
—— of middle meningeal artery 中硬膜動脈枝 142
Branches
—— of middle cerebral artery 中大脳動脈枝 270, 271
—— of superior cerebellar artery 上小脳動脈枝 254
—— to nerves 三叉神経枝 265
—— to trigeminal ganglion 三叉神経節枝 265
Bregma ブレグマ 129
Bridging vein 架橋静脈 42, 43, 47, 50, 54, 55, 144, 145
Broca 失語 285, 458

Broca 野 285, 334, **454**, 454, 457, 476, 476
—— の対角帯 483
Brodmann 野 376, 469
—— 1 野 337, 426, 429
—— 2 野 337, 426, 429
—— 3 野 337, 399, 426, 429
—— 4 野 337, **426**, 435
—— 5 野 426, 429
—— 6 野 337, 426, 435, 476
—— 7 野 399
—— 8 野 472
—— 9 野 476
—— 12 野 472
—— 17 野 **420**, 470
—— 18 野 470
—— 19 野 443, 470
—— 21 野 470
—— 22 野 470
—— 24 野 472
—— 32 野 472
—— 37 野 470
—— 39 野 443
—— 40 野 476
—— 41 野 337, 405, 409
—— 44 野 454, 472, 476
—— 45 野 454, 472
—— 46 野 472
—— 47 野 472, 476
Brush cell 房飾細胞 484
Buccal fat pad(of Bichat) 頬脂肪体(ビシャ脂肪体) 30, 31
Buccal space 頬隙 132
Buccinator muscle 頬筋 26, 27, 30, 31, 34, 35, 132, 133
Bulb of internal jugular vein 内頸静脈球 203, 204
Bulb of jugular vein 頸静脈球 136, 137

C

Caenorhabditis elegans カエノラブディテス・エレガンス 375
Cajal 間質核 443
Calcarine artery 鳥距動脈 70, 74, 75, 78, 98, 102, 106, 107, 148, 149, 256, 268, 269
Calcarine branch 鳥距枝 255
Calcarine sulcus 鳥距溝 22, 68, 69, 72, 73, 75, 76, 77, 79, 97, 99, 100, 101, 103, 130, 161, 201, 218, 220, 333, 339, 413
Calcarine vein 鳥距溝静脈 294
Callosomarginal artery 脳梁縁動脈 146-153, 268-270
Cannon-Böhm 点 296
Caroticotympanic arteries 頸鼓動脈 233, 265
Carotid artery 頸動脈 196, 197
Carotid bifurcation with carotid body 頸動脈小体を伴う頸動脈分岐部 369
Carotid canal 頸動脈管 84, 85, 121-123, 191, 192, 196, 197, 226, 228, 265
Carotid space 頸動脈隙 132
Carotid sulcus 頸動脈溝 84
Cartilage of pharyngotympanic tube 耳管軟骨 46, 47, 110, 203, 205
Caudal branch of vermis 小脳虫部動脈尾側枝 253

528

Caudal part of spinal nucleus of trigeminal nerve 三叉神経脊髄路核, 尾側部　203, 205
Caudate nucleus 尾状核　51, 52, 53, 56, 57, 100, 101, 107, 270
Cavernous branch 海綿静脈洞枝　265
Cavernous part of internal carotid artery 海綿静脈洞部, 内頸動脈の　265
Cavernous sinus 海綿静脈洞　42, 43, 46, 47, 102, 103, 138, 139, 164, 165, 168, 169, 213, 215, 291-294
Cavity of septum pellucidum 透明中隔腔　146, 147
Central canal 中心管　96, 203, 205, 244
Central lobule 中心小葉　315
Central part(body) of lateral ventricle 側脳室中心部　52, 53, 56, 57, 148-151, 180, 181, 239, 241, 244, 247, 269, 275, 413
Central segment of corona radiata 放線冠の中心部　347
Central sulcus 中心溝　23, 52, 53, 56, 57, 60, 61, 63, 95, 101, 103, 105, 107, 109, 111, 112, 113, 115-117, 119, 131, 148-159, 180-189, 333, 339, 347, 427
Central tegmental tract 中心被蓋路　199
Centromedian nucleus of thalamus 視床中心正中核　56, 57
Centrum semiovale 半卵円中心　150-155, 180-185, 346
Cerebellar tentorium 小脳テント　52, 53, 56, 57, 60, 61, 64, 65, 68-75, 96, 97, 100, 101, 112, 113, 140-147, 170-173, 176-179, 210, 212, 214-218, 220
Cerebellopontine cistern 小脳橋槽　211, 213, 215, 241, 244, 248
Cerebellorubral tract 小脳赤核路　342
Cerebellum 小脳　23, 105, 107, 109, 111, 130, 131, 161, 203, 230, 231, 304, 306-311, 400, 427
Cerebellum medulla 小脳白質　346
Cerebral arcuate fibers 弓状線維　340
Cerebral crus 大脳脚, 狭義の　142, 143, 172, 173, 199, 218, 219, 221
Cerebral part of internal carotid artery 大脳部, 内頸動脈の　265
Cerebral peduncle 大脳脚, 広義の　340
Cervical part of internal carotid artery 頸部, 内頸動脈の　265
Cervical spinal nerve 頸神経　298-302
CHARGE 症候群　234
Chiasmatic cistern 交叉槽　238, 240, 244, 246
Chorda tympani 鼓索神経　233, 398, 467
Choroid plexus 脈絡叢　48, 59, 148, 149, 178, 179, 209, 255
―― of fourth ventricle 第四脳室脈絡叢　60, 213, 244
―― of lateral ventricle 側脳室脈絡叢　52, 53, 55, 61, 63, 100, 101, 146, 147, 176, 177, 244
―― of third ventricle 第三脳室脈絡叢　244
Ciliary ganglion 毛様体神経節　361, 467

Cingulate gyrus 帯状回　22, 32, 33, 36, 37, 40, 41, 44, 45, 48, 49, 52, 53, 55-57, 59-61, 63, 97, 99-101, 130, 144-153, 161, 174, 175, 178-181, 459
Cingulate sulcus 帯状溝　22, 32, 33, 36, 37, 40, 41, 44, 45, 96, 97, 101, 103, 130, 148-153, 161, 180, 181, 333
Cingulum 帯状束　150, 151, 341-343, 459
Circular sulcus of insula 島輪状溝　144-147
Cistern
―― of lamina terminalis 終板槽　238, 240, 244, 246, 249
―― of lateral cerebral fossa(cistern of Sylvian fissure) 大脳外側窩槽(シルビウス裂槽)　113, 115, 142, 143, 146-149, 170-179, 240, 241, 245, 249
―― of the vallecula of cerebrum (Cistern of vallecula cerebri) 大脳谷槽　170, 171, 240, 244, 248, 249
―― of transverse cerebral fissure 大脳横裂槽　238, 241, 244, 246
Cisterna magna(posterior cerebellomedullary cistern) 大槽(後小脳延髄槽)　60, 61, 63-65, 68, 69, 97, 99, 134, 135, 164-167, 201-204, 238, 241, 242, 244, 246, 248
Claustrum 前障　41, 44, 45, 48, 49, 108, 146, 147, 172-175, 436, 437, 439
Clinoid part of internal carotid artery 床突起部, 内頸動脈の　265
Clivus 斜台　21, 98, 99, 120, 129, 136, 137, 162, 163, 166, 167, 190-192, 201, 204, 205, 207-209, 211, 266
Cochlea 蝸牛　86, 114, 115, 138, 139, 164, 166, 191, 211
――, apical turns 頂回転　226, 228, 230, 231
――, basal turns 基底回転　226, 228, 230, 232, 235
Cochlear aqueduct 蝸牛水管　226
Cochlear communicating branch 蝸牛交通枝　235
Cochlear nerve 蝸牛神経　230, 232, 235, 406-408, 410
Cochlear nuclei 蝸牛神経核　200, 410
Collateral sulcus 側副溝　54, 55
Collateral trigone 側副三角　60, 61, 146, 147, 178, 179, 239, 241, 244, 247
Collicular artery of posterior cerebral artery 四丘体動脈, 後大脳動脈の　262
Column of fornix 脳弓柱　51, 144-147
Commissure of inferior colliculus 下丘交連　406
Common body limb 骨総脚　227, 229
Common carotid artery 総頸動脈　50, 111, 118, 369
Common crus 総脚　235
Condylar canal 顆管　196, 197
Condylar process 関節突起　125
Condyloid emissary 顆導出静脈　197
Confluence of sinuses 静脈洞交会　78, 79, 97-99, 140-143, 212, 290-292, 294
Constrictor of pharynx 咽頭収縮筋　46, 50, 102

Copular point 二腹小葉点　294
Corona radiata 放線冠　284, 338, 340, 342, 343, 387
Coronal suture 冠状縫合　98, 99, 102, 103, 106, 107, 110, 111, 114, 115, 118, 119, 146-157, 184
Coronoid process 筋突起　21, 34, 35, 38, 39, 118, 119, 125, 190, 202
Corpus callosum 脳梁　41, 178, 179, 201, 333, 340-343, 346, 459
――, major forceps 大鉗子　342
――, minor forceps 小鉗子　342
Cortex
―― of frontal lobe 前頭葉皮質　324-328, 330-332
―― of insula 島皮質　108, 109, 112, 113
―― of occipital lobe 後頭葉皮質　326-328, 330, 331
―― of parietal lobe 頭頂葉皮質　325-328, 331, 332
―― of telencephalon 終脳皮質　304-309
―― of temporal lobe 側頭葉皮質　324-328, 330, 331
Corti 器　411
―― の線毛細胞　405
Corticofugal fibers 皮質遠心性線維　440, 441
Corticonuclear tract 皮質核路　219, 221
Corticopontine tract 皮質橋路　452
Corticospinal tract 皮質脊髄路　203, 205, 207, 209, 211, 213, 215, 217, 219, 221, 342, 343, 427-435
―― in cerebral crus 大脳脚の皮質脊髄路　428, 430
―― in pons 橋の皮質脊髄路　430
―― in posterior limb of internal capsule 内包後脚の皮質脊髄路　428, 431
―― in pyramid 錐体の皮質脊髄路　428, 430
Cranial branch of vermis 小脳虫部動脈頭側枝　253
Cranial roots of accessory nerve 副神経の延髄根　205
Cribriform plate 篩板　30, 31, 81, 120
Cricoid cartilage 輪状軟骨　50, 365
――, calcified 石灰化　88
Crista galli 鶏冠　26, 27, 80, 93, 98, 99, 120, 140, 141, 164, 165, 218, 220
CT　12
―― の目印構造　14
Culmen(Ⅳ, Ⅴ) 山頂　22, 96, 97, 99, 201, 315, 447
Cuneate fasciculus(of Burdach) 楔状束（ブルダッハ束）　203, 312, 382-384
Cuneate nucleus(of Burdach) 楔状束核（ブルダッハ核）　203, 205, 207, 381, 382-384
Cuneate tubercle 楔状束結節　134, 135, 199
Cuneus 楔部　22, 68, 69, 72, 73, 76, 77, 130, 148-153, 161, 269

D

Dandy-Walker 症候群　368

索引

Declive（Ⅵ）山腹
　　　　22, 96, 97, 99, 201, 315, 442, 444, 447
Decussation
　──　of superior cerebellar peduncle 上小脳脚交叉　219, 452
　──　of trochlear nerve 滑車神経交叉　219
Deep auricular artery 深耳介動脈　233
Deep cerebellar white matter 深部小脳白質　348
Deep frontal white matter 深部前頭葉白質　349, 351
Deep medullary vein 深髄質静脈　295
Deep occipital white matter 深部後頭葉白質　348
Deep parietal white matter 深部頭頂葉白質　351
Deep perirolandic white matter 中心溝周辺の深部白質　349-351
Deep petrosal nerve 深錐体神経　196, 197
Deiters 核　399
Dens 歯突起　49, 236, 368
　──　of axis 軸椎歯突起　21, 54, 86, 93, 98, 99, 120, 129, 132, 133
Dentate gyrus 歯状回　54, 55, 221, 459
Dentate nucleus 歯状核
　　　　64, 67, 100, 101, 209-213, 447, 453
Dentatothalamic tract 歯状核視床路　342
Descending branch
　──　of postero-medial central arteries of posterior cerebral artery　後大脳動脈から出た後内側中心動脈の下行枝　261
　──　of superficial petrosal artery 浅錐体動脈の下行枝　233
Descending palatine artery 下行口蓋動脈　34
Descending palatine vein 下行口蓋静脈　34
Diagonal sulcus 対角溝　333
Diencephalon 間脳　304-306, 308-311
Digastric tendon 顎二腹筋の腱　38, 42, 110
Diploe 板間層　50
Diploic veins 板間静脈　50
Diverging bands 帯状影　16
DMPFC 背内側前頭前野　473
Dorsal brainstem 背側脳幹　346, 347
Dorsolateral pontine nuclei 背外側橋核　441, 444
Dorsolateral prefrontal cortex（DLPFC）背外側前頭前皮質（野）
　　　　440, 445, 472, 473, 476
Dorsum sellae 鞍背
　　　　120, 129, 168, 169, 194, 215, 217
DSA デジタル・サブトラクション血管造影　15, 251
Dura mater 硬膜　24, 28, 32, 36, 68, 72, 76, 112, 116, 203, 235
　──, meningeal layer 髄膜性の内層　50
　──, periosteal layer 骨膜性の外層　50

E

Emissary vein 導出静脈
　　　　50, 118, 136-139, 190

Endolymphatic sac 内リンパ嚢　235
Entorhinalis area 嗅内野　54, 55
Epicranial aponeurosis 帽状腱膜　50
Epiglottis 喉頭蓋　42, 43, 98, 99, 102
Ethmoid bone 篩骨　30, 31
Ethmoid fossa 篩状窩　195
Ethmoidal bulla 篩骨胞　24, 212
Ethmoidal cells 篩骨蜂巣　21, 24, 25, 28, 29, 32, 33, 80, 81, 93, 100, 101, 103, 121, 129, 136-141, 162-165, 193-195, 201, 212, 214
External acoustic meatus 外耳道
　　　　50, 51, 54, 86, 118, 119, 125, 129, 136, 137, 162-167, 201, 204, 206, 226, 228
External acoustic opening 外耳孔　21
External arcuate fibers 外弓状線維　452
External capsule 外包　44, 45, 48, 49, 108, 144-147, 172, 173, 342, 343
External carotid artery 外頸動脈
　　　　50, 109, 111, 118, 369
External jugular vein 外頸静脈　370
External occipital protuberance（inion）外後頭隆起（イニオン）
　　　　98, 99, 120, 129, 140, 141, 224, 366, 367
External table 外板　50
Extracranial veins of the scalp 頭蓋外の頭皮静脈　50
Extreme capsule 最外包
　　　　44, 45, 48, 49, 108, 146, 147
Eyeball 眼球　24, 25, 80, 108, 109, 111-113, 115, 136-141, 162, 163, 212, 214, 216, 413

F

Facial artery 顔面動脈
　　　　42, 46, 114, 118, 369
Facial canal 顔面神経管
　　　　87, 88, 112, 114, 124
　──, Geniculate ganglion 膝神経節　192
Facial colliculus 顔面神経丘　199
Facial nerve（Ⅶ）顔面神経　23, 52, 55, 56, 94, 100, 104, 108, 109, 112, 116, 138, 139, 168, 196, 197, 199, 202, 204, 206, 211, 231-233, 235, 298-302, 389, 397, 398
Facial nucleus → Nucleus of facial nerve をみよ
Facial vein 顔面静脈　34, 370
Falx cerebri 大脳鎌　24, 25, 28, 29, 32, 33, 36, 37, 40, 41, 44, 45, 48-50, 52, 53, 60, 61, 64, 65, 68-77, 144-155, 174-187, 216, 218, 220
Fasciolar gyrus 小帯回　463
Fastigial nucleus 室頂核　453
Fastigium of fourth ventricle 第四脳室頂　201
FEF 前頭眼野　473
FFA 紡錘状顔領域　470
Fifth cervical vertebra 第五頸椎　54, 58
Fimbria of hippocampus 海馬采　54, 55
First molar tooth 第一臼歯　26, 80
Flap
　──　of Krause クラウゼ皮弁　359
　──　of Taillefer タイユフェール皮弁　359
Flat part of temporal bone 側頭骨水平部　166-169

Flocculonodular lobe 片葉小節葉
　　　　315, 447, 448, 450
Flocculus（H Ⅹ）片葉　23, 56, 94, 131, 208, 209, 211, 237, 253, 254, 315, 441, 445, 448, 450
Floor
　──　of anterior cranial fossa 前頭蓋窩底　21, 123, 129
　──　of middle cranial fossa 中頭蓋窩底　21, 129, 208
　──　of orbit 眼窩底　26, 27, 30, 31, 80, 81, 93, 106, 107, 110, 111, 122, 123
　──　of posterior cranial fossa 後頭蓋窩底　21, 129
　──　of rhomboid fossa 菱形窩底　60, 206, 209
Flow void　15, 251
fMRI 磁気共鳴機能画像　3, 13, 468
Folium of vermis（Ⅶ A）虫部葉　22, 72, 73, 96, 97, 99, 201, 315, 442, 444, 447
Foramen cecum 盲孔　130, 161
Foramen lacerum 破裂孔　197, 226
　──, covered with internal carotid artery 破裂孔（内頸動脈が覆い隠している）　196
Foramen magnum 大後頭孔（大孔）　21, 66, 67, 87-89, 120, 162, 163, 196, 197, 201
Foramen ovale 卵円孔
　　　　84, 111, 123, 162, 191, 196, 197, 226
Foramen rotundum 正円孔
　　　　83, 122, 193, 196
Foramen spinosum 棘孔
　　　　191, 196, 197, 226
　──　of middle meningeal artery 中硬膜動脈棘孔　162
Forel 軸　4, 303, 317
Fornix 脳弓　22, 48, 49, 52, 53, 55-57, 59-61, 96, 97, 104, 105, 130, 148, 149, 161, 174-179, 201, 221, 342, 343, 459-461, 463-465
　──　of lacrimal sac 涙嚢円蓋　359
Fossa of round window 蝸牛窓窩
　　　　226, 229, 230
Fourth cervical vertebra 第四頸椎
　　　　54, 120-121
Fourth ventricle 第四脳室　22, 61, 63, 96, 97, 99, 130, 136-141, 161, 166-173, 206, 209, 211, 213-215, 217, 239, 244, 247, 248
Fovea centralis of retina 網膜中心窩　24
Frenzel 眼鏡　405
Frontal（anterior）horn of lateral ventricle 側脳室前角　40, 41, 44, 45, 48, 49, 146-149, 172-179, 239-241, 244, 247, 269, 275
Frontal ascending vein 前頭上行性静脈　290
Frontal bone 前頭骨　21, 26, 27, 30, 31, 34, 35, 80-82, 93, 98, 99, 102, 103, 110, 111, 114, 115, 118, 120-125, 129, 142, 143, 146-157, 162-185, 195, 218, 220
Frontal branch of middle meningeal artery 中硬膜動脈前頭枝　138-140
Frontal eye field（FEF）前頭眼野
　　　　440, 441, 445, 474
Frontal lobe 前頭葉
　　　　275, 322, 323, 329, 333

530

索引

Frontal medulla 前頭葉白質 346
Frontal nerve 前頭神経
　　　　　　　32, 108, 196, 361, 390
Frontal operculum 前頭弁蓋 474
Frontal pole 前頭極
　　　　　　22, 23, 95, 130, 131, 161
──── of superior frontal gyrus 上前頭回
　　の前頭極 144, 145
Frontal sinus 前頭洞　21, 25, 97, 100, 101,
　　104, 105, 120-122, 129, 140-145, 195, 201,
　　218, 220
Frontal subcortical white matter 前頭葉
　　皮質下白質 349
Frontal unmyelinated white matter 前頭
　　葉の未髄鞘化白質 348
Frontal veins 前頭静脈 295
Frontobasal artery(orbitofrontal artery)
　　前頭底動脈(眼窩前頭動脈) 267
Frontopetal 求前頭型　8, 334
Frontopontine tract 前頭橋路 219, 221
Frontotemporal fasciculus 前頭側頭束
　　　　　　　　　　　　　340
Frontozygomatic suture 前頭頬骨縫合
　　　　　　　　　　80, 93, 125
FSH 卵胞刺激ホルモン 320
Fusiform gyrus 紡錘状回　336, 471, 474

G
GABA 作動性ニューロン 483
Galen 大静脈 289
Galen 大静脈槽 15
Garcin 症候群 303
Gasser 神経節　239, 297, 388
Geniculate ganglion 膝神経節 227, 228
Genioglossus muscle オトガイ舌筋
　　　　　25-27, 29-31, 34, 35, 98, 99
Geniohyoid muscle オトガイ舌骨筋
　　　　　26, 27, 29-31, 34, 35, 98, 102, 106
Gennari 線条　337, 421
Genu
──── of corpus callosum 脳梁膝　22, 36,
　　37, 40, 96, 97, 99, 130, 146-149, 161,
　　172-177, 346, 349, 350
──── of internal capsule 内包膝
　　　　　　　　　　48, 49, 146, 147
Globus pallidus 淡蒼球　48, 49, 52, 53, 104,
　　105, 107, 144-147, 174-177, 436, 437, 439
──── external segment 淡蒼球外節
　　　　　　　　　　　51, 319, 438
──── internal segment 淡蒼球内節
　　　　　　　　　　　51, 319, 438
Glossopharyngeal nerve(Ⅸ) 舌咽神経
　　23, 44, 52, 56, 94, 100, 104, 108, 131, 136,
　　137, 196, 197, 199, 203, 205, 207, 299, 301,
　　302, 389, 397, 398, 466, 467
Golgi 細胞 484
Goll 束 → Gracile nucleus(of Goll)をみよ
Gracile fasciculus 薄束　203, 382-384
Gracile lobule 薄小葉 315
Gracile nucleus(of Goll) 薄束核(ゴル核)
　　　　　203, 205, 312, 381, 382-384
Gracile tubercle 薄束結節
　　　　　　　　　134, 135, 199, 203
Gradenigo 症候群 303
Granular foveolae クモ膜顆粒小窩　50

Gratiolet の視放線 285
Great cerebral vein(of Galen) 大大脳静脈
　　(ガレン大静脈)
　　　　　　　97-99, 146, 147, 291, 295
Greater horn of hyoid bone 舌骨大角
　　　　　　　　　　42, 46, 84, 85
Greater occipital nerve 大後頭神経
　　　　　　　　　60, 64, 68, 72, 76
Greater palatine artery 大口蓋動脈　30
Greater palatine canal 大口蓋管　121
Greater palatine nerve 大口蓋神経
　　　　　　　　　　　28, 29, 390
Greater palatine vein 大口蓋静脈　30
Greater petrosal nerve 大錐体神経
　　　　　　196, 197, 211, 233, 467
Greater wing of sphenoidal bone 蝶形骨大
　　翼　34, 35, 125, 129
Groove for sigmoid sinus S状洞溝
　　　　　　　　　　　　　89, 190
Gudden 核 459
Guillian-Mollaret の三角 313
Gustatory cortical area near insula 島縁の
　　味覚皮質野 397
Gustatory fibers in posterior(dorsal)
　　trigeminothalamic tract 後三叉神経核視
　　床路内の味覚線維 397, 398

H
Habenular nuclei 手綱核　146, 147, 459
Handle of malleus ツチ骨柄　226
Hard palate 硬口蓋　21, 26, 27, 30, 31, 34,
　　35, 80, 81, 102, 103, 120
Head
──── of caudate nucleus 尾状核頭
　　40, 41, 44, 45, 103, 144-149, 172-179, 319,
　　342, 343, 427, 436, 438, 439
──── of malleus ツチ骨頭　227, 228
──── of mandible 下顎頭　21, 45, 46, 47,
　　50, 51, 85, 93, 118, 119, 129, 136, 137, 201,
　　202, 204
Hemiballismus 半側バリスム　320
Hemisphere
──── of anterior lobe of cerebellum 小脳
　　前葉半球 142, 143
──── of cerebellum 小脳半球
　　　　　164, 165, 170, 171, 207, 209, 315
──── of posterior lobe of cerebellum 小
　　脳後葉半球
　　　　　75, 136-139, 142, 166-169, 452
Heschl 回　336, 337, 470
──── の障害 344
Heubner 動脈　266, 284
Hiatus for greater petrosal nerve 大錐体
　　神経管裂孔 196
Hiatus for lesser petrosal nerve 小錐体神
　　経管裂孔 196
Hippocampal formation 海馬体
　　　　　　　　　　　461, 463-465
Hippocampal sulcus 海馬溝　142, 143
Hippocampus 海馬　48, 49, 52, 53, 55,
　　59-61, 63, 105, 107-109, 111, 140-147,
　　172-177, 217, 219, 221, 319, 459, 476, 479
Hodology 伝導路学　4, 375
Horner 症候群　264, 314, 446, 468
Hounsfield 値　12, 14

Human Connectome Project 375
Huntington 舞踏病 437
Hyoid bone 舌骨
　　　　21, 38, 39, 86, 98, 99, 102, 120-122
Hypoglossal artery 舌下神経動脈 266
Hypoglossal canal 舌下神経管　87, 100,
　　121, 122, 134, 135, 190, 196, 197, 202, 203
Hypoglossal nerve(Ⅻ) 舌下神経　23, 24,
　　28, 32, 36, 40, 44, 48, 52, 56, 94, 100, 104,
　　108, 112, 131, 134, 135, 196, 197, 199, 203,
　　205-207, 298, 299, 301, 302
Hypoglossal nucleus → Nucleus of
　　hypoglossal nerve をみよ
Hypophysial fossa 下垂体窩
　　　　　　　　　　　21, 84, 120, 194
Hypothalamus 視床下部
　　　　　　142-145, 201, 219, 220, 221

I
Incisive canal of maxilla 切歯管(上顎骨)
　　　　　　　　　　　　　98, 120
Incudomalleolar joint キヌタ-ツチ関節
　　　　　　　　　　　227, 228, 233
Incudostapedial joint キヌタ-アブミ関節
　　　　　　　　　　　　　　233
Incus(anvil) キヌタ骨
　　　　　　168, 169, 226, 227, 228, 233
Indusium griseum 灰白層 459
Inferior alveolar artery 下歯槽動脈
　　　　　　　26, 30, 34, 38, 42, 114, 118
Inferior alveolar nerve 下歯槽神経
　　24, 28, 32, 36, 40, 100, 104, 108, 112, 116,
　　390, 391
Inferior alveolar vein 下歯槽静脈
　　　　　　　26, 30, 34, 38, 42, 114, 118
Inferior anterior temporal branch 下前側
　　頭枝 255
Inferior branch of oculomotor nerve 動眼
　　神経下枝　32, 361
Inferior canaliculus 下涙小管 359
Inferior cerebellar peduncle 下小脳脚
　　　　　　　199, 207, 209, 211, 342, 452
Inferior cerebral veins 下大脳静脈 295
Inferior choroid vein 下脈絡叢静脈 294
Inferior colliculus 下丘　22, 96, 97, 130,
　　161, 174, 175, 199, 201, 219, 406-408, 410
Inferior frontal gyrus(IFG) 下前頭回
　　23, 28, 29, 32, 33, 36, 37, 40, 41, 44, 45, 94,
　　95, 112, 113, 115-117, 119, 131, 142-149,
　　275, 476
Inferior frontal sulcus 下前頭溝
　　　　　　　　　　　23, 94, 95, 131
Inferior genu of central sulcus 中心溝の下
　　膝部 333
Inferior hemispheric veins 下半球静脈
　　　　　　　　　　　　　　294
Inferior hypophysial artery 下下垂体動脈
　　　　　　　　　　　　　　265
Inferior labial artery 下唇動脈 369
Inferior longitudinal fasciculus 下縦束
　　　　　　　　　　　　　341, 343
Inferior nasal concha 下鼻甲介　24, 25, 28,
　　29, 32, 33, 36, 37, 80-82, 100, 101, 103,
　　134, 135, 202, 204

531

索引

Inferior nasal meatus 下鼻道　24, 25, 28, 29, 32, 33
Inferior oblique muscle 下斜筋　26, 110, 111, 114, 210
Inferior occipital gyrus (IOG) 下後頭回　471
Inferior occipitofrontal fasciculus 下後頭前頭束　341, 343
Inferior olivary nucleus 下オリーブ核　56, 57, 134, 135, 205, 207, 209, 452
Inferior olive オリーブ　53, 94, 136, 137, 199, 206
Inferior ophthalmic vein 下眼静脈　293, 370
Inferior orbital fissure 下眼窩裂　38, 123, 192
Inferior parietal lobe (IPL) 下頭頂小葉　473, 476
Inferior part
—— of tympanic cavity 下鼓室　226, 228
—— of vestibular ganglion 前庭神経節の下部　235
—— of vestibular nerve 下前庭神経　232
Inferior petrosal sinus 下錐体静脈洞　106, 196, 197, 206, 213, 291-294
Inferior portion of pons 橋下部　211
Inferior posterior temporal branch 下後側頭枝　255
Inferior precuneal artery 下楔前動脈 (下内側頭頂動脈)　268-271
Inferior rectus muscle 下直筋　26, 27, 29-31, 33-35, 110, 111, 138, 139, 210, 212
Inferior retrotonsillaris vein 下後扁桃静脈　294
Inferior sagittal sinus 下矢状静脈洞　150, 180-183, 290, 291
Inferior salivatory nucleus 下唾液核　200, 466
Inferior semilunar lobule 下半月小葉　315
Inferior temporal gyrus 下側頭回　23, 44, 45, 48, 49, 52, 53, 56, 57, 60, 61, 63-69, 108, 109, 111-113, 115-117, 131, 138-143
Inferior temporal occipital vein 下側頭後頭静脈　294
Inferior temporal sulcus 下側頭溝　23, 44, 45, 131
Inferior thalamic veins 下視床静脈　294
Inferior trunks 中大脳動脈の下行枝　255
Inferior tympanic artery 下鼓室動脈　233
Inferior vein of vermis 下虫部静脈　294
Inferior ventricular vein 下脳室静脈　294
Inferior vestibular nucleus 前庭神経下核　400
Infraorbital artery 眼窩下動脈　26, 27, 30, 31
Infraorbital canal 眼窩下管　25, 27, 29, 31, 33, 80, 81, 134, 135
Infraorbital nerve 眼窩下神経　24, 25, 27, 28, 29, 32, 33, 108, 134, 135, 390
Infraorbital vein 眼窩下静脈　26, 27, 31
Infratrochlear nerve 滑車下神経　361
Infundibular recess 漏斗陥凹　44, 45, 219, 239, 240, 244, 247

Infundibulum 漏斗　22, 96, 97, 130, 140, 141, 161, 168, 170, 171, 201, 217
Inhibiting factor 抑制因子　317
Insula 島　40, 41, 44, 45, 48, 49, 52, 53, 55, 115, 144-149, 172-179
Insular arteries 島動脈群　42, 43, 46, 47, 50, 51, 54, 55, 113-115, 142-149, 172-174, 176, 177, 220, 221, 272, 273
Insular artery 島動脈　110, 111, 112, 240
Interhemispheric cistern 半球間槽　27, 75, 79, 240-242, 244, 249, 250
Intermediate nerve 中間神経　22, 52, 56, 94, 100, 104, 108, 138, 139, 196, 199, 211, 235, 466, 467
Intermediomedial frontal artery 中間内側前頭動脈　26, 30, 31, 34, 35, 38, 39, 42, 98, 99, 102, 103, 106, 150, 152, 153, 267-271
Internal acoustic meatus 内耳道　54, 55, 87, 109-111, 115, 123, 138, 139, 166, 192, 193, 196, 210, 211, 227, 228, 230, 231
——, stoma 内耳道の小孔　111
Internal acoustic opening 内耳孔　123, 196
Internal arcuate fibers 内弓状線維　382-384
Internal capsule 内包　43, 107, 270, 340-343
Internal carotid artery 内頸動脈　41-43, 46, 47, 49-51, 101-103, 105-107, 109-111, 114, 118, 132-141, 162-171, 202, 203, 205, 207, 209, 211, 213-215, 217, 233, 252, 255-257, 266, 267, 270-273, 276, 361, 369
Internal carotid plexus 内頸動脈神経叢　361
Internal cerebral vein 内大脳静脈　54, 55, 58, 59, 61-63, 97-99, 146, 290, 291, 294, 295
Internal cerebral veins 内大脳静脈群　146, 147, 178, 179, 291
Internal genu of facial nerve 顔面神経膝　200, 213
Internal jugular vein 内頸静脈　54, 55, 114, 115, 118, 132-135, 162, 163, 196, 197, 291-293, 370
——, var. 内頸静脈 (変異)　203-205
—— near jugular foramen 頸静脈孔近傍　110
Internal lenticulostriate artery 内側レンズ核線条体動脈　270
Internal occipital protuberance 内後頭隆起　21, 98, 99, 120, 129, 191, 194, 210
Internal table 内板　50
Interpeduncular cistern 脚間槽　52, 53, 55, 142, 143, 172, 173, 218, 219, 238, 241, 244, 246
Interpeduncular fossa 脚間窩　94, 199, 219
Interpeduncular perforating arteries 脚間動脈穿通枝　254, 255
Interpolar part of spinal nucleus of trigeminal nerve 三叉神経脊髄路核, 中位部　207, 388
Interthalamic adhesion 視床間橋　22, 96, 97, 130, 161, 201

Interventricular foramen (of Monro) 室間孔 (モンロー孔)　22, 48, 49, 130, 146, 147, 161, 176-179, 239, 241, 244, 247
Intervertebral disc 椎間円板　54, 98, 99
Intervertebral foramen 椎間孔　121
Intracranial vertebral artery 頭蓋内椎骨動脈　253
Intralaminar nuclei of thalamus 視床髄板内核　377
Intraparietal sulcus (IPS) 頭頂間溝　333, 473
IPC 下頭頂回　473
Isocortex 等皮質　54, 55, 337, 469
Isthmus
—— of cingulate gyrus 帯状回峡　463
—— of fauces 口峡峡部　40, 41

J

Jackson 発作　344
Jugular foramen 頸静脈孔　87, 88, 123, 162-165, 190, 196, 197, 202, 204, 226, 229
Jugular vein near jugular foramen 頸静脈, 頸静脈孔近傍の　111

K

Keros の3タイプ　355
"Knob" on the precentral gyrus 中心前回の手指運動野　156, 157, 186, 187
Körner 中隔　225

L

Labyrinthine artery 迷路動脈　233, 254
Labyrinthine segment of facial nerve 顔面神経の迷路部　227, 228, 231
Lacerum part of internal carotid artery 破裂孔部, 内頸動脈の　265
Lacrimal duct 涙管　134, 135
Lacrimal fold (Hasner) 鼻涙管ヒダ (ハスナー弁)　359
Lacrimal gland 涙腺　26, 27, 114, 164, 165, 216, 361
Lacrimal nerve 涙腺神経　196, 361
Lacrimal punctum 涙点　359
Lacrimal sac 涙嚢　359
Lambdoid suture ラムダ縫合　98, 99, 102, 103, 106, 107, 110, 111, 114, 115, 118, 120-125, 140, 141, 144-153, 168, 170, 172, 180, 184, 193-195, 212, 214, 216, 218, 220
Lamina terminalis 終板　22, 96, 97, 130, 142, 143, 161, 201, 221
Lateral ampullary nerve 外側膨大部神経　235
Lateral aperture (of Luschka) of fourth ventricle 第四脳室外側口 (ルシュカ孔)　199, 208, 209
Lateral atlanto-axial joint 外側環軸関節　54, 55, 86, 87, 106, 107, 122
Lateral border of putamen 被殻 (外側縁)　347
Lateral branch
—— of posterior inferior cerebellar artery (PICA) 後下小脳動脈の外側枝　258, 259
—— of superior cerebellar artery 上小脳動脈の外側枝　260-262

Lateral corticospinal tract 外側皮質脊髄路　432
―― in lateral funiculus 側索の外側皮質脊髄路　428
Lateral direct vein of lateral ventricle 側脳室外側直接静脈　295
Lateral dorsal nucleus of thalamus 視床外側背側核　52, 53
Lateral frontobasal artery 外側前頭底動脈　34, 38, 39, 110, 114, 255, 272-274
Lateral geniculate body 外側膝状体　56, 57, 144, 145, 221, 413, 416, 418, 421
Lateral lacunae 外側裂孔　50
Lateral lemniscus 外側毛帯　213, 215, 217, 219, 406, 407, 408, 410
Lateral mass of atlas 環椎外側塊　54, 55, 58, 86-88, 106, 107, 121, 122, 132, 133
Lateral mesencephalic vein 外側中脳静脈　294
Lateral occipital artery 外側後頭動脈　58, 59, 62, 66, 67, 70, 74, 78, 106, 144, 255, 256, 268, 269, 272-274 → Temporo-occipital artery をみよ
Lateral occipitotemporal gyrus 外側後頭側頭回　44, 45, 48, 49, 52, 53, 56, 57, 60, 61, 63-65, 67-69, 71-73, 75-77, 112, 113, 142-145
Lateral olfactory stria 外側嗅条　424
Lateral paracore 外側傍中心部　480
Lateral parietal cortex 外側頭頂皮質　479
Lateral part
―― of pterygoid process 翼状突起外側部（板）　38, 39, 83, 110, 123, 132-135, 190, 203
―― of thalamus 視床（外側部）　347
Lateral pontine arteries of the basilar artery 脳底動脈から出た外側橋動脈　260, 261
Lateral posterior choroidal artery 外側後脈絡叢動脈　144-146, 148, 149, 221, 257
Lateral posterior nucleus of thalamus 視床後外側核　146, 147, 319
Lateral prefrontal cortex 外側前頭前皮質　479
Lateral pterygoid muscle 外側翼突筋　37-39, 42, 43, 46, 47, 110, 111, 114, 115, 118, 132-135, 202, 204, 206
Lateral pterygoid plate → Lateral part of pterygoid process をみよ
Lateral rectus muscle 外側直筋　29-31, 33-35, 110, 114, 115, 214, 216
Lateral semicircular canal 外側骨半規管　227-231, 233, 235
Lateral semicircular duct 外側半規管　235
Lateral spinothalamic tracts 外側脊髄視床路　376, 377-379
Lateral sulcus (Sylvian fissure) 外側溝（シルビウス裂）　40, 41, 44, 45, 48, 49, 52, 53, 59-61, 63, 94, 112, 113, 116, 117, 119, 131, 142-145, 174, 175, 333, 339
Lateral trigeminothalamic tract 外側三叉神経核視床路　389, 392-394

Lateral ventral nucleus of thalamus (Ventral lateral nucleus of thalamus)　52, 53, 146, 147, 319, 436, 438, 439, 453
Lateral ventricle 側脳室　97, 99, 101, 103, 105, 107, 109, 111, 241, 244, 249, 250, 406
Lateral vestibular nucleus (of Deiters) 前庭神経外側核（ダイテルス核）　400-402
Lateral vestibulospinal tract 外側前庭脊髄路　400-402
Left brachiocephalic vein 左腕頭静脈　370
Left frontal sinus 左前頭洞　93, 96
Lens 水晶体　108, 110, 115, 138, 139, 214, 216
Lentiform nucleus レンズ核　270
Lesser petrosal nerve 小錐体神経　196, 197, 233
Lesser wing of sphenoidal bone 蝶形骨小翼　38, 39, 83, 123
Levator palpebrae superioris muscle 上眼瞼挙筋　26, 27, 30, 31, 34, 35, 110, 114, 216, 218
Levator scapulae muscle 肩甲挙筋　118, 119
Levator veli palatini muscle 口蓋帆挙筋　46, 47, 102, 106
LH 黄体化ホルモン　320
Ligamentum nuchae 項靱帯　67, 74, 78, 132, 133
Lingual artery 舌動脈　42, 46, 114, 369
Lingual gyrus 舌状回　471
Lingual nerve 舌神経　28, 32, 36, 40, 100, 104, 108, 112, 390, 391
Lingula 小舌　315
LO 外側後頭複合体　470
Lobes of cerebellum 小脳脳葉　315
Locus caeruleus 青斑　140-143, 215, 217, 219
Long branch of pontine artery 橋動脈長枝　254
Long central artery 長中心動脈（ヒュブナー反回動脈）　255, 270
Long ciliary nerve 長毛様体神経　361
Longissimus capitis muscle 頭最長筋　118
Longitudinal cerebral (interhemispheric) fissure 大脳縦裂（半球間裂）　24, 25, 36, 37, 68, 69, 72, 73, 76, 77, 94, 95, 218, 220
Longus capitis muscle 頭長筋　102, 103, 203
Lower eyelid 下眼瞼　108, 109, 212
Luschka 孔　237, 243 → Lateral aperture (of Luschka) of fourth ventricle をみよ

M
Magendie 孔　243
Major forceps (occipital) 大鉗子（後頭部）　148, 149
Malleus (hammer) ツチ骨　210, 226, 233
Mammillary body 乳頭体　22, 48, 49, 96, 97, 99, 130, 142, 143, 161, 201, 218, 219, 221, 459, 461, 463, 464
Mammillothalamic fasciculus (of Vicq d'Azyr) 乳頭体視床束（ヴィック・ダジール束）　221, 459

Mandible 下顎骨　37, 111, 114, 115, 123, 129, 132-135, 162-165, 190, 191
Mandibular canal 下顎管　80-83, 121, 122, 124, 132, 133
Mandibular fossa 下顎窩　46, 47, 85, 118, 119, 125
Mandibular nerve 下顎神経　44, 108, 109, 111, 134-137, 162, 206, 207, 209, 361, 391, 393
――, V3 segment 下顎神経のV3部　196, 197
Marginal artery (marginal branch) 辺縁動脈（辺縁枝）　253
Marginal branch of cingulate sulcus 帯状溝辺縁枝　101, 103, 154, 155, 186, 187, 188, 189, 333
Masseter muscle 咬筋　30, 31, 33-35, 37, 38, 39, 42, 43, 46, 118, 119, 132-135, 202
Masticator space 咀嚼筋隙　132
Mastoid artery 乳突動脈　233
Mastoid branch of occipital artery 後頭動脈乳突枝　196, 197
Mastoid cells 乳突蜂巣　87, 125, 164-167, 170, 171, 190, 191, 202
Mastoid emissary vein 乳突導出静脈　196, 197
Mastoid foramen 乳突孔　196, 197
Mastoid process 乳様突起　21, 58, 59, 88, 93, 118, 119, 125, 129, 134-137, 162-165, 202, 226, 229
Mastoid segment of facial nerve 顔面神経乳突部　226, 227, 229
Maxilla 上顎骨　26, 34, 35, 80, 81, 102, 103, 106, 107, 110, 111, 114, 115, 121-123, 202, 204, 206
Maxillary artery 顎動脈　38, 39, 42, 43, 46, 47, 114, 115, 118, 132, 133, 203, 369
Maxillary nerve 上顎神経　36, 40, 104, 210, 361, 390, 391, 393
――, V2 segment 上顎神経のV2部　196
Maxillary sinus 上顎洞　21, 24, 25, 28, 29, 32, 33, 80, 81, 93, 104, 105, 107, 109, 111, 112, 113, 122, 123, 129, 134-137, 190, 191, 193, 201, 202, 204, 206, 208
Maxillary vein 顎静脈　370
Meckel cavity メッケル腔　47, 105, 214, 297
Medial branch
―― of posterior inferior cerebellar artery (PICA) 後下小脳動脈の内側枝　258-260
―― of superior cerebellar artery 上小脳動脈の内側枝　260-262
Medial eminence 内側隆起　199
Medial frontobasal artery 内側前頭底動脈　26, 30, 34, 98, 99, 102, 140, 141, 255, 268-271
Medial geniculate body 内側膝状体　56, 57, 104, 105, 144, 145, 221, 406-408, 410
Medial lemniscus 内側毛帯　205, 207, 209, 211, 213, 215, 217, 219, 221, 342, 382-385
Medial longitudinal fasciculus 内側縦束　203, 205, 207, 209, 211, 213, 215, 217, 219, 221, 400
Medial medullary branches 内側延髄枝　254

索引

Medial nuclei of thalamus 視床内側核
　　　52, 53, 100, 101, 146, 147, 319, 459
Medial occipital artery 内側後頭動脈
　　　58, 59, 62, 63, 66, 67, 102, 106, 142-146,
　　　253, 255, 256, 268, 269
Medial occipitotemporal gyrus 内側後頭側頭回　60, 61, 63-65, 67-69, 71-73,
　　　75-77, 104, 105, 108, 109, 144, 145
Medial orbital part of frontal lobe 前頭葉内側眼窩部　269
Medial paracore 内側傍中心部　480
Medial part of pterygoid process 翼状突起内側部（板）
　　　38, 39, 83, 121, 134, 135, 203
Medial pontine arteries of the basilar artery 脳底動脈から出た内側橋動脈
　　　260, 261
Medial posterior choroidal artery 内側後脈絡叢動脈　144-146, 257
Medial prefrontal cortex（MPFC）内側前頭前皮質　479, 479
Medial pterygoid muscle 内側翼突筋
　　　38, 39, 42, 43, 46, 110, 111, 114, 115, 118,
　　　132-135
Medial rectus muscle 内側直筋　26, 27,
　　　29, 30, 31, 34, 35, 106, 107, 140, 141, 214,
　　　216
Medial reticular nucleus 内側網様核　377
Medial temporal gyrus（MTG）中側頭回
　　　471, 474
Medial vein of lateral ventricle 内側［側脳室］房静脈　295
Medial vestibular nucleus 前庭神経内側核
　　　400
Medial vestibulospinal tract 内側前庭脊髄路　400-402
Median aperture 第四脳室正中口　199
Median atlantoaxial joint 正中環軸関節
　　　120
Median sulcus 正中溝　207
Medulla oblongata 延髄　22, 96, 97, 99,
　　　130, 131, 134-137, 161-169, 201, 202, 204,
　　　206, 208, 304-310, 406, 427
Medullary striae of fourth ventricle 第四脳室髄条　408
Medullopontine sulcus 延髄橋溝　199
Meningeal branch 硬膜枝　265
 ―― of mandibular nerve 下顎神経の硬膜枝　196, 197
Mesencephalic nucleus of trigeminal nerve 三叉神経中脳路核
　　　200, 213, 215, 217, 219, 221, 389, 394
Mesocortex 中間皮質　337
Meyer ループ　414, 415, 417, 422
Meynert 基底核　483
Meynert 軸　4, 7, 8, 303, 313, 314
Midbrain 中脳　101, 103, 130, 161, 304-311
Middle cerebellar peduncle 中小脳脚
　　　56, 57, 138, 139, 199, 211, 213, 342, 343,
　　　346, 349, 452
Middle cerebral artery 中大脳動脈
　　　41, 43, 46, 47, 103, 106, 109, 110, 111,
　　　140-143, 170, 171, 219, 255, 257, 270,
　　　272-274, 276

Middle cingulate cortex（MCC）中帯状皮質　473, 473
Middle cranial fossa 中頭蓋窩
　　　82-85, 122-124, 162, 163, 193, 194
Middle frontal gyrus 中前頭回　23-25, 28,
　　　29, 32, 33, 36, 37, 40, 41, 44, 45, 48, 49, 94,
　　　95, 108, 109, 111, 113, 115, 119, 131,
　　　144-155, 170-185, 428
Middle inferior temporal artery 中下側頭動脈　268, 269
Middle meningeal artery 中硬膜動脈
　　　50, 114, 115, 162, 164, 166, 168, 196, 197,
　　　207-210, 212, 216, 369
Middle nasal concha 中鼻甲介
　　　24, 25, 28, 29, 32, 33, 36, 37, 80, 81, 100,
　　　103, 208, 210
Middle nasal meatus 中鼻道
　　　24, 25, 28, 29, 32, 33
Middle part of tympanic cavity 中鼓室
　　　226, 228
Middle temporal artery 中側頭動脈
　　　267, 272, 273, 274
Middle temporal gyrus 中側頭回　23, 40,
　　　41, 44, 45, 48, 49, 52, 53, 56, 57, 60, 61,
　　　63-65, 67-69, 94, 108, 109, 111-113, 116,
　　　117, 119, 131, 140, 141-147, 172-177
Minor forceps（frontal）小鉗子（前頭部）
　　　148, 149
MIP 処理　254, 291, 295
Modiolus 蝸牛軸　226, 230, 231, 235
Monro 孔　240, 243, 264, 318, 321, 459
Motor nucleus of trigeminal nerve 三叉神経運動核　200, 213
Motor root of trigeminal nerve 三叉神経運動根　199, 213, 298-302
MR スペクトロスコピー　3
MRI の目印構造　14
MST（middle superior temporal）野 中上側頭野　443
MT + 野　473, 474
MT（middle temporal）野 中側頭野　470
Mucosal valves according to Rosenmüller and Hauske ローゼンミューラーとハスケの粘膜弁　359
Mylohyoid muscle 顎舌骨筋　26, 27, 30,
　　　31, 34, 35, 38, 98, 102, 106, 110

N

Nasal bone 鼻骨
　　　21, 98, 99, 120, 129, 190, 191, 193
Nasal cavity 鼻腔　24, 25, 28, 29, 32, 33,
　　　36, 37, 202, 204, 206, 208, 210
Nasal septum 鼻中隔　24, 25, 28, 29, 32,
　　　33, 36, 37, 80-82, 93, 96, 97, 120, 134-137,
　　　190, 191, 202, 204, 206, 208, 210, 212, 214
Nasal vestibule 鼻前庭　100, 101
Nasociliary nerve 鼻毛様体神経
　　　28, 32, 196, 361, 390
Nasociliary root 鼻毛様体神経根　361
Nasolacrimal duct 鼻涙管
　　　191-193, 206, 208, 359
Nasopharynx 咽頭鼻部
　　　40-43, 96, 97, 120, 134, 135, 202-205
Neck of mandible 下顎頸　21, 85
Neocortex 新皮質　337

Nerve of pterygoid（Vidian nerve）canal 翼口蓋神経（ビディアン神経）管　191
Neurohypophysis 神経下垂体（下垂体後葉）　215
Nodule of vermis（Ⅹ）虫部小節　22, 63,
　　　96, 97, 99, 130, 161, 201, 211, 213, 315,
　　　447, 450
Nuclei of trapezoid body 台形体核　406
Nuclei raphe 縫線核　482
Nucleus
 ―― of abducens nerve 外転神経核
　　　200, 213, 400, 440, 441, 444
 ―― of facial nerve 顔面神経核
　　　200, 211, 213
 ―― of hypoglossal nerve 舌下神経核
　　　200, 205, 207
 ―― of lateral lemniscus 外側毛帯核
　　　406
 ―― of oculomotor nerve 動眼神経核
　　　200, 221, 263, 400, 405, 440, 441, 444
 ―― of trochlear nerve 滑車神経核
　　　200, 263, 400, 440, 441, 444
Nucleus accumbens 側坐核　43-45, 319
Nucleus ambiguus 疑核
　　　200, 205, 207, 209
Nucleus ovalis 卵核　396, 397

O

Obex of medulla oblongata 延髄門
　　　96, 97, 99, 201, 205
Obliquus capitis inferior muscle 下頭斜筋
　　　62, 66, 106, 107, 110, 111, 114, 115
Obliquus capitis superior muscle 上頭斜筋　62, 63, 66, 67, 132, 133
Occipital artery 後頭動脈　50, 51, 54, 55,
　　　58, 59, 62, 66, 67, 70, 71, 74, 78, 132, 133,
　　　136-139, 369
Occipital ascending veins 後頭上行性静脈
　　　290
Occipital bone 後頭骨　21, 58, 59, 62, 63,
　　　66, 67, 70, 71, 74, 75, 78, 79, 86, 88, 89,
　　　102, 103, 110, 111, 114, 115, 118-125, 129,
　　　134, 135, 138-141, 146-153, 164-183,
　　　192-195, 202, 204, 206, 208, 210, 212, 214,
　　　216, 218, 220, 228
Occipital condyle 後頭顆
　　　54, 55, 87, 93, 106, 107, 121, 122
Occipital gyri 後頭葉の諸回　23, 72, 73,
　　　76, 77, 79, 95, 100, 101, 104, 105, 108, 109,
　　　112, 113, 115, 131, 142-151, 178-181
Occipital lobe 後頭葉
　　　269, 275, 322, 323, 329, 333
Occipital medulla 後頭葉白質　346
Occipital pole 後頭極
　　　22, 23, 95, 130, 131, 146, 147, 161, 212
Occipital（posterior）horn of lateral ventricle 側脳室後角　64, 65, 67-69, 71,
　　　148, 149, 220, 239, 242, 244, 247, 269, 275,
　　　413
Occipital sinus 後頭静脈洞　292
Occipital vein 後頭静脈　295, 370
Occipitofrontalis muscle 後頭前頭筋
　　　106, 107
Occipitomastoid suture 後頭乳突縫合
　　　88, 89

534

Occipitopetal 求後頭型 8, 334
Occipitopontine tracts 後頭橋路 219, 221
Oculomotor nerve（Ⅲ）動眼神経 22, 36, 40, 44, 48-51, 94, 96, 97, 100, 103, 104, 196, 199, 217, 219, 221, 298, 302, 361, 466, 467
Oculomotor nucleus → Nucleus of oculomotor nerve をみよ
Oculomotor root 動眼神経根 219
OFA 後頭顔領域 470
Olfactory bulb 嗅球 22, 23, 28, 29, 94, 96, 97, 130, 131, 161, 216, 423, 425, 459
———, lower margin 下縁 140
Olfactory fossa 嗅窩 162, 163
Olfactory sulcus 嗅溝 142, 143
Olfactory tract 嗅索 22, 23, 32, 33, 36, 37, 40, 41, 96, 100, 130, 131, 161, 216, 423-425, 459
Olfactory trigone 嗅三角 425
Olfactory vein 嗅静脈 294
Olivary artery オリーブ動脈 254
Olivocerebellar tract オリーブ［核］小脳路 207, 452
Onodi 細胞 357
Onodi 蜂巣 224
Opening
——— of auditory tube 耳管開口部 226
——— of trigeminal cistern 三叉神経槽開口部 213
Ophthalmic artery 眼動脈 30, 34, 38, 39, 140, 141, 196, 216, 265, 267
Ophthalmic nerve（Ⅱ）眼神経 36, 40, 104, 196, 361, 390, 391
Ophthalmic part of internal carotid artery 眼動脈部，内頸動脈の 265
Ophthalmic vein 眼静脈 138, 139
Optic canal 視神経管 82, 168, 169, 195, 196, 216
Optic chiasm 視交叉 22, 40, 96, 97, 99, 130, 140, 141, 161, 168-171, 201, 219, 343, 406, 413, 415, 418, 420
Optic disc 視神経円板（乳頭）24, 414
Optic nerve 視神経 22, 28, 29, 32, 33, 36, 37, 40, 41, 43, 96, 97, 100, 101, 103, 104, 108, 109, 162-165, 168, 169, 196, 214, 216, 217, 219, 342, 343, 361, 413-415, 418, 420
——— in the optic canal 視神経管内の視神経 166, 167
Optic radiation 視放線 340, 342, 413, 415-419, 421
Optic tract 視索 44, 45, 48, 49, 52, 53, 100, 101, 103-105, 142, 143, 219, 221, 254, 255, 342, 343, 413, 415, 418, 420
Oral cavity 口腔 24, 25, 28, 32, 33, 36, 96, 97, 100, 104, 108
Oral part of spinal nucleus of trigeminal nerve 三叉神経脊髄路核の吻側部 209, 211
Oral vestibule 口腔前庭 112
Orbicularis oculi muscle 眼輪筋 26
Orbicularis oris muscle 口輪筋 102, 103, 106, 107
Orbit 眼窩 80, 81, 93, 121, 122, 123, 162-167, 191-194

Orbital gyri 眼窩回 28, 29, 32, 33, 36, 37, 131, 142, 143, 275
Orbital plate 眼窩板 26, 27, 30, 31, 80, 81, 194, 214
Orbitalis muscle 眼窩筋 34, 35, 110
Orbitofrontal cortex（OFC）眼窩前頭皮質 472, 477
Orbitofrontal fasciculus 眼窩前頭束 341
Orbitofrontal vein 眼窩前頭静脈 294
Origin
——— of anterior cerebral artery 前大脳動脈起始部 272, 273
——— of anterior communicating artery 前交通動脈分岐部 98, 99
——— of anterior inferior cerebellar artery（AICA）前下小脳動脈起始部 256
——— of posterior cerebral artery 後大脳動脈起始部 99, 252
——— of posterior inferior cerebellar artery（PICA）後下小脳動脈起始部 256
——— of superior cerebellar artery 上小脳動脈起始部 253, 256
Oropharynx 咽頭口部 96, 97, 100, 132, 133
Osseous spiral lamina 骨ラセン板 230
Ossicles 耳小骨 86, 166, 167
Ostiomeatal complex 中鼻道自然口ルート（OMC） 81, 355
Otic artery 耳神経動脈 266
Otic ganglion 耳神経節 108, 109, 467
Oval window 前庭窓 228, 235

P
pACC 傍前帯状皮質 473
Palatine nerves 口蓋神経 32, 104, 390
Palatine tonsil 口蓋扁桃 40, 41, 100, 101
Palatoglossus muscle 口蓋舌筋 102, 106
Paleocortex 旧皮質 336
Papez 回路 338, 459
Paracentral artery 中心傍動脈 42, 43, 46, 47, 50, 51, 54, 55, 58, 59, 62, 63, 98, 99, 102, 106, 152-154, 156, 186, 268-271
Paracentral lobule 中心傍小葉 22, 60, 61, 64, 65, 130, 154-157, 161, 186, 187, 269, 430, 434, 435
Paracingular cortex 帯状回近傍皮質 474
Parahippocampal gyrus 海馬傍回 44, 45, 48, 49, 52, 53, 56, 57, 140-145, 459, 461, 463, 464
Paramedian pontine reticular formation （PPRF）傍正中橋網様体 215, 217, 440, 441, 443, 444
Parapharyngeal space 咽頭側隙 132
Parasubiculum 傍海馬台（傍海馬支脚）54, 55
Parasympathetic root 副交感神経根 361
Paraterminal gyrus 終板傍回 96, 97
Paravertebral space 脊椎傍隙 132
Parietal artery 頭頂動脈 110, 114, 115, 118, 148-153
Parietal ascending veins 頭頂上行性静脈 290

Parietal bone 頭頂骨 21, 42, 43, 46, 47, 50, 51, 54, 55, 58, 59, 62, 63, 66, 67, 70, 71, 74, 75, 78, 79, 83-89, 98, 99, 102, 103, 110, 111, 114, 115, 118-125, 129, 148-159, 180-189, 214, 216, 218, 220
Parietal cortex 頭頂皮質 476
Parietal cortical area 頭頂皮質野 400, 401, 404
Parietal lobe 頭頂葉 275, 322, 323, 329, 333
Parietal lobule 頭頂小葉 188, 189
Parietal operculum 頭頂弁蓋 397, 399
——— near insula 島の近傍 377
Parietal unmyelinated white matter 頭頂葉の未髄鞘化白質 348
Parietal white matter 頭頂葉白質 349
Parieto-occipital artery 頭頂後頭動脈 70, 71, 74, 78, 79, 98, 102, 106, 148-151, 256, 268, 269
Parieto-occipital branch 頭頂後頭枝 255
Parieto-occipital cortex 頭頂後頭皮質 442, 445
Parieto-occipital sulcus 頭頂後頭溝 22, 68, 69, 71-73, 75-77, 95-97, 100, 101, 103-105, 107, 130, 146-153, 161, 180-183, 201, 269, 333, 339
Parieto-occipital white matter 頭頂後頭葉白質 350
Parinaud 症候群 446
Parkinson 症候群 437, 481
Parotid duct 耳下腺管 34, 35, 38, 39
Parotid gland 耳下腺 42, 43, 45-47, 50, 51, 118, 119, 132, 133
Parotid space 耳下腺隙 132
Pars gustatoria of solitary nuclei 孤束核の味覚部 397
Partial volume effect 15
Peduncular vein 大脳脚静脈 294
Penetrating branches
——— of anterior cerebral artery 前大脳動脈穿通枝 279, 282, 286
——— of middle cerebral artery 中大脳動脈穿通枝 279, 280, 282, 286, 287
——— of posterior cerebral artery 後大脳動脈 279, 280, 282, 286, 287
Percheron 動脈 284
Periallocortex 傍不等皮質 337
Periamygdaloid cortex 扁桃体周囲皮質 424, 425
Periaqueductal grey substance 中心灰白質（中脳水道周囲灰白質）56, 219
Periarchicortex 旧皮質周囲皮質（傍原皮質）337, 461
———, retrocommissural part 後交連 464
——— in cingulate gyrus 帯状回の旧皮質周囲皮質 460-463, 465
Pericallosal artery 脳梁周囲動脈 38, 39, 42, 43, 46, 47, 50, 51, 54, 55, 58, 59, 97-99, 148-151, 267-271
Pericallosal cistern 脳梁周囲槽 238, 240, 241, 244, 246, 249, 250
Pericallosal vein 脳梁周囲静脈 294
Perikaryon 周核体 396
Peripheral cerebellar white matter 小脳遠位部の白質 350

索引

Perirolandic corona radiate 放線冠(中心溝周辺) 348
Petro-occipital synchondrosis 錐体後頭軟骨結合 226, 228, 229
Petrosal branch 岩様部枝 233
Petrosal vein 錐体静脈 294
Petrosquamosal lamina(Körner's septum) 錐体鱗板(ケルナー中隔) 227
Petrosquamosal septum 錐体鱗状部の隔壁 229
Petrotympanic fissure(Glaserian fissure) 錐体鼓室裂(グラーザー裂) 233, 226
Petrous part
—— of internal carotid artery 錐体部, 内頸動脈の 265
—— of temporal bone 側頭骨錐体部 138, 139, 166-169, 193, 226
Pharyngeal mucosal space 咽頭粘膜間隙 132
Pharyngeal opening of pharyngotympanic tube 耳管咽頭口 102, 103, 203
Pharyngeal tonsil 咽頭扁桃 96, 97
Pharyngeal tubercle 咽頭結節 85, 98, 99, 120
Pharyngotympanic tube 耳管 106, 202, 207
Photopsy 閃光視 344
Pineal gland(body) 松果体 22, 59, 60, 96, 97, 99, 130, 146, 147, 161, 178, 179, 199, 201, 238, 244, 246, 255, 406
Pituitary gland(hypophysis) 下垂体 22, 46, 47, 96, 97, 99, 130, 161, 166, 167, 201, 214
Plasticity 可塑性 375
Platysma 広頸筋 30, 31, 34, 35, 38, 39, 42, 46, 102, 103, 118
pM Bracket sign 帯状溝辺縁枝の「括弧"("")"型サイン 334
Polar frontal artery 前頭極動脈 26, 30, 31, 34, 98, 99, 102, 103, 106, 107, 142, 143, 267-271
Polar temporal artery of middle cerebral artery 側頭極動脈(中大脳動脈の枝) 38, 39, 255, 267, 272-274
Pole
—— of frontal lobe 前頭極 269
—— of temporal lobe 側頭極 36, 37, 94
Pons 橋 22, 23, 52, 53, 55-57, 94, 96, 97, 99, 100, 101, 103, 130, 131, 138-141, 161-171, 199, 201, 210, 212-217, 294, 304-310, 427, 452
Pontine cistern 橋槽 168, 169, 238, 241, 244, 246, 248
Pontine nuclei 橋核 211, 213, 215, 217
Pontocerebellar tract 橋小脳路 452
Porus acusticus internus 内耳孔 168, 169
Postcentral gyrus 中心後回 23, 52, 53, 56, 57, 60, 61, 63-65, 95, 100, 101, 103-105, 107-109, 111-113, 115-117, 119, 131, 148-157, 180-189, 275, 377, 380-383, 386, 387, 389, 391, 392, 395, 428-431
Postcentral sulcus 中心後溝 23, 95, 131, 150, 151, 154-157, 182, 183, 186-189, 333
Posteriomedial frontal artery 後内側前頭動脈 267

Posterior acoustic stria 後側聴条 406
Posterior ampulla 後膨大部 235
Posterior ampullary nerve 後膨大部神経 235
Posterior ampullary nerve out of inferior vestibular nerve 下前庭神経から出た後膨大部神経 232
Posterior arch of atlas 環椎後弓 21, 62, 66, 89, 98, 99, 120, 129, 132, 133
Posterior ascending ramus of lateral sulcus 外側溝後上行枝 333
Posterior auricular artery 後耳介動脈 369
Posterior auricular vein 後耳介静脈 370
Posterior basal cistern 脳底槽後部 238, 241, 244, 246, 248
Posterior belly of digastric muscle 顎二腹筋後腹 46, 47, 50, 51, 54, 55, 58, 59, 114, 115, 118
Posterior cerebral artery 後大脳動脈 50, 51, 54, 55, 98, 102, 103, 106, 140-145, 170, 171, 219, 221, 253-257, 267-269, 276
Posterior choroidal artery 後脈絡叢動脈 54, 58
Posterior cingulate cortex(PCC) 後帯状皮質 479, 479
Posterior clinoid process 後床突起 21, 46, 47, 84, 102, 129, 194, 195
Posterior commissure 後交連 22, 56, 57, 96, 97, 130, 161, 201, 342
Posterior communicating artery 後交通動脈 50, 51, 103, 140, 141, 170, 217, 252, 254-257, 265-269, 279, 282, 286, 287
Posterior cranial fossa 後頭蓋窩 87-89, 120-124, 193, 194
Posterior crural artery 後脚動脈 233
Posterior descending ramus of lateral sulcus 外側溝後下行枝 333
Posterior(dosal) cochlear nucleus 蝸牛神経後核 209, 406-408
Posterior(dorsal) nucleus of vagus nerve 迷走神経背側核 200, 205, 207
Posterior(dorsal) root
—— of second cervical spinal nerve 第二頸神経の後根 100
—— of spinal nerve 脊髄神経後根 377, 382
—— of third cervical spinal nerve 第三頸神経の後根 104
Posterior funiculus 脊髄後索 132, 133
Posterior inferior cerebellar artery (PICA) 後下小脳動脈 54, 55, 58, 59, 62, 63, 66, 67, 70, 71, 74, 98, 99, 102, 103, 106, 110, 114, 134, 135, 164, 166, 203, 205, 251, 252-254, 258, 259
——, ascending type 上行型 254
——, descending type 下行型 254
——, var PICA(変異) 252
Posterior inferior temporal artery 後下側頭動脈 268, 269
Posterior intercavernous sinus 後海綿間静脈洞 292
Posterior lateral choroidal arteries 外側後脈絡叢動脈 256
Posterior lateral sulcus artery 後外側溝動脈 254

Posterior ligament of incus 後キヌタ骨靱帯 233
Posterior limb of internal capsule 内包後脚 52, 53, 104, 105, 146-149, 176, 177, 346, 348, 349
——, posterior part 後部 347
Posterior lobe of cerebellum 小脳後葉 60, 61, 63-65, 67-69, 71-73, 101, 103, 112, 113, 115-117, 119, 174, 175, 202, 204-206, 208, 210, 212, 214, 216, 315, 447, 448, 450, 451
——, hemisphere 小脳後葉半球 143
Posterior medial choroidal artery 内側後脈絡叢動脈 255, 256
Posterior meningeal artery 後硬膜動脈 196, 197
Posterior nasal spine 後鼻棘 21, 120, 129
Posterior parietal artery 後頭頂動脈 66, 67, 70, 71, 74, 75, 267, 272-274
Posterior parietal cortex 後頭頂皮質 440, 442, 445, 474
Posterior pericallosal artery 後脳梁周囲動脈 268, 269
Posterior pharyngeal wall 咽頭後壁 46, 47
—— of oropharynx 咽頭口部の咽頭後壁 46
Posterior quadrangular lobule 後四角小葉 315
Posterior ramus of lateral sulcus(Sylvian fissure) 外側溝(シルビウス裂)後枝 23, 131, 148, 149, 333
Posterior recess of fourth ventricle 第四脳室後陥凹 211, 213
Posterior root of first cervical spinal nerve 第一頸神経後根 132, 133
Posterior semicircular canal 後骨半規管 138, 139, 210, 227, 229-231, 235
Posterior semicircular duct 後半規管 235
Posterior spinal artery 後脊髄動脈 196, 197, 254, 258
Posterior spinocerebellar tract 後脊髄小脳路 203, 205, 452
Posterior temporal artery 後側頭動脈 267, 272-274
Posterior thalamic veins 後視床静脈 294
Posterior transverse temporal gyrus(of Heschl) 後横側頭回(後ヘシュル回) 56, 57, 112, 113, 116, 117
Posterior trigeminothalamic tract 後三叉神経核視床路 389, 393, 394
Posterior tympanic artery 後鼓室動脈 233
Posterolateral central arteries 後外側中心動脈群 256
Posterolateral fissure 後外側裂 315
Posterolateral sulcus 後外側溝 199
Posteromedial central arteries 後内側中心動脈 219, 256
—— of posterior cerebral artery 後大脳動脈の後内側中心動脈 261, 262
Posteromedial frontal artery 後内側前頭動脈 42, 46, 50, 51, 98, 99, 102, 106, 107, 154-157, 268-271

536

Pr[a]ecuneus 楔前部　150-157
 ――, retrosplenial region 脳梁膨大後方領域　22, 68, 69, 72, 73, 76, 77, 100, 101, 130, 161, 269, 473, 479
Precentral cerebellar vein 小脳中心前静脈　294
Precentral gyrus 中心前回　23, 48, 49, 52, 53, 56, 57, 60, 61, 63-65, 95, 100, 101, 103-105, 107-109, 111-113, 115-117, 119, 131, 146-157, 180-189, 275, 427, 428, 431, 434, 435
 ――, muscles of the foot 足の筋群を支配する中心前回　429
 ――, muscles of the lower extremity 下肢の筋群を支配する中心前回　429, 430
Precentral knob sign 中心溝の「逆オメガ"Ω"」型サイン　334
Precentral sulcus 中心前溝　23, 95, 112, 113, 116, 117, 131, 150-157, 180-187, 333
Precuneal artery 楔前部動脈　54, 55, 58, 59, 62, 66, 67, 70, 71, 74, 75, 98, 99, 102, 103, 152-154, 156, 157
Prefrontal artery 前頭前動脈　34, 38, 42, 110, 114, 115, 118, 148, 150-153, 267, 272-274
Prefrontal veins 前頭前静脈　295
Premotor cortex 運動前皮質（野）　427, 434, 435, 453, 472
 ――, lateral part 外側部　472, 476
Preoccipital notch 後頭前切痕　23
Prepiriform cortex 梨状前皮質　424, 425, 459
Prepositus nucleus 前位核　209, 441, 444
Presubiculum 前海馬台（前海馬支脚）　54, 55
Primary auditory cortex in transverse temporal gyrus (of Heschl) 横側頭回（ヘシュル回）の一次聴覚野　406
Primary fissure of cerebellum 小脳第一裂　22, 56, 57, 60, 61, 64, 65, 68, 69, 96, 97, 99, 101, 103, 142, 143, 201, 212-216, 314, 315, 447, 448, 452
Primary intermediate sulcus 一次中間溝　333
Primary motor cortex (PMA) 一次運動皮質（野）　427, 453, 476, 478
 ――, lateral part 外側部　472
 ――, medial part 内側部　472
Primary somatosensory cortex in paracentral lobule 中心傍小葉の一次体性感覚皮質　381, 383, 387
Primary visual cortex 一次視覚皮質（野）　68, 72, 76, 100, 101, 104, 218, 220, 413, 417, 418, 421, 442-445
 ――, inferior lip 下唇　416-418
 ――, superior lip 上唇　417, 418
Principal sensory nucleus of trigeminal nerve 三叉神経主感覚核　200, 213, 389, 392, 393
PRL プロラクチン　320
Proatlantal intersegmental artery 前環椎動脈　266
Proisocortex 副等皮質　337
Promontory 岬角　226, 228
Prussak 腔　232

Pterygoid canal 翼突管　83, 197
Pterygoid canal artery 翼突管動脈　197
Pterygoid canal vein 翼突管静脈　197
Pterygoid fossa 翼突窩　83, 190
Pterygoid hamulus 翼突鈎　38, 39, 106, 121, 122
Pterygoid process 翼状突起　82, 204
Pterygoid [venous] plexus 翼突筋静脈叢　46, 118, 132-135, 203, 293, 370
Pterygomeningeal artery 翼突硬膜動脈　196, 197
Pterygopalatine fossa 翼口蓋窩　38, 39, 82, 106, 107, 121, 122, 136-139, 191, 192
Pterygopalatine ganglion 翼口蓋神経節　467
Pulvinar nucleus of thalamus 視床枕核　146, 147, 319
Pulvinar of thalamus 視床枕　56, 57, 100, 101, 104, 105, 413
Purkinje cells プルキンエ細胞　447, 449, 453, 484
Putamen 被殻　40, 41, 44, 45, 48, 49, 51-53, 104, 105, 107-109, 111, 144-149, 172-179, 319, 427, 436-439
Pyramid of medulla oblongata 延髄錐体　94, 134, 135, 199, 203, 205, 207, 209
Pyramidal decussation 錐体交叉　56, 199, 427, 428, 430
Pyramidal eminence 錐体隆起　226, 229
Pyramidal process 錐体突起　233
Pyramidal tract 錐体路　453
Pyramis of vermis (VIII) 虫部錐体　22, 68, 69, 96, 97, 99, 130, 161, 201, 206-210, 315, 447, 450

Q・R

Quadrigeminal cistern (cistern of great cerebral vein) 四丘体槽（大大脳静脈槽）　142-145, 174, 175, 238, 241, 244, 246, 249, 254, 255
Ramus of mandible 下顎枝　21, 38, 39, 42, 43, 46, 47, 82-84, 93, 118, 124, 125
Rasmussen 束　411
Recessus sphenoopticus 蝶形骨視神経陥凹　224
Rectus capitis anterior muscle 前頭直筋　203
Rectus capitis posterior major muscle 大後頭直筋　70, 71, 132, 133
Rectus capitis posterior minor muscle 小後頭直筋　66, 67, 70, 71, 132, 133
Red nucleus 赤核　52, 53, 55, 144, 145, 221, 319, 437, 438, 439, 452, 453
Reid 基準線　6
Reil 島　323
Releasing factor 放出因子　317
Reticular formation 網様体　203, 205, 207, 209, 211, 213, 215, 217, 219, 221
Retina 網膜　112, 113, 414, 418-420
Retinotopy 網膜部位図　470
Retromandibular vein 下顎後静脈　132, 133, 370
Retropharyngeal space 咽頭後隙　132
Rhinal sulcus 嗅裂　333
Rhomboid fossa 菱形窩　199

Rolandic artery ローランド動脈 → Artery of central sulcus をみよ
Rolandic vein ローランド静脈　290
Roof
 ―― of fourth ventricle 第四脳室上壁　60, 61, 241
 ―― of orbit 眼窩上壁　26, 27, 30, 31, 80, 81, 93, 106, 107, 110, 111, 122, 123
Root of first spinal carvical nerve 第一頸神経根　199
Rosenthal 静脈　238, 293
Rostral interstitial nucleus of the medial longitudinal fasciculus 内側縦束の吻側間質核　440, 441, 444
Round window 蝸牛窓　226, 229, 230, 235
rs-fMRI 安静時磁気共鳴機能画像　468

S

S 状洞溝 → Groove for sigmoid sinus をみよ
Saccular nerve 球形嚢神経　235
Sagittal suture 矢状縫合　154-159, 186, 188
Scala tympani 鼓室階　230
Scala vestibuli 前庭階　230
Scalp 頭皮　50
Schütz 束　459
Scutum 鼓膜被蓋　228
Second cervical spinal ganglion 第二頸神経節　56
Second cervical spinal nerve 第二頸神経　23, 94
Second molar tooth 第二臼歯　26, 30, 80, 81
Sella turcica (hypophysial fossa) トルコ鞍（下垂体窩）　129, 166, 167
Semicircular canal 骨半規管　168, 193
Semilunar gyrus 半月回　142, 143
Semilunar hiatus 半月裂孔　24, 28, 100, 210, 212
Semispinalis capitis muscle 頭半棘筋　74, 78, 102, 103, 106, 107, 110, 111, 114, 115, 132, 133
Sensory root of trigeminal nerve 三叉神経感覚根　389
SEP 体性感覚誘発電位　395
Septal nuclei 中隔核　459, 460, 465
Septum pellucidum 透明中隔　22, 44, 45, 48, 49, 96, 130, 161, 176-179
Septum pellucidum vein 透明中隔静脈　290
SFS-PrCS sign 上前頭溝と中心前溝の合流部　334
Short branch of pontine artery 橋動脈短枝　254
Short central arteries 短中心動脈（視床下部動脈）　255, 270
Short ciliary nerve 短毛様体神経　361
Short circumferential arteries 短回旋動脈　254, 255
Sigmoid sinus S 状静脈洞　58, 62, 63, 110, 111, 114, 115, 118, 119, 136-141, 164-171, 204, 206, 208, 210, 225, 290-292, 293, 295, 368
 ――, left-right asymmetry (var.) 左右不均整（変異）　202, 203

索引

Singular canal 単管　227, 230
Sinus endothelium 静脈洞の内皮　50
Sinus of Maier 涙嚢円蓋　359
Soft palate 軟口蓋　38, 39, 42, 82
Solitary nuclei 孤束核　200, 205, 207, 398
Somatosensory cortex 体性感覚皮質
　　　　　　　　　427, 434, 435, 472
——, lateral part 外側部　472
——, medial parts 内側部　472
Somatotopy 体部位局在　337, 376
Sommer 扇形部　256
SPECT 単光子放出コンピュータ断層撮像
　　　　　　　　　　　　　　437
Sphenofrontal suture 蝶前頭縫合　122
Sphenoidal bone 蝶形骨　42, 43, 46, 47, 50,
　51, 82-85, 120-122, 138-141, 164-171,
　192-194, 210, 212, 214, 218
Sphenoidal sinus 蝶形骨洞　21, 36, 37, 40,
　41, 44, 45, 82-84, 96, 97, 99-101, 103, 107,
　120, 121, 123, 129, 136-139, 191-193, 201,
　209-215
——, posterior wall 後壁　48
Sphenoparietal sinus 蝶形[骨]頭頂静脈洞
　　　　　　　　　　　　　　292
Sphenopetrosal fissure 蝶錐体裂　196, 197
Sphenosquamous suture 蝶鱗縫合
　　　　　　　　　　　83, 85, 226
Spinal cord 脊髄　22, 23, 49, 53, 56, 57, 60,
　94, 96, 97, 99, 130-133, 161, 196, 197, 201
Spinal dura mater 脊髄硬膜　132, 133
Spinal ganglion 脊髄神経節　377, 382
Spinal nucleus
　—— of accessory nerve 副神経脊髄核
　　　　　　　　　　　　　　200
　—— of trigeminal nerve 三叉神経脊髄
　　　路核　200, 389, 392, 393
Spinal part of accessory nerve 副神経脊髄
　部　196, 197
Spinal root of accessory nerve 副神経の脊
　髄根　23, 100, 131, 203, 205
Spinal subarachnoid space 脊髄クモ膜下
　腔　238, 244
Spinal tract of trigeminal nerve 三叉神経
　脊髄路　389, 393
Spinal vein 脊髄静脈　197
Spinocerebellar 脊髄小脳路　205
Spinoreticular tract 脊髄網様体路　377
Spinothalamic tract 脊髄視床路　203, 205,
　207, 209, 211, 213, 215, 217, 219, 221, 342,
　343
Spinous foramen 棘孔　136, 137
Spinous process
　—— of axis 軸椎棘突起
　　　　　　　　　21, 66, 70, 98, 99, 120, 129
　—— of fifth cervical vertebra 第五頚椎
　　　棘突起　70
　—— of fourth cervical vertebra 第四頚
　　　椎棘突起　66, 70
　—— of third cervical vertebra 第三頚椎
　　　棘突起　66, 120
Spiral CT スパイラル CT　356
Spiral ganglion ラセン神経節　235, 406

Splenium of corpus callosum 脳梁膨大
　22, 60, 61, 63, 96, 97, 99, 130, 148, 149,
　161, 255, 346, 349, 406, 413
Splenius capitis muscle 頭板状筋　66, 67,
　70, 71, 74, 78, 102, 103, 106, 107, 110, 111,
　114, 115, 118, 119, 132, 133
Squamous suture 鱗状縫合　83, 85-89
Stapedial branch アブミ骨枝　233
Stapedial membrane アブミ骨膜　233
Stapedius muscle アブミ骨筋
　　　　　　　　　　226, 229, 233
Stapes アブミ骨　226, 228, 233
Sternocleidomastoid muscle 胸鎖乳突筋
　　　　　46, 47, 50, 51, 54, 55, 58, 59, 62
STH ソマトトロピン　320
Straight gyrus 直回　28, 29, 32, 33, 36, 37,
　40, 41, 140-143, 164, 165, 170, 171, 218
Straight sinus 直静脈洞　66, 67, 69-71, 74,
　75, 98, 99, 142-149, 178, 179, 214, 216,
　218, 220, 290, 291, 294, 295
Stratum subependymale 上衣下層　44, 45
Stria medullaris 髄条　199
Striatum 線条体　439, 476, 477
Styloglossus muscle 茎突舌筋
　　　　　　　　　42, 43, 46, 47, 110
Stylohyoid ligament 茎突舌骨靱帯　42
——, ossified 骨化　46, 50, 85
Stylohyoid muscle 茎突舌骨筋　42, 114
Styloid process 茎状突起
　　　　　　　54, 86, 93, 114, 124, 190
Stylomastoid artery 茎乳突孔動脈
　　　　　　　　　　196, 197, 233
——, posterior tympanic branch 後鼓室
　枝　233
Stylomastoid foramen 茎乳突孔
　　　　　　　　　　54, 124, 197
Stylomastoid vein 茎乳突孔静脈　196, 197
Stylopharyngeus muscle 茎突咽頭筋　46
Subarcuate canal (petromastoid canal) 弓
　下管(錐体乳突管)　227, 231
Subcallosal area 梁下野
　　　　　　　342, 343, 459, 460, 463, 464
Subclavian artery 鎖骨下動脈　369
Subclavian vein 鎖骨下静脈　370
Subcortical frontal white matter 前頭葉皮
　質下白質　350
Subcortical temporal white matter 側頭葉
　皮質下白質　350
Subiculum 海馬台(海馬支脚)　54, 55, 459
Sublingual artery 舌下動脈　26, 30, 34, 38
Sublingual gland 舌下腺
　　　　　　　　　26, 27, 30, 31, 102
Sublingual vein 舌下静脈　26
Submandibular duct 顎下腺管　26, 30, 34
Submandibular ganglion 顎下神経節　467
Submandibular gland 顎下腺
　　　　34, 35, 38, 39, 42, 43, 111, 114, 115, 118
Submental artery オトガイ下動脈
　　　　　　　　　　26, 30, 34, 38
Submental vein オトガイ下静脈
　　　　　　　　　26, 30, 34, 38, 370
Suboccipital nerve 後頭下神経　60
Suboccipital venous plexus 後頭下静脈叢
　　　　　　　　　　62, 63, 66, 70

Substantia nigra 黒質　52, 55, 100, 142,
　143, 219, 221, 319, 427, 437, 438
Subthalamic nucleus 視床下核
　　　　52, 53, 100, 319, 437, 438, 439
Sulcus collateralis 側副溝　142-145
Superficial middle cerebral vein (Sylvian
　veins) 浅中大脳静脈(シルビウス静脈)
　　　　　　　142, 144, 145, 290, 291, 292, 293
Superficial temporal artery 浅側頭動脈
　　　　　　　　46, 47, 146, 147, 369
——, frontal branch 前頭枝
　　　　　　　　　34, 35, 38, 39, 42
Superficial temporal vein 浅側頭静脈
　　　　　　　　　　　　　　370
Superior anastomotic vein (Trolard vein)
　上吻合静脈(トロラード静脈)　290
Superior branch of oculomotor nerve 動眼
　神経上枝　361
Superior bulb of internal jugular vein
　(内)頸静脈上球　205, 207
Superior cerebellar artery 上小脳動脈
　50, 51, 54, 55, 58, 59, 62, 63, 66, 70, 98, 99,
　102, 103, 106, 110, 114, 140, 141, 217, 252,
　254, 255, 261
Superior cerebellar cistern 上小脳槽
　　　　　　　67, 238, 242, 244, 246, 249
Superior cerebellar peduncle 上小脳脚
　　140, 141, 199, 215, 217, 342, 343, 452, 453
Superior cerebral vein 上大脳静脈
　　　　　　50, 146-159, 186-188, 291, 294
Superior cervical ganglion 上頚神経節
　　　　　　　　　　48, 104, 108, 467
Superior choroid vein 上脈絡叢静脈　148
Superior colliculus 上丘　22, 59, 96, 97,
　130, 144, 145, 161, 176, 177, 199, 201, 221,
　413, 440, 441, 444
Superior frontal gyrus 上前頭回　23-25,
　28, 29, 32, 33, 36, 37, 40, 41, 44, 45, 48, 49,
　52, 53, 56, 57, 94, 95, 100, 101, 103-105,
　107, 131, 146-157, 170-187, 269, 275, 428
Superior frontal sulcus 上前頭溝　23, 94,
　95, 131, 154-157, 184, 185, 333
Superior genu of central sulcus 中心溝の
　上膝部　333
Superior hemispheric vein 上半球静脈
　　　　　　　　　　　　　　294
Superior horn of thyroid cartilage 甲状軟
　骨上角　86
Superior hypophysial artery 上下垂体動
　脈　265
Superior labial artery 上唇動脈　369
Superior laryngeal nerve 上喉頭神経　48
Superior ligament
　—— of incus 上キヌタ骨靱帯　233
　—— of malleus 上ツチ骨靱帯　233
Superior longitudinal (arcuate) fasciculus
　上縦束(弓状束)　340, 341, 343, 454-456
Superior margin of petrous part of
　temporal bone 側頭骨錐体部の上縁
　　　　　　　　　　　21, 86, 93, 129
Superior medullary velum 上髄帆　199
Superior oblique muscle 上斜筋
　　　　　　26, 27, 29-31, 33-35, 216, 218
Superior occipitofrontal fasciculus 上後頭
　前頭束　341-343

Superior olivary nucleus 上オリーブ核
　　211, 406-408
Superior ophthalmic vein 上眼静脈
　26, 30, 34, 35, 38, 140, 141, 196, 293, 370
Superior orbital fissure 上眼窩裂　39, 82,
　93, 106, 107, 123, 162-165, 194-196, 214
Superior parietal lobule(SPL) 上頭頂小葉
　23, 67-69, 71-73, 75, 95, 131, 154, 155-
　157, 184-187, 473
Superior part
　── of tympanic cavity 上鼓室
　　227, 228
　── of vestibular ganglion 前庭神経節
　　の上部　235
　── of vestibular nerve 上前庭神経
　　232
Superior petrosal sinus 上錐体静脈洞
　　215, 292-294
Superior precuneal artery 上楔前動脈(上
　内側頭頂動脈)　267-271
Superior rectus muscle 上直筋　26, 27,
　29-31, 34, 35, 110, 111, 140, 141, 216, 218
Superior retrotonsillaris vein 上後扁桃静
　脈　294
Superior sagittal sinus 上矢状静脈洞
　25-27, 30, 31, 34, 35, 38, 39, 42, 43, 46, 47,
　50, 51, 54, 55, 58, 59, 62, 63, 66, 67, 70, 71,
　73-75, 77-79, 97-99, 144-159, 174-189,
　214, 216, 218, 220, 290-292
Superior salivatory nucleus 上唾液核
　　200, 466
Superior semicircular canal 上骨半規管
　　88
Superior semilunar lobule 上半月小葉
　　315
Superior temporal gyrus(STG) 上側頭回
　23, 40, 41, 44, 45, 48, 49, 52, 53, 56, 57, 60,
　61, 63-65, 67, 94, 112, 113, 116, 117, 119,
　131, 142-149, 172-175, 471, 474
Superior temporal sulcus(STS) 上側頭溝
　23, 44, 45, 64, 65, 94, 116, 117, 131, 479,
　479
Superior thalamic vein 上視床静脈　294
Superior thalamostriate(terminal) vein 上
　視床線条体静脈(分界静脈)　46, 47, 50,
　51, 54, 58, 59, 62, 148, 149, 291, 295
Superior thyroid artery 上甲状腺動脈
　　46, 369
Superior thyroid vein 上甲状腺静脈　370
Superior trunks 中大脳動脈上行枝　255
Superior tympanic artery 上鼓室動脈
　　196, 233
Superior veins of vermis 上虫部静脈　294
Superior vestibular nucleus 前庭神経上核
　　213, 400
Supplementary eye field 補足眼野
　　440, 441, 444
Supplementary motor area(SMA) 補足運
　動野　428, 430, 472, 470, 478
Supramarginal gyrus 縁上回　23, 56, 57,
　60, 61, 64, 65, 67, 95, 112, 113, 116, 117,
　119, 131, 150-153
Supraoptic recess 視索上陥凹
　　239, 244, 247

Supraorbital nerve 眼窩上神経
　　24, 28, 361, 390
Suprapineal recess 松果体上陥凹
　　239, 241, 244, 247
Suprascapular vein 肩甲上静脈　370
Suprasellar cistern 鞍上槽　248
SWI 磁化率強調イメージング　295
Sylvius 窩静脈　292, 293
Sylvius 裂　323
Sylvius 裂槽　239, 240, 271
Sympathetic fibers in the wall
　── of internal carotid artery 内頸動脈
　　壁の交感神経線維　466, 467
　── of vertebral artery 椎骨動脈壁の交
　　感神経線維　466, 467
Sympathetic root 交感神経根　361
Sympathetic trunk 交感神経幹
　　48, 52, 108, 467

T

T1 強調画像　12
T2 強調画像　12
Taenia cinerea 第四脳室ヒモ　199
Tail of caudate nucleus 尾状核尾　52, 53,
　56, 57, 60, 108, 109, 146-149, 427, 437,
　438, 439
Talairach 座標　422
Tectal plate 蓋板　99
Tectum of midbrain 中脳蓋　452
Tegmentum of midbrain 中脳被蓋　96,
　97, 99, 142, 143, 172, 173, 201, 218-221
Temporal arteries 側頭動脈群　256
Temporal artery 側頭動脈
　　140-145, 164, 168
　── of middle cerebral artery 側頭動脈
　　(中大脳動脈の枝)　42, 46, 50, 51, 54, 58,
　　59, 62, 63, 114, 118, 119
　── of posterior cerebral artery 側頭動
　　脈(後大脳動脈の枝)　54, 110, 111
Temporal bone 側頭骨　42, 43, 46, 47, 50,
　51, 54, 55, 58, 59, 62, 63, 83-89, 106, 107,
　110, 111, 114, 115, 122-125, 164, 165,
　170-175, 192, 193, 204, 206, 208, 210, 212,
　214, 216, 218, 220
Temporal genu of optic radiation 視放線
　の側頭膝　413
Temporal(inferior) horn 下角　108
　── of lateral ventricle 側脳室下角
　48, 49, 52, 53, 56, 57, 109, 111, 142, 143,
　144, 145, 170-175, 217, 219, 221, 239, 241,
　244, 247, 269, 275, 413
Temporal lobe 側頭葉　22, 130, 138, 139,
　144, 145, 161, 164-171, 212, 213, 269, 275,
　322, 323, 329, 333, 406, 413
Temporal plane 側頭平面　116, 117
Temporal pole 側頭極　275
Temporal white matter 側頭葉白質
　　349, 351, 352, 353
Temporalis muscle 側頭筋　26, 27, 30, 31,
　33-35, 37-39, 42, 43, 46, 47, 50, 114, 115,
　118, 119, 134-141, 202, 204, 206, 208, 210,
　212, 214, 216, 218, 220
Temporomandibular joint 顎関節
　　85, 206, 226, 228

Temporo-occipital artery 側頭後頭動脈
　70, 71, 74, 78, 110, 114, 118, 119, 146, 147,
　253, 272-274 → Lateral occipital artery
　をみよ
Temporoparietal junction 側頭頭頂接合部
　　476
Temporopontine tracts 側頭橋路
　　219, 221
Tendon
　── of lateral rectus muscle 外側直筋の
　　腱　26, 27
　── of tensor tympani muscle 鼓膜張筋
　　の腱　226, 228, 233
Tensor tympani muscle 鼓膜張筋
　　226, 228, 233
Tensor veli palatini muscle 口蓋帆張筋
　　38, 39, 106
Tentorial basal branch テント底枝　265
Tentorial marginal branch テント縁枝
　　265
Terminal branches
　── of anterior cerebral artery 前大脳
　　動脈終末枝　277-288
　── of middle cerebral artery 中大脳動
　　脈終末枝　277-282, 284-288
　── of posterior cerebral artery 後大脳
　　動脈終末枝　277, 279-288
Terminal part of internal carotid artery
　内頸動脈末端部(終末部)
　　265, 268, 269, 274
Terminal zone 髄鞘化の最終領域
　　352-354
Thalamocortical tract 視床皮質線維　383
Thalamogeniculate artery 視床膝状体動脈
　　254, 255, 257
Thalamoparietal tract 視床頭頂路　377,
　379-383, 385-387, 389, 391, 392, 394, 395
Thalamoperforating artery 視床貫通動脈
　　257
Thalamostriate vein 視床線条体静脈　290
Thalamotuberal artery 視床灰白隆起動脈
　　257
Thalamus 視床　103, 107, 148, 149,
　176-179, 270, 406, 452
Thick PrCG / thin PoCG signs 中心前回
　と中心後回の厚みの差　334
Third cervical ganglion 第三頸神経の神経
　節　104
Third cervical vertebra 第三頸椎
　　50, 51, 87, 88, 93, 98, 99, 120, 122, 266
　──, articular process 関節突起　121
Third occipital nerve 第三後頭神経
　　60, 64, 68, 72
Third ventricle 第三脳室　22, 44, 45, 48,
　49, 52, 53, 96, 97, 99, 130, 142-147, 161,
　172-177, 201, 221, 239-241, 244, 247, 249,
　269, 275, 333, 406
Thyrocervical trunk 甲状頸動脈　369
Thyroid cartilage 甲状軟骨
　　38, 39, 42, 46, 50, 85, 120
　──, calcified 石灰化　88
　──, ossified 骨化　84, 87
TOF 法　254
Tongue 舌　24, 25, 28, 29, 32, 33, 36, 37,
　96, 97, 100, 101, 104, 132, 133

539

Tonotopic 配列　470
Tonsil of cerebellum(H Ⅸ) 小脳扁桃　22, 23, 94, 96, 97, 99, 100, 101, 130, 131, 134, 135, 161, 201, 202, 203, 294, 315, 447, 450
Towne 法　253, 267, 290
Trachea 気管　120
Transition of aqueduct into fourth ventricle 中脳水道から第四脳室への移行部　142, 143, 249
Transverse crest 横稜　232
Transverse fibers of pons 横橋線維　342, 343
Transverse foramen 横突孔　121
Transverse ligament of atlas 環椎横靱帯　98, 99
Transverse occipital sulcus 横後頭溝　333
Transverse pontine vein 横橋静脈　294
Transverse process
　── of atlas 環椎横突起　87, 93, 110, 111, 114
　── of axis 軸椎横突起　93
Transverse sinus 横静脈洞　65-67, 69-71, 73-75, 77-79, 101-103, 106, 107, 109-111, 114, 115, 117-119, 210, 212, 290-293
Transverse temporal gyrus(of Heschl) 横側頭回(ヘシュル回)　52, 53, 56, 57, 115, 146, 147, 407, 411, 471
Trapezius muscle 僧帽筋　74, 75, 78, 79, 102, 103, 106, 107, 110, 111, 114, 115, 118, 119, 132, 133
Trapezoid body 台形体　406, 408, 410
Triangular part of trigeminal nerve 三叉神経, 三角部　213
Trigeminal artery 三叉神経動脈　266
Trigeminal cistern 三叉神経槽　240, 241, 244, 248
Trigeminal(Gasserian) ganglion 三叉神経節(ガッセル神経節)　44, 45, 104, 105, 107, 138, 139, 168, 169, 211, 361, 389, 391, 393
Trigeminal impression 三叉神経圧痕　213
Trigeminal lemniscus 三叉神経毛帯　389, 391, 392, 394
Trigeminal nerve(Ⅴ) 三叉神経　48, 49, 52, 53, 55, 94, 100, 104, 105, 107, 138, 139, 199, 211, 213-215, 361, 389, 391, 393, 452
Trigeminothalamic tract from principal sensory nucleus of trigeminal nerve 三叉神経主感覚核からの三叉神経核視床路　389, 393, 394
Trigone
　── of hypoglossal nerve 舌下神経三角　199
　── of vagus nerve 迷走神経三角　199
Trochlea 滑車　218
Trochlear nerve(Ⅳ) 滑車神経　32, 36, 40, 44, 48, 52, 56, 104, 196, 199, 217, 219, 298, 361
Trochlear nucleus → Nucleus of trochlear nerve をみよ
Trunk(body)of corpus callosum 脳梁幹　22, 44, 45, 48, 49, 52, 53, 56, 57, 59, 101, 130, 161

TSH 甲状腺刺激ホルモン　320
Tuber cinereum 灰白隆起　99
Tuber of vermis(Ⅶ B) 虫部隆起　22, 201, 315, 444, 447
Tuberculum sellae 鞍結節　120
Tympanic cavity 鼓室　54, 86, 114, 124, 166, 167
Tympanic membrane 鼓膜　54, 192, 233
Tympanic part of temporal bone 側頭骨鼓室部　226, 228
Tympanic ring 鼓室輪　228
Tympanic segment of facial nerve 顔面神経鼓室部　227-229
Tympanic sinus 鼓室洞　226, 229

U

Uncal artery 鈎動脈　255
Uncinate fasciculus 鈎状束　341, 342
Uncus of parahippocampal gyrus 海馬傍回の鈎　104, 105, 142, 143, 336, 463, 464
Upper eyelid 上眼瞼　108, 109, 214, 216
Uvula 口蓋垂　40, 42, 96, 97
　── of vermis(Ⅸ) 虫部垂　22, 64, 65, 96, 97, 99, 130, 138, 139, 161, 201, 206, 208-210, 315, 447, 450

V

Vagus nerve(Ⅹ) 迷走神経　23, 48, 52, 56, 94, 100, 104, 108, 112, 116, 131, 136, 137, 196, 197, 199, 203, 205, 207, 299, 301, 302, 389, 397, 398
Vein
　── of caudate nucleus 尾状核静脈　295
　── of lateral recess of fourth ventricle 第四脳室外側陥凹静脈　294
Venous angle 静脈角　290, 291, 293
Venous plexus
　── of foramen ovale 卵円孔静脈叢　196, 197, 292
　── of hypoglossal canal 舌下神経管静脈叢　196, 197
Ventral anterior nucleus of thalamus 視床前腹側核　453
Ventral brainstem 腹側脳幹　348
Ventral intermediate nucleus of thalamus 視床中間腹側核　400, 401, 403
Ventral lateral nucleus of thalamus (Lateral ventral nucleus of thalamus) 視床外側腹側核　52, 53, 146, 147, 318, 319, 436, 438, 439, 453
Ventral median fissure artery 腹側正中裂動脈　254
Ventral posterolateral nucleus of thalamus 視床後外側腹側核　104, 105, 318, 377, 379, 382, 383, 385
Ventral posteromedial nucleus of thalamus 視床後内側腹側核　318, 389, 391, 394, 397, 399
Ventral tegmental area(VTA) 腹側被蓋野　219
Ventrolateral prefrontal cortex(VLPFC) 腹外側前頭前野　477
VEP 視覚誘発部位　422

Vermis
　── of anterior lobe of cerebellum 小脳前葉虫部　67, 71, 75, 142-145, 219, 452
　── of cerebellum 小脳虫部　61, 67, 71, 136-141, 170-175, 178, 179, 315, 347
Vernet 症候群　303
Vertebral artery 椎骨動脈　45, 47, 54, 55, 58, 59, 62, 98, 102, 103, 106, 107, 110, 111, 134-137, 162, 163, 196, 197, 203, 205, 207, 209, 252, 254, 256, 266, 369
　──, V2 segment 椎骨動脈の V2 部　253
　──, V3 segment 椎骨動脈の V3 部　132, 133, 251, 253
　──, V4 segment 椎骨動脈の V4 部　251
　──, var. 椎骨動脈(変異)　49, 209
Vertebral canal 脊柱管　88, 120
Vertebral vein 椎骨静脈　58, 62, 132, 133
Vertical crest(Bill's bar) 垂直稜　227, 231
Vertical occipital fasciculus 垂直後頭束　341
Vestibular aqueduct 前庭水管　227, 230, 235
Vestibular area 前庭神経野　199
Vestibular fold 前庭ヒダ　42
Vestibular labyrinth 前庭迷路　88
Vestibular nerve 前庭神経　230, 235, 400-402
Vestibular nuclei 前庭神経核　200, 209, 211, 401, 402, 441, 453
Vestibule 前庭　168, 227, 228, 230, 231
Vestibulocochlear duct 前庭蝸牛管　228
Vestibulocochlear nerve(Ⅷ) 内耳神経(前庭蝸牛神経)　23, 52, 55, 56, 94, 100, 104, 108, 109, 138, 139, 168, 196, 199, 209, 211, 230, 231
Vestibulothalamic tract 前庭視床路　400, 401, 403
Vicq d'Azyr　421, 459
VIP 血管作動性腸管ポリペプチド　484
Virchow-Robin's space ウィルヒョウ-ロビン腔　145
VMPFC 腹内側前頭前野　473
Vocal fold 声帯ヒダ　42

W

Wallenberg 経路　388
Wallenberg 症候群　264, 314, 395
Wernicke 失語　285, 344, 458
Wernicke 野　285, 381, 454, 455, 457
Wernicke-Mann 肢位　426
White commissure of spinal cord 脊髄白交連　377
Willis 動脈輪　15, 170, 239, 268, 273, 320
Wing of central lobule 中心小葉翼　315

Z

Zygomatic arch 頬骨弓　21, 34, 35, 38, 39, 42, 43, 82, 83, 162-165, 191, 208
Zygomatic bone 頬骨　21, 26, 27, 30, 31, 37, 80, 81, 93, 118, 119, 124, 125, 134-139, 162, 163, 190-192, 202, 204, 206, 208, 210, 212